永乐大典医书辑本

（一）

王瑞祥　编撰

中医古籍出版社

图书在版编目（CIP）数据

永乐大典医书辑本.1/王瑞祥编撰. -北京：中医古籍出版社，2010.9

ISBN 978-7-80174-593-4

Ⅰ.永… Ⅱ.王… Ⅲ.中医-古籍-汇编 Ⅳ.R2-53

中国版本图书馆CIP数据核字（2008）第184636号

永乐大典医书辑本

王瑞祥 编撰

责任编辑 李艳艳 徐小鹏
封面设计 陈 娟
出版发行 中医古籍出版社
社 址 北京东直门内南小街16号（100700）
印 刷 北京金信诺印刷有限公司
开 本 787mm×1092mm 1/16
印 张 40
字 数 960千字
版 次 2010年9月第1版 2010年9月第1次印刷
印 数 0001~1500册
书 号 978-7-80174-593-4
定 价 88.00元

内容提要

《永乐大典》是明成祖朱棣指定姚广孝、解缙组织2000余人编纂的一部大型类书，成书于1408年。全书正文22877卷，目录60卷，公认为“世界最大的百科全书”。清中叶后，屡遭盗窃和劫掠，散失殆尽。新中国成立后，经多方搜集，共得795卷。其中31卷列有医学内容（不含中药）。《永乐大典》中，辑录了我国宋元以前诸家医籍，内容广泛，包括医经、医籍、临床各科、中药、养生、医学职官、名医传记、医疗掌故、医师考卷、回回药方等，保存了从《黄帝内经》至《危亦林得效方》达133种医学著作，以及正史、笔记小说、类书、政书中有关医学内容。作者经多方搜集，得医学著作109种，仍按“用韵以统字，用字以系事”的方法编排，约2000万字，分20册出版。

本册为平声东韵，包括诸风证治36卷，诸虫证治2卷，素问示从容论及诸胸证治各1卷。内容均录原书，不加删改，具有很高的文献参考价值。

作者简介

王瑞祥，研究馆员。从事人体解剖学教学12年，医学文献检索教学24年，曾就读于张家口林业专科学校（1960）、张家口医学专科学校（1970）、武汉大学（1985），对医学、林业、图书馆学均有研究，发表论文14篇，出版著作11种。历时19年，编成《中国古医籍书目提要》430万字，已由中医古籍出版社出版。退休后，潜心《永乐大典》医书辑佚工作，将以20册出版。目前已完成第1册（风证）、第2、3册（儿科）和第6册（伤寒）的书稿。

重辑《永乐大典》医书序

《永乐大典》是明成祖朱棣于永乐元年（1403年）七月间命解缙、姚广孝等开始纂修，成书于永乐六年（1408年）十二月，全书22 877卷，目录60卷，分装成11 095册，是世界上最大的百科全书。

明嘉靖四十一年（1562年）八月至明隆庆元年（1567年）重抄《永乐大典》副本，从此永乐正本下落不明。嘉靖抄本由于保管不善，清乾隆修《四库全书》时已丢失2 422卷，清咸丰十年（1860年）、光绪二十六年（1900年）被英法联军及八国联军二次浩劫，散失殆尽。

1960年，中华书局将访到的《永乐大典》730卷影印出版，1986年又将收集到的67卷一并影印，达797卷。据张忱石先生调查，全世界目前存世的《永乐大典》为808卷，仅为原书的4%。

《永乐大典》引用宋、元以前医籍达133种，其中全部散佚者24种，现存的109种医籍，有《四库全书》从《永乐大典》辑出者11种，可从历代医籍辑出者14种。辑者经20多年访求，完成了资料的搜集工作，于2007年下半年着手重辑《永乐大典》医书。

辑本仍以“用韵以统字，用字以系事”的方法编排，为保持原貌，仍用原书卷次排列，对于观点及方法上的一些问题，未作改动。全书分二十册出版，虽然不能完全复原，但也可辑出原书的90%。

本书成于一人之手，因个人知识欠缺，时间仓促，有许多缺漏与错误，敬请读者指正。

上海图书馆、南京图书馆古籍部、中国医学科学院图书馆、中国中医科学院图书馆、河北北方学院图书馆提供了孤本、善本书馆藏，中医古籍出版社不计经济效益，使该书得以出版，在此表示感谢。

王瑞祥

2007年5月20日

重辑《永乐大典》医书序

《永乐大典》是明成祖朱棣于永乐元年（1403年）七月间命解缙等人编[illegible]，[illegible]永乐六年（1408年）十[illegible]月[illegible]，全书22 877卷，目录60卷，[illegible]11 095册，是[illegible]的[illegible]全书。

明嘉靖四十一年（1562年）八月[illegible]隆庆元年（1567年）[illegible]《永乐大典》[illegible]，[illegible]。[illegible]咸丰十年（1860年）[illegible]光绪二十六年（1900年）[illegible]八国联军[illegible]，[illegible]。

1960年，中华书局[illegible]《永乐大典》730卷[illegible]1986年[illegible]，共797卷[illegible]《永乐大典》[illegible]原书的4%。

《永乐大典》[illegible]133种，其中全[illegible]24种，现存的109种[illegible]《四库全书》从《永乐大典》[illegible]，[illegible]20[illegible]，[illegible]于2007年[illegible]《永乐大典》医书[illegible]。

[illegible]

[illegible]90%。

本书[illegible]一人之[illegible]，[illegible]。

[illegible]

[illegible]2007年[illegible]

目　录

明成祖文皇帝御制永乐大典序

朕惟昔者圣王之治天下也。尽开物成务之道。极财成辅相之宜。修礼乐而明教化。阐至理而宣人文。粤自伏羲氏始画八卦。通神明之德。类万物之情。造书契以易结绳之治。神农氏为耒耨之利。以教天下。黄帝尧舜氏作。通其变使民不倦。神而化之。使民宜之。垂衣裳而天下治。禹叙九畴。汤修人纪之数。圣人继天立极。皆作者之君。所谓制法兴王之道。非有述于人者。暨乎文武相继。父作子述。监于二代。郁郁乎文。孔子生周之末。有其德而无其位。承乎数圣人之后。而制作已备。乃赞易、序书、修春秋。集众圣之大成。语事功则有贤于作者。周衰接乎战国。纵横捭阖之言兴。家异道而人异论。王者之迹熄矣。迄秦有燔禁之祸。而斯道中绝。汉兴。六艺之教渐传。而典籍之存可考。繇汉而唐。繇唐而宋。其制作沿袭盖有足徵。然三代之后。声明文物所可称述者。无非曰汉唐宋而已。洪惟我太祖高皇帝。膺受天命。混一舆图。以神圣之资。广述作之奥。兴造礼乐制度文为。博大悠远。同乎圣帝明王之道。朕嗣承鸿基。勔思缵述。尚惟有大混一之时。必有一统之制作。所以齐政治而同风俗。序百五按疑王之传。总历代之典。世远祀绵。简编繁夥。恒既其难一。至于考一事之微。汎览莫周。求一物之实。穷力莫究。譬之淘金于沙。探珠于海。戛戛乎其不易得也。乃命文学之臣。纂集四库之书。及购天下遗籍。上自古初。迄于当世。旁搜博采。汇聚众分。著为奥典。以为气者天地之始也。有气斯有声。有声斯有字。故用韵以统字。用字以系事。揭其纲而目毕张。振其始而末具举。包括宇宙之广大。统会古今之异同。巨细精粗。粲然明备。其余杂家之言。亦皆得以附见。盖网罗无遗。以存考索。使观者因韵以求字。因字以考事。自源徂流。如射中鹄。开卷而无所隐。始于元年之秋而成于六年之冬。总二万二千九百三十七卷。名之曰永乐大典。臣下请序其首。蓋尝论之。未有圣人。道在天地。未有六经。道在圣人。六经作而圣人之道著。所谓道者。弥纶乎天地。贯通乎古今。统之则为一理。散之则为万事。支流曼衍。其绪纷纭。不有以统之。则无以一之。聚其散而兼总其条贯。于以见斯道之大而无物不该也。朕心潜圣道。志在斯文。蓋尝讨论其指矣。然万几浩繁。实资玩览。姑述其概。以冠诸篇。将以垂示无穷。庶几或有裨于万一云尔。

永乐六年十二月朔日序

永乐大典凡例

一是书之作。上自古初。下及近代。经史子集。与凡道释医卜杂家之书。靡不收采。诚以朝廷制作所关。务在详备无遗。显明易考。用韵以统字。用字以系事。凡天文地理、人伦国统、道德政治、制度名物。以至奇闻异见、廋词逸事。悉皆随字收载。事有制度者则先制度。如朝觐郊社宗庙冠婚之类。物有名品者则先名品。如龙凤龟麟、松竹芝兰之类。其有一字而该数事。则即事而举其纲。如律字内有律吕法律戒律、阳字内有阴阳重阳端阳之类。一物则有数名则因名而著其实。如黄莺鸧鹒竹筠篔簹之类。或事文交错。则彼此互见。如宰相平章参知政事太守刺史知府之类。或制度相因。则始末具举。如冠服职官历举汉唐宋沿革制度之类。包括乾坤。贯通今古。本末精粗。粲然备列。庶几因韵以考字。因字以求事。开卷而古今之事一览可见。

一音韵训释诸家之说详略不同。互有得失。唯国朝洪武正韵。一以中原雅音而无偏驳之失。今以正韵为主。先翻切、次训义。诸家之说。并附于下。如徐锴通释、丁度集韵之类。或一字有数音而训释有数义。如数去声、数入声。令平、令去。长平、长上之类。各详其音释其五音。集韵及篇海诸书所增诸字。併收于后。

一字书体制古今不一。如钟鼎盘杅铸刻及虫鱼科斗篆隶散在各书。难于辨识。今皆不拘同异。随字备收。而钟王以后诸家行草诸书。亦备其体。

一天文。凡天文志皆载于天字下。若日月星雨风云霜露之类。各随字备载。其祥异及祭禳之礼依类附见如日字内日有五色、雨字内有祈雨之类。诗文如之。

一地理。凡历代地理志及阴阳相地之术。皆附于地字下。若山海江河等类。则随字收载。然有一山一水经跨数郡。如黄河经关陕太行跨平阳海庆之类。或名同志异。如龙山凤凰山多有其名处所不一之类。诸郡志书。重见叠出。难于考究。今各依类会萃归一。就中区别同异。如山字内凤凰山下注云在某处某处之类。诗文亦以类附之。

一天下郡县。历代因革不同。今悉以国朝所立州郡之名为正。仍参历代图志地理诸书。凡古今沿革城郭山川、风俗土产纪咏辨证无不备载。如应天府收于天字下。其旧有建康、金陵等志。并附之康字、陵字下。著其大概。注云详天字。若古有而今革之者。如敦煌、张掖之类。亦因其旧名。备其始末。其各县如应天府之上元县。则于元字下载其沿革。注云详天字。余仿此。

一宫殿楼阁台榭及释道寺观祠字按疑宇之类。各详著其时代所建置始末。其有图者载其图。有文者纪其文。有制作之法者。详其法诸器物例仿此。

一古今礼乐。于礼字下举五礼之纲。而疏其目。其郊祀明堂、宗庙社稷、山川朝会、燕射冠婚之类。各随字收载。乐字不载。历代沿革雅胡俗部之制。其郊庙等乐仍详各韵。

一省府部寺台院之类。古今建置沿革不一。今于省府等字内举其大纲。如省字尚书省著朝代沿革官属緐简之类。其间统属及诸司职守等级之详。各随字收载。

一官制。历代不同。其建置因革、员数繁简、品秩尊卑、职掌轻重。于官字下总其大概。而详归各韵。如尚书侍郎、监察御史。详书字、郎字、史字之类。其有名同而职掌或异。则考其源委而总归一类。如汉之光禄勋所掌与唐宋光禄寺不同之类。有职掌同而名称不同。则因名归韵。各致其详。如汉魏之州牧、唐之都督节度使、元之行省丞相之类。余仿此。

一历代国号。如虞夏商周汉晋唐宋之类。各随字收载。若僭伪及外夷诸国。亦以其本号。如前后赵、后秦、匈奴、突厥之类。随字收之。

一古今姓氏。其出不一。有以国为姓者。如周陈韩郑之类。有出于赐姓者。如刘敬、李勣之类。有外夷冒中国姓者。如刘渊、石勒之类。有以部落为姓者。如宇文、耶律、完颜之类。世系混殽难于考究。今以元和姓纂姓氏辨证诸书。详著本末。随字收载。以世次系诸史列传。及碑诔杂说。先儒议论附之覆姓。则以下一字收之。如诸葛入葛字之类。若辽金元所载诸臣。或无姓氏至有五六字相连为名者。既无姓可收。亦以下一字附各字之后。如木华黎入黎字之类。

一草木鸟兽。名品既殊。事实亦异。如龙凤松竹之类。各随字收之。其有二字为名者。则详其所重。如芍药、翡翠从药字、翠字。收萱草、凤凰。从萱字、凤字。收若璠花、阳鸟。则从花字、鸟字收之类。又有名异而物同者。则于各字下随事收载。如菡萏莲花黄鹂鸧鹒之类。余仿此。

一易、书、诗、春秋、周礼、仪礼、礼记。有序文、有篇目、有诸儒传授源流及论一经大旨者。今皆会粹于各经之下。如易经入易字之类。其诸篇全文或以篇名、或从所重字收。如乾字收乾卦、礼字收曲礼、丧字收曾子问之类。若传注则取汉唐宋以来名家为首。如易。程传、朱本羲。书传会选蔡传。礼记古注疏、陈浩集说之类。余依世次各附其后。其间有事于制度名物者。亦分采入韵。四书惟大学、中庸。难以分载。全篇收入。如大学、学字下收之。论孟例同五经诸子书。亦仿此。

正史编年纲目诸史并于史字收载。其名并附作者姓氏、先儒序论。其各朝帝纪之类。则依次编入国号之下。如汉字收汉高祖。先帝纪、次通鉴、次纲目诸史。世家列传表志则各从所重者收。如后妃、诸王、公主。收入后妃、王、主字。诸侯王妻入王字。天文志入天字。萧何传入萧字之类。或一传兼载数人。止于一人姓氏下全录。余止书姓名。注云事详某人传。如窦婴田蚡传之类。若诸史中文有重复者。止存一家。或事文互有详略。则两存之。或事同而文有详略者。则存其详者。如十七史、南北史、新旧唐书、五代史之类。先儒详论。亦各依次附载。如其致堂读史管见。论一代事则附一代之下。论一帝或一人事则附一帝一人下之类。其间事实分采入韵。

一释道二家。于释字、道字载其大纲。若释有佛祖、菩萨、罗汉、大士、僧尼。道有天尊、真人、道士、鍊师等名号。其书有经忏、律论、符篆、呪法、斋醮、金丹等诀。其文有赞颂碑铭乃禅律论等类。则随字收入。及从所重类载。如菩萨、天尊。入萨字、尊字。法华经、度人经。入华字、人字。其梵纲经菩萨戒虽无律名。其中专言戒律之事。则以所重收入律字之类。其间事实并采入各韵。

一历代医药阴阳诸家。其源流大概各于一处通载。如医字收内外科、历代名医总说之类。其方脉药名占卜事验为说尤多。今各从所重。随字收入。如素问上古天真论入真字。人参入参字。运气、伤寒入气字、寒字。占法、婚书。入占字、婚字之类。论议诗文并以类附。

一古今文章。若记、序、铭、赞、颂、说、诗、赋、乐府、歌、词、杂述著作。其体不一。其间有题轩堂宫室。有述名物器用。有言人事。有论政治。有遊览赠送等类。今各随所重字收。如游山诗入山字。鹦鹉赋入鹉字之类。其有托物假名。或借题咏事。则随其实收入。如毛颖传入笔字。又有一篇之中杂论众事。或泛然而作。难于附丽者。就于本题字下收。如上皇帝万言书入书字。杂诗入诗字之类。余仿此。

一名物制度。旧有图谱载在经史诸书者。今皆随类附见。若其书专为一事而作者全收入。如五经礼器图诗、图说。全收入礼字、诗字。琴谱、竹谱。全收入琴字、竹字之类。

一经史郡志释道等全书及姓氏等。已有定例。其间有文章事实。多者则随宜附著事韵少者之后。以便考寻。

一目、录各字下注所收切要事目。以便考究。

进永乐大典表

资善大夫太子少师臣姚广孝等诚惶诚恐。稽首顿首上言。伏以皇明之治大一统。车书昭声教之。隆圣人之道。贯百王制作。备典章之盛。丕显太平之鸿业。永为经世之宏规。臣闻泰运肇开。人文乃著。卦爻始立。书契遂兴。故羲禹开天河洛关图书之瑞。成康致治丰镐。宣雅颂之音。道咸具于圣经。事实关于气运。恭惟皇帝陛下。聪明睿智。仁圣武文。受天命而主百神。坐明堂而朝万国。九畴时叙。庶绩咸熙。治定功成。礼明乐备。爰懋昭于圣学。遂大播于纶音。以为尧舜之道。载诸典谟。文武之政。布在方策。前圣远而微言隐。诸子出而众议兴。简编浩山海之繁。经制异质文之尚。欲观会通而行典礼。必合古今而集大成。敕遣使臣。博采四方之籍。礼招儒彦。广紬中祕之储。事跡务在于周详。义例必令于明白。于是上自古初。暨于昭代。考索累朝之逸典。蒐罗百氏之遗言。名山所藏。金匮所纪。人间之所未睹。海外之所罕闻。莫不具其实而陈其辞。参于万而会于一。旁通庶汇。宏著三才。该贯幽微。并包宇宙。允发挥于既往。用启迪于方来。聚众宝于府库之中。珪璜有序。观万物于日月之下。品类咸彰。于以立政而经邦。于以开物而成务。巍乎冠古超今之作。焕乎经天纬地之文。讨论仰禀于圣谟。裁定恪遵于。宸断嘉名。载锡睿藻荐。颁云汉昭回。并拜九重之赐。龙光辉烛。允为多士之荣。仰圣教于中天。开文明于万世。昔后渠论事。徒矜议奏之烦。册府成书。未悉彝章之懿。惟兹大训。实迈前闻。臣广孝等。学本庸疏。材非通敏。忝预编摩之任。叨蒙眷遇之恩。屡阅岁时。仅成卷帙。敢上尘于观览。期俯赐于矜容经纶。大经建立。大本尚资。稽古之功博厚。配地高明。配天永赞。崇文之治。谨缮写成永乐大典二万二千八百七十七卷。凡例并目录六十卷。装潢成一万一千九十五册。随表上进。以闻无任。瞻天仰圣。激切屏营之至。

永乐六年十二月　　日资善大夫太子少师臣姚广孝等谨上表。

永乐大典卷之二百九十八　一东

风 诸风证治一

素问　风论篇新校正云：按全元起本在第九卷。

黄帝问曰。风之伤人也。或为寒热。或为热中。或为寒中。或为疠风。或为偏枯。或为风也。其病各异。其名不同。或内至五藏六府。不知其解。愿闻其说。伤。谓人自中之。岐伯对曰。风气藏于皮肤之间。内不得通。外不得泄。腠理开踈则邪风入。风气入已。玄府闭封。故内不得通。外不得泄也。风者善行而数变。腠理开则洒然寒。闭则热而闷。洒然。寒貌。闷。不爽貌。腠理开则风飘扬。故寒。腠理闭则风混乱。故闷。其寒也则衰食饮。其热也则消肌肉。故使人怢栗而不能食。名曰寒热。寒风入胃。故食饮衰。热气内藏。故消肌肉。寒热相合。故怢栗而不能食。名曰寒热也。怢栗。卒振寒貌。新校正云。详怢栗全元起本作失味。甲乙经作解㑊。风气与阳明入胃。循脉而上至目内眦。其人肥则风气不得外泄。则为热中而目黄。人瘦则外泄而寒。则为寒中而泣出。阳明者。胃脉也。胃脉起於鼻。交頞中。下循鼻外入上齿中。还出侠口环唇。下交承浆。却循颐后下廉。循喉咙入缺盆。下鬲属胃。故与阳明入胃。循脉而上至目内眦也。人肥则腠理密致。故不得外泄。则为热中而目黄。人瘦则腠理开踈。则寒中而泣出也。风气与太阳俱入。行诸脉俞。散於分肉之间。与卫气相干。其道不利。故使肌肉愤䐜而有疡。卫气有所凝而不行。故其肉有不仁也。肉分之间。卫气行处。风与卫气相薄。俱行於肉分之间。故气道涩而不利也。气道不利。风气内攻。卫气相持。故肉愤䐜而疮出也。疡。疮也。若卫气被风吹之。不得流转。所在偏并。凝而不行。则肉有不仁之处也。不仁，谓瘴而不知寒热痛痒。疠者，有荣气热胕。其气不清。故使其鼻柱坏而色败。皮肤疡溃。次则风入於经脉之中也。荣行脉中。故风入脉中。内攻於血。与荣气合。合热而血胕坏也。其气不清。言溃乱也。然血脉溃乱。荣复挟风。阳脉尽上於头。鼻为呼吸之所。故鼻柱坏而色恶。皮肤破而溃烂也。脉要精微论曰脉风盛为厉。风寒客於脉而不去。名曰疠风。或名曰寒热。始为寒热。热成曰厉风。新校正云。按别本成一作盛。以春甲乙伤於风者为肝风，以夏丙丁伤於风者为心风。以季夏戊已伤於邪者为脾风。以秋庚辛中於邪者为肺风。以冬壬癸中於邪者为肾风。春甲乙木。肝主之。夏丙丁火。心主之。季夏戊已土。脾主之。秋庚辛金。肺主之。冬壬癸水。肾主之。风中五藏六府之俞。亦为藏府之风。各入其门户所中。则为偏风。随俞左右而偏中之。则为偏风。风气循风府而上。则为脑风。风入系头。则为目风。眼寒。风府。穴名。正入项发际一寸大筋内宛宛中。督脉阳维之会。自风府而上。则脑户也。脑户者，督脉足太阳之会。故循风府而上。则为脑风也。足太阳之脉者。起於目内眦。上额交巅上。入络脑还出。故风入系头。则为目风。眼寒也。饮酒中风。则为漏风。热郁腠踈。中风汗出。多如液漏。故曰漏风。经具名曰酒风。入房汗出中风。则为内风。内耗其精。外开腠理。因内风袭。故曰内风。经具名曰劳风。新沐中风。则为首风。沐发中风。风舍于头。故曰首风。久风入中。则为肠风飧泄。风在肠中。上熏於胃。故食不化而下出焉。飧泄者。食不化而出也。新校正云。按全元起云。飧泄者。水谷不分为利。外在腠理。则为泄风。风居腠理。则玄府开通。风薄汗泄。故云泄风。故风者百病之长也。至其变化乃为他病也。无常方。然致有风气也。长。先也。先百病而有也。新校正云。按全元起本及甲乙经致字作故攻。帝曰。五藏风之形状不同者何。愿闻其诊及其病能。诊。谓可言之证。能。谓内作病形。岐伯曰。肺风之状。多汗恶风。色皏然白。时咳短气。昼日则差。暮则甚。诊在眉上。其色白。凡内多风气则热有余。热则腠理开。故多汗也。风薄於内。故恶风焉。皏。谓薄白色也。肺色白。在变动为咳。主藏气。风内迫之。故色皏然白时咳短气也。昼则阳气在表。故差。暮则阳气入里。风内应之。故甚也。眉上。谓两眉间之上。阙庭之部。所以外司肺候。故诊在焉。白。肺色也。心风之状。多汗恶风。焦绝善怒吓。赤色。病甚则言不可快。诊在口。其色赤。焦绝。谓唇焦而文理断绝也。何者。热则皮剥故也。风薄於心则神乱。故善怒而吓人也。心脉支别者。从心系上侠咽喉。而主舌。故病甚则言不可快也。口唇色赤。故诊在焉。赤者。心色也。新校正云。按甲乙经无吓字。肝风之状。多汗恶风。善悲。色微苍。嗌干善怒。时憎女子。诊在目下。其色青。肝病则心藏无养。心气虚。故善悲。肝合木。木色苍。故色微苍也。肝脉者。循股阴入髦中。环阴器抵少腹。侠胃属肝络胆。上贯鬲布胁肋。循喉咙之后入颃颡。上出额与督脉会於巅。其支别者。从目系下。故嗌乾善怒。时憎女子。诊在目下也。青。肝色也。脾风之状。多汗恶风。身体怠惰。四支不欲动。色薄微黄。不嗜食。诊在鼻上。其色黄。脾脉起於足。上循骱骨。又上膝股内前廉。入腹属脾络胃。上鬲侠咽。连舌本。散舌下。其支别者。复从胃别上鬲注心中。心脉出於手。循臂。故身体怠惰。四支不欲动而不嗜食。脾气合土。主中央。鼻於面部亦居中。故诊在焉。黄。脾色也。新校正云。按王注脾风。不当引心脉出於手循臂。七字于义无取，脾主四支，脾风则四支不欲动矣。肾风之状。多汗恶风。面痝然浮肿。脊痛不能正立。其色炲。隐曲不利。诊在肌上。其色黑。痝然。言肿起也。炲。黑色也。肾者阴也。目下亦阴也。故肾藏受风。则面痝然而浮肿。肾脉者。起於足下。上循腨内出腘内廉。上股内后廉。贯脊。故脊痛不能正立也。陷曲者。谓隐蔽委曲之处也。肾藏精。外应交接。今藏被风薄。精气内微。故隐蔽委曲之事。不通利所为也。阴阳应象大论曰。气归精。精食气。今精不足。则气内归精。气不注皮。故肌皮上黑也。黑。肾色也。胃风之状。颈多汗恶风。食饮不下。鬲塞不通。腹善满。失衣则䐜胀。食寒则泄。诊形瘦而腹大。胃之脉。支别者。从颐后下廉过人迎。循喉咙入缺盆。下鬲属胃络脾。其直行者。从缺盆下乳内廉。下侠脐入气街中。其支别者。起胃下口。循腹里至气街中而合。故颈多汗。食饮不下。鬲塞不通。腹善满也。然失衣则外寒而中热，故腹䐜胀。食寒则寒物薄胃而阳不内消。故泄利。胃合脾而主肉。胃气不足则肉不长。故瘦也。胃中风气稸聚。故腹大也。新校正云。按孙思邈云。新食竟取风为胃风。首风之状。头面多汗恶风。当先风一日则病甚。头痛不可以出内。至其风日则病少愈。头者诸阳之会。风客之则皮腠疎。故头面多汗也。夫人阳气外合於风。故先当风一日则病甚。以先风甚故亦先衰。是以至其风日则病少俞。内谓室屋之内也。不可以出室屋之内者。以头痛甚而不喜外风故也。新校正云。按孙思邈云。新沐浴竟取风为首风。漏风之状。或多汗。常不可单衣。食则汗出。甚则身汗。喘息恶风。衣常濡。口乾善渴。不能劳事。脾胃风热。故不可单衣。腠理开疎。故食则汗出。甚则风薄於肺。故身汗。喘息恶风。衣裳濡。口乾善渴也。形劳则喘息。故不能劳事。新校正云。按孙思邈云。因醉取风为漏风。其状恶风。多汗少气。口乾善渴。近衣则身热如火。临食则汗流如雨。骨节懈堕。不欲自劳。泄风之状。多汗。汗出泄衣上。口中乾。上渍。其风不能劳事。身体尽痛则寒。上渍。谓皮上湿如水渍也。以多汗出故尔。汗多则津液涸。故口中乾。形劳则汗出甚。故不能劳事。身体尽痛。以其汗多。汗多则亡阳。故寒也。新校正云。按孙思邈云。新房室竟取风为内风。其状恶风。汗流沾衣裳。疑此泄风乃内风也。按本论前文先云漏风内风首风。次言入中为肠风。在外为泄风。今有泄风而无内风。孙思邈载内风乃此泄风之状。故疑此泄字。内之误也。帝曰。善。　至真要大论篇。风气大来。木之胜也。土湿受邪。脾病生焉。所谓感邪而生病也。又曰。诸风掉眩。皆属于肝。又曰。诸暴强直。皆属于风。气交变大论篇。岁木太过。风气流行。脾土受邪。民病飧泄食减。体重烦冤。肠鸣腹支满。又曰。岁土不及。风乃大行。行气不令。草木茂荣。飘扬而甚。秀而不实。上应岁星。民病飧泄霍乱。体重腹痛。筋骨繇复。肌肉瞤酸。善怒。　六元正纪大论篇。风气行于上。

灵枢　九宫八风篇

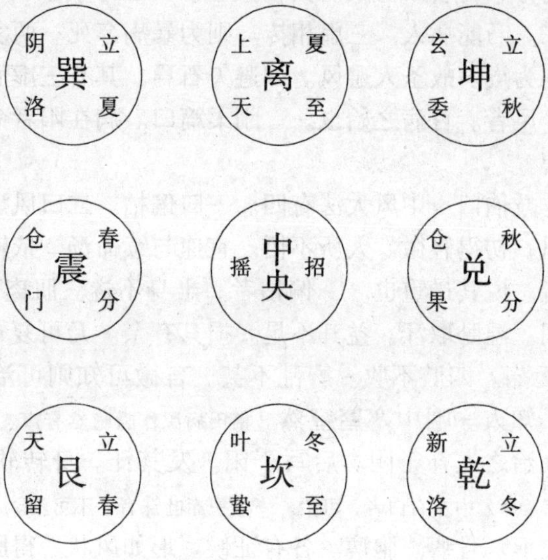

合八风虚实邪正

立夏	四	阴洛 东南方	夏至	九	上天 南方	立秋	二	玄委 西南方
春分	三	仓门 东方	招摇	五	中央	秋分	七	仓果 西方
立春	八	天留 东北方	冬至	一	叶蛰 北方	立冬	六	新洛 西北方

太一常以冬至之日。居叶蛰之宫四十六日。明甲居天留四十六日。明日居仓门四十六日。明日居阴洛四十五日。明日居天宫四十六日。明日居玄委四十六日。明日居仓果四十六日。明日居新洛四十五日。明日复居叶蛰之宫。曰冬至矣。太一日游。以冬至之日。居叶蛰之宫。数所在日。从一处至九日。复反于一。常如是无已。终而复始。太一移日。天必应之以风雨。以其日风雨则吉。岁美民安少病矣。先之则多雨。后之则多汗。太一在冬至之日有变。占在君。太一在春分之日有变。占在相。太一在中宫之日有变。占有吏。太一在秋分之日有变。占在将。太一在夏至之日有变。占在百姓。所谓有变者。太一居五宫之日。病风折树木。扬沙石。各以其所主占贵贱。因视风所从来而占之。风从其所居之乡来为实风。主生。长养万物。从其冲后来为虚风。伤人者也。主杀主害者。谨候虚风而避之。故圣人日避虚邪之道。如避矢石然。邪弗能害。此之谓也。

是故太一入徙立于中宫。乃朝八风。以占吉凶也。风从南方来。名曰大弱风。其伤人也。内舍于心。外在于脉。气主热。风从西南方来。名曰谋风。其伤人也。内舍于脾。外在于肌。其气主为弱。风从西方来。名曰刚风。其伤人也。内舍于肺。外在于皮肤。其气主为燥。风从西北方来。名曰折风。其伤人也。内舍于小肠。外在于手太阳脉。脉绝则溢。脉闭则结不通。善暴死。风从北方来。名曰大刚风。其伤人也。内舍于肾。外来于骨与肩背之膂筋。其气主为寒也。风从东北方来。名曰凶风。其伤人也。内舍于大肠。外在于两胁腋骨下及肢节。风从东方来。名曰婴儿风。其伤人也。内舍于肝。外在于筋纽。其气主为身湿。风从东南方来。名曰弱风。其伤人也。内舍于胃。外在肌肉。其气主体重。此八风皆从其虚之乡来。乃能病人。三虚相抟。则为暴病卒死。两实一虚。病则为淋露寒热。犯其雨湿之地。则为痿。故圣人避风。如避矢石焉。其有三虚而偏中于邪风。则为击仆偏枯矣。　五色篇。风者。百病之始也。　刚柔篇曰。病在阳者命曰风。病在阴者命曰痹。阴阳俱病命曰风痹。

孙思邈千金要方　岐伯曰。中风大法有四。一曰偏枯。二曰风痱。三曰风懿。四曰风痹。夫诸急卒病多是风。初得轻微。人所不悟。宜速与续命汤。依输穴灸之。夫风者。百病之长。岐伯所言四者。说其最重也。　偏枯者。半身不遂。肌肉偏不用而痛。言不变。智不乱。病在分腠之间。温卧取汗。益其不足。损其有余。乃可复也。甲乙经云。温卧取汗则巨取之。　风痱者。身无痛。四肢不收。智乱不甚。言微可知则可治。甚即不能言。不可治。　风懿者。奄忽不知人。咽中塞窒窒然。巢氏病源作噫噫然有声。舌彊不能言。病在藏腑。先入阴。后入阳。治之先补于阴。后写于阳。发其汗。身转软者生。汗不出。身直者。七日死。巢源作眼下及鼻人中左右白者。可治。一黑一赤吐沫者。不可治。　风痹。湿痹。周痹。筋痹。脉痹。肌痹。皮痹。骨痹。胞痹。各有证候。形如风状。得脉别也。脉微涩。其证身体不仁。　凡风多从背五藏输入。诸藏受病。肺病最急。肺主气息。又冒诸藏故也。　肺中风者。其人偃卧而胸满短气。冒闷汗出者。肺风之证也。视目下鼻上。两边下行至口。色白者尚可治。急灸肺输百壮。服续命汤。小儿减之。若色黄者。此为肺已伤。化为血矣。不可复治。其人当妄言。掇空指地。或自拈衣寻缝。如此数日死。若为急风邪所中。便迷漠恍惚。狂言妄语。或少气惙惙。不能复言。若不求师即治。宿昔而死。即觉便灸肺输及膈输肝输数十壮。急服续命汤可救也。若涎唾出不收者。既灸当并与汤也。诸阳受风。亦恍惚妄语。与肺病相似。然著缓。可经久而死。　肝中风者。其人但踞坐。不得低头。绕两目连额上。色微有青者。肝风之证也。若唇色青面黄。尚可治。急灸肝输百壮。服续命汤。若大青黑。面一黄一白者。此为肝已伤。不可复治。数日而死。　心中风者。其人但得偃卧。不得倾侧。闷乱冒绝汗出者。心风之证也。若唇正赤。尚可治。急灸心输百壮。服续命汤。若唇或青或白。或黄或黑者。此为心已坏为水。面目亭亭时悚动者。不可复治。五六日死。一云旬日死。　脾中风者。其人但踞坐而腹满。身通黄。吐咸汁出者。尚可治。急灸脾输百壮。服续命汤。若目下青手足青者。不可复治。　肾中风者。其人踞坐而腰痛。视胁左右。未有黄色如饼粢大者。尚可治。急灸肾输百壮。服续命汤。若齿黄赤。鬓发直。面土色者。不可复治。　大肠中风者。卧而肠鸣不止。灸大肠输百壮。可服续命汤。　贼风邪气所中。则伤于阳。阳外先受之。客于皮肤。传入于孙脉。孙脉满。则入传于络脉。络脉满。则输于大经中成病。归于六腑则为热。不时卧止为啼哭。其脉坚大为实。实者外坚充满。不可按之。按之则痛也。经络诸脉傍支去者。皆为孙脉也。　凡风之伤人。或为寒中。或为热中。或为厉风。或为偏枯。或为贼风。故以春甲乙伤于风者为肝风。以夏丙丁伤于风者为心风。以四季戊己伤于风者为脾风。以秋庚辛伤于风者为肺风。以冬壬癸伤于风者为肾风。风中五脏六腑之输。亦为脏腑之风。各入其门户。所中则为偏风。风气循风府而上。则为脑风。风入头。则为目风眼寒。饮酒中风。则为酒风。入房汗出中风。则为内风。新沐中风。则为首风。久风入房中风则为肠风。外在腠理。则为泄风。故曰风者。百病之长也。至其变化。乃为他病。无常方焉。是知风者。

善行而数变。在人肌肤中。内不得泄。外不得散。因人动静。乃变其性。有风遇寒。则食不下。遇寒则肌肉消而寒热。有风遇阳盛则不得汗。遇阴盛则汗自出。肥人有风。肌肉厚。则难泄。喜为热中目黄。瘦人有风肌肉薄。则常外汗。身中寒。目泪出。有风遇于虚。腠理开则外出。凄凄然如寒状。觉身中有水淋状状。如竹管吹处。此是其证也。有风遇于实。腠理闭则内伏。令人热闷。是其证也。　新食竟。取风为胃风。其状恶风。颈多汗。膈下塞不通。食饮不下。胀满形瘦腹大。失衣则愤满。食寒即洞泄。新热食竟。入水自渍及浴者。令人大腹为水病。　因醉取风为漏风。其状恶风。多汗少气。口乾喜渴。近衣则身如火烧。临食则汗流如雨。骨节懈惰。不欲自劳。　新沐浴竟。取风为首风。其状恶风。而汗多头痛。　新房室竟。取风为内风。其状恶风。汗流沾衣。劳风之为病。法在肺下。使人彊上而目脱。唾出若涕。恶风而振寒。候之三日及五日中。不精明者是也。七八日微有青黄脓涕。如弹丸大。从口鼻出。为善。若不出则伤肺。　风邪客于肌肤。虚痒成风胗瘙疮。风邪入深。寒热相搏。则肉枯。邪客半身。入深。真气去则偏枯。邪客关机中即挛。筋中亦然。邪淫于藏。梦藏大形小。淫于腑。梦藏小形大。邪随目系入脑。则目转眩。邪中精。则散视见两物。风邪入藏。寒气客于中。不能发则瘖哑喉痹舌缓。不时服药针灸。风逐脉流入藏。使人卒然瘖。缓纵噤痉致死也。风入阳经则狂。入阴经则癫。阳邪入阴病则静。阴邪入阳病则怒。　若因热食汗浴。通腠理得开。其风自出。则觉肉中如针刺。步行运力欲汗。亦如此也。　凡觉肌肉中如刺。皆由腠理闭。邪气在肌中闭。因欲出也。宜解肌汤则善。　夫眼瞤动。口唇动。偏㖞。皆风入脉。故须急服小续命汤。将八风散。摩神明白膏丹叁亦依经针灸之。

王焘外台秘要方　许仁则疗诸风病方。此病多途。有失音不得语。精神如常人。手足俱不得运用者。有不能言语。手足不废。精神昏恍。不能对人者。有不能言语。手足废。精神昏乱者。有言语、手足、精神俱不异平常。而发作有时。每发即狂言浪语。高声大叫。得定之后。都不自醒者。有诸事不异常。发作有时。每发即狂走叫唤者。有时每发即作牛羊禽兽声。醒后不自觉者。有诸事不异寻常。发作有时。发即头旋目眩。头痛眼花。心闷辄吐。经久方定者。有诸事不异平常。发作有时。每发即热。头痛流汗。不能自胜举者。此等诸风。形候虽别。寻其源也。俱失于养生。本气既羸。偏有所损。或以男女。或以饮食。或以思虑。或以劳役。既极于事。能无败乎。当量已所归而舍割之。静思息事。兼助以药物。亦有可复之理。

圣济总录　论曰。易曰挠万物者。莫疾乎风。夫以吹嘘鼓舞。巽而易入。枯者荣。甲者坼。成物之功。实在于是。然而分四时。位八方。适应其时。则为正。弗循其方。则为邪。人惟万物之灵。能察诸此。观冬至之日。有从南方来。必曰贼风。其他可以类推矣。感之浅者。留于肌肤。感之深者。达于骨髓。而况仓卒顷刻之间。大可畏惧。固有治疗所不迨者。盖祸患之机。藏于细微。非常人所豫见。及其著也。虽智者不能善其后。是以上古圣人之教下。皆谓之虚邪贼风。避之有时。乃向福威极之意也。不然何以言风者百病之始。风者百病之长。风者善行而数变。

杨仁斋直指方　论曰。气血痰水。受病于内者也。风寒暑湿。致寇于外者也。人之一身。血气既虚。阴阳不守。饮食居处。嗜欲无节。冲风卧地。调护不加。于是经络空疏。腠理开彻。风邪乘其虚而入之。中风诸风皆是物耳。风之为病。善行数变。其中人也卒。其眩人也晕。激人之涎浮。昏人之神乱。挟热则痿堕缓弛。挟寒则急痛拘挛。自其邪气之入人也。邪气反缓。正气反急。正气引邪。为㖞僻。为窜视。为掣纵。为搐搦。为瘫痪。为反张。在于阳则皮肤缓。在于阴则腹里急。缓则四肢不能收。急则一身不能仰。皆随其邪气所至。表里浅深。而有证也。种类虽多。大要有四。血气偏虚。半身不遂。肌肉枯瘦。骨间疼痛。谓之偏枯。神智不乱。身体无痛。四肢不举。一臂不随。谓之风痱。能言则可治。忽然迷仆。舌强不语。喉中窒塞。噫噫有声。谓之风癔。身软有汗则生风寒湿三气。合而为痹。其人肉厚身顽。不知痛痒。风多则走注。寒多则疼痛。湿多则重着。在筋则筋屈而不伸。在脉则血凝而不流。在肉则不仁。在骨则癃重。夫是之谓风痹。伤风一证。发热烦躁。头疼面光。恶风自汗。盖风能散气。故有汗也。风家脉浮者病在表。脉实者病在里。脉虚者病在脏。脉促者病在上。浮则发散。实则疏导。虚则温之。促于上而病人壮盛。胸喉澎湃者。瓜蒂散少少吐之。俗谓热则生风。大纲然尔。多有胃虚、气虚、血虚，虚极而生风者。若诸虚证候。天雄、附子、官桂、川乌，又不可阙。治法大要。尽以消痰顺气为先。顺气用南木香、苏合香丸辈。消痰用南星、半夏、细辛、僵蚕辈。如石绿、铁焰、水银、轻粉、铅霜、朴消等剂。谨勿妄施。寒毒入胃。则血脉凝涩。真气消铄。不旋踵而废人。治风良剂。小续命汤为上。排风汤次之。然二药主风不主气。须以人参顺气散、乌药顺气散。佐助其间。气一流行。则风亦疏散矣。至若口开手散。泻血遗尿。眼合不开。汗出不流。吐沫气粗。声如鼾睡。面绯面黑。发直头摇。手足口鼻清冷。口噤而脉急数。皆为不治之证。其余诸风种类。余于婴儿惊风指要备论之。

张杲医说 辨诸风证。头风多饶白屑。毒风面上生疮。刺风状如针刺。腰痛如锥。痫风急倒作声发搐。急慢顽风。不认痛痒。疬风颈生斑剥。暗风头旋眼黑。不辨东西。瘖风面生赤点。肝风鼻闷眼瞤。两脸赤烂。偏风口眼㖞邪。节风肢节继续。指甲断落。脾风心多呕逆。酒风行步不前。肺风鼻塞项疼。胆风令人不睡。气风肉内虫行。肾风耳内蝉声。阴间湿痒。寒湿脚气。瘫风半身不遂。痪风手足拳挛。胃风不伏水土。虚风风寒湿痹。肠风脱肛泻血。脑风头旋偏痛。贼风发声不响。产风四肢疼痛。骨风膝肿如槌。膝风腿寒骨痛。心风健忘多惊。盛风语言謇涩。髓风臂膀酸疼。脏风夜多盗汗。血风阴囊湿痒。乌风头面肿块。皮风紫白癜癣。肌风遍身燥痒。体风身生肿毒。闭风大便燥涩。软风四肢不举。绿风瞳人开大。青风吐极青盲。虎风发吼羊叫。大风成片烂疮。诸风。刘子仪曰。经有急风候。又有产中风候。又有风癔候。夫急风与卒中理固无二。指风而言。则谓之急风。指病而言。则谓之卒中。其风癔益出于急风之候也。何者。经云。奄然忽不知人。咽中塞窒。然舌强不能言。如此则是中急风其候也。发汗身软者。生汗不出。身直者死。若痰涎壅盛者。当吐之。视其鼻人中左右上白者。可治。一黑一赤吐沫者死。

刘守真宣明论方 素问云。诸风掉眩。强直支痛。緛戾里急筋缩。皆足厥阴风木之位。肝胆之气也。风者。动也。掉者。摇也。所谓风气甚而主目眩运。由风木王则是金衰不能制木。而木能生火。故风火多为热化。皆阳热多也。风为病者。或为寒热。或为热中。或为寒中。或为疠风。或为偏枯。或为腰脊强痛。或为耳鸣鼻塞。诸证皆不仁。其病各异。其名不同。经云。风者。善行数变。腠理开则洒然寒。闭则热而闷。风气俱入。行于诸脉分肉之间。与卫气相干。其道不利。致使肌肉愤䐜而有疡也。卫气所凝而不行。故其肉有不仁也。分肉之间。卫气行处。风与卫气相薄。俱行肉分。故气道涩而不利。气道不利。风热内郁。卫气相持。肉愤䐜而疮出。卫气被风郁。不得传遍。升凝而不行。则肉不仁也。谓皮肉㾓而不知寒热痛痒。如木石也。经曰。风者。百病之首也。其变化乃为他病无常。皆风气所发也。

以四时五运六气。千变万化。冲荡推击无穷。安得失时而绝也。故春甲乙伤于风者。为肝风。夏丙子伤于风者。为心风。季夏戊己伤于风者。为脾风。秋庚辛伤于风者。为肺风。冬壬癸伤于风者。为肾风。风中五脏六腑。自俞而入。为脏腑之风。肺风之状。多汗恶风。色皏时嗽短气。昼则微。暮则甚。心风之状上同。善怒色赤。病甚则言不可快。肝风善悲。色微苍。嗌干善怒。时憎女子。脾风。身体怠惰。四肢不收。色薄微黄。不嗜饮食。肾风。面庞而浮肿。脊痛不能正立。其色炱。隐曲不利。又曰。风寒热诸疾之始生也。人之脏腑皆风之起。谓火热阳之本也。谓曲直动摇。风之用也。眩运呕吐。谓风热之甚也。夫风热怫郁。风大生于热。以热为本。而风为标风。言风者。即风热病也。气壅滞。筋脉拘倦。肢体焦痿。头目昏眩。腰脊强痛。耳鸣鼻塞。口苦舌干。咽嗌不利。胸膈痞闷。咳呕喘满。涕唾稠黏。肠胃燥热。结便溺淋闭。或夜卧寝汗。咬牙睡语。筋惕惊悸。或肠胃怫郁结。水液不能浸润于周身。而但为小便多出者。或湿热内郁。而时有汗泄者。或因亡液而成燥淋闭者。或因肠胃燥郁。水液不能宣行于外。反以停湿而泄。或燥湿往来。而时结时泄者。或表之阳中正气卫气是也与邪热相合。并入于里。阳极似阴而战。烦渴者中气寒故战。里热甚则渴。或虚气久不已者。经言。邪热与卫气并入于里。则寒战也。并出之于表。则发热。并则病作。离则病已。或风热走注。疼痛麻痹者。或肾水真阴衰虚。心火邪热暴甚而僵仆。或卒中久不语。或一切暴喑而不语。语不出声。或暗风痫者。或洗头风。或破伤风。或中风。诸潮搐。并小儿诸疳积热。或惊风积热。伤寒疫疠而能辨者。或热甚怫结而反出不快者。或热黑陷将死。或大人小儿风热疮疥。及久不愈者。或头生屑。遍身黑黧。紫白斑驳。或面鼻生紫赤。风刺瘾疹。俗呼为肺风者。或成风疠。世传为大风疾者。或肠风痔漏。并解酒过热毒。兼解利诸邪所伤。及调理伤寒。未发汗。头项身体疼痛者。并两感诸证。兼治产后血液损虚。以致阴气衰残。阳气郁甚。为诸热证。腹满涩痛。烦渴喘闷。谵妄惊狂。或热极生风。而热烦郁。舌强口噤。筋惕肉瞤。一切风热燥证。郁而恶物不下。腹满撮痛而昏者。恶物过多而吐者。不宜服之。兼消除大小疮及恶毒。兼治堕马打扑。伤损疼痛。或因而热结。大小便涩滞不通。或腰腹急痛。腹满喘闷者。

张子和儒门事亲 论曰。夫风者。厥阴风木所主也。诸风掉眩。风痰风厥。涎潮不利。半身不遂。失音不语。留饮飧泄。痰实呕逆。旋运。口㖞抽搦。僵仆目眩。小儿惊悸狂妄。胃脘当心而痛。上支两胁。咽膈不通。偏正头痛。首风沐风。手足挛急。肝木为病。人气在头。防风通圣散、防风天麻汤、防风汤、祛风丸、排风汤、小续命汤、消风散。夫中风失音。闷乱。㖞斜口眼。内经曰。风之为病。善行而数变。故百病皆生于风也。可用三圣散吐之。如不省人事。牙关紧闭。粥菜不能下者。煎三圣散。鼻内灌之。吐出涎。口自开也。次服通圣散、凉膈散、大人参半夏丸、桂苓甘露散等。大忌鸡猪鱼兔酒醋荞面动风引痰之物。头风眩运。手足时复麻痹。胃脘发痛。心腹满闷。按之如水声。可用独圣散吐之。吐讫。可服辛凉清上之药。仲景曰。此寒痰结于胸中之致然也。

张子和儒门事亲 指风痹痿厥近世差玄说二。风痹痿厥四论。内经言之详矣。今余又为之说。不亦赘乎。曰。非赘也。为近世不读内经者。指其差玄也。夫风痹痿厥四证。本自不同。而近世不能辨。一概作风冷治之。下虚补之。此所以旷日弥年而不愈者也。夫四末之疾。动而或劲者为风。不仁或痛者为痹。弱而不用者为痿。逆而寒热者为厥。此其状未尝同也。故其本源又复大异。风者。必风热相兼。痹者。必风湿寒相合。痿者。必火乘金。厥者。或寒或热。皆从下起。今之治者。不察其源。见其手足亸曳。便谓之风。然左传谓风淫末疾。岂不知风、暑、燥、湿、火、寒六气。皆能为四末之疾也哉。敢详条于左。有意于救物者试择焉可也。

夫风之为状。善行而数变。内经曰。诸风掉眩。皆属肝木。掉摇眩运。非风木之象乎。纡曲劲直。非风木之象乎。手足掣颤。斜目㖞口。筋急挛搐。瘈疭惊痫。发作无时。角弓反张。甚则吐沫。或泣或歌。喜怒失常。顿僵暴仆。昏不知人。兹又非风木之象乎。故善行而数变者。皆是厥阴肝之用也。夫肝木所以自甚而至此者。非独风为然。盖肺金为心火所制。不能胜木故也。此病之作。多发于每年十二月。大寒中气之后。及三月四月之交。九月十月之交。何以言之。大寒中气之后。厥阴为主气。巳亥之月亦属厥阴用事之月。皆风主之时也。故三月四月之交。多疾风暴雨。振拉摧拔。其化为冰雹，九月十月之交。多落木发屋之变。故风木郁极甚者。必待此三时而作。凡风病之人。其脉状如弓弦而有力。岂敢以热药投之更增其势哉。

今人论方者。偶得一方。间曾获效。执以为能。著灸施针。岂由病者。巧说病人。使从己法。不问品味刚柔。君臣轻重。何脏何经。何部何气。凡见风证偏枯。口眼㖞斜。涎潮昏愦。便服灵宝、至宝、清心、续命等药。岂知清心之杂以姜桂。灵宝之乱以起石、硫磺。小续命汤藏以附子。惟夫至宝。其性尚温。经曰。风淫于内。治以辛凉。如之何以金石大热之药。以治风邪。有以热治热者。一之为甚。其可再乎。故今之刘河间自制防风通圣散、搜风丸之类。程参政祛风丸、换骨丹。用之者获效者多矣。而谤议百出。以诬其实。余尝见内经气交变论中。言五郁之法。郁极则为病。况风病之作。仓卒之变生。尝治惊风痫病。屡用汗、下、吐三法。随治随愈。内经中明有此法。五郁中木郁达之者。吐之令其条达也。汗者是风随汗出也。下者是推陈致新也。此为汗、下、吐三法也。愈此风病。莫知其数。如之何废而不用也。余恐来者侮此法。故表而出之。昔项开完颜氏风病。搐。先右臂并右足。约搐六七十数。良久。左臂并左足亦搐六七十数。不瘥。两目直视。昏愦不识人。几月余。求治于余。先逐其寒痰三四升。次用导水禹功丸、散。泄二十余行。次服通圣散辛凉之剂。不数日而瘥。故书此以证之。

王好古医垒元戎　风论。上古圣人之教下也。谓虚邪贼风。避之有时。注云。乘虚而入非也。俗云贼风者。牕牖之风。亦非也。虚邪者。从前来者为虚邪。不胜己者为虚邪也。经云。从八风入腠理。注云。辟被虚邪。亦天之虚邪也。移精变气云。贼风数至。虚邪朝夕。内至五脏骨髓。外伤空窍肌肉。无问邪之虚实。皆乘虚而入。非乘虚而入。便为虚邪也。乃从前来与不胜己。皆为虚邪也。春甲乙则金风。秋庚辛则炎风。便是贼风也。故胜己者为实邪。从后来者是为实邪贼风也。故风为百病之始。善行数变。冲荡吹击而无穷。有太过不及胜复之各异。故挠万物者莫疾乎风也。四时八节之所伤。初焉外舍。久见内藏。始自皮毛。次入经络。再入大络。又入大经。深入骨髓而不可治。　八风五痹。古中风之病至而治之汤液。十日以去八风五痹之病。八风。谓八方之风。五痹。谓皮肉筋骨脉之痹也。

施圆端效方　经云。风者。天地之气也。德敷陈发。代应长生。政顺岁时。令行生杀。气交万物。以生成玄道。善行而数变。风之伤人也。或为疠风。或为寒热。酒汗漏风。房汗内风。新沐中风。则为首风。久风入中。则为肠风。春伤夏泄。久咳秋生。脏腑诸风。形状不同。治之方法。各以其能。风众病先。故为方首。

阮霖经验良方　论中风病及诸风证。黄帝素问载。诸风掉眩。强直。支痛软戾。里急筋缩。为足厥阴肝胆之气也。风主动。风气甚。则头目眩晕。手足掉摇。由肺金衰。不能制木。而木能生火。故风火多为兼化。风又为阳邪。皆阳热之气偏多也。风之为病。或为寒热。或为热中。或为寒中。为疠风。为偏枯。或腰脊强痛。或耳鸣鼻塞。发为诸证。其状不一者。善行数变也。风邪中人。自人脏腑俞穴而入。入脏则危。入腑则犹可治。其轻者。伤人腠理则洒然。闭则热而闷。风气俱入。行于诸脉分肉之间。与卫气相干。其道不利。怫郁不得传遍升降。故肌肉愤䐜。不知寒热。痛痒顽痹加木石而不仁也。且风生于热。以热为本。而风为标。风气壅滞。与热相梃。销烁气液。结为稠涎。使人昏闷。卒暴僵仆。不知人事。

孙允贤医方集成　论曰。风为百病之长。故诸方首论之。岐伯所谓大法有四。一曰偏枯。半身不遂。二曰风痱。于身无痛。四肢不收。三曰风懿者。奄忽不知人也。四曰风痹者。诸痹类风状。此特言其大概。而又有卒然而中者。皆由气体虚弱。荣卫失调。或喜、怒、忧、思、惊、恐、劳役。以致真气耗散。腠理不密。邪气乘虚而入。及其中也。重则半身不遂。口眼㖞斜。肌肉疼痛。痰涎壅盛。或瘫痪不仁。舌强不语。精神恍惚。惊惕恐怖。治疗之法。当详其脉证。推其所感之原。若中于肝者。人迎与左关上脉浮而弦。面目多有恶风自汗。左胁偏痛。中于心者。人迎与左寸口脉洪而浮。面舌俱赤。翕翕发热。喑不能言。中于脾者。人迎与右关上脉浮微而迟。四肢怠惰。皮肉瞤动。身体通黄。中于肺者。人迎与右寸口脉浮涩而短。面浮色白。口燥多喘。中于肾者。人迎与右尺脉浮而滑。面耳黑色。腰脊痛。引小腹。隐曲不利。中于胃者。两关脉并浮而大。额上多汗。膈塞不通。食寒则泄。凡此风证。或挟寒。则脉带浮迟。挟湿。则脉带浮涩。二证俱有。则从偏胜者治之。用药更宜详审。若因七情六淫而得者。当先调气。而后治风邪。此严氏至当之论。仓卒之际。救此急证。宜先以皂角细辛搐入鼻内。通其关窍。次以苏合香圆擦牙。连进以生姜自然汁。并三生饮。俟其苏醒。然后次第进以顺气之类、排风续命之类。所中在经络。脉微细者生。入于脏腑。口开手散。眼合遗尿。发直吐沫。摇头直视。声如鼾睡者。难治。又有中之轻者。在皮肤之间。言语微謇。眉角牵引。遍身疮癣。状如虫行。目旋耳鸣。又当随证治之。

永乐大典卷之二百九十九　一东

风　诸风证治二

中风

论

张仲景金匮方论　夫风之为病。当半身不遂。或但臂不遂者。此为痹。脉微而数。中风使然。寸口脉浮而紧。紧则为寒。浮则为虚。寒虚相搏。邪在皮肤。浮者血虚。络脉空虚。贼邪不泻。或左或右。邪气反缓。正气即急。正气引邪。㖞僻不遂。邪在于络。肌肤不仁。邪在于经。即重不胜。邪在于府。即不识人。邪入于藏。舌即难言。口吐涎。寸口脉迟而缓。迟则为寒。缓则为虚。荣缓则为亡血。卫缓则为中风。邪气中经。则身痒而瘾疹。心气不足。邪气入中。则胸满而短气。

华佗中藏经　风中有五生五死论曰。风中有五者。谓肝心脾肺肾也。五脏之中，其言生死。状各不同。心风之状一作候。汗自出。而好偃。仰卧不可转侧。言语狂妄。若唇正赤者生。宜于心俞灸之。若唇面或青或黄或白或黑。其色不定。眼瞤动不休者。心绝也。不过救。过五六日即死耳。肝风之状。青色围目连额上。但坐不得倨偻者。可治。若喘而目直视。唇面俱青者死。肝风宜于肝俞灸之。脾风之状。一身通黄。腹大而满。不嗜食。四肢不收持。若手足未青而面黄者可治。不然即死。脾风宜于脾俞灸之。肾风之状。但踞坐。而腰脚重痛也。视其胁下。未生黄点者可治。不然即死矣。肾风宜灸肾俞穴也。肺风之状胸中气满。冒昧。汗出。鼻不闻香臭。喘而不得卧者。可治。若失血及妄语者。不可治。七八日死。肺风宜于肺俞灸之。凡诊其脉。滑而散者风也。缓而大。浮而紧一作虚。软而弱。皆属风也。中风之病。鼻下赤黑相兼。吐沫而身直者。七日死也。又。中风之病。口噤筋急。脉迟者生。脉急而数者死。又。心脾俱中风。则舌强不能言也。肝肾俱中风。则手足不遂也。风之厥。皆由四时不从之气。故为病焉。有瘾疹者。有偏枯者。有失音者。有历节者。有癫厥者。有疼痛者。有聋瞽者。有疮癞者。有胀满者。有喘乏者。有赤白者。有青黑者。有瘙痒者。有狂妄者。皆起于风也。其脉浮虚者。自虚而得之。实大者。自实而得之。弦紧者。汗出而得之。喘乏者。饮酒而得之。癫厥者。自劳而得之。手足不遂者。言语謇涩者。房中而得之。瘾疹者。自痹一作卑湿而得之。历节疼痛者。因醉犯房而得之。聋瞽疮癞者。自五味饮食冒犯禁忌而得之。千端万状。莫离于五脏六腑而生矣。所使之候配以此耳。

巢元方病源　中风候。中风者。风气中于人也。风是四时之气。分布八方。主长养万物。从其乡来者。人中少死病。不从乡来者。人中多死病。其为病者。藏于皮肤之间。内不得通。外不得泄。其入经脉。行于五藏者。各随脏腑而生病焉。

太平圣惠方　中风论　夫风者。天地山川之气也。所发远近有二焉。一者。天地八方四时五行之气。为近风。春秋冬夏。各依其时。从东西南北天涯地际八卦之乡来者。为远风。温凉寒暑。从微至盛。各随其孟仲季。以顺十二月周一岁也。温凉寒暑之气。是风也。动则靡靡然。静则含含尔。是天地之风也。经曰。诸邪风者。非是时行乘节之风。亦非山川鼓振之风。是人间庭巷门户窗牖之径气尔。夫无风之日。其恒有径气。人长居其间。日月积久。乃能虚人肤肉。入人百脉。流注五脏六腑。则致生病焉。凡四时风者。春九十日。名曰清风。伤人为肝风。夏九十日。名曰阳风。伤人为心风。秋九十日。名曰凉风。伤人为肺风。冬九十日。名曰寒风。伤人为肾风。其分布八方。亦异名也。太一之神。随其节。居其乡。各王四十五日。风云皆应之。东北方艮之气。立春王。名为条风。一名凶风。王四十五日。东方震之气。春分王。名为明庶风。一名婴儿风。王四十五日。东南方巽之气。立夏王。名为清明风。一名弱风。王四十五日。南方离之气。夏至王。为景风。一名大弱风。王二十七日。合仲夏也。仲夏中央之气戊巳。王十八日。合夏至都四十五日。王皆同在此仲夏者。非孟仲之仲也。是天地之正中。五行之所会。四季之所同。其一节而火土二气王之。分夏数为二位。故为仲夏也。西南方坤之气。立秋王。名为凉风。一名谋风。王四十五日。西方兑之气。秋分王。名为阊阖风。一名刚风。王四十五日。西北方乾之气。立冬王。名为不周风。一名折风。王四十五日。北方坎之气。冬至王。名为广莫风。一名大刚风。王四十五日。由此四风之变。而生八风。八风者。八方之风也。若从其乡来者。主长养万物。则人少病。若不从其乡来。而从所胜来者。为贼邪。害于万物。则人多病。是故圣人云。避风如避矢。然风之伤人。或为热中。或为寒中。或为病风。或为偏枯。或摊缓。或角弓反张。风者喜行而数变。其病各异。其名不同。若腠理开。开则洒然寒。腠理闭。闭则热而闷。其寒也则衰食饮。共热也则消肌肉。凡人体肥有风。肉厚则不得外泄。喜为热目中黄。其人瘦有风。肌肉薄则恒外行。身中寒。目泪出。风邪入藏。寒气客于中。使人瘖症缓纵噤痉。风入阳经则狂。入阴经则癫。风邪客於皮肤之中则痒成胗。风邪入深。寒气相搏。则肉枯。风邪客於半身。真气去者则偏枯。风邪客於筋则挛急。风邪客於骨节则疼痛。风邪入诸阳脉俞。散於分肉之间。与卫气相搏。其道不行。故其肉不仁也。风邪循风府而上。则为脑风。风入脑。而引目系。则为目风。饮酒中风。则为漏风。入房汗出中风。则为内风。新沐中风。则为首风。久风入中。则为肠风。风外在腠理。则为泄风。中五脏六腑之俞。为脏腑之风。各随其门户所中也。凡风言不变。智不乱。病在分腠之间。温卧取汗。益其不足。损其有余。力可复也。是以风者。百病之长。至其变化。乃为他病也。

杨仁斋直指方　中风恶证。中风恶证细推求。口噤须迟脉数忧。眼合不开并窜瞪。面绯面黑手难收。口开吐沫气粗大。发直摇头汗不流。鼾鮯喉鸣兼鼻冷。遗尿泻血并皆休。

陈自明管见良方　夫中风者。皆因阴阳不调。脏腑气偏。荣卫失度。气血错乱。喜怒过伤。饮啖无节。恣情嗜欲。致于经道或虚或塞。体虚而腠理不密。风邪之气乘虚而中于人也。其状涎潮昏塞。不省人事。舌强不能言。此等疾证鲜有不毙者。然则亦有轻重。经云。风中脏则性命危。且以简易言之。先察口眼开阖。以别重轻。如眼开口噤。无汗搐搦。涎不作声。六脉迟浮者。易治。若眼闭口开。手足不收。自汗如珠如油。发直吐沫。面赤如装。鱼口气粗。咽中涎响似水鸡声或如曳锯声。如鼾睡或时长嘘。摇头上窜。喷药闷乱。目瞪直视。头面青黑。六脉急疾大数。脉迟缓。倘有一证。皆不可治也。若是中之轻者。涎潮昏塞。不省人事。语言謇涩。半身不遂。缓纵瓣曳。左瘫右痪。偏枯风懿。痿痹不仁。口眼㖞斜。头痛头眩。如坐舟船之上。角弓反张。摇头马鸣。白虎历节。走疰疼痛。虫行瘙痒。恍惚惊悸。为癫为痫。暗风倒地。难可枚举。已上之证。皆可施治。但近代之医皆遗古法。自立新意。或执一说。或本易简。不问阴阳冷热虚实。有汗无汗。不问外感风寒。内伤喜怒。六脉沉伏或指下浮盛。首以三生饮吞养正丹。每见服之。多有不救。兼有虚风冷证服之而安者。乘兴执此为法。殊不知风为动物。证多属阳。王叔和云"热积生风"是也。外台秘要言之甚详。古圣方书如至宝丹、红雪、通中散、龙脑芎犀圆、牛黄清心圆。薄荷煎。大小竹沥等汤便可。见若中风有热之证。更服三建、三生、养正等药。可谓抱薪救火。安有生理。又论凡中风不可便用风药。中气不可便用气药。执此为法。此等之论。因唐季润云切记风中人不可便用风药。气中人不可便用气药。才觉有此证候。急用真麝香肉三钱。研令极细。以真麻油调令稀薄可饮为度。令患人一服顿尽。如牙关紧。即撬开口灌人。候少苏省后服大豆紫汤。服羌活一二斤无妨。服此二药。永无手足偏废。语言謇涩之患。于后见得证候分明。若是中风。只服排风、续命等汤。若是中气。只服苏合香圆、调气等药。此等议论。是唐季润虑医之不明尔。亦未尝令人不服风药。静而思之。若是富贵之家。处此之时。尚可抖擞真麝香。若中产之家。束手待尽而已。殊不知孙真人云治中风若不行小续命汤。是不能治风。近人畏而不用。死者比比。良可叹息。

张杲医说 凡人中风。脉无不大者。非热也。是风脉也。中风有冷热。阳病则热。阴病则冷。冷则用温风药。热则用凉风药。不可一概用也。凡中风皆不可吐出涎。人骨节中皆有涎。所以转动滑利。中风则涎上潮。咽喉中滚响。以药压下。涎再归骨节可也。不可吐也。若吐出涎。时间快意。积久。枯了人手足。不可不戒也。小儿惊风亦不可吐出涎。其患与大人同。方其发搐搦时。不可捉住手足。则涎不归。手足而固病成。但觉宽松抱之可也。医余。风淫末疾谓四肢。凡人中风。悉归手足故也。而疾势有轻重。故病轻者。俗名小中。一老医常论小中不须深治。但服温平汤剂。正气逐湿痹。使毒流一边。余若不作。随性特养。虽未能为全人。然尚可苟延岁月。若力攻之。纵有平复者。往往恬不知戒。病一再来。则难以支吾矣。譬如捕寇拘于一室。则不使之逸越。自无他虑。或逐之。再至则其祸当剧于前矣。此语甚有理。而予见世之病者。大体皆如是。但常人之情。以幻质为己有。岂有得疾为废人。而不力治者。此未易以笔舌喻也。泊宅编。

陈无择三因方 叙中风论。夫风为天地浩荡之气。正顺则能生长万物。偏邪则伤害品类。人或中邪风。鲜有不致毙者。故入脏则难愈。如其经络空虚而中伤者。为半身不遂。手足瘫痪。涎潮昏塞。口眼㖞斜。肌肤不仁。痹痿挛掣。随其脏气。所为不同。或左或右。邪气反缓。正气反急。正气引邪。㖞僻不遂。盖风性急暴。善行数变。其中人也卒。其眩人也晕。激人涎浮。昏人神乱。故推为百病长。圣人先以此示教。太医编集。所以首论中风也。四气皆能中人。在证亦有纵缓挛急。搐搦痹瘁。奄然不知人者。不可不以脉别。故论曰。寒湿诸痹所有证候皆如风状。须得脉别可也。要知浮则为风。紧则为寒。细则为湿。数则为热。外证走注自汗则为风。疼痛无汗则为寒。缓弱热烦则为暑。停着肿满则为湿。随其并合。尤宜历辨。惟详其所因。合以脉证在络在经、人府人藏。依而调之。乃可为治。

陈无择三因方 料简类例。且人之冒风也。轻则为伤。重则为中。盖风散气。动于阳。腠理开。故自汗而恶风。其色诊皆随藏气而言。六府无论。唯胃有中风者。盖饮食所致。故孙真人曰。新食竟取风。为胃风。疟亦然。然五藏经络既能中。岂不能中诸府也。虽曰转输。在大小肠则有胐胀。在胞则有转戾。在胆则有慑缩。但文缺不论。或谓竟中诸藏。故不论诸府。此亦一说。故两存之。诸方论中。所谓左瘫右痪。盖邪气中人。邪气反缓。正气反急。正气引邪。㖞僻不遂。为风懿者。以心肺闭不能言。但噫噫作声。盖肺气入心。则能言。邪中心肺。涎潮逼塞。故使然也。四肢纵缓。为风痱者。以风散涎。注于关节。气不能行。故使四肢不遂。舌强不能言者。以风入心脾经。心之别脉。系于舌本。脾之脉。络胃夹咽连舌下。风涎入其经络。故舌不转。而不能言也。四肢拘挛者。以中风冷。邪气入于肝藏。使诸经挛急。屈而不伸也。风柔者。以风热入于肝藏。使诸经弛张。缓而不收也。故经云。寒则挛急。热则弛张。风颤者。以风入于肝藏经络。上气不守正位。故使头招摇而手足颤掉也。风瘖者。以风冷之气客于中。滞而不能发。故使口噤而不能言也。于前所谓涎塞心肺同候。此以口噤为差耳。猥退风者。半身不遂。失音不语。临事不前。亦偏中于心肺经所致也。诸经类例。可推而治之。

严用和济生方论　中风论治。医经云。夫风者。百病之长也。由于观之。中风在伤寒之上。为病急卒。岐伯所谓大法有四。一曰偏枯。二曰风痱。三曰风懿。四曰风痹。言其最重者也。外有五藏诸风。皆载之于千金矣。兹不复叙。大抵人之有生。以元气为根。荣卫为本。根气疆壮。荣卫和平。腠理致密。外邪客气。焉能为害。或因喜怒。或因忧思。或因惊恐。或饮食不节。或劳役过伤。遂致真气先虚。荣卫失度。腠理空疏。邪气乘虚而入。及其感也。为半身不遂、肌肉疼痛。为痰涎壅塞、口眼㖞斜、偏废不仁、神智昏乱。为舌强不语、顽痹不知、精神恍惚、惊惕恐怖。或自汗恶风、筋脉挛急。变证多端。治疗之法。当推其所自。若内因七情而得之者。法当调气。不当治风。外因六淫而得之者。亦先当调气。然后依所感六气。随证治之。此良法也。但发直吐沫。摇头上撺。面赤如妆。或头面青黑。汗缀如珠。眼闭口开。声如鼾睡。遗尿不知人者。皆不可治。

黎民寿简易方　风为天地浩荡之气。正顺则能长养万物。偏邪则能伤害品类。人或中之。鲜有不致毙者。是以圣人推为百病长。原夫风与气一也。塞乎天地之间。则阴阳不同。在乎人身之中。则吹呵有别。阴为风。故风无形而有其势。阳为气。故气有质而无其威。吹则冷而劲为风。呵则温而和为气。是以四时之内。八风二十四气者。以候阴阳消长之机也。大块噫而为风。山泽蒸而为气。风劲则气清。气浓则风息。在人亦然。人生天地之中。负阴抱阳。禀冲气以为和。上古之人。其知道者。法于阴阳。和于术数。饮食有常节。起居有常度。不妄作劳。故精气内安。形神外全。病安从来。今时之人不然也。以酒为浆。以妄为常。醉以入房。以欲竭其精。以耗散其真。不知持满。不知御神。务快其心。逆于生乐。致阴阳不调。腑脏气偏。荣卫失度。气血错乱。经络空虚。腠理不密。外邪因得以伤之。风邪之中人也。其状奄忽。盖风性紧暴。善行数变。其中人也卒。其眩人也晕。激人涎浮。昏人神乱。故方书编集一十三科。而风独冠其篇首也。予读千金方风论。有七十二种。究其大法。则以五风为首。五风者。谓肝、心、脾、肺、肾五脏之中也。其言生死。各亦不同。肝风之状。踞坐不得低头。青色围绕目额者可治。宜于肝俞灸之。若上喘目直视。唇口俱青。或面目大青黑。一黄一白者死。心风之状。汗自出。偃仰不可转侧。唇色正赤。语言狂妄者生。宜于心俞灸之。若唇面青黄黑赤色不定。眼瞤动不休。或面目时时悚动者。心绝也。五日而死。脾风之状。踞而腹满。不嗜食。一身通黄。四肢不收。口吐咸沫者。尚可治之。宜灸脾俞。若手足俱青。木贼土败必死矣。肺风之状。偃卧胸满。喘而不休。冒昧汗出。鼻不闻香臭。不得卧。目鼻下至口。色白者可治。宜于肺俞灸之。若失血及妄言。色黄者不治。七八日而死。肾风之状。踞而腰脚痛重。视胁肋边未有黄点者可治。宜于肾俞灸之。若齿黄面如土色者死。至于六腑本无中风。唯胃有者。以胃为水谷海。变化五味。以资五脏。虚则风邪亦得以中之。胃风之状。额上多汗。饮食不下。隔塞不通。腹满。去衣则䐜胀。张口肩息。心下澹澹。食寒则泄。孙真人云。新食竟取风为胃风。疟论亦然。五脏中风。其脉皆浮。但兼以本脉。而见于本部。与人迎相应也。假令肝中风。则左手关部与人迎脉并浮而弦者也。余皆仿此。大抵肥人多喜中风。以其肌肤软脆。风邪易中。入之则深。庞老故云。人肥则风气不得外泄。即为热中而目黄。人瘦则风气外泄。即为寒中而泣出。盖可知矣。得此疾者。诊其脉。迟浮者吉。急疾大数者凶。六腑闭涩为顺。下利为逆。口目俱闭者易治。口目俱开者难治。骨热多烦者。损其热药。脏寒下利者。损其冷剂。治之当随病之浅深。慎无执着。诸方论中所谓左瘫右痪者。由邪气中人。邪气反缓。正气反急。正气引邪。㖞僻不遂。风赋有云。气虚则痪无左右。血涩而瘫中两边。以此而知。气血俱虚。则瘫痪两证俱有。若气顺血涩。则为瘫风。瘫风者。筋脉拘急挛拳也。若血顺气虚则为痪风。痪风者。亸软抬动不能也。不必左为瘫而右为痪。痪风不可全用风药。当以理气药兼而用之。瘫风则当以益血补筋去风药治之。则万举万全矣。予历观古方。治诸风不问病之轻重。表里浅深。皆以小续命汤加减用之。此良法也。但小续命汤内无通气药。不可独用。若能以通气汤散兼而服之。必成其功矣。宋氏云。治风之法。当以暖散中通气为先。通则痰气不薰蒸。风亦自得以摅散。诚哉是言也。小续命汤通治诸风。惟偏枯则不可多用。盖偏枯者。其人血不荣于一边。小续命汤复发汗亡血故也。偏枯者。半身不遂。肌肉枯瘦。骨间疼痛。神智如常。治之宜养血。大八风汤、续断汤。风痱者。身无痛处。但四肢缓纵。神智昏乱。不甚语言。微有知则可治。以其风散涎注关节。气不能行。故四肢不遂也。治之先进太乙神精丹三粒。次以西州续命汤。风懿者。奄不知人。咽中噫噫然有声。以其邪中心肺。涎潮逼塞心肺间闭。故不能言。宜用小续命汤、独活汤。风柔者。以风热入于肝脏。诸使筋挛急。屈不可伸。经曰。寒则挛急。热则弛张。风颤者。以风入肝脏。经络之气。不守正位。故使头招摇而手足颤掉也。风喑者。以风之冷气客于中。滞而不能发。故使口噤而不能言也。风痹者。由风寒湿三气袭于经络。舍于血脉。留于荣卫。故使身顽肉厚。不知痛痒。其证则有筋、骨、血、肉、气之五痹。以属五脏。诸痹始得之在外。速治之无不愈者。及其邪气深入。各传于脏。无不危殆。故曰。风中脉则口眼㖞斜。中腑则肢体废。风入脏则性命危矣。又有中风之病。卒暴昏昏。涎浮胸中。上下相引。声如引锯。皆由饮食过度。嗜欲无节。停留胃中。使气脉关隔。不得运行。荣卫失度。脏腑怯弱。风邪暴客。相搏成涎。虽投治风药。来不得下。盖涎浮上部。填塞心胸。诸气闭塞。急当吐之。使快为度。然后急进续命汤。近世方书多云。中风不可吐。久后令人坏一臂。盖药中多用水银粉。大损脾胃。脾胃既损。四肢不举。理之必然。殊不知古人治法。其高者因而越之。病在胸上。为高越之。为吐也。如朱砂丸。止是吐胸上积涎。于脾胃何损。用之必效。若俱无涎。亦慎与吐。恐脾胃俱损。呕血而死。不可不知。世有气中。方书无载。考其至理。皆由喜怒不节。气血暴伤。盖暴怒伤阴。暴喜伤阳。怒则气逆。喜则气缓。气血失常。乱于胸中。壅于经络。滞则生风。渐渐无力。昏困欲倒。治之当顺气理血。不可妄投风药。至如新沐中风。名曰首风。饮酒中风。名曰漏风。又曰酒风。入房中风。名曰内风。又曰劳风。各有治法。夫风之为病。有瘙痒者。有瘾疹者。有疼痛者。有疮疡者。有聋瞽者。有历节者。有颠厥者。有狂妄者。千状万化。莫不由五脏而生矣。其证各出本门，兹不繁引。

刘孟容琐碎录 中风涎潮昏塞不语者。可先将通关散搐鼻。关窍一通。即与大宝丹。无。或用牛黄清心丸。中风无药备用。急取顶心发一撮。毒掣之。以省人事为度。中风。先服苏合香丸。及小木香丸。凡人初中风。切不可先吃风药及附子。先吃气药。后吃附子。不妨。中风人。医得手过头。方是复归。

洁古家珍 论曰。风者。百病之始。善行而数变。行者。动也。风本为热。热胜则风动。宜以静胜其躁。养血是也。治须少汗。亦宜少下。多汗则虚其卫。多下则损其荣。治其在经。虽有汗下之戒。而有中藏中府之分。中府者。宜汗之。中藏者。宜下之。此虽合汗下。亦不可过也。汗多则亡阳。下多则亡阴。亡阳则损其气。亡阴则损其形。初谓表里不和。须汗下之。表里已和。是宜治之在经也。其中府者。面显五色。有表证而脉浮。恶风恶寒。拘急不仁。或中身之后。或中身之前。或中身之侧。皆曰中府也。其治多易。中藏者。唇吻不收。舌不转而失音。鼻不闻香臭。耳聋而昏瞀。大小便秘结。皆曰中藏也。中藏之病难治也。六府不和。留结为痈。五藏不和。九窍不通。无此乃在经也。初证既定。宜以大药养之。当顺时令而调阴阳。安藏府而和荣卫。少有不愈者也。风中府者。先以加减续命汤随证发其表。如兼中藏。则大便多秘涩。宜以三化汤通其滞。初证已定。别无他变。以大药和治之。大抵中府者。多着四肢。中藏者。多滞九窍。虽中府者。多兼中藏之证。至于舌强失音。久服大药能自愈也。有中风湿者。夏月多有之。其证身重如山。不能转侧。宜除风胜湿去热之药。如不可。用针灸治之。

罗谦甫卫生宝鉴 风人初觉大指次指麻木不仁或不用者。三年内有中风之疾也。宜先服愈风汤、天麻丸各一料。此治未病之先也。是以圣人治未病不治已病。中风人多能食。盖甲已化土。脾盛故能多食。由此脾气愈盛。下克肾水。肾水亏则病增剧。宜广服药。不欲多食。病能自愈。中风病多食者。风木盛也。盛则克脾土。脾受敌则求助于食。经曰。实则梦与、虚则梦取是也。当泻肝木。治风安脾。脾安则食少。是其效也。中风人初觉不宜服脑麝。恐引风气入骨髓。如油入面。不能得出。如痰涎潮盛。不省人事。烦热者。宜用之下痰。神效。

释继洪澹寮方 论曰。夫人之冒风。轻则为伤。重则为中。中之重者。鲜有不毙。盖入藏则难愈。入腑则犹可治之也。且风性紧暴。善行数变。其中人也卒。其眩人也晕。激人涎潮。昏人神乱。故推为百病长。太医编集亦首论中风。所谓左瘫右痪者。乃邪气中人。邪气反缓。正气即急。正气引邪。㖞僻不随。入风懿者。以心肺膈闭不能言。但噫噫作声。盖肺气入心则能言。邪中心肺。涎潮昏塞。故使然也。四肢缓纵为风痱者。以风散涎注于关节。气不能行。故使四肢不遂也。舌强不能言者。以风入心脾经所致。心之别脉。系舌本。脾之脉。络胃。侠咽。连舌本。散舌下。风涎入其经络。故舌不转而不能言也。四肢拘挛者。以风冷之气。入于肝藏。使诸筋挛急。屈而不能伸也。风柔者。以风热之气。入于肝藏。使诸筋弛张。缓而不可收也。故经云。寒则挛急。热则弛张。风颤者。风邪入于肝藏经络。上气不守正位。故使头招摇而手足颤掉也。风瘖者。以风冷之气客于中。滞而不能发。故使口噤不能言也。与前所谓涎潮心肺同候。但此以口噤为差耳。猥退风者。半身不遂。失音不语。临事不前。亦偏中于心肺经所致也。中风之证。大略如此。况四气皆能中人。变证尤多。中之者。亦多由气不顺。治之之法。更当兼理其气。各随轻重以处方。方之可用者。集于兹焉。

凡中疾一时。诸证蜂起。则为困笃。仓卒之间。药不可入。名医多用苏合香圆擦起牙关。或以生半夏、皂角末吹鼻窍。或灌陈霜梅汁收其痰。或服真麻油调麝香。以疏通其气。又或用麝香煎五积散为之。兼行要药。倘或不然。殆至风气日增。不得安愈。

男子妇人中风。涎潮于心。卒然中倒。当即时扶入暖室中。扶策正坐。当面作好醋炭熏之。令醋气冲入口鼻内。良久。其涎潮聚于心者。自收归旧。轻者即时苏省。重者亦省人事。惟不可吃一滴水汤入喉也。如吃汤水。则其涎永系于心络不能去。必成废人。今只以醋炭熏之。既得涎离于心。渐渐苏省。当以生料五积散加麝香煎服之。传心方　凡中疾。口开手散。眼合遗尿。鼻声鼾睡。俱为难治。盖口开者。心气闭绝也。遗尿者。肾气闭绝也。手散者。脾气闭绝也。眼合者。肝气闭绝也。鼻鼾者。肺气闭绝也。备此五证。尤不可治。五证中才见一证。犹当审余证以救疗。盖以初中。则眼合者多。痰上则鼻鼾者亦多。惟是遗尿口开二证。俱见为恶。心为五脏主君。肾为一身根本。诚不可闭绝也。

李中南永类钤方　论曰。夫风。天地山川、四时五行、八方之正气。从其乡来者。生长人物。则人少病。若诸邪风。非是四时乘节之风。非山川鼓振之风。不从其乡来。而从所胜者来。为贼邪。害人害物。此天时无风之日。乃人间庭巷门户窗牖之径气耳。中则中五脏。伤则伤六经。轻则曰感、曰冒。重则曰中、曰伤。论脉。风邪中人。六脉多沉伏。亦有脉随气奔。指下洪盛者。挟寒脉带浮迟。挟暑则脉虚。挟湿则脉涩。若脾脉缓者难治。盖风喜归肝。肝木克脾土。则大便洞泄难治。大便秘可治。脉迟吉。急实凶。论证治。肥人。风邪易中。而不得外泄。即为热中而面黄。瘦人得外泄。即为寒中而泣泪也也。脉浮而数。风中腑也。风中脉则口眼㖞斜。风中腑则支体废。风中脏则危矣。寒入脏则使人喑哑。缓纵噤口不能言痉背强。风入阳经则狂。入阴则癫。入皮肤则痒。入筋则挛急。入骨节则疼痛。入诸阳脉俞。散于分肉。与卫气相博。气不行故肉不仁。与荣气相博。故半身不遂。气顺血涩为瘫风。则筋脉拘挛。血顺气虚为痪。风则亸软不举。瘫风则益血补筋。去风药治之。痪风不可全用风药。兼用理气药治之。凡中风。言不变、志不乱。病在风腠之间。温卧小汗。为可复也。凡口目俱闭。易治。发直摇头吐沫。上撺面赤。或头面青黑。汗缀如珠。痰声如拽锯。眼闭肝气绝。手散脾绝。口开心绝。遗尿不知肾绝。鼻鼾肺绝。为五脏绝。五脏俱绝为不治。若见其一尤当施治也。心肾绝尤难治。气中。方书不载。此七情内因。其证与中风相似。但风中多痰涎。气中口中无涎。自当顺气治风之法。当以暖散通气为先。气通则痰气不熏蒸。风亦自得以摅散矣。风为散气。见于阳经故多汗。其轻者。在皮肤疮癣。语蹇眉引。耳鸣目眩。

治验

张子和儒门事亲　高评事。中风稍缓。张令涌之。后服铁弹丸。在普济加减方中。或问张曰。君常笑人中风服铁弹丸。今自用之。何也。张曰。此收后之药也。今人用之于大势方来之时。正犹蚍蜉撼大树。不识次第故也。

罗谦甫卫生宝鉴　顺德府张安抚。字耘夫。年六十一岁。于己未闰十一月初患风证。半身不遂。语言謇涩。心神昏愦。烦躁自汗。表虚恶风。如洒冰雪。口不知味。鼻不闻香臭。闻木音则惊悸。小便频多。大便结燥。若用大黄之类下之。却便饮食减少不敢用。不然则满闷。昼夜不得瞑目而寐。最苦于此。约有三月余。凡三易医。病全不减。至庚申年三月十七日。又因风邪加之。痰嗽。咽乾燥。疼痛不利。唾多。中脘气痞似噎。予思内经有云。风寒伤形。尤恐忿怒伤气。气伤脏乃病。脏病形乃应。又云。人之气以天地之疾风名之。此风气下陷入阴中。不能生发上行。则为病矣。又云。形乐志苦。病生于脉。神先病也。邪风加之。邪入于经。动无常处。前证互相出见。治病必求其本。邪气乃覆。论时月则宜升阳。补脾胃。泻风木。论病则宜实表里。养卫气。泻肝木。润燥益元气。慎喜怒。是治其本也。宜以加减冲和汤治之。

柴胡　黄芪各五分　升麻　当归　甘草炙各三分　半夏　黄伯　黄芩　人参　陈皮　芍药各二分

右十一味㕮咀。作一服。水二盏。煎至一盏。去滓温服。如自汗。加黄芪半钱。嗽者。加五味子二十粒。昼夜不得睡。乃因心事烦扰。心火内动。上乘阳分。卫气不得交入阴分。故使然也。以朱砂安神丸服之。由是昼亦得睡。十日后。安抚曰。不得睡三月有余。今困睡不已。莫非他病生否。予曰。不然。卫气者。昼则行阳二十五度。夜则行阴亦二十五度。此卫气交入阴分。循其天度。故安抚得睡也。何病之有焉。止有眼白睛红。隐涩难开。宜以当归连翘汤主之。

黄连　黄柏各五分　连翘四分　当归　甘草各三分

右作一服。水二盏。煎至一盏。去滓。时时热洗之。十三日后。至日晡。微有闷乱不安。于前冲和汤中。又加柴胡三分。以升少阳之气。饮三服。至十五日。全得安卧。减自汗恶寒躁热。胸膈痞。元小便多。服药之后。小便减少。大便一二日一行。鼻闻香。口知味。饮食如常。脉微弦而柔和。按之微有力。止有咽喉中妨闷。会厌后肿。舌赤。早辰语言快利。午后微涩。宜以玄参升麻汤治之。

升麻　黄连各五分　黄芩炒四分　连翘　桔梗各三分　鼠粘子　玄升　甘草　白僵蚕各二分　防风一分

右十味㕮咀。作一服。水二盏。煎至七分。去滓。稍热噙漱。时时咽之。前证良愈。止有牙齿无力。不能嚼物。宜用牢牙散治之。

羊筒骨灰　升麻各三钱　生地黄　黄连　石膏各一钱　白茯苓　人参各五分　胡桐泪三分

右为极细末。入麝香少许。研匀。临卧擦牙后。以温水漱之。

安抚初病时。有肩臂䐐痛无主持。不能举动。多汗出。肌肉瘦不能正卧。卧则痛甚。经曰。汗出偏沮。使人偏枯。予思内经云。虚与实邻。决而通之。又云。留瘦不移。节而刺之。使经络通和。血气乃复。又言陷下者灸之。为阳气下陷入阴中。肩䐐时痛。不能运动。以火导之。火引而上。补之温之。已上证皆宜灸刺。谓此先刺十二经之井穴。于四月十二日右臂䐐上肩井穴。内。先针后灸二七壮。及至灸疮发。于枯瘦处渐添肌肉。汗出少。肩臂微有力。至五月初八日。再灸肩井。次于尺泽穴各灸二十八壮。引气下行。与正气相接。次日臂䐐又添气力。自能摇动矣。时值仲夏。暑热渐盛。以清肺饮子补肺气。养脾胃。定心气。

白芍药五分　人参　升麻　柴胡各四分　天门冬　麦门冬去心各三分　陈皮二分半　甘草生　黄芩　黄柏　甘草炙各二分

右十一味㕮咀。作一服。水二盏。煎至一盏。去滓温服。食后。汗多者。加黄芪五分。后以润肠丸治胸膈痞闷。大便涩滞。

麻子仁另研　大黄酒煨各一两半　桃仁泥　当归尾　枳实麸炒　白芍药　升麻各半两　人

参　生甘草　陈皮各三钱　木香　槟榔各二钱

右十二味。除麻仁桃仁外。为末。却入二仁泥。蜜丸桐子大。每服七八十丸。温水食前送下。初六日得处暑节。暑犹未退。宜微收实皮毛。益卫气。秋月以卫气为本。以益气调荣汤主之。本药中加时药。使邪气不能伤也。

人参三分臣益气和中　当归二分佐和血润燥　陈皮二分佐去白顺气和中　熟地黄二分佐养血润燥泻阴火　白芍四分臣补脾胃微收治肝木之邪　升麻二分使使阳明气上升滋荣百脉　黄芪五分君实皮毛止自汗益元气　半夏炮三分佐疗风痰强胃进食　白术二分佐养胃和中厚肠胃　甘草炙二分佐引用调和胃气温中益气　柴胡二分使引少阳之气使出于胃中乃风行于天上　麦门冬三分去心佐犹有暑气未退故加之安肺气得秋分节不用

右十二味㕮咀。作一服。水二盏。煎至一盏。去滓温服。忌食辛热之物。及助暑邪。秋气不能收也。正气得复而安矣。

又云。真定府临济寺赵僧判。于至元庚辰八月间。患中风。半身不遂。精神愦。面红颊赤。耳聋鼻塞。语言不出。诊其两手六脉弦数。尝记洁古有云。中脏者多滞九窍。中腑者多著四肢。今语言不出。耳聋鼻塞。精神昏愦。是中脏也。半身不遂。是中腑也。此脏腑俱受病邪。先以三化汤一两。内疏三两行。散其壅滞。使清气上升。充实四肢。次与至宝丹。加龙骨南星。安心定志养神治之。使各脏之气上升。通利九窍。五日音声出。语言稍利。后随四时脉证加减。用药不匀。即稍能行步。日以绳络其病脚。如履阈或高处。得人扶之方可逾也。又刺十二经之井穴。以接经络。翌日不用绳络。能行步。百日大势至去。戒之慎言语。节饮食。一年方愈。

类用方药

许叔微普济本事方　凡中风。用续命、排风、风引、竹沥诸汤。及神精丹、茵芋酒之类。更加以灸。无不愈者。然此疾积习之久。非一日所能致。皆大剂久而取效。唐书载王太后中风。喑默不语。医者蒸黄芪数斗以熏之得差。盖此类也。今人服三五盏便求效。责医也亦速矣。孟子曰。七年之病。三年之艾。久而后知也。

魏氏家藏方　中风服药次第法。凡觉中风。用大附子一只。去皮脐。细切。水三升。生姜二十片。入麝香一字。慢火煎至一升。温服。一枚大附子分作两服。风稍定。次服南附汤。其方如后。大附子一只。生去皮脐。大天南星一枚。生。右各细切。以水三升。生姜三十片。慢火煎至一升。去滓。分作两服。如或语言謇涩甚者。加猪胆一枚。取汁同煎服。

张子和儒门事亲　凡中风。失音闷乱。口眼㖞斜。内经曰。风之为病。善行而数变。感则害人。有仓卒之变。故百病皆生于风也。可用三圣散鼻内灌之。吐出涎。口自开也。如不省人事。牙关紧闭。粥药不能下者用此药。如无此证。可三圣散吐之。次服通圣、凉膈、人参半夏丸、桂苓甘露散等。切忌鸡猪鱼兔酒醋荞面动风之物、引痰之食。口人之生也。负阴而抱阳。人居一气。道在其中矣。外有八邪之相荡。内有喜怒之交侵。真气内弱。风邪袭之。风之伤人。或为寒热。或为疼痛。或为偏枯。或为拘挛。其候不一。风者善行而数变。此乃风者百病之始、万病之长也。盖内不得通。外不得泄。此谓之病生于变乱也。或失音而昏冒。或口目而㖞斜。可用三圣散吐之。或不知人事者。或牙关紧急者。粥不能下不能咽者。煎三圣散鼻内灌之。吐出涎沫。口自开也。次服无忧散、通解丸、通圣、凉膈、人参半夏丸、桂苓甘露散。消风散热。除湿润燥。养液之药排而用之。切忌鸡、猪、鱼、兔、油腻、酒、醋、荞面动风之物及引痰之食。

永乐大典卷之三百　一东

风　诸风证治三

中风

方

孙思邈千金要方　吴秦艽散。治风注甚良。角弓反张。手足酸疼。皮肤习习。身体都痛。眉毛堕落。风注入肢体百脉。身重耳聋。惊悸心满。魂志不定。阴下湿痒。大便有血。小便赤黄。五劳七伤。万病皆主之方。

秦艽　蜀椒　人参　茯苓　牡蛎　细辛　麻黄　栝楼根各十八铢　乾姜　附子　白术　桔梗　桂心　独活　当归各一两　黄芩　柴胡　牛膝各半两　芎䓖　防风各一两半　石南　杜仲　莽草　乌头　天雄各半两　甘草一两半

右二十六味。治下筛。盛以韦袋。食前温酒一升服方寸匕。日三服。急行七百步。更饮酒一升。忌如常法。

防风汤。治身体四肢节解如堕脱。肿按之皮陷。头眩短气。温温闷乱欲吐者。

防风　白术　知母各四两　生姜　半夏各五两　芍药　杏仁　甘草　芎䓖各三两　桂心四两

右十味㕮咀。以水一斗。煮取三升。分四服。日三夜一。古今录验方无半夏杏仁芎䓖用附子二枚为八味。

羌活汤。治中风身体疼痛。四肢缓弱不遂。及产后中风。

羌活　桂心　芍药　葛根　麻黄　乾地黄各三两　甘草二两　生姜五两

右八味㕮咀。以清酒三升水五升。煮取三升。温服五合。日三服。

小续命汤。治中风冒昧。不知痛处。拘急不得转侧。四肢缓急。遗失便利。此与大续命汤同。偏宜产后出血。并老小人方。

麻黄　桂心　甘草各二两　生姜五两　人参　芎䓖　白术　附子　防己　芍药　黄芩各一两　防风一两半

右十二味㕮咀。以水一斗二升。煮取三升。分三服。古今录验无桂名续命汤胡洽千金翼同。

王焘外台秘要方　桂枝汤。深师疗中风。汗出干呕。

桂心　甘草炙各三两　大枣十二枚擘

右三味切。以水五升煮取二升半。分三服。一方用生姜五两。忌生葱海藻菘菜。

又。桂枝汤。治中风。身体烦疼。恶寒而自汗出。头疆痛急。

桂心五两　生姜八两　甘草二两炙　葛根八两　芍药三两　大枣十二枚擘

右六味切。以水七升煮取二升半。服八合。日三。温服取汁。陆伯庸用良。忌生葱海藻菘菜。人玉曰。此仲景桂枝加葛根汤方也。今云头强痛急当作项强痛急才是。

又。麻黄汤。治中风气逆。满闷短气。

麻黄三两去节　甘草二两炙　石膏四两碎绵裹　杏仁五十枚去两仁及尖皮碎　人参三两　干姜五两　茯苓　防风各四两　桂心二两　半夏一升洗

右十味。以水九升煮取三升。先食服一升。日三服。甚良。忌海藻生葱羊肉饧菘菜。

又。茯苓汤。治中风入腹。心下如刺不得卧。或在胁下转动无常。腹满短气。惙惙欲死。此病或中虚冷。或素有宿食。食饮不消。或素风气在内。今得他邪。复于五藏。故成此病。

茯苓二两　芎䓖　干姜　芍药　白术　当归　人参各一两　枳实三分炙　甘草炙一两

右九味细切。以水九升煮取三升。日三。若病剧者。可相去如人行五里顷一服。胸中有气。可加人参二两。服一剂不差。不过两剂。神良。忌海藻菘菜桃李雀肉大酢。并出第九卷中。

青龙汤。古今录验治中风。发三春。脉浮短者多凶。大而长可疗。

甘草一两炙　麻黄二两去节　桂心七寸　大枣二十枚擘　生姜　芍药各二两

右六味切。以水六升煮取二升半。分为再服初服。覆取汗后即止。忌海藻菘菜生葱等物。

又。三阳汤。治中风。发三夏。脉沉紧。恶寒不汗。烦。

当归一两　生姜二两　甘草五分炙　麻黄五两去节　杏仁四十枚去尖皮两仁碎　石膏二两碎绵裹

右六味切。以水六升煮取半分再服。忌海藻菘菜等物。

又。扶金汤。治中风。发三秋。脉浮大而洪长。

葛根三两　独活二两　附子一两炮四破　石膏二两碎绵裹

右四味切。以水八升煮取二升。服九合。昼二夜一。忌猪肉冷水等物。

又。温脾汤。治中风。发三冬。脉浮大者。

芎䓖二两　石膏四分碎绵裹　甘草四分炙　黄芩三两　杏仁十四枚去尖皮两仁碎　麻黄六分去节　蜀椒二分去目闭口汗　防风四分　桂心五分

右九味切。以水八升煮取三升。分三服。忌海藻菘菜生葱等物。

疗风饮子。张文仲方。

羌活三两　桂心半两　人参一两　蜀升麻　茯神　防风　生姜合皮切　生犀角屑各二两

右八味切。以水一大升煮取二大合。分温三服。如热下竹沥一盏。无禁忌。唯忌生葱酢。

太平圣惠方　防风汤。治中风不语。两目不开。手足抽掣。发歇往来。昏塞涎潮。

防风去叉　羚羊角镑　赤箭　独活去芦头　当归切焙　麻黄去根节　桂去粗皮　杏仁汤浸去皮尖双仁麸草各一两　前胡去芦头　甘草炙剉　秦艽去苗土各半两

右粗捣碎。每服四钱匕。以水一大盏。生姜半分切。煎至七分。去滓。不计时温服。

和剂局方　雄朱圆。治中风涎潮。咽膈作声。目眩不开。口眼㖞斜。手足不遂。应是一切风疾并宜服之。

雄黄研　朱砂研　龙脑研　麝香研各一钱　白僵蚕去丝、嘴，生　白附子生　天南星洗，生　乌蛇去皮、骨，生各半两

右除研外。余皆为末。炼蜜为圆。如梧桐子大。如中风涎潮。牙关不开。先用大蒜一瓣捣烂。涂在两牙关外腮上。次用豆淋酒化一圆。揩牙龈上即开。续用薄荷酒化下一、两

圆。如丈夫风气。妇人血风。牙关紧急者。只用豆淋酒化药。揩牙龈上即开。如头风目眩。暗风眼黑欲倒者。急嚼一、两圆。用薄荷酒下。

圣济总录　红雪通中散。

大青别研一两　硝石五斤煎药后下　丹砂别研半两　桑根白皮一两　羚羊角镑半两　苏枋木二两　栀子仁一十五枚　槐花一两　升麻一两半　淡竹叶一握　诃黎勒一十五枚去核　大腹　槟榔各五枚剉

右一十三味。别研丹砂大青外。余并粗捣筛。用水一斗浸一宿。煎至五升去滓。入银石锅。即下消石丹砂大青。不住手搅。候减尽水。即成红雪。置瓷器中。三日取出。捣罗为末。却用瓷瓶子盛。不得泄气。有患风疾。及一切滞闷不通。临卧用温水调下二钱匕。小儿半钱匕。亦治伤寒。

备急黑神丸。治中风。

雄黄研　硇砂研　丹砂研　硫磺研　水银先以慢火生铁铫内熔硫磺销、始倾入水银、急以火箸搅恐焰起、即离火以湿布搭灭、候冷刮取、与上三件同捣研

此五味各一两。取一湖南烧药罐子。先用六一泥固济待干。入上件研者末。都入罐子中。实按令平。连盖子泥四缝。只留一寸缝不泥。合慢火匀养一复时。加火近罐子烧令通赤。缝中有烟焰出。急抽火令人按盖子急泥合缝周遍。用净筛土窨定药罐子。不得令露透。出药气。上以大盆合之。次日取出药捣罗。用湿重帛包裹。以净湿土内窨盆合。出火毒。三日三夜。逐日起盆微洒水。日满取药。再研如粉。入后药末。

犀角镑　鹿茸酥炙去毛各一两　牛黄研半两　天竺黄研　升麻　天麻　干蝎酒炒各一两　木香半两　阿胶慢火炙燥二两　天南星牛胆煮一复时暴干一两

右一十五味。将后十味除研外。捣罗为末。次入牛黄天竺黄。并前研五味。再同研匀。用青州大枣蒸熟。去皮核。研如膏、和药。捣一千杵。丸如梧桐子大。中风急风牙关急口噤不开。用豆淋酒生姜汁去滓。研二丸至三丸。斡开口灌下。如人行五里、更一服。连三服汗出解。宜食生姜酒粟米粥。合此药宜三月三日、五月五日、或腊日。于净室中焚香斋沐修合。切忌禽兽并妇人等见。

大通水银丸。治中风。

水银　铅丹研　丹砂研　胡粉研　铅霜别研候药成入　雄黄研　硫磺先以铫子销熔熟、帛挒入水银、柳杖子急搅、结沙子、捣研　硇砂以水银硫磺雄黄丹砂同研　曾青各一两别研、次以曾青铅丹胡粉同研。

右九味。先将水银沙子雄黄丹砂硇砂研。入湖南瓶子中实筑。次下曾青铅丹胡粉实筑。用盖子盖讫。用六一泥固济。留缝一寸不泥。合火炙令干。先用文火养一日夜。后用武火从午时烧至申时通亦。缝中有烟焰药气起。即抽火向后。急泥合缝。用筛了净灰盖窨瓶子。候至来日。冷即开取药出、捣罗。下用筛入湿净沙土摊开。上以重抄纸三重衬。置药在上。上更以三重抄纸盖。细匀洒湿土。以盆合盖。经三日夜。每日微洒水。日满取药。再入钵与铅霜一味同研细。用烂蒸青州大枣。取肉研如膏拌和。丸如梧桐子大。每服一丸至两丸。用豆淋酒下。空心午时夜卧服。得出慎外风。未汗用热生姜稀粥投之。汗出即差。

大通青金丹。治中风。

曾青三分螺髻者为上研　金薄四十九片　丹砂别研　硫磺研　胡粉研　紫石英研各一两　水银

三分与硫磺结沙子研　铅霜研　铅丹与曾青末紫石英末定粉铅霜再同研　雄黄各三分与沙子丹砂同研

右一十味。取一湖南烧药瓶子并盖。用六一泥固济。火熁令干。先下金薄二十片。次下沙子同研四味末实按平。又下金薄二十片。次下曾青同研五味末。又实按令平。次又下金薄九片。始用盖子。六一泥泥合盖子。只留缝一寸不泥合。用火法并再捣罗出火毒。及再研法。并与前方大通水银丸同。用槐胶浓煮汤。去滓停令温。入白面煮作稠糊。丸如梧桐子大。凡中风摊缓风。手足挛急风。口面㖞斜风。癫痫风狂风邪风。并用温酒下五丸至七丸。空心日午夜卧各一服。

至圣太一散。治中风摊缓半身不遂。口眼㖞斜。语言謇涩。形神如醉。惊悸狂言。夜卧不安。或周身麻痹皮肤不知痛痒。四肢不举。身重如石。腰膝强鞕。或筋脉拘挛瘛疭。不能行步。百关壅阏。痰涎痞滞。或卒急中恶、客忤、尸注、鬼气、邪魇、尸厥、暴亡不省人事等疾。

犀角镑　仙灵脾　其珠末　滑石研　胡黄连　恶实炒　人参地丁草去根　白茯苓去皮　蚕砂炒　甜消研　板蓝根　郁金各一两　大黄剉　牛黄研　血竭研　木通剉　栀子仁　马牙硝研　苍术削去黑皮　荆芥穗　芍药　延胡索　玳瑁镑　琥珀研各半两　甘草炙二两半

右二十六味。并捣研为末。如中风不语。用新水调下一钱匕。如口噤即灌下。若能咳嗽。夜半当省人事。灌药四服后不咳嗽者。必不可救。卒中恶风涎不止。用白矾末半钱匕。太一散一钱匕和匀。以新水调下。慢慢灌之即活。

硫磺大黑神丸。治中急慢风。

硫磺研　丹砂研　水银各一两　雄黄研半两

此四味各细研。用铫子先下硫磺。销后下丹砂水银雄黄。文武火结成沙子。待冷刮取。捣罗为末。先取一瓷瓶上磨瓦一小片作盖。钻一窍可度得菜豆。用六一泥固济瓶子。火熁令干。却入沙子末在瓶内。按令平实。然后下盖子泥合缝。留窍子候干。用火半秤四面约四寸许。候烧至一食顷。更加火渐近瓶子。待黑气出尽后。取湿纸搭瓶窍上。如纸才干。便易之。至三十易为止。待冷取出细研。以酒浸润一宿。再焙为末。入后药。

麻黄去根节先煎掠去沫焙干二两　天麻一两半　白附子炮　乌蛇酒浸去皮骨炙　白花蛇酒浸去皮骨炙　白僵蚕炒　桂去粗皮　天南星炮各半两　干漆炒令烟出　干蝎酒炒　人参　白茯苓去黑皮各一分

右一十六味。前四味先煅研为末。次将后一十二味捣罗为末。各顿一处。每石药末一两。入后药末二两。同研取匀。炼蜜丸如鸡头实大。中风者、以豆淋酒研下一丸至二丸。以厚衣复出汗。未汗更服。用热生姜稀粥投。汗出、慎外风。

八琼丹。治五藏中风、偏风、贼风、偏枯、手足不遂。

硫磺　水银二味同炮作沙子　曾青　丹砂　雄黄　白石英　紫石英　铅丹　玄精石　胡粉各一两　消石二两

以上十一味各细研。入瓷合盛。合上留一眼子。外用六一泥固济毕候干。以文火养一复时后。闭合眼子。用大火烧令通赤。去火放冷取出。以纸裹药地内培三日。去火毒取出。研令极细。入后药。

龙脑　麝香　牛黄　琥珀　天竺黄并细研　乌蛇酒浸三日去皮骨炙　虎骨酥炙　甘草炙　天南星炮　白附子炮　天麻　麻黄去根节　干蝎炒　桂去粗皮　木香　槟榔剉　独活去芦头　细辛去苗叶　白术　附子炮裂去皮脐　白僵蚕炒　犀角镑　羚羊角镑　芎䓖　阿胶打碎炒燥各一两

蝉蜕去土　腻粉研各半两

右三十八味。除前煅研外。余捣研为末。再同研匀。炼蜜和捣一二千下。丸如小弹子大。每服一丸细嚼。以豆淋酒下。轻病只温酒嚼下。

延寿丹。治卒中恶风、涎潮昏重、口眼㖞斜、四肢亸曳、口噤不省。

丹砂研　腻粉研　铁粉研　白附子各二两　蛇黄煅醋淬　附子炮裂去皮脐各九两　巴豆打碎用新水浸七日、逐日换水、日足以纸裹压出油　生金　生银并错末各一分　麝香别研　牛黄别研各一两一分　羌活去芦头　牛膝去苗酒浸切焙　蝎梢炒　天南星生用各三两

右一十五味。捣研为末。炼蜜和粟米饭。丸如鸡头实大。中恶风亸曳。及诸痫疾。薄荷酒磨下一丸。年老半丸。小儿惊痫。十岁已上。一丸。分四服。四岁以下。一丸分五服。新生儿一丸分七服。并用蜜水磨下。如中风发直。面如桃花色。口眼俱闭。喉中作声。汗出如油。及汗出不流。多要下泄或泻血者。并是恶候。更不用服。唯口噤眼开者。药下立差。缠喉风壅塞。气息不通。用生姜薄荷酒。急化一丸。

七宝丸。治中风不计缓急。涎潮皆闷。不知人事。

丹砂　牛黄　水银　龙脑　腻粉　麝香并细研各一分　金箔大者二十一片与药末同研

右七味再同研。令水银星尽。用蒸枣肉丸如梧桐子大。病轻者、每服十丸。重者、二十丸。温水化破服。利下涎。须服和气药。日后时服慢治风药。

龙脑双丸。治一切风。

天南星汤浸洗切焙　半夏汤洗七遍去滑切焙各半两　干蝎酒拌炒　白僵蚕酒炒各一分四味同为末　胡粉　腻粉各一钱匕　麝香　龙脑各一分四味同研

右八味。一处研匀。稀糯米糊丸如皂子大。每服一丸或二丸。嚼破温酒下。如急风口噤。用青葱筒子灌于鼻内。口立开、大效。

葛根汤。治中风因饮酒过节。不能言语。手足不遂。精神恍惚。得病一两日服。

生葛根长一尺径二寸　生姜汁一合　竹沥二升

右三味。先取生葛根。洗刮去皮土。捣研压取汁。葛滓再捣以竹沥沃复压取汁尽为度。将生姜汁和匀。同用厚绵滤过。银石铫内煎三五沸。瓷器盛。不拘时候。食前温服。如觉腹内气转作声似痛。即食后温服。如此服七日后。以后九味附子汤补之。

治中风服葛根汤后服**附子补汤。**

附子炮裂去皮脐　石膏碎　干姜炮各一两半　桂去粗皮　犀镑各一两　地骨皮　白术　独活去芦头　芎䓖各二两

右九味。剉如麻豆。每服五钱匕。水一盏半。入生姜半分切。煎至八分去滓。空腹温服。三服后。用热生姜稀粥投之。以厚衣复令汗出。汗不止。以牡蛎粉粉身。觉热壅即疏服。病势损。不必尽剂。服此二药未效。宜服后薏苡仁汤。

薏苡仁汤。治中风风势未退。服前汤数日未效。

薏苡仁炒一两半　萎蕤一两　麦门冬去心生用半两　石膏碎二两半　杏仁去皮尖双仁炒一两半　乌梅去核二十枚　生姜切焙三两　犀角镑半两　地骨皮　人参各一两

右一十味。粗捣筛。每服五钱匕。水一盏半。煎至八分。去滓入竹沥半合。白蜜少许。搅令匀温服。病若热多。即食前冷服。若冷多即食后暖服。如服后苦参丸。以此汤咽下。

苦参丸。治中风风热未退。频服前汤。力不能攻。

苦参三两　干姜炮二两　芎䓖三两　玄参　丹参　人参　沙参　升麻　白术各二两半　地骨皮　独活去芦头各二两　薏苡仁炒一升

右一十二味。捣罗为末。炼蜜丸如梧桐子大。每服煎薏苡仁汤下二十丸。日再服。稍加至三十丸。

大续命汤。治中风入藏。四体不自知。口不能语。昏昧不知痛处。或筋脉拘急。中外疼痛。不得转侧。

麻黄去根节先煎掠去沫焙六两　当归切焙　桂去粗皮　甘草炙剉各二两　芎䓖　黄芩去黑心　干姜炮各一两　石膏碎四两　杏仁汤退去皮尖双仁炒四十枚

右九味。粗捣筛。每服五钱匕。水一盏半。煎至八分。去滓温服。空心并二服。相去如人行五七里。用热生姜稀粥投。衣复微觉身润。或汗出。切慎外风。

独活汤。治风中五藏。奄忽不能言。四肢垂曳。皮肉痛痹。痛痒不知。

独活去芦头三两　防风去叉　芎䓖　白茯苓去黑皮　当归切焙　葛根　桂去粗皮各二两　麻黄去根节先洗煎掠去沫焙三两　附子炮裂去皮脐　细辛去苗叶　甘草炙各一两

右一十一味。剉如麻豆。每服五钱匕，水一盏半。生姜五片。煎至八分。去滓空心。日午夜卧温服。若初得病自有汗。减麻黄。宿有滞气。加吴茱萸。汤洗七遍炒二两。厚朴去粗皮姜汁炙一两。干呕、加附子炮裂去脐皮一两。哕、加陈橘皮汤浸去白二两。若胸中吸吸少气、加大枣去核十二枚。心下惊悸、加茯苓去黑皮一两。若热、去生姜加葛根。初得风不须加减。即依本方服。四五日以后。更视病虚实。或加针灸。

小续命汤。治中风昏昧不知痛处。或拘急不得转侧。或四肢缓纵。遗失便利。

麻黄去根节先煎掠去沫焙二两　桂去粗皮三两　防风去叉一两半　人参　芎䓖　附子炮裂去皮脐　防己　甘草炙　白术　芍药　黄芩去黑心各一两

右一十一味。剉如麻豆。每服五钱匕。水一盏半。生姜半分切。煎至八分。去滓空心。日午夜卧各温服。要发汗。空腹并三服。如人行五里。用热生姜稀粥投之。汗出慎外风。

先服**荆沥汤**。治初得中风。四肢不收。心神昏愦。眼不识人。不能言语。

荆沥　竹沥　生葛汁各一升　生姜汁三合

右四味。和匀去滓。瓷器中煎三五沸。每服一盏。平旦日午晡时夜卧各一服。服讫觉四体有异。以次更服后防风汤。

次服**防风汤**。

防风去叉　麻黄去根节先煎掠去沫焙各三分　芎䓖　防己　附子炮裂去皮脐　人参　芍药　黄芩去黑心　桂去粗皮　杏仁汤退去皮尖并双仁炒　甘草炙各半两　羚羊角镑一两　石膏碎三两

右一十三味。剉如麻豆。每服五钱匕。水一盏半。入生姜半分切。煎至八分去滓。更入竹沥葛汁各少许。再煎三五沸。温服日二夜一。觉减损。更服后防己竹沥汤。

次服**防己竹沥汤**。

防己剉一两　麻黄去根节先煎掠去沫焙三两　防风去叉　升麻　桂去粗皮　芎䓖　独活去芦头　羚羊角镑各二两

右八味。粗捣筛。每服五钱匕。水一盏半。煎至八分去滓。更入竹沥一合。再煎三五沸。温服日二夜一。手足逆冷。加生姜三两。白术二两。风若未除。更服后防风独活汤。

次服**防风独活汤**。

防风去叉　独活去芦头　秦艽去苗土　黄耆　芍药　人参　茯神去木　白术剉炒　芎䓖　山茱萸　薯蓣　桂去粗皮　天门冬去心焙　麦门冬去心焙各一两　厚朴去粗皮生姜汁炙　羚羊角镑　升麻　甘草炙　丹参　牛膝去苗酒浸切焙　五加皮　石斛去根　地骨皮　远志去心各四两　附子炮裂去皮脐　陈橘皮汤浸去白焙　麻黄去根节先煎掠去沫焙各三两　甘菊花半开者微炒　薏苡仁各一升　石膏碎　熟干地黄焙各六两

右三十一味。剉如麻豆。每服五钱匕。水一盏半。入生姜半分切。煎至八分。去滓空心。日午夜卧各温服。如觉心膈虚烦满闷。气喘面赤。即与第一方四味荆沥汤。相间服佳。又用竹根竹叶细切煮浓汁。去滓代水煎防风汤尤良。

附子汤。治中风欲死。身体缓急。目不得开。舌强不能语。

附子炮裂去皮脐一枚　芍药　甘草炙　麻黄去根节先煎掠去沫焙　白术各一两　防风去叉　防己各一两半　人参　黄芩去黑心　桂去粗皮　独活去芦头　芎䓖各一两　天雄炮裂去脐皮一枚

右一十三味。剉如麻豆。每服五钱匕。水一盏半。入生姜半分切。煎至八分。去滓空心。日午夜卧各温服。如人行五里。以热生姜粥投之。微汗出慎外风。

龟甲汤。治中风手足不遂举体疼痛或筋脉挛急。

龟甲醋炙　虎骨酥炙各六两　海桐皮　羌活去芦头　丹参　独活去芦头　牛膝去苗酒浸切焙　萆薢　五加皮　酸枣仁炒各三两　附子炮裂去脐皮　天雄炮裂去脐皮　天麻去蒂　防风去叉　威灵仙去土　芎䓖各二两半　当归切焙　桂去粗皮　紫参各三两　薄荷焙干六两　槟榔煨六两　菖蒲九节者去须米泔浸后切焙一两半

右二十二味。剉如麻豆。每用八钱匕。水一盏。酒一盏。生姜十片。同煎去滓。取一大盏。温分二服。空心日午夜卧服。要出汗并二服。如人行五里。以热生姜稀粥投。厚衣复汗出慎外风。

麻黄汤。治中风肢体弛缓。言语謇涩。精神昏愦。

麻黄去根节先煎掠去沫焙三两　桂去粗皮半两　独活去芦头　羚羊角镑各三分　萎蕤切焙一两　葛根剉三两　升麻　防风去叉各一两半　石膏碎六两　甘草炙剉三分

右一十味粗捣筛。每服五钱匕。水一盏半。煎至八分。去滓温服。如人行五里。再服。用热生姜稀粥投。汗出慎外风。

薏苡仁汤。治中风肢体缓纵。精神恍惚。言语謇涩。

薏苡仁炒五两　萎蕤切焙　茯神去木各三两　犀角镑二两　乌梅去核七枚　麦门冬去心焙三合

右六味。粗捣筛。每服五钱匕。水一盏半。入生姜半分切。煎至八分去滓。入竹沥白蜜各少许。再煎三五沸。食后日午夜卧各一服。

神照散。治中风昏塞。肢体不收。口眼㖞僻。

木香　白茯苓去黑皮　芎䓖　人参　独活去芦头　蒺藜子炒去角　黄耆剉各一两一分　附子炮裂去皮脐　远志去心各三分　萆薢　茵芋各一两　栀子仁二两

右一十二味。捣罗为末。每服一钱匕。温酒调下。加至二钱三钱匕。空心日午夜卧服。

吐痰**白矾散**。治初中风失音不语。昏昧不知人。先宜吐风痰。令省觉。次可服诸汤散。

白矾二两生用　生姜一两连皮捣碎水二升煮取一升二合

右二味。先细研白矾为末。入浓煎生姜汤研滤。分三服。旋旋灌。须臾吐出痰毒。眼开风退。方可救治。若气衰力弱。不宜用猛性药吐之。设吐得痰毒。则增疾势。

桂附汤。治中风精神冒闷。语声不出。

桂去粗皮一两　羌活去芦头　防风去叉各二两　附子炮裂去皮脐　赤箭　羚羊角镑　酸枣仁炒各一两　甘草炙半两

右八味。㕮咀如麻豆。每服四钱匕。水一大盏。煎至七分去滓。入竹沥一合。再煎一二沸。不计时温服。

铁粉散。治中风涎潮搐搦。口眼㖞斜。手足垂亸。及破伤风沐风产后中风等。

铁粉研四两　天麻　白僵蚕直者炒各一两　蝎梢炒一分　白附子炮半两　乌头炮裂去脐皮　白花蛇酒浸去皮骨炙各三分　桂去粗皮半两　麝香　龙脑各一分　丹砂一两三味同细研

右一十一味。以前八味捣罗为末。同后三味合研令匀。每服一钱匕。薄荷汁和酒调下。腊茶清亦得。如病势危急。研龙脑腻粉薄荷水调服。小儿惊风服半钱匕。

太一赤丸。治中风积涎在膈下。四肢摊缓。或不知人事。

丹砂　蓬砂　硇砂　铅白霜　粉霜　硫黄各半两细研　金薄　银薄各十片与前六味同研　金牙研　紫石英研　天麻　羌活去芦头　独活去芦头　巴豆去心膜出油尽　干漆炒烟出各半两

右一十五味。捣研为末。用黄蜡三两熔作汁。拌诸药。乘热丸如鸡头实大。用丹砂为衣。入瓷合盛。每服一丸。用糯米饮半盏。龙脑腻粉各少许。薄荷自然汁同化下。取下风涎为效。

圣饼子。治卒中风涎潮昏塞。口眼㖞斜。手足麻痹。言语謇涩大治风痫。

丹砂　铁粉各一分　牛黄　甜消　麝香　龙脑　蓬砂七味并研　天麻　白芷　犀角镑　白僵蚕炒　芎藭　雌黄别用水银石脑油各一钱同研如泥　天雄　乌头　附子　天南星各一钱四味同剉　狐肝一具以甘草水洗三遍细切与天雄乌头附子天南星四味剉了拌匀入罐子内黄泥固济、勿令透气候干以炭火五斤、烧存性放冷取出细研

右一十八味。捣研为末。炼蜜为剂。分作六十饼。每服一饼。薄荷酒化下。小儿惊痫一饼。分作五服。薄荷汤化下。

防风汤。治中风不语。两目不开。手足抽掣。发歇往来。昏塞涎潮。

防风去叉　羚羊角镑　独活去芦头　赤箭　杏仁汤浸去皮尖双仁麸炒　当归切焙　麻黄去根节　桂去粗皮各一两　前胡去芦头　甘草炙剉　秦艽去苗土各半两

右一十一味。粗捣筛。每服四钱匕。以水一大盏。生姜半分切。煎至七分去滓。不计时温服。

牛黄丸。治中急风涎潮昏塞。不省人事。口眼㖞斜。手足亸曳。抽掣麻木。筋脉拘急。皮肤不仁。

牛黄别研　天南星捣罗为末内牛胆中阴干者各一两　白附子生用半两　天雄炮裂去脐皮一分　踯躅花醋拌炒半两　天麻三分　犀角镑　乌头炮裂去脐皮各一两

右八味。除研外。捣罗为末。拌匀炼蜜。丸如鸡头实大。每服一丸或二丸。温薄荷自然汁化下。不计时候。

取涎丸。治中风病不语。喉中如拽锯。口中沫出。

天南星大者一枚、去浮皮、剜中作坑、入醋令八分满、四面用火逼醋干黄色、剉　黎芦一分

右二味。捣研为末。用面糊丸。如梧桐子大。每服三丸。温酒下。良久吐出涎为效。吐不止。用冷葱汤呷即止。

七膏方。治中风涎潮言语謇涩。精神恍惚烦闷。内有热气在下。使大肠秘涩。热气乘虚上冲。则神志昏昧。宜顺三焦化涎。

牛黄　麝香　龙脑　丹砂　雄黄各一分同研　白花蛇酒浸去皮骨炙　天竺黄　白僵蚕炒　白附子炮　天麻各半两　天南星酒浸一宿切作片子焙半两　蝎梢炒一分　腻粉　真珠末各研一钱　蛇黄煅醋淬　铁粉研　自然铜煅醋淬七遍　银矿煅　乳香研　芦荟研　犀角镑　铅白霜研各一分　龙胆　芎䓖　人参　胡黄连　桑螵蛸炙　原蚕蛾炒各半两

右二十八味。捣研为末。炼蜜为剂。丸如皂子大。每服一丸。薄荷汤化下。食后临卧服。卒病不拘时服。

蝉蜕丸。治急风卒中半身不遂。腰脚软弱。历节疼痛。手足拘挛。口面㖞斜。言语謇涩。白癜顽麻。心惊恍惚。肢体战掉。腲腿摊缓。及脚气风肿疼痛等疾。

蝉蜕　干蝎炒去土　附子生去皮脐　五味子四味各一两用酒三升浸三日取出焙干　乌蛇酒浸去皮骨炙　天麻　天南星炮各二两　白附子炮　芎䓖　白僵蚕炒　防风去叉　蔓荆实去白皮　干姜炮　麻黄去根节　狗脊去毛　雄雀粪炒各一两　当归切焙三分　雄黄研一分　丹砂　麝香各三分研

右二十味。捣研为末。炼蜜丸如弹子大。每服半丸。薄荷酒嚼下。急风摊缓。及攻注筋骨疼痛。薄荷汁化开一丸。以热酒投下。向患处卧。衣被盖出汗。睡觉疼痛即定。

通神散。治中风昏愦。肢体不收。不以缓急。

乌蛇去皮骨酒浸炙　踯躅花酒浸炒　蝉蜕生用　天南星生姜汁浸炒干　麻黄去根节　天麻酒浸炙　牛膝酒浸切焙　防己剉　羌活去芦头　独活去芦头　石斛去根酒浸炒　地龙去土生用　桂去粗皮　皂荚去皮子酒浸炒　干蝎生用　附子炮裂去皮脐　白附子半生半炮　乌头炮裂去皮脐　丹砂别研各一两　麝香别研半分

右二十味。除别研外。捣罗为散。每服一钱至二钱匕。温酒调下。日三服。

五灵脂丸。治中风精神昏昧。四肢纵缓。言语謇涩。

五灵脂别为末　附子炮裂去皮脐　天麻各五两　白僵蚕生用　天南星生用　乌头去皮酒浸　乌蛇酒浸去皮骨炙各三两　白花蛇酒浸去皮骨炙　地龙去土各五两　牛黄　龙脑　麝香各二钱并细研　白附子生用二两

右一十三味。捣研为末。用醇酒五升。以五灵脂末。并入细面一两。同煎成膏。与众药杵丸。如鸡头实大。每服一丸。用葱白二寸。生姜一寸细剉。酒一盏、煎。临熟去滓。入薄荷汁少许。放温磨下。

雄黄半夏丸。治五藏内虚。中风昏冒。涎潮气壅。

雄黄飞过研一两　半夏汤洗七遍去滑焙三分为末　丹砂研一两　腻粉研一分　天竺黄研三分　麝香研一分　牛黄研一钱

右七味。同研极细。用生姜自然汁。调面糊和丸。如梧桐子大。每服一粒。食后临卧生姜汤下。如要行风气。空心服二粒甚效。

羚羊角丸。治中风手足痛痹。行履艰难。

羚羊角屑　桂去粗皮　白槟榔煨剉　五加皮剉　人参　丹参　柏子仁　枳壳去瓤麸炒　附子炮裂去皮脐　杏仁去皮尖双仁炒黄各一两半　茯神去木　防风去叉　熟干地黄焙　麦门冬去心焙各二两　南木香　牛膝酒浸切焙各一两　薏苡仁二两半

右一十七味。捣罗极细。炼蜜和丸。梧桐子大。每服空心温酒下三十丸。日二。

大麻仁丸。治中风诸疾。

大麻仁研　吴茱萸汤浸焙炒　麻黄去根节　枳壳麸炒去瓤　白芷各半两　天雄炮裂去皮脐　当归切焙各一两一分　茯神去木三分　乌头炮裂去皮脐　秦艽去土　细辛去苗叶　白术各三分　蜀椒去目并闭口炒出汗　天门冬去心焙　独活去芦头　防风去叉　羚羊角镑　桂去粗皮各一两　白槟榔煨一两半　熟干地黄切焙三两。

右二十味。捣罗为末。炼蜜和丸。梧桐子大。每服空心温酒下三十丸。日三。

羌活汤。治中风身体疼痛。四肢缓弱不随。

羌活去芦头半两　葛根三分　熟干地黄焙三分　甘草炙　桂去粗皮各一分　芍药半两　麻黄去根节三分　黄耆半两

右八味。剉如麻豆大。每服五钱匕。水一盏半。煎至八分去滓。食后良久温服。服讫衣被复取微汗为度。

秦艽散。治中风汗出不止。

秦艽去苗土　附子炮裂去皮脐　白术　桂去粗皮　石斛去根各一两

右五味。捣罗为散。每职三钱匕。空腹温酒调下、日再。

虚风丸。治一切虚风等疾。心神迷闷。头目旋运。耳内虚鸣。唇面冷麻。口面㖞邪。语言謇涩。舌本紧强。神志昏塞。涎液不收。

白附子炮裂　天南星炮裂　乌头炮裂去皮脐　天雄炮裂去皮脐　防风去叉　天麻　附子炮裂去皮脐　芎䓖　人参　白茯苓去黑皮　天蓼木　乌蛇肉酒浸炙　白鲜皮　白芷　麻黄去根节　细辛去苗土　恶实炒　甘草炙　雄黄别研细　牛黄别研细　丹砂别研细各一两　蝎梢一分炒　龙脑一分别研细　麝香半两别研细

右二十四味。同为末。炼蜜丸如樱桃大。每服一丸。荆芥汤嚼下。或化下亦得。不计时候。

水银丸。治中风仆地。口眼㖞斜。涎潮语涩。手足不遂。及非时胸膈痰涎。

水银一两　青州枣十枚煮取肉　腊茶末半两

右三味。将枣肉先同水银。研令星尽。然后入腊茶末。一处研匀。旋滴糯米饮。丸如皂子大。每服一丸。温酒下。不计时候磨下。

许叔微普济本事方　防风汤。治中风内虚。脚弱语謇。

石斛洗去根一两半　干熟地黄酒洒九蒸九曝焙干释　杜仲去皮剉如豆炒令黑　丹参各一两一分　防风去钗股　川芎洗　麦门冬用水浥去心　桂枝不见火　川独活黄色如鬼眼者去芦洗焙秤各一两

右为粗末。每服五钱。水一大盏半。枣二枚。同煎八分。去滓温服。

小风引汤。治中风。

防风去钗股　独活去芦洗焙秤　细辛去叶　川芎洗焙　五味子拣　白茯苓去皮　人参去芦　白芍药　白术　甘草炙

右十一味等分为末。每服三钱。水一盏。姜三片。杏仁五个去尖拍碎同煎等分。非时去滓温服。如加麻黄、苁蓉、附子、当归、羚羊角五物等分。即大风引汤也。

增损茵芋酒。治中风。

茵芋叶　川乌炮去皮　石楠叶　防风去钗股　川椒去目微炒出汗　女萎　附子炮去皮脐　细辛去叶　独活黄色如鬼眼者去芦洗焙秤　卷柏去根　肉桂去皮　天麻炮去皮脐　秦艽去土　防己已上各一两　踯躅花二两　当归去芦洗酒浸切焙二两　生干地黄二两　芍药一两

右一十八味㕮咀。酒二斗渍之。冬七日。夏三日。春秋各五日。初服一合。渐增之。

以知为度。令酒气相续。

杨倓家藏方　五珍丹。治男子妇人中风。涎潮不语。牙关紧急。半身不遂。口眼㖞斜。

天南星炮　白僵蚕炒去丝嘴　川乌头炮去皮脐　半夏切片子汤浸七遍　蝎梢以上五味各一两用糯米一合炒黄黑色拣去米不用

右件为细末。醋煮面糊为圆。每一两作一十五圆。每服一圆。用生姜自然汁化下。不拘时候。

附香散。治中风偏痹。经络不通。手足缓弱。臂膝酸疼。凡风证始作。脉息不洪数者。宜先服此药。

附子二枚炮去皮脐　木香二钱

右件为细末。每服三钱。水一盏半。生姜十片。煎至一盏。温服。食前。

附子酒。祛风除湿。温经络。散寒邪。

附子一枚半两已上者慢火炮去皮脐切作片子

右用无灰酒五升浸附子。夏三、春秋五、冬七日可服。每温饮一盏。常令酒气不断。食后。

神柏散。治中风不省人事。涎潮口噤。语言不出。手足亸曳。得病之日便服此药。可使风退气和。不成废人。

柏叶一握去枝　葱白连根一握

右二味同研如泥。用无灰酒一升同煎一二十沸。去滓温服。不拘时候。虽不能饮酒人。须当分作四五次服。尽剂乃效。次服起废丹。

卢祖常续易简方论后集　秘传金汞灵丹。治卒暴中风。奄忽不省。手足亸曳。口面㖞斜。舌强痰盛。搐搦战掉。或角弓反张。目睛直视。口噤闭绝。每日三服。如中风数年不能步履。服至十圆复旧。新得中风。至三服可无事。常服半圆。滋养五藏。补益真气。通流关节。祛逐风邪。强健筋。壮者不及。

金箔二钱半以火炼过用法酒淬五十次为度细剪如丝　水银半两　辰砂半两　好硫磺一两　自然铜四两捣为末用锅子一个盛之瓦盖不取出研细水飞候干却同四味一处入乳钵内研如面细不见水银星子为度　生犀角半两　羚羊角三分并镑　干蝎炒　白僵蚕炒去丝　天南星炮去皮脐　藿香叶各半两　白花蛇三两法酒浸软去皮骨焙干秤　乌蛇同上　官桂一两　白术　白芷　川芎　破故纸炒　葫芦巴炒　白附子炒　荜澄茄　羌活去芦　当归炒一云酒浸　牛膝酒浸一宿焙干　防风去芦　鹿茸火燎去毛切片涂酥炙以上各三分　附子炮去皮脐　川乌炮去皮尖二味各一两一分　沉香半两　天麻一两半　木香三钱三分　安息香半两别研

右先将二十六味为末。却连前五味拌和。入安息香膏搜和。再入臼中杵五百下。每一两作十圆。每服一圆。空心细嚼。温酒送下。

大省风汤。治一切诸风卒中。涎潮痰厥。神昏语涩。

大附子一两生去皮脐　天南星一两生　全蝎半两　防风二钱　川芎二钱半

右粗末。每服三钱。水三盏。姜七片。煎八分。温服。

夏德卫生十全方　治卒中风。痰涎牙关紧急。不省人事。

南木香半两生用

右碾为细末。以生姜七片。天南星七片。瓜蒌子十四粒。浓煎取汤七分盏。调木香末。候温灌之。若牙关不开。自有开牙关药方在后。近世人医卒中风。便以附子等药与之。往往多不效。盖缘卒中风逆遽进以风药。甚不相投。惟木香可以送其气。助以姜、星、瓜子。以下其痰。庶几气顺而人醒。然后可以用星附等药。若苍猝未能辨上项药材。急以苏合香丸一二丸。木香汤调与服。亦佳。

治急中风。或暴亡。牙关不开。不可进药者。

乌梅肉　细辛　麝香各一钱

右为细末。和匀。抄半钱许于牙关上揩之。并以皂角末搐鼻中。其口便开。可以灌前药。

陈自明管见良方　三倍汤。治男子妇人。左瘫右痪。口眼㖞斜。卒中涎盛。口噤不语。手足颤掉。顽麻。一切风疾。半身不遂。不能举者。悉皆治之。

炮南星三两　防风去芦叉一两　甘草炙半两

右为细末。每服二钱。水煎半。生姜十片。煎至七分。温服。仆加木香如防风数。与人。效又速。

杨仁斋直指方　大铁弹圆。治中风瘫缓。口眼㖞斜。筋骨挛疼。肢体麻木。

自然铜烧红醋淬七次一两半　虎胫骨酒浸炙黄　当归酒浸焙　白附子炮　川乌炮去皮脐　五灵脂炒　麻黄去节各一两　没药　乳香　全蝎焙　安息香　白芷　直僵蚕炒去丝各半两　乌蛇肉酒浸焙干三分　木鳖二十一个去壳炒熟　朱砂

右为末。以酒煮安息香。入飞白面为糊。圆弹子大。每一圆。温酒磨下。

人参顺气散良方。治诸风战掉。拳挛。眩晕㖞邪。麻痹疼痛。

川芎　桔梗　白术　白芷　陈皮　枳壳炒　甘草各一两炒　麻黄去节　天台乌药去心各一两半　人参　白僵炮各半两

右为末。每二钱。姜枣煎服。

三生饮。治卒中昏迷。痰盛喉鸣。口眼㖞斜。半身不遂。但脉沉无热者可服。

南星一两　川乌生　附子生各去皮脐半两　南木香二钱半

右㕮咀。每服三钱。水一盏半。姜十厚片。煎取半。微温服。

附香饮。证治同前。

附子生四钱　木香二钱

右㕮咀。分两服。每用水盏半。姜十片。煎取半。微温服。虚人可用。

星香饮。证治如前得效方治中风痰盛。服热药不得者。

南星八钱　木香二钱得效方一钱

右剉。分生服。每用水盏半。姜十片。煎六分。温服。气盛人用此。

陈无择三因方　红龙散。治中风。开关窍。

朱砂别研　五灵脂各五钱　茯神去心中木　萆薢各一两　全蝎　脑麝各一钱别研

右为末。每服二钱。酒调服。次服神异温风丹。

神异温风丹。治中风一切诸疾。

麻黄不去节五两　人参　白术　干姜炮各二两　茯神　附子炮去皮脐　白胶香别研　炙草各一两五钱　乳香别研　全蝎炒各一两

右将麻黄细剉。用水五升熬去半。入蜜六两。又熬成膏。入前件药末和丸如弹子大。每服一丸。温酒下。日三服。

附子酒。治中风风冷痰癖胀满诸痹。

大附子一枚去皮脐切作四片

用淳酒一升。春浸五日。夏三日。秋冬七日。每服一合。日二三服。以痹佳为效。未知再作。

小竹沥汤。治中风涎潮。谵语昏塞。四肢缓纵不收。

秦艽去苗　防风去芦　附子炮去皮脐　独活各一分

右水四盏。煎二盏。入生地汁、竹沥各半盏。煎三五沸。去滓。分四服。不拘时热服。病去。以他扶持。未知再作。

烧竹沥法。

新竹截尺许长。用两砖对立。相去八寸。置竹在上。每截破作二片。仰安砖上。急着火。砖外两头各置碗以盛沥。沥尽。以绢滤清。夏秋须沉冷水中。防沥酸。大热有风人亦可单服。冷热随人。勿过度。荆沥亦然。

附子汤。治五藏中风寒。手足不仁。口目歪斜。昏晕失音。眼目瞤动。牙车紧急。不得转动。

附子炮去皮脐　桂心各五钱　细辛　防风　人参　炮姜各六分

右剉散。每服四钱。水一盏半。姜五片。姜一枚。去滓。空心服。或为末。酒调下二钱。

十便良方　天麻圆。治中风瘫痪。拖拽手足。口眼不正。言语舌涩。及大人理筋骨疼痛。鸡峰方

天麻　大附子　干蝎全者　白僵蚕直者　川芎　牛膝各一两　干姜　甘草各半两

右各用新好者。同为细末。炼蜜和圆。如梧桐子大。每日空心日午临卧。以温酒下二十圆。常服大治筋骨。至妙。

王璆百一选方　三建汤。治中风。风涎。不省人事。

附子　天雄　乌头

右件等分。生用。去皮脐。薄切。每药一两。生姜一两。同水三大盏。煎至一盏半。去滓。温服。

温大明隐居方。中风气逆有痰涎。苏合姜调灌下咽。次用省风小续命。多增木麝二香煎。往往中风之证。多因喜怒不常。或饮食停滞。或怒气伤神。思虑过度。损于心藏。用局方苏合香丸三丸。生姜自然汁化下。灌下咽喉。次用局方省风汤、小续命汤。各加麝香、木香。依法煎服。

魏氏家藏方　省风汤。治中风。姜居士传

天南星一个七钱重者炮去浮皮切片　全蝎梢二七个

右为粗末。平分二服。水二盏。生姜二十片。慢火煎至八分。别用麝香一钱细研。入前药内调拌。再得汤暖令热。细细呷服。

醒风汤。史提刑方

人参去芦　白茯苓去皮　附子生　白附子炮　白术炒　天南星汤炮七次　白芷　防风去芦　天麻　半夏汤炮七次　蝉蜕各一两　全蝎半两去毒

右细切如小麦大。拌和。每服一钱半或二钱。量病加减。用水一盏半。生姜三大片。大枣一枚。煎至六分。温服。

永乐大典卷之三百一　一东

风　诸风证治四

史载之指南方　荆沥汤。治中风。虚热狂言。恍惚惊悸。

牛黄三分别研　人参　麦门冬去心各二两　升麻　铁精各一两别研　龙齿　茯苓　天门冬去心　柏子仁各二两

右除牛黄铁精外。余药为末。每服五钱。水二盏。入竹沥荆沥各一合。煎一盏。去滓。入牛黄铁精各一匙。再煎一两沸。温服。

严用和济生方论　八味顺气散。

白术　白茯苓去皮　青皮去白　香白芷　陈皮去白　天台乌药　人参各一两　甘草炙半两

右为细末。每服三钱。水一大盏。煎至七分。温服。不拘时候。仍以酒化苏合香丸间服。有风之人。先宜服此。次进治风药。

星附汤。治因虚中风。痰涎壅塞。不省人事。脉来沉伏。服凉药不得者。

附子去皮生用　天南星生用各一两　木香半两不见火

右㕮咀。每服四钱。水二盏。生姜九片。煎至七分。去滓。温服。不拘时候。兼寒者当用熟星附。沉困甚。手足厥冷者。加川乌。名曰三生饮。不效者加天雄。名曰三建汤。痰涎壅塞。声如牵锯。服药不下。宜于关元、丹田二穴多灸之良。

二香三建汤。治男子妇人中风虚极。六脉俱微。舌强不语。痰涎并多。精神如痴。手足偏废。不能举运。此等证候。不可攻风。止可扶虚。

天雄生去皮用　附子同前　川乌同前各一两　木香不见火半两　沉香旋磨入水

右㕮咀。每服四钱。水二盏。生姜十片。煎至七分。去滓温服。空心食前。

卫生家宝　六味顺气散。

白术五两微炒黄　白茯苓三两　人参三两　陈皮三两半去白麸炒　青皮二两去白　甘草二两炮再麸炒

右为细末。每服三大钱。水一盏半。枣子一枚。姜二片。煎至七分。温服。日三四服。

夺命通关散。治中风涎上。不省人事。

踯躅花　川芎　华阴细辛　龙脑　薄荷

右五味等分。日干碾为末。用少许。以笔管吹入鼻内。如喷嚏乃可救。急将生附子一枚。须重一两以上者。去皮薄切。入厚朴。切连皮老生姜十大片。水一碗半。同煎至半碗。通口灌服。

旅舍备要方　金箔丸。治中风语涩。口吐涎。头目昏。项强直。口眼㖞。及治痰饮肠鸣。清膈利涎。疏风壅塞。

金箔五十片　天南星炮　半夏麹各一两　白附子炮二两　雄黄研飞半两　牛黄研　朱砂研飞

各半两　人参半两　犀角屑一分

右为末。面糊为丸。如绿豆大。生姜汤下十五丸。急病竹沥下。

通心辰砂丸。治一切风涎潮发。以致狂语。状若心风。只服此药方。

朱砂半两研　龙脑半两　硇砂半两研明者　黄丹炒一钱　白芥子微炒取末一两　半夏汤洗取末半两　天南星炮取末半两

右研匀。面糊丸。如绿豆大。更研朱砂为衣。每服十五丸。同铁粉牛黄丸共服。

本草刘禹锡传信方疗暴中风。用紧细牛蒡根。取时须避风。以竹刀或荆刀刮去土。用生布拭了。捣绞取汁一大升。和灼然。好蜜四大合。温分为两服。每服相去五六里。初服得汗。出便差。此方得之岳鄂郑中丞。郑顷年至颍阳。因食一顿热肉。便中暴风。外生卢氏为颍阳尉。有此方。当时便服。得汗随差。神效。

篋中方疗中风才觉。不问轻重。便须吐涎。然后次第治之。吐法用羌活五大两。以水一大斗煎取五升。去滓。更入好酒半升和之。以牛蒡子半升炒下筛。令极细。以前汤酒斟酌调服。取吐。如已昏眩即灌之。更不可用下药及缪针灸。但用补治汤饵自差。

成讷云。江陵府节度使进豨莶丸方。臣有弟䜣。年三十一。中风床枕五年。百医不差。有道人钟针者。因覩此患。曰可饵豨莶丸。必愈。其药多生沃壤。高三尺许。节叶相对。其叶当夏五月已来收。每去地五寸煎刈。以温水洗泥土。摘其叶及枝头。凡九蒸九暴。不必大燥。但取蒸为度。仍熬捣为末。丸如桐子大。空心温酒或米饮下二三十丸。服至二千丸。所患急加。不得忧虑。是药攻之力。服至四千丸。必得复故。五千丸当复丁壮。臣依法修合。与䜣服。果如其言。钟针又言。药与本草所述功效相异。盖出处盛在江东。彼土人呼猪为豨。呼臭为莶气。缘此药如猪莶气。故此为名。但经蒸暴。莶气自泯。每当服后。须吃饭三五匙压之。五月五日采者佳。奉宣付医院详录。张咏云。知益州进豨莶丸表。臣因换龙兴观掘得一碑。内说修养气术并药方二件。依方差人访问采觅。其草颇有异。金稜银线素根紫荄。对节而生。蜀号火杴。茎叶颇同苍耳。谁知至贱之中。乃有殊常之效。臣自吃至百服。眼目轻明。即至千服。髭鬓乌黑。筋力校健。效验多端。臣本州有都押衙罗守一。曾因中风坠马。失音不语。臣与十服。其病立痊。又和尚智严。年七十。忽患偏风。口眼㖞邪。时时吐涎。臣与十服亦便得差。今合一百剂。差职员史元奏进。

千金方。治口㖞。青松叶一斤。捣令汁出。清酒一升。浸二宿。近火一宿。初服半升。渐至一升。头面汗即止。又方。治中风心烦恍惚。或腹中痛满。或时绝而复苏者。取釜下土五升捣末。以冷水八升和之。取汁尽服之。口已噤者。强开以筒灌之。使得下入便愈。甚效。又方。治中风面目相引偏僻。牙车急舌不可转。桂心以酒煮取汁。故布蘸搨病上。正即止。左㖞搨右。右㖞搨左。常用大效。

斗门方。治中风急喉痹欲死者。用白僵蚕以火焙干令黄色。捣筛为末。用生姜自然汁调灌喉中。效。

衍义曰。瓜蒂约半寸许。暴极干。不限多少。为细末。量疾。每用一二钱匕。腻粉一钱匕。以水半合同调匀。灌之。治风涎暴作。气壅倒卧。服之。良久涎自出。或觉有涎。用诸药行化不下。但如此服。涎即出。或服药良久涎未出。含沙糖一块。下咽即涎出。此物甚不损人。全胜石绿、硇砂辈。

简要济众。治中风不省人事。牙关紧急者。藜芦一两去芦头。浓煎防风汤浴过。焙干碎切。炒微褐色。捣为末。每服半钱。温水调下。以吐出风涎为效。如人行三里未吐。再服。

食医心镜。主中风。心肺风热。手足不遂。及风痹不任。筋脉五缓。恍惚烦躁。熊肉一斤。切。如常法调和作腌腊。空腹食之。

图经曰。琼田草。生福州。土人用治风。生捣罗。蜜丸服之。

经验方。治小儿绿云丹。铜绿不计分量。研细如粉。用醋面糊和丸如鸡头大。每有中者。才觉便用薄荷酒磨下一丸。须臾便吐。其涎如胶。令人以手拔之候吐罢。神效。

箧中方。疗中风才觉。不问轻重。便须吐涎。然后次第治之。吐法。用羌活五大两。以水一大斗。煎取五升。去滓。更入好酒半升和之。以牛蒡子半升炒。下筛。令极细。以前汤酒斟酌调服。取吐。如已昏眩。即灌之。更不可用下药及缪针灸。但用补治汤饵。自差。

食医心镜。治中风。面目浮肿。咽喉不通。葱叶作羹粥。炸作齑食之。良。又方。主中风头眩。心肺浮热。手足无力。筋骨烦疼。言语似涩。一身动摇。乌驴头一枚。焊洗如法。蒸令极熟。细切。更于豉汁内煮。着五味调。点少酥食。

黎民寿简易方　桃溪回阳丹。治卒暴风中、气中。瘫痪。手足不遂。语言謇涩。口眼㖞斜。筋脉挛急。半身不举。不省人事。

川乌洗　草乌各三两洗　地龙洗　灵脂洗　南星洗各一两　脑子　麝香各少许

右日干细末。蜜丸鸡子头大。初服半丸。渐加小圆至大圆。姜汁磨化。温酒先嚼薄荷。日午夜卧服。瘫痪不能行。服三十丸必愈。如中风不软。只口眼㖞斜。服二三丸效。

胜金丸一名朱砂丸。治中风忽然昏若醉。形体昏闷。四肢不收。涎潮于上膈。气闭不通。

生薄荷半两　猪牙皂角二两搥碎水一升二味一处捣取汁慢火熬成膏　瓜蒂末一两　藜芦末一两　朱砂半两研

右将朱砂半两与二味研匀。用膏子搜和丸。如龙眼大。以余朱砂为衣。温酒化下一丸。甚者二丸。以吐为度。得吐即醒。不醒者不可治。必用方论中风无吐法。引金虎碧霞为戒。且如卒暴诞生。声如引锯。牙关紧急。气闭不行。汤药不能入。命在须臾。执以无吐法可乎。但不当用银粉药。恐损脾。坏人四肢耳。

姜附汤。治中风口噤。四肢强直。失音不语。或卒然晕倒。口吐涎沫。状如暗风。手足厥冷。或复烦躁。兼治阴证伤寒。大便自利而发热者。及中脘虚寒。久积痰水。心腹冷痛。霍乱转筋。四肢厥逆。

干姜　熟附子各二两

右㕮咀。每服四钱。水二盏。煎至六分。去滓温服。若其人未苏。则先用三生饮方中治法。次方服此。或虑此药太燥。即以附子理中汤相继服饵。姜附汤本治伤寒。经下之后。又复发汗。内外俱虚。身无大热。昼日烦躁。夜即安静。不呕不渴。六脉沉伏。一方。附子生用。名白通汤。治伤寒发热。大便自利。一方。用白通汤。倍加白术。甘草减半。名生附白术汤。治中风湿。昏闷恍惚。腹痛身重。手足缓纵。津津自汗。失音不语。便利不禁。一方、用姜附汤。加麻黄、白术、甘草、人参等分。名附子麻黄汤。治中寒湿。昏晕缓弱。腰背强急。口眼㖞斜。语声混浊。心腹䐜胀。气上喘急。不能动转。以上证候。各宜详审用之。澹寮方云。千金方、治卒中风痰壅塞。生姜八两。附子减半。并用生者。同陈氏三因方。用等分。炮熟姜附。王氏因之改干姜为生姜。附于用熟者。然既知其未稳。当从古方可也。乃持两端以尝试。未为切当。其云治中寒口噤。与阴证伤寒。岂知阴证伤寒。下利不渴。手足逆冷。小便及利。汗出过多。脉微欲绝。此将脱之证。兼服炮姜炮附子。亦未为过。今中寒晕倒。口吐痰沫。而遽服熟附。乌知寒邪不因补而盛耶。当先以生姜附与之。或未效。徐投以半生半熟者。人或虚甚。然后以熟姜附未晚也。是虽陈氏不审之故。而王氏不能发明之。安得不任其咎。

叶氏方**十味锉散**。治臂痛。连筋及骨。举动艰难。此药亦补心益血。养筋生力。

附子三两炮去皮脐　当归去土洗切　黄芪炙　白芍药各二两　川芎不火　防风去芦　白术各一两半　肉桂去粗皮不火一两　茯苓　熟地黄洗净用少酒煮令干焙之各七钱半

右修制了。再秤。㕮咀。每四钱。水一大盏。姜八片。枣三个。擘开。煎七分。去滓。通口服。食后临卧。日三服。温覆厚衣将养。

济生拔萃方　麻黄续命汤。治中风。不审六经之形证加减。虽治与不治无异也。开则洒然寒。闭则热而闷。知暴中风邪。宜先以加减续命汤随证治之。中风无汗恶寒。

麻黄　防风　杏仁　依本方加一倍。宜针太阳经至阴出血。昆仑举跻。

小续命汤。中风有三。内经曰。人之气。以天地之疾风名之。故中风者。非外来风邪。乃本气病也。凡人年逾四旬。气衰者多有此疾。壮岁之际无有也。若肥盛则间有之。亦形盛气衰。如此治法。和脏腑。通经络。便是治风。然轻重有三。中血脉则口眼㖞斜。亦有贼风袭虚伤之者也。中腑则肢废。中脏则性命危急。此三者治各不同。如中血脉。外有六经之形证。则从小续命汤加减。及疏风汤治之。中腑内有便溺之阻隔。宜三化汤。或局方中麻仁丸通利。外无六经之形证。内无便溺之阻隔。宜养血通气。大秦艽汤。羌活愈风汤治之。中脏痰涎昏冒。宜至宝丹之类镇坠。若中血脉中腑之疾。初不宜用龙脑、麝香、牛黄。为麝香治脾入肉。牛黄入肝治筋。龙脑入肾治骨。恐引风深入骨髓。如油入面。莫之能出。又不可以概用大戟、芫花、甘遂。泻大便。损其阴血。真气愈虚。方列于后治风经验方。

麻黄去节　人参去芦　黄芩去腐心　芍药　甘草炙　川芎　杏仁麸炒去皮尖　防己　官桂各一两　防风一两半去芦头　附子炮去皮脐细剉半两

右除附子、杏仁、捣为粗末。后入二味令匀。每服五钱。水一盏半。入生姜五片。煎至一盏。去滓。稍热服。一方有热者。加桂枝麻黄各用半两。黄芩加作二两。去附子。一本云。恍惚者加茯神、远志。录验方、有白术。不用杏仁。救急方、无川芎、杏仁。延年方、无防风。昔有人久患脚弱。服此六七剂乃愈。有风疹人。天阴辄令服之。可以防瘖症。

附子续命汤。治中风无汗身凉。

附子加一倍　干姜加二两　甘草加三两　宜针隐白穴。去太阴之贼也。此一证。太阴经中风也。

桂枝续命汤。治中风有汗恶风。

桂枝　芍药　杏仁　依本方加一倍。宜针风府。此二证太阳中风。

白虎续命汤。治中风。身热无汗不恶寒。

石膏　知母一料中各加二两　甘草　依本方加一倍。

葛根续命汤。治中风身热。有汗不恶风。

葛根　桂枝　黄芩　依本方加一倍。宜针陷谷。刺厉兑。针陷谷者。去阳明之贼也。刺厉兑者。泻阳明之实也。此二证。阳明中风也。

羌活连翘续命汤。无此四证。六经有系於少阳厥阴。或肢节挛痛。或麻木不仁。

小续命八两　羌活四两　连翘六两　右古之续命。混淆无经。今立分经治疗。又分各经针刺。别无不愈也。治法去厥阴之井大敦刺。以通其经少阳之经。绝骨灸以引其热。以此通经引热。是针灸同用。治法之大体也。

三化汤。治中风。外有六经之形证。先以加减续命。随证治之。内有便溺之阻隔。复以三化汤导之。

厚朴姜制　大黄　枳实　羌活

右剉如麻豆大。每服三两。水三升。煎至一升半。终日服之。以微利为度。无时。法曰。四肢不举。俗曰瘫痪。故内经谓太过。则令人四肢不举。又曰。土太过则敦阜。阜高也。敦厚也。既厚而又高。则令除去。此真所谓膏粱之疾。非肝肾经虚。何以明之。经所谓三阳三阴发病。为偏枯痿易。四肢不举。王注曰。三阴不足。则发偏枯。三阳有余。则为痿易。易为变易。常用而痿弱无力也。其治则泻。令气弱阳衰。土平而愈。或三化汤、调胃承气汤。选而用之。若脾虚则不用也。经所谓土不及则卑陷。卑、下也。陷、坑也。故脾病四肢不用。四肢皆禀气於胃。而不能至经。必因於脾。乃得禀受也。今脾不能与胃行其津液。四肢不得禀水谷气。日以衰。脉道不利。筋骨肌肉。皆无气以生。故不用焉。其治可大补十全散。加减四物。去邪留正。

御药院方　防风通圣散。治一切风热郁结，气血蕴滞，筋脉拘挛，倦手足麻痹，肢体焦痿，头痛昏眩，腰脊强痛，耳鸣鼻塞，口苦舌干，咽嗌不利，胸膈痞塞，咳嗽喘满，涕唾稠黏，肠胃燥涩，便溺淋闭；或肠胃蕴热郁结，水液不能浸润于周身而为小便出多者；或湿热内甚而有溏泄者；或表之正气与邪热并甚于里，阳极似阴而寒颤烦渴者；或热甚变为疟疾，久不已者；或风热走注，疼痛顽麻者。或肾水阴虚，心太阳甚热，暴甚而中风；或暴瘖不语及暗风痫病；或破伤中风，时发时搐，并小儿热甚惊风；或瘢疹未出不快者；或热剧黑陷将欲死者；或风热疮疥久不愈者，并解酒热毒及调理伤寒发汗不解、头项肢体疼痛，宜服之。

防风二钱半　川芎半两　石膏一两　滑石三两　当归一两　赤芍药半两　甘草炒，二钱半　大黄半两　荆芥穗二钱半　薄荷叶一两　麻黄半两，去根不去节　白术半两　山栀子三钱　连翘半两　黄芩半两　桔梗半两　牛膝半两，酒浸　人参半两　半夏半两，生姜制

上件药同为粗末。每服四钱，水一盏，入生姜三片，煎至六分，去滓温服，不计时候，日进三服。病甚者，五七钱至十余钱。极甚，须可下者，多服二三十钱，得利后却。常服三五钱，以意加减。病愈后，更宜常服三二钱，别无所损，使病不能再作。

犀角搜风丸。治风下痰。解结顺气。

牵牛头末四两　干生姜半两　车前子一两　白茯苓去皮一两　生犀屑一两半　青皮去白三两　陈皮去白二两　枳实麸炒去穰二两　木通一两　木香半两

右为细末。汤浸蒸饼为丸。如梧桐子大。每服三十丸至五七十丸。食后温生姜汤下。

活命金丹。治中风不语，半身不遂，肢节顽痹，痰涎上潮，咽嗌不利，饮食不下，牙关紧噤及解一切药毒、酒毒，发热腹胀，大小便不利，胸膈痞满，上实下虚，气闭面赤，汗后余热不退，劳病。诸药不治，无问老幼男子妇人。俱得服食。

贯众　甘草　板兰根　干姜各一两　龙脑研，三钱　麝香研，三钱　牛黄研，半两　生犀珠子末各半两　川大黄一两半　辰砂四钱一半人药一半为末　青黛三钱　薄荷半两　桂三两　甜消一两

右件药捣罗为末，与研药一处搅匀，炼蜜同水浸，钲饼为剂，每两作十丸，别以朱砂为衣，就湿真金箔四十箔为衣，腊月修合，瓷器收贮，多年不坏。如疗风毒，茶清化下。解药毒，新冷水化下。汗后余热劳病及小儿惊热，薄荷汤化下。已上并量病大小，加减用之，大有效。

青金丹。治中风不省，痰涎郁滞在咽嗌间，如拽锯声。连服三两丸，或吐或利后，精神出立省。

腻粉　粉霜　水银锡结沙子。各一分　半夏汤洗过，生姜汁浸，为末，三分　续随子去皮，研，一百二十斤　滑石为末，三钱　青黛二钱　脑子　麝香各一钱

上件各为末，同研令匀，水丸如榛子大。每服三两丸，煎葱白汤下，或薄荷汤化下。

七宝膏。治中风涎潮不下，精神昏愦，不省人事。

丹砂　牛黄　粉霜　脑子　水银　麝香各一分　金箔二十箔

上件同研水银星尽，枣肉为丸，如鸡头大。每服二三丸，薄荷汤磨下。

分涎散。治中风涎潮作声不得出，口噤，手足搐搦。

藿香叶　干蝎　白附子各一两　丹砂　腻粉　粉霜各二两　天南星炮一两，已上藿、蝎、附、天四味同为末

上件同研匀细。每服一钱匕至二钱，薄荷汤或茶清调下，未吐利再服。

银粉丸。治中风痰涎不得下，精神昏塞，不省人事。

水银二两，锡结沙子，别研　天南星四两，牛乳拌匀湿，炒　突中煤　牛黄别研。各半两　白附子生姜汁拌匀，炒取二两　蝎稍　麝香别研。各一两

上件除别研外为细末，后同研令匀，炼蜜和丸，如弹子大，每服半丸，薄荷汤化下。如大便不利，薄荷汤调腻粉半钱匕下。小儿服，量虚实服，如大豆大一二丸。

牛黄铁粉丹。治中风痰甚，精神昏愦，语言謇涩，手足不遂，诸药不效，服之神验。

牛黄　腻粉　朱砂研　麝香研　生犀末　脑子研　铅白霜　雄黄已上各一分　天南星牛胆制　铁粉　川甜硝　人参已上各半两　金箔　银箔各十片大者

上件一十四味研细，炼蜜和丸，如鸡头大。每服二丸，以薄荷汤化下。

韩义和烟霞圣效方治男子妇人中风。左瘫右痪。行步艰难。语言謇涩。口眼㖞斜。并皆治之。

苍术四两泔浸一宿　草乌头四两酒浸一宿

右件二味。切作片子。焙干。同为细末。用浸乌头酒。打面糊为丸。如桐子大。每服二十丸。空心一服。临卧一服。日进二服。如中风人服药时。于热炕上。休交冷处。汗出为效。

歙墨丸。出陵县曹家。

麝香一钱　泽乌头四两　五灵芝四两　防风四两　细墨四两　甘草三两半　乳香一钱

右件为细末。熬麻黄膏子。用好酒寒食面同和成圆。如弹子大。每服一圆。细嚼。左瘫右痪、打扑损伤。苦酒甜瓜子汤送下。头风。茶清下。筋骨疼痛。温酒下。解伤寒。温与汤下。疮疖肿痛。酒煎栝蒌根汤下。

刘守真病机气宜保命集　大秦艽汤。中风外无六经之形证。内无便溺之阻格。知血弱不能养筋。故手足不能运动。舌强不能言语。宜养血而筋自荣。

秦艽三两　甘草二两　川芎二两　当归二两　白芍药一两　细辛半两　川羌活　防风　黄芩各一两　石膏二两　吴白芷一两　白术一两　生地黄一两　熟地黄一两　白茯苓一两　川独活二两

右十六味剉。每服一两。水煎去滓。温服无时。如遇天阴。加生姜煎。如心下痞。每两加枳实一钱同煎。

四白丹。能清肺气。养魄。谓中风者多昏冒。气不清利也。

白术半两　白芷一两　白茯苓半两　白檀一两半　人参半两　知母二钱　缩砂仁半两　羌活二钱半　薄荷三钱半　独活二钱半　防风　川芎各五钱　细辛二钱　甘草五钱　甜竹叶二两不湿　香附子五钱炒　龙脑半钱另研　麝香一字另研　牛黄半钱　藿香一钱半

右件二十味。计八两六钱一字。为细末。炼蜜为丸。每两作十丸。临卧嚼一丸。分五七次嚼之。上清肺气。下强骨髓。医方大成云出拔粹方。

防风通圣散。

防风　川芎　当归　芍药　大黄　芒硝　连翘　薄荷　麻黄不去节各半两　石膏　桔梗　黄芩各一两　白术　山栀子　荆芥穗各二钱半两　滑石三两　甘草二两

右为粗末。每服一两。生姜同煎。温服。日再服。劳汗当风。汗出为皶。郁乃痤。汗出于玄府。脂液所凝。去芒硝。倍加芍药、当归。发散玄府之风。当调其荣卫。俗云风刺。或生隐疹。或赤或白。倍加麻黄、盐豉、葱白出其汗。麻黄去节。亦去芒硝。咸走血而内凝。故不能发。汗罢依前方中加四物汤、黄连解毒。三药合而饮之。日二服。故内经曰以苦发之。谓热在肌表连内也。小便淋闭。去麻黄加滑石、连翘。煎药汤调木香末二钱。麻黄主表不主于里。故去之。腰胁痛。走注疼痛者。加硝石、当归、甘草。一服各二钱。调车前子末、海金砂末各一钱。内经曰。腰者。肾之府。破伤风者。如在表。则辛以散之。在里。则苦以下之。兼散之。汗下后。通利血气。祛逐风邪。每一两内加荆芥穗、大黄各二钱。调全蝎末一钱、羌活末一钱。诸风潮搐。小儿急慢惊风。大便秘结。邪热暴甚。肠胃干燥。寝汗。咬牙。上窜。睡语。筋转。惊悸。肌肉蠕动。每一两加大黄二钱、栀子二钱。调茯苓末二钱。如肌肉蠕动者。调羌活末一钱。故经曰。肌肉蠕动。命曰微风。风伤于肺。咳嗽喘急。每一两加半夏、桔梗、紫菀各二钱。如打扑伤损。肢节疼痛。腹中恶血不下。每一两加当归、大黄各三钱半。调没药、乳香末各二钱。解利四时伤寒。内外所伤。每一两内加益元散一两、葱白十茎、盐豉一合、生姜半两。水一碗。同煎至五七沸。或煎一小碗。温冷服一半。以箸投之即吐。罢后服一半。稍热服。汗出立解。如饮酒中风。身热头痛如破者。加黄连须二钱、葱白十茎。依法立愈。慎勿用桂枝、麻黄汤解之。头旋脑热。鼻塞。浊涕时下。每一两加薄荷、黄连各二钱半。内经曰。胆移热于脑则辛頞鼻渊。鼻渊者。浊涕下不止也。王注曰。脑液下渗。则为浊涕。涕下不止。如彼水泉。故曰鼻渊也。此为足太阳脉与阳明脉俱盛也。如气逆者。调木香末一钱。得效方治一切风热。头目昏痛。肢体烦疼。咳嗽喘满。涕唾稠黏。口苦咽干。肠胃结燥。去芒硝。加人参、半夏各半两。每服四钱。

刘守真宣明论方　贾同知通圣散。

防风　芍药各二钱半　甘草三两　荆芥三钱半　薄荷一两　黄芩一两　白术一分　石膏一两

川芎半两　滑石三两　当归半两　大黄半两　麻黄半两　山栀子一分　连翘半两　桔梗一两　无芒硝。无缩砂。

崔宣武**通圣散**。

防风　芍药　荆芥　当归　白术　山栀子各一分　川芎　大黄　薄荷　连翘　黄芩　桔梗　缩砂各半两　甘草　石膏各一两　滑石三两

刘庭瑞**通圣散**。此方有缩砂。无芒硝。其余皆同。缘庭瑞于河间守真先生杌师传之。随从二年。始受于方。斯且取为端而可准。凭以用之。兼庭瑞以用治病百发百中。何以疑之。因录。但庭瑞临时以意加减。一依前法。嗽加半夏半两。生姜制。

王好古医垒元戎　独活续命汤。治卒暴中风。不省人事。渐觉半身不遂。

麻黄　人参　黄芩　芍药　芎䓖　甘草　杏仁　桂各一两　防已　附子各半两　防风一两半　独活　白花蛇肉　干蝎各三钱炒

右为细末。每服三钱。水一盏半。生姜五片。煎取一盏。去滓。食前热服。

白花续命汤。治卒中急风。牙关紧急。精神昏愦。

白花蛇　全蝎炒　独活　天麻　附子　人参　白僵蚕　防风　肉桂　白术　藁本　赤箭　川芎　细辛　白附子　甘草　半夏姜制　麻黄　白茯苓以上各一两

右为细末。每服五钱。水一盏。生姜五片。煎至七分。去滓。稍热服。

大续命汤。脉紧涩者主之。清肝痨二风。卒然瘖哑。若依古法。用大小二汤通治五藏偏枯贼风。

麻黄八两　石膏四两　桂心　川芎　干姜各二两　当归　黄芩各一两　杏仁二十枚　竹沥一升　甘草千金翼有

右九味㕮咀。水一斗。先煮麻黄二沸。去沫。下诸药。煮四升。去滓。又下竹沥。煮数沸。分作四服。能言未差。后服小续命汤。旧无竹沥。今增如神大八风散。复有竹沥、葛、姜三汁法。

小续命汤。脉微弱者主之。治大风经藏奄忽不能言。四肢不曳。皮肉痛痒不自觉也。

独活　麻黄各三两　川芎　防风　当归　葛根　生姜　桂心各二两　茯苓　附子　细辛　甘草各一两

右十二味㕮咀。水一斗。煮取四升。分五服。老小各半之。初得病有自汗去麻黄。无汗则用之。上气者加吴茱萸二两、厚朴一两。干呕者加附子一两。哕者加陈皮一两。胸中吸吸少气者加大红枣十二枚。心下惊悸加茯苓二两。热者去生姜加葛根。初得风不须加减。且作三剂。四五日后视虚实论之。行汤、针灸法。

释继洪澹寮方。有男子年六十。脚生疮。因食肉不安。医利得愈。时出外中风。汗出头面暴肿紫黑色。多睡。耳轮上有浮胞小疮。黄汁出。乃与小续命汤。倍加羌活。服之而愈。本草序例。

又有人五七年病右手筋急拘挛。言语稍迟。左手上二部。右手下二部脉弦紧。与小续命汤加薏苡仁一两。以治筋急。减黄芩、人参、芍药各半。以避中寒。杏仁只用百五粒。后云尚觉大冷。减前三味。加当归一两。果遂安愈。同上。活人书小续命汤。分两不同。主治中风及脚气痹弱。不能转侧。小儿慢惊。用水一盏半。煎取药汁一盏。入生姜汁。再煎一二沸。日三夜二服。柔痓自汗。去麻黄。夏间及有热证者。减桂一半。冬及春初去黄芩。崔氏外台无防已。庞安常小续命汤尤妙。录全方于后：

麻黄去根节一两气实者全用气虚者用一半以威灵仙代一半　木香一两不火　砂仁一两　人参去芦一两　芎䓖一两　甘草炙一两　杏仁去皮尖炒一两　汉防己一两　桂心去粗皮一两　北防风一两半　附子炮去皮脐半两　山乌炮三分　白芍药一两　黄芩七钱中　独活一两

右为㕮咀。每服三钱半。生姜五片。枣子一枚。煎至七分。去滓。食前温服。主治半身不遂。口眼㖞斜。手足战掉。语言謇涩。肢体麻痹。神思昏乱。头目眩重。痰涎壅盛。筋脉拘挛。屈身转侧不便。涕唾不收。但是诸风。服之作效。

阮霖经验良方　稀涎散。治风涎不下。喉中作声。状如牵锯。

半夏大者十四枚生切片　猪牙皂角一条炙

右作一服。水二盏。煎一盏。去滓。入姜汁少许。温服。不能咽。徐徐灌之。

艾元英如宜方　五积散。

陈皮制六两　麻黄三两　枳壳六两　白芍药　川芎　当归　甘草炙　茯苓　半夏制　肉桂　白芷各三两　厚朴　干姜各四两　苍术制二十四两　桔梗十二两

右㕮咀。慢火炒令色转。续入肉桂、枳壳、姜葱煎。去麻黄名和气饮。入麝香。一方只加乳香。

苏合香丸。治卒然眩晕。

白术　青木香　朱砂　乌犀屑　沉香　麝香　诃黎勒　丁香　荜茇　白檀香　香附子以上各二两　薰陆香　龙脑各研　苏合香各一两　安息香二两八钱为末用好酒一升熬成膏将苏合油入之

右末。入研药令匀。用安息香膏同白蜜和成。临用时旋丸。又擦牙关。或姜汁化下。仍宜皂角、细辛末嗃鼻。通关窍。

三建汤。治中风风涎。不省人事。

附子　天雄　乌头各等分生用去皮脐薄切

右每药一两。生姜一两。同水三大盏煎至一盏半。去滓温服。一作㕮咀四钱姜十片煎服。

危亦林得效方　大秦艽散。治风壅痰盛。四体重着。或软痪疼痛。或拘挛。麻痹颤掉。口干目赤。烦热。睡卧不宁。

条参去芦　川羌活去芦　枳壳　秦艽去芦　赤芍药　苦梗去芦　前胡去芦　川芎　白芷　黄芩　薄荷　桑白皮去赤　天麻　防己　防风　粉草　荆芥穗　赤茯苓　木瓜　川牛膝去苗各等分

右㕮散。每服四钱。水一盏半。姜三片煎。温服。不以时候。

乳香寻痛圆。治中风瘫痪不遂。手足亸曳。口眼㖞斜。或旋连僵卧。涎潮搐搦。卒中急风。不省人事。每服二十圆。黑豆淋酒下。风虚眩冒。项筋拘急。太阳穴疼痛。亦用生地黄汁调下。腰脚疼重。行步艰辛。筋脉挛促。俯仰不利。贼风所中。痛如锥刺。皮肤顽厚。麻痹不仁。或血脉不行。肌拘干瘦。生葱酒下。或生葱茶亦可。风湿脚气。腿膝无力。或肿或疼。不能举步。两脚生疮。脓血浸渍。痒痛无时。愈而又发。温盐酒下。打扑闪肭。筋骨内损。已经多年。每遇天寒。时发疼痛。没药酒下。

乳香　川乌　没药　五灵脂　白胶香　地龙　白姜　半夏　五加皮　赤小豆各等分

右为末。糊圆。随证汤引如前。并空心服。

苏青圆。和气宇。散风痰。亦可常服。

右以苏合香圆与青州白圆子打和。姜、苏汤化下。

李宪德生堂经验方　嗃鼻夺命散。治中风不省人事。口眼㖞斜。痰涎壅塞。半身偏废。及卒中风痫。即阴证伤寒。手指青冷。诸般眼疾暴发者。悉能治之。

蔓荆叶　石菖蒲　谷精草　东平薄荷各四钱　芎䓖二钱半　藜芦二钱　细辛二钱半

右为细末。先令患者吃葱茶一盏。后噙水在口。却用手捻药末。此小嗃入鼻内。如手不可动。以苇管吹入。即时痰唾涕喷。随时见效。如三次吹药不涕喷。其病难治。以顺气之药服之。尤妙。

孙允贤医方集成　济生方**省风汤**。治中风痰涎壅盛。口眼㖞斜。半身不遂。

半夏生用　防风各一两　甘草炙半两　全蝎去毒三个　白附子生用　川乌生用　木香　天南星生各半两

右㕮咀。每服半两。水一盏。姜十片。煎温服。

济生方**豨莶圆**。治中风口眼㖞斜。时吐涎沫。语言謇涩。手足缓弱。

豨莶草一名火炊草生于沃壤间带猪苓气者是

右五月五日、六月六日收采。洗去土。摘其叶不拘多少。九蒸九曝。每蒸用酒蜜水洒之。蒸一饭久。曝干为末。炼蜜圆如梧桐子。每服百圆。空心温酒米饮任下。

和剂方**解毒雄黄圆**。治中风。卒然倒仆。牙关紧急。不省人事。并解上膈壅热。痰涎不利。咽喉肿闭。一应热毒。

郁金二钱半　巴豆去皮肉十四个　雄黄研飞二钱半

右为末。醋煮面糊为圆。如绿豆大。每服七圆。用热茶清下。吐出顽涎立苏。未吐。再服。如牙关紧闭。灌药不下者。即以刀尺铁匙斡开口灌下。

简易方**雄附醒风汤**。治中风涎潮。牙关紧急。不省人事。

附子一个七钱重　天雄一个　南星一个各一两重并生用去皮脐　蝎梢半两

右㕮咀。每服五钱。水盏半。姜七片。煎七分。不拘时。

孙氏仁存方　羌活汤。治中风眩晕。恶风自汗。或身体不仁。兼湿身体疼烦。掣痛不可屈伸。或身微肿。

羌活　附子炮　白术　甘草

右等分。每服四钱。水一盏半。姜五片。煎至八分。去滓。温服。不拘时。

治中风。面目相引。口偏著耳。牙车急。舌不得转。

独活三两　竹沥　生地黄汁各一升

右合煎。取一升。顿服之。即愈。

中风十二穴灸法

许叔微普济本事方　范子默记崇宁中凡两中风。始则口眼㖞斜。次则涎潮闭塞。左右共灸十二穴得气通。十二穴者。谓听会、颊车、地仓、百会、肩髃、曲池、风市、足三里、绝骨、发际、大椎、风池也。依而用之。无不立效。　灸中风十二穴。听会。二穴。在耳微前陷者中。张口有穴耳前陷中动脉宛宛中。侧卧张口取之。治耳聋。耳中状如蝉声。牙车脱臼。日可灸五壮至三七壮止。十日报灸即愈。忌动风生冷猪鱼等物。灸经云日久五壮至七壮止可经十日许还依前灸之慎冷食。　颊车。二穴。在耳下曲颊端陷中。侧卧张口取之。治牙关不开。口噤不语。失音。牙车疼痛。颔颊肿。颈强不得回顾。日灸七壮至七七壮止。灸如大麦。忌如常法。　地仓。二穴。侠口吻傍四分外。如近下有脉微微动。跻脉手阳明之交。若久患风。其脉亦有不动者。治偏风口㖞。目不得开。失音不语。饮食不收。

水浆漏落。眼瞤动不止。病左治右。病右治左。日灸二七壮。重者七七壮。艾炷如粗叙脚大。若炷太大。口转喎。却灸承浆七七壮即愈。麵并热食房事等忌如常。　百会穴。在头顶中宛宛陷中。治小儿脱肛久不差。风痫。中风角弓反张。口吐涎沫。可灸七壮至七七壮。头顶皮肤浅薄。凡灸不过七七壮。　肩髃穴。在肩端两骨间陷者宛宛中。举臂取之。治偏风半身不遂。热风瘾疹。手擘挛急。捉物不得。拘弓不开。臂细无力。筋骨酸疼。可七壮至二七壮。若偏风不遂。可七七壮止。　曲池。二穴。臂相连处。以手拱胸取之。纹尽处是穴。治偏风半身不遂。刺风瘾疹。筋缓捉物不得。挽弓不开。屈伸难。可灸三壮。针灸经云日灸七壮至二百壮且停十余日更下火至二百壮罢云云。　风市。即中渎。二穴。在髀骨外膝上五寸分肉间陷中。治寒气客于分肉之间。痛攻上下。筋痹不仁。可灸五壮。　足三里。二穴。在膝下三寸骱外廉两筋间。举足取之。治胃中寒。心腹胀满。胃气不足。闻食臭肠鸣。腹痛食不化。此穴诸病皆治。及疗食气水气。蛊毒痃癖。四肢肿满。膝骱酸痛。目不明。五劳七伤。胸中瘀血。乳痈。可灸三壮。人年三十以上。皆宜灸此穴。日灸七壮至一百壮止。　绝骨。一穴。在足外踝上四寸。治风痹不仁。膝骱酸。可灸三壮。　发际。即神庭穴。在直鼻上额入发际五分。治癫疾风痫。戴目上下不识人。及头风目眩。鼻出清涕不止。惊悸不得安寝。可灸二壮至七七壮止。凡疗风灸多即伤。惟宜七壮至三七壮。针即发狂。　大椎。一穴。在项后第一椎上陷中。治五劳七伤。颈项强不得回顾。风劳食气。灸以年为壮。或曰日灸七壮至七七壮。　风池。二穴。在脑后入发际陷中。治颈项痛不得回顾。腰伛偻引项。筋无力不收。可灸七壮。

永乐大典卷之三百二　一东

风　诸风证治五

肝中风

论

素问　风论篇。肝风之状。多汗恶风。善悲。色微苍。嗌干善怒。时憎女子。诊在目下。其色青。

张仲景金匮方论　肝中风者。头目瞤。两胁痛。行常伛。令人嗜甘。

巢元方病源　论曰。肝中风。但踞坐。不得低头。若绕两目连额上。色微有青。唇青面黄者可治。急灸肝俞百壮。若大青黑。面一黄一白者。是肝已伤。不可复治。数日而死。

华佗中藏经　论曰。肝风之状。青色围目连额上。但坐不得倨偻者。可治。若喘而目直视。唇面俱青者死。肝风宜于肝俞灸之。

太平圣惠方　夫肝中风者。是体虚之人。腠理开疏。肝气不足。风邪所伤也。其候筋脉拘挛。手足不收。厉风入肝。坐踞不得。胸背强直。两胁胀满。目眩心烦。言语謇涩者。是肝中风候也。

圣济总录　论曰。内经谓以春甲乙中风为肝风。肝风之状。多汗恶风。善悲。嗌干善怒。时憎女子者。有头目瞤、两胁痛。行常伛偻。嗜甘如阻妇状者。有但踞坐。不得低头。绕两目连额微青。唇青面黄者。治法宜灸肝俞。后以药治之。

陈无择三因方　肝中风者。人迎并左关上脉浮而弦。在天为风。在地为木。在人藏为肝。肝虚。喜中风。为类相从。故脉应在左关。肝风之状。多汗恶风。色微苍。头目瞤。左胁偏痛。嗜甘如阻妇状。筋急挛痹不伸。诊在目。其色青。

杨仁斋直指方　肝中风。肝家踞怒不低头。左胁偏疼筋急搜。额目唇青为可疗。目黄目白使人愁。

治验

许叔微普济本事方　绍兴癸丑。予待次四明。有董生者。患神气不宁。每卧则魂飞扬。觉身在床而神魂离体。惊悸多魇。通夕无寐。更数医而不效。予为诊视。询之曰。医作何病治。董曰。众皆以为心病。予曰。以脉言之。肝经受邪。非心病也。肝经因虚。邪气袭之。肝藏魂者也。游魂为变。平人肝不受邪。故卧则魂归于肝。神静而得寐。今肝有邪。魂不得归。是以卧则魂扬若离体也。肝主怒。故小怒则剧。董欣然曰。前此未之闻。虽未服药。已觉沉疴去体矣。愿求药法。予曰。公且持此说与众医议所治之方。而徐质之。阅旬日复至。云医遍议古今方书。无与病相对者。故予处此二方真珠圆、独活汤以赠。

服一月而病悉除。此方大抵以真珠母为君。龙齿佐之。真珠母入肝经为第一。龙齿与肝相类故也。龙齿虎睛。今人例作镇心药。殊不知龙齿安魂。虎睛定魂。各言类也。东方苍龙木也。属肝而藏魂。西方白虎金也。属肺而藏魄。龙能变化。故魂游而不定。虎能专静。故魄止而有守。予谓治魄不宁者。宜以虎睛。治魂飞扬者。宜以龙齿。万物有成理而不失。亦在夫人达之而已。

方

孙思邈千金要方 桂枝酒。治肝虚寒。卒然瘖哑不声。踞坐不得。面目青黑。四肢缓弱。遗失便利。厉风所损。

桂枝 芎䓖 独活 牛膝 薯蓣 甘草各三两 附子二两 防风 茯苓 天雄 茵芋 杜仲 白术 蒴藋根各四两 干姜五两 大枣四十枚 踯躅一升 猪椒叶根皮各一升

右十八味㕮咀。以酒四斗渍七日。服四合。日二。加至五六合。

太平圣惠方 **赤茯苓散**。治肝脏中风。气壅语涩。四肢拘急。

赤茯苓一两 黄耆一两剉 子芩三分 酸枣仁半两微炒 防风半两去芦头 羚羊角屑一两 葳蕤三分 麻黄一两去根节 芎䓖三分 独活半两 枳壳三分麸炒微黄去瓤 甘草半两炙微赤剉

右为散。每服三钱。以水一中盏。入淡竹叶三七片。同煎至五分。去滓。入荆沥半合。更煎一二沸。不计时候。温服。忌鸡猪炙煿等。

麦门冬散。治肝中风。语涩。烦燥。或四肢拘急。

麦门冬一两去心 茯神三分 木通三分剉 犀角屑三分 川升麻三分 防风三分去芦头 甘草三分炙微赤剉 独活半两 玄参半两 川朴硝一两半 汉防己半两

右为末。每服三钱。以水一中盏。煎至六分。去滓。入荆沥半合。更煎一二沸。不计时候。温服。忌酒热面炙煿等。

秦艽散。治肝中风。语涩。筋脉舒缓。面上浮气。行履不稳。

秦艽三分去苗 茯神三分 桑根白皮三分剉 犀角屑三分 木通三分剉 麦门冬三分去心 防风三分去芦头 羌活三分 汉防己三分 酸枣仁三分微炒 甘草三分炙微赤剉

右为末。每服三钱。以水一中盏。入生姜半分。煎至六分。去滓。不计时候。温服。

枸杞子散。治肝中风。致筋脉舒缓。举脚不知高下。目多冷泪。肢节无力。

枸杞子一两 薯蓣一两 牛膝一两去苗 天麻一两 萆薢一两 茯神三分 羚羊角屑三分 芎䓖三分 茵芋三（一）分 防风三分去芦头 生干地黄三分

右为散。每服三钱。以水一中盏。入生姜半分。煎至六分。去滓。不计时候。温服。

薏苡仁散。治肝中风。四肢挛急。身体强直。

薏苡仁三两 防风二两去芦头 麻黄二两去根节 附子一两炮裂去皮脐 芎䓖一两 桂心一两 独活一两 柏子仁一两 石膏一两 细辛一两 羚羊角屑一两 枳壳一两麸炒微黄去瓤

右为末。每服三钱。以水一中盏。入生姜半分。同煎至六分。去滓。不计时候。温服。忌鸡猫鱼蒜等。

羚羊角散。治肝中风。筋脉拘急。言语謇涩。头项强直。四肢不利。心膈烦壅。头目旋眩。

羚羊角屑三分 防风半两去芦头 前胡半两去芦头 犀角屑半两 麻黄三分去根节 人参半两去芦头 旋覆花半两 赤芍药半两 芎䓖三分 桂心三分 羌活三分 当归三分剉微炒 汉防己半

两　赤茯苓半两　枳壳三（一）分麸炒微黄去瓤　黄芩半两　蔓荆子半两　甘菊花半两　甘草半两炙微赤剉　酸枣仁三分微炒

右为散。每服三钱。以水一中盏。入生姜半分。煎至六分。去滓。入竹沥一合。更煎一二沸。不计时候。温服。

附子散。治肝中风上攻。头目旋运。心惊悸闷。四肢筋脉拘急。

附子一两炮裂去皮脐　酸枣仁半两微炒　防风半两去芦头　羚羊角屑半两　人参三分去芦头　桂心半两　羌活半两　甘菊花一分　蔓荆子半两　白鲜皮半两　茯神三分　薯蓣三（一）分　黄芩半两　龙齿一两　芎藭半两　天麻半两　黄耆半两剉　枳壳半两麸炒微黄去瓤

右为散。每服二钱。以水一中盏。入生姜半分。同煎至六分。去滓。不计时候。温服。

治肝中风。筋脉拘急。肢节疼痛。起卧艰难方。

独活一两　羚羊角屑一两　麻黄一两半去根节　桂心一两　当归一两剉微炒　五加皮一两　附子一两炮裂去皮脐　甘草半两炙微赤剉　荆芥半两

右为散。每服三钱。以水一中盏。入生姜半分。煎至六分。去滓。不计时候。温服。忌猪肉毒鱼等。

治肝中风。心神烦热。言语謇涩。少得眠卧。

竹沥三合　荆沥二合　生姜汁半合　白蜜一合　葛根汁二合

右件药相合令匀。每温一合服。宜频服。

犀角散。治肝中风。流注四肢。攻头面（疼）。心神烦热。言语謇涩。上焦风热。口眼㖞斜。脚膝疼痛无力。

犀角屑一两　羌活三分　羚羊角屑三分　人参半两去芦头　甘菊花半两　独活半两　芎藭半两　白术半两　黄耆半两剉　石膏一两　汉防己半两　防风半两去芦头　黄芩半两　天麻半两　枳壳半两麸炒微黄去瓤　蔓荆子半两　当归半两剉微炒　甘草一分炙微赤剉

右为散。每服三钱。以水一中盏。入生姜半分。同煎至六分。去滓。不计时候。温服。

羌活散。治肝中风。筋脉拘急。口眼偏斜。四肢疼痛。

羌活三分　天麻三分　芎藭三分　酸枣仁三分微炒　鹿角胶三分捣碎炒令黄燥　蔓荆子三分　羚羊角屑三分　人参三分去芦头　白附子三分炮裂　牛膝三分去苗　肉桂三分去皱皮　薏苡仁三分　乌蛇肉三分醋拌微炒　萆薢三分　犀角屑三分　白鲜皮三分　地骨皮三分　柏子仁三分　防风三分去芦头

右为细末。每服。不计时候。以豆淋酒调下一钱。忌鸡猪鱼蒜等。

牛黄散。治肝脏中风。筋脉挛急。口眼㖞斜。言语謇涩。神思昏愦。

牛黄一分研入　龙脑一分研入　乌犀角屑半两　天麻半两　防风半两去芦头　麻黄三分去根节　羚羊角屑半两　甘菊花半两　蔓荆子半两　桑螵蛸半两微炒　桂心半两　细辛半两　附（侧）子半两炮裂去皮脐　独活半两　白僵蚕半两微炒　乌蛇二两酒浸去骨皮炒令黄　干蝎半两生用　阿胶半两捣碎炒令黄燥　蝉壳一分微黄　朱砂一分研入　麝香一分研入

右为细末。次入研了药。更研令匀。每服一钱。以豆淋酒调下。不计时候。服。

龙脑圆。治肝脏中风。口眼不正。四肢抽掣。语涩昏沉。

龙脑半两研入　犀角屑半两　秦艽半两去苗　防风半两去芦头　麻黄一两去根节　汉防己半两

天雄半两炮裂去皮脐　茵芋半两　甘菊花半两　赤箭一两　独活半两　白僵蚕半两微炒　桂心半两　芎䓖半两　当归半两剉微炒　羚羊角屑半两　鹿角胶半两捣碎炒合黄燥　乳香半两研入　乌蛇一两半酒浸去皮骨炒合黄　干蝎半两生用　牛黄一分研入　麝香一分研入　朱砂一分研入

右件药为末。入研了药合匀。炼蜜和捣三五百杵。为圆如梧桐子大。每服十圆。以薄荷温酒下。不计时候服。

赤箭圆。治肝脏中风。攻手足缓弱无力。口眼㖞斜。精神不定。行步艰难。

赤箭半两　天雄半两炮裂去皮脐　犀角屑半两　天南星半两炮裂　白花蛇半两酥拌微炒　独活半两　防风半两去芦头　芎䓖半两　白附子半两炮裂　川升麻半两　白术半两　白僵蚕半两微炒　桑螵蛸半两微炒　当归半两剉微炒　细辛半两　酸枣仁半两微炒　萆薢半两　牛黄一分研　朱砂一分研　麝香一分研　龙脑一分研

右捣罗为末。研入生姜牛黄等合匀。炼蜜和捣三二百杵。圆如梧桐子大。每服不计时候。以豆淋酒下三（二）十圆。忌湿面猪肉羊血毒鱼等。

治肝中风。筋脉拘挛。舌强语涩。

羚羊角屑一两　独活一两　附子一两炮裂去皮脐

右为末。每服三钱。水一中盏。入生姜半分。同煎至六分。去滓。入竹沥一合。更煎一二沸。温服。

和剂局方　骨碎补圆。治肝肾风虚。上攻下注。筋脉拘挛。骨节疼痛。头面浮肿。手臂少力。腰背强痛。脚膝缓弱。屈伸不利。行履艰难。并宜服。

荆芥穗　白附子炮　牛膝酒浸焙干　肉苁蓉酒浸一宿切作片焙各一两　骨碎补去毛炒　威灵仙去苗　缩砂仁各半两　地龙去土微炒　没药各二钱半　自然铜酒淬九遍　草乌头炮去皮脐　半夏汤洗七次各半两

右同为细末。酒煮面糊。圆如梧桐子大。每服五圆至七圆。温酒下。妇人醋汤或当归酒下。妊娠不宜服之。不计时候。

圣济总录　石膏汤。治肝藏中风。筋脉拘挛。手足不遂。或缓或急。

石膏碎一两　麻黄去根节煎掠去沫焙干一两半　芎䓖　芍药　桂去粗皮　黄芩去黑心　甘草炙　人参　当归切焙　防风去叉各半两　杏仁一十五枚汤浸去皮尖双仁炒

右一十一味。粗捣筛。每服五钱匕。水一盏半。生姜半分切片。煎至八分。去滓服空心。午时夜卧各一服。后吃热生姜葱薤稀粥。取微汗出。慎外风。

排风羌活散。治肝藏中风。筋脉拘挛疼痛。

羌活去芦头一两半　天麻二两　芎䓖一两　酸枣仁炒一两半　鹿角胶炙燥一两　蔓荆实去白皮三分　羚羊角镑一两半　人参一两　白附子炮裂一两　桂去粗皮一两　牛膝酒浸去苗焙二两　薏苡仁一两　乌蛇三寸酒浸炙用肉　犀角镑三分　白鲜皮剉一两　地骨皮剉一两半　柏子仁一两半生用

右一十七味。捣罗为散。空腹以豆淋酒调下一钱匕。渐加至二钱匕。日三夜一。

升麻汤。治肝虚中风。头痛目眩。胸中客热。气壅冲心烦闷。

升麻　前胡去芦头各一两半　玄参　地骨皮各一两　羚羊角屑　葛根各二两　酸枣仁一两

右七味。粗捣筛。每服五钱匕。以水一盏半。煎至八分去滓。入竹沥半合。重煎三两沸。放温食后服。如人行五六里。更进一服。

白鲜皮汤。治肝虚中风。目眩视物不明。筋肉抽掣。

白鲜皮　人参各一分　芍药　芎䓖各三分　知母一两　款冬花二两　百合一两　前胡去芦头

一两　茯神去木一两半　防风去叉三两　黄芩去黑心三分

右一十一味。粗捣筛。每服五钱匕。以水一盏半。煎至八分去滓，入竹沥半合。重煎一两沸。放温服。临卧再服。

雄黄丸。治肝中风四肢挛急。身体强直。

雄黄别研一两　天南星生用一两　续断一两　桂去粗皮一两　乌头炮去皮脐一两　茵芋去粗茎半两　天雄一半炮裂去皮脐一半生用一两半　羌活去芦头一两　白附子炮一两　木香一两

右一十味。捣罗为末。炼蜜丸如梧桐子大。每服十五丸。温酒下。日三夜二。

犀角丸。治肝藏中风肢体拘急。头痛旋运。

犀角镑一两　独活去芦头　芎劳　羚羊角镑各一两半　防风去叉　天麻　人参各一两　白僵蚕微炒半两　天南星炮去皮脐半两　干蝎炒半两　丹砂细研一两　龙脑细研一分　麝香细研半两

右一十三味。除研药三味外。捣罗为细末。入研药再罗。炼蜜和丸。如梧桐子大。每服十五丸。嚼破以荆芥茶清下。食后临卧服。

天麻丸。治肝藏中风筋脉不利。四肢挛痹。

天麻二两　苦参三两　细辛去苗叶二两　菖蒲二两　牛膝酒浸去苗焙二两半　赤箭二两　附子炮裂去皮脐一两　地榆剉二两　人参二两　芎劳一两　桂去粗皮一两半　木香一两　陈橘皮汤浸去白焙干一两半　防风去叉二两　当归切焙二两　赤芍药二两　酸枣仁二两　独活去芦头一两　威灵仙去土二两　藁本去土二两

右二十味。捣罗为细末。炼蜜和丸。如梧桐子大。每服二十丸。温酒下。日二服。不计时候。

羌活散。治肝藏中风手足少力。筋脉拘急。骨痛项背强。皮肤瘙痒。口㖞目眩。

羌活去芦头　独活去芦头　白芷各一两　防风去叉一两半　蔓荆实　藿香叶　芎劳　天麻　蝉蜕去土各半两　雄黄研　桂去粗皮　干蝎全者去土炒　麻黄去根节煎掠去沫焙干　白附子炮各一两

右一十四味。捣罗为散。每服二钱匕。温酒调下。不计时候。

天雄散。治肝中风肢体不随。头目昏眩。四肢无力。补虚损。益元阳。

天雄炮裂去皮脐　山茱萸　桂去粗皮　附子炮裂去皮脐　秦艽去苗土　独活去芦头　山芋　白蔹　干姜炮裂　狗脊去毛　干漆炒令烟出　防风去叉

右一十二味等分。捣罗为散。每服二钱匕。温酒调下。空心日午近晚三服。

丹砂丸。治肝藏中风手足麻痹。筋脉拘挛。

丹研别研　芎劳　羌活去芦头　荆芥　半夏汤洗去滑生姜汁制捣作饼子焙干再为末各一两　白附子炮　天南星炮裂　干蝎去土炒各半两

右八味。捣罗为细末。炼蜜和丸。如梧桐子大。空心食前温酒下十丸。日三服。

天麻丸。治肝风头目瞤动。筋络拘急。或肢体弛缓不收。

天麻二两酒浸两宿焙干用　防风去叉　甜瓜子　威灵仙去苗土各半两　玄参洗净焙干　地榆洗净焙干　乌头去皮脐生用各一两　龙脑研　麝香研各一钱

右九味。捣研极细。用蜜四两。河水四盏同熬。及四两已来。将药末一两半。入在密内。更熬三五沸。候冷入余药拌和。杵三五百下。丸如鸡头大。每服一丸。细嚼茶酒下。

杨子建万全护命方治肝元风壅。侵伤脾气。非时两肋下鸣。当胃脘上疼痛。面多赤色。

白蒺藜去刺　京三稜　芫花醋炒黄黑色　芍药　木香　槟榔　羌活各等分

右为细末。非时熟汤调下二钱。

许叔微普济本事方　真珠圆。真珠母大于常珠形状不一治肝经因虚。内受风邪。卧则魂散而不守。状若惊悸。

真珠母未钻真珠也三分研如粉同碾　当归洗去芦薄切焙干后秤　熟干地黄酒洒九蒸九曝焙干各一两半　人参去芦　酸枣仁微炒去皮研　柏子仁各一两研　犀角镑为细末　茯神去木　沉香　龙齿各半两

右为细末。炼蜜为圆。如梧子大。辰砂为衣。每服四五十圆。金银薄荷汤下。日午夜卧服。

独活汤。

独活黄色如鬼眼者去芦洗焙秤　羌活去芦　防风去叉股　人参去芦　前胡去苗净洗　细辛华阴者去叶　五味子拣　沙参　白茯苓去皮　半夏曲　酸枣仁微炒去皮研

右为粗末。每服四大钱。水一盏半。生姜三片。乌梅半个。同煎至八分。去滓。不拘时候。

防己汤。治久风邪入肝脾二经。言语不传。

汉防己　防风去叉股　桂心不见火　附子炮裂去皮各半两　威灵仙去苗洗三分　麻黄半两去节

右为粗末。每服四钱。水一盏。引子半盛。煎至七分。去滓温服。日三四。引子用竹沥、荆沥、地黄汁各一盏。

地黄酒。治风在肝脾。语謇脚弱。大便多秘。

熟干地黄酒洒九蒸九曝焙干秤四两　附子炮去皮尖　茵芋去梗剉炒用　羌活去芦　防风去叉股　芎䓖各一两　石斛洗去根二两　丹参二两半　牛蒡根二两半　牛膝酒浸水洗焙　杜仲去皮剉如豆炒令黑　桂枝不见火各一两半　大麻子去皮一升

右细剉。入绢袋盛宽贮之。用无灰酒一斛五升。封渍七日。逾日空心食前饮一盏。常醺勿令吐。

陈无择三因方　仁寿丸。治肝肾气虚。风冷所中。筋脉瞤动。口眼歪斜。常服补肝圆。行荣卫。养气血。

附子一两炮去皮脐　桂心　茯苓　五味　枸杞　巴戟去心　杜仲　续断　山萸　熟地　菟丝子酒浸捣　防风各一两半　牛膝二两酒浸

右为细末。蜜丸桐子大。食前温酒盐汤下三五十丸。

李宪德生堂经验方　白散子。治肝肾虚。为风所袭。卒中涎潮。昏塞不语。呕吐痰沫。头目眩晕。上实下虚。真阳耗竭。兼治阴证伤寒。六脉沉绝。昏不知人事。又治霍乱吐泻。饮食不进。及小便淋涩不通。及赤口疮。咽喉冷痛。一方、治痰涎上厥。头疼旋晕。四肢逆冷。口眼㖞斜。语言不出。牙关紧急。如有风涎证。皆可服之。

大附子生去皮脐　桂府滑石各半两　圆白半夏七钱半汤洗七次

右为末。每服二钱。水二盏。姜七片。蜜半匙。煎至七分。空心冷服。如心躁。加辰砂。如霍乱。加藿香。如小便不利。加木通、灯心、茅根。煎。此药虽有差互。亦无所苦。(出三因方)

心中风

论

素问 风论篇。心风之状。多汗恶风。焦绝善怒吓。赤色。病甚则言不可快。诊在口。其色赤。

张仲景金匮方论 心中风者。翕翕发热。不能起。心中肌。食即呕吐。

巢元方病源 论曰。心中风。但得偃卧。不得倾侧。汗出。若唇赤汗流者可治。急灸心俞百壮。若唇或青或黑、或白或黄。此是心坏为水。面目亭亭。时悚动者。皆不可复治。五六日而死。

华佗中藏经 心风之状一作候。汗自出。而好偃。仰卧不可转侧。言语狂妄。若唇正赤者生。宜于心俞灸之。若唇面或青或黄或白或黑。其色不定。眼瞤动不休者。心绝也。不过救。过五六日即死耳。

太平圣惠方 夫体虚之人。腠理疏洩。风邪外伤。搏于血脉。入于手少阴之经。则心神颠倒。言语謇涩。舌强口干。面赤头痛。翕翕发热。胸背拘急。手心热甚。但多偃卧。忪悸汗出。恍惚不安。此皆风邪伤于心经。致有斯候。故曰心中风也。

圣济总录 论曰。心中风之状。多汗恶风、焦躁善怒吓。赤色。病甚则言不快。诊在口。其色赤。夫心受风。风盛则生热。热盛则汗不止。心之液为汗故也。汗多则腠理疏。疏则真邪相薄。是以恶风。又心恶热。热极则唇焦内躁多怒。心之声为言。病甚则言不快。心气通于舌故也。又其证胸背拘急。不可倾侧。面赤头痛。熻熻发热。不能安卧。以心主血。其风日久。随荣卫行。内外相搏。蕴积而然也。

陈无择三因方 心中风者。人迎与寸口脉洪而浮。在天为热。在地为火。在人藏为心。心虚因中风邪。乃子母相因。故脉应在左寸口。心风之状。多汗恶风。色微赤。翕翕发热。瘖不能言。饮食则呕。诊在舌。其色焦赤。

杨仁斋直指方 心中风。心风偃卧热而瘖。唇赤其身有汗生。白黑青黄唇上见。停停时悚扁医惊。

方

孙思邈千金要方 荆沥汤。治心虚寒。阴气伤。寒损心。惊掣悸。语声宽急混浊。口㖞冒昧。好自笑。厉风伤心。

荆沥三升 麻黄 白术 芎藭各四两 防风 桂心 升麻 茯苓 远志 人参 羌活 当归各二两 母姜切一升取汁 防己 甘草各二两

右十五味㕮咀。以水一斗五升煎麻黄两沸。去沫。次下诸药。煮取三升。去滓。下荆沥姜汁。煎取四升。分四服。日三夜一。

治心风虚热。发即恍惚。烦闷。半身不仁挛急方。

荆沥五升 竹沥五升 枸杞根白皮一升 香豉二合 生麦门冬一升 人参 茯苓 栀子仁 黄芩 芎藭 桂心 细辛 杏仁 白鲜皮 防风各二两 生姜 石膏 甘草各三两

右十八味㕮咀。以水二斗和沥。煮取三升。分四服。相去如人行六七里。凡五剂间三日服一剂。一本用防己三两

太平圣惠方　麻黄散。治心脏中风。虚寒寒颤。心惊掣悸。语声混浊。口喎冒昧好笑。

麻黄一两去根节　白术一两　防风一两去芦头　桂心三分　川升麻三分　芎䓖一两　茯神三分　远志三分去心　人参三分去芦头　羌活三分　当归三分剉微炒　汉防己半两　甘草半两炙微赤剉

右件药。捣罗为散。每服三钱。以水一中盏。入生姜半分。煎至五分。去滓。入荆沥半合。更煎一两沸。不计时候温服。

茯神散。治心脏中风。语涩昏闷。四肢沉重。精神不守。

茯神一两　羌活一两　蔓荆子三分　龙齿一两　人参三分去芦头　薏苡仁三分　防风三分去芦头　赤芍药半两　麦门冬一两去心　远志三分去心　犀角屑三分　麻黄一两去根节　甘草半两炙微赤剉

右件药。捣筛为散。每服四钱。以水一中盏。入生姜半分。煎至六分。去滓。不计时候温服。

犀角散。治心脏中风。语涩昏昧。四肢不利。翕翕发热。胸中烦悸。

犀角屑三分　防风三分去芦头　沙参三分去芦头　羌活三分　甘菊花三分　麻黄二分去根节　羚羊角屑三分　茯神三分　远志三分去心　杏仁三分汤浸去皮尖双仁麸炒微黄　白鲜皮三分　人参三分去芦头　柴胡三分去芦头　麦门冬三分去心　甘草一分炙微赤剉

右件药。捣筛为散。每服四钱。以水一中盏。入生姜半分。煎至六分。去滓。不计时候温服。

羚羊角散。治心脏中风。言语謇涩。恍惚惊悸。神志错乱。面赤心烦。四肢不利。

羚羊角屑一两　麻黄一两去根节　独活三分　赤茯苓三分　黄耆三分剉　黄芩三分　秦艽三分去苗　远志三分去心　桂心三分　芎䓖三分　麦门冬一两去心　葛根三分剉　石膏一两　赤箭三分　白鲜皮三分　人参三分去芦头　沙参三分去芦头　甘草半两炙微赤剉　杏仁三分汤浸去皮尖双仁麸炒微黄

右件药。捣筛为散。每服四钱。以水一中盏。入生姜半分。煎至六分。去滓。不计时候温服。

沙参散。治心脏中风。虚烦。目旋眩。恍惚不定。

沙参三分去芦头　麦门冬半两去心　石膏三分　防风三分去芦头　人参三分去芦头　独活三分　枳壳一两麸炒微黄去瓤　赤茯苓一两　芎䓖三分　羚羊角屑三分　远志三两去心　甘草半两炙微赤剉

右件药。捣筛为散。每服四钱。以水一中盏。入生姜半分。煎至五分。去滓。入竹沥半合。更煎一两沸。不计时候温服。

茯神散。治心脏中风。冒昧不知。胸背拘急。心烦语涩。翕翕发热。时自汗出。四肢不利。

茯神三分　独活三分　当归三分剉微炒　桂心三分　杏仁三分汤浸去皮尖双仁麸炒微黄　沙参三分去芦头　羚羊角屑一分　甘草一分炙微赤剉　黄芩三分　防风三分去芦头　赤芍药三分　秦艽三分去苗

右件药。捣筛为散。每服四钱。以水一中盏。煎至五分。去滓。入竹沥半合。更煎一两沸。不计时候温服。

葳蕤散。治心脏中风。精神昏昧。烦热多汗。口干面赤。惊悸头痛。

葳蕤一两　薏苡仁一两　白鲜皮三分　麦门冬一两去心　茯神三分　犀角屑三分　石膏一两

防风三分去芦头　远志三分去心　甘草半两炙微赤剉

右件药。捣筛为散。每服四钱。以水一中盏。煎至五分。去滓。入竹沥半合。更煎一两沸。不计时候温服。

牛黄散。治心脏中风。心神恍惚。恐畏闷乱。不得睡卧。志意不定。言语错误。

牛黄一分细研　犀角屑一分　朱砂半两细研　麝香一分细研　羚羊角屑一分　防风一分去芦头　天麻一分　独活一分　人参一分去芦头　茯神一分　沙参一分去芦头　天竺黄一分细研　铁粉半两细研　川升麻一分　龙齿一分　麦门冬半两去心焙　白鲜皮一分　远志一分去心　龙脑半分细研　甘草一分炙微赤剉

右件药。捣细罗为散。都研令匀。每服一钱。煎麦门冬汤调下。不计时候服。

防风圆。治心脏中风惊悸。言语混浊。烦热恍惚。心神不安。

防风三分去芦头　茯神一两　人参三分去芦头　麦门冬一分去心焙　天麻三分　白鲜皮一两　薏苡仁三分　小草三分　犀角屑一两　天竺黄三分　牛黄一分研入

右件药。捣罗为末。入研了牛黄令匀。炼蜜和捣三二百杵。圆如梧桐子大。每服不计时候。以糯米饮下二十圆。

朱砂圆。治心脏中风。手足惊掣。心神狂乱。恍惚烦闷。言语謇涩。

朱砂一两细研水飞过　龙齿一两　犀角屑一两　天麻一两去芦头　秦艽三分去苗　川升麻三分　羚羊角屑一两　防风半两去芦头　茯神一两　黄芩半两　铁粉一两半细研　麦门冬一两半去心焙　远志半两去心　汉防己三分　铅霜三分细研

右件药。捣罗为末。都入乳钵内。同研令匀。炼蜜和捣三二百杵。圆如梧桐子大。每服不计时候。以粳米粥饮下二十圆。

犀角圆。治心脏中风。言语颠倒。神思错乱。头面心胸烦热。或时舌强语涩。忪悸不安。

犀角屑三分　天麻三分　防风三分去芦头　远志三分去心　羌活三分　沙参三分去芦头　茯神三分　龙齿一两　川升麻三分　天门冬三分去心焙　葳蕤三分　羚羊角三分　铁粉一两细研　金银箔各五十片细研　玄参三分　牛黄一分细研　朱砂一两细研水飞过　麝香一分细研

右件药。捣罗为末。入研了药。都研令匀。炼蜜和捣五七百杵。圆如梧桐子大。每服不计时候。以薄荷汤下十五圆。

和剂局方　生犀丸。主心虚喜忘。烦悸。风涎不利。聪明耳目。治诸风颤掉及治三十六种风。益精神。壮心气。或多健忘。寝寐之惊心。常似忧。或忪。或动。往往欲倒状。类暗风。四肢颤掉。多生怯怕。每起烦躁。悲涕愁煎。并皆属心脏气亏。宜服此以镇心神。

生犀镑一两　天麻炙黄，半两　败龟酥炙，半两　牛黄研，一分　茯神去皮，一分　远志去心，一分　人参去芦头，一分　肉桂去粗皮，一分　龙齿酥炙黄，一分　朱砂别研，一分　麝香别研，半两　龙脑研，一分　石菖蒲剉，半两　金箔五十片　银箔五十片　羚羊角屑半两

上件捣研极细。炼蜜为丸。如梧桐子大。食后临卧。温水化下二丸。或加四丸至七丸。

人参饮。治因于惊。邪风入心包。或加胸背闷痛。惊怖小腹微痛。寒热心烦闷。色变青黄赤白。兼治虚劳惊惧风邪诸疾。

人参　甘草炙　麻黄去根节煎掠去沫焙　独活去芦头　当归切焙　芎䓖　石膏碎　秦艽去苗

土各二两　附子炮裂去皮脐一枚　白术　细辛去苗叶　桂去粗皮各三分　防风去叉一两一分　杏仁汤浸去皮尖双仁炒四十枚　黄芩去黑心一两　赤芍药　干姜炮各半两

右一十七味。剉如麻豆。每服三钱匕。水一盏煎至七分去滓温服日三。

辰砂天麻丸。镇养心神。擒截诸风。和流荣卫。滋润筋络。开通关膈。肥密表腠。

丹砂半两　天麻一两　半夏汤煮软焙干　天南星各半两　蝎梢一分炒　白附子半两　白僵蚕半两炒　牛黄半两研入　蓬砂一分研入　麝香一分研入

右一十味。同为末。水煮面糊为丸。如梧桐子大。每服三十丸。荆芥汤下。不计时候。

牛黄丸。治心中风忽忽惊悸。言语不利。短气烦闷。口苦舌强。

牛黄研一分　银屑一分半别入水银少许同研　丹参炙　麦门冬去心焙　远志去心各一两一分　甘草炙　防葵　人参　防风去叉　细辛去苗叶　茯神去木　蜀椒去目并闭口炒出汗　附子炮裂去皮脐　紫石英研　桂去粗皮各一两　干姜炮一两半　菖蒲九节者去须节米泔浸切焙　紫菀去土各三分

右一十八味。将一十五味捣罗为末。与别研三味。和匀炼蜜。丸如梧桐子大。每服五丸。食后煎人参茯苓汤下。日二夜一。

芎䓖丸。治心中风。惊恐愁忧。烦躁错乱。若风邪流入五藏。则往来烦闷悲啼。吸吸短气。发时恍惚喜卧。或心中涎涌。或怒起颠倒。手足厥冷。饮食呕逆。

芎䓖　龙骨　白茯苓去黑皮　紫石英捣研　防风去叉　厚朴去粗皮生姜汁炙剉　细辛去苗叶　铁精捣研各一两　甘草炙剉　枳实去瓤麸炒　丹参　桂去粗皮　蜀椒去目并闭口炒出汗　人参　大黄剉炒　干姜炮　附子炮裂去皮脐　菖蒲九节者去须米泔浸切焙各一两一分　白芥子生研用　吴茱萸汤浸焙炒各三分　禹余粮煅醋淬一两三分　远志去心一两半

右二十二味。将一十九味。捣罗为末。与别研三味和匀炼蜜。丸如梧桐子大。每服七丸。温热水下。食后临卧各一服。

定神琥珀丸。治心中风发动不知。渐成癫痫。惊悸恍惚。

琥珀捣研　真珠捣研末　牛黄研　铁粉研　天竺黄捣研　龙齿研各一两　腻粉研　犀角镑　甘草炙剉　露蜂房微炙　龙胆　升麻　麦门冬去心焙　丹砂研　防风去叉　黄芩去黑心　钩藤　人参　远志去心　知母焙　天门冬去心焙　菖蒲九节者去须米泔浸切焙　白芍药　茯神去木各三分　干蝎酒炒一两半　麝香研一分　金箔一百片　银箔一百片与金箔丹砂同研断星

右二十八味。除别研外。捣罗为末。入研者同研令断星。炼蜜和捣三百杵。丸如梧桐子大。每服二十丸。食后临卧煎甜竹叶汤下。日二夜一。

乌犀散。治心中风精神冒闷。语声错误。恍惚多惊。

乌犀角镑二两　丹砂研　独活去芦头　丹参　远志去心　人参　海荆子炒各一两　防风去叉一两半

右八味。捣罗为散。每服二钱匕。食后酒调下。日三。

人参丹砂丸。治心中风恍惚惊悸。安神志化痰涎。

人参　丹砂研各二两　紫石英研　白石英研　龙齿研　细辛去皮叶　赤箭　天门冬去心焙　远志去心　生干地黄焙　菖蒲九节者米泔浸切焙　龙脑研各一分　白茯苓去黑皮三两　犀角镑　沙参　防风去叉各半两　麝香研半分

右十七味。捣研为末。炼蜜和丸。如小鸡头大。每服一丸。温酒嚼下。不拘时。

安神定志牛黄丸。治心中风精神不宁。压惊镇心化涎。

牛黄研　龙脑研　白僵蚕炒　干蝎炒　白附子炮　天南星牛胆渍者各半两　半夏汤洗七遍焙干炒黄　丹砂研各二两　乌蛇酒浸去皮骨炙　天麻酒浸焙　雄黄研　甘草炙各一两　琥珀研三分　麝香研一分

右一十四味捣研为末。炼蜜和丸。如鸡头大。每服一丸。细嚼。荆芥人参汤下。食后临卧服。

金箔琥珀丸。治心中风恍惚忪悸。言语不正。

金箔三十片研　琥珀研　丹砂研　真珠研　白茯苓去黑皮　人参　犀角镑　天南星炮各一两　麝香研　龙脑研各半两　雄黄研四两　牛黄研六钱　安息香二两酒研滤去沙熬　虎睛研一对　甘草炙半两

右一十五味。各捣研为末、和匀。酒煮安息香膏并蜜和丸。如鸡头大。每服一丸。食后人参汤化下。

丹砂煎。治心中风邪。神志不宁。虚热潮歇。

丹砂研三钱　雄黄研一钱　甘草炙　大黄剉炒　当归切焙各二钱　芍药六钱　乳香研　没药研各半钱　腻粉研一钱半

右九味。各捣研为末。与生白蜜和匀。入银石器中。重汤煮成煎。每服樱桃大一粒。煎薄荷汤化下。小儿可常服。

黎民寿简易方　资寿方解语汤。治中风客于心脾二经。舌强不能言。半身不遂。口眼㖞斜。神气不清。一切风气。并皆治之。

附子炮　防风去芦　天麻　酸枣仁炒各一两　羚羊角屑　官桂各七钱半　甘草炙　羌活各半两

右为粗末。每半两。水二盏。煎八分。去滓。入竹沥两匙。再煎三二沸。温服无时。二滓并煎。

永类钤方　解语丹。治心脾中风。舌强不语。半身不遂。

白附子炮　石菖蒲　远志肉　天麻　全蝎去毒酒炒　羌活　僵蚕各一两　木香半两　牛胆一两　南星一两

右为细末。丸梧桐子大。朱砂为衣。每三十丸。薄荷汤下。

永乐大典卷之三百三　一东

风　诸风证治六

脾中风

论

素问　风论篇。脾风之状。多汗恶风。身体怠惰。四肢不欲动。色薄微黄。不嗜食。诊在鼻上。其色黄。

张仲景金匮方论　脾中风者。翕翕发热。形如醉人。腹中烦重。皮目瞤瞤而短气。

巢元方病源　论曰：脾中风。踞而腹满。身通黄。吐咸汁出者可治。急灸脾俞百壮。若手足青者。不可复治。

华佗中藏经　脾风之状。一身通黄。腹大而满。不嗜食。四肢不收持。若手足未青而面黄者可治。不然即死。脾风宜于脾俞灸之。

太平圣惠方　夫脾气虚弱。肌肉不实。则腠理开疏。风邪乘虚入于足太阴之经。则令身体怠惰。多汗恶风。舌本强直。言语謇涩。口面㖞僻。肌肤不仁。腹胀心烦。翕翕发热。神思如醉。手足不能动摇。诊其脉浮缓者。是脾中风之候也。

圣济总录　论曰。脾风之状。多汗恶风。身体怠惰。四肢不欲举。色薄微黄。不嗜食。诊在鼻上。其色黄。又曰。踞而腹满。身通黄。吐咸汁。又曰。熻熻发热。形如醉人。腹中烦重。皮肉瞤动短气。脾埤诸藏灌四旁者也。所主四肢。故脾中风则身体怠惰。四肢不欲动。脾者、仓廪之官。故病则不嗜食。诊在鼻、中央之位也。其色黄。黄、土之色也。烦重发热。风之候也。形如醉人者。邪气之甚也。

陈无择三因方　脾中风者。人迎与右关上脉浮而微迟。在天为湿。在地为土。在人藏为脾。脾虚因中风邪为胜尅。故脉应在右关上。脾风之状。多汗恶风。薄黄。四肢怠惰。皮肉瞤动。发热短气。不欲饮食。嗜卧如醉人。诊在唇。其色黄。

杨仁斋直指方　脾中风。

脾中风兮肌肉瞤。踞而腹满吐咸酸。唇并肢体通黄瘥。手足眸青疗已难。

方

太平圣惠方　**防风散**。治脾脏中风。手足缓弱。舌强语涩。胸膈烦闷。智意恍惚。身体沉重。

防风三分去芦头　麻黄三分去根节　人参三分去芦头　芎䓖三分　附子三分炮裂去皮脐　桂心三分　羚羊角屑三分　黄耆三分剉　赤茯苓三分　酸枣仁二分微炒　白术三分　独活三分　甘草半两炙微赤剉　桑根白皮三分剉

右件药。捣筛为散。每服四钱。以水一中盏。入生姜半分。煎至六分。去滓。不计时候温服。

麻黄散。治脾脏中风。语音沉浊。舌强不能转。身重拘急。四肢不举。

麻黄一两去根节　石膏一（二）两　赤茯苓三分　独活三分　山茱萸三分　秦艽三分去苗　细辛三分　芎䓖三分　防风三分去芦头　桂心三分　干姜半两炮裂剉　白术三分　人参三分去芦头　汉防己三分　附子三分炮裂去皮脐　杏仁三分汤浸去皮尖双仁麸炒微黄　甘草半两炙微赤剉

右件药。捣筛为散。每服四钱。以水一中盏。煎至六分。去滓。不计时候温服。

独活散。治脾脏中风。胸隔痰涎。言语不利。翕翕发热。智意昏浊。

独活一两　茯神三分　防风三分去芦头　羚羊角屑三分　附子三分炮裂去皮脐　人参三分去芦头　前胡三分去芦头　沙参三分去芦头　旋覆花三分　黄耆三分剉　半夏三分汤洗七遍去滑　甘草半两炙微赤剉

右件药。捣筛为散。每服四钱。以水一中盏。入生姜半分。煎至六分。去滓。不计时候温服。

赤茯苓散。治脾脏中风语涩。四肢难举。智意不安。心膈烦热。头目昏闷。

赤茯苓三分　犀角屑三分　羌活三（一）分　麦门冬三（一）分去心　蔓荆子三分　石膏三两（二分）　甘菊花三分　人参三分去芦头　黄耆三分剉　防风三分去芦头　羚羊角屑二分　远志二分去心　前胡三分去芦头　枳壳三分麸炒微黄去瓤　甘草半两炙微赤剉

右件药。捣筛为散。每服四钱。以水一中盏。入生姜半分。煎至六分。去滓。不计时候温服。

羚羊角散。治脾脏中风。四肢不举。心胸痰滞。言语謇涩。头痛烦热。咽喉不利。

羚羊角屑一两　茯神一两　羌活一两　薏苡仁一两　人参一两去芦头　麦门冬一两去心　旋覆花一两　前胡一两去芦头　甘草半两炙微赤剉

右件药。捣筛为散。每服四钱。以水一中盏。煎至六分。去滓。不计时候温服。

细辛散。治脾脏中风。肉热肌痹。淫淫如虫行。或腠理开。汗大泄。皮肤肉色不泽。唇鼻黄色。

细辛一两　枳实半两麸炒微黄　防风一两去芦头　石膏一（二）两　白术一两　麻黄二两去根节　附子一两炮裂去皮脐　桂心一两　甘草半两炙微赤剉

右件药。捣筛为散。每服四钱。以水一中盏。入生姜半分。煎至六分。去滓。不计时候温服。忌生冷油腻黏滑猪鸡肉。

七圣散。治脾脏中风。心腹烦壅。头面微肿。冷汗出。

天麻一两　枳壳一两麸炒微黄去瓤　芎䓖半两　白蒺藜半两微炒去刺　川大黄半两剉碎微炒　地骨皮半两　薏苡仁三分

右件药。捣细罗为散。不计时候。用温水调下二钱。忌生冷油腻猪鸡肉。

羚羊角圆。沿脾脏中风。口面偏斜。语涩虚烦。手臂腰脚不遂。

羚羊角屑三分　汉防己三分　白芍药二分　槟榔半两　人参半两去芦头　白茯苓三分　薏苡仁一两　独活三分　芎䓖半两　桂心半两　附子一两炮裂去皮脐　防风三分去芦头　柏子仁半两　酸枣仁三分微炒　当归半两剉微炒　熟干地黄一两　麦门冬三分去心焙　杏仁三分汤浸去皮尖双仁麸炒微黄

右件药。捣罗为末。炼蜜和捣三二百杵。圆如梧桐子大。每服空心及晚食前。以温酒下三十圆。忌猪鸡肉黏滑物。

天麻圆。治脾脏中风。身体怠惰。四肢缓弱。恶风头痛。舌本强直。言语謇涩。皮肤顽痹。

天麻一两　独活一两　人参三分去芦头　防风三分去芦头　附子一两炮裂去皮脐　桂心一两　麻黄一两去根节　细辛二分　当归三分剉微炒　白术三分　羚羊角屑三分　薏苡仁三分　干蝎三分微炒　牛膝三分去苗　芎䓖二分　茯神三分　牛黄一分研　天南星三分剉醋拌炒令黄　朱砂半两细研　龙脑一分细研　乌蛇肉一两酥拌炒令黄　麝香一分细研　白僵蚕三分微炒

右件药。捣细罗为末。入研了药。更同研令匀。炼蜜和捣三五百杵。圆如梧桐子大。每服。以温酒下十圆。加至十五圆。不计时候服。

圣济总录　独活汤。治脾藏中风。肢体缓弱。言语不利。熻熻发热。

独活去芦头　麻黄去节先煎掠去沫焙干　防风去叉各一两　白茯苓去黑皮　羚羊角镑　人参　前胡去芦头　沙参去芦头　旋覆花　黄耆　半夏汤洗七遍切焙　附子炮裂去皮脐各三分　甘草炙半两

右一十三味。剉如麻豆。每服三钱匕。以水一盏半。入生姜半分切同煎取七分。去滓温服。不拘时候日三。

秦艽汤。治脾藏中风。身体拘急。舌强不能语。

秦艽去苗土　麻黄去根节沸汤掠去沫焙干　石膏各一两　独活去芦头　赤茯苓去黑皮　山茱萸　芎䓖　防风去叉　桂去粗皮　白术　人参　防己　附子炮裂去皮脐　杏仁汤去皮尖双仁麸炒各三分　干姜炮　甘草炙　细辛去苗叶各半两

右一十七味。剉如麻豆。每服五钱匕。以水一盏半。煎取八分。去滓温服。不拘时候日二。

当归丸。治脾中风。身重不举。便利无度。补脾安胃。调气止痛。

当归切焙　干姜炮　酸枣仁炒各八两　黄耆剉　地骨皮各七两　干地黄　芎䓖　天雄炮裂去皮脐各六两　桂去粗皮　防风去叉　附子炮裂去皮脐　白术各五两　甘草炙剉　厚朴去粗皮生姜汁炙剉　秦艽去苗土　秦椒叶各四两　大枣二十枚去核焙　吴茱萸汤洗焙干炒二两半

右一十八味。捣罗为末。炼蜜丸如梧桐子大。酒服三十丸。日再服。

槟榔丸。治脾中风。口面偏斜。言语謇涩。心烦气浊。手臂腰脚不遂。

槟榔煨半两　防己三分　赤芍药三分　羚羊角镑三分　人参半两　白茯苓去黑皮半两　薏苡仁炒一两一分　独活去芦头三分　芎䓖半两　桂去粗皮半两　附子炮裂去皮脐一两　防风去叉一两　酸枣仁炒三分　当归切焙半两　柏子仁生用半两　杏仁汤退去皮尖双仁炒三分　熟干地黄焙干冷捣一两

右一十七味。捣罗为末。炼蜜为丸。如梧桐子大。每服空心食前。温酒下二十丸。

牛膝酒。治脾中风。手背不收。行步脚弱。屈伸挛急。痿躄疼痛。痛痹不仁。

牛膝去苗二两半　秦艽去土二两半　天门冬去心二两半　薏苡仁炒三分　独活去芦头三两三分　细辛去苗叶炒一两三分　附子炮裂去皮脐一两三分　巴戟天去心一两三分　五加皮去粗皮二两半　桂去粗皮二两　杜仲去粗皮炙剉一两三分　石南叶酒醋微炙一两三分

右一十二味。剉如麻豆。生绢囊贮。以酒三斗浸之，冬十日。春七日。秋五日。夏三日。每服二合。渐加至三四合。日三夜一服。

茯神丸。治脾中风。手足不遂。腰痛脚弱。行履艰难。

茯神去木剉一两　羚羊角镑三分　防风去叉剉一两　桂去粗皮三分　槟榔煨剉三分　五加皮剉三

分　人参三分　麦门冬去心焙一两　丹参去苗三分　木香半两　牛膝去苗半两　柏子仁生用三分　枳壳炒去麸三分　薏苡仁炒一两一分　附子炮裂去皮脐三分　杏仁汤退去皮尖并双仁炒三分　熟干地黄剉焙干一两

右一十七味。捣罗为末。炼蜜为丸。如梧桐子大。每服空心食前温酒下二十丸。

人参散。治脾中风。手臂不随。口唇㖞僻。

人参四两　乌雌鸡一只中分、一半治如食法、剥去肠胃并皮肤前骨及头足不用　附子四枚炮裂去皮脐　细辛去苗叶微炒四两　桂去粗皮二两半　干姜炮裂二两　雄黑豆炒香熟去皮四两粒小者是

右七味。以鸡分半边。炙令黄黑干。刮去黑者。与药同捣、细罗为散。每服温酒调下一钱至二钱匕。空心午时各一服。稍加之至三钱匕。

麻黄汤。治脾中风。身体缓急。手足不遂。不能言语。

麻黄去节煎掠去沫焙干　桂去粗皮各一两半　甘草炙　人参　芍药　芎䓖　黄芩去黑心　防风去叉　当归切焙干各一两　石膏二两碎研　白术半两　附子炮裂去皮脐一枚　杏仁汤退去皮尖双仁炒二十枚

右一十三味。剉如麻豆。每服五钱匕。水一盏半。生姜五片。煎至八分。去滓温服。日二夜一。不计时候。

丹砂散。治脾中风。四肢不举。志意昏浊。言语謇涩。

丹砂研二两　天麻　威灵仙去土　人参　乌头炮裂去皮脐　白术炮　当归切炮　干姜炮各一两　羊踯躅去心酒蒸半两

右九味。捣罗为散。每服一钱匕。食后酒调下。渐加至二钱。日三服。

藿香汤。治脾中风。多汗恶风。身体怠惰。四肢不欲动。面色黄不嗜食。

藿香叶　人参　陈橘皮汤去白焙各半两　羌活去芦头　独活去芦头各一分　草豆蔻去皮半两　桔梗炒　木香各一分　半夏汤洗七遍焙干二两　芎䓖　吴茱萸汤洗焙干炒　干姜炮　甘草炙　薏苡仁各一分

右一十四味。粗捣筛。每服三钱匕。水一盏。生姜三片。煎至六分。去滓空心服。

天麻丸。治脾藏中风。身体怠惰。四肢缓弱。恶风头疼。舌本强直。言语謇涩。皮肤脚膝痛痹。

天麻剉焙　独活去芦头　附子炮裂去皮脐　麻黄去节焙　桂去粗皮　乌蛇肉酥炙黄各一两　人参　防风去叉　细辛去苗叶　当归切焙　白术剉焙　羚羊角屑　薏苡仁炒　干蝎去土微炒　牛膝酒浸切焙　芎䓖　茯神去木　天南星炮　白僵蚕炒各三分　牛黄研　龙脑研　麝香研各一分　丹砂细研半两

右二十三味。捣罗为末。炼蜜和丸。如梧桐子大。每服十丸至十五丸。不拘时候温酒下。

一字散。治脾风多汗恶风。身体怠惰。四肢不举。色黄面热。腹满短气。

天南星醋浸三日焙干　白附子炮　天麻　干蝎全者炒各一两　沉香剉　牛黄研　乳香研　麝香研　雄黄研各半两

右九味。除四味研外。余药捣罗为细末。后入研药。一处研令极细。每服一字匕温酒调下。如要丸时。用炼蜜和丸。如梧桐子大。急风。豆淋酒化三丸。一切风头目昏暗。肢体疼痛。温酒嚼下一丸。小儿化半丸服。

独活丸。治脾藏中风。四肢缓弱。志意恍惚。

独活去芦头　黄耆剉各二两　桂去粗皮　巴戟天去心各一两半　南木香　人参　枳壳去瓤麸炒　泽泻　白茯苓去黑皮　龙齿各三分　天雄炮裂去皮脐　白蒺藜炒去角各一两　芍药炒半两

右一十三味。捣罗为末。炼蜜和丸。如梧桐子大。每服十五丸。荆芥酒下。

羚羊角丸。治脾藏中风。口面偏斜。语涩虚烦。手臂腰脚不遂。

羚羊角屑　防已　白芍药　独活去芦头　白茯苓去黑皮　防风去叉　酸枣仁微炒　杏仁去皮尖并双仁炒黄　麦门冬去心焙各三分　柏子仁炒　人参　槟榔剉　芎䓖　桂去粗皮　当归切焙各半两　薏苡仁　附子炮裂去皮脐　熟干地黄焙各一两

右一十八味。捣罗为末。炼蜜和丸。如梧桐子大。每服空心温酒下三十丸。

羚羊角丸。治脾藏中风。言语謇涩。神思昏沉。口干食少。肢体虚汗。大肠秘涩。

羚羊角屑　防风去叉　麻黄去根节　人参　柏子仁　诃黎勒皮各一两半　白槟榔煨剉　熟干地黄焙　大麻仁研各二两　羌活去芦头　茯神去木　桂去粗皮　芎䓖　枳壳麸炒去瓤　杏仁去皮尖双仁炒各一两

右一十五味。捣罗为末。炼蜜和丸。梧桐子大。每服空腹温酒下三十丸。

许叔微普济本事方　竹沥汤。治中风入脾肝经年。四肢不遂。舌强语蹇。

威灵仙去苗洗　附子炮制去皮脐　桔梗炒　防风去钗股　蔓荆子拣　枳壳去穰细切麸炒黄　川芎洗　当归洗去芦薄切焙秤各等分

右为粗末。每服四钱。水一盏。竹沥半盏。生姜三片。同煎至八分。去滓温服。日三四。忌茗。

肺中风

论

素问　风论篇。肺风之状。多汗恶风。色皏然白。时咳短气。昼日则差。暮则甚。诊在眉上。其色白。

张仲景金匮方论　肺中风者。口燥而喘。身运而重。冒而肿胀。

巢元方病源　论曰。偃卧而胸满短气。冒闷汗出。视目下、鼻上下两旁下行至口色白者可治。急灸肺俞百壮。若色黄者。为肺已伤。化为血不可复治。其人当妄。掇空指地。或自拈衣寻缝。如此数日而死。

华佗中藏经　肺风之状胸中气满。冒昧。汗出。鼻不闻香臭。喘而不得卧者。可治。失血及妄语者。不可治。七八日死。肺风宜于肺俞灸之。

太平圣惠方　夫肺中风者。由腠理开疏。气血虚弱。风邪所侵。攻于脏腑也。肺主于气。气为卫。卫为阳。阳气行于表。荣华于皮肤。若卫气虚少。风邪相搏。则胸满短气。冒闷汗出。嘘吸颤掉。语声嘶塞。身体沉重。四肢萎弱。其脉浮数者。是肺脏中风之候也。

圣济总录　论曰。肺中风之状。多汗恶风。色皏然白。时咳短气。昼日则差。暮则甚。诊在眉上。其色白。又口燥而喘。身运而重。喘而肿胀。偃卧则胸满短气。冒闷汗出。夫热生风。风盛则热。腠理开多汗者。热胜故也。风薄于内。所以恶风。皏然而白。金之色也。在变动为咳。又肺主气。故时咳短气也。风阳也。阳昼则在表。暮则在里。阳里而风应之。故暮则甚也。诊在眉上其色白。肺之色也。身运而重。风使然也。喘而肿胀。偃卧而胸满短气。以肺主气故也。

陈无择三因方 肺中风者。人迎与右寸口脉浮涩而短。在天为燥。在地为金。在人藏为肺。肺虚因中风邪而乘尅。故脉应在右手寸口。肺风之状。多汗恶风。色皓然白。口燥而喘。逆气息肩。身重背痛。面胀肿。昼轻暮甚。诊在鼻。其色白。

杨仁斋直指方 肺中风。肺风喘促满胸堂。偃卧槷槷燥异常。口鼻之间须要白。寻衣肺坏色忧黄。

方

孙思邈千金方 依源麻黄续命汤。治肺虚寒。厉风所中。嘘吸战掉。声嘶塞而散下。气息短惫。四肢痹弱。面色青葩。遗失便利。冷汗出。

麻黄六两 大枣五十枚 杏仁 白术 石膏各四两 桂心 人参 干姜 茯苓各三两 当归 芎䓖 甘草各一两

右十二味㕮咀。以水一斗二升煮麻黄。去沫。次下诸药。煎取三升。去滓。分三服。旧方无术、茯苓。今方无黄芩。转以依经逐病增损。

八风防风散。治肺寒虚伤。言音嘶下。拖气用力。战掉。缓弱虚瘠。厉风入肺。

防风 独活 芎䓖 秦椒 干姜 黄芪 附子各四十二铢 天雄 麻黄 石膏 五味子 山茱萸各三十六铢 秦艽 桂心 薯蓣 细辛 当归 防己 人参 杜仲各三十铢 甘草十一铢 贯众二枚 甘菊 紫菀各二十四铢

右二十四味治下筛。每服方寸匕。酒调。进至两匕。日再服。

太平圣惠方 防风散。治肺脏中风。气攻。背痛项强。皮毛焦枯。头疼鼻塞。四肢不利。遍身瘙痒。

防风三分去芦头 人参三分去芦头 赤茯苓三分 贝母三分煨令微黄 前胡三分去芦头 半夏三分汤浸七遍去滑 芎䓖三分 木香二（三）分 天麻三分 羌活三分 桂心三分 甘菊花三分 细辛三分 附子三分炮裂去皮脐 麻黄二分去根节 藁本三分 桑根白皮三分剉 杏仁三分汤浸去皮尖双仁麸炒微黄

右件药。捣筛为散。每服三钱。以水一中盏。入生姜半分。薄荷二七叶。煎至六分。去滓。不计时候温服。忌热面鸡猪鱼等。

芎䓖散。治肺脏中风。项强头旋。胸满短气。嗌干。嘘吸颤掉。语声嘶塞。四肢缓弱。

芎䓖一两 防风三分去芦头 独活三分 桂心三分 前胡三分去芦头 甘菊花半两 附子三分炮裂去皮脐 麻黄一两去根节 细辛半两 五味子三分 黄耆半两剉 杏仁三分汤浸去皮尖双仁麸炒微黄 人参三分去芦头 茯神三分 山茱萸半两 甘草半两炙微赤剉

右件药。捣筛为散。每服四钱。以水一中盏。入生姜半分。煎至六分。去滓。不计时候稍热服。忌生冷毒滑油腻。

独活散。治肺脏中风冷。头疼项强。背痛鼻乾。心闷。语声不出。胸中少气。四肢无力。疼痛。

独活一两 细辛一两 附子一两炮裂去皮脐 甘菊花一两 麻黄一两去根节 木通一两剉 五味子一两 赤茯苓一两 紫菀一两洗去苗土 桂心一两 白术一两 芎䓖一两 桑根白皮一两剉 甘草一两炙微赤剉 杏仁一两汤浸去皮尖双仁麸炒微黄

右件药。捣筛为散。每服四钱。以水一中盏。煎至六分。去滓。不计时候温服。

白蒺藜散。治肺脏中风。项强头旋。中如虫行。腹胁胀满。语声不出。四肢顽痹。大肠不利。

白蒺藜三分微炒去刺　羌活三分　沙参三分去芦头　丹参三分　麻黄三分去根节　白术三分　羚羊角屑三分　细辛三分　萆薢三分剉　五加皮三分　五味子三分　生干地黄三分　赤茯苓三分　杏仁三分汤浸去皮尖双仁麸炒微黄　菖蒲三分　枳壳三分麸炒微黄去瓤　郁李仁三分汤浸去皮尖微炒　附子三分炮裂去皮脐　桂心三分　木通三分剉　槟榔三分

右件药。捣筛为散。每服四钱。以水一中盏。入生姜半分。煎至六分。去滓。不计时候温服。忌生冷毒滑鱼肉。

犀角散。治肺脏中风。项强。皮毛焦瘁。口干心烦。头目不利。四肢无力。疼痛。

犀角屑　天竺黄细研　人参去芦头　卷柏　赤箭　藁本　羌活　防风去芦头　芎䓖　桂心　独活　五加皮　黄耆剉　甘菊花　麻黄去根节　赤芍药　细辛　当归剉微炒　枳壳麸炒微黄去瓤　天门冬去心焙　苍耳子　甘草炙微赤剉，以上各半两　牛黄半分细研入　麝香半分细研入

右件药。捣细罗为散。入研了药。都研令匀。每服。不计时候。以荆芥薄荷汤调下一钱。

麻黄散。治肺脏中风。心胸气促。项背强硬。皮肤不仁。

麻黄三分去根节　附子三分炮裂去皮脐　天麻三分　白花蛇肉三分酥拌炒微黄　防风三分去芦头　细辛三分　芎䓖三分　菖蒲三分　荆芥三分　桑根白皮三分剉　白蒺藜三分微炒去刺　杏仁三分汤浸去皮尖双仁麸炒微黄　牛黄一分细研　麝香一分细研

右件药。捣细罗为散。每服。不计时候。以薄荷汤调下一钱。

牛黄圆。治肺脏中风。项强背痛。四肢缘弱。言语不出。胸（冒）闷咽干。手足颤掉。心胸短气。目眩头旋。皮肤顽痹。

牛黄半两细研　赤箭半两　羌活半两　细辛半两　桂心半两　当归半两剉微炒　甘菊花半两　防风半两去芦头　天雄半两炮裂去皮脐　麻黄半两去根节　蔓荆子半两　白术半两　杏仁半两汤浸去皮尖双仁麸炒微黄　萆薢半两剉　茯神半两　山茱萸半两　羚羊角屑半两　芎䓖半两　犀角屑半两　五加皮半两　五味子半两　阿胶半两捣碎炒令黄燥　人参半两去芦头　枫香半两　天南星半两炮裂　白附子半两炮裂　龙脑一分细研　麝香一分细研

右件药。捣罗为末。入研了药。更研令匀。炼蜜和捣三二百杵。圆如梧桐子大。每服。不计时候。以荆芥汤下十五圆。

圣济总录　防风散。治肺中风项背强直。胸满短气。身如虫行。四肢无力。

防风去叉二两　天麻三两　白僵蚕炒二两　白附子炮裂二两　乌蛇酒炙用肉二两　人参一两半　白茯苓去黑皮一两半　枳壳去瓤麸炒二两　羌活去芦头一两　厚朴去粗皮涂生姜汁炙三遍二两　独活去芦头一两　蝉壳微炙一两半　白蒺藜炒一两半　芎䓖一两　蔓荆实揉去白皮一两半　犀角镑一两　羚羊角镑一两　当归切焙一两　槟榔煨剉一两　大麻仁一两　郁李仁汤退皮并双仁炒一两　木香一两春时即去木香用大黄一两半剉如生栗醋炒令紫色　牛黄研半两

右二十三味。先将二十二味。捣罗为散。次入研者牛黄同拌匀。每服食后温酒调下二钱匕。日二夜一。如要丸。入麝香半两。与末同研。炼蜜和丸。梧桐子大。每服温酒下十丸。日三服。

羚羊角散。治肺中风。项背强直。心胸烦满。冒闷汗出。语声嘶塞。少气促急。

羚羊角镑　人参　防风去叉　赤箭　麻黄去根节　藁本去苗土　羌活去芦头　细辛去苗叶　甘菊　赤芍药　枳壳去瓤麸炒　当归切焙　甘草炙各一两　麝香研半分　牛黄研一分

右一十五味。除研二味外。捣罗为散。入研药再罗匀。每服荆芥薄荷汤。调下二钱匕。不计时候。

大排风天麻散。治肺中风痛痹麻木不仁。手足牵急。

天麻二两　乌蛇酒炙用肉一两一分　羌活去芦头一两　独活去芦头一两　秦艽去苗土二两半　当归切焙一两一分　桂去粗皮三分　白芷炒一两一分　麻黄去根节先煎掠去沫焙干二两一分　细辛去苗叶二两　青葙子微炒二两　枳壳去瓤麸炒二两半　附子炮裂去皮脐一分　白蒺藜炒二两　羚羊角镑半两　芍药一两一分

右一十六味。捣罗为散。每日空心及晚食前。温酒调下二钱匕。

白花蛇散。治肺中风。心胸烦满。项背强直。皮肤不仁。

白花蛇酒浸一宿去皮骨取肉炙三两　人参半两　白茯苓去黑皮半两　当归切焙半两　甘草炙半两　麻黄去根节半两　白附子炮半两　天麻半两　芎䓖半两　羌活去芦头半两　藁本去苗土半两　附子炮裂去皮脐半两　细辛去苗叶一两　干蝎炒一两　白芷半两　防风去叉半两　白鲜皮一分　丹砂别研一分　麝香别研二钱　牛黄别研一分

右二十味。除别研外。捣罗为散。即入研药。再罗匀细。每服二钱匕。葱白腊茶调下。

羚羊角丸。治肺中风气急。背项强鞕。语声嘶败。

羚羊角镑二两　白鲜皮一两半　升麻一两　蔓荆实一两　天麻二两白者　秦艽去苗土二两　恶实炒一两　枳壳去瓤麸炒一两

右八味。捣罗为细末。炼蜜和丸。梧桐子大。食后煎桑根白皮汤。下十五丸。日三服。

荠苨汤。治肺中风。项强鼻塞。语声不出。喘鸣肩息。胸满短气。

荠苨二两　防风去叉　人参各一两半　独活去芦头　细辛去苗叶　赤箭　芎䓖　羚羊角镑各半两　麻黄去根节二两　桔梗剉炒三分　前胡去芦头　甘草炙剉　石膏碎各一两　蔓荆实　白鲜皮各半两

右一十五味。粗捣筛。每服三钱匕。水一盏。煎至七分。去滓温服。食后临卧服。

肾中风

论

巢元方病源　论曰：肾中风。踞而腰痛。视胁左右。未有黄色如饼粢大者可治。急灸肾俞百壮。若齿黄赤。鬓发直。面土色者。不可复治。

华佗中藏经　肾风之状。但踞坐。而腰脚重痛也。视其胁下。未生黄点者可治。不然即死矣。肾风宜灸肾俞穴也。

太平圣惠方　夫肾气虚弱。风邪所侵。则踞而腰痛。不可俛仰。或则冷痹。或则偏枯。两耳虚鸣。语声浑浊。面多浮肿。骨节酸疼。志意沉昏。喜恐好忘。肌色黧黑。身体沉重。多汗恶风。隐曲不利。此是肾中风之候也。

圣济总录　论曰。肾风之状。多汗恶风。素问云。面痝然浮肿。脊痛不能正立。其色炲。隐曲不利。诊在肌上。素问云。诊在颐上。其色黑。夫身之本在肾。受五脏六腑之精神。以养百骸九窍。肾受风。则诸阳之气。不能上至于头面。故有面庞然浮肿之证。阳气虚者。则多汗恶风。肾主骨。骨不强。则脊痛不能立。精神衰弱。则隐曲之事不利。肌上色黑如炲色。又踞而腰疼不可俛仰。或为冷痹。或为偏枯。耳鸣声浊。志意昏沉。善恐多忘。皆肾风证也。

陈无择三因方 肾中风者。人迎与左尺中脉浮而滑。在天为寒。在地为水。在人藏为肾。肾虚因中风邪为母子相感。故脉应在左尺中。肾风之状。多汗恶风。色如炲。面庞然浮肿。腰脊痛引小腹。隐曲不利。昏寝汗愈多。志意惶惑。诊在耳。其色黑。

杨仁斋直指方 肾中风。

肾中踞而腰脊疼。面浮耳黑贼风生。胁无黄迹能全愈。直发泥容旦暮倾。

治验

张子和儒门事亲 桑惠民病风。面黑色。畏风不敢出。爬搔不已。眉毛脱落。作癞医三年。一日。戴人到索溪。来求治于戴人。戴人曰。非癞也。乃出素问风论曰。肾风之状。多汗恶风。脊痛不能正立。其色炲。面庞然浮肿。今公之病肾风也。宜先刺其面。大出血。其血当如墨色。三刺血变色矣。于是下针。自额上下铫针直至颅顶。皉出血。果如墨色。偏肿处皆针之。惟不针目锐眥外两旁。盖少阳经。此少血多气也。隔日又针之。血色乃紫。二日外又刺。其血色变赤。初针时痒。再刺则额觉痛。三刺其痛不可任。盖邪退而然也。待二十余日。又轻刺一遍方已。每刺必以水洗其面血。十日黑色退。一月面稍赤。三月乃红白。但不服除根下热之药。病再作。戴人在东方。无能治者。

方

孙思邈千金要方　肾沥汤。治肾寒虚为厉风所伤。语音謇吃不转。偏枯胻脚偏跛蹇。缓弱不能动。口喎言音混浊。便利仰人。耳偏聋耳塞。腰背相引。

羊肾一具　磁石五两　玄参　茯苓　芍药各四两　芎劳　桂心　当归　人参　防风　甘草　五味子　黄芪各三两　地骨皮二升切　生姜八两

右十五味㕮咀。以水一斗五升煮羊肾。取七升。下诸药。取三升。去滓。分三服。可服三剂。

太平圣惠方　独活散。治肾脏中风。腰脊疼痛。不得俛仰。两脚冷痹。缓弱不遂。头昏耳聋。语音浑浊。四肢沉重。

独活一两　附子一两炮裂去皮脐　防风半两去芦头　芎劳半两　丹参半两　萆薢半两剉　菖蒲半两　天麻一两　桂心一两　黄耆半两剉　当归一两剉微炒　细辛半两　山茱萸半两　白术半两　甘菊花半两　牛膝半两去苗　枳壳半两麸炒微黄去瓤　甘草半两炙微赤剉

右件药。捣筛为散。每服四钱。以水一中盏。入生姜半分。煎至六分。去滓。不计时候温服。

天雄散。治肾脏风邪所伤。语音謇急。腰脊不可转侧。脚膝缓弱疼痹。头旋耳鸣。身体沉重无力。

天雄一两炮裂去皮脐　石龙芮三分　独活三分　防风三分去芦头　麻黄一两去根节　茯神三分　杜仲三分去粗皮炙微黄剉　萆薢三分剉　丹参三分　桂心一两　羌活三分　五味子三分　细辛三分

牛膝三分去苗　当归三分剉微炒　人参三分去芦头　枳壳半两麸炒微黄去瓤

右件药。捣筛为散。每服四钱。以水一中盏。入生姜半分。煎至六分。去滓。不计时候温服。

侧子散。治肾虚中风。腰脚缓弱。顽痹不仁。颜色苍黑。语音浑浊。志意不定。头目昏疼。腰背强痛。四肢拘急。体重无力。

侧子一两炮裂去皮脐　麻黄一两去根节　汉防己三分　当归三分剉微炒　海桐皮三分剉　牛膝三分去苗　羌活一两　防风三分去芦头　白术三分　桂心一两　甘菊花三分　羚羊角屑三分　附子一两炮裂去皮脐　茵芋三分　五加皮三分　甘草半两炙微赤剉

右件药。捣筛为散。每服四钱。以水一中盏。入生姜半分。煎至六分。去滓。不计时候温服。

萆薢散。治肾脏中风。卧踞而腰痛。脚膝偏枯。皮肤顽痹。语声謇涩。两耳虚鸣。举体乏力。面无颜色。志意不乐。骨节酸疼。

萆薢一两剉　茵芋半两　杜仲半两去粗皮炙微黄剉　天雄三分炮裂去皮脐　石南半两　石龙芮半两　踯躅半两微炒　独活二两（分）　附子三分炮裂去皮脐　狗脊半两　当归半两剉微炒　麻黄三分去根节　干蝎半两微炒　桑螵蛸半两微炒　菖蒲半两　赤箭二分　甘菊花三分　牛膝三分去苗　木香三分　芎䓖二分　麝香半两细研

右件药。捣细罗为散。每服食前。以温酒调下二钱。

蚺蛇圆。治肾脏中风。脚膝麻痹无力。腰背强直疼痛。言语不利。面色萎黑。肌体羸瘦。

蚺蛇三分微炒　白附子三分炮裂　防风三分去芦头　天麻三分　天雄三分炮裂去皮脐　白花蛇一两酒浸去皮骨炙微黄　黄耆三分剉　萆薢三分　桂心一两　独活三分　丹参三分　当归三分剉微炒　安息香一两　海桐皮三分剉　补骨脂三分微炒　仙灵脾三分　牛膝一两去苗　雄黄半两细研水飞过　麝香半两细研　肉苁蓉三分酒浸一宿刮去皴皮炙令干

右件药。捣罗为末。炼蜜和捣三五百杵。圆如梧桐子大。每服。以温酒下三十圆。日二服。

天麻圆。治肾脏气虚。风邪所中。腰脚缓弱无力。视听不聪。腰脊酸痛。脐腹虚冷。颜色不泽。志意昏沉。

天麻一两半　附子一两炮裂去皮脐　巴戟一两　鹿茸二两去毛涂酥炙微黄　菖蒲一两　石斛一两半去根剉　蚺蛇一两微炒　萆薢一两剉　肉桂一两去皴皮　牛膝一两去苗　天雄一两炮裂去皮脐　独活一两　丹参一两　当归一两剉微炒　杜仲一两去皴皮炙微黄剉　肉苁蓉一两半酒浸一宿刮去皴皮炙令黄　磁石二两烧令通赤醋淬七遍细研水飞过

右件药。捣罗为末。炼蜜和捣三五百杵。圆如梧桐子大。每服。空心及晚食前。以温酒下二十圆。

圣济总录　海桐皮散。治肾中风踞而腰痛。脚肿疼重。耳鸣面黑。志意不乐。

海桐皮剉　五加皮去粗皮剉　萆薢炒　薏苡仁炒各一两　虎骨涂酥炙令黄　枳壳麸炒去瓤　赤芍药　牛膝去苗酒浸切焙各一两半　恶实炒半两　防风去叉　续断　杜仲去粗皮剉炒　郁李仁汤退去皮尖双仁炒　熟干地黄焙各一两

右一十四味。捣罗为散。每服二钱匕。温酒调下。渐加至三钱匕。空腹食前各一。

杜仲丸。治肾中风腰脚不遂。骨节酸疼。筋脉拘急。行履艰难。两胁牵痛。

杜仲去粗皮剉炒三分　牛膝去苗酒浸切焙一两　萆薢微炒一两半　酸枣仁炒一两　当归切焙三分　防风去叉一两　丹参微炙三分　赤芍药三分　桂去粗皮半两　肉苁蓉酒浸切焙一两一分　石斛去根剉三分　附子炮裂去皮脐半两　郁李仁汤浸去皮尖炒三分　槟榔煨一两

右一十四味。捣罗为末。炼蜜和丸。如梧桐子大。每空腹用温酒下三十丸。

防风丸。治肾中风腰胯重疼。脚膝无力。胸中气满。两胁膨胀。

防风去叉一两一分　白茯苓去黑皮三分　酸枣仁炒三分　肉苁蓉酒浸切焙一两一分　五味子三分　桂去粗皮半两　石斛去根剉三分　人参三分　山茱萸三分　槟榔剉三分　熟干地黄焙半两

右一十一味。捣罗为末。炼蜜和丸。如梧桐子大。每空腹煎枣汤。下二十丸至三十丸。

白花蛇丸。治肾中风腰膝骨髓疼痛。转动不得。

白花蛇酒浸去皮骨炙半两　羌活去芦头半两　白附子炮一分　麻黄去节煎掠去沫焙半两　桂去粗皮半两　芎䓖半两　干蝎去土酒炒一分　防己半两　附子炮裂去皮脐半两　干姜炮一分　蜀椒去目并闭口炒出汗　乌头炮裂去皮脐各一分

右一十二味。捣罗为末。炼蜜和丸。如梧桐子大。每服空心温酒下十丸至十五丸。如要出汗。先浴后服药。热酒或葱酒下。汗出避风。凡风病皆治之。

防风汤。治肾中风腰脚痛痹不仁。骨髓酸疼。不能久立。渐觉消瘦。

防风去叉一两半　羌活去芦头一两　黄耆炙剉二两半　五加皮剉一两半　牛膝去苗酒浸切焙一两半　丹参一两一分　酸枣仁炒一合　桂去粗皮一两半　赤芍药一两半　麻黄去节煎掠去沫焙一两一分　槟榔煨剉一两　当归切焙一两　木通剉一两半

右一十三味。粗捣筛。每服三钱匕。以水一盏。煎至七分。去滓空心温服。及晚食前再服。

牛黄天麻散。治肾中风。腰脊疼强。不得俛仰。言语謇涩。志意不定。

牛黄研一两　天麻一两　天雄三分生　枸杞子三分　人参一两　白附子一两　干姜半两生　羌活去芦头一两

右八味。捣罗为散。每日三服。食前温酒调下一钱匕。

天雄浸酒。治肾中风筋急。两膝不得屈伸。手不为用。起居增剧。恶风寒。通身流肿生疮。凡风冷疾病在腰膝。挛急缓纵。悉理之。

天雄炮裂去皮脐三两　蜀椒去目并闭口炒汗出一两半　乌头炮裂去皮脐二两　茵芋去粗茎三两　干姜炮一两　附子炮裂去皮脐二两　防风去叉一两半　羊踯躅炒一两半

右八味。剉如麻豆。用生绢囊贮。以酒一斗五升浸之。春夏五日。秋冬七日。开取每服一合。渐加至一合半。空心临卧各一服。尽酒将滓暴令干。捣细罗为散。每服半钱。渐加至一钱匕。服时候如前。

石斛浸酒。治肾中风下注。腰脚痹弱。利关节。坚筋骨。除头面游风。补虚劳。益气力。

石斛去根二十四两　黄耆炙一两半　丹参微炙二两　牛膝去苗二两　人参一两半　杜仲去粗皮剉炒二两　五味子二两　白茯苓去黑皮二两　枸杞子微炒一升半　山茱萸二两　山芋二两　萆薢微炒二两　防风去叉一两半　天门冬去心焙三两　细辛去苗叶轻炒一两　生姜三两　薏苡仁炒半升

右一十七味。细剉如麻豆。用生绢囊盛。以酒五斗于净瓷器中浸七宿。初温服三合。日三夜一。渐加至六七合一升许。令常有酒气。不至大醉。

吴茱萸丸。治肾中风恶风多汗。面浮肿。腰脊痛。不能正立。面色枯黑。

吴莱萸一分汤浸焙干炒　山茱萸　牛膝去苗酒浸切焙　石斛去根半两　细辛去苗一分　芎䓖　附子炮裂去皮脐各一分　菟丝子酒浸别捣半两　白茯苓去黑皮一分　羌活去芦头　独活去芦头　木香各一分　萆薢半两

右一十三味。捣罗为末。用醇酒半盏。炼蜜半盏拌和。丸如梧桐子大。空心日午临卧。盐汤或盐酒下三十丸。

苏沈良方　四生散。治肾脏风。治眼。治癣。

白附子脚生疮用黑附子　沙苑蒺藜　羌活　黄芪

右等分。皆生。为末。每服二钱。盐酒调下。空腹。猪肾中煨服尤善。

夏德卫生十全方　治肾脏风。攻疰腰脚生疮。

川乌一两去皮尖　草乌一两去皮尖二味以黑豆半升水煮透软日干　天麻　沙苑蒺藜去刺　地龙去土　白附子

右同为细末。酒糊为丸。如梧子大。每服二十丸至三十丸。空心食前。盐汤盐酒送下。

史载之指南方　泽泻汤。治肾风面肿。

泽泻半两　天雄用黑豆一合同煮令熟不用豆刮去皮脐半两　防风一两　枳实　白蒺藜炒忤去刺各半两

右为粗末。每服五钱。水二盏煎至一盏。去滓服。

黄芪汤。治肾风毒足肿。

黄芪炒　蒺藜炒　枳实各一两　赤小豆二两炒　牵牛取粉一两

右为细末。每服二钱。米饮调下。

释继洪澹寮方　皂角煎。治肾脏风毒。应腰脚走注。及下注疮。大便风秘等。

大皂角去皮弦搥碎浸煮去滓炼膏一法只以净皂角末煮膏　石菖蒲洗　章柳根洗　赤小豆　黑豆炒各四两　川乌炮去皮尖　草乌同上各二两　五灵脂半两

右为末。以前皂角膏为圆。每服二十圆。盐酒吞下。

危亦林得效方　威灵仙圆。治肾脏风壅积滞。腰膝沉重。

威灵仙酒洗酒浸七日

右为末。炼蜜圆。梧桐子大。更初服。用温酒下八十圆。平明微利恶物如青脓。即是风毒积滞也。如未动。其夜再服百圆。后吃少粥补之。

胃中风

论

素问　风论篇。胃风之状。颈多汗恶风。食饮不下。膈塞不通。腹善满。失衣则䐜胀。食寒则泄。诊形瘦而腹大。

孙思邈千金要方　新食竟。取风为胃风。其状恶风。颈多汗。膈下塞不通。食饮不下。胀满。形瘦腹大。失衣则愤满。食寒即洞泄。新热食竟。入水自渍及浴者。令人大腹为水病。

圣济总录　论曰。胃风之状。颈多汗恶风。食饮不下。膈塞不通。腹善满。失衣则䐜胀。食寒则泄注。形瘦而腹大。盖胃者、水谷之海。五藏六府之大源。因于食寒失衣。则风邪易感。故其证颈多汗恶风者。以人迎胃脉之所动也。食饮不下、膈塞不通、腹善满者。其经循腹里。其病在中焦也。失衣则膜胀者。重感于风邪。伤肌肉也。食寒则泄者。风寒交伤于胃。故泄注也。形瘦者。精不营也。腹大者。气不通也。

陈无择三因方 胃中风者。人迎与左关上脉并浮而大。六府无中风论。唯胃有中风者。以胃为藏。海纳五味以滋养五藏。虚而中邪风。故其状额多汗。饮食不下。膈塞不通。腹善满。失衣则䐜胀。张口息肩。心下淡淡。食塞（寒）则泄。

杨仁斋直指方 胃中风。胃病根源饮食来。抬肩喘息气难开。口张额汗腹中满。浮诊双关脉大哉。胃中风腹满填（䐜）胀。隔塞不通。张口喘息。额上多汗。孙地仙所谓新食竟。取风为胃风是也。或曰风中诸脏不关诸府。是亦一说。然胃为水谷之海。五脏皆取气于胃。故并存之。

方

圣济总录 **豆蔻丸**。治胃风颈项多汗恶风。饮食不下。膈塞不通。腹善满。失衣则䐜胀。食寒则泄。形瘦而腹大。

肉豆蔻去壳半两 羌活去芦头 防风去叉 桔梗去芦头炒各一分 陈橘皮汤浸去白焙 独活去芦头 薏苡仁 人参 草豆蔻去皮 芎䓖各半两 甘草炙 木香各一分

右一十二味。为细末。炼蜜丸如梧桐子大。每服三十丸至四十丸。米饮下。日三夜一。

胃风汤。治风冷入中。客于肠胃。水谷不化。飧泄注下。腹痛肠鸣。胁肋䐜胀。

人参 赤茯苓去黑皮 芎䓖 桂去粗皮 当归切焙 芍药 白术各一两

右七味。粗捣筛。每服三钱匕。水一盏半。粟米半匙。同煎至一盏。去滓温服。或肠胃湿毒下血。或便如豆汁。皆可服。

厚朴汤。治久风入客肠胃。腹胀泄利。温中。

厚朴去粗皮生姜汁炙 当归切焙 干姜炮 桂去粗皮 赤茯苓去熏皮 白术各二两 人参 桔梗去芦头炒各一两 甘草炙半两

右九味。粗捣筛。每服三钱匕。以水一盏。煎取七分去滓。早晚食前温服。

白术丸。治胃风腹胀。飧泄下痢。

白术 人参 赤茯苓去黑皮各一两半 甘草炙半两 厚朴去粗皮生姜汁炙一两

右五味。捣罗为细末。炼蜜丸如梧桐子大。每服三十丸。米饮下。日四五服。不拘时。

白豆蔻丸。治胃受风冷。腹胀妨闷。不思饮食。

白豆蔻去皮 干姜炮 桂去粗皮 甘草炙各半两 诃黎勒煨去核 人参各三分 厚朴去粗皮生姜汁炙 白术 陈橘皮汤浸去白焙各二两

右九味。捣罗为细末。炼蜜丸如梧桐子大。每服二十丸。生姜枣汤下。日四五服。不拘时。

厚朴煮散。治胃风冷气攻心腹。胀满疼痛。饮食不消。四肢羸瘦。

厚朴去粗皮生姜汁炙 诃黎勒煨去核各一两半 木香 苍术米泔浸一宿切焙 枳壳去瓤麸炒 当归切焙 桔梗去芦头炒各一两 陈橘皮汤浸去白焙二两

右八味。捣罗为散。每服三钱匕。水一盏。枣一枚去核。煎至七分。温服不拘时。

木香丸。治胃风腹痛胀满。食不消化。四肢不和。

木香　槟榔煨剉　赤芍药　枳壳去瓤麸炒各半两　诃黎勒煨去核一两　桂去粗皮半两　陈橘皮汤浸去白一两　吴茱萸汤浸焙干炒一分

右八味。捣罗为细末。炼蜜和捣三百杵。丸如梧桐子大。每服三十丸。粥饮下不拘时。

厚朴陈橘皮汤。治风邪干胃。食物不化。便利完出。病名飧泄。

厚朴去粗皮生姜汁炙半两　陈橘皮汤浸去白焙　甘草炙剉　芎䓖　肉豆蔻去壳　赤茯苓去黑皮　防风去叉　吴茱萸汤洗焙干炒　羌活去芦头各一分

右九味。粗捣筛。每服三钱匕。水一盏。煎至七分。去滓温服。空心食前。

济生拔萃方　胃风汤。治虚风证。能食麻木。牙关急搐。目内蠕瞤。胃中有风。面肿。

香白芷一钱二分　升麻二钱　葛根一钱　苍术一钱　炙甘草一钱半　柴胡三分　蔓荆子一分　羌活三分　黄柏三分　麻黄半钱不去芦　当归身一钱　草豆蔻三分　枣四枚　干生姜三分　藁本三分

右剉如麻子大。分二服。每服水大盏内二盏。煎至一盏。去滓。食后热服。

永乐大典卷之三百四　一东

风　诸风证治七

卒中风

论

太平圣惠方　夫脏腑久虚。气血衰弱。腠理开泄。阴阳不和。真气散失。荣卫虚竭。邪气毒风。从外而入。伤于经络。故名卒中风也。

圣济总录　论曰。内经谓邪风之至。疾如风雨。言邪之速迅如此。卒中风之人。由阴阳不调。府藏久虚。气血衰弱。荣卫乏竭。故风之毒邪。尤易乘间而入。卒致仆倒闷乱。语言謇涩。痰涎壅塞。肢体痱痹。不识人事者。此其证也。

类证用药

卢祖常续易简方论后集　论三生饮。用天南星一两、附子川乌各半两、木香一分。本专治卒中昏不知人。口眼㖞斜。半身不遂。痰涎潮上。咽喉锯声者。盖以贼风中人。有若锋镝之中。既而仆地。昏不知人。其候已重。非感风冒风伤风之比。先哲处方。扬天南星为君。抑附子为臣。川乌为佐。故减其半。木香为使。又尅并焉。此治风抑扬制摄之法在是。硕妄云。主病不问外中风寒详。南星、附子、川乌合为一汤。除搜风豁痰。为用何品。以为驱逐中寒之正药也。昔有武士守边。大雪出帐看视。忽尔中倒。随行医官急灌大剂附子理中汤乃苏。载于方论。偌可为例。何必隔陌强引也。审此。则三生饮不与中寒相关者一。又妄云。主治内伤喜怒。正经固曰。暴怒伤阴。暴喜伤阳。厥气上行。满脉去形。去形之说。并能暴绝也。一以气伤阳。一以气伤阴。其气逆而上行。乃属内因。如何用外因药治之。况喜则气缓。气既缓矣。其能禁受生南星附子川乌等剂。大为疏豁乎。怒则气上。气既奔矣。又将何品启其正气归于元乎。局方气部自有回阳汤。例其汤用益智仁、川乌头炮去皮脐、干姜炮各一两。青皮半两。附子一只。重八钱者。生去皮脐。㕮咀。每服半两。水二大盏。生姜十片。枣三枚。盐少许。煎七分。去滓温服。治丈夫妇人无问老幼。卒暴气中。若气中闭目不语。四肢不收。昏沉者。只与独香汤。南木香不以多少。为细末。用冬瓜子煎汤调下。又无故而瘖者。脉不至。不治自已。谓之风可乎。人有重身九月而瘖。产讫即语。又谓之风可乎。审此。则三生饮主治不与喜怒相关者二。又妄云。或六脉沉伏。或指下浮盛。悉宜服之。夫此二脉。正有阴中阳中之分。正经谓之寒中热中是也。若脉见沉急。颜青脸白。如懈如怠。此为寒中。治法则有天雄附子。例三建汤、星附汤之类是也。脉见浮涩而急。颧赤脸赤者。如醉如怒。此为热中。治法则有防风独活。例大小省风汤、紫豆汤之类是也。审此。则三生饮主治不与寒中热中双关者三。又妄云。气虚眩晕。悉有神功。然病人气虚致于眩晕。气虚甚矣。傥经南星川乌生附。一豁一耗。性命安在。审此。则三生饮不与气虚眩晕双关者四。硕之轻视人命。大概若是。志宁无所删修。其他可见。至于证后埋头又曰。但口开手撒。眼合遗尿。声如鼾睡者。并难治疗。若此立说。则五证中凡见一证。遽皆不治。此其可哉。按经言之。身虚急卒中。至五脏闭绝。脉道不通。气不往来。譬如堕溺。不可与期。何则。口开者。心气闭绝也。手撒者。脾气闭绝也。眼合者。肝气闭绝也。遗尿者。肾气闭绝也。鼻鼾者。肺气闭绝也。备此五者。始不可治。若见其一。犹当审余证详余脉。以施救疗。盖以初中眼合者多。痰上鼻鼾者亦多。惟遗尿口开二证俱见为恶。心为五脏之君主。肾为一身之根本。诚不可闭绝也。或谓硕莫以此药可主治外感风寒乎。若曰外感风寒。施此驶剂。是犹统大军捕窃盗。盗未就擒。已先耗库廪、扰民庶。盖见其不识病之浅深、药之轻重也。志宁于硕此第一方后。首立一段俚语。以为新人之耳目。喜人之听信云。风中脉。则口眼㖞。中府。则肢体废。中藏。则性命危。继云。凡中府。脉浮而数。宜以星附汤热服。汗出立差。未见其效为如何。且是动辄发汗。兼亦未晓此汤于初中时投。还于风苏后肢体废而投也。苏后投之。而星附汤一汗而差。其奇效如此。古人各多载其方。俱不载其奇。幸见于今日。然欤否欤。愚窃详中风一疾。诚为可畏。诸书皆号为百病长。人多不谨而中之。僵仆倒地、风性卒也。痰涎潮鸣、风性激也。手足搐掣、风性动也。牙关噤闭、风性紧也。头脊反张、风性急也。精神昏迷、风性毒也。其有上项病证一时蜂起。极为困笃。仓猝之间。药不可入。也多传以苏合香圆擦启牙关。或以生半夏、皂角为末。吹入鼻窍。或灌以陈霜梅汁。酸收其痰。或灌以真麻油调麝香。疏通其气。又有主多用麝香。煎五枳散。为之兼行要药者。倘或不然。殆见风气益增壅郁。秘文有肝木达而风气散之玄旨在是。更详。志宁云汗出立差之说。亦未可听。考之轩帝正经风论。分别肝心脾肺肾五藏风证。皆云有汗。大肠、小肠、膀胱、三焦与胆五府。皆无中风之证。惟胃之一府有之。其证亦颈多汗。又安敢轻用发汗。求其立差。愚已详著于拟进太平惠民和剂类例之中矣。志宁于方尾复云。今人见中风昏塞。杂进至宝丹、灵宝丹。殊不知阳证可用至宝。阴证可用灵宝。言之亦曰有识。细考二丹用药叙证。无非为热极生风而制也。未见其明分阴证阳证用。志宁既闻有阴证阳证之分。何不与硕分六脉沉伏、与或指下浮盛。别其阴阳。却例主星附汤。发其汗立差也。愚老矣。经事久。多闻多见。至宝、灵宝。可长于省风。而不长于起废。莫若大圣一粒金丹、秘传金汞灵丹之兼功也。其口眼㖞斜者。乃是邪气中人。邪气反缓。正气反急。正气引邪。故为㖞僻。宜以蓖麻研膏。涂于手心。置银盂于蓖麻上。注以热汤。口眼即正。洗去蓖麻。右㖞左引。左㖞右引。却不可不知。有若妇人新产中风。名曰蓐风。宜以荆芥一味。新瓦上焙干为末。温酒或豆淋酒调服。甚而角弓反张。亦能作效。古人秘惜其方。尚名为举卿古拜散。盖举卿荆字。古拜芥字。妙可见矣。因併著之。吁。去圣愈远。大道将坠。世医类以易简为师。俚语为友。凡见手足有患。咸指为风。闻见其循。不救者众。未易枚举。昨何侍郎有女适夫。夫既早世矣。女患十指拳挛。掌垂莫举。肤体疮疡粟粟然。汤剂杂进。饮食顿减。几于半载。愚适与诊之。则非风也。乃忧愁悲哀所致尔。众嗤其为臆度。愚举秘文明之曰。神伤于思虑。则肉脱。意伤于忧愁。则支废。魂伤于悲哀。则筋挛。魄伤于喜乐。则皮槁。志伤于盛怒。则腰脊难以俛仰。今之证。支废而筋挛。病属内。非因外也。于是料内因药。仍以鹿角胶辈。多用麝香熬膏。贴痿垂处。渐而掌能举。指能伸。又一贵人为台官。臂痛牵紧。多曰风成。或曰饮注。愚诊其脉。濡而来及反急。明其为湿。以苍术附子各等分。木香四分之一。姜煎帛盖。屋上露星一宿。次日重汤暖服之。数日奏功。而其病果因庐墓受湿而得。又一贵人。右臂肿垂。莫能运举。诸医环议。因作风治。亦将旬矣。愚诊讫。对众曰。三十六风、二十四风。悉无肿证。乃湿耳。坐中有后辈。强聒曰。湿何能肿重而拘挛也。徐悟之曰。正经云。因于湿有如裹。湿热不攘。大经緛短。小筋弛长。緛短如拘。弛长为痿。故使之然。中有医僧。欣然起曰。老先生博识远。愿请教。合用何剂。愚云。不必好异。只局方防己黄芪汤足矣。僧大喜。忽治两剂併滓为三进之。夜半小便一行。次早贴然如故。又吾乡高府一子弟。忽患两足拳挛连腰。疼楚彻骨。脉弦紧盛。此证两感。寒多于风。只投百一选方养肾散遂应。又一贵人。乙未岁。省闱出院。患右臂一边肿重不举尤甚。实斋王先生转诊视。既肿且重。脉反缓濡。亦脾经中湿。供汉附汤。其门下有一武人姓李。媚灶自是。执为风治。进蜈蚣等药。不与病对。竟莫能起。此等蛇虺之徒。养之于平时。賤之于缓急。何济吾事。医术尝试之术也。生平更历。如此类者甚众。始摭其略言之。不幸而有疾者。勿以先入为主。

陈自明管见良方　卒中风证治。若卒中邪风。一时僵仆。不省人事。仓促之间无医可问。或见理未明。虚实冷热难辨。疑似之间。可首以真麝香肉研细。麻油调三钱重。令稀薄。得所服之。口噤者撷开灌服。若一时未办。宜先以苏合香圆半两。姜汤调灌。或兼以青州白圆子研细。入生姜自然汁少许调匀。灌服尤佳。或煎谷神嘉禾散灌服。亦有奇效。近时庸医不晓古意。以为脾胃之药与风与气甚不相干。便有此等谬论。眩惑众听。殊不知卒中之由。多因饮食中大怒而得之。夫脾好歌声。故饮宴中置歌舞以悦脾也。盖怒剧伤肝。肝不受邪。移气克于脾土。又风喜伤肝。肝移气凌脾。脾主四肢。况涎乃脾之液。所以风中之人多有呕吐涎沫。涎潮昏塞。不省人事。四肢偏废。用嘉禾散收效者此意也。近代亦有用麝香煎、五积散。间有获效。况五积散亦是太阴脾经之药。然其性差热疾。证未分不可多服。如参苏饮、星香饮、三倍汤、分心气饮加防煎皆可与服。此予家三世取效方也。卒中涎潮昏塞证治。若中风卒暴不知。涎声上下相引如曳锯。此由饮啖无度。气血闭塞。停留胃中。与风相搏。内化成痰。若投以诸汤。盖气闭涎膈而卒不得下。急当吐之。使快为度。然后随证用药。虽初虞世有金虎、碧霞之戒。且如卒暴涎生。声如引锯。牙关紧急。气闭不行。汤药不能入。命在须臾。执无吐法可乎。但不当用银粉等药。则坏人四肢。尝原古人之论。病在上膈当吐之。瓜蒂之类是也。宜孙兆稀涎散。许学士胜金圆。皆可用也。

王璆百一选方　治卒暴中风。未可服它药。先以麝香煎、五积散灌之。甚妙。候醒。随证治之。苏训直、李元特郎中皆云。新武义唐丞季润名灌云。切记。风中人不可便服风药。气中人不可便服气药。或觉有此证候。急用真好麝香三钱。乳钵内研。令极细。以真清麻油。不拘多少。瑞竹堂方用真香油二三两。调令稀薄。可饮为度。即令患人一服。顿尽。须辨菜子油不可用。药少即见效迟。如牙关紧。即撬开灌入。候少苏省。然后服紫汤。其方用川独活。刷洗去沙土。薄片切。以豆淋酒煎浓汁服之。累服至一二斤无害。服此二药永无手足偏废、语言謇涩之患。后见得是中风。只服小续命汤之类。见得是中气。只须服匀气药。自然无事也。渠作汉东教官。得之太守张少卫名玠。云屡试有效。季润亦以治数人矣。云麻油麝香又胜麝香煎、五积散。

方

孙思邈千金要方　**芎䓖汤**。治卒中风。四肢不仁。善笑不息。

芎䓖一两半　黄芩　石膏一方用黄连　当归　秦艽　麻黄　桂心各一两　杏仁二十一枚　干姜　甘草各一两

右十味㕮咀。以水九升。煮取三升。分三服。

秦艽散。治风无久新。卒得不知人。四肢不仁。一身尽痛。偏枯不随。不能屈伸。洗洗寒热。头目眩倒。或口面㖞僻。

秦艽　干姜　桔梗　附子各一两　天雄　当归　天门冬　人参　白术　蜀椒各三十铢　乌头　细辛各十八铢　甘草　白芷　山茱萸　麻黄　前胡　防风　五味子各半两

右十九味治下筛。酒服方寸匕。日三。若老人少服之。胡洽无天门冬前胡有莽草桂心防己萆薢白蔹黄芪为二十三味。

小续命汤。治卒中风欲死。身体缓急。口目不正。舌强不能语。奄奄忽忽。神情闷乱。诸风服之皆验。不令人虚方。医垒元戎。治中风脉紧缓或浮缓。

麻黄　防己崔氏外台不用防己　人参　黄芩　桂心　甘草　芍药　芎䓖　杏仁各一两　附子一枚　防风一两半　生姜五两　按医垒元戎。麻黄、桂心、芍药、甘草、生姜各五两。余药各一两。

右十二味㕮咀。以水一斗二升。先煮麻黄三沸。去沫。内诸药。煮取三升。分三服。甚良。不差。更合三四剂必佳。取汁随人风轻重虚实也。有人脚弱。服此方至六七剂得差。有风疹家天阴节变辄合服之。可以防瘖。一本云。恍惚者加茯神远志。如骨节烦疼本有热者。去附子。倍芍药。（济生方加秦艽。）小品千金翼同。深师古今录验有白术不用杏仁救急无芎䓖杏仁止十味延年无防风

按王焘外台秘要方引作崔氏小续命汤。无防己。注云。出小品。余昔任户部员外。忽婴风疹。便服此汤。三年之中凡得四十六剂。风疾迄今不发。余曾任殿中少监。以此状说向名医。咸云。此方为诸汤之最要。许叔微普济本事方曰。若骨节烦痛有热者。去附子。倍芍药。精神恍惚者。加茯苓远志各一两。烦心多惊者。加犀角半两。骨间冷痛者。倍用桂附。呕逆腹胀者。倍人参。加半夏一两。躁闷大便涩者。去附子。倍芍药。入竹汤一合煎。若脏寒下利者。去防己黄芩。倍附子合前成一两。加白术一两。　陈自明管见良方曰。小续命汤治卒暴中风。不省人事。渐觉半身不遂。口眼㖞斜。手足颤掉。语言謇涩。肢体麻痹。神志昏乱。头目眩重。痰涎并多。筋脉拘挛不能屈伸。骨节烦疼不能转侧。及治诸风。服之皆验。又治痓病。角弓反张。摇头马鸣。历节痛风。小儿急慢惊风。又治脚气缓弱。久服得差。久病风人。每遇天色阴晦。节候变更。更宜预服之。以防瘖哑。然此药四时自有加减。如有汗者。去麻黄。减杏仁一半。加干葛。若有热者。倍黄芩。去附子。减桂一半。仆依此加减疗疾。累用有效。许太学云。凡治瘫痪一切风疾。如排风、续命、竹沥等汤不能作效。大概此疾积袭之久。非一日得之。须是大剂合三五料服。吃得汗出如药香。方见效也。今人服三五服而责无效。其责医也亦速耳。孟子曰。七年之病。求三年之艾是也。多见病家无主。病者亲故问病。各立一说。各授一方。皆谓经效。不待医者商议可服不可服。即便投之。倏焉至祸。各自走散。又有正在病中。请得医来。诊视未定。各逞己能。众议纷纷。使人疑惑不知孰是。犹豫不决。遂致困笃。古人云。贫无达士将金赠。病有闲人说药方是也。莫若参以外证。确意依方服药。毋信浮言。以贻后悔。　刘守真病机气宜保命集曰。凡中风。不审六经之加减。虽治之不能去其邪也。内经云。开则淅然寒。闭则热而闷。知暴中风邪。宜先以加减续命汤。随证治之。中风无汗恶寒。麻黄续命主之。麻黄、防风、杏仁依本方添加一倍。宜针太阳至阴出血。昆仑举跻。中风有汗恶风。桂枝续命主之。桂枝、芍药、杏仁依本方添加一倍。宜针风府。以上二证。皆太阳经中风也。中风无汗。身热不恶寒。白虎续命主之。石膏、知母一料中各加二两。中风有汗。身热不恶风。葛根续命主之。葛根二两、桂枝、黄芩依本方加一倍。宜针陷谷、刺历兑。针陷谷者。去阳明之贼。刺历兑者。泻阳明经之实也。中风无汗身凉。附子续命主之。附子加一倍。干姜加一两。甘草加三两。宜刺隐白穴。去太阴之贼也。此一证。太阴经中风也。中风有汗无热。桂枝续命主之。桂枝、附子、甘草依本方加一倍。宜针太溪。此证少阴经中风也。中风六证混淆。系之于少阳、厥阴。或肢节挛痛。或麻木不仁。宜羌活连翘续命主之。小续命八两。加羌活四两、连翘六两。古之续命混淆。无六经之别。今各分经治疗。又分经针刺法。厥阴之井大敦。刺以通其经。少阳之经绝骨。灸以引其热。是针灸同象法。治之大体也。

张洁古家珍曰。治八风五痹痿厥等疾。以一岁为总。六经为别。春夏加石膏、知母、黄芩。秋冬加桂、附、芍药。六经细分加减。李仲南永类钤方曰。简易集加减。恍惚加茯神、远志。骨节烦疼本有热。去附子。倍芍药。烦燥大便涩本有热。去附子、倍白芍、加竹沥。脏寒大便利本有寒。去黄芩、倍附子、加白术。骨间冷痛。加桂附。烦多惊。加犀角。呕逆腹胀。倍人参、加半夏。大便秘膈不快。加枳实、大黄。气不通加沉香。有痰加南星。失音加杏仁。烦渴。麦门冬、干葛。身疼加秦艽。浮肿喘急。加防风。春加麻黄一两。夏加黄芩三分。秋加当归四两。冬加附子半两。延年方无防风。自汗去麻黄。此方出仲景左方。桂枝麻黄各半汤加防风。是防风为君。去麻黄似失立方本意矣。此方古今治风良方。喜发汗亡血偏枯者。又宜养血。更兼通气药兼服。如前顺气散。必成功矣。又此方以防风为君。延年去防风。恐无义理。　危亦林得效方曰。筋急拘挛。语迟脉弦。加薏苡仁。治筋急。加人参、黄芩、芍药。以避中寒。服后稍轻。再加当归全愈。脚气痹弱。不能转侧。心神恍惚。加茯神、远志。骨节烦疼有热者。去附子。倍加芍药。烦躁大便涩。去附子、倍芍药、加竹沥。脏寒大便自利。去黄芩、加白术、附子。骨肉冷痛。加肉桂附子。烦躁多惊者。加犀角。呕逆腹胀。人参、半夏。自汗。去麻黄。语言謇涩。手足颤掉。石菖蒲、竹沥。大便秘。胸中不快。枳壳、大黄。气塞不通。沉香。有痰。南星数片。发渴。麦门冬、干葛、瓜根。身疼。秦艽。上气、浮肿、喘急。防风、桑白皮。以上所加各一两。小儿慢惊。煎取药汁一盏。入生煎汁再煎一二沸。日三服。夜二服。夏间又有热者。减桂一半。春加麻黄一两。夏加黄芩一两。秋加当归四两。冬加附子半两。风虚。加川芎一两。一方。加木香、缩砂、独活各一两、川乌炮三分。亦效。牙关紧。用南星末半钱、龙脑一字。频擦牙上令热。即自开。

王焘外台秘要方　续命汤。太府梁卿得效

麻黄去节　茯神　生姜各三两　附子炮　防己　甘草炙各一两半　芎䓖　细辛　白鲜皮　杏仁去皮尖两仁碎　人参　羌活　桂心各三两

右十三味切。以水八升煮取二升八合。去滓。分三服。相去八九里许。覆取汗。可服三剂。间五日一进。慎如药法。本方云。间五日一进。若老弱虚羸。非间十日以上。不可频服。忌猪肉冷水海藻菘菜生葱生菜大酢。出崔氏方第十卷中

小续命汤。古今录验治卒中风欲死。身体缓急。目不停。舌强不能语。诸中风服之皆验。不令人虚方。

大附子一枚炮　芍药一两　生姜五两　芎䓖一两　甘草一两炙　麻黄三两去节　白术一两　木防己一两　防风六分　黄芩一两　桂心一两　人参一两

右十二味㕮咀。以水一斗三升煮取三升。分三服。甚良。大善。可作三四剂必佳。忌猪肉海藻桃李生葱菘菜。出第十四卷中

太平圣惠方　独活散。治卒中风。忽倒闷绝。口噤不语。气厥不识人。闭目不开。针灸不知痛处。

独活一两　防风一两去芦头　桂心一两　汉防己半两　白术半两　麻黄一两去根筋　人参半两去芦头　羚羊角屑半两　细辛半两　茵芋半两　附子一两炮裂去皮脐　秦艽半两去苗　甘草半两炙微赤剉

右件药。捣粗罗为散。每服四钱。以水一中盏。入生姜半分。煎至五分。去滓。入竹沥一合。更煎三二沸。不计时候。温服。

杏仁散。治卒中风。言语謇涩。肢体不仁。

杏仁一两汤浸去皮尖双仁麸炒微黄　麻黄一两去根节　芎䓖一两　独活三分　当归三分剉微炒　附子一两炮裂去皮脐　桂心半两　秦艽一两去苗　干姜半两炮裂剉

右件药。捣粗罗为散。每服四钱。以水一中盏。煎至六分。去滓。不计时候。温服。

桂心散。治卒中风。半身不遂。舌强难言。

桂心一两　独活三分　葛根一两剉　防风三分去芦头　当归三分剉微炒　赤芍药三分　附子半

两炮裂去皮脐　半夏三分汤洗七遍去滑　甘草三分炙微赤

右件药。捣粗罗为散。每服三钱。以水一中盏。入生姜半分。煎至六分。去滓。不计时候。温服。

天麻散。治卒中风仆倒。不识人。口角㖞斜。

天麻半两　骐驎竭半两　白僵蚕半两微炒　干蝎半两微炒　防风半两去芦头　犀角屑半两　麻黄一两去根节　牛黄一分细研　麝香一分细研

右件药。捣细罗为散。入研了药令匀。每服。不计时候。以温酒调下一钱。

虎掌圆。治因沐浴。卒中风不语。喉中如拽锯声。

虎掌一两汤洗七遍微炒　牛黄半两细研　天南星一两炮制　板蓝根二两　用乌头一两炮裂去皮脐　白僵蚕一两微炒　雄黄一两细研　桂心一两　白附子一两炮制　大豆色卷一两炒熟　麝香一分细研　龙脑一分细研

右件药。捣罗为末。入研了药。都研令匀。炼蜜和捣五七百杵。圆如梧桐子大。每服。不计时候。以热酒研下五圆。

乌头圆。治卒中风四肢麻痹。缓弱不能行。

川乌头一两炮裂去皮脐　天麻三分　干姜三分炮裂剉　乳香三分细研　天竹黄三分细研　防风三分去芦头　蝎尾三分微炒　麻黄一两去根节　白鲜皮三分　地龙三分微晒干　独活三分　海桐皮三分剉　自然铜一两作一块者大火中煨令赤投醽醋中此如二七偏细研

右件药。捣罗为末。入研了药。都研令匀。炼蜜和捣三五百杵。圆如梧桐子大。每服。不计时候。以温酒下三十圆。

白垩圆。治卒中风。语涩多涎。

白垩二两　鹿角霜二两　天南星一两炮裂　羌活一两　附子一两炮去皮脐　川乌头一两炮裂去皮脐　天麻一两　蛤粉三两　白附子一两炮裂　白僵蚕一两微炒　龙脑一分细研　麝香半两细研

右件药。捣罗为末。入研了药。都研令匀。用糯米饭。和捣三二百杵。圆如鸡头实大。每服。不计时候。以温酒研下一圆。

龙脑圆。治卒中风。心神烦闷。肢节拘急。疼痛。

白龙脑一分细研　朱砂半两细研　琥珀半两细研　牛黄一分细研　雄黄半两细研　附子三分炮裂去皮脐　天麻一两　白僵蚕一两微炒　麝香一分细研　安息香一两用酒半升煎成膏　玳瑁三分细镑

右件药。捣罗为末。入研了药。都研令匀。用安息香膏。和捣三二百杵。圆如梧桐子大。每服。不计时候。以温酒下七圆。

治卒中风。仆倒不知人事方。

乌鸡粪一分　黑豆一合炒熟　马牙硝一分　龙胆一分去芦头

右件药。先将鸡粪。取黑豆同炒令熟。次入龙胆并消。以酒一中盏。煎至六分。去滓。不计时候。温服。

治卒中风。昏愦若醉。痰涎壅盛。四肢不收方。

右用砒霜。如绿豆大。细研。以新汲水调下。少用热水。投得大吐即愈。如未吐再服。

和剂局方　小续命汤。治卒暴中风，不省人事，渐觉半身不遂，口眼㖞斜，手足战掉，语言謇涩，肢体麻痹，神情气乱，头目眩重，痰涎并多，筋脉拘挛，不能屈伸，骨节烦疼，不得转侧，及治诸风，服之皆验。若治脚气缓弱，久服得差。久病风人，每遇天色阴晦，节候变更，宜预服之，以防喑症。

防己　肉桂去粗皮　黄芩　杏仁去皮、尖、炒黄　芍药白者　甘草爁　芎䓖　麻黄去根、节　人参去芦各一两　防风去芦一两半　附子炮，去皮、脐半两

右除附子、杏仁外，捣为粗末，后入二味令匀。每服三钱，水一盏半，生姜五片，煎取一盏，去滓，稍热服。食前，加枣一枚尤好。

铁弹圆。治卒暴中风，神志昏愦，牙关紧急，目睛直视，手足瘈疭，口面㖞斜，涎潮语塞，筋挛骨痛，瘫痪偏枯，或麻木不仁，或瘙痒无常，应是风疾及打扑伤损，肢节疼痛皆治之。通经络，活血脉。

乳香别研　没药别研各一两　川乌头炮，去皮、尖、脐，为末一两半　麝香细研一钱　五灵脂酒浸，淘去沙石，晒干四两为末

右先将乳香、没药于阴凉处细研，次入麝香，次入药末再研，滴水和药，如弹子大。每服一丸，薄荷酒磨化下，食后、临卧服。

省风汤。治卒急中风，口噤全不能言，口眼㖞斜，筋脉挛急，抽挛疼痛，风盛痰实，旋晕僵仆，头目眩重，胸膈烦满，左瘫右痪，手足麻痹，骨节烦疼，步履艰辛，恍惚不定，神志昏愦。应一切风证可预服之。

防风去芦　南星生用各四两　半夏白好者水浸洗，生用　黄芩去粗皮　甘草生用各二两

右㕮咀，每服四大钱，用水二大盏，生姜十片，煎至一中盏，去滓，温服，不拘时候。

三生饮。治卒中，昏不知人，口眼㖞斜，半身不遂，咽喉作声，痰气上壅。无问外感风寒，内伤喜怒，或六脉沉伏，或指下浮盛，并宜服之。兼治痰厥、气厥，及气虚眩晕，大有神效。

南星生用一两　木香一分　川乌生，去皮　附子生，去皮各半两

右㕮咀，每服半两，水二大盏，姜十五片，煎至八分，去滓，温服，不拘时候。

圣济总录　牛黄丸。治卒中风暗风旋运。痰厥头痛。胸膈涎壅。言语謇涩等疾。

牛黄研一钱　乌头炮令开拆去皮脐一两　粉霜研半两　半夏汤洗七遍焙干一分　麝香研一钱　丹砂研细一分

右六味。捣研和令匀。生姜自然汁。旋抄入臼内。同前药杵和为丸。如梧桐子大。每服一丸。研薄荷自然汁少许。和温酒下。疾甚者。每服三丸。研灌之。

白僵蚕丸。治卒中风。

白僵蚕炒　白附子炮　天南星炮　桑螵蛸中劈破炒　藿香叶　干蝎去土酒炒　天麻　乌蛇酒浸去皮骨炙　麝香别研各一分　天雄炮裂去脐皮一枚

右一十味。先将九味捣。入麝香再拌令匀。用糯米粥。研如糊为丸。如大麻粒。别以腻粉为衣。每服酒下七丸至十丸。日二夜一。

神灵散。治卒中风涎潮。

粉霜一两白面少许滴水和作饼子炙令黄色为度　丹砂研一钱　蓬砂研一钱　牛黄研半钱　龙脑一字细研

右五味。同研匀细。每服一字匕。煎陈粟米饮调下。

救急稀涎散。治卒中风。昏昏若醉。心神瞀闷。四肢不收。或倒仆不省。或口角似斜。微有涎出。斯须不治。便致殒绝。此由风涎潮于上膈。痹气不通。

皂荚如猪牙肥实不蚛者削去黑皮四挺　白矾一两通莹者

右二味。为细末。再研极细为散。如有患者。可服半钱。重者三字匕。温水调灌下。不大呕吐。只有微涎稀冷而出。或一升二升。当时省觉。次缓而调治。不可便大攻之。过则伤人。

天麻丸。治卒中风诸风。

天麻一分　蝎梢一分炒　天南星生去脐　白僵蚕炒　白附子炮　乌蛇酒浸去皮骨炙各半两　丹砂别研　麝香各一分别研

右八味。捣研为细末。炼蜜和剂。丸如鸡头大。每服一丸嚼破。茶酒任下。如牙关紧急。用少许揩牙即开。

白丸子。治卒中风口眼㖞斜。手足不遂。

天南星　半夏各半两　白僵蚕　干蝎去土　胡粉　腻粉　麝香各一分研

右七味。并生用。捣研如粉。用糯米粥和剂。丸如绿豆大。每服二丸至三丸。嚼破。温酒下。荆芥薄荷汤下亦得。如中风口噤。研化灌服之。

夺命散。治中风卒倒。不省人事。口面㖞斜。失音不语。但吐涎沫。或口噤不开。目瞑垂死。一切风疾。

黑豆一合　乌鸡粪　马牙硝研　龙胆去芦头剉碎各一分

右四味先将鸡粪及豆同炒熟。次入龙胆马牙硝拌匀。以酒三盏煎二盏去滓。分三服。不拘时温服。

天麻丸。治丈夫妇人卒中恶风。热涎潮壅。手足麻痹。齿噤不开。语言不得。或暴风搏于腠理。浑身壮热。头目昏眩。心躁烦热。及小儿急慢惊风等疾。

天麻　地榆　木香　防风去叉　乌头去皮生用　丁香各半两　丹砂二钱研　麝香研　龙脑研　牛黄各一钱半研　自然铜半两火煅红以米醋浸又煅凡十余次水洗去灰研

右一十一味。除丹砂自然铜麝香龙脑牛黄别研外。六味焙干。捣罗为细末。同前药拌匀。炼蜜和丸。捣治得所。新瓦合盛贮。旋丸。大人如樱桃大。小儿如豆大。加减每服一丸。日午晚后。用薄荷熟水嚼下。

芎䓖汤。治卒中风。四肢不仁。

芎䓖一两半　黄芩去黑心一两　干姜炮一两　当归切焙一两半　桂去粗皮二两　杏仁去皮尖双仁炒三分　秦艽去苗土一两　甘草炙剉一两　黄连去须一两　麻黄去节煎掠去沫焙干一两

右一十味。粗捣筛。每服五钱匕。水一盏半。煎取八分。去滓温服。日三夜二。

返魂丹。治卒中风精神闷绝。及中恶不省人事。

玳瑁镑　丹砂别研　雄黄作皂子大醋煮三复时各半两　白芥子一分

右四味。同研极细。瓷器中熔安息香。和丸绿豆大。若重五日丸之益妙。此丹兼治一切风卒中风不语。状如中恶。或因上厕得恶风倒仆。或暴卒者。若不是暑月。或经宿未致臭败者。以丹二丸。木尺斡开口。令人扶起头。热醋汤灌下。此丹入口后。以手轻轻椎拍亡人背上至项。但得此丹入口过咽喉。良久气来。即眼开。十可救八九。返还再活。凡常中风。但以酒下二丸。至重者十丸立差。小儿热毒风。小便下二丸。

青金丸。治卒中风涎潮。精神昏塞。

半夏生姜水洗七遍焙干取末三钱　滑石三钱研　腻粉一分研　水银铅结作沙子皂荚子大研　续随子一百粒去壳研　青黛二钱研　龙脑一钱研　麝香一钱研

右八味。研匀。滴水和丸。如豌豆大。煎葱白汤化下五丸至七丸。

救生散。治卒中风。

白矾　半夏汤洗去滑焙　天南星三味等分生用

右三味。为细散。每服以好酒一盏。药末二钱匕。生姜三片。煎七分通温灌之。当吐涎。扶令正坐。经一复时。不得令卧。如卧则涎难出。良久再依法煎药一钱。后常服只半钱。

山栀子丸。治卒中风。

山栀子去皮　山茱萸　地榆洗剉　桔梗炒　细辛去苗叶炒　羌活去芦头　独活去芦头　麻黄去节煎掠去沫焙　甘草炙剉　鹿茸酒浸炙去毛　虎骨涂酥炙令黄色　紫菀去苗土　白芷微炒　藁本去苗土　红蓝花微炒　防风去叉　乌蛇酒浸去皮骨炙　桂去粗皮各半两　胡椒　干姜炮各一分

右二十味。捣罗为末。一半为散。余炼蜜和丸。如梧桐子大。不论破伤风、急风、慢风，摊缓风、洗头沐浴中风、口眼㖞斜、及妊娠产后风。并得服之。所患深重日久。以生姜薄荷荆芥酒内。调下散半钱。下药三丸至五丸立效。甚者豆淋薄荷酒调散半钱至二钱匕。下七丸至十丸。日三夜一。

金虎丹。治卒中风。涎潮发搐。

天竺黄末　雄黄研水飞　白矾研各二两　丹砂研水飞　天雄炮裂去皮脐　腻粉研各一两　龙脑半钱研　牛黄一分研

右八味。为细末。炼蜜和得所。秤一两二钱。为十丸。大人中风用药一丸。入腻粉少许。新汲水化下。常服每丸分四服。小儿分八服。新汲水化下。

簟竹沥饮方。治卒中风倒闷。口噤不语。昏不知人。针灸不知痛处。

簟竹沥五合　防风去叉　甘草炙　桂去粗皮各一两　防己　麻黄去根节　白术　人参　黄芩去黑心　细辛去苗叶　茵芋　秦艽去土　附子炮裂去皮脐各一两　生姜三两切焙干

右一十四味。除竹沥外。剉如麻豆。每服五钱匕。水一盏半。竹沥一合同煎至一盏。去滓温服不拘时。

防风汤。治卒中恶风。口噤不能言。肢体缓软。心神恍惚。

防风去叉　赤芍药　独活去芦头　黄芩去黑心　枸杞根　芎藭　防己　白术　乌头炮裂去皮脐　甘草炙剉　茵芋各二两　麻黄去根节　生姜切焙各三两　细辛去苗叶　桂去粗皮　白茯苓去黑皮各一两

右一十六味。剉如麻豆。每服三钱匕。水一盏。研石膏一钱匕。同煎至七分。去滓温服。不拘时。

羌活汤。治卒中风闷乱。语言謇涩。牙关紧急。

羌活去芦头　桑根白皮　麻黄去根节　天雄炮裂去皮脐　当归切焙各二两　桂去粗皮　旋覆花微炒　远志去心各一两　大腹皮剉　甘草炙剉　芎藭　威灵仙去苗土　枳壳去瓤麸炒　菖蒲各一两半　杏仁汤浸去皮尖双仁炒二十一枚

右一十五味。剉如麻豆。每服五钱匕。水一盏半。入生姜三片。煎至八分。去滓温服。不拘时。

透罗丸。治卒中风。忽然仆倒闷乱。言语謇涩。痰涎壅塞。

水银用炼净者黑锡一分结为沙子　粉霜　干蝎全者炒各一分　天南星半分生用　腻粉一钱　龙脑麝香各半钱

右七味。先杵天南星干蝎细罗了。同前五味。入乳钵细研。入石脑油和丸。如梧桐子大。每服三丸。温薄荷水化下。大段即加二丸。小儿十岁以上。两丸一丸。临时相度虚实与吃。

阿胶丸。治府藏久虚。气血衰弱。卒中风邪。及摊缓等疾。

阿胶炙令燥　蝉壳去土　犀角屑各半两　麝香三钱　白花蛇酒浸去皮骨炙三分　桂去粗皮半两　白鲜皮　白僵蚕炒　天南星炮　半夏酒浸三日汤洗麸炒　天麻　桔梗炒　黄耆炒　当归切焙　羌活去芦头　虎头骨酥炙　海桐皮剉　白芷　白茯苓去黑皮　附子炮裂去皮脐　防风去叉　芎䓖　麻黄去根节各一两　干蝎去尾用糯米炒四十二枚　人参　没药各半两　木香一两　羚羊角屑半两　干姜炮四钱半　乌蛇酒浸去皮骨炙三分

右三十味。细剉焙干。捣罗为末。炼蜜为丸。如弹子大。每服一丸。生姜酒嚼下。中风甚者。拗开口。或先以药嚏。后化药灌下一丸。立省。

牛黄丸。治卒中风仆倒闷乱。语言謇涩。涎痰壅盛。

牛黄研　芦荟　天竺黄研　血竭研　没药研　丹砂研　续随子　皂荚灰各半两　丁香　木香　干蝎去土炒　粉霜　雄黄研　甘遂炮各一分　麝香研二钱　肉豆蔻去皮二枚　槟榔剉二颗　龙脑研一字

右一十八味。捣研为末。每抄药末四钱。入轻粉三钱。再研匀。面糊为丸。如黍米大。每服五丸。金银薄荷汤下。随大小加减。一方、添天麻一两。酒浸炙为末。研匀丸如小弹子大。凡中风用冷水化下一丸立效。些小风气。每服半丸。小儿惊风。一丸分作六服。并用冷水化下。

许叔微普济本事方　救急稀涎散。治中风忽然昏若醉。形体昏闷。四肢不收。风涎潮于上膈。气闭不通。

猪牙皂角四挺肥实不蠹者去黑皮　晋矾光明者一两

右细末研匀。轻者半钱。重者三字匕。温水调灌下。不大呕吐。但微微冷涎出一二升便得醒。醒次缓而调治。不可便大段。亦恐过伤人。孙兆方。

胜金圆。治中风同前证。

猪牙皂角一两搥碎水一升同生薄荷一处捣取汁慢火熬成膏　生薄荷半斤　瓜蒂末一两　藜芦末一两　朱砂半两

右将朱砂末一分。与二味末研匀。用膏子搜和圆如龙眼大。以余朱为衣。温酒化一圆。甚者二圆。以吐为度。得吐即醒。不醒者不可治。必用方论中风无吐法。引金虎碧霞为戒。且如卒暴涎生。声如引锯。牙关紧急。气闭不行。汤药不能入。命在须臾。执以无吐法。可乎。但不当用银粉药。恐损脾坏人四肢尔。予每用此二方。每每有验。

杨倓家藏方　天仙膏。治男子妇人卒暴中风。口眼㖞斜。

天南星一枚　白及一钱　草乌头一枚　白僵蚕七枚

右件并为细末。用生鳝鱼血调傅㖞处。觉正使用温水洗去。却服后凉药天麻圆。

天麻圆。

天麻二钱半去苗　栝楼根　郁金　防风去芦头　马牙硝　天竺黄　甘草炙以上六味各一钱　黑参半钱　川乌头炮去皮脐尖半枚

右件为细末。入麝香、脑子少许。炼蜜为圆。每一两作一十圆。每服一圆。细嚼。煎紫苏汤下。食后。

天南星膏。治暴中风。口眼㖞斜。

天南星不拘多少。为细末。生姜自然汁调。摊纸上贴之。左㖞贴右。右㖞贴左。才正便洗去。

夺命散。治卒暴中风。涎潮气闭。手足瘈疭。项背反张。牙关紧急。眼目上视。不省人事。并破伤风。搐搦潮作。小儿急惊风。膈实涎极。

甜葶苈　香白芷　天南星　半夏汤洗去滑　巴豆去壳不去油五味各等分并生用

右为细末。每服半钱。用生姜自然汁一呷调下。小儿用半字。须臾利下恶涎或吐涎。立效。中风闭目不语。牙关紧急。汤剂灌不下者。此药辄能治之。

牵正散。治口眼㖞斜。医方集成治卒暴中风口眼㖞斜半身不遂

白附子　白僵蚕　全蝎去毒各等分并生用

右为细末。每服一钱。热酒调下。不拘时候。

苏沈良方　顺元散。

乌头二两　附子炮　天南星炮各一两　木香半两

右余叔祖得此方于民家。故吴中至今谓之沈氏五积散。大抵此散能温里外。但内外感寒。脉迟细沉伏。手足冷。毛发恂栗。伤类里证之类。大啜三两杯。当手足温或汗。乃愈。今世名医多用此散治气。极效。和一切气。通血络。无出此药。人病脾疟。用紫金丸逐下。乃服此散。数服多愈。危亦林得效方治卒中。昏不知人。口眼㖞斜。半身不遂。咽喉作声。痰气上壅。六脉沉伏或浮盛。兼治痰厥。饮厥及气虚眩晕。药品同。右剉散。每服三大钱。水一盏半。生姜七片煎。稍热服。感风湿卒中。五积散合和服。不省人事。细辛、皂角少许为末。或只用半夏为末。以芦管吹入鼻中。俟喷嚏。少苏。然后进药。痰涎壅盛。每服加全蝎五枚。仍服养正丹。每服三七粒镇坠之。以其用硫磺、黑锡。皆有利益。则痰涎随去矣。因气中者。以沸汤化苏合香圆一粒。乘热灌下。仍用前药汁浓磨沉香汁少许。同煎一沸服之。四体冷厥。用灵砂丹、岁丹二七粒煎服。

夏德卫生十全方　治卒中风。颠倒伤损。及治走疰痛风。

防风　白附子　羌活　天南星　川乌去皮尖生用以上各一两　草乌大者生去皮尖　熟干地黄　半夏滚汤泡十次姜汁浸一宿焙　乌药　白僵蚕炒去丝嘴以上各半两

右为细末。酒糊丸如梧子大。每服十余粒。用姜汁和酒灌之。寻常只温酒下。

杨仁斋直指方　治卒中法。

圆白天南星湿纸裹煨　南木香　苍术生　白羊眼半夏用百沸汤就跳蘸少倾各一钱半　辣细辛　甘草生　石菖蒲细切各一钱

右件剉散。分作二服。水一盏半。生姜七厚片。煎取其半。乘热调苏合香圆三圆灌下。痰盛者加全蝎二枚。灸治一切卒中。不论中风、中寒、中暑、中湿、中气。及痰厥饮之类。初作皆可用此。先以皂角去弦皮。细辛或生南星、半夏为末。揭以管子吹入鼻中。俟其喷嚏。即进前药。牙噤者。中指点南星细辛末。并乌梅肉频擦自开。

又法。

南木香细剉二钱　生南星七片　生姜七片　石菖蒲二寸搥碎

右煎取清汁。乘热调南木香末一钱。苏合香圆三圆与之。

陈无择三因方　生姜生附汤。治卒中风涎潮。不知人。并主瘀冷。癖气胸满。呕沫头痛。饮食不消。

大附子一枚生去皮脐切作八片

右以水二碗。生姜一两。同煎至一大盏。去滓温冷服。一法加沉香一钱。一法加辰砂

末少匕。中风无问冷热虚实。皆可服。盖此药能正气消痰散风。神效。

白散子。治肝肾虚为风所袭。卒中涎潮。昏塞不语。呕吐痰沫。头目眩晕。上实下虚。真阳耗竭。兼治阴证伤寒。六脉沉伏。昏不知人。又治霍乱吐泻。饮食不进。小便淋沥不通。眼赤口疮。咽喉疼痛。

大附子生去皮脐　滑石各半两　半夏三钱汤洗二十一次

右为末。每服二钱。水二盏。姜七片。蜜半匙。煎七分。空腹冷服。霍乱加藿香。小便不利加木通、灯芯、茅根煎服。服此药就有差误。亦无所苦。

王璆百一选方　治风湿及卒中。生料五积散二钱。顺元散一钱。水一盏半。生姜五片。同煎至八分。去滓。稍热服。顺元散出良方。沈存中叔祖钱氏时得此方。卖于民间。故吴中至今谓之沈家五积散。大抵此药能温内外。但内外感寒。脉迟细沉伏。手足冷。毛发恂栗。伤寒里证之类。大吃三两杯。当手足温。或汗乃愈。今世名医多用此药治气。极效。和一切气。通血络。无出此药。良方所述如此。乌头二两。附子、天南星各一两。三味皆炮。木香半两。右为粗末。每服三大钱。水一盏半。姜七片。煎至八分。稍热服。给熙辛亥耿侍郎微中。服此而愈。后表弟唐仲举因冒风湿。手足缓弱。略不能动。伏枕已三日。欲转侧须三数人扶掖。甚以为虑。予教令服此。只三服。次日履地脱然。若风湿证。不必加五积散。

回阳汤。治丈夫妇人。无问老幼。卒暴风中气中。左瘫右痪。手足不遂。言语謇涩。口眼㖞斜。筋脉挛缩。半身不举。不省人事。屡用果有神效。汉阳章教授名揖传。（续添）

干姜炮　益智仁　大川乌炮去皮脐以上各一两　青皮半两　附子一只七八钱重者生用去皮脐

右为㕮咀。每服秤半两。水二大盏。生姜十片。枣子一枚。入盐少许。同煎七分。去滓。空心食前温服。并滓再煎。

魏氏家藏方　治卒中风。

青州白圆子入麝香同研碎为末。生姜自然汁调灌之。如牙紧可自鼻中灌入。

治中风。卒中风口噤不开。先用白梅擦牙。后用生川乌尖七枚碾末。用麝香水调服。候一时久。再用朱砂钵内细磨。一半用朱附汤。用生附子一枚去皮脐。砂钵内细磨。一半用新汲水一盏。煎至大沸。用朱砂飞过。入末一钱。同前附子再煎。温服。次日再用桂附汤。生附子半只去皮脐。砂钵内细磨。同新汲水一盏。煎至大沸。用桂四钱。取心好者。细磨同前附子再煎。微沸服。日进二服。次日再用星附汤。生附子半只去皮脐。砂钵内细磨。用新汲水一盏。煎至大沸。用大天南星一个。炮去皮脐折裂细磨。同前附子煎至大沸。通口服。日进二服。神效不可具述。

一呷散。治卒中。昏不知人。痰气上壅。咽喉作声。喉痹缠喉。一切风痰壅塞。命在须臾者。一服立见神效。

天南星大者半两　白僵蚕半两　全蝎七个去毒

右生为细末。每服抄一钱。用生姜自然汁半灯盏许调药灌之。消豁痰涎。如汤沃雪时苏省。却随证别用药调理。

卫生家宝　家宝通神丹。治卒中风。左瘫右痪。口眼㖞斜。偏正头痛。夹脑等风。及小儿一切惊风。

五灵脂二两初一日用姜汁压至初五日调井花水去粗滓入药　干蝎一分如僵蚕制度　大川乌二两去皮研

为细末入药　草乌三分如川乌制度　没药半两用井花水磨膏入药　天南星一分用姜汁压一宿晒干碾罗为末　白僵蚕一分洗过碾末入药　朱砂三分飞过半入药半作衣　麝香半分用法酒发一宿碾细入药　木香半两碾末入药　轻粉一分　滴乳香半两用井水磨为膏入药

右众药末合和匀。合时须用端午日。或腊日。以腊水煮面糊。搜和捣千下。丸如鸡头子大。每服一丸。及生姜一片。薄荷一叶。食后茶汤嚼下。或酒亦得。

香附汤。治卒暴中风。涎潮目瞑。口面歪斜。偏风瘫痪。精神昏愦。便利不禁。数服立效。

大附子一个重八钱生去皮尖　木香半两湿纸裹煨熟　甘草一分炙

右剉细碎。分二服。每服用水二大盏。生姜二十片。煎至七分。去滓。空心温服。大凡中风。首用此药。通关顺气。多服取效。自可永瘥。

四神汤。治卒中风。牙关紧急。不省人事。极妙。

附子一两去皮尖生用　木香一两　五灵脂二钱半　真麝香一钱别研后入

右剉碎。每服二大钱。水二盏。生姜二十片。煎至七分。去滓。放温。斡开口灌一服定省。未知再服。才开口略能言。即不须服。徐徐与粟粥。

本草　子母秘录。治卒风毒肿。气急痛。以柳白皮一斤。锉。以酒煮令热。帛裹熨肿上。冷再煮易之。甚妙也。

经验方　**开关散**。治急中风。目瞑牙噤。无门下药者。以中指点散子揩齿三二十。揩大牙左右。其口自开。始得下药。龙脑、天南星等分为末。乳钵内研。自五月五日午时合出者。只用一字至半钱。

圣惠方。治卒中风不语。舌根强硬。陈酱五合。三年者妙。人乳汁五合。二件相和研。以生布绞取汁。不计时候。少少与服。良久当语。

简要济众。治中风口噤不开。涎潮吐方。用皂角一挺去皮。涂猪脂令黄色。为末。每服一钱匕。非时温酒服。如气实脉盛。调二钱匕。如牙关不开。用白梅揩齿。口开即灌药。以吐出风涎差。

孙尚药。治卒中风。昏昏若醉。形体昏闷。四肢不收。或倒或不倒。或口角似利。微有涎出。斯须不治。便为大病。故伤人也。此证风涎潮于上。膈痹气不通。宜用救急稀涎散。猪牙皂角四挺。须是肥实不蚛。削去黑皮。晋矾一两。光明通莹者。二味同捣罗为细末。再研为散。如有患者。可服半钱。重者三字匕。温水调灌下。不大呕吐。只是微微涎稀冷。出或一升、二升。当时惺惺次缓而调治。不可便大段吐之。恐过伤人命。累经效不能尽述。

经验方　**碧琳丹**。治痰涎潮盛。卒中不语。备急大效。生铜碌二两净洗。于乳钵内研细。以水化去石澄清。同碌粉慢火熬令干。是取辰日辰时于辰位上修合。再研匀入麝香一分同研。以糯米糊和丸如弹子大。阴干。如卒中者。每丸作二服。用薄荷酒研下。瘫缓一切风。用朱砂酒研化下。候吐涎出。沫青碧色。泻下恶物。

御药院方　蛇蝎续命汤。治卒中急风。牙关紧急。精神昏愦。口眼㖞斜。不省人事。痰涎不利。喉中作声。

白花蛇酒浸去皮骨焙　全蝎炒　独活去土　天麻　附子炒去皮脐　人参　防风　肉桂去粗皮　白术　藁本　白附子炮　赤箭　川芎　细辛去叶　白僵蚕去土灰炒　甘草炒　半夏汤浸细切　白茯苓去皮　麻黄去节水煮三沸去沫细切以上各一两

右件为粗末。每服五钱。水一盏。入生姜五片。煎至七分。去滓。稍热服。不拘时候。

分涎丸。治中风忽然倒。作痰涎郁塞。不省人事。

水银锡结沙子　粉霜　干蝎为末各半两　腻粉二钱　脑子　麝香　天竺黄　朱砂各一钱　天南星生用为末一两

右件同研令匀。石脑油丸。如鸡头大。每服三五丸。薄荷汤化下。一岁小儿服半丸至一丸。

施圆端效方　白龙丸。治男子妇人卒暴中风。口眼㖞斜。神昏涎堵。筋脉拘急。肢体顽痹。头目旋运。呕逆恶心。皮肤瘙痒。偏正头疼。暗风倒仆。男子肾风。妇人血风。伤风咳嗽。声重鼻渊。小儿慢惊。吐泻霍乱。手足厥冷。湿风痓病。瘈疭潮搐。昏乱不省。一切诸风。效述不尽。长安宁李家方

白附子　明天麻　藁本去土　缩砂仁　荆芥穗　川羌活　细辛去叶　川独活　薄荷叶　藿香叶　麻黄去根节　甘松去土各一两　葛根　防风　白芷　川芎　桔梗　香附子炒　甘草炒　川乌生去皮　石膏各二两　寒水石烧一斤半

右为细末。鹅梨汁和丸。每两作一十丸。别用水石粉为衣。阴干。每服一丸。细嚼茶酒任下。食后日二服。嗽含化。伤风葱白酒下。小儿薄荷酒下。难衣用绿豆粉飞过。与水石粉同匀衣之妙。

刘孟容琐碎录　凡卒中。只灌生姜自然汁。久自能醒。绝妙。

赵素风科集验方　治卒暴中风哑中。忽然倒地。不省人事。左瘫右痪。口眼㖞斜。凡中风人不可便食风药。中气人不可便食气药。或觉有此证。诸药未服者。服此药。

用真好麝香末三钱。研极细。以麻油不拘多少。调令稀薄可饮为度。即令患人一服顿尽。如牙关紧。即拗开灌入。候少苏醒。然后服紫汤方。

紫汤方。

用川独活刷洗去沙土。薄切。以豆淋酒浓煎汁服之。累服至一二片无害。服此二药。永无手足偏废、语言謇涩之患。见得是中风。只服小续命汤之类。见得是中气。只服匀气药。自然无事。武义唐丞季润名淮。作汉东教官。得之太守张少卫名玠。屡试有效。季润亦以治数人矣。云麻油麝香。又胜麝香煎五积散。

罗谦甫卫生宝鉴　至宝丹。

辰砂　石犀　玳瑁　雄黄　琥珀　人参六味各五两　牛黄二两半　麝香　龙脑各一两二钱半　天南星二两半水煮软切片　银箔二百五十片入药　金箔二百五十片半入药半为衣　安息香五两用酒半升熬成膏　龙齿二两水飞

右十三味为末。用安息香膏。重汤煮炀搜剂。旋丸梧子大。每服三丸至五丸。人参汤下。小儿一两丸。

胜金丹。治中风涎潮。卒中不语。合吐利者。当服此吐利风涎。

青薄荷半两　猪牙皂角二两同薄荷以水二升挼取汁尽用银石器内慢火熬成膏　瓜蒂末一两　朱砂研一两留少许为衣　粉霜半两研　洛粉一钱水银重粉是

右以上四物研匀。入前膏。内入臼内。杵三二千杵。丸如樱桃大。以朱砂为衣。每服一丸。酒磨下。急即研细。酒调灌之。瘫中前如觉有症状。每于四孟月服一丸。自愈。有病方可服。

释继洪澹寮方 治男子妇人中风。涎潮于心。卒然中倒。当即时扶入暖室中。扶策正坐。当面作好醋炭熏之。令醋气冲入口鼻内。良久。其涎潮聚于心者。自收归旧。轻者即时苏省。重者亦省人事。惟不可食一滴水汤入喉也。如吃汤水。则其涎永系于心络不能去。必成废人。今只以醋炭熏之。既得涎离于心。渐渐苏省。后以生料五积散加麝香煎服之。

醒风汤。治卒中风倒地。牙紧眼闭者。

以皂角捶碎。泡汤八分碗。令浓。入透明白矾二钱。挑牙关开灌之。以鹅毛扫药上舌。痰出即愈。

危亦林得效方 **禹功散**。治卒暴昏愦。不省人事。牙关紧硬。药不下咽。

黑牵牛末一钱 茴香二钱半

右用生姜自然汁调药少许。灌入鼻中。立醒。一方。用牵牛、木香尤良。

通关散。治卒暴中风。昏塞不省。牙关紧急。药不得下咽。

细辛 薄荷叶 牙皂去子 雄黄各一钱

右为细末。每用少许。铜管吹入鼻中。候喷嚏。然后进药。或用白梅擦牙。更以菖蒲末著舌下。牙关即开。仓卒可用。

金汞灵丹。治卒暴中风奄忽。手足亸曳。口面㖞斜。舌强痰盛。搐搦战掉。或角弓反张。目睛上视。口噤闭绝。每日三服。中风数年。不能步履。服至十圆复旧。新中风三服可无事。常服半圆。滋养五脏。补益真元。通流关节。祛逐风邪。强筋健骨。

金箔二钱半以火煅过用法酒淬五十次为度细剪如细 水银一两 辰砂半两 好硫磺一两 自然铜四两捣细末用甘锅子一个盛之不封于地栌内以炭一斤煅之火尽候冷取出研细水飞候干却同四味同入乳钵研细如面不见水银星子为度 生犀角半两镑 羚羊角三分镑 干蝎炒去毒 白僵蚕炒去丝 南星炮去皮 藿香叶各半两 官桂一两 乌蛇三两法酒浸软剥去皮骨 白花蛇同上制 白术炒 白芷 川芎 破故纸炒 荜澄茄去蒂 羌活去芦 当归法酒浸各一两 防风去芦 牛膝酒浸一宿焙干 鹿茸火燎去毛酥炙各三钱 附子炮去皮脐 川乌炮去皮脐各一两三钱 沉香半两镑 天麻一两五钱 木香三钱三分 安息香半两另研 白附子炒

右先将三十六味为末。却连前五味拌和。入安息香膏搜和。再入臼中杵五百下。每一两作十圆。每服一圆。空心细嚼。温酒吞下。

奇方。治中风牙已紧。无门下药。天南星末半钱。白龙脑一字。频擦令热。牙自开。又治暗风倒地。北细辛为末。每挑一字。搐鼻中。

李宪德生堂经验方 **三化汤**。治诸卒中风。不省人事。痰喘上壅。一切危急之证。大便秘结。至五七日不利。宜服之。

大黄 牵牛 朴硝各五钱

右㕮咀。量人虚实加减。一服水一盏半。煎一盏。却下硝煎一二沸。去滓温服。不拘时。

急救仙方 救卒中风。不省人事。多因痰壅。用白矾二钱仲。生研末。生汁自然汁调。斡开口灌下。其涎或吐或化下便醒。

永乐大典卷之三百五　一东

风　诸风证治八

中风失音不语

论

巢元方病源　喉咙者。气之所以上下也。会厌者。音声之户。舌者。声之机。唇者。声之扇。风寒客于会厌之间。故卒然无音。皆由风邪所伤。故谓风失音不语。养生方云。醉卧当风。使人发喑。

孙思邈千金要方　论曰。风寒之气客于中。滞而不能发。故瘖不能言。及喑痖失声。皆风邪所为也。入藏皆能杀人。故附之于治风方末。凡尸厥而死。脉动如故。此阳脉下坠。阴脉上争。气闭故也。针百会入三分补之。灸熨斗熨两胁下。又灶突墨弹丸大。浆水和饮之。又针足中趾头去甲如韭叶。又刺足大趾甲下内侧。去甲三分。

圣济总录　论曰。喉咙者气之所上下也。会厌者音声之门户。其气宣通。则声音无所阻碍。若风邪搏于会厌。则气道不宣。故令人失音。入藏则不能言语矣。

类用方药

陈自明管见良方　若失音不语者。风邪客于心脾二经。上入于机关也。机关者。舌本也。若关膈不通。其人精神昏聩。宜牛黄圆、通关散、神仙解语丹。若渐能语而牙关紧急者。宜细辛散。

方

葛洪肘后备急方　治不得语方。以苦酒煮瓜（芥）子。傅颈一周。以衣包一日一夕乃解。即瘥。范汪、千金同

又方。煮大豆煎其汁。令如饴含之。亦但浓煮饮之。范汪同

又方。煮豉汁稍服之。一日可。美酒半升中搅。分为三服。

又方。用新好桂削去皮捣筛。三指撮著舌下咽之。

又方。剉谷枝叶酒煮热灰中。沫出。随多少饮之。

又方。豉、茱萸各一升。水五升。煮取二升。稍稍服。

治卒失声。声噎不出方。橘皮五两。水三升煮取一升。去滓。顿服。倾合服之。

又方。浓煮苦竹叶。服之差。

又方。捣蘘荷根酒和。绞饮其汁。

又方。通草、乾姜、附子、茯神各一两。防风、桂、石膏各二两。麻黄一两半。白术半两。杏仁三十枚。十物捣筛为末。蜜丸如大豆大。一服七丸。渐增加之。凡此皆中风。

又有竹沥诸汤甚多。此用药虽少。而是将治所患。一剂不差。更应服之。

又方。矾石、桂。末。木绵裹如枣。内舌下。有唾出之。

又方。烧马勒衔铁令赤。内一升苦酒中。破一鸡子。合和饮之。

若卒中冷。声嘶哑者。甘草一两、桂二两、五味子二两、杏仁三十枚、生姜八两切。以水七升煮取二升。为二服服之。

孙思邈千金要方　大续命汤。治肝厉风。卒然瘖哑。

麻黄八两　石膏四两　桂心　干姜　芎䓖各二两　当归　黄芩各一两　杏人七十枚　荆沥一升

右九味㕮咀。以水一斗。先煮麻黄两沸。掠去沫。下诸药。煮取四升。去滓。又下荆沥煮四沸。分四服能言。未差。后服小续命汤。旧无荆沥。今增之。效如神。千金翼有甘草

大续命汤。治大风经藏。奄忽不能言。四肢垂曳。皮肉痛痒不自知。

独活　麻黄各三两　芎䓖　防风　当归　葛根　生姜　桂心各一两　茯苓　附子　细辛　甘草各一两

右十二味㕮咀。以水一斗二升煮取四升。分五服。老小半之。若初得病便自大汗者。减麻黄。不汗者依方。上气者加吴茱萸二两、厚朴一两。干呕者倍加附子一两。哕者加橘皮一两。若胸中吸吸少气者加大枣十二枚。心下惊悸者加茯苓一两。若热者。可除生姜加葛根。初得风未须加减。便且作三剂。停四五日以后。更候视病虚实平论之。行汤行针。依穴灸之。

大续命汤。治与前大续命汤同。宜产妇及老小。

麻黄　芎䓖各三两　干姜　石膏　人参　当归　桂心　甘草各一两　杏人四十枚

右九味㕮咀。以水一斗煮取三升。分三服。外台名续命汤。范汪同。云是张仲景方。本欠两味。

王焘外台秘要方　广济疗风失音不得语方。

羌活十分　甘草炙　人参二分　荆沥　竹沥　生地黄汁各二升　大附子一枚炮八分

右七味切。诸药内三汁中煎取一升六合。去滓。分温二服。未差。四五日更进一剂。取微利。忌热面、海藻、菘菜、猪肉、冷水、芜荑、鱼、蒜、粘食。出第一卷中

防风汤。深师疗中风。两目不开。不能言。短气欲死。

防风　甘草炙　黄芩　茯苓　当归各一两　杏仁五十枚去两仁尖皮　秦艽半两　生姜五两　干枣三十枚擘　麻黄二两去节

右十味㕮咀。以清酒水共四升煮取三升。分三服。发汗。忌海藻、菘菜、大酢。

又四逆汤。疗卒中风。不能言。厥逆无脉。手足拘急。

山茱萸　细辛　干姜炙各一两　甘草三两炙　麦门冬一升去心

右五味切。以水七升煮取二升。分为四服。忌海藻、菘菜、生葱韭菜出第九卷中

太平圣惠方　防风散。治中风失音不语。两目不开。短气欲死。

防风一两去芦头　羚羊角屑一两　独活一两　赤箭一两　当归一两　杏仁一两汤浸去皮尖双仁麸炒微黄　秦艽半两去苗　麻黄二（一）两去根节　桂心一两　前胡半两去芦头　甘草半两炙微赤剉

右件药。捣筛为散。每服四钱。以水一中盏。入生姜半分。煎至六分。去滓。不计时候。温服。

附子散。治中风失音不语。气厥无脉。手足拘急。

附子一两炮裂去皮脐　细辛　干姜一两炮裂剉　甘草一两炙微赤剉　桂心一两　麦门冬一（三）

两去心　独活一两　当归一两　白术一两

右件药。捣筛为散。每服四钱。以水一中盏。煎至六分。去滓。不计时候。温服。

羌活饮子。治中风失音不语。

羌活一两　人参半两去芦头　附子半两炮裂去皮脐　甘草一分炙微赤剉　荆沥一大盏　竹沥一大盏　生地黄汁一大盏

右件药。细剉。以三味汁。煎诸药至一大盏半。去滓。不计时候。分温四服。

竹沥饮子。治中风失音不语。昏沉。不识人。

竹沥二合　荆沥二合　消梨汁二合　陈酱汁三（半）合

右件药相和。微煖。细细灌口中。即差。

荆沥饮子。治中风失音不语。手足转动不得。

荆沥三合　生葛根汁二合　蜜一匙　竹沥三合

右件药。相和令匀。不计时候。温服二合。

乌金煎。治中风失音不语。烦热头痛。

黑豆二升净淘过　羌活二两　独活二两　荆芥二两

右件药。捣罗为末。先以水五大盏。煮黑豆令烂。去豆取汁。入诸药末。慢火煎十余沸。次渐入无灰酒一升。煎为膏。盛于瓷器中。每服不计时候。以温酒调下半匙头。

桂心散。治中风失音不语。

桂心一两　羌活二两　防风二两去芦头　附子一两炮裂去皮脐　赤箭一两　羚羊角屑一两　酸枣仁一两　甘草半两炙微赤剉

右件药。捣筛为散。每服四钱。以水一中盏。煎至五分。去滓。入竹沥一合。更煎一两沸。不计时候。温服。

独活散。治中风失音不语。四肢强直。

独活一两　防风一两去芦头　桂心半两　秦艽一两去苗　荆芥穗一两　白术一两　甘草半两炙微赤剉　葛根一两剉　附子一两炮裂去皮脐

右件药。捣粗罗为散。每服四钱。以水一中盏。入生姜半分。煎至六分。去滓。不计时候。温服。

天麻散。治中风失音不语。手足不遂。

天麻一两　桂心三分　附子三分炮裂去皮脐　麻黄三分去根节　防风半两去芦头　当归半两剉微炒　羌活二分　独活三分　木香半两　细辛半两　芎藭半两　羚羊角屑半两

右件药。捣筛为散。每服四钱。以水酒各半中盏。煎至六分。去滓。不计时候。温服。

治中风筋脉拘急。腰背强直。失音不语。宜服此方。

黑铅半两　水银半两与铅同结为砂子细研　天南星半两炮裂　白附子半两炮裂　犀角屑半两　朱砂半两细研　牛黄一分细研

右件药。捣罗为末。入研了药。更研令匀。用软饭和圆。如绿豆大。每服。不计时候。以消梨汁下五圆。

又方。

乱发一两烧为灰　桂心一两

右件药。捣细罗为散。每服。不计时候。以暖酒调下二钱。日四五服。

治中风失音。立效方。

桂心一两捣令碎

右以水二大盏。煎至一盏。去滓。不计时候。分温三服。

又方。

大豆一（二）升淘令净

右以水五升。煮令烂。去豆。熬取汁如膏。少少含咽津。频服效。

又方。

豆豉煮取浓汁。放温。稍稍服之。

圣济总录　地黄汤。治中风失音不语。

生地黄汁　淡竹沥各半盏　独活去芦头一两　附子炮裂去皮脐半两

右四味。将二味剉如麻豆。每服三钱匕。以水一盏。入竹沥地黄汁少许。同煎一盏。去滓温服。空心日午夜卧各一。

姜附汤。治中风失音不语。

干姜炮　附子炮裂去皮脐　甘草炙　桂去粗皮　当归酒浸切焙　白术　细辛去苗叶　杏仁去皮尖双仁炒研各一两　麦门冬去心焙二两

右九味。剉如麻豆。每服三钱匕。水一盏。煎至七分。去滓温服。

羚羊角汤。治中风失音。手足不遂。

羚羊角镑　芎䓖　细辛去苗叶　木香　防风去叉　麻黄去节　独活去芦头　羌活去芦头　当归酒浸切焙　附子炮裂去皮脐　桂去粗皮　天麻各一两

右一十二味。剉如麻豆。每服三钱匕。水一盏。煎至七分。去滓温服不拘时。

羌活汤。治中风失音不语。

羌活去芦头二两半　人参二两　附子炮裂去皮脐一枚　甘草炙二两　桂去粗皮一两　独活去芦头三分　菖蒲切半两

右七味。剉如麻豆。每服五钱匕。水一盏。入荆沥竹沥地黄汁共半盏。同煎至一盏。去滓温服。空心日午夜卧各一。

羌活汤加防风。治中风失音不语。

羌活去芦头二两　甘草炙　人参各一两半　防风去叉二两　附子炮裂去皮脐二枚　生地黄汁　荆沥　竹沥各半盏

右八味。将前五味。剉如麻豆。每服五钱匕。水一盏。入地黄汁并沥汁各半盏。同煎一盏。去滓温服。空心日午夜卧各一。

柏子仁散。治中风失音不语。半身不遂。

柏子仁生研细二两　桂去粗皮为末一两

右二味。共和匀。别用大豆一升。鸡粪白三合。同炒令黄。投酒三升。乘热滤去滓。每用酒一盏。温调药二钱匕。空心日午夜卧服。

紫桂汤。治中风失音不语。

桂二两去粗皮

右一味。粗捣筛。每服三钱匕。水一盏。煎取七分。去滓空心日午夜卧服。次日如不退。连进三服。衣被复取汗为效。

竹豆汤。治中风失音不语。

新青竹碎如算子四十九茎　乌豆二升

右二味。以水八升相和煮令豆烂。去滓再煎取一升。每服二合灌之。或口噤不开者。即斡口灌之。

紫桂散。治中风失音不语。

桂五寸去粗皮为细末　乱发灰比桂末一半

右二味同研匀。分四服。日夜各二服。每服内舌下。良久以温水冲下。

大豆煎。治中风失音不语。

大豆紧小者二升洗净　生姜汁一合

右二味。先用水五升煮豆。至二升。绞去豆。入姜汁。慢火煎如稀膏。空心食后夜卧时。各用一匙。细细含咽。甚者用竹沥二合调服。

柏子仁酒。治中风失音不语。

柏子仁生研二两　鸡粪白炒二两　桂去粗皮二两　生姜不去皮切一两

右四味。粗捣筛。共炒令焦色。乘热投酒六升。候冷滤去滓。每服一七分盏。空心日午夜卧服。

菖蒲饮。治中风失音。立效。十便良方名菖蒲散。云出江阳方。

菖蒲石上者一分　桂去粗皮一两

右二味。粗捣筛。每服二钱匕。水一盏。前至七分。去滓温服。不计时服。

白矾丸。治卒中风不语。失声及声噎不出。

白矾生研　陈橘皮去白炒　桂去粗皮各一两

右三味为细末。枣肉和丸。如弹子大。每服一丸。含化咽津。不计时候。

陈自明管见良方　牛黄圆。治失音不语。

牛黄一钱　麝香半钱　辰砂已上并研　南星炮　白附子炮各半两　蝎稍一分

右为细末。姜汁煮糊圆。如梧桐子大。每服十粒。无时候。淡姜汤下。

神仙解语丹。治风入心脾。言语謇涩。舌强不转。涎唾溢盛。及疗淫邪搏阴。神内郁塞。心脾闭滞。暴不能言。

石菖蒲去毛　远志去心甘草水煮　天麻　白附子炮　全蝎酒炒　羌活　牛胆酿南星如无只炮南星用　白僵蚕炒各一两　南木香半两　辰砂细研量用为衣

右为细末。面打糊圆。如梧桐子大。每服二十圆至三十圆。无时。生姜薄荷汤吞下。

细辛散。北细辛一味为细末。用好皂角一挺。去皮。以净刷蘸水就上刷令作沫。然后以指蘸皂角沫点细辛散。于牙关紧处擦之。无时度。

王贶济世全生指迷方　通关散。治失音不能言。由风邪客于脾经。上入关机。机者。舌本也。又关膈不通。其人精神昏愦失忘。

白僵蚕炒半两　羌活一分　麝香半钱

右为末。每服二钱。先以姜汁少许调匀。以沸汤浸。放温服之。以真菖蒲末时时著舌根下。

十便良方　一物桂汤。治卒中风不语。胡氏方

桂薄辣者一两

右怀中怀两个时辰。为细末。分三服。每服以水一盏半煎至七分。食前服。并服三服。神效。

本草　经验后方。治中风不语。独活一两。剉。酒二升煎一升。大豆五合炒有声。将药酒热投。盖良久温服三合。未差再服。

孙真人食忌。治中风失音方。桂一尺。以水三升。煎取一升。服取汁。

斗门方。治中风失音。用桂心一两。去其粗皮。近人身体怀之至两时辰许。为末。分为三服。每服用水二盏煎取一盏。大妙。圣惠方同。

陈藏器。车家鸡栖木。主失音不语。杂方云。作灰服一升。立效也。梭头。主失音不语。吃病者刺手心令痛即语。男左女右。

孟诜。卒失音。生大豆一升。青竹筭子四十九枚。长四寸。阔一分。和水煮熟。日夜二服。差。卒暗风失音不语者。生捣梨汁一合。顿服之。日再服。止。中贼风口偏不能语者。取茱萸一升。清酒一升。和煮四五沸。冷服之半升。日三服。得少汗差。

罗谦甫卫生宝鉴　诃子汤。治中风不语。

诃子四两半生半炮　桔梗一两半生半炒　甘草二寸。半生半炒

右三味为末。每服五钱。用童子小便一盏。煎五七沸温服。甚者不过三服。

阮霖经验良方　独行散。治失音。

用槐花瓦上炒令香熟。于地上出火毒。三更后床上仰卧。随意服。亦治咯血。危亦林得效方无于地上出火毒。

中风舌强不得语

论

巢元方病源　脾脉络胃。夹舌。连舌本。散舌下。心之别脉系舌本。今心、脾二脏受邪。故舌强不得语也。

太平圣惠方　夫中风不得语者。由心脾受于风邪故也。脾脉络于胃。夹咽连舌根。散于舌下。心之别脉系于舌本。今二经俱为风毒所搏。故令舌强不得语也。

圣济总录　论曰。中风舌强不语者。盖脾脉络胃、侠咽、连舌本。心气所通。今风邪客搏。则气脉闭塞不利。所以舌强不能舒卷。有害于言语也。

方

王焘外台秘要方　救急疗中风身体缓急。口目不正。舌强不能语。奄奄忽忽。神情闷乱。诸风服之皆验。不令人虚汤方。

麻黄去节　防己　黄芩　桂心　芍药　甘草炙各一两　防风　人参各六分　附子一枚炮　生姜二两

右十味切。以水九升。先煮麻黄三沸。去沫。内诸药煮取二升五合。去滓。空腹分为三服服别相去十里能言。别服十剂。诸风悉愈。禁生冷及风劳酒。出第六卷中。千金有芎䓖、杏仁为十二味

古今录验疗卒不得语方。取人乳汁半合。以著美酒半升中。合搅。分为再服。肘后、范汪同。出第十卷中

太平圣惠方　麻黄散。治中风。身体缓弱。口眼不正。舌强难语。奄忽忽。神情闷乱。

麻黄一两去根节　汉防己一两　黄芩一两　桂心一两　赤芍药一两　甘草半两炙微赤剉　防风一两去芦头　人参一两去芦头　附子一两炮裂去皮脐

右件药。捣筛为散。每服四钱。以水一中盏。入生姜半分。煎至六分。去滓。不计时候。温服。

独活散。治中风不得语。身体拘急疼痛。

独活二两　桂心二两　防风一两去芦头　当归一两剉微炒　赤芍药一两半　附子一两炮裂去皮脐　甘草半两炙微赤剉

右件药。捣筛为散。每服四钱。以水一中盏。入生姜半分。煎至六分。去滓。不计时候。温服。

醋石榴饮子。治中风不得语。

醋石榴皮一枚剉　生姜一两折碎　青州枣十四枚擘去核　黑豆二合

右件药。以淡浆水三大盏。煎至一盏半。去滓。入牛乳三两。好梨二颗绞取汁。和令匀。不计时候。温服一合。

生地黄汁饮子。治中风不语。舌根强硬。

生地黄汁一合　独活二两剉　附子一枚炮裂去皮脐　淡竹沥一合

右件药。先以水三大盏。煮独活附子。取汁一盏半。去滓。内生地黄汁及竹沥。更煎一两沸。不计时候。温服半中盏。

天麻散。治中风不能语。四肢强。

天麻一两　干蝎一两微炒　乌蛇二两酒浸炙微黄去皮骨　天南星三分炮裂　白附子一分炮裂　天雄半两炮裂去皮脐　白僵蚕三分微炒　干姜三分炮裂剉　槟榔半两　人参二（三）分去芦头　芎䓖半两　麻黄一两去根节

右件药。捣细罗为散。每服。不计时候。以热酒调下一钱。顿三服。以厚衣盖。汗出为度。

桑枝饮子。治中风不语。

桑枝一握東引者　黑豆一分布袋盛药　独活一两　生姜　羌活一两

右件药。细剉。以水雨大盏。煎至一盏三分。去滓。入竹沥一合。更煎一两沸。不计时候。分温三服。

天南星散。治中风不语。筋脉拘急。疼痛。

天南星一两炮裂　白附子一两炮裂　桑螵蛸一两微炒　白僵蚕一两微炒　藿香一两　干蝎一（二）两微炒　朱砂三分细研　麝香一分细研　腻粉三钱

右件药。捣罗为散。入后三味。更研令匀。每服。不计时候。以温酒调下一钱。

牛黄圆。治中风舌强不语。筋骨拘急。饮食不得。翕翕发热。形神如醉。

牛黄半两细研　麝香半两细研　白附子三分炮裂　天麻一分（两）　白僵蚕一两微炒　乌蛇二（一）两半酒浸炙微黄去皮骨　附子一两炮裂去皮脐　羌活一两　天南星半两炮裂　干姜三分炮裂剉　桂心三分　芎䓖三分

右件药。捣罗为末。入研了药令匀。炼蜜和捣三二百杵。圆如梧桐子大。每服。不计时候。以薄荷酒下十圆。

返魂丹。治卒中风不语。

生玳瑁半两　朱砂半两　雄黄半两　白芥子半两

右件药。同研如面。于银器中。酒煎安息香一两为膏。和圆如绿豆大。每服。不计时候。以童子小便下五圆。兼疗厕上冲恶不语。亦服五圆。

治卒中风不语。舌根强硬。宜服此方。

陈酱五合三年者妙　人乳汁五合

右件药。相和研。以生布绞取汁。不计时候。少少与服。良久当语。

圣济总录　黄芩汤。治中风舌强不得语。面赤欲绝。身体缓急。目视不停。

黄芩去黑心　桂去粗皮　芎䓖　人参　防风　麻黄去根节先煎掠去沫焙　甘草炙　芍药　白术各半两　附子炮裂去皮脐一个

右一十一味。剉如麻豆。每用六钱匕。以水三盏。入生姜三枣大。拍碎。煎取一盏半。去滓分温二服。空心临卧各一服。

麻黄汤。治中风舌强不得语。身体缓急。口目不正。奄奄忽忽。神情闷乱。凡中诸风者。服之皆验。不令人虚。

麻黄去根节先煎掠去沫焙　防己　黄芩去黑心　桂去粗皮　芍药　甘草炙各一两　防风去叉　人参各一两半　附子炮裂去皮脐一枚

右九味。剉如麻豆。每用药十钱匕。水三盏。入生姜三枣大。拍碎。煎取一盏半。去滓分三服。空心并二服。相去如人行五里再服。衣复汗出。慎外风。

防风汤。治中风舌强不得语。两目不开。短气欲死。

防风去叉　甘草炙　黄芩去黑心　白茯苓去黑皮　当归切焙各半两　杏仁汤退去皮尖双仁炒五十枚　秦艽去苗土一分　麻黄去根节先煎掠去沫焙一两

右八味。粗捣筛。每用药十钱匕。水二盏。清酒一盏。入枣三枚去核。生姜二枣大拍碎同煎。取一盏半。去滓分三服。空心并二服。相去如人行五里。更一服。

附子汤。治中风舌强不得语。

附子炮裂去皮脐三分　麻黄去根节先煎掠去沫焙一两半　芎䓖二两　细辛去苗叶三分　白鲜皮　茯神去木　杏仁汤退去皮尖双仁炒　羌活去芦头　防己　桂去粗皮　甘草炙各二两

右一十一味。剉如麻豆。每用药十钱匕。以水三盏。入生姜三枣大拍碎。煎取一盏半。去滓分三服。空腹并二服。相去如人行五里。更一服。

羌活汤。治中风舌强不得语。手足举动不得。

羌活去芦头一两　羚羊角镑半两　麻黄去根节先煎掠去沫焙用一两　防风去叉半两　独活去芦头半两　旋覆花炒一两　人参　白茯苓去黑皮　当归切焙　麦门冬去心　龙齿捣各半两

右一十二味。粗捣筛。每用药十钱匕。以水三盏。煎取一盏半。去滓温分三服。空心日午夜卧。各一服。

竹沥汤。治中风舌强不得语。心神烦闷。

淡竹沥五合　人乳汁二合　三年酱汁半合

右三味。相和调匀。分三服温服。口噤斡开灌之。立差。

陈醋方。治中风不得语。舌根涩鞕。

陈醋二合　三年酱汁　人乳汁各五合

右三味。相和研。以生绢滤绞取汁。分为三服。日夜服之。服尽能语。

白矾散。治中风舌强不得语。

白矾生用　桂去粗皮各二两

右二味。捣罗为散。每服一钱匕。安舌下。有涎吐出即语。

桂心散。治中风不得语。舌根强。

桂去粗皮捣罗为末半两

右一味。炒半钱匕。安舌下。辛辣痛甚为效。勿以水浆漱去。有涎即吐之。

瑇瑁丸。治中风不语。精神冒闷。

玳瑁镑　丹砂研　雄黄研　白芥子各半两　麝香研一分

右五味。捣罗为末。再同研匀。别以银石器。酒煎安息香一两为膏。和丸如绿豆大。每服十丸。温童子小便下。不拘时候服。兼治忽中恶不语。

羚羊角汤。治中风舌强不语。手足拘急。发歇有时。

羚羊角镑　麻黄去根节　防风去叉　升麻　桂去粗皮　芎䓖　薏苡仁各一两　羌活去芦头　杏仁去皮尖双仁炒各二两

右九味。粗捣筛。每服三钱匕。水一盏。入木通竹叶。煎至七分。去滓不拘时温服。

独活酒。治中风舌强不语。

独活去芦头剉一两

右一味。以酒二升煎取一升。别炒大豆五合。将药酒热投。良久温服三合。未差再服。

三圣散。治中风舌强不语。

没药研　琥珀研各一分　干蝎七枚全者炒

右三味。捣研为末。每服三钱匕。用鹅梨汁半盏。皂荚末一钱匕。浓煎汤一合。与梨汁相和调下。须臾吐出涎毒。便能语。

雄黄丸。治心脾中风。舌强不语。涎潮昏塞。不省人事。

雄黄研　丹砂研　牛黄研　天南星牛胆内制者　白僵蚕生用　天麻生用各半两　麝香一分　金薄　银薄各十五片与麝香同研

右九味捣研为细末。炼蜜丸如鸡头实。每服二丸。温薄荷汁化下。不拘时。

夏德卫生十全方　治中风语涩痰盛。四肢不举。

大附子一个重八钱已上者生用去皮脐　天南星一个亦重八钱已上者生用去皮底

右二味㕮咀。以水四升。生姜三片同煮。候水干过半。即滤去滓。分作两处。调后药。蝎梢三钱重　白僵蚕炒黄去丝嘴三钱重　并为细末。分作三服。以附子汤调下。未省再服。已省只服星附汤。

韩义和烟霞圣效方　治中风舌强语涩。

茯神微炒一两　鸡苏二两　蝎梢去毒一分

右为末。每服二钱。温酒调下。

罗谦甫卫生宝鉴　**正舌散**。治中风舌强语涩。

雄黄研　荆芥穗各等分

右为细末。每服二钱。豆淋酒调下。

茯神散。治证同前。

茯神心炒一两　薄荷焙二两

右为末。每服一二钱。温酒调下。

危亦林得效方　**正舌散**。治中风。舌本强。难转。语不正。神妙。

蝎梢去毒一分　茯苓一两炒　龙脑薄荷二两

右为末。每服二钱。温酒下。或擦牙颊亦可。

中风口噤不开

论

巢元方病源　诸阳经筋。皆在于头。手三阳之筋。并结入颔颊。足阳明之筋。上夹于口。诸阳为风寒所客则筋急。故口噤不开也。

王焘外台秘要方　病源。诸阳经筋。皆在于头。三阳之筋。并络入于颔颊。夹于口。诸阳为风寒所客则筋急。故口噤不开。诊其脉迟者生。出第一卷中

圣济总录　论曰。风口噤者。风寒客于三阳之筋。使筋脉拘急。口噤不开。牙关紧急。若不速治。恐致他病。以风者善行而数变也。

方

葛洪肘后备急方　若口噤不开者。取大豆五升煮令黄黑。以酒五升渍取汁。以物强发口而灌之。皆。取汁。

又方。独活四两、桂二两。以酒水二升煮取一升半。分为三服。开口与之。温卧火炙令取汁。

孙思邈千金要方　治中风口噤不能言方。

防己　桂心　麻黄各二两　葛根三两　甘草　防风　芍药各一两　生姜四两

右八味㕮咀。以水六升煮取二升半。分三服。瘖痖不语皆治之。

治中风口噤不知人方。白术四两。以酒三升煮取一升。顿服之。

又方。服荆沥一升。

又方。服淡竹沥一升。

又方。芥子一升　酢三升

右二味煮取一升。薄头以布裹之。一日一度。肘后以治卒不得语

又方。豉五升　吴茱萸一升

右二味。以水七升煮取三升。渐渐饮之。肘后以治不能语

王焘外台秘要方　**竹沥汤**。深师疗卒中恶风。噎倒闷。口噤不能语。肝厥。

淡竹沥一斗　防风　葛根各一两　菊花　细辛　芍药　白术　当归　桂心　通草　防己　人参各一两　甘草炙　附子炮　茯苓　玄参各一两　秦艽　生姜各二两　枫寄生三两

右十九味切。以淡竹沥一斗煮药取四升。分为四服。忌海藻、菘菜、猪肉、生菜、生葱、醋、桃、李、雀肉等物。

又**甘竹沥汤**。疗卒中恶风。噎倒闷。口噤不能语。肝厥尸蹷死。不识人。闭目。灸针不知痛。疯狂。

甘竹沥一斗　生姜三两　防风　甘草炙各三两　防己　麻黄去节　人参　黄芩　白术　细辛　茵芋　秦艽　桂心各一两一枚大者炮

右十四味㕮咀。以汤渍药令赤。合竹沥煮取四升，分为四服。忌海藻、菘菜、桃、李、雀肉、生葱、生菜、猪肉、冰水。并出第十九卷中

备急陶隐居效验方。疗人卒中风。口不开。身不著席。大豆散方。

大豆二升熬令焦　干姜　椒汗各三两

右三味为散。酒服一钱匕。日一。汗出即差。大良。文仲同

太平圣惠方　汉防己散。治中风口噤不开。筋脉拘急。体热烦闷。

汉防己三两　葛根三两剉　桂心二两　麻黄二两去根节　甘草一两炙微赤剉　防风一两去芦头　赤芍药一两　独活一两　羚羊角屑一两

右件药。捣筛为散。每服四钱。以水一中盏。入生姜半分。煎至六分。去滓。放温。不计时候。拗开口灌之。

羚羊角散。治中风心闷。口噤不开。

羚羊角屑一两　防风一两去芦头　葛根一两剉　甘菊花一两　木通一两剉　人参一两去芦头　细辛一两　当归一两剉微炒　桂心一两　甘草一（二）两炙微赤剉　附子一两炮裂去皮脐　赤茯苓一两　汉防己一两　枳壳一两麸炒微黄去瓤

右件药。捣筛为散。每服四钱。以水一中盏。煎至五分。去滓。入竹沥一合。更煎一两沸。放温。不计时候。拗开口灌之。

枳壳散。治中风口噤不开。心胸满闷。

枳壳一两麸炒微黄　防风二两去芦头　甘草二两炙微赤剉　汉防己一两　麻黄一两去芦头根节　人参一两去芦头　羚羊角屑一两　细辛一两　茵芋一两　秦艽一两去苗　桂心一两　附子一两炮裂去皮脐

右件药。捣筛为散。每服四钱。以水一中盏。煎至五分。去滓。入竹沥一合。更煎一两沸。放温。不计时候。拗开口灌之。

防风散。治中风口噤不开。烦热闷乱。

防风一两去芦头　赤芍药一两　葛根一两剉　独活一两　茵芋一两　甘草一两炙微赤剉　芎䓖一两　细辛一两　白术一两　麻黄一两去根节　羚羊角屑一两　人参一两去芦头　石膏二两　汉防己一两　川乌头一两炮裂去皮脐

右件药。捣筛为散。每服四钱。以水一中盏。入生姜半分。煎至五分。去滓。入竹沥一合。更煎一两沸。放温。不计时候。拗开口灌之。

治中风口噤不开方。

独活二两　桂心一两

右件药。捣碎。以酒水各一大盏半。煎取两盏。去滓。放温。不计时候。分为五服。拗开口灌之。

独活散。治中风口噤不开。筋脉拘急。疼痛。

独活二两　黑豆一合剉炒熟　天南星半两炮裂　生姜半两　防风一两去芦头

右件药。细剉。以清酒五大盏。煎取三大盏。入于瓶中。密盖良久。去滓放温。不计时候。拗开口。灌半中盏。频频服之。以效为度。

消梨饮子。治中风口噤不开。心膈壅闷。

消梨三颗绞取汁　酒一合　薄荷汁一合　生姜汁一合　竹沥一合

右件药。相和。煮三两沸。分温三服。不计时候。拗开口灌之。服尽立效。

治中风口噤不开。不知人事欲死者。宜服此方。

干蝎一枚尾全者微炒　瓜蒂七枚　赤小豆三七枚

右件药。捣细罗为散。每服半盏。不计时候。用粥饮调下。拗开口灌之。当吐。如未吐。即再服。

治中风口噤不开方。

附子一两生去皮脐　甘草半两生剉　桂心半两

右件药。捣筛为末。炼蜜和圆。如皂荚子大。每服。不计时候。以暖酒研下一圆。拗开口灌之。立效。

备急膏。治中风口噤不开。

川乌头半两烧为灰　腻粉一分　龙脑一分

右件药。都研令匀。以黄牛胆汁调成膏。以瓷器盛。每服。不计时候。以温酒调一钱。拗开口灌之。续以豆淋酒投之。

又方。

独活一两捣碎　黑豆一（二）合炒熟

右件药。以酒二大盏。煎至一盏三分。去滓。分为三服。放温。不计时候。拗开口灌之。

圣济总录　防己汤。治中风口噤。颈项筋急。饮食不下。

防己剉　桂去粗皮　麻黄去根节煎掠去沫焙干　葛根剉各二两　甘草炙剉　防风去叉剉　芍药各一两

右七味。粗捣筛。每服三钱匕，以水一盏。入生姜半分切。煎取七分。去滓温服。日三夜一。凡失音不能言者皆治。

开关散。治急中风目瞑牙噤。不能下药者。用此散。以中指点散子。揩齿三二十次。在大牙左右。其口自开。始得下药。

天南星生捣为细末　龙脑别研

右二味。各等分研细。五月五日午时合。患者只使一字。至半钱匕。

附子散。治中风口噤不开。吹口中。

附子炮裂去皮脐

右一味。捣罗为散。内管中。斡开口匀吹。令药满喉中并舌下。不可过多。

吴茱萸汤。治中风口噤。闷乱不知人。汤饮不下。

吴茱萸汤洗七遍炒一两　豉炒令微干三两

右二味。粗捣筛。每服二钱匕。以水一盏半。煎取七分。去滓温服。早夜各二服。

乌梅饮。治中风不语。口噤吐痰。颈项筋急。

乌梅二七枚并子椎碎　菝葜碎剉椎一两半　白矾生用一两

右三味。先以水一升。煎菝葜根。取三合去滓别盛。又别以水一升。煮乌梅至三合。去滓别盛。又以水五合。煮白矾取三合别盛。以物斡口开。先灌菝葜汤。次下乌梅汤。又次下白矾汤。旋消停服之良。久久即吐恶痰毒涎。如不吐。以鹅毛搅喉中取吐。

独活饮。治中风口噤不语。不知人。饮食不下。

独活去芦头一两　葛根剉　甘草炙各半两

右三味。粗捣筛。每服四钱匕。以水一盏半。入生姜半分切。煎取七分。去滓热服。口噤服药不下。斡口开灌之、效。日夜四五服。

缓颊散。治中风口噤。及妇人洗头中风。牙关紧急。

天南星一枚重半两者用酒同生姜自然汁浸四十九日切破焙干　半夏亦如天南星浸切焙干　乌头炮裂去皮脐　芎䓖　白附子炮　防风去叉　雄黄研　丹砂研已上各半两　牛黄研　麝香研各一分

右一十味。捣罗六味为细末。入雄黄以下四味同研匀。每服温酒调下半钱匕。如小儿急慢惊风。薄荷汤调下一字。

附子散。治中风牙关紧急。遍身强䩕。

附子一枚重一两者慢火炮裂去皮脐　白附子炮裂一分

右二味。为细散。每服一钱匕。温酒调下。三服见效。

白矾散。治一切急风。口噤不开。

白矾半两　盐花一分

右二味。并细研。以手点揩牙根下。更将半钱匕。以绵裹安牙尽头。

海带散。治风口噤。牙关不开。

海带炒半两　乌梅肉　天南星生各一两　麝香二分别研后入

右四味。为细散。入瓷盒内。勿令透气。如患急。以半钱匕。于腮里牙关上揩。便自开口。立效。

治中风牙关紧急方。

甘草比中指节截作五截于生油内浸过炭上火炙候油入甘草用

右一味。以物斡开牙关。令咬定甘草。可如人行一里时候。又换甘草一截。后灌药极效。

白神散。治中风或吐泻。牙关紧噤。下药不能。

白梅末不拘多少

右一味。将揩牙立开。盖酸能收敛。自然齿骨易开也。

独活酒。治中风口噤不开。

独活去芦头一两

右一味。剉。以清酒二升。煎取一升。取大豆五合。熬令皮拆声炧绝。取前酒热投于豆中。搅匀密盖。经一食顷。去滓。温服三大合。口噤即灌之。日三。

治风涎发动口噤不开方。

半夏半枚　五灵脂一皂子大　胆矾末一字

右三味。同乳钵内研如粉。滴水和为丸。如鸡冠花子大。每用三丸。于瓷盏内。用指甲研细。入半皂子大白梅肉。并生油少许。一处研匀。却分作两饼子。于两边大牙角头摩之。外更以手揉颊腮。自然涎出。以谷精草上花。火上炙焦。研作细末。用一剜耳子。分作两处。以鹅管吹入两鼻中。涎出为度。如涎出未快。更以少许吹入。候出尽涎。以甘草末搐入鼻中解。省也。如牙关不噤。但觉胸膈有涎。即用一丸子。放在舌上嚼碎。以津咽下。不用汤使。后亦用搐药。自然各有涎出。只是不得咯。不得令鼻气吹去。不得唾。恐涎不出。后亦用甘草末解之。此药人年六十以上者难疗。若是气壮实。六十岁以下则易治。若服药身大痒者勿怪。汗将出也。其汗必先腥臭。后清淡。须是先寻一不透风房室。然后服药治之。惟不见风。能将息忌慎为妙。其药须是临治时旋合。不可预合也。

金虎丹。治中风口噤不语。忽然仆地。涎潮壅塞。

牛黄研　丹砂研　粉霜研　腻粉研　雄黄研　龙脑研　铅白霜研各一两　天竺黄　人参　麦门冬去心各三两　甜消研二两　硼砂研半两　白矾研一两半

右一十三味。捣研为末。再同研匀。炼蜜和丸。如樱桃大。每服一丸。新汲水化下。伤寒伏热在心狂乱者。蜜水化下一丸。小儿急慢惊风。口吐涎沫。一丸分作三服。薄荷新水化服。治一切风涎。不可殚述。

乌犀丸。治风寒客于三阳经。筋脉拘急。口噤不开。牙关紧急。

犀角屑半两　天麻　白附子炮各一两　白僵蚕炒　半夏汤浸七遍以去皮生姜半两同杵碎炒令干各半两　乌蛇肉酒浸去皮骨炙　天南星炮各一两　麻黄去根节　独活去芦头　当归切焙　晚蚕砂微炒　麝香研　干蝎去土微炒各半两

右一十三味。捣研为末。再同研匀。炼蜜和丸。梧桐子大。每服十丸至十五丸。温酒下。不拘时候服。

大豆酒。治中风口噤。或伤风湿。身体痛痹。

大豆三升

右一味。炒令极热。以清酒五升沃之。可得二升。旋旋温服。令少汗出身微润即差。

本草　葛氏方。中风。寒痉直。口噤。不知人。鸡屎白一升。熬令黄极热。以酒三升搅去滓去滓服。

圣惠方。妇人中风。口噤。舌本缩。用芥子一升。细研。以醋三升。煎取一升。用傅颔颊下。立效。

韩义和烟霞圣效方　立圣散。治中风牙关紧急。口不能开。

海带一两　白梅等分

右末揩牙。少顷便开。

危亦林得效方　莱菔膏。治大人小儿禁口风。

皂角不蛀者炙去皮子　萝卜如无以子代之

右以皂角为末。以萝卜同酽醋研。鸡翎蘸药涂牙龈。即苏。

一得散。治中风口噤。不知人事。产后中风同。

右用白术四两。水三升。煎一升。顿服。

又方。治中风。通身冷。口噤不知人者。

右用川独活四两。好酒一升。煎至半升。分温服。

风口眼喎斜

论

巢元方病源　风邪入于足阳明、手太阳之经。遇寒则筋急引颊。故使口喎僻。言语不正。而目不能平视。诊其脉。浮而迟者可治。养生方云。夜卧。当耳勿得有孔。风入耳中。喜令口喎。

圣济总录　论曰。足阳明脉循颊车。手太阳脉循颈上颊。二经俱受风寒气。筋急引颊。令人口喎僻。言语不正。目不能平视。又云。风入于耳中。亦令口喎。盖经络所系然也。诊其脉浮而迟者可治。

张子和儒门事亲　证口眼喎斜是经非窍辩十八。口眼喎斜者。俗工多与诸风掉眩证一概治之。其药则灵宝、至宝、续命、清心、一字、急风、乌犀、铁弹丸。其方非不言治此病也。然而不愈者何也。盖知窍而不知经。知经而不知气故也。何谓知窍而不知经。盖人之首有七窍。有日月五星七政之在天地。故肝窍目。目为肝之外候。肺窍鼻。鼻为肺之外候。心窍舌。舌无窍。心与肾合而窍于耳。故耳与舌俱为心之外候。俗工止知目病归之肝。口病归之脾。耳病归之肾。舌病归之心。更无改张。岂知目之内眦。上下二纲。足太阳及足阳明起于此。目之锐眦。足少阳起于此。手少阳至于此。鼻之左右。足阳明、手阳明挟乎此。口之左右。亦此两经还乎此。故七窍有病。不可独归于五脏。当归之六经也。余曰俗工知窍而不知经者。此也。　何谓知经而不知气。盖世之谈方药者。不啻千万人。止不过坚执本草性味。其知十二经所出所入。所循所环。所交所合。所过所注。所起所会。所属经络。所上所下。所侠所贯。所布所散。所结所绕。所抵所连。所系所约。所同所别。千万人中。或见一二名明。可谓难其人矣。然而不过执此十二经便为病本。将阳经为热。阴经为寒。向本草中寻药。药架上检方而已矣。病之不愈。又何讶焉。岂知灵枢曰。足之阳明。手之太阳。筋急则口鼻为僻，此十二经受病之处也。非为病者也。及为病者。天之六气也。六气者何。风暑燥湿火寒是也。故曰。俗工知经而不知气者。此也。

然则口目㖞斜者。此何经也。何气也。足之太阳、足之阳明。左目有之。右目亦有之。足之阳明、手之阳明。口左有之。口右亦有之。此两道也。灵枢又言。足阳明之筋。其病颊筋。有寒则急引颊移口。热则筋弛纵。缓则不胜收。故僻。是左寒右热。则左急而右缓。右寒左热。则右急而左缓。故偏于左者。左寒而右热。偏于右者。右寒而左热也。夫寒不可用径用辛热之剂。盖左中寒则逼热于右。右中寒则逼热于左。阳气不得宣行故也。而况风者。甲乙木也。口眼阳明。皆为胃土。风偏贼之。此口目之所以僻也。是则然矣。　七窍惟口目㖞斜。而耳鼻独无此病者何也。盖动则风生。静则风息。天地之常理也。考之易象。有足相符者。震、巽主动。坤、艮主静。动者皆属木。静者皆属土。观卦者。视之理也。视之。目之用也。目之上纲则眨。下纲则不眨。故观卦上巽而下坤。颐卦者。养之理也。养者。口之用也。口之下颔则嚼。上颔则不嚼。故颐卦上艮而下震。口目常动。故风生焉。耳鼻常静。故风息焉。当思目虽斜。而目之眦眶未尝斜。口之㖞。而口之辅车未尝㖞。此经之受病。非窍之受病明矣。而况目有风轮。唇有飞门者耶。　余尝治此证。未尝用世俗之药。非故与世参商。方凿圆枘。自然龃龉者。过颍。一长吏病此。命予疗之。目之斜。灸以承泣。口之㖞。灸以地仓。俱效。苟不效者。当灸人迎。夫气虚风入而为偏。上不得出。下不得泄。真气为风邪所陷。故宜灸。内经曰。陷下则灸之。正谓此也。所以立愈。又尝过东杞。一夫亦患此。予脉其两手。急数如弦之张。甚力而实。其人齿壮气充。与长吏不同。盖风火交胜。予谓承气汤六两。以水四升。煎作三升。分四服。令稍热啜之。前后约泻四五十行。去一两盒。次以苦剂投之解毒。数服以升降水火。不旬日而愈。脉诀云。热则生风。若此者。不可纯归其病于窗隙之间而得。亦风火素感而然也。盖火胜则制金。金衰则木茂。木茂则风生。若东杞之人。止可流湿润燥。大小之后。使加滄通郁为大。灵枢虽有马膏桂酒双涂之法。此但治其外耳。非治其内也。今人不知其本。欲以单服热水。强引而行之。未见其愈者也。何之用姜、附、乌、桂、起石、硫磺之剂者。是耶。非耶。

治验

罗谦甫卫生宝鉴　太尉忠武史公。年六十八岁。于至元戊辰十月初。侍国师于圣安寺丈室中。煤炭火一炉在左侧边。遂觉面热。左颊微有汗。师及左右诸人皆出。因左颊疏缓。被风寒客之。右颊急。口喎于右。脉得浮紧。按之洪缓。予举医学提举忽君吉甫专科针灸。先于左颊上灸地仓穴一七壮。冷灸颊车穴二七壮。后于右颊上热手熨之。议以升麻汤加防风、秦艽、白芷、桂枝。发散风寒。数服而愈。或曰。世医多以续命汤等药治之。今君用升麻汤加四味。其理安在。对曰。足阳明经起于鼻。交頞中。循鼻外。入上齿中。手阳明经亦贯于下齿中。况两颊皆属阳明。升麻汤乃阳明经药。香白芷又行手阳明之经。秦艽治口噤。防风散风邪。桂枝实表而固荣卫。使邪不能再伤。此其理由也。夫病有标本经络之别。药有气味厚薄之殊。察病之源。用药之宜。其效如桴鼓之应。不明经络再过。不知药性再主。徒执一方。不惟无益。而又害之者多矣。学者宜精思之。

方

葛洪肘后备急方 治口喎僻。

取空青末著口中。入咽即愈。姚同

又方。取蜘蛛子摩其偏急颊车上。候视正则止。亦可向火摩之。

又方。牡蛎、矾石、附子、灶中黄土。分等捣末。以三岁雄鸡冠血和傅。急上持水著边。视欲还正。便急洗去药。不著。更涂上便愈。范汪、深师同。

又方。鳖甲、乌头涂之。欲正即揭去之。

孙思邈千金要方 治凡风著人面。引口偏著耳。牙车急。舌不得转方。

生地黄汁一升 竹沥一升 独活三两

右三味合煎取一升。顿服之即愈。广济同

又方。竹沥三升 防风 防己 升麻 桂心 芎藭各二两 羚羊角三两 麻黄四两

右八味㕮咀。以水四升合竹沥煮取一升半。分三服。日服一剂。常用效。

又方。酒煮桂取汁。以故布拓病上。正则止。左喎拓右。右喎拓左。秘不传。余常用大效。

治口耳僻方。

防风二两 柏实三两 独活 生姜各四两 麻黄三两 杏人三十枚 附子 葛根各二两

右八味㕮咀。以水一斗酒二升煮取三升。分四服。

治卒中风口喎方。炒大豆三升令焦。以酒三升淋取汁。顿服之。肘后以治口噤不开

又方。大皂荚一两。去皮子下筛。以三年大酢和。左喎涂右。右喎涂左。干更涂之。

治卒中风口喎方。

以苇筒长五寸。以一头刺耳孔中。四畔以面密塞之。勿令泄气。一头内大豆一颗。并艾烧之令燃。灸七壮即差。患右灸左。患左灸右。千金不传。耳病亦灸之。

松叶酒。青松叶一斤。捣令汁出。清酒一斗渍二宿。近火一宿。初服半升。渐至一升。头面汗出即止。

王焘外台秘要方 **深师续命汤**。疗中风口僻噤诸疾。卒死不知人。补虚起死神。

人参 木防己 麻黄去节 芍药 芎藭 甘草炙 黄芩 白术各一两 桂心 防风各二两 大附子一枚炮 生姜五两

右十二味切。以水一斗二升煮取三升。分为三服。不差复作。忌海藻、菘菜、猪肉、生葱、桃、李、雀肉。

附子散。千金疗中风。手臂不仁。口面僻。

附子炮　桂心各五两　细辛　防风　人参　干姜各六两

右六味捣下筛。酒服方寸匕。日三。稍稍增之。忌猪肉冷水生葱生菜。

太平圣惠方　防风散。治中风口面喎僻。手足不遂。风入于脏。则语不得转。心神昏闷。

防风一两去芦头　羌活二两　川升麻一两　桂心一两　芎䓖二（一）两　羚羊角屑三分　麻黄一两去根节　杏仁一（二）两汤浸去皮尖双仁麸炒微黄　薏苡仁一两

右件药。捣筛为散。每服四钱。以水一中盏。煎至五分。去滓。入竹沥一合。重煎一两沸。不计时候。稍热服。如人行五七里再服。以衣盖之。汗出为度。

羌活散。治中风。口面不正。四肢拘急。语涩。

羌活一两　枳壳三分麸炒微黄去瓤　蔓荆子一两　细辛三分　桂心三分　当归三分剉微炒　芎䓖三分　白鲜皮三分　羚羊角屑三分

右件药。捣筛为散。每服四钱。以水一中盏。煎至五分。去滓。入竹沥一合。更煎一两沸。不计时候。温服。

麻黄散。治中风。口面喎斜。筋脉拘急。

麻黄一两去根节　芎䓖一两　川升麻一两　防风一两去芦头　汉防己一两　桂心一两　羚羊角屑一两　酸枣仁一两　秦艽半两去苗

右件药。捣筛为散。每服四钱。以水一中盏。煎至五分。去滓。入竹沥一合。更煎一两沸。不计时候。温服。

茵芋散。治偏风口眼不正。言语謇涩。四肢拘急。

茵芋一两半　枳壳一两麸炒微黄去瓤　当归一两剉微炒　荆芥一两　细辛三分　桂心三分　独活一两半　天麻一两　羚羊角屑一两

右件药。捣筛为散。每服四钱。以水一中盏。入生姜半分。煎至六分。去滓。不计时候。温服。

独活散。治中风。口面喎斜。手脚不遂。风入脏腑。昏闷不语。腰脊如解。难以俛仰。骨髀冷疼。心惊不定。

独活一两　羌活一两　芎䓖三分　桂心三分　赤茯苓一两　附子一两炮裂去皮脐　羚羊角屑三分　白僵蚕一两微炒　天麻一两　麻黄一两去根节　丹参三分　干蝎一两微炒

右件药。捣细罗为散。每服。不计时候。以薄荷热酒。调下二钱。

天麻散。治中风。倒仆不知人。及口面喎斜。

天麻一两　麒麟竭一两　白僵蚕一两微炒　干蝎一两微炒　防风一两去芦头　犀角屑一两　麝香一（二）钱细研

右件药。捣细罗为散。每服。不计时侯。以温酒调下二钱。

酸枣仁散。治中风口面偏斜。痰壅头疼。

酸枣仁一两微炒　羚羊角屑一两　丹参一两　防风一两去芦头　汉防己一两　甘菊花一两　麻黄一两去根节　羌活一两　石膏二两细研

右件药。捣细罗为散。每服。不计时候。以温酒调下二钱。

天麻圆。治中风口眼喎斜。言语不正。

天麻一两　芎䓖一两　白僵蚕一两微炒　白附子一两炮制　天南星一两炮裂　防风三分去芦头　羚羊角屑半两　麻黄三分去根节　干蝎一分微炒　牛黄一分细研　麝香三分细研　腻粉半两

右件药。捣罗为末。入研了药令匀。炼蜜和圆。如梧桐子大。每服。不计时候。以温酒调下十圆。

治中风著人面。引口偏。著人耳。牙车急。舌不转方。

牡蛎一两烧为粉　白矾一两（分）烧令汁尽　附子一两炮裂去皮脐　灶中黄土一分

右件药。捣研令细。以三岁雄鸡冠血和药。傅其急处。预安照子在前照之。才欲复故。便速洗去其药。不速去之。便过。不复正也。

治中风。口眼㖞斜方。

树东枝上蝉壳七月七日收不限多少

右细研如粉。入寒食面。用醋调为糊。如左斜涂右口角。右斜涂左口角。候口正。急以汤水洗去其药。

又方。

右以栝蒌绞取汁。和大麦面。和作饼子。炙令热。熨正便止。勿令太过。

又方。

鳖甲一两　川乌头一两

右以二味生用。捣罗为末。以醋调涂之。欲正便拭去之。

肉桂熨法。治中风口面㖞斜。

肉桂一两半剉去粗皮捣罗为末

右用酒一大盏。调肉桂令匀。以慢火煎成膏。去火良久。用匙摊在一片帛上。贴在腮上。频频更用热瓦子。熨令热透。专看正。即去却桂膏。患左贴右。患右贴左。

治中风。吹著口偏方。

右取蓖麻东西枝上子。各七粒。研碎。手心中涂。用热水一瓷碗。安在手心上。良久。看口正便住。患左治右。患右治左。

治中风。口㖞立效方。

右取巴豆七枚。去皮烂研。㖞左塗右手心。㖞右涂左手心。仍以煖水一盏。安向手心。须臾即正。便洗去药。并频抽掣中指。立效。

杨子建万全护命方　治风蒸手足疼痛。口眼㖞斜。大腑秘热。痰涎满口。

秦艽去沙半两　芎䓖半两　天南星炮半两　当归半两　荆芥穗半两　麝香三分　天竺黄　升麻各半两　木香一分　麻黄去根十铢

右细杵罗为末。每服一钱半。食后浓煎薄荷汤调下。

圣济总录　附子汤。治中风口面㖞斜。

附子炮裂去皮脐　干姜炮各四两　桂去粗皮　麻黄去根节先煎掠去沫焙干各二两　芎䓖一两半

右五味。剉如麻豆。每用十钱匕。以水三盏。煎取二盏。去滓分温三服。空心一服。夜卧并二服。

葛根汤。治中风口面㖞斜。

葛根　防风去叉　附子炮裂去皮脐　麻黄去根节煎掠去沫焙干各一两　独活去芦头二两　杏仁汤浸去皮尖双仁炒四十枚　松实去壳一两半

右七味。剉如麻豆。每用药十钱匕。以水二盏。酒一盏。入生姜三片。煎取一盏半。去滓分三服。日二夜一。

升麻汤。治中风口目㖞斜。

升麻　防风去叉　麻黄去根节煎掠去沫焙干各一两　芎䓖　羚羊角镑各一两半　桂去粗皮三分

右六味。粗捣筛。每用药十钱匕。以水三盏。煎至二盏。去滓入竹沥一合。更煎三沸。分温三服。空心一服。夜并二服。相去如人行五里良久更服。以衣复令微汗出。避外风。

防风汤。治中风口面㖞斜。泪出失音。

防风去叉　防己　升麻　桂去粗皮　麻黄去根节煎掠去沫焙干　芎䓖各一两　羚羊角镑一两半

右七味剉如麻豆。每服三钱匕。以水一盏。煎取六分去滓。入竹沥半合。更煎三两沸。热服空心。日午及临卧各一服。

天雄散。治中风口㖞引目不合。又令耳有风声而聩。面骨冷疼。风眩头痛。

天雄炮裂去皮脐　细辛去苗叶微炒各一两半　山茱萸　干姜炮各二两半　山芋　防风去叉各三两半

右六味。捣罗为散。每服温酒调下三钱匕。渐加至五钱匕。日再服。

白圣散。治中风口面㖞斜。

天雄炮裂去皮脐　山茱萸炒过候冷各二两　山芋三两　干姜炮一分

右四味。捣罗为散。每服用热豆淋酒半盏。调下二钱七。患重者加至三钱匕。

一字散。治贼风吹著。口眼㖞斜。

乌头生用　青矾各半两

右二味。并捣罗为细散。每用一字。搐入鼻内。取出涕吐涎。

治风口㖞方

蓖麻油　巴豆油

右二味。等分。并相和。如右㖞即点左口角。如左㖞即点右口角。仍急觑。才正。当急揩去药。

追风丸。治风口㖞。

磁石煅醋淬十遍秤一分研　石硫磺研一钱　蓖麻子十五枚去皮研　干莴苣根三钱　芸苔子半两

右五味。捣研为末。用醋面糊和。临时旋为丸。手心内安之。用汤碗押。左㖞安右手。右㖞安左手。候口正。即去之。

青松叶浸酒方。治中风口面㖞斜。

青松叶一斤细剉如大豆

右一味。木石臼中。捣令汁出。用生绢囊贮。以清酒一斗浸二宿。近火煨一宿。初服半升。渐加至一升。头面汗出即止。

胡麻浸酒方。治中风口面㖞斜。

胡麻炒捣粗罗一斤

右一味。用生绢囊贮。以酒一斗五升。浸七日后。每服三合。稍稍服之。加至四五合。以差为度。

蚕砂浸酒方。治中风口面㖞僻。口角涎流。

蚕砂微炒捣碎五升

右一味。用生绢囊贮。以酒一斗五升。浸经七日。取饮之。三合至五合。令常有酒气。以差为度。

鸡血涂方。治中风口面㖞僻不正。

雄鸡血

右一味。煎热涂之。正则止。或新取者血使涂之亦佳。涂缓处一边为良。

皂荚摩膏方。治中风口㖞。

皂荚一挺炙黄刮去皮子

右一味。捣细。罗为末。以酽醋调和如膏。左㖞摩右。右㖞摩左。

蜘蛛摩方。治中风口㖞。

蜘蛛大者一枚

右一味。摩其偏缓颊车上。及耳前后。视正则止。亦可向火摩之。或取蜘蛛大网丝成团如弹子。摩之亦得。

衣中白鱼摩方。治中风口面㖞斜。

衣中白鱼七枚

右一味。摩偏缓一边。才正便止。恐太过。凡患急边缓边皆有病。先摩缓边。次摩急边。急边少用。

石灰涂方。治中偏风口面㖞斜。

石灰半升

右一味。炒。乘热以醋调似泥。涂于一边缓处。才正急用温水洗去之。阮霖经验良方。治中风口眼㖞斜者。右用石灰一合。醋炒如泥。斜向右涂左，向左涂右。立正即洗。

人参丸。治中风口眼㖞斜。手足无事。语不謇涩。止缘坐卧处。对耳有窍。为风所中。筋牵过一边。连眼皆紧。睡著一眼不合者。服此药二十日内。眼口皆正。

人参　草乌头生去皮尖　牛膝去苗酒浸焙干各一两

右三味。捣罗为细末。水煮面糊。丸如梧桐子大。每服十丸。炒黑豆淋酒下。日二服。

假苏丸。治一切风口眼偏斜。

生假苏去梗　生薄荷用叶各一斤

右二味。并沙盆内研。生绢绞取汁。瓷盆内看厚薄煎成膏。余滓三分。去一分粗滓不用。将二分滓曝干。杵罗为末。将膏和为丸。如梧桐子大。每服二十丸。温酒下。

圣散子。治中风口㖞。

附子炮裂去皮脐取中心者用　伏龙肝　牡蛎烧

右三味。等分。捣罗为散。用三岁乌鸡冠血。调半钱匕。如口㖞向左边。即涂药在右口角。若㖞向右边。即涂药在左口角。才见口正。当即急洗去药。迟洗即牵过口角。慎之。

治偏风口面㖞斜一切热毒风攻头面方。

芭蕉根不以多少。于甑内蒸两炊久。取出烂研。绞取自然汁。每日饭后。取二合。生蜜一匙头。以酒调之顿服。日再服。

消风丸。治风邪引颊。口㖞僻。言语不正。

草乌头半斤用油四两炒令黄色　麻黄去根节先煎掠去沫焙　附子炮裂去皮脐　白芷各半两　防风去叉　白茯苓去黑皮　藿香叶　干姜炮　前胡去芦头　青橘皮去白炒干　桂去粗皮各一两　甘草炙剉二两　龙脑研　麝香研　丁香　木香　白僵蚕炒各一分　蝉蜕半两炒　不蚛皂荚一两一分去皮子酥炙焦黄

右一十九味。捣罗为细末。炼蜜和丸。如弹子大。每服温酒化下一丸。不计时候。

麻黄汤。治中风口眼㖞斜。

麻黄去根节汤掠去沫焙　萆薢　附子炮裂去皮脐各二两　黄连去须　当归切焙　桂去粗皮　枳壳去瓤麸炒　甘草炙剉　羚羊角镑各一两　桑根白皮　牡丹皮　羌活去芦头　芎䓖各一两半　旋覆花炒半两　杏仁去皮尖双仁炒十四枚

右一十五味。剉如麻豆。每服五钱匕。水一盏半。入生姜半分切。煎至八分。去滓温服。

乌蛇丸。治中风口面㖞僻。言语不正。

乌蛇酒浸去皮骨炙　乌头炮裂去皮脐　五灵脂　羌活去芦头　天麻酒浸切焙各半两　牛黄研　雄黄研　麝香研　干蝎去土酒炒　天南星炮裂汤洗各一分　香墨烧醋淬研　独活去芦头　皂荚不蚛者去皮子酥炙各三分　白附子三枚炮裂汤洗　虎骨酥炙一两　黑豆二十一粒先与乌头同捣烂焙

右一十六味。捣罗十三味为末。入牛黄麝香雄黄末拌匀。重罗一遍。炼蜜和丸。如绿豆大。每服七丸。温酒下。渐加至十丸。空心午时夜卧各一服。

赤箭散。治中风口㖞僻。言语不正。目不能平视。

苏箭半两　黄松节剉一两　牛膝去苗酒浸一宿焙干　补骨脂炒　骨碎补　芍药　细辛去苗叶　藿香叶　自然铜烧醋淬七遍　没药研　地龙去土　木鳖子去壳　白花蛇酒浸一宿去皮骨焙干　虎骨涂酥炙各半两　乌头炮裂去皮脐一分　羌活去芦头一两　桂去粗皮半两

右一十七味。捣罗为细散。每服二钱匕。温酒调下。不计时候。

天南星丸。治中风手足不遂。筋骨挛急。行履艰难。口眼㖞斜。时发搐搦。

天南星炮　天麻　附子炮裂去皮脐　干蝎全者去土炒　白僵蚕直者炒　藿香叶　白附子炮半两

右七味。捣罗为末。酒煮面糊和丸。如梧桐子大。每服五丸。至十丸。薄荷温酒下。空心食前服。

许叔微普济本事方　灸中风口眼㖞斜不正者。家藏方右于耳垂下麦粒大灸三壮。左引右灸。右引左灸。

陈无择三因方　防风汤。治中风挟暑。卒然晕倒。面青黑。四肢缓弱。喜伸欠。口眼歪斜。四肢不仁。好笑。

防风　泽泻　桂心　杏仁麸炒　炙草等分

右剉散。每服四钱。煎七分。去滓。空心服。

十便良方　皂荚膏。治卒然口目㖞斜。语则牵急四肢。如余无它苦。此由居处不便。因卧而孔风入耳。客于阳明之经。宜传之。指迷方

皂荚去皮

右为末。不以多少。火熬成膏。左㖞贴右。右㖞贴左。正则洗去。

温大明隐居方　口眼㖞斜是中风。筋疼烦热遍身中。急煎五七加芍药。苏合香丸速有功。风寒湿气留滞经络。忽然手足顽麻。口眼㖞斜。项强筋疼。遍身烦热。未可便用风药。宜煎局方三五七散。加芍药三钱。用水三盏。生姜十片。煎取一盏半。去滓。作三次调苏合香丸三粒服饵。留滓再煎。

魏氏家藏方　治风搐口㖞。

蓖麻二粒去壳。细研。入生面少许。用水调拌稀稠所得。右㖞涂左手心。左㖞涂右手

心。用净水一盏照口。如口正。便急洗去手心药。

本草 千金方。治口㖞。大豆面三升。炒令焦。酒三升。淋取汁。顿服。日一服。

孟诜云。鹿生肉。主中风。中偏不正。以生椒同捣食之。专看正即速除之。九月以后、正月以前。堪食之也。

千金方。中风。口㖞僻。取蜘蛛子摩其偏急颊车上。候视正即止。亦可向火摩之。

胜金方。治中风口㖞。以苇筒子长五寸。一头刺于耳内。四面以面密封塞不通风。一头以艾灸之七壮。患右灸左。患左灸右。耳痛亦灸得。

御药院方 **不换金丹**。治口㖞。

荆芥穗 白僵蚕炒 天麻 甘草炙各一两 羌活去芦 川芎 白附子生用 川乌头生用 细辛去叶 蝎稍去毒炒 藿香叶各半两 薄荷三两 防风一两

右为细末。炼蜜和丸如弹子大。每服一丸。细嚼茶酒任下。如口㖞向左。即右腮上涂之便正。

施圆端效方 **蒜涂法**。治口眼㖞斜。成安高庆之

右用橡斗盛蒜泥。涂合骨穴。右㖞左贴。左㖞右贴。扯正止之。

刘孟容琐碎录 中风口眼㖞斜。鲜鱼血调蓖麻子肉。拌匀。左患右涂。以正为度。

萨德弥实瑞竹堂经验方 **骗马丹**。治男子妇人中风。口眼㖞斜。痰涎壅盛。语言謇涩。手足不仁。筋脉拘挛。肢体不举。或寒湿相搏。肌肉顽麻。传入经络。筋骨疼痛。腰脚浮肿。难以屈伸。或寒湿脚气。或打扑损伤。筋骨体骱蹉跌。皮肤搔痒。风毒疮疡。并宜服之。成提举经验方。

真川乌炮二两 川芎七钱 真苏木 地龙去土各半两 白芷 草乌头炮 续断浸酒 牛膝酒浸去芦 肉苁蓉酒浸 滴乳 灯芯碾 明松香研 木鳖子去壳不去油 虎胫骨酒浸炙 骨碎补酒浸 自然铜醋淬七次水飞 败龟板各一两煅红醋制净令黄色 全蝎三钱去毒炒

右碾为细末。用煮酒打陈米粉为丸。如桐子大。每服五十丸。食后温酒送下。

换骨丹。治卒中风。口眼㖞斜。左瘫右痪。不能言。用此药与搐药不卧散。汗出其人必愈。有效。

槐角子 桑白皮去赤皮 仙术 威灵仙 人参 川芎 何首乌 蔓荆子 防风各二两 香白芷二两 五味子 木香 苦参各一两 脑麝少许研 麻黄五斤去根节

右麻黄。用水二十升。以槐枝搅熬成膏子。留一升。取出和诸药为丸。如弹子大。每服一丸。用生姜七片。带须葱头七茎。水一碗。煎至半碗。先将丸子研细。用葱姜汤热调服。便于暖处厚衣被盖之。勿令透风。通身汗出是效也。刘守真宣明论方。治瘫痪中风。口眼㖞斜。半身不遂。并一切风痫。暗风。并一服之。颂曰。我有换骨丹。传之极幽秘。疏开病者心。扶起衰翁臂。气壮即延年。神清自不睡。南山张仙翁。三百八十岁。槐皮芎术芷。仙人防首蔓。十件各停匀。苦味香减半。麝香即少许。朱砂作丸缠。麻黄煎膏丸。大小如指弹。修合在深房。勿令阴人见。夜卧服一粒。遍身汗津满。万病自消除。神仙为侣伴。以和胃汤调补。及避风寒。茶下半丸。盖出汗。入膏时如稠。再入水少许。煎动入药。唯少为妙。其麻黄膏不可多也。御药院方。疗血滞而不流。卫气遏而不通。风寒湿气相搏筋血之间。内舍偏虚。发为不遂之病。气感八风。血凝五痹。筋挛骨痛。瘫痪偏枯。一切风证并皆治之。服之神妙。难以言宣。将麻黄去皮根。不去节。用河水三石三斗三升（小斗七升是也）。熬六斗滤去麻黄。澄清再熬至二升半。入其余药末。每一两三钱作一

十丸。朱砂为衣。每服一丸。用酒一盏浸。至晚溶化开。临卧服之。

匀气散。此方前代曾服有效风药。服之十三日安。可治腰腿疼。半身不遂。手足不能屈伸。口眼㖞斜。风气、中风、中气。便用风药治之。十无一愈。当以气药治之。气顺则风散。近有人服之见效。

白术四两煨　沉香五钱镑　天麻一两　天台乌药三两　青皮五钱去穰　白芷　甘草各五钱　人参去芦五钱

右为㕮咀。每服三钱。水一盏半。生姜三片。紫苏五叶。木瓜三片。枣子十枚。煎至七分。去滓。空心温服。

黎民寿简易方　叶氏录验方通顶散。初中风口噤。人事不省者。先用此药搐鼻。令醒。方用别药。伤风头疼昏眩。妙甚。

黄踯躅一分为末　雄黄一分飞研　细辛半两为末

右三味和停。不省人事时。挑少许。搐入鼻中。即醒。涎出口开。方可投药。治卒中。口噤不省人事者。用细辛、皂角各少许为末。或止用半夏为末以芦管吹入鼻中。候喷嚏。苏后进药。药证病源云。或失音不语。精神昏愦者。如能言语。牙关紧急者。用细辛末搐鼻。又揩牙。一法用白梅擦牙。更以菖蒲末著舌下。牙关即开。仓卒皆选用。

施圆端效方　**乌姜丸**。治诸中风。口眼㖞斜。武安张八善友方

川乌　草乌　干姜　良姜各一两

右四味切碎。好醋一碗。煮醋尽。细切。慢慢炒干。为细末。醋面糊为丸。如桐子大。每服五七丸。茶清送下。食前。日进二服。忌热食一时。

罗谦甫卫生宝鉴　**犀角防风汤**。治一切诸风。口眼㖞斜。手足亸拽。语言謇涩。四肢麻木。并皆治下。

犀角　防风　甘草炙　天麻　羌活各一两　滑石三两　石膏一两半　麻黄七钱半不去节　独活　山栀子各七钱　荆芥　连翘　当归　黄芩　全蝎　薄荷　大黄各半两　桔梗半两　白术　细辛各四钱

右二十味㕮咀。每服五钱。水二盏。生姜十片。煎至一盏。去滓。稍热服。未汗再一服。如病人脏气虚。则全去大黄。

续命丹。治男子妇人卒中诸风。口眼㖞斜。言语謇涩。牙关紧急。半身不遂。手足搐搦。顽麻疼痛。涎潮闷乱。妇人血运血风。喘嗽吐逆。睡卧不宁。

川芎　羌活　南星姜制　川乌炮去皮　天麻　白鲜皮　当归　防风　海桐皮　地榆　虎骨　熟地黄　朱砂　乌蛇生　铅白霜　干蝎　肉桂各一两　牛黄　雄黄各三钱　轻粉二钱　麻黄去节四两

右二十一味为末。麻黄酒汁入约半升同熬成膏。和前药末为丸弹子大。每服一丸。豆淋酒下。或苓（葱）汁化下。不拘时候。张文叔传此二方。戊辰春。中书左右散仲谦患半身不遂麻木。太医则予益服之。汗大便。一服而愈。故录之。

至圣保命金丹。治中风口眼㖞斜。手足亸拽。语言謇涩。四肢不举。精神昏愦。痰涎并多。

贯众一两　生地黄七钱　大黄半两　青黛　板蓝根各三钱　朱砂研　蒲黄　薄荷各二钱半　珠子研　龙脑研各一钱半　麝香一钱研　牛黄二钱半研

右十二味为末。入研药和匀。蜜丸鸡头大。每用一丸。细嚼。茶清送下。新汲水亦

得。如病人嚼不得。用薄荷汤化下。无时。此药镇坠痰涎。大有神效。用金箔为衣。

牛黄通膈汤。初觉中风一二日。实则急宜下之。

牛黄研三钱　朴硝三钱研　大黄　甘草各一两炙

右四味。除研药为末。每服一两。水二盏。除牛黄、朴硝外。煎至一盏。去滓。入牛黄、朴硝。一半调服。以利为度。须动三两行。未利再服。量虚实加减。

秦艽升麻汤。治中风。手足阳明经口眼㖞斜。恶风恶寒。四肢拘急。

升麻　葛根　甘草炙　芍药　人参各半两　秦艽　白芷　防风　桂枝各三钱

右㕮咀。每服一两。水二盏。连须葱白三茎。长二寸。约至一盏。去。稍热服。食后服药毕。避风寒处卧。得微汗出则止。

释继洪澹寮方　三公散。治诸口眼㖞斜。

蜈蚣一蜜炙一酒浸一纸裹煨熟共三条各去屎　南星三个每个切作四段逐个如蜈蚣法制　白芷半两

右为细末。入真麝香少许。热酒调一钱。食后服。

危亦林得效方　御风膏。治口眼㖞斜。

右用萆麻子去壳碾碎。涂在手心。以一盂子置在手心萆麻子上。用热水置盂中。口正则急取盂子。左瘫涂右手心。右瘫涂左手心。口眼才正。急洗去药。只随病处左右贴。亦可。又治产难者。烂研涂两脚心。才生下便洗去。

又方。用桂心酒煮取汁。故纸蘸贴患处。右㖞贴右。右㖞贴左。即正。

又方。瓜蒌擂烂绞取汁。和大麦面搜作饼。炙令热熨。如正便止。不令太过。

又方。大鳝鱼一条。以针刺头上血。左斜涂右。右斜涂左。以平正即洗去。鳝放之。

孙氏仁存方　石灰膏。治中风口眼㖞斜。

用石灰一合。醋炒如泥。斜向右涂左。向左涂右。立正即洗去。一方水和。

永乐大典卷之三百六 一东

风 诸风证治九

风癔

论

巢元方病源 风邪之气。若先中于阴。病发于五脏者。其伏奄忽不知人。喉里噫噫然有声。舌强不能言。发汗身软者可治。眼下及鼻人中左右上白者可治。一黑一赤。吐沫者。不可治。汗不出。体直者。七日死。

圣济总录 论曰。风邪中于阴。发于五藏。其状奄忽不知人。喉中噫噫然有声。舌强不能言。身软而汗。眼下及人中左右白者可治。一黑一赤。吐沫汗不出。身体强直者死。盖风中于阴。藏气承之。风邪与血气相薄。经脉凝泣。阴阳之气。不得偕行。荣卫不流。所以目瞑不知人也。喉者所以通气。气既不利。故喉中噫噫然有声。身软而汗。则表里疏通。筋脉和缓。阳气得复。故可治也。

方

孙思邈千金要方 **独活汤**。治风懿不能言。四肢不收。手足亸曳。

独活四两 桂心 芍药 栝楼根 生葛各二两 生姜六两 甘草三两

右七味㕮咀。以水五升煮取三升。分三服。日三。

太平圣惠方 **麻黄散**。治风癔。舌强不能言。四肢拘急。心神恍惚。不知人。

麻黄二两去根节 石膏二两 当归一两剉微炒 芎䓖一两 甘草半两炙微赤剉 茯神一两 桂心一两 黄芩一两 杏仁五十枚汤浸去皮尖双仁麸炒微黄

右件药。捣粗罗为散。每服半两。以水一大盏。煎至七分。去滓。不计时候。温服。

桂心散。治风癔。咽喉作声。言语謇涩。心胸不利。

桂心三分 防风三分去芦头 前胡一两去芦头 枳壳一两麸炒微黄去瓤 羚羊角屑三分 射干一两 甘草半两炙微赤剉 独活三分 细辛半两

右件药。捣粗罗为散。每服半两。以水一大盏。煎至七分。去滓。不计时候。温服。

防风散。治风癔。舌强不能言。四肢拘急。迷闷不识人。

防风一（二）两去芦头 麻黄二两去根节 白术一两 黄芩一两 赤芍药一两 桂心一两 汉防己一（半）两 芎䓖一两 人参一两去芦头 甘草一两炙微赤剉 附子一两炮裂去皮脐 杏仁一两汤浸去皮尖双仁麸炒微黄

右件药。捣筛为散。每服四钱。以水一中盏。入生姜半分。煎至六分。去滓。不计时候。温服。服后有汗。宜避风为妙。

又方。

独活二两　甘草一两炙微赤剉　桂心二两　羚羊角屑一两　茯神一两　酸枣仁一两微炒　赤芍药一两　麻黄二两去根节　葛根二两剉

右件药。捣筛为散。每服四钱。以水一中盏。入生姜半分。煎至六分。去滓。不计时候。温服。

羚羊角散。治风癔。咽中作声。舌强语涩。心膈不利。

羚羊角屑一两　前胡一两去芦头　桂心一两　芎䓖一两　麻黄一两去根节　秦艽一两去苗　防风一两去芦头　附子一两炮裂去皮脐　赤箭一两微炒　天南星一两炮裂　蝉壳半两　独活一两　茯神一两　槟榔一两　枳壳一两麸炒微黄去瓤　桑螵蛸半两微炒　干蝎半两微炒　牛黄一钱研入　朱砂半两细研　麝香一钱细研　铅霜一分研入

右件药。捣细罗为末。入研了药。重研令匀。每服。不计时候。以温酒调下一钱。

圣济总录　独活汤。治风癔舌强不语。昏冒不知人。喉中作声。

独活去芦头　生葛根去皮细剉如麻豆大各二两　甘草炙一两半　桂去粗皮　芍药各一两

右五味。将四味粗捣筛。与葛根拌匀。每服五钱匕。水一盏半。入生姜五片。煎至八分。去滓温服。日三夜一。

麻黄汤。治风癔邪气入藏。四体不收。不自知觉。口不能语。冒昧不知痛痒。

麻黄去根节先煎掠去沫焙干八两　桂去粗皮　杏仁汤浸去皮尖双仁炒　芎䓖各二两　干姜炮　甘草炙　黄芩去黑心各一两　当归切焙一两半　石膏碎三两

右九味。粗捣筛。每服五钱匕。水二盏。煎至一盏。入竹沥半合。再煎三五沸。去滓温服。日三夜一。

马尾散。治风癔咽喉作声。言语謇涩。

白马尾一团如鸡卵大急火烧

右一味。碾末。酒服一字。渐至半钱匕。日夜三服。勿令病人知。

桂末吹鼻方。治风癔精神不明。舌强语涩。

桂紫色者去粗皮半两

右一味。捣罗为细末。每用少许。吹入鼻中。及置舌下。

石菖蒲末吹鼻方。治风癔舌强不语。精神冒闷。

菖蒲石上九节者刮净半两

右一味。取新者捣罗为细末。每用少许。吹入鼻中。

梁尘吹鼻方。治风癔不语。体强不知人。

梁上尘

右一味。取少许。吹入鼻中。

金箔丸。治风癔奄忽不知人。喉中噫噫然有声。舌强不能言。身软自汗。

金箔研一百片　银箔研一百片　犀角细屑为末　牛黄研　丁香　龙脑研　沉香　珍珠末　木香　麝香研　硼砂研　乌蛇酒浸去皮骨炙　大麻酒浸切焙　雄黄研　蝎梢炒　白僵蚕炒　附子炮裂去皮脐　天南星炮　防风去叉　白附子炮　甘草炙各一分　丹砂研一两　墨烧研半两

右二十四味。先以十五味捣罗为细末。入研者药一处和匀。内将金银薄入水银三分。同研如泥。入诸药研和匀。炼蜜和丸。如绿豆大。每服大人五丸。小儿二丸。薄荷汤化下。

风瘫痪

论

太平圣惠方 夫风者。分布八方。长养万物。是天地山川之风。温凉寒暑之气也。其不顺四时。贼邪之气。伤于人者。则为毒风。故圣人云避风如避矢。今人触犯不正之气。多中风病者。是不避风邪毒气也。夫摊缓者。此皆由肝肾久虚。气血不足。腠理疏泄。风邪易侵。肝主于筋。肾主于骨。肝肾中风。筋骨缓弱。故名摊缓也。其病。春夏得之难治。秋冬得之易疗。春夏者。阳气上腾。火力方盛。风火相同而王也。秋冬者。阳氧降下。火气渐微。即易疗也。其病手足舒缓。不能收摄。口角垂涎。言语謇涩。皮肤顽痹。步履难。是其候也。

圣济总录 论曰。摊缓之辨。摊则懈惰而不能收摄。缓则弛纵而不能制物。故其证四肢不举。筋脉关节无力。不可枝梧者。谓之摊。其四肢虽能举动。而肢节缓弱。凭物方能运用者。谓之缓。或以左为摊。右为缓。则非也。但以左得之病在左。右得之病在右耳。推其所自。皆由气血内耗。肝肾经虚。阴阳偏废而得之。或有始因他病。服吐下之药过度。亦使真气内动。荣卫失守。一身无所禀养而致然也。

方

华佗中藏经 换骨丸。治一切卒中。手足顽麻。腰膝沉重。左瘫右痪。截四时伤寒。妇人血刺。产前、产后每一粒。酒一盏。碎搥浸至夜。温动化散。临睡和滓服。小儿惊搐。米饮化半圆。

桑白皮　川芎　吴白术　紫河车　威灵仙　蔓菁子各二两　人参　防风　何首乌各二两　地骨皮二两　五味子　木香　苦参各一两　犀角半两　麝香　龙脑各半钱

右为细末。用膏和。

作膏法。

地（麻）黄三斤去根不去节剉细　苍术半斤　槐角半斤

右用河水一斗八升。井水亦得。同熬至三四升。去滓留清者。再熬成膏。和前药。每两作八圆。朱砂为衣。

王焘外台秘要方 广济疗瘫痪风及诸风手足不遂。腰脚无力方。

驴皮胶五两炙令微起

右一味。先煮葱豉粥一升。别贮。又香淡豉二合。以水一升煮豉。去滓。内胶。更煮六七沸。胶烊如饧。顿服之。及暖。吃前葱豉粥。任意多少。如吃令人呕逆。顿服三四剂即止。风并差。忌热面炙猪肉鱼蒜。

文仲疗瘫痪风方。

生地黄汁　淡竹沥　荆沥各一升　独活八分　附子一枚中形正者炮

右六味切。三味以和地黄等汁。煮取半升。去滓。空腹分再服。取暖。隔日一剂。若虚。三日一剂服。可绝根。大神验。忌猪肉芜荑。备急同出第八卷中

元侍郎希声集疗瘫痪风神验方。

侧子一两去皮　五加白皮四两　磁石四两绵裹　汉防己　羚羊角屑　杏仁去皮尖各三两　干

姜一方作干葛　芍药　麻黄去节各四两　薏苡仁一升　防风　芎䓖　秦艽　甘草炙各一两

右十五味切。以水一斗二升煮麻黄。去上沫。内诸药。煎取三升。分温三服。相去十里路久。将息取汗讫。傅粉。勿当风。慎热物及猪鱼蒜酒。出第一卷中

太平圣惠方　秦艽散。治摊风手足不遂。肌肉顽痹。筋脉拘急。心神不安。言语謇涩。胸膈痰涎不利。

秦艽一两去苗　赤箭一两　独活一两　桂心一两　五加皮一两　磁石三两捣碎水淘去赤汁　甘菊花一两　汉防已一两　羚羊角屑一两　葛根一两剉　赤芍药一两　麻黄二两去根节　薏苡仁二两　防风一两去芦头　芎䓖一两　侧子一两炮裂去皮脐　杏仁二两汤浸去皮尖双仁麸炒微黄　甘草一两炙微赤剉

右件药。捣筛为散。每服四钱。以水一中盏。入生姜半分。煎至六分。去滓。不计时候。温服。

防风散。治卒中摊缓风。手足不遂。身体拘急。神思昏沉。

防风三分去芦头　当归三分剉微炒　麻黄一两去根节　泽泻一两　天门冬一两去心　附子一两炮裂去皮脐　生地黄一两　白术一两　山茱萸一两　黄芩一两　甘草半两炙微赤剉　桂心一两

右件药。捣筛为散。每服四钱。以水一中盏。煎至六分。去滓。不计时候。稍热服。忌生冷毒滑鱼肉。

生地黄饮子。治摊缓风。手足不遂。言语謇涩。心神躁闷。

生地黄汁一中盏　竹沥一中盏　荆沥一中盏　防风半两去芦头　附子半两炮裂去皮脐　羌活一两

右件药。细剉。以汁沥等同煎至二中盏。去滓。不计时候。分温三服。

侧子散。治摊缓风。言语謇涩。手足不遂。

侧子一两炮裂去皮脐　蓁艽一两去苗　干蝎半两微炒　白附子半两炮裂　独活一两　当归一两剉微炒　牛膝一两半去苗　羚羊角屑一两　天麻一两　黄耆一两剉　人参一两去芦头　茵芋半两　踯躅花半两酒浸炒令干　白鲜皮一两　防风一两去芦头　麻黄一两半去根节　麝香半两研入

右件药。捣细罗为散。入研了药令匀。每服。不计时候。以温酒调下二钱。

羌活散。治摊缓风。手足垂亸。头痛目旋。涎唾不止。

羌活一两　天麻半两　胡麻子半两　细辛半两　麻黄三分去根节　藿香半两　附子一两炮裂去皮脐　牛膝半两去苗　白鲜皮半两　芎䓖半两　天南星半两　蝉壳半两　旋覆花一两　白附子半两炮裂　地龙半两微炒　乌蛇肉一两酒浸炙令黄　晚蚕蛾半两微炒　干蝎一分微炒　麝香一分细研　甘草半两炙微赤剉

右件药。捣细罗为散。入研了药令匀。每服。不计时候。以薄荷温酒调下二钱。

麻黄煎圆。治摊缓风。脚手肿满。骨节疼痛。

麻黄五斤去根节　白花蛇肉一斤　乌蛇肉一斤　巴豆一两去皮心研如膏与前三味同于釜内用水三硕旋旋添水煮水耗即添热汤候两复时熬水及三四斗已来净漉去麻黄并蛇将药水以生绢净滤过再入锅内以慢火渐熬令稀稠得所盛于净器中则别入后药　硫磺一两滴生甘草水研一复时　硇砂浆水化去石于铫子内熬令干取一两　干蝎一两于磁合子内炒令褐色　桂心一两　附子一两炮裂去皮脐　防风一两去芦头　天麻一两　沉香一两　羌活一两　天南星一两炮裂　天雄一两炮裂去皮脐　羚羊角屑一两　槟榔一两　白僵蚕一两微炒　当归一两剉微炒　牛黄半两细研　犀角屑一两　白龙脑半两细研　麝香半两细研　白附子一两炮裂

右件药。捣罗为散。入研了药。更研令匀。入麻黄煎内相和。捣千余杵。圆如梧桐子大。每服。不计时候。以豆淋酒嚼下一圆。

黑龙丹。治摊缓。并诸风。

朱砂一两　硫磺一两　水银一两与硫磺结为砂子　雄黄一两　硇砂半两　紫石英半两　金箔三百片　银箔三百片　曾青一两

以上九味。都研入一告车瓶子内。令实。上以定粉一两半。细研。入瓶子内。盖煎药上。更用黄丹一两半。又入瓶子内。盖之。上以古字钱一文。又盖瓶子口。后掘地作十字坑子。坐瓶子在中心。四面去瓶子四五寸已来。著火二斤。不住火养。二日后。盖药为汁。住火停冷。打破瓶子。取药细研。

自然铜一两细研　古字钱二十一文　硫磺半两细研

以上三味与钱。一重重间布药末。入合子内。以盐泥固济。初以文火。后以武火。烧令通赤。修冷。取出细研。入前药内。相和。

麻黄五斤去根节　白花蛇大者一条剉

以上二味。用水一硕。慢火煮蛇。并麻黄。至二斗已来。有沫用匙旋去之。用夹绢滤去滓。别入银器中。又熬成膏。

藿香三分　白附子三分炮裂　附子三分炮裂去皮脐　人参三分去芦头　干蝎三分微炒　天麻三分　天南星三分炮裂　虎胫骨三分涂酥炙令黄　败龟三分涂酥炙令黄　木香三分　阿胶三分捣碎炒令黄燥　白僵蚕三分微炒　防风三分去芦头　牛黄半两细研　麝香半两细研　龙脑半两细研　酸枣仁半两微炒　琥珀一两细研　腻粉一两

右件药。捣罗为末。與金石药更同研令匀。又入麻黄煎和。候硬软得所。捣五七百杵。圆如酸枣大。每服。不计时候。以温酒嚼下一圆。

天雄圆。治摊缓风。肌肉缓弱。手足不遂。言语謇涩。心神不安。

天雄一两半两生用半两炮裂去皮脐　天南星半两炮裂　白附子半两一半生用一半炮裂　半夏半两汤洗七遍去滑　天麻半两　干蝎半两生用　羌活半两　白花蛇肉一两酒浸炙令黄　芎䓖半两　白僵蚕半两生用　桂心半两　防风半两去芦头　白鲜皮半两　甘菊花半两　木香半两　巴豆一分生去皮心研纸裹压去油　朱砂一分细研　雄黄一分细研　麝香一分细研

右件药。捣罗为末。入研了药令匀。炼蜜和捣三二百杵。圆如麻子大。不计时候。以温酒下七圆。

踯躅圆。治摊缓风。手足不遂。心神烦闷。睡卧不安。

踯躅花一两酒拌炒令干　天麻一两　羌活一两　汉防己一两　干蝎半两微炒　白僵蚕一两微炒　天南星半两炮裂　白附子半两炮裂　蝉壳半两　蜣螂半两去头翅足微炒　朱砂一两细研水飞过　金箔五十片　银箔五十片

右件药。捣罗为末。入金银箔朱砂。都研令匀。炼蜜和捣三二百杵。圆如梧桐子大。每服。不计时候。以温酒下十圆。

天南星圆。治中摊缓风。无问老少。手足不遂。及破伤风。

天南星一两炮裂　桂心一两　独活一两　附子一两炮裂去皮脐　白附子一两炮裂　天麻一两　芎䓖一两　当归一两　麻黄二两去根节　麝香一分细研　香墨半两　牛黄一分研入　鹿角胶一两捣碎炒令黄燥

右件药。捣罗为末。入研了药。都研令匀。炼蜜和捣三二百杵。圆如梧桐子大。每服。不计时候。以豆淋酒下十圆。

乌头圆。治摊缓风。此由荣卫气滞。经络涩壅。致手足不遂。

川乌头二两以童子小便浸三宿去皮脐薄切焙干入诸药　白僵蚕半两微炒　蚰蜒半两半生半熟去足　白附子半两炮裂　当归半两　天麻半两　萆薢半两　石斛半两去根剉　桂心半两　麻黄一两去根节　天南星半两炮裂　天雄半两炮裂去皮脐　白头翁一两　郁李仁一两汤浸去皮尖微炒　羌活三分　白蒺藜一两微炒去刺　天蓼实一两　防风三分去芦头　仙灵脾一两

右件药。捣罗为末。炼蜜和捣三二百杵。圆如梧桐子大。每服。食前以豆淋酒下二十圆。

牛黄圆。治摊缓风。手足不遂。皮肤顽痹。口面㖞斜。言语謇涩。

牛黄半两　赤箭一两　独活一两　乌犀角屑一两　防风三分去芦头　天南星一两炮裂　牛膝三分去苗　萆薢三分　茵芋三分　汉防己三分　麻黄一两半去根节　仙灵脾一两　桂心三分　蝉壳半两　乌蛇肉一两酒浸炒令黄　川乌头半两炮裂去皮脐　天雄三分炮裂去皮脐　桑螵蛸半两微炒　晚蚕蛾半两微炒　干蝎半两微炒　铅霜半两研入　腻粉一分研入　朱砂半两细研　麝香一分研入

右件药。捣罗为末。入研了药令匀。炼蜜和捣三二百杵。圆如梧桐子大。每服。不计时候。以温酒下十圆。

杨子建万全护命方　荆芥散。治中风瘫痪。肢节沉。筋骨无力。闷倒不知。此药疏风顺气。大脏热方可吃。

荆芥穗　防风去叉　桑寄生　羌活去芦　芍药　干蝎去土皮炒　白花蛇酒炙去皮骨　天麻　附子炮裂去皮脐　半夏汤洗七次炒　麻黄去根节　木香　蔓荆实去白皮　芎䓖　白僵蚕炒各半两　龙脑研　沉香研　麝香研　丹砂研各半钱　牡丹皮　桂去粗皮各三钱

右为散。然后入朱砂、龙脑、麝香。再同研匀。每服二钱。浓煎生姜薄荷汤调下。食后。

和剂局方　伏虎丹。专治左瘫右痪。张徽猷方

生干地黄　蔓荆子去白　白僵蚕炒去丝各一分　五灵脂去皮半两　踯躅花炒　天南星　白胶香　草乌头炮各一两

右为细末。酒煮半夏末为糊。丸如龙眼大。每一丸分作四服。酒吞下。日进二服。此方乃建康府乌衣巷有一老人姓钟。平生好道。朝夕瞻仰茅山缘多酒偶患风疾百治无效一日忽有一道人至言其因酒太过教服此方道人遂不见服之果验乃知仙方

左经圆。治筋骨诸疾。手足不遂。不能行步运动。但不曾针灸伤筋脉者。四五圆必效。此药尤能通行荣卫。导经络。专治心肾肝三经。服后小便少淋涩。乃其验也。

木鳖子去壳别研　白胶香研　五灵脂　草乌头生去皮脐各三两半　当归去土一两　斑蝥一百个去头足翅少醋炙热

右后四味为末。与前二味和停。用黑豆去皮生杵粉一斤醋煮为糊和药。圆如鸡头大。每服一圆。酒磨下。

圣济总录　双丸子。治摊缓一切风疾伤寒等。

乌蛇酒浸去皮骨炙　天麻　蝎梢全者　天南星炮　原蚕蛾炒　犀角镑　羚羊角镑　丹砂研　藿香叶　白檀香　零陵香各一两　天雄尖　麝香研各半两　牛黄研　雄黄研各一分　狐肝一具水煮薄切焙干别杵　乌鸦一只去觜爪肠肚于瓷罐内烧为灰别研罗入诸药末内

右一十七味。除别研外。捣罗为末。与别研者和匀。炼蜜和杵三五百下。用瓷器盛。

每服二丸，薄荷汤下。大人丸如白豆大。小儿如绿豆大。卒患并三服。摊缓中风。入腻粉少许。水调同药化下。小儿惊风。金银薄荷汤下。妇人血风产前产后中风。手足拘挛。当归红花酒下。伤寒豆淋酒下。

如圣煎丸。治摊缓风疾。

麻黄去根节剉四两　桑根白皮半斤剉　桃心　柳心各四两剉　黑豆二升　童子小便三升　河水一十五升井水亦得以上七味同入银石器内熬三分至一分去滓别入后药　天南星生用二两　天雄去皮脐生用二两　干蝎去土炒二两半　天麻二两　天蓼花一两　麝香三分　腻粉一钱　乳香半斤　木鳖子去壳一两以上九味捣研为末以生地黄汁入在前药水中再用文火同熬成膏以不津器密收　丹砂一两　云母末一两半　金薄　银薄各十片

右二十味。将后四味研如粉。用瓷合盛之。用益母草固济。于地坑子内，用火五斤。煅令通赤。用湿土盖。候冷取出。如粉红色为验。服时先取清酒三升。膏子秤一两。煅者，丹砂研秤半两。同入银石器中。熬酒至一升。取分作五服。先日午一服。温服之。日晚一服。更后一服。如人行二十里后。取下恶物为候。随病人虚实加减用之。虚者少与。实者稍多。服药后。如汗出不止。煎麻黄根节汤令服。且于密室中将理二十日全安。

大圣花蛇牛黄丸。卫生家宝名大圣通中花蛇丸。治摊缓口眼㖞斜。涎多语涩。筋骨无力。行履艰难。遍身疼痛。

白花蛇　乌蛇二味并酒浸去皮骨炙　磁石煅醋淬　赤箭　半夏生姜汁浸一宿切焙　威灵仙去苗土　防风去叉　自然铜煅醋淬七遍各四两　羌活去芦头　海桐皮剉　干蝎去土炒　白僵蚕炒　白鲜皮　蔓荆实各三两　当归切焙　芎䓖　青橘皮汤浸去白焙　蒺藜子炒各三两　五味子　远志去心　萆薢　桂去粗皮　木香各一两半　葫芦巴　楝实　白豆蔻去皮　芍药　泽泻　牵牛子一半生一半炒　荆芥穗　白头翁　肉苁蓉酒浸切焙　沉香各一两　干姜炮　麝香别研　牛黄别研各半两　麻黄去根节三两　丹砂别研一两半　水银一两用黑锡一两结作沙子　龙脑研三分

右四十味。除别研外。并捣罗为细末。再与研者和匀。炼蜜丸如弹子大。每服一丸。细嚼用豆淋薄荷温酒下。不拘时。

僵蚕丸。治摊缓风。手足不遂。言语不正。

白僵蚕炒　乌头炮裂去皮脐　没药各一两　蜈蚣炙半两

右四味捣罗为末。酒煮面糊和丸。梧桐子大。每服十丸。薄荷酒下。日三。

神妙槐胶丸。治摊缓风。

槐胶半斤细捣好酒五升浸一宿后入锅内煎滤汁一升　苏枋木四两细剉用长流水五升煎至一升滤过与槐胶汁相和次入后药　丹砂研　阿魏研　乳香研　没药研各一分以上六味将后四味再研匀入前二味药汁内慢火再熬数沸住火次入后药　白花蛇一全条酒浸一宿取肉炙一两半　天麻　天南星炮　白附子炮　附子炮裂去皮脐各一两　甘草炙二两

右一十二味。将后六味捣罗为末。与前药膏和捣五七百杵。丸如弹子大。每服半丸。生姜酒嚼下。日三四服。

紫金天麻丸。治中风摊缓。手足亸曳。

天麻　没药研　乳香研　牛膝酒浸切焙　白术　当归切焙各一两　牛黄研三分　犀角镑一两　附子炒裂去皮脐三分　五灵脂二两

右一十味。捣罗为末。取三家井华水丸。如樱桃大。每服一丸。先用生姜汁化开。次用温酒调下。如中风摊缓、手足亸曳、言语謇涩、口眼㖞斜、不省人事、口吐涎沫。或手足搐搦、筋骨疼痛、皮肉麻痹。并宜服之。

无比膏。治摊缓风脱臼。臂膊不收。

仙茆一两　蓖麻子二十粒去皮细研　独颗蒜三枚去皮膜研膏　浮萍草半两　桃胶一分温汤研化入蒜膏内同研　自然铜煅醋淬七遍半两

右六味。除研外。捣罗为末。入蒜膏内拌和匀。涂臼子上。绵被盖之。汗出为效。日三上。

海桐皮丸。治摊缓风。手足不遂。或时麻木。口眼㖞斜。头昏脑闷。

海桐皮剉二两　白芥子研半两　乳香研半两　芸苔子研　地龙炒　甜瓜子各一两　牡蛎生三两　枫香脂研一两　金毛狗脊去毛二两　威灵仙去土一两半　蔓荆实一两　苍术炒一两半　草乌头生去皮尖一两　木鳖子去壳一两半　没药研半两　续断一两　自然铜煅醋淬七遍　乌药各二两半

右一十八味。除研外。捣罗为末。和匀醋煮面糊。和丸如绿豆大。每服二十丸。木瓜温酒下。空心食前服。

妙圣丸。治卒中摊缓。手足挛急。浑身疼痛。

蛴螬三十个　麻黄去根节二两　乌头炮裂去皮脐半两　木鳖子去壳半两

右四味。捣罗三味为末。用酒二升。刺蛴螬破取汁。不用皮。熬成膏。和药末。丸如小弹子大。每服一丸。温酒化下。不拘时。

大圣黑神丸。治摊缓及一切风。

木香一两　踯躅花　紫威花各半两　乌头炮裂去皮脐　乌蛇酒浸去皮骨慢火炙各四两　干蝎去土炒一两　苍术炒二两　防风去叉二两　白芷二两　麻黄去根节三两　厚朴去粗皮生姜汁炙二两　芎䓖三两　芫花醋浸炒一两　桂去粗皮二两　芍药一两　陈橘皮汤浸去白焙二两　天南星炮一两　吴茱萸汤浸焙炒一两半　自然铜煅醋淬别研为末六两

右一十九味. 捣罗十八味为末。入自然铜末。和匀炼蜜。和杵二三百下。丸如鸡头大。每服一丸。温酒化下。日三服。不饮酒。薄荷汤下。如伤风三日。豆淋酒下。连三服。以热葱粥投之。衣被盖出汗。

天麻浸酒。治摊缓风。不计深浅。久在床枕。

天麻　骨碎补各半两　松节剉　败龟醋炙各一两　龙骨　虎骨酒炙　乌蛇酒浸去皮骨炙　白花蛇酒浸去皮骨炙　恶实根切焙各半两　附子炮裂去皮脐一枚　羌活去芦头　独活去芦头　牛膝酒浸切焙各半两　当归切焙　芎䓖各一两　大麻仁二两　干熟地黄焙半两　茄子根切焙二两　原蚕砂炒二两

右一十九味。㕮咀如麻豆。用酒二斗浸密封。春夏三日。秋冬七日。每服一盏。不拘时温服。

虎骨丸。治摊缓风。手足不遂。口眼㖞斜。头目昏重。腰膝少力。及风气凝滞。筋骨疼痛。

虎胫骨酥煮半两　当归切焙一两　安息香酒研半两　海桐皮剉　独活去芦头　牛膝酒浸切焙各一两　赤箭半两　肉苁蓉酒浸切焙一两　金毛狗脊去毛　续断各半两　萆薢　乌头炮裂去皮脐　芎䓖各一两　甜瓜子　仙灵脾　乳香研各半两　防风去叉　天麻　石斛去根各一两　酸枣仁去皮研　黄松节剉酒炒　细辛去苗叶各半两

右二十二味。除别研外。捣为细末。酒煮面糊。丸如梧桐子大。每服十五丸。温酒或荆芥汤下。不拘时。

铁弹丸。治一切风。摊缓卒中。

乌头炮裂去皮脐　五灵脂　附子炮裂去皮脐各四两　狼毒半两　防风去叉　地龙炒各二两　桂去粗皮一两半　虎骨烧存性一两　自然铜煅醋淬七遍三两　乳香研半两　没药研三两半　麝香研三钱　龙脑研二钱　发灰半两　当归切焙　芎䓖各一两　干蝎去土沙半两　海桐皮剉二两　天麻一两　白花蛇酒浸去皮骨炙半两

右二十味。除研者外。捣罗为末。用生姜自然汁和。杵三五百下。丸如樱桃大。每一丸分作四服。摊缓风、生姜热酒化下。㿏麻、薄荷酒下。皮肤风毒、结聚肿痛、温酒下。偏头疼、夹脑风、腊茶清下。妇人血风攻注、四肢或痒或痛、心腹刺疼、当归酒下。并早晚食后服。

黑附子丸。治摊缓中风。及妇人血风等疾。

附子生去皮脐　乌头生去皮脐　虎胫骨涂酥炙　五灵脂炒　防风去叉　桂去粗皮　海桐皮剉　地龙炒　狼毒生去芦头用猪血浸一宿炙干　自然铜煅醋淬七遍各四两

右一十味。捣罗为细末。炼蜜丸如鸡头大。每服一丸。烂嚼温酒下。空心日午临卧服。

天麻丸。治风气摊缓等疾。

天麻二两　玄参　防风去叉　干浮萍紫背者洗焙　地榆　干薄荷　乌头炮裂去皮脐　牛膝酒浸切焙各一两　不蚛肥皂荚五挺就地坑内烧成黑灰以瓷碗合定候冷用半两细研入诸药　牛黄　龙脑各一钱别研入

右一十一味。除别研外。捣罗为细末。和匀炼蜜。和杵百余下。丸如鸡头大。每服一丸。温酒嚼下。

金虎丸。治摊缓风。

天南星　天麻　白附子　乌蛇酒浸去皮骨焙　附子去皮脐　干蝎去土　狼毒　白僵蚕各二两　桂去粗皮一两　槟榔剉三两　五灵脂三两　乌头去皮脐三两　牛黄　麝香　丹砂三味同细研各半两

右一十五味。并生用。除别研外。捣罗为末。共和匀炼蜜。丸如鸡头大。每服一丸。茶酒下。若用牛胆丸尤妙。

天麻丸。治摊缓风。

天麻　白附子　附子去皮脐　乌头去皮脐　羌活去芦头　荆芥穗各一两

右六味。并生用。捣罗为末。炼蜜和捣三五百杵。丸如鸡头大。每服半丸。或一丸。用生薄荷三叶同嚼。茶酒任下。

牛黄丸。治一切风及摊缓。言语謇涩。搜风镇心。

牛黄一分　龙脑一钱　麝香一钱　雄黄一分　丹砂半钱五味同研　天麻　乌犀镑　干蝎去土炒　羚羊角镑　羌活去芦头　独活去芦头　防风去叉　细辛去苗叶　白芷　赤茯苓　蝉脱　麻黄去根节　牛膝酒浸切焙　芎䓖　五加皮各半两　白附子炮一分　乌蛇酒浸去皮骨炙一两

右二十二味。捣罗为末。炼蜜和杵一千下。丸如鸡头大。每服一丸嚼破。温酒或荆芥茶下。日三。

麻黄丸。治摊缓风。手足不遂。骨筋疼痛。

麻黄去根节　白花蛇肉　乌蛇肉各一斤　巴豆一两去皮心研如膏与前三味同于釜内用水一石缓缓煎两复时熬水及三四斗以来漉出麻黄并蛇再以生绢滤过入锅内以慢火熬令稀稠得所盛于净器中入后药末　桂去粗皮　干蝎去土炒　附子炮裂去皮脐　防风去叉　天麻　犀角镑　沉香　羌活去芦头　天南星炮　天雄

炮裂去皮脐　羚羊角镑　槟榔剉　白附子炮　白僵蚕炒　当归切焙各一两　牛黄　龙脑　麝香三味各半两同研

右二十四味。除研药并药汁外。捣罗为末。同和匀。与前煎汁和。杵千百下。丸如梧桐子大。每服一丸二丸。以豆淋酒嚼下。日三。

大通丹。治摊缓并一切风。口眼㖞斜。语言謇涩。手足不便。

雄黄　硫磺　丹砂三味同研　水银　金　银二味用水银结沙子　铅丹　胡粉　消石　白矾四味同研已上各二两

右一十味。共一处和匀。入固济瓷瓶内。瓶子上注一小眼。用火养之。渐渐加火。若窍内有烟出。便用盐泥塞住。更养一日。

铅霜二两　龙脑研半两　麝香研一两　玉屑半两　犀角镑半两　乌蛇一条去皮骨炙　白花蛇三两去皮骨炙　附子炮裂去皮脐二两　牛黄研半两　高良姜　蝉脱　白僵蚕炒各一两　天竺黄　荜澄茄　天麻　白附子炮各二两

右一十六味。捣研为末。并前十味末。再研匀。糯米饭和丸。如小弹子大。阴干。若初得患。先洗浴。豆淋酒化下一丸。心膈不烦。津液俱生。如人行十里以来。用稀粥饮投之。须臾汗出便解。日三服一丸。

威灵仙丸。治摊缓风。脚膝无力。行履艰难。筋骨麻痹。

威灵仙去苗土五两　草乌头炒剉七两　骨碎补去毛二两半　地龙去土炒　天南星炮各三两　自然铜烧醋淬研一两半　苍耳　仙灵脾　侧子炮裂去皮脐　防风去叉各四两　羌活去芦头　蔓荆实揉去皮　泽泻　藁本去苗土　萆薢　独活去芦头各一两

右一十六味。捣罗十五味为末。合自然铜末研令匀。用好酒煮面糊和丸。如梧桐子大。每服五丸。渐加至十五丸。空心温酒下。才服后。忌便吃热物。觉唇口麻者。痹渐减也。

沉香煎丸。治摊缓不收。体重无力。肢节缓弱。运动不能。

沉香剉　丁香　葫芦巴炒　附子炮裂去皮脐　牛膝去苗剉酒拌炒　骨碎补炒　怀香子炒　石斛剉酒拌炒　芎䓖　木香　青橘皮汤浸去白焙　桂去粗皮　肉苁蓉各半两

右一十三味。捣罗为细末。炼蜜和杵数百下。丸如梧桐子大。每服二十丸。炒生姜盐汤下，酒亦得。

羌活汤。治偏风摊缓。脚气等疾。

羌活去芦头　麻黄去根节汤煮掠去沫焙各一两　防风去叉三分　木香　槟榔剉　附子炮裂去皮脐　白术　乌头炮裂去皮脐　草豆蔻和皮　陈橘皮汤浸去白焙　牛膝酒浸一宿切焙　当归酒浸一宿切焙　杏仁去皮尖双仁生用　人参　白茯苓　甘草　芎䓖　桂去粗皮各半两

右一十八味。剉如麻豆。每服一两。水三盏。生姜七片。煎至一盏。去滓取七分温服。大肠不通。加大黄末一钱。量老少加减。久不通者。加至三五钱。小肠不通。心腹胀。加葶苈并滑石末各一钱。滑石汤调下。上膈壅滞。咳嗽气急。加半夏升麻天门冬知母末各二钱。服讫衣复取汗。不过三五服差。

通明赤丸。治中风摊缓。并柔风。一切风疾。

乌蛇去头骨并皮不用　麻黄去根节　白僵蚕各一两　白附子生用　半夏汤洗去滑　干蝎去土　干姜炮　天南星　附子去皮脐各半两　麝香研一分

右一十味。并生用。捣为末。以汤浸槐胶。研和为丸。如大麻子大。以生绢袋盛。不得置合内。亦不得以火焙。常服每日空心薄荷酒下三丸至五丸。微嚼破服。觉药冲。煨甘草含之。如中风急以温薄荷酒。磨五丸或七丸服之。小儿中诸风痫天瘹风等。以母乳磨一丸或两丸。量力服之。

青金丹。治中风摊缓。口眼㖞斜。

丹砂　水银　胡粉　雌黄　曾青　白矾　铅丹　硫磺

右八味。等分。各细研别盛。用固济瓶子一个。先入丹砂。次入硫磺。次入水银。次入曾青。次入铅丹。次入胡粉。次入雌黄。次入白矾。递相盖之如法。固济瓶口。候干入炉。渐渐以四两火养一复时。即以半斤火煅之。令通赤。渐渐退火。以湿黄泥罨之。待冷取出药。于地上出火毒。更入白僵蚕末干蝎末铅霜等分。研和令匀。粟米饭为丸。如绿豆大。每服五丸。空心薄荷汤下。或温酒亦得。

治摊缓风手足不遂方

椿皮如无用枝叶亦得干为末　枸杞根细剉　益母草　苦参　枣木皮生取剉各一斤　五灵脂研五两

右六味。捣研为末。每用时。约渗一人身长阔厚半指许。于上更如鱼鳞砌新好者牛马驴骨于药上面。以草火匀烧。直候骨透匀为灰。却急扫除去骨灰令净。就热药急铺席荐。看厚薄得所。令患人卧。欲卧时。先服镇心散一服。

镇心散。治摊缓风。四肢缓弱无力。

白牵牛半生半炒　防风去叉　甘草剉各一两

右三味。捣罗为细末。每服二钱匕。新汲水调下。服了后便令患人就所患一边。卧于铺上。才上铺。便用追魂散三钱匕。酒一盏煎沸。和滓服尽。当有汗出如胶水。

追魂散。治摊缓风。

五灵脂三两杵碎以水浸搅匀先倾去上黑浊者后去下沙石者取中间细者于灰盆中纸上浥干用

右一味。捣研为末。每服三钱匕。酒一盏。煎两沸服。继服续命汤。

续命汤。治摊缓风。

山茵陈一两拣择净　麻黄去节四两

右二味。粗捣筛。每服十钱匕。水三盏。煎至二盏。入好酒一盏半。更煎三五沸。去滓服尽。不得离卧床上。避风三七日。须服六十一日。乃无后患也。寝室须是不透风。从十月后二月以前。可用此法治之。过此时。势难用也。

乌灵丸。治摊缓风。

乌头削去皮脐一两　五灵脂炒二两

右二味。捣罗为末。于五月五日。日未出时。以东南井华水拌和。面南坐。入臼杵一千下。丸如弹子大。每服一丸。分作四服。用温生姜酒磨下。服后盖衣被出汗。隔一日再服。稍愈即止。

枳壳散。治中风手足无力。口中涎出。多在右边。

枳壳去瓤麸炒二两　牛黄研　白芷各一两

右三味。捣研为散。每服三钱匕。空心温酒调下。

山栀子丸。治摊缓风。久服。

山栀子去皮　草乌头炮　干姜炮各半两

右三味。捣罗为末。煮枣肉和丸。如绿豆大。每服三丸。渐加至七丸。常服二丸。不嚼茶酒任下。

排风散。治中风摊缓。

白附子　麻黄去根节　天麻　骨碎补去毛　白僵蚕　羌活去芦头各一两

右六味。并生用。捣罗为散。每服五钱匕。温酒调下。不拘时。

许叔微普济本事方　铁弹圆。治一切瘫痪风。

乳香以乳钵坐水盆中研　没药各一两　五灵脂拣如鼠屎者四两。仁斋直指方加川乌炮去皮脐一两半

右先将乳香没药于阴凉处。当风细研。更用研了麝香一钱。将下一味为细末。然后同前二味再碾令匀。滴水为圆。如弹子大。磁合收，每服一粒。薄荷酒磨下。日三服。仁斋直指。乳香以乾竹叶包裹。用熨斗火熨过。即研成末。余药末之。拌和。再碾。滴水为圆。

黑神圆

草乌头不去皮生用　五灵脂拣如鼠屎各等分

右为末。六月六日滴水为圆。如弹子大。四十岁以下分六服。病甚一圆分二服。薄荷酒磨下。觉微麻为度。

王衮博济方　大圣丸。治瘫痪风。及肾脏风。上攻下疰。一切诸风疾。并皆疗之。

川乌头炮裂去皮脐　五灵脂炙用　麝香　乳香　寒食麺各等分　辰锦砂别研

右件五灵脂乌头。先细杵为末。后秤与下四味停入和匀。以面向北取不污井花水为丸。如樱桃大。丸了用生绢袋子盛。挂当风。每日一服。切不可多服。无事不得服。如是不思饮食。大段昏沉。取绿豆汁解之。明日再服。男子女人皆吃得。合时取辰时。不得令一切阴人鸡犬等见。临卧用姜汁浸化。温酒投服。忌动风物。孕妇不服。

狐肝散。治瘫痪风。及气攻注皮肤。生疮瘙痒。赤白瘢风等。一切风疾。

乌鸦一只剉去喙不用留爪　狐肝一具二味皆用腊月者与鸦同入瓷瓶中坠泥封固微炭火上煨熟候瓶透赤取出冷用　天南星一两去心研　天麻　腻粉　蝎　白附子　僵蚕　牛黄一分别研　藿香　桑螵蛸腊月采者各一两　麝香半两别研　乌蛇一两酒浸不用头尾取肉炙

右为末。却与研者和匀。如中急风。豆淋酒下二钱。瘫痪风再服立瘥。常服除风半钱。温酒下。

至圣一醉膏。治瘫痪风。

天麻一分　没药　黄明滴乳香各半两　附子一两炮裂去皮脐　安息香一分　麻黄去根节内四两生脑子少许

右件七味。一处捣罗为细末。每服四大钱。用法酒一升。于银石器内。熬成膏子后。却出分在四盏内。别用法酒。看患人吃酒多少。渐调膏子服尽为度。含枕病处卧。以衣被盖。或汗出或似虫行。即效。次日再吃一服。手足必已举。得此病五十日以上方治。若发直者。不在治限。

茵草散。治瘫痪等风疾。

茵草一两半炙去毛出汗　蝎梢一分　官桂去皮一分　当归一两　羌活半两　荆三稜一两　蓬莪术各一两

右件七味。都生捣为末。如人卒中恶风。昏迷未省。风涎方盛。即时以药四钱。用二钱生末。先置盏中。以二钱末。用酒一盏半。煎至八分。倾在生药盏内。调匀带热服。但下得咽喉。扶起须臾。即吐出恶涎。立愈。如诸般风疾。并依此法。每日一服。永无中风及痰涎。如久患瘫痪。旦暮常服。经月余必被上有臭汗气。痕迹如人形状。其患永瘥。

大莽草散。治丈夫女人瘫痪风。及血风。但一切风疾皆疗。

莽草　石斛炙　牛胶炙　附子炮　萆薢　天麻炙　麻黄去节　泽泻　防风　石龙茵　松脂　独活　杜仲　芎䓖　芍药　人参　茯苓去皮　乌蛇酒浸炙去皮骨　薯蓣　桂心去皮　吴白术　细辛　麝香　柏子仁　菟丝子酒浸三日后焙干炒熟杵

右件二十五味。各等分。并要州土新好者。用杵为末。每服一钱。温酒下。应诸风疹。但求此药必瘥。

宝命丹。治瘫痪风。及软风。

牛黄半两少一分亦得　蝎一全者　附子生用去皮一两　天南星半两　五灵脂半两

右件五味。并生为末。炼蜜为丸。如鸡头大。用生姜自然汁一呷许。磨化后。将蜜酒投之。温酒服。或远年软风。须于暖阁内无风处。用甜糟并葱椒煎汤浸。及令软处汗出。便服一丸。如是软多年者。先将鹊窠烧火炙软处。令热彻。方服此药为妙。

杨倓家藏方　铁弹圆。治中风瘫痪。口眼㖞斜。筋挛骨痛。手足麻木。

白附子炮　没药别研　虎骨酒浸炙黄　全蝎去毒炒　草乌头炮去皮脐尖各一两　麻黄去根节　自然铜煅红醋淬二味各一两半　五灵脂一分炒　乳香半两别研　木鳖子二十枚去壳别研　麝香一分别研　朱砂一分别研　白花蛇半两酒浸一宿取肉　龙脑半钱别研

右件为细末。炼蜜为圆。每一两作二十圆。每服一圆。热酒化下。食后。

神仙秘宝丹。治一切中风。左瘫右痪。手足亸曳。牙关紧急。口眼㖞斜。语言謇涩。昏迷如醉。或痛连骨髓。或痹袭皮肤。瘙痒顽痹。血脉不行。及治小儿心肺中风。涎潮搐搦。妇人产后中风。

白花蛇头一枚酒浸三日焙干　乌头蛇一枚酒浸三日焙干　赤足蜈蚣二条酒浸三日炙　附子一枚重六钱炮去皮脐　白花蛇项后肉二两离项三寸后酒浸三日去皮骨焙干称七钱　朱砂六钱别研内二钱入药四钱为衣　白僵蚕半两直者炒去丝嘴　雄雀一枚去毛肚肠入硼砂一钱用盐泥固济日干用文武火煅青烟出为度别末　全蝎去毒炒　天麻去苗　天南星　人参去芦头　沉香以上五味各半两　五灵脂八钱炒别末　乳香别研　没药别研　川芎　脑子别研　牛黄别研　血竭别研　麝香别研上七味各一钱

右件为细末。入脑子等末。拌研极匀。好无灰酒和丸。每一两作十五丸。朱砂为衣。每服一丸。空心温酒磨下。小儿急慢惊风。以一丸分作四服。薄荷汤磨下。

起废丹。治一切中风瘫痪。口眼㖞斜。语言謇涩。步履艰难。筋脉拳缩。骨节疼痛。一名赤虎子丹。初得病之日。即服后方神柏散一剂。次服此药。必不为废人。

川乌头四两炮去皮脐尖　白花蛇酒浸去骨二两　五灵脂去石炒四两　附子炮去皮脐　肉桂去粗皮　羌活去芦头　天南星炮　干姜炮以上五味各二两　虎骨酥炙　甘菊花　零陵香　金牙石煅红醋淬二次　藿香叶去土以上五味各二两　血竭别研　香白芷　川芎　麻黄去根节　甘草炙　狼毒炮以上六味各一两　干蝎去毒炒　皂角炙去皮子　白僵蚕炒去丝嘴　朱砂别研　雄黄别研　细松烟墨烧以上六味各半两　脑子一钱别研　麝香一分别研　生地黄　当归二味各四两同入沙盆内入少许酒研成膏子又用无灰酒三升煮膏子令半干

右件为细末。入地黄当归膏子内搜和。于水臼内捣千余杵。如膏子和药硬时。即用浸花蛇酒打面糊。旋旋添入。杵匀。每一两作一十丸。阴干。每服一丸。用熟豆淋酒磨下。不拘时候。豆淋酒黑豆炒焦。乘热以酒浸之。去豆用酒是也。

雄仙丹。治一切中风。左瘫右痪。半身不遂。口眼㖞斜。卒暴中风。目瞪嚼舌。牙关紧急。不省人事。涎如锯声。及小儿一切惊搐。并皆治之。

雄雀一只去皮毛用黄泥固济令干以文武火煨令香熟　白花蛇酒浸去骨取肉　乌蛇酒浸去骨取肉　肉桂去粗皮　川芎以上四味各一两　当归洗净　萆薢　藿香叶去土　天南星饱　蔓荆子　槟榔　菊花　牛膝酒浸一宿　犀角屑　白附子炮　全蝎去毒炒　白僵蚕炒去丝嘴　真珠末　朱砂别研　龙脑别研　麝香别研以上十六味各半两　地龙去土炒　防风　蝉蜕去土　天麻去苗　牛蒡子炒　人参去芦头　防已　藁本去土　独活去芦头　白茯苓去皮　羌活去芦头　麻黄去根节　干姜炮　踯躅花　香白芷以上一十五味各二钱半

右作为末。同研拌匀。炼蜜为丸。每一两作十五丸。别研朱砂为衣。每服一丸。温酒化下。小儿一丸分四服。金银薄荷汤化下。更量岁数加减。不拘时候。

龙珠丹。治一切中风。左瘫右痪。半身不遂。或攧撲折伤。骨节疼痛。筋脉拘挛。腰脚无力。行步艰难。应是肢节痛。及头风肩背疼。并虎风不可忍者。并皆治之。

川乌头炮去皮脐尖　虎骨酥炙　牛膝酒浸一宿　干蝎去毒炒　败龟酒炙上五味各一两　香白芷　附子炮去皮脐　枫香研　踯躅花去心　独活去芦头　藿香叶去土　白僵蚕炒去丝嘴　麻黄去根节　当归洗净　白花蛇酒浸取肉　地龙去土炒　萆薢　金毛狗脊去毛　天麻去苗　凌霄花　犀角屑　没药别研　川芎以上十八味各三钱　麝香别研　乳香别研　龙脑别研三味各一分

右件为细末。研匀。炼蜜为丸。每一两作十五丸。朱砂为衣。每服一丸。细嚼。温酒下。或病大可服两丸。如不饮酒。以荆茶送下。不拘时候。

祛风保安丹。治中风左瘫右痪。一切风气攻注。荣卫凝涩。筋骨疼痛。手足拘挛。口眼㖞斜。肢体偏废。

乌蛇酒浸去皮骨取肉焙干称半两　附子炮去皮脐称半两　赤箭　天麻去苗　白附子炮三钱　朱砂别研为衣以上三味各三钱半　防风去芦头　没药别研　白术　细辛去叶土　羌活去芦头　独活去芦头　黄耆生用　赤芍药　白僵蚕炒去丝嘴　藁本去土　香白芷　五灵脂微炒别人　乌药　当归洗　川乌头去皮脐尖以上十六味各三钱　木香　全蝎去毒微炒　川芎　干姜炮　乳香别研　石莲肉去心以上六味各二钱半　麝香别研一钱半

右件为细末。炼蜜为丸。每一两作十五丸。朱砂为衣。每服一丸。细嚼。茶酒任下。金银薄荷汤。或豆淋酒亦得。不拘时候。

大通丸。治卒中风不语。口眼㖞斜。左瘫右痪。伤风头疼。夹脑风。四肢头面虚肿。风热肿痛。胸膈痰实。眩运昏闷。浑身瘙痒。皮肤瘾疹。下脏攻风。耳内蝉鸣。腰脚疼痛。风毒攻眼。冷泪昏暗。妇人血气攻注疼痛。

草乌头八两炮去皮脐尖　寒水石二斤用磁盒盛以炭火十斤煅过火尽为度　甘草八两微炙　肉桂去粗皮　荆芥穗　藿香叶去土　薄荷叶去土　天南星炮　甘松去土　藁本洗去土切焙干　香白芷　麻黄去根节焙干　乌药　没药别研　天麻去苗　牛膝水洗细切焙干　川芎上十四味各三两　乳香二两别研

右件为细末。合和令匀。糯米糊和成剂。每一两作十五丸。男子妇人一切风疾。每服一丸磨化。茶酒任下。卒中风不语。口眼㖞斜。左瘫右痪。煨葱酒下。伤风头疼夹脑风。生葱茶下。四肢头面虚肿。炒豆淋酒下。风热肿痛。生姜薄荷汁同调酒送下。胸膈痰实。旋运昏闷。腊茶清送下。浑身瘾疹。蜜汤下。下脏风攻。耳内蝉鸣。煨猪腰子细嚼。温酒送下。腰脚疼痛。乳香酒下。风毒攻眼。冷泪昏暗。菊花茶下。干湿脚气。木瓜酒下。妇人血气攻刺。当归酒下。腰脚疼痛。醋汤下。不拘时候。

虎骨丸。治瘫痪诸风。及风寒湿痹。脚膝缓弱。骨节疼痛。

虎胫骨三两酥炙　川芎　熟干地黄洗焙　防风去芦头　羌活　当归洗焙　附子炮去皮脐　萆薢　金毛狗脊去皮毛　羚羊角屑　川乌头炮去皮脐尖　白蒺藜炒去刺　天麻去苗　白术　黄耆蜜炙　杜仲去粗皮细麵姜汁絜（制）炒干以上十五味各一两半

右件各细剉。如麻豆大。酒浸春五。夏三。秋七。冬十日。取出。焙为细末。以浸药酒打面糊为丸。如梧桐子大。每服三十丸。温酒下。食前。

保命龙虎丸。治瘫痪。走注疼痛。风劳气冷。腰膝软弱。四肢亸曳。兼治从高坠下折。口眼㖞斜。久卧床枕。起止不得。

白胶香别研　虎骨酥涂炙黄　黑牵牛生　乳香别研　地龙去土炒　老古钱火烧醋淬七次　木鳖子去壳别研　当归洗焙　川乌头炮去皮脐　没药别研　附子炮去皮脐　巴戟去心　草乌头剉盐炒令黄去盐不用　牛膝酒浸一宿焙干　肉苁蓉酒浸一宿焙干　自然铜火煅醋淬七遍

右件各等分。同为细末。醋煮面糊为丸。如梧桐子大。每服三十丸。温酒或盐汤送下。妇人醋汤下。空心。

除风丸。治中风瘫痪。口眼㖞斜。四肢不收。肌肉顽痹。目旋运。

天南星生用一两半　川芎一两　白附子二两半　半夏生二两半　天麻去苗　白僵蚕炒去丝嘴　防风去芦头以上三味各一两半　石膏二两　蝎梢去毒炒一两半　白花蛇酒浸去皮骨取肉焙干秤一两

右件为细末。生姜自然汁打面糊为丸。如梧桐子大。每服五十丸。生姜汤下。食后临卧服。

赤金丸。治卒暴中风。左瘫右痪。筋脉拘挛。不能行步。半两钱四十文。铁线穿。火煅通红取出。酽醋内淬过烧。再淬五十七遍。候苏为末。入研细硫磺末一两。相间入炒合子内。以赤石脂和泥固济。令干。复用火煅。候冷取出。细研净入下项药。

附子炮去皮脐　川乌头炮去皮脐尖　地龙去土炒　白胶香别研各一两　乳香别研一两半　没药半两别研

右件为细末。醋面糊丸。如梧桐子大。每服五、七丸。加至十丸。温酒送下。空心。

青龙丹。治男子妇人。左瘫右痪。手缩。口眼㖞斜。遍身瘾疹。及伤风鼻塞脑痛。四肢顽麻。牙关紧急。并皆治之。

草乌头四两生去皮尖　香附子二两炒　半夏汤洗七次　麻黄去根节　香白芷　白附子生用　白蝎别研　天南星生用　赤芍药　川乌头生去皮脐尖　薄荷叶去土　山药　螺青以上十一味各一两　白僵蚕炒去丝嘴　藿香叶去土　甘松去土焙　零陵香　细松烟墨烧醋淬以上五味各半两

右件为细末。醋煮面糊为丸。每一两作二十丸。每服一丸。生姜薄荷同嚼。热酒送下。不拘时候。

防风雄黄丸。治左瘫右痪。手足麻痹。腰膝疼痛。或风气面浮。口苦舌干。头昏目晕。并暗风夹脑风。偏正头痛。麻治妇人血风劳气。遍身疼痛。及洗头风。破伤风。并皆治之。

赤芍药八两　防风去芦头　香白芷　川乌头炮去皮脐尖　麻黄去根节　白蒺藜炒以上五味各四两　雄黄水飞　白僵蚕炒去丝嘴　细辛去叶土　天麻去苗　川芎以上五味各二两　干姜炮　藿香叶去土　甘松去土焙　甘草炙以上四味各一两

右件为细末。炼蜜和丸。每一两作十五丸。每一服细嚼。茶酒任下。不拘时候。

万金丸。治男子妇人。左瘫右痪。口眼㖞斜。打扑伤损。筋骨疼痛。语言謇涩。行步艰难。一切风疾。下注腰脚鹤膝等风。

天雄　附子　草乌头三味各二两半并炮去皮脐尖　骨碎补三两去毛　白胶香一两研　川乌头一两二钱炮去皮脐　防风去芦头　天南星炮　锡蔺脂泔浸锅盛火煅七遍醋淬七次　萆薢　白附子炮　自然铜火煅七遍醋煮七次　葫芦巴　破故纸　白僵蚕炒去丝嘴　五灵脂炒　赤小豆生用　糯米炒焦　没药别研　乳香别研十四味各一两

右件为细末。酒煮面糊为丸。如梧桐子大。每服二十丸。如腰以上疼痛等病。食后。细嚼下。如腰已下疼痛等病。食前。细嚼胡桃汤下。

杨仁斋直指方　省风汤。

南星炮一两　防风半两　甘草炒一分

右剉。每服三钱。姜十片煎服。气虚人加生附子、沉香。气逆加紫苏、木香。头痛而晕加全蝎。多痰加半夏。王璆百一选方名醒风汤。专治男子妇人左瘫右痪。口眼㖞斜。中风口噤。全不能语。及半身不遂。手足顽麻。一切风疾。并皆治之。天南星二两大者汤泡七次　甘草二两炮　防风四两去芦头右为粗末。每服二大钱。水二大盏。煎至中盏。空心温服。危亦林得效方名小省风汤。防风、天南星各三两。甘草一两。治同百一方。

左经圆。治诸风瘫痪。拘挛僵直。疼痛。或跌扑伤损亦主之。

草乌炮去尖四两　川乌炮去皮脐二两　没药一两半　乳香一两　黑豆生一升以斑猫二十一个去头足翅同煮候豆熟为度去斑猫取豆焙乾用

右细末。醋和豆为糊。圆桐子大。每服三十圆。温酒下。和剂局方治左瘫右痪。手足颤掉。言语謇涩。浑身疼痛。筋脉拘挛。不得屈伸。项背强直。下注腰膝。行履艰难。骨节烦痛。不能转侧。跌仆闪肭。外伤内损。并皆治之。常服通经络。活血脉。疏风顺气。壮骨轻身。

乌龙丹。治诸风瘫痪。口眼㖞斜。语言謇涩。

真川乌生去皮脐　好五灵脂各二两

右末。入脑麝半钱同同。滴水圆小弹大。阴干。每一圆先姜汁研开。次好滴调下。空心食前日二服。似铁弹圆。

陈无择三因方　舒筋保安散。治左瘫右痪。筋脉拘挛。身体不遂。腿足少力。乾湿脚气。及湿滞经络。久不能去。宣导诸气。

木瓜五两　萆薢　五灵脂　牛膝酒洗　续断　僵蚕　松节　白芍　乌药　天麻　黄芪　威灵仙　当归　防风　虎头各一两魏氏方为虎骨

右用无灰酒一斗。浸上件药二七日。紧封扎。日数足。取药焙干。捣为细末。每服二钱。用浸药酒半盏调下。酒完用米汤调下。又方添金毛狗脊一两。却将乳香、白胶香各一两同研入乾药末内。

王璆百一选方　龙虎丹。图南仲显治二十年左瘫右痪。口眼㖞斜。五种脚疼服用。又名火龙圆。

地龙四两去土　玄胡索四两生　松节二两　核桃肉十五个　乳香三钱　蝼蛄十四个　蜈蚣二条　没药三钱　草乌头四两生不去尖　蝎十四个。蝼蛄、蜈蚣、蝎三味用好酒一升。同煎十数沸。取出焙乾。

右为细末。用煮肉药酒打糊为圆。如梧桐子大。每服十圆。左瘫右痪。麝香酒下。合时就地对南写火字一个。铺纸一张在上。朝东望太阳取气。吹在药上。用盏盖。道火龙真言三次。吹在药上。真言。唵勅老肥偃偃婆摩诃。郭医云。庐州李副将得此疾。以火龙圆、四生圆相间而服。不一年。病去八九分。

四生圆。专治左瘫右痪。口眼㖞斜。中风涎急。半身不遂。不能举者。悉皆治之。

五灵脂　当归　骨碎补　川乌去皮尖

右件各等分。为细末。用无灰酒面糊为圆。如梧桐子大。每服七圆。渐加至十圆、十五圆。温酒送下。如服此药莫服灵宝丹。恐药无效。

轻脚圆。治左瘫右痪。脚弱不能行履。

白芍药　木鳖子别研　白胶香别研各二两　草乌头四两去皮尖　赤小豆一升别研打糊

右为细末。以赤小豆看多少打糊为圆。如梧桐子大。每服七圆。旋加至十圆。温酒或木瓜汤下。如病在上。食后临卧服。病在下。空心服。忌热物少时。

魏氏家藏方　大药紫金丹。治左瘫右痪。日夕就床。不能坐立。及伤寒汗不流。腰脚搐搦。及妇人产后软瘫。脚膝细弱。兼治打扑伤损。筋骨损败。服之立效。寻常伤风及头风等疾。筋骨挛急。不能转侧。服之即愈。

川乌头炮去皮脐　五灵脂各二两别研　乳香别研　没药各一两别研　地龙去土　木鳖子去壳　白胶香各一两别研　自然铜荔枝皮者火煅醋淬七次　天麻各半两　麝香肉三钱别研

右为细末。于辰年辰月辰日辰时辰方上取长流水为圆。如不及辰年。只用辰月辰日辰时。面向辰方焚香。滴长流水和于臼中。向辰方杵一千二百下。作一百六十圆。阴干。霹雳酒磨下用铁秤锤猛火内烧通红焠入酒中名霹雳酒。

如风证病重者，一更、二更、三更各一服。如病轻者。用酒化下。不拘时服即愈。前后亲用奇效。危困立安。跛躄复常者百十人。近有人只用端午日午时合。用之亦效。兼试以治肠风亦效。右妇人手臂不能屈伸。只磨药傅臂上亦愈。合时忌妇人鸡犬畜见。合时于辰日前一日修制下药。

神保丹。治左瘫右痪。或一手顽痹。一足不仁。或半身不遂。口㖞喉肿。

川芎　天南星汤炮七次　甘松　香白芷　藿香叶洗去土　香附子去毛炒　牛膝去芦酒浸　桔梗炒　防风去芦　茴香淘去沙炒　羌活　藁本　麻黄去芦　当归去芦酒浸各一两　草乌头　大川乌各一两半并去皮尖　甘草四两生　荆芥穗二两　石膏半斤生

右为细末。糯米糊为圆。每次以三钱半重作一圆。每圆分作四服。头风薄荷酒嚼下。喉门生姜薄荷酒下。妇人血风久瘫。豆淋酒下用黑豆炒焦以酒投之去豆只用酒名豆淋酒。伤骨乳香酒下。脚上生疮木瓜酒下。耳内虚鸣煨猪肾酒下。眼肿菊花酒化下。小儿每圆分作八服。瘫风先取顺气散方在脚气门。后服此药。瘫风三五日者服之。其效尤捷。

通痹圆。治三十六种风。左瘫右痪。口眼㖞斜。半身不遂。手足顽麻。语言謇涩。一切风疾。功效如神。

川乌头生去皮脐　五灵脂炒别研　川当归去芦酒浸焙各三两　草乌头五两生去皮尖　没药别研　木鳖子取肉炒　地龙洗去土各二两　白胶香一两银器内熔过　全蝎麸炒　朱砂各半两别研　乳香一两半别研　麝香二钱别研

右为细末。滴水为圆。如鸡头大。风干。每服一圆。生姜汁磨化。温酒侵服。妇人血风。当归酒磨下。小儿惊风。每圆分作三服。金银薄荷汤磨下。大人急中仆倒。磨一圆灌之即苏。

追风饼。治三十六种风。左瘫右疯。手足不遂。面口㖞斜。偏正头风。并皆治之。丁知县传

防风去芦　羌活　海桐皮　威灵仙　石膏生用　抚芎各一两　细辛　苍术各一两半　草乌头切同苍术用盐一撮炒令盐今黑　天花粉各三两　藁本　蔓荆子　草薢　藿香叶去土　白芷各半两　官桂三钱去粗皮不见火

右为细末。蒸饼糊和为饼子。如小弹子大。每服一饼。温酒或茶清嚼下。偏正头风。薄荷茶嚼下。半饥时服。头风食后服。

川乌灵脂圆。治左瘫右痪。口眼㖞斜。寒湿脚气。一切风疾。悉皆治之。

川乌头三只去皮脐　天南星三个共五两者焙　五灵脂炒别研

右等分为细末。以生姜自然汁为圆。如梧桐子大。每服一十圆至十五圆。用薄荷自然汁入酒吞服。空心、食前。日三服。

卫生家宝　御药院神赐方。治诸虚不足。中风瘫痪。寒湿相搏。经络气滞。骨损筋弱。手足无力。

降真香三两半剉酒三（一）升煮干　骨碎补二两炒　木鳖子一两半去壳油炒黄色　附子六钱去皮蜜水煮　没药别研半两　白蒺藜炒去角　白术　乌药　人参　川乌去皮脐为片米泔浸一宿焙干用各一两　乳香半两别研　麝香一钱别研

右为细末。用蜜十两。炼熟和丸。成小龙眼大。每服一丸。盐酒化下。食前服。

经进骨碎补圆。治左瘫右痪。

五灵脂拣去沙石别研极细　木鳖子去壳剉碎研细入众药用　生姜切作片子　地龙用麻包定石上掂去土　黑牵牛炒令微熟用　草乌去皮尖剉作块子用盐炒令裹边俱透　白膠香韮煮三二十沸倾在冷水中少时控干别研极细用　黑豆炒令微熟　威灵仙用软脚者洗去土用　滴乳香用糯米数粒同乳香一处研细入众药用　天南星慢灰火中炮去皮用各一两　麝香一钱别研临了将入药　防风去苗并芦头用

右件各焙碾为末。醋糊为丸。如梧桐子大。初服五丸。加至七丸。食后薄荷茶酒下。

黄耆必安丹。治血虚生风。左瘫右痪。口眼㖞斜。语言謇涩诸疾。

没药　全蝎酒浸焙干　羌活　虎骨酥炙　独活　防风去芦　川芎　当归　薏苡仁　半夏姜制各二两　川乌头一两炮去皮尖　天麻　枳壳去白麸炒　前胡　陈皮红　细辛　朱砂别研为衣各一两　白术半两　麝香一钱别研　脑子半钱别研

右为细末。糯米糊丸如龙眼大。朱砂为衣。每服一粒。酒嚼下。或荆芥下。食后服。

太乙丹。治瘫痪诸风疾。

五灵脂半斤去土石　木鳖子半斤去壳别研　草乌二两去皮尖　僵蚕四两炒去丝嘴　钱子地龙半斤布袋去土不见火　川乌四两去皮尖　防风四两去芦　白胶香六两别研　麝香半两别研　脑子二钱别研　好墨烧用　桑柴炭好醋浸一宿各四两

右为细末。酒糊为丸。如弹子大。阴干。每丸分三服。用生姜、薄荷、研自然汁浸。温酒一盏嚼下。忌发风物。须腊日或端午日合。不许妇人鸡犬孝服人见。孕妇不可服。

经进龙虎金丹。治一切瘫痪风疾。

黑附子去皮脐退寒热　川乌头去皮脐补肾经　虎骨醋炙治伤折　古文钱醋淬研为接骨　当归生用补骨活血　白胶香生研去麻痹　地龙去土能行血　木鳖子火炮去皮冲开滞气　草乌头盐炒令黄发热　黑牵牛生用除肾腧气　苁蓉酒浸補肾经　牛膝酒浸補劳各一两　乳香半两生研治一切疼痛　没药生用化内损坏脓血　巴戟去心治八般腰疼　自然铜醋淬治伤筋动骨各一两

右为细末。酒煮面糊为丸。如梧桐子大。每服十丸。渐加至三十丸。茶盐汤下。食前。

黄龙丸。绍兴间修建康殿内。掘得一石碑方。遂经进。治左瘫右痪。手足麻木。口眼㖞斜。风痹疰腰脚疼痛。兼治妇人血风劳气。遍身疼痛。洗头伤风。头面乳肿。舌胀口干。头昏脑闷多睡。暗风夹脑风。偏正头痛。破伤风等疾。

红芍药半斤　川乌四两去皮尖　防风　香白芷各四两　天麻去根节　华阴细辛去苗　白僵蚕炒去丝嘴　雄黄别研　川芎各二两　白蒺藜炒去刺　甘草一两　干姜生用　藿香叶　甘松去土以上各一两

右为末。炼蜜为丸。如弹子大。每服一丸。姜汁磨化。温酒调下。忌热食少时。

乳香宽勈丸。治左瘫右痪。口眼㖞斜。走疰风气。腰脚麻痹。一切风疾。赤眼白头风痛。如疮干研油调涂。疮湿燥糁。如打扑闪肭。皮骨损碎。研入没药乳香各半钱调涂。

乳香别研　没药别研　川乌炮去皮尖　草乌炮去皮尖　地龙去土　何首乌一两砂器内煮去黑皮　白牵牛砂器内煮数沸各半两　白僵蚕一钱洗去丝嘴　五灵脂酒研七钱去石

右焙研为末。酒糊为丸。如梧桐子大。每服十五丸。至二十丸。食后。茶酒任下。

石莲丸。治中风瘫痪。涎潮肢痹。遍身瘾疹。走注风痛。打扑伤损。癫痫。一切风疾。

草乌头去皮剉　天南星剉各二两　川乌三两去皮剉　五灵脂夹石者去石用　木鳖子去壳　踯躅花去枝梗　蔓荆子去皮　干地龙去土以布裹搥　白胶香通明者各一两　没药半两通明者别研　乳香半两研　麻黄去节　地榆净剉　天麻洗剉各一两　京墨二寸煅令通红别研

右除墨外。并生用不见火。日晒干。为细末。入墨酒糊丸。如石莲样。常于端午日午时合用。急辰时腊日亦可。不得令妇人鸡犬见合。如卒中风。新汲井水生姜薄荷自然汁磨药。以温酒浸服。轻者半丸。重者一丸。小儿天吊等风。一丸分四服。打扑伤损。以姜汁磨涂患处。伤风咳嗽鼻塞。服之衣被覆汗立愈。忌猪鸡鹅鸭毒物。如无生薄荷。干者亦可。

玳瑁丸。治中风瘫痪。失音不语。

生玳瑁为末　朱砂别研　雄黄别研　白芥子烂碾各半两　麝香一分别研

右为末。用砂石器内。酒煮安息香一两。为膏和丸。如绿豆大。每服十丸。温童子小便下。

如圣散。治初中风瘫痪。不经针灸者。用此方取效。实人可用。

蓬莪术醋煮半两　天台乌药　白术各一两

右为末。每服二钱。温葱酒调下。日三服。至五服。不拘时候。服药三日后。用淋渫药。逐邪气。

木香汤一名青木香散。治左瘫右痪。偏枯不遂等疾。

青木香二两　瓜蒌一个去皮

右先取好瓜蒌一个。取子及瓤去皮。将子与瓤各研极细。用无灰酒一大盏投之。搅匀。用生绢搅取汁。如此研绞三两次。酒浓无味乃止。于银石器内煎三两沸。调木香末。带热服。令人按摩病处。良久药力到病处。卧移时。自能举动矣。此方乃大为山僧云。气行则风行。气逆则风聚。甚者不过三五服。大有神验。中风风秘有热证者可服。

本草　食疗治瘫缓及丹石风毒。石热发毒。明耳目。利腰膝。取牛蒡子末之。投酒中浸经三日。每日欲三两盏。随性多少。欲散支节筋骨烦热毒。则食前取子三七粒。熟挪吞之。十服后甚良。细切根如小豆大。拌面作饭熟食。尤良。又。皮毛间习习如虫行。煮根汁浴之。夏浴慎风。却入其子炒过。末之如茶。煎三匕。通利小便。

梅师方。疗瘫缓风。手足亸曳，口眼㖞斜。语言謇涩。履步不正。神验。乌龙丹。川乌头去脐了。五灵脂各五两。右为末。入龙脑、麝香研令细匀。滴水丸如弹子大。每服一丸。空心。晚食前服。治一人只三十丸。服得五七丸。便觉抬得手、移得步。十丸可以自梳头。圣济总录名铁弹丸。见偏风。

谭氏小儿方。治初中风瘫缓。一日内。细研胆矾如面。每使一字许。用温醋汤下。立吐出涎。渐轻。

肘后方。中缓风。四肢不收者。豉三升。水九升。煮取三升。分为三服。日二作。亦可酒渍饮之。

广济方。疗瘫痪风及诸风。手脚不遂。腰脚无力者。驴皮胶炙令微起。先煮葱豉粥一升别贮。又以水一升。煮香豉二合。去滓内胶。更煮六七沸。胶烊如饧。顿服之。及暖。吃前葱豉粥。任意多少。如冷吃令人呕逆。顿服三四剂即止。禁如药法。又胶之止泄。得腊、黄连尤佳。

黎民寿简易方　家传方乌龙丹。治瘫痪风。手足亸曳。口眼㖞斜。语涩步难。

大川乌去皮脐并尖用五两　好五灵脂五两

右为末。入龙脑麝香以多为妙。研和滴水丸。如弹子大。每一丸用生姜汁研化。次以暖酒调服。一日两服。空心食前才服五七丸。便觉抬得手、移得步。服十丸。可以梳头。服三十丸定医一人。

沙德弥实瑞竹堂经验方　四圣紫金丹。治男子妇人。左瘫右痪。口眼㖞斜。中风疾病。依方修合。志心服饵。大病不过三服。初得病一服效验。

槐实子文武火麸炒黄色　荆芥穗拣净生用　甘菊花炒　猪牙皂角酥炙黄色去子以上各等分

右为细末。炼密为丸。如弹子大。病重者每服一丸。细嚼。茶清送下。病轻临时加减。微汗出为验。如汗后体热难忍。噙甘草解之。

如神救苦散。治左瘫右痪。风湿痹。走注疼痛。无问男子妇人。远年近日。并皆服之。

御米壳一两去顶蜜炒　陈皮五钱去白　虎骨酥炙　乳香研　没药研　甘草各二钱半

右为细末。除乳香没药另研外。每服三钱。水一盏半。煎至八分。连滓热服。病在上食后。病在下食前。如煎药一顺搅之。修合精制。勿差分两。忌猪马驴鱼兔等肉。

脑麝祛风丸。治左瘫右痪。游平章服此药得愈。最有效验。

白花蛇头一个带项三寸酒浸炙　乌梢蛇尾两个长七寸酒浸炙　川乌头三个去黑皮　附子底四个去黑皮　天南星炮　半夏姜制　白附子　细辛去叶　防风去芦　天麻　全蝎去毒炒　白僵蚕去嘴丝炒　草乌头炮以上各半两　脑麝各一分研

右为细末。姜汁糊为丸。如桐子大。朱砂为衣。每服五十丸。煎小续命汤送下。不拘时候服。

活络丹。治男子妇人瘫痪。筋挛骨痛。腰膝疼痛。口眼㖞斜。语言謇涩。目晦、耳聋、头风等证。近用治心气痛疝尤验。张君宝服验

萆薢二两　金毛狗脊四两切作片去毛　川乌五钱去皮脐切小块　苍术五钱去皮切作片炒　杜仲五钱细切姜汁浸炒去丝　破故纸拣炒　仙灵脾切　吴茱萸炒　续断各五钱切　小茴香炒　独活各一两切　猪牙皂角去皮弦三两切作一寸　薏苡仁三两

右通作一处。用好酒三升。于瓷瓶内浸一宿。次日以文武火煮至约酒汁一升。控出。焙干。为细末。用煮药酒打面糊为丸。如梧桐子大。每服五七十丸。空心温酒或盐汤送下。与七乌丸相间服。孕妇不可服此二药。

济生拔粹方　起死神应丹。治风瘫痪。四肢不举。手足麻痹等证。汗剂也。

麻黄五斤去根节河水三斗沙锅内熬数十沸去滓再熬成膏至半碗　甘松　苍术　桑白皮　吴白芷　浮萍草　川芎　苦参以上各三两

右同为细末。用麻黄膏子为剂。丸如弹子大。每服一丸。温酒一大盏研化。临卧服。于不透风处睡。汗出为度。隔五七日再服一丸。大有神效。不可具述。采浮萍草法。不在山。不在岸。采我之时七月半。选甚瘫风与痪风。些小微风都不算。豆淋酒内下三钱。铁镤头上也出汗。马书史传。

御药院方　换骨丹。治中风瘫痪久不愈。四肢亸曳不遂。服诸药不效者。

麝香研，半分　桂去粗皮，一两半　麻黄去根节，一十斤，河水七斗，煮减半，去滓澄清，再煎如饧，瓷器收贮　朱砂二两，细研，为衣　甘松去土　川乌头生，去皮脐　白芥子炒　藿香　草乌头生，去皮脐　海桐皮炒　何首乌　羌活　龙脑研　骨碎补去毛，炒　牛膝酒浸　威灵仙去土　桑白皮炒　槐角　木鳖子仁炒　自然铜醉淬七返，研细　青皮去白　陈皮去白。以上各一两　白芷　防风　甜瓜子炒　萆薢炒　五灵脂　川芎　甘草盐炙　苦参　白胶香以上各半两

上为细末。用煎麻黄膏子。入少熟蜜。搜和成剂。丸如弹子大。以朱砂为衣。每服一丸。食后搥碎。茶酒任下。或用生姜自然汁。更入酒半盏化开服。可更进酒一二盏投之。日二服。至三日于当病处微有汗为效。至十日外大效。无不愈者。但药性稍热。病寒者多效。

施圆端效方　小灵宝三倍丸。治瘫痪中风。半身不遂。语言謇涩。口眼㖞斜。肢体麻痹。大名乐德全

草乌头一斤用黑豆一斗同煮豆烂熟去豆不用　苍术二斤泔浸去皮　葱白三斤细切

右以三味。同捣为剂。焙干为细末。好醋面糊为丸。如桐子大。第服十丸至二十丸。食前温酒下。日进三服。大效。

乌龙丸。治中风。肢体麻痹。顽疼少力。张君玉祖方

川乌炮去皮脐生亦得　五灵脂明者各二两

右为细末。炼蜜为丸。如弹子大。温酒化下一丸。食前服。

罗谦甫卫生宝鉴　轻骨丹。治中风瘫痪。四肢不遂。风痹等疾。

苦参三两半　桑白皮土下者　白芷　苍术　甘松另用栀子　川芎　麻黄剉去节往返用河水三升煎至一升去滓熬成膏

右七味为末。入前麻黄膏。和丸弹子大。每服一丸。温酒一盏研化。温服之。卧取汗。五七日间日（再）服。手足当即轻快。卒中涎潮。分利涎后服之。

风身体手足不遂

论

巢元方病源　风身体手足不遂者。由体虚腠理开。风气伤于脾胃之经络也。足太阴为脾之经。脾与胃合。足阳明为胃之经。胃为水谷之海也。脾候身之肌肉。主为胃消行水谷

之气。以养身体四肢。脾气弱即肌肉虚。受风邪所侵。故不能为胃通行水谷之气。致四肢肌肉无所禀受。而风邪在经络。博于阳经。气行则迟。机关缓纵。故令身体手足不遂也。诊脾脉缓者。为风痿。四肢不用。又心脉、肾脉俱至。则难以言。九窍不通。四肢不举。肾脉来多即死也。其汤熨针石。别有正方。补养宣导。今附于后。养生导引法云。极力左右振两臂。不息九通。愈臂痛劳倦。风气不随。振两臂者。更互踶蹹。犹言厥。九通中间。偃伏皆为之。名虾蟆行气。久行不已。愈臂痛劳倦。风气不随。不觉痛痒。作种种形状。又云。偃卧。合两膝。布两足。伸腰。口内气。振腹自极七息。除壮热疼痛。两胫不随。又云。治四肢疼闷及不随。腹内积气。床席必须平隐。正身仰卧。缓解衣带。秋高三寸。握固。握固者。以两手各自以四指把手拇指。舒臂。令去身各五寸。两脚竖指。相去五寸。安心定意。调和气息。莫思余事。专意念气。徐徐漱醴泉。漱醴泉者。以舌舐略唇口牙齿。然后咽唾。徐徐以口吐气。鼻引气入喉。须微微缓作。不可卒急强作。待好调和。引气。吐气。勿令自闻出入之声。每引气。心心念送之。从脚趾头使气出。引气五息、六息。一出之。为一息。一息数至十息。渐渐增益。得至百息、二百息。病即除愈。不用食生菜及鱼肥肉。大饱食后。喜怒忧恚。悉不得辄行气。惟须向晓清静时行气。大佳。能愈万病。

太平圣惠方 夫诸阳之经皆起于手足。而循行于身体。若人腠理开疏。气血不足。风邪伤于阳经。逐其虚处。即便停滞。与血气相搏。血气行迟。使机关缓纵。故令手足不遂也。

圣济总录 论曰。中风身体不随者。以机关纵缓。筋脉不收。故四肢皆不用也。此内腠理开疏。风邪伤脾胃之经。脾胃既虚。不能传化气泽。故四肢无所禀养。此内经所谓脾病四肢不用也。

方

葛洪肘后备急方 手足不遂方。取青布烧作烟。就小口器中熏痛处。

又方。豉三升。水九升。煮取三升。分三服。又。取豉一升。微熬。囊贮。渍三升酒中三宿。温服。微令醉为佳。

孙思邈千金要方 治心虚寒。气性反常。心手不随。语声冒昧。其所疾源厉风损心。白术酿酒补心志定气方。

白术切 地骨皮 荆实各五斗 菊花二斗

右四味。以水三石煮取一石五斗。去滓。澄清。取汁酿米一石。用曲如常法。酒熟。多少随能饮之。常取半醉。勿令至吐。

王焘外台秘要方 **小续命汤**。古今录验疗中风入藏。身缓急不随。不能语。

麻黄去节 桂心各三两 甘草炙 人参 芍药 芎䓖 黄芩 防风 当归 石膏各二两碎绵裹 白术一两 生姜五两 附子二枚炮 杏仁三十枚去皮尖两仁

右十四味切。以水一斗煮取三升。分三服。若不差。可服三四剂。一方石膏三两。忌海藻菘菜生菜桃李猪肉。出第四卷中

太平圣惠方 **五加皮散**。治中风。手足不遂。肌肉顽痹。骨节疼痛。

五加皮一两 桂心一两 芎䓖一两半 羌活一两 秦艽一两半去苗 防风一两半去芦头 杏仁一两汤浸去皮尖双仁麸炒微黄 萆薢一两剉 枳壳一两麸炒微黄去瓤 当归一两半剉微炒 附子一两炮裂

去皮脐　牛膝一两去苗　薏苡仁一两　丹参一两

右件药。捣粗罗为散。每服五钱。以水一大盏。入生姜半分。煎至五分。去滓。空心温服。良久再服。衣覆得微汗佳。忌生冷油腻毒滑动风物。

犀角散。治中风。手脚不遂。关节疼痛。心胸躁热。

犀角屑一两　防风一两去芦头　枳壳一两麸炒微黄去瓤　独活一两　桂心三分　秦艽一两半去苗　当归一两半剉微炒　赤芍药一两　仙灵脾一两　葛根一两半剉　人参一两去芦头　赤茯苓一两半　牛膝一两半去苗　熟干地黄二两　黑豆三合净淘炒熟

右件药。捣粗罗为散。每服五钱。以水一大盏。入生姜半分。煎至五分。去滓。不计时候。温服。若躁甚语涩者。每服加竹沥半合。同服。

醋石榴煎。治中风。手脚不遂。口面偏斜。语涩垂涎。

醋石榴皮一两　防风一两去芦头　羌活一两半　桂心一两　白术一两　赤箭一两　附子一两炮裂去皮脐　赤茯苓一两　牛膝一两去苗　赤芍药一两　枳壳一两麸炒微黄去瓤　山茱萸一两　羚羊角屑一两

右件药。捣罗为末。用酒五升。慢火熬成膏。盛于不津器中。每于食前。以暖酒调下半匙。

附子散。治中风。手足不遂。肢节疼痛。

附子二两炮裂去皮脐　桂心二两　赤箭一两　牛膝一两去苗　狗脊一两　萆薢一两　当归一两　丹参一两　枳壳一两麸炒微黄去瓤　仙灵脾一两　海桐皮一两

右件药。捣细罗为散。每服食前。以温酒调下二钱。

仙灵脾散。治中风。手足不遂。肌肉冷痹。骨节疼痛。缓弱不随。

仙灵脾一两　天雄一两炮裂去皮脐　天麻一两　独活三分　牛膝一两去苗　芎䓖三分　石斛一两去根　肉桂一两半去粗皮　茵芋三分　麻黄一两半去根节　当归三分　侧子三分炮裂去皮脐　乌蛇肉一两酥拌炒令黄　虎胫骨一两涂酥炙令黄　桑螵蛸三分微炒　丹参三分　五加皮三分　海桐皮三分　防风三分去芦头　薏苡仁三分　干蝎三分生用　牛黄一分细研　麝香一分细研

右件药。捣细罗为散。入研了药令匀。每于食前。以温酒调下二钱。

丹砂圆。治中风。手足不遂。言语謇涩。缓纵不仁。肢节疼痛。

朱砂一两　天南星一两生用　赤箭一两　附子一两炮裂去皮脐　防风一两去芦头　牛膝一两去苗　汉防己一两　白附子一两生用　独活一两　白僵蚕一两微炒　麻黄一两去根节　芎䓖一两　桂心一两　白花蛇肉一两酥拌炒令黄　蝉壳一两　川乌头一两炮裂去皮脐　羚羊角屑一两　干蝎一两生用　桑螵蛸一两微炒　乌犀角屑一两　雄黄半两研入　麝香一两研入　牛黄一分研入　龙脑一分研入

右件药。捣罗为末。入研了药。更研令匀。炼蜜和捣三五百杵。圆如梧桐子大。每服空心及晚食前。以温酒下十圆。

石斛浸酒方。治中风。手足不遂。骨节疼痛。肌肉顽麻。

石斛一两去根　天麻一两　芎䓖一两　仙灵脾一两　五加皮一两　牛膝一两去苗　萆薢一两　桂心一两半　当归一两　鼠黏子一两　杜仲一两去粗皮　附子一两半炮裂去皮脐　虎胫骨二两涂酥炙令黄　乌蛇肉一两微炒　茵芋一两　狗脊一两　丹参一两　川椒一两半去目及闭口者微炒去汗

右件药。细剉。以生绢袋盛。用好酒二斗。于蘑瓮中浸。密封。经七日后。每日旋取一小盏。不计时候温饮之。常令酒气相续。其酒。取一盏。入一盏。以药味薄即止。

和剂局方　**润体圆**。治诸风手足不遂。神志昏愦。语言謇涩。口眼㖞僻。筋脉挛急。

骨节烦疼。头旋眩运。恍惚不宁。健忘怔忪。痰涎壅滞。及皮肤顽厚。麻痹不仁。

防风去芦及叉一两半　白龙脑别研　乳香别研如麻　羚羊角末别研如粉　附子炮，去皮、脐　白僵蚕微炒　槟榔　肉豆蔻仁　沉香　蒺藜子微炒　丁香　蔓荆子去白皮　牛黄别研如粉　藿香叶　麻黄去节、根　生犀角末别研　雄黄研飞　麝香研如粉　木香　辰砂研飞各一两　茯苓去皮　白附子炮　羌活去芦　原蚕蛾微炒　人参去芦　肉桂去粗皮　芎䓖各一两半　真珠末别研如粉　独活去芦各三分　干蝎微炒　半夏水煮三十沸，薄切焙干，生姜汁炒　川乌头炮，去皮、脐捣碎炒黄各二两　白花蛇酒浸炙去皮、骨，取肉　天麻去苗各三两　琥珀别研如粉　腻粉研　白豆蔻仁各半两　金箔六十片为衣

右为细末。入研药令匀。炼蜜搜和。圆如鸡头大。每服一圆。细嚼。温酒下。荆芥茶下亦得。加至二圆。如破伤中风。脊强手搐。口噤发痫。即以热豆淋酒化破三圆。斡口开灌下。少时再服。汗出乃愈。若小儿惊风诸痫。每服半圆。薄荷汤化下。不拘时。

圣济总录　附子汤。治中风身体不遂。不能言语。精神恍惚。

附子炮裂去皮脐一枚重半两者　桂去粗皮半两　葛根剉一两半　犀角镑　地骨皮　白术　独活去芦头　芎䓖各一两　石膏碎三两

右九味。剉如麻豆。每服五钱匕。水二盏。入生姜五片。煎至一盏。去滓温服。空心并二服。夜一服。或夜并二服。空心一服。服讫以热姜粥投。衣复微汗出。慎外风。不欲汗即不必食粥。

犀角汤。治中风手足不遂。

犀角镑半两　防风去叉剉三分　枳壳去瓤麸炒　独活去芦头　桂去粗皮各半两　秦艽去苗土　当归切焙　芍药　白茯苓去黑皮　牛膝酒浸切焙各三分　黑豆炒熟一合半　仙灵脾　葛根剉　人参各三分

右一十四味。粗捣筛。每服六钱匕。水二盏。入生姜五片。煎至一盏。去滓温服。上焦虚烦肝心风热。加竹沥半合同煎。食后临卧各一服。

附子散。治中风手臂不遂。口面偏斜。

附子炮裂去皮脐　桂去粗皮各二两半　细辛去苗叶一两半　干姜炮　防风去叉各二两半　甘草炙剉三分

右六味。捣罗为散。每用温酒调服一钱至二钱匕。空心午时各一服。

乌鸡散。治中风手足不遂。口面㖞僻。

乌雌鸡肉炙干二两半　桂去粗皮一两三分　细辛去苗叶三两　防风去叉剉二两半　干姜炮二两半

右五味。捣罗为散。每服半钱加至一钱匕。食后良久温酒调下。日二夜一。未觉效。稍增至一钱半匕。以效为度。

生地黄煎。治中风手足不遂。或拘挛屈伸不得。口眼㖞斜。偏风疼痛。或痛痹沉重。病在筋骨。

生地黄五斤捣研绞取汁令尽　黑豆一升以水三升煎至一升绞去豆　大甜石榴三颗去蒂萼和子皮同捣研取汁　晚蚕砂炒二两　海桐皮炙剉三两　桂去粗皮　山芋各二两

右七味。先㕮咀四味。如大麻粒。于银石锅中。先煎地黄汁三二十沸。次下石榴黑豆汁。又煎三二十沸。即下㕮咀四味。勿停手搅。慢火煎至浓。用生帛绞去滓。次下好酥二两。再煎匀。搅如稠膏。即收于不津器中。每日空腹以无灰酒一盏调煎半匙头。搅和服之。如疾甚者。加至一匙头。每日三服。切慎房室。此方兼治妇人产后风血恶疾。

羚羊角煎。治中风手足不遂。

羚羊角镑　荆芥穗　羌活去芦头　熟干地黄焙各一两　防风去叉剉二两　黑豆二盏小者和防风炒熟勿令焦　酒五升乘防风黑豆热淋之

右七味。先以四味㕮咀如麻豆。每服五钱匕。用前豆淋酒一盏半。同煎至八分。去滓重煎如膏。每空心温酒调服。日三夜一不拘时。

蒴藋煎。治中风手足不遂。

生蒴藋根汁　生地黄汁各一升　附子炮裂去皮脐别捣密绢细罗为末一两　酥四两　生姜汁二合蜜四两

右六味。先取蒴藋、地黄汁并附子末。同煎炼成稀膏。后入酥蜜姜汁。更煎令稠。入瓷器中。每日空腹及夜卧。温酒调半匙服。

海桐皮丸。治中风手足不遂。身体疼痛。肩背拘急。

海桐皮二两细剉　石斛去根三分　羌活去芦头半两　赤箭一两半　牛膝酒浸切焙　白附子生防风去叉各一两　木香　山芋各三分　菊花　牡荆子各半两　丹砂一两研

右一十二味。为细末。以天南星末二两半。同好酒煮为膏。和丸如梧桐子大。每服十五丸。茶酒任下。

天麻丸。治中风手足不遂。肢体疼痛。

天麻　地榆各一两　乌头炮裂去皮脐二两　玄参一两　胡蜂蛹子三十枚焙干

右五味。捣罗为末。炼蜜和丸。如梧桐子大。每服三丸至五丸。食前薄荷酒嚼下。

青龙丸。治中风手足不遂。涎涕胶粘。

附子炮裂去皮脐　芎䓖　白术米泔浸三日每日换泔取出焙干　独活去芦头　蒲黄用纸衬炒过各一两　藁本去苗土一分　麻黄去根节百沸汤中急煮过焙三分　丹砂研　牛黄研　龙脑研各一分　麝香研半钱　熊胆一分滴水一两点令化入药内

右一十二味。研杵为细末。别用水银三两。以蒸枣五十枚去皮核同研。水银星尽为度。次入诸药。更入少许熟蜜。和丸如鸡头大。每服半丸或一丸。临卧以熟水化下。其患甚者。每夜研二丸。如小儿惊涎。每丸分作三服。用薄荷汤化下。

天麻丸。治中风手足不遂。筋骨疼痛。行步艰难。腰膝沉重。

天麻二两　地榆一两　没药三分研　玄参　乌头炮裂去皮脐各一两　麝香一分研

右六味。除麝香没药细研外。同捣罗为末。与研药拌匀。炼蜜和丸。如梧桐子大。每服二十丸。温酒下。空心晚食前服。

赤箭丸。治中风手足不遂。肢体痛麻。骨节疼痛。

赤箭　独活去芦头各一两　麻黄去节半两　乌头炮裂去皮脐二两　芎䓖三分　干蝎去土炒　当归切焙各半两

右七味。捣罗为末。炼蜜和丸。如梧桐子大。每服三十丸。薄荷酒下。不拘时。

夜合枝酝酒。治中风手足不遂。挛缩屈伸艰难。

夜合枝　桑枝　槐枝　柏枝　石榴枝各生用剉五两　羌活去芦头别捣二两　黑豆用紧小者生用五升　糯米五升　细曲七斤半　防风去叉别捣五两

右一十味。先以水五斗。将五枝同煎。取二斗五升。去滓浸米黑豆两宿。蒸熟入曲。与防风羌活二味拌和造酒。依常法酝封三七日。压去糟滓。取清酒三合至五合。时饮之。常令有酒气。无令过醉。恐至吐。即悖乱正气。

白术酝酒。治中风手足不遂。神识冒昧。补心定气。

白术生用切　地骨皮　荆实生用各五升　菊花未开者生用三升

右四味。粗捣筛。以水三石同煮取一石五斗。去滓澄清取汁酿黍米二石。用曲如常酿法。酒熟压去糟滓。取清酒于瓷器中收密封。每服三合至五合。继续饮之。有能饮者常令半醉。但勿至吐。凡心风虚寒者。亦宜服此酒。后灸心俞两边各一寸五分。并五十壮。

黑豆浸酒。治中风手足不遂。

黑豆一升拣紧小者净淘

右一味。用酒五升。同入瓶中密封。用灰火煨。常令热。约至酒减半。即去豆取酒。每服空心及临卧时。各饮二合至三合。

许叔微普济本事方　治中风手脚不遂。此方甚妙。

穿山甲二两　川乌头二两　红海蛤一两

右为末。每服半两。用生葱自然汁调成膏。厚作饼子。经径寸半阔。左患贴左脚。右患贴右脚。贴在足掌心内。用旧绢片紧扎定。于密房中无风处椅子上坐。用汤一盆。将有药脚浸于汤中。用小心人扶病人。恐汗出即急去了药。出汗遍身。麻木即减。渐至无事。此方妙不可言。

夏德卫生十全方　治中风。手足战掉。口眼㖞斜。言语步履不正。

大川乌五两野水浸一宿去皮脐　五灵脂五两去砂石　没药二两别研　当归去芦一两　乳香透明者一两别研　天麻一两　真麝肉半两别研

右同为细末。滴水为丸。如弹子大。每服一丸。生姜自然汁研。化开了。却暖好酒投服。日二。空心午食前服。数日便觉有效。一月可以全安。合时须重五日。净室内。莫令猫犬妇人见。此药治得病三四月者。的然效验。

杨仁斋直指方　**蝎附散**。治肝肾气虚。风入筋骨。手足缓弱。

小附子去皮　生草乌头炮去皮脐　苍术炒　牛膝酒浸焙　川芎　当归　天麻各半两　防己　白芷　黄芪蜜炙　全蝎焙各一分

右末。每一钱黑豆淋酒调下。兼用核桃肉研酒下。食前服。

四斤圆。治风寒湿毒与血气搏。筋骨缓弱。四肢酸疼痒痹。

宣木瓜去穰切焙　天麻剉　牛膝剉焙　苁蓉洗切焙四味各一斤用好酒五升浸三日　熟附子　虎骨酥炙各二两

右为末。用浸药酒调面糊圆桐子大。每服三四十圆。食前温酒或豆淋酒下。又方加当归三分、乳香、没药、五灵脂名半两、麝香一钱。名大四斤圆。木瓜煎汤下。亦治脚气。

十便良方　**四斤圆**。补肾治风强脚膝。鸡峰方

苁蓉　天麻　牛膝三件各一斤共酒五升浸一宿　木瓜一斤

右件焙干为细末。炼前浸药酒如膏。用和圆如梧桐子大。空心汤酒任下三十圆。如浸药酒少。和不尽。更添酒炼之。

御药院方　**没药丸**。治中风手足不遂。

没药　乳香　丁香　地龙去土　生犀镑　人参去芦头　羚羊角镑　朱砂水飞　龙脑　麝香各二钱半　天麻一两　川乌头炮裂半两　白花蛇酒浸取肉二钱半

右件为细末。令匀。炼密为丸。每一两作十丸。金箔为衣。每服一丸。空心食前。细嚼。温酒或温水送下。

施圆端效方　乌龙丸。治中风瘫痪。手足不遂。语謇口㖞。筋骨痛。与小续命汤相助。服之大妙。古洹张君玉

川乌去皮脐　五灵脂明者微炒各四两　拯济加乳香一两　没药一两　麝香二钱

右为细末。酒煮面糊为丸。如弹子大。阴干。每服一丸。热酒化下。空心晚食前。日二服。作小丸如桐子大。每服二十丸亦可。炼蜜为丸亦得。

张子和儒门事亲　愈风丹。

芍药　川芎　白僵蚕炒　桔梗　细辛去叶　羌活以上各半两　麻黄去节　防风去芦　白芷　天麻　全蝎炙以上各一两　甘草三钱　南星半两生姜制用　朱砂半两为衣

右为末。炼蜜丸如弹子大。每服一丸。细嚼。茶酒吞下。

罗谦甫卫生宝鉴　犀角升麻汤。治中风麻痹不仁。鼻频间痛。唇口颊车发际皆痛。口不可开。虽语言饮食亦相坊。左额颊上如糊角。手触之则痛。此足阳明经受风毒。血凝滞而不行故也。

犀角一两二钱半　升麻一两　防风　羌活各七钱　川芎　白附子　白芷　黄芩各半两　甘草二钱半

右为末。每服五钱。水二盏。煎至一盏。去滓温服。食后。日三服。论曰。足阳明者。胃也。经云。肠胃为市。如市尘无所不有也。六经之中。血气俱多。腐熟水谷。故饮食之毒聚于肠胃。此方以犀角为主。解饮食之毒也。阳明经络。环唇挟口。起于鼻。交额中。循颊车。上耳前。过客主人。循发际。至额颅。故王公所患。此一经络也。以升麻佐之。余药皆涤除风热。升麻黄芩专入胃经。为使也。

孙允贤医方集成　侧子散。治中风手足不遂。言语謇涩。今用之累验。

侧子炮　附子炮　罗参　白术煨　川芎　白茯苓去皮　防风去芦　赤芍药　当归去芦酒浸　秦艽去芦土　肉桂以上各一两　防已七钱半　麻黄去根节二两　粉草五钱炒　白茯神去皮木　甘菊花去梗　细辛去苗各一两

右㕮咀。每服五钱。水一盏半。生姜三片。枣一枚。煎服。不拘时候。

永乐大典卷之三百七　一东

风 诸风证治十

中风半身不遂

论

巢元方病源　风半身不遂者。脾胃气弱。血气偏虚。为风邪所乘故也。脾胃为水谷之海。水谷之精化为血气。润养身体。脾胃既弱。水谷之精润养不周。致血气偏虚。而为风邪所侵。故半身不遂也。诊其寸口沉细。名曰阳内之阴。病苦悲伤不乐。恶闻人声。少气。时汗出。臂偏不举。又寸口偏绝者。则偏不遂。其两手尽绝者。不可治也。

张杲医说　世传左谓瘫。右为痪。此说尤非。何者。经既有偏中半身不遂之候。即瘫痪之候。当以左右俱中者名之。又说。以春夏得之难治。秋冬得之易疗。春夏者。阳气上腾。火力方盛。风火相得而王。故难治也。秋冬者。阳气降下。渐微。即易疗也。此说亦未可必。惟其中之浅深者。为难易耳。治法兼理肝肾为得。盖肝主筋。肾主骨。风中肝肾。则筋骨瘫痪。鸡峰方

治验

张杲医说　余尝行衡州。道中遇醴陵尉。自卫阳方回。以病归。问其得疾之由。曰。某食猪肉。入山既深。无肉可以食。偶从者食穿山甲肉。由尝数脔旧有风疾。至是复作。今左手足废矣。因以箧中风药遗之。后半月。闻其人瘸疾顿愈。及至永州。观图经曰。穿山甲不可杀于堤岸。血一入土则堤岸不可复塞。益能透地脉也。如此。尉因误食致病。而旬日瘸疾尽愈。亦可怪也。今人用以通妇人脉。甚验。

方

孙思邈千金要方　**秦艽散。**治半身不遂。言语错乱。乍语乍悲。角弓反张。皮肤风痒。

秦艽　独活胡洽用乌头　黄芪　人参　甘菊花各二两胡洽用蜀椒　茵芋十八铢胡洽用茼草　防风　石斛胡洽用萆薢　桂心　山茱萸各二两半　附子　芎䓖胡洽用桔梗　细辛　当归　五味子　甘草　白术　干姜　白鲜皮胡洽用白蔹各三十铢　麻黄　天雄　远志各一两胡洽用防己

右二十二味治下筛。酒服方寸匕。日再。渐渐加至二匕。又云。治风无新久。并补。

治卒半身不遂。手足拘急。不得屈伸。身体冷。或智或痴。或身强直不语。或生或死。狂言不可名状。角弓反张。或欲得食。或不用食。或大小便不利。皆疗之方。

人参　桂心　当归　独活　黄芩　干姜　甘草各十八铢　石膏二两半　杏人四十枚

右九味㕮咀。以井华水九升煮取三升。分三服。日二。覆取汗。不汗合加麻黄五两合

服。古今录验名八风续命汤

王焘外台秘要方　独活汤。深师疗风半身不遂。口不能言。

独活四两　桂心五两　生葛根八两　甘草炙　防风　当归各二两　生姜十两　芍药　附子一两炮　半夏一升洗

右药切。以水一斗煮取三升。分为三服。日三。大验。忌海藻菘菜生葱猪肉羊肉饧。出第九卷中。

续命汤。古今录验治大痹一身不随。或半身一手一臂。口不能言。习习不知人。不觉痛痒。

麻黄三两去节　防风二两　石膏碎绵裹　黄芩　干地黄　芎䓖　当归　甘草炙各一两　杏人四十枚去皮尖双仁　桂心二两

右十味㕮咀。以水一斗煮取四升。服一升。日再服之。当汗出气下。自覆。当慎护风寒。不可见风。并疗上气欬逆。面目大肿。但得伏不得卧。更善。忌海藻菘菜生葱芜荑。

又**独活汤**。疗风半身不遂。口不能言。

独活四两　生姜根半斤　芍药三两　防风二两　半夏一斤洗　桂心五两　当归　附子炮　甘草炙各二两　生姜十两

右十味切。以水一斗五升煮取三升。服一升。日三。一方去半夏用麻黄三两去节。忌羊肉饧生葱海藻菘菜猪肉冷水等。

又**八风续命汤**。疗半身不遂。手脚拘急。不得屈伸。体冷或痴或智。身强直不语。或生或死。狂言不可名状。或角弓反张。或欲得食。或不用食。或大小便不利。皆疗之方。

麻黄八分去节　人参　桂心　当归　独活　甘草炙各三两　石膏六分碎绵裹　黄芩　干姜各三分　杏人四十枚去皮尖两仁

右十味切。以井花水九升煮取三升。分为二服。日二。覆令汗。汗解食白糜。慎风。不汗复更服。唯汗得差。忌生葱海藻生菜。

又**八风九州汤**。疗男子妇人。寒冷不自爱护。当风解衣。汗出卧冷湿地。半身不遂。手足苦冷。或不随。或俛仰屈伸难。周身淫淫痹。四肢不收。状如风狂。饮食损少。

麻黄四两去节　甘草炙　干姜　附子炮　防风　独活各三两　石膏绵裹　茯苓　白术　芎䓖　柴胡　当归　人参各二两　杏仁四十枚去皮尖两仁

右十五味切。以水一斗。清酒五升渍三夜。煮取四升。分为三服。一日令尽。若病人羸瘦者。用水煎服药讫。厚覆当汗出。微微去上衣。汗解。以粉粉之。忌生菜海藻菘菜酢桃李猪肉雀肉。并出第四卷中

麻黄散。治中风半身不遂。头目昏痛。心烦体热。

麻黄二两去根节　桂心一两　葛根二两剉　犀角屑一两　地骨皮一两　丹参一两　白术一两　独活一两　芎䓖一两　石膏一两　甘菊花一两　甘草半两炙微赤剉

右件药。捣粗罗为散。每服四钱。以水一中盏。煎至六分。去滓。不计时候温服。忌油腻毒滑鱼肉。

附子散。治中风半身不遂。肢节无力疼痛。

附子一两炮裂去皮脐　防风一两去芦头　五加皮一两　萆薢一两　薏苡仁一两　桂心一两　牛膝一两去苗　独活一两　当归一两　杜仲一两去粗皮炙微黄剉　海桐皮一两　木香一两　仙灵脾一两　枳壳一两麸炒微黄去瓤

右件药。捣筛为散。每服三钱。以水一中盏。入生姜半分。煎至六分。去滓。不计时候温服。

独活散。治中风半身不遂。身体筋脉挛急。肝心壅滞。

独活二两　黄芪二两剉　防风一两半去芦头　白鲜皮一两半　茯神一（二）两　羚羊角屑一两半　桂心一两　酸枣仁二两微炒　五加皮一两

右件药。捣粗罗为散。每服四钱。以水一中盏。煎至六分。去滓。不计时候温服。

牛膝散。治中风半身不遂。筋脉拘急疼痛。

牛膝二两去苗　羚羊角屑二（一）两半　漏芦二两　败酱二两　茯苓二两　酸枣仁二两微炒　芎䓖一两半　防风一两去芦头　枳壳一两麸炒微黄去瓤

右件药。捣粗罗为散。每服五钱。以水一中（大）盏。煎至六分。去滓。入荆沥一合。更煎一两沸。不计时候温服。

天麻散。治中风半身不遂。

天麻二两　乌蛇二两酒浸去皮骨炙微黄　白附子一两炮裂　白僵蚕一两微炒　防风一两去芦头　麻黄二两去根节　甘菊花一两半　白鲜皮一两　藁本一两　羌活一两　独活一两　细辛一两　阿胶一两捣碎炒令黄燥　干蝎一两微炒　当归一两　桂心一两　白茯苓一两　干姜半两炮裂剉　甘草半两炙微赤剉

右件药。捣细罗为散。每服食前。以温酒调下二钱。忌生菜猪鸡肉油腻。

萆薢圆。治中风半身不遂。筋脉挛急。行立艰难。

萆薢二（三）两剉　牛膝三两去苗　朴仲一两半去粗皮炙微黄剉　酸枣仁二两微炒　当归一两　防风二两去芦头　丹参二（一）两　赤芍药一两半　桂心一两　石斛一两半去根剉　槟榔二两　郁李仁一两半汤浸去皮尖微炒

右件药。捣罗为末。炼蜜和捣三二百杵。圆如梧桐子大。每服空心及晚食前。以暖酒下三十圆。

乌犀圆。治中风半身不遂。身体顽麻。

乌犀角屑一两　羚羊角屑二两　天南星一两醋浸一宿炒令黄　天雄一两炮裂去皮脐　天麻二（一）两　乌蛇二两酒浸去皮骨炙令黄　桂心一两　白僵蚕一两微炒　干蝎一两微炒　防风二两去芦头　麻黄二两去根节　芎䓖一两　独活一两　干姜一两炮裂剉　川乌头一两炮裂去皮脐　白术一两　当归一两　白芷一两　细辛一两　牛膝一两去苗　槟榔一两　青橘皮一两汤浸去白瓤焙　白附子一两炮裂　桑螵蛸一两微炒　阿膠一两捣碎炒令黄燥　牛黄一分细研　麝香一分细研

右件药。捣罗为末。入研了药令匀。炼蜜和捣五七百杵。圆如梧桐子大。每服食前。以温酒下十圆。

牛黄圆。治中风半身不遂。或举体痹麻。

牛黄一两（分）细研　麝香一分细研　赤箭一两半　白僵蚕一两微炒　白附子一两炮裂　白花蛇肉二两涂酥炙微黄　羌活三分　桂心三分　干蝎三分微炒

右件药。捣罗为末。研入牛黄麝香令匀。炼蜜和捣三二百杵。圆如梧桐子大。每于食前。以温酒下十五圆。

赤箭圆。治肝肾久虚。外中风毒。半身不遂。肢节挛急。腰间酸疼。渐觉羸瘦。

赤箭一两　茯神一两　五加皮一两　鹿茸二两去毛涂酥炙令黄　防风一两去芦头　牛膝一两半去苗　桂心一两　独活一两　蛇床子一两　菟丝子三两酒浸三日曝干别捣为末　酸枣仁一两微炒　山

茱萸一两　巴戟一两　附子二两炮裂去皮脐　仙灵脾一两　萆薢一两剉　石斛二两去根　熟干地黄一两

右件药。捣罗为末。炼蜜和捣三二百杵。圆如梧桐子大。每于食前。以温酒下三十圆。

天雄圆。治中风半身不遂。言语謇涩。肌肤顽痹。筋脉不利。骨节疼痛。

天雄一两炮裂去皮脐　羚羊角屑半两　牛黄一分细研　麝香一分细研　天麻一两、桑螵蛸半两微炒　蝉壳半两　牛膝半两去苗　附子一两炮裂去皮脐　桂心半两　当归半两　芎䓖半两　羌活半两　白僵蚕半两微炒　五加皮半两　乌蛇肉二两酒浸炙微黄　薏苡仁半两　麻黄一两去根节　防风半两去芦头　干蝎半两微炒　乳香一两　仙灵脾一两　道人头一两　朱砂

右件药。捣罗为末。炼蜜和捣五七百杵。圆如梧桐子大。每服。以温酒下二十圆。渐加至三十圆。日三四服。

仙灵脾浸酒方。治中风半身不遂。肢节疼痛无力。

仙灵脾一两　天麻一两　独活一两　天雄一两炮裂去皮脐　牛膝一两去苗　桂心一两半　当归一两　五加皮一两　芎䓖一两　石斛一两半去根　茵芋一两　萆薢一两　狗脊一两　海桐皮一两　虎胫骨二两涂酥炙令黄　鼠黏子一两　苍耳子一两　川椒一两去闭口及目微炒去汗

右件药。细剉。以生绢袋盛。用好酒二斗浸之。密封。经七日后。每日不计时候。温服一小盏。常令酒气相续。其酒。出一盏。入一盏。以药味薄即止。

杨子建万全护命方　治一切风疾。半身不遂。口眼㖞斜。或成瘫痪。或生热𤸇拽。或腿膝无力。手足沉重。四肢不举。头目昏眩。语言謇涩。心神烦燥。大腑秘热。一切风病证候。并宜此方。

麻黄一两去根　附子炮去皮　荆芥穗　木香　蔓荆子　细辛　人参　沉香　藿香　僵蚕去丝　桔梗　防风　天麻　干蝎　乌蛇酒浸去骨如白花蛇修制　菊花　牵牛花　芎　羌活　天南星　半夏姜汁煮洗十余次　独活　麝香　当归各一分　龙脑三铢　牵牛二分

右除龙脑麝香二味。所除众药味。都作一处。杵罗为末。却入麝香等药。研令匀细。每服四钱。煎姜汤半盏。薄荷汤半盏。相对入药末。更煎一沸。和滓空心顿服。去衣被以出汗为度。若汗未出。煮葱粥入生姜一二片。同煎半碗投之。仍盖衣被出汗为度。若脏腑伤冷。只用生姜。一般浓煎汤。后入药末。更煎一沸。空心顿服也。取汗如前法。若是初中。即如此发汗。若中已多时。只平常服。每服一钱半。非时。薄荷汤调下。和滓吃也。大腑冷不宜吃。

治热风中人。忽闷倒不知人事。半身不遂。口眼㖞斜。其病所起。盖因酒色之伤。或多服热药后。恣行淫欲。爱食昏腻。上焦气滞。下部虚弱。精神空竭。上膈气昏。致生斯病。其病候必先于一年或数月前。觉上膈气昏。睡中口内生涎。头目昏重。忽然闷倒。不知人事。喉中涎并胶涎满口。宜服取涎散。后服疎风气方。若喉中朝涎并多。填塞喉中。方进取涎散。若无朝涎。口目㖞斜。不须进此方。

治风痰取涎散方。须识是热。方可吃。

半夏三分　硝石半两　牵牛一两　羌活　独活　射干　荆芥穗　天南星　僵蚕各一分

右为细末。每服四钱。熟汤调下。和滓吃。若人牙关急。口不开。急以木杓柄斡口开灌之。以吐涎为度。未吐更进一服。

治热风中人。闷倒不知人事。先要吃前面取涎散子。后吃此疎风气方。大脏热方可吃。

荆芥穗　防风　桑寄生　羌活　独活　芍药　干蝎　天麻　白花蛇酒浸炙十余度炙黄熟去骨不用只用肉　附子火炮去皮　半夏　麻黄去根　木香　蔓荆子　川芎　僵蚕去丝　沉香　麝香　朱砂　牡丹皮去心　官桂各一分　龙脑三铢

右为细末了。然后入朱砂、龙脑、麝香。同研令如尘。每服三钱。以姜三片。浓煎薄荷汤调下。食后吃。

和剂局方　摩挲圆。治中风瘫缓。半身不遂。口眼㖞斜。言语謇涩。精神塞昏。步履艰难。或肌肉偏枯。手足亸曳。或筋脉拘挛。不得屈伸。及气痹。并诸风身体疼痛。

黑参拣润者洗焙干　地榆去苗　川乌炮去皮脐　木香　丁香各八两　天台乌药　熏陆香用滴乳香别研　雄黄研飞　乌犀镑别研细　龙脑别研　辰砂研飞　自然铜烧赤醋淬　麝香别研各四两　天麻去苗一斤　真珠末细研二两阙以龙齿代

右一十五味。为末研匀。炼蜜和圆如楮实大。每服一圆。温酒化下。不拘时候。服讫。避风处。衣被盖覆令汗出。患者重服一月全安。轻者半月差。初患五七服可安。

圣济总录　荆沥汤。治中风半身不遂。心虚风热。发即恍惚烦闷。筋脉挛急。

荆沥旋入　麦门冬去心生用二两　地骨皮刮洗焙二两　人参一两　白茯苓去黑皮一两　栀子仁一两　甘草炙一两半　黄芩去黑心一两　芎䓖一两　桂去粗皮一两　细辛去苗叶一两　杏仁汤浸去皮尖双仁炒一两　豉炒微干一合半　防风去叉一两　海桐皮一两　石膏一两半　竹沥旋入

右一十七味。除荆竹沥外。十五味㕮咀。如麻豆大。每用一十二钱匕。以水四盏。入一姜一分切。煎取二盏去滓。入荆竹沥各一合。更煎五沸。分四服。日三夜一。间食服之良。

防己汤。治中风半身不遂。口面㖞斜。语不得转。

防己剉一两　竹沥旋入　防风去叉剉一两　升麻一两　桂去粗皮一两　麻黄去根节先煎掠去沫焙干用一两半　芎䓖一两　羚羊角镑一两

右八味。先将七味粗捣筛。每用药十二钱匕。以水四盏。煎至二盏去滓。入竹沥二合。更煎三沸。温分三服。空心午时夜深各一服。常服加独活一两半最佳。此方神良。若手足逆冷。加干姜一两炮裂。若不即除。更服后麻黄防风汤。

麻黄防风汤。治中风半身不遂。

麻黄去根节先煎掠去沫焙干　防风去叉　芍药各三分　防己　桂去粗皮　芎䓖　黄芩去黑心　甘草炙　白术　人参各半两　附子炮裂去皮脐一两半　独活去芦头半两　竹沥旋入　升麻半两　石膏　羚羊角镑屑各一两

右一十六味。先将十五味㕮咀。如麻豆大。每用药一十五钱匕。以水四盏。入生姜一分切。煎至二盏去滓。入竹沥二合。更煎三沸。分温三服。空心并二服。服可相去如人行十里。更一服若有滞气者。即进后芍药汤。

芍药汤。治中风半身不遂。

芍药　防风去叉　麻黄去根节先煎掠去沫焙干用各三分　葛根剉一两　黄芩去黑心　防己　桂去粗皮各半两　干姜炮裂一两　白术　人参　独活去芦头　芎䓖　竹沥旋入　升麻　牛膝去苗剉微炒　石膏碎　陈橘皮汤去白焙　羚羊角镑屑　五加皮炙各半两

右一十九味。先将十八味㕮咀。如麻豆大。每用药一十二钱匕。以水四盏。煎取二盏去滓。入竹沥一合。更煎三沸。分温三服。空心午时夜卧各一服。

白鲜皮汤。治中风半身不遂。口不能言。及治诸偏枯。

白鲜皮炙剉　附子炮裂去皮脐　麻黄去根节先煎掠去沫焙干用　杏仁汤退去皮尖双仁炒　白术　防风去叉　葛根　独活去芦头　防己　人参　茯神去木　甘草炙　当归切焙各一两半　石膏碎三两　桂去粗皮一两　白芷半两

右一十六味。㕮咀。如麻豆大。每用药十钱匕。以水三盏。煮取一盏半。去滓分温三服。日二夜一。不拘时候。

独活汤。治中风半身不遂。口不能言。

独活去芦头　桂去粗皮各二两　葛根生者剉四两　甘草炙　防风去叉　当归切焙各一两　芍药一两半　附子炮裂去皮脐半两　半夏汤洗七遍一两半先与生姜二两同捣炒干用

右九味。㕮咀。如麻豆大。每用药十二钱匕。以水三盏。入生姜半分。拍碎同煎。至二盏去滓。分温三服。空心午时及夜卧各一服。

侧子汤。治中风手足半身不遂。口面㖞僻。

侧子炮裂去皮脐一分　麻黄去根节先煎掠去沫焙用一两半　附子炮裂去皮脐一分　独活去芦头　芎䓖　秦艽去苗土各一两　磁石裂火烧赤醋淬十遍淘用三两　木通　山茱萸　山芋各一两　杜仲去粗皮剉　白鲜皮各一两半　甘草炙　桂去粗皮各一两　防风去叉半两

右一十五味。㕮咀如麻豆大。每用十五钱匕。以水四盏。入生姜一分切。煎至二盏去滓。分温三服。旦一服。夜并二服。服此汤讫。须暖复所患处。微取汗。慎外风。

白芷汤。治中风手足一边不遂。言语謇涩。

白芷　白术　芎䓖　防风去叉各半两　羌活去芦头一两　麻黄去根节先煎掠去沫焙干用半两　石膏一两半　牛膝去苗　狗脊去毛　萆薢炒各半两　薏苡仁炒　杏仁汤退去皮尖双仁炒　附子炮裂去皮脐　葛根各一两　桂去粗皮一两半

右一十五味。㕮咀如麻豆大。每用十八钱匕。以水四盏。入生姜一分切。煎取二盏。去滓分温三服。微热服。日二夜一。

芎䓖汤。治中风手足不遂。身体疼痛。口面㖞斜。一眼不合。

芎䓖　防风去叉　白术　白芷　牛膝去苗　狗脊去毛　萆薢炒　薏苡仁炒各半两　杏仁汤退去皮尖双仁炒　人参　葛根剉　羌活去芦头各一两　麻黄去根节先煎掠去沫焙干用二两　石膏碎　桂去粗皮各一两半

右一十五味。粗捣筛。每用十二钱匕。以水三盏。煎取二盏。去滓分三服。微热服之。日二服。夜一服。服药后。宜依法次第灸诸穴。风池二穴。肩髃一穴。曲池一穴。支沟一穴。五枢一穴。阳陵泉一穴。巨虚上下廉各一穴。灸九次即差。

茯神汤。治中风手足一边不收。精神健忘。

茯神去木三两　防风去叉　牛膝去苗　枳壳去瓤麸炒　防己剉　秦艽去土　玄参坚者　芍药　黄耆细剉　白鲜皮剉　泽泻　独活去芦头各二两　桂去粗皮一两半　五味子半升　人参半两　薏苡仁炒半升　麦门冬去心焙半两　羚羊角镑屑二两　石膏碎半斤　甘草炙剉一两半　磁石一十二两烈火烧赤醋淬十遍淘用别捣碎

右二十一味。除磁石外。粗捣筛。每用药一两。磁石末半两。别入杏仁七枚。去皮尖碎。以水四盏。同煎至二盏去滓。分二服。微热服之。空心并午时各一服。每自中春宜服。至季夏即住。

人参汤。治中风半身不遂。手脚拘急。不得屈伸。身体痹冷。或时瘛疭。或身背强直不语。或狂言妄语。或角弓反张。或欲得食。或不能食。或大小便不利。悉皆治之。

人参一两半　麻黄去根节先煎掠去沫焙干用一两　桂去粗皮　当归切焙干　独活去芦头　甘草炙剉各一两半　石膏碎三分　黄芩去黑心　干姜炮裂切各半两　杏仁汤退去皮尖双仁炒四十枚

右一十味。粗捣筛。每用药十二钱匕。以水三盏。煎取一盏半。去滓分温二服。空心并服。服可相去如人行五里。衣复令汗出。汗解即食白粥。慎外风。未汗复煎服之。唯汗出得差。服药后如人行七八里。用热生姜稀粥投。乃汗出。

葛根汤。治中风半身不遂。口不能语。

葛根四两　独活去芦头二两　芍药一两半　半夏汤浸洗用生姜生布挼洗七遍令滑尽一两半入生姜二两同切焙　桂去粗皮二两半　当归细切焙干　附子炮裂去皮脐　甘草炙　防风去叉各一两

右九味。剉如麻豆。每用药十二钱匕。生姜一枣许拍碎。以水四盏。同煎至二盏。去滓分温三服。每空心晚食前。及夜卧时。各一服。

芎䓖汤。治中风半身不遂。口不能言。冒昧如醉。不知人。又集验方云。凡风生于涎毒。多起于肾脏。肾恶燥。燥则生热。热气上乘则成风病。入室多则肾干。故令半身不遂。

芎䓖二两　石膏碎四两　桂去粗皮　人参各二两　麻黄去根节先煎掠去沫焙干用三两　甘草炙剉二两　杏仁汤退去皮尖双仁炒四十枚　干姜炮裂切三两　当归切焙二两

右九味。粗捣筛。每用药十二钱匕。以水四盏。煮取二盏。去滓分温三服。日二夜一。不拘时服。

羚羊角汤。治中风半身不遂。

羚羊角镑屑一两　独活去芦头一两半　升麻一两一分　麻黄去根节先煎掠去沫焙干用一两半　葛根细剉一两一分　防风去叉一两一分　桂去粗皮　甘草炙剉各一两

右八味。粗捣筛。每用药十二钱匕。以水四盏浸药。经一宿。明日五更初。便煎取二盏。绞去滓。分温二服。服可相去如人行五里。服后以衣复。微汗出。慎外风。

黑龙丸。治中风半身不遂。口眼㖞斜。手足拘挛。或生亸曳。语言謇涩。心多悸惊。其状多端。各随所中。此由气血俱虚。腠理疏弱。风邪外中。真气失守。邪正相干。故为是病。

附子炮裂去皮脐二两　乌头炮裂去皮脐四两　乌蛇酒浸一宿去皮骨炙用二两　干蝎炒一两半　苍术剉碎麸炒二两　防风去叉二两　厚朴去粗皮生姜汁炙令香二两　麻黄去根节三两　赤芍药剉一两　白芷剉二两　芎䓖剉二两　陈橘皮汤去白焙二两　天南星生用半两　吴茱萸净拣用水淘七遍微炒一两　白术剉碎一两　自然铜一斤好者，杵碎、用生铁铫子内、以炭火一秤、渐以三二斤、逼药铫子、令通赤、徐添火、可半日以来、其药有微焰起、闻腥气、又似硫磺香、药乃成、放冷取出、如药有五色者、甚妙，然后安向净黄湿土、上著纸、先衬药、用盆合之、令密不得通风、一宿出火毒、乳钵内细研、以水净淘黑汁、浓者收取、次更细淘、又收浓者、三五度淘、澄定去清水、用新瓦盆、内将纸衬之、令泣干、如黑粉、秤六七两用

右一十六味。将自然铜粉。入诸末相和匀。捣罗为末。炼蜜丸梧桐子大。于腊月内合甚妙。如中风摊缓。半身不遂。起止不能者。每日空心临卧。豆淋酒下一丸。六十日内必差。或患筋骨腰脚疼痛。走注不定。坐即刺腰。卧即刺背。行即入脚。服药二十日定愈。亦豆淋酒下。须臾以葱粥一盏投之。以衣被盖汗出。然后更服一丸差。如或患五七日间未得汗。亦如前法。才入口汗立出安。若男子元藏气痛。脐下撮痛不可忍者。以槟榔一枚。酒磨一半。入生姜汁少许。同煎五七沸。研二丸服之。须臾以小麦麸醋拌炒。热熨脐下便止。或男子妇人患破伤风、瘰麻风、暗风、偏风。并豆淋酒下一丸至二丸。立效。或患痃

癖气。其病发时。牵痛甚者。用槟榔一枚。中分破。一半生。一半炙令黄色。都一处碾为末。用酒一盏。葱白一握同煎。葱熟倾盏内。候酒温。先呷一两口。将葱白和药两丸烂嚼。以煎酒咽之。须臾分泄便止。些小风疾。只一服必差。

三石丸。治中风半身不遂。病苦悲伤。恶闻人声。少气多汗。偏臂不举。

凝水石火煅通赤研为细末三两半　石膏煅令通赤研为细末一分　阳起石煅令通赤研为细末一钱一字　天南星炮裂去皮为末　天雄炮裂去皮脐为末　草乌头炮裂去皮脐为末　白附子炮为末　干蝎去土炒为末　白僵蚕炒为末　蝉壳去土焙干为末各半钱　龙脑研　麝香研各一钱　海蛤烧通赤细研二两

右一十三味。再同研令细。入白面一钱半令匀。炼蜜和丸。如鸡头大。每服一丸。细嚼。荆芥薄荷汤下。茶酒亦得。不拘时候。

轻骨丹。治脾胃虚弱。气血亏耗。风邪内攻。半身不遂。少气汗出。

狗脊去毛　木鳖子去壳　五灵脂　草乌头去皮

右四味。等分并生用。捣罗为末。醋煮面糊。用东南引桃柳枝各七茎。搅候糊成和丸。如梧桐子大。阴干。每服七丸。温酒下。不拘时候。

杨倓家藏方　大阿胶圆。治一切中风。半身不遂。口眼㖞斜。并产后中风。及风气注痛。游走不定。

白花蛇酒浸取肉四两　乌蛇酒浸取肉　虎胫骨酥炙　海桐皮　赤箭以上四味各三两　麻黄去根节　蝉蜕去土　天南星酒浸一宿　木香　白僵蚕炒去丝嘴　半夏汤洗生姜汁制　附子炮去皮脐尖　白术以上八味各二两半　全蝎去毒糯米炒　香白芷　防风去芦头　独活去芦头　羌活去芦头　当归酒洗焙　白鲜皮　白附子炮　川芎以上九味各二两　阿胶蛤粉炒　没药别研　肉桂去粗皮　细辛去土叶　人参去芦头　犀角屑　朱砂别研　麝香别研以上八味各一两半

右件同为细末。炼蜜圆。每一两作一十圆。每服一圆。空心。生姜酒磨下。小儿每一圆分作四服。薄荷汤化下。

杨仁斋直指方　铁骨丹。治诸风瘫痪。拳挛。半身不遂。

川乌头　草乌头各炮去皮脐尖　川芎　当归酒浸　辣桂　川续断洗晒　华阴细辛　补骨脂炒　乌蛇洗酒浸取肉晒干七钱半　直僵蚕炒去丝　木鳖子去壳炒熟　天麻酒浸晒　巴戟酒浸去心晒　防风　滴乳香　没药　麻黄去节　羌活　独活　坚白南星炮熟　白蒺藜炒捣去刺　薏苡仁　苍术炒各半两　萆薢盐水煮干　杜仲去粗皮㓰盖注制炒焦　牛膝酒浸晒各一两　虎胫骨洗酒浸炙焦　自然铜烧红醋淬七次各三两　白附子炮　川五灵脂各四钱　秦艽　全蝎去毒微炒各二钱半　麝香半钱

右细末。乳香没药麝别研。渐入拌和。以浸药酒调飞。面煮湖研筑。圆弹子大。每服一圆。温酒磨下。或宣木瓜煎汤下。黑豆淋酒下。不拘时服。仍间用高良姜碎一升。煎汤围爊。汤浴最妙。未服药前。须以斑猫二十一个。去翅足。用黑豆一建盏。慢火同炒焦。只用七个。并豆入全蝎十四枚微炒。五灵脂二钱半为末。糕糊圆麻子大。每二十一个老酒下。先去其风根。

陈无择三因方　趁风膏。治中风。手足偏废不举。

穿山甲左瘫用左足右瘫用右足　红海蛤如棋子大　川乌头大者生用各二两

右为末。每服五钱。捣葱白汁和成厚饼。约径一寸半。贴在所患一边脚中心。用旧帛裹定于椅上。坐无风密室中。椅前用汤一盆。将贴药脚于盆内浸。仍用人扶病人。恐汗出不能支持。候汗出即急去了药。汗欲出身麻木。得汗周遍为妙。切宜避风。自然手足可举。如病未尽除。半月二十日后。再照前用一次。自然病除。仍服治风补里药。忌口远欲以自养。

活络通经丸。治半身不遂。口眼㖞斜。瘫痪诸风。通治经络。宣导凝滞。常服壮筋骨。助血脉。起偏废之疾。其效如神。

川乌头二两一两生不去皮尖一两炮去皮尖　草乌二两制如上法　京墨　木鳖子三两三钱另研　斑猫一百个去头足翅醋煮香熟焙干用　乌蛇酒浸去皮骨焙　白花蛇酒煮去皮骨焙　白胶香各二两另研　当归一两五钱　五灵脂三两二钱

右为末。将木鳖子末醋研为膏。和黑豆末一斤。好醋抹一丸重一钱。以墨为衣。空心食前。温酒盐汤下。

温大明隐居方　治风中半身不遂病。风中须将气饮详。姜调苏合橘皮汤。省风续命徐徐进。二药仍须入木香。往往中风之证。多因心肾亏虚。喜怒不常。或强食停饮。或怒气伤神。过虑损心之所致也。先用局方苏合香丸姜汁调数丸。分为三服。却用橘皮汤点服之。次服省风汤，小续命汤。加木香依法煎服之。

萨德弥实瑞竹堂经验方　祛风导气化痰丸。治男子妇人咳嗽气积。呕吐痰涎。头目昏晕。半身不遂。中风偏瘫。口眼㖞斜。他药不疗者。

乌叠泥即孩儿茶　天南星各三两　半夏七两　天麻一两酒浸焙　白附子二两生焙　川乌半两炮皮脐　全蝎一两不去毒用薄荷叶炙

右各取净末。除南星半夏生取末。以绢袋盛。安瓷器中。新水浸。日晒夜露三昼夜。每早换水。三日取出。晒干为细末。各依分量秤。相和重罗。用真苏合油三两。如无。苏合香丸、膏子亦可。如不敷。入糯米粉打薄糊为丸。如梧桐子大。每服五七十丸。食后临卧姜汤下。日进二服。药只阴干。不要晒干及焙。

施圆端效方　化风丹。治一切中风。半身不遂。语言謇涩。神昏错乱。洗头伤风。血风惊风。服之皆效。沙麓李道净

防风二两　羌活　独活各一两　麻黄去根节　白芷三钱　川芎　桂枝　川乌炮去皮脐　藁本去土　茯苓去皮　白附子　全蝎去毒　甘草炒　皂角烧存性各半两

右为细末。水浸缸饼为丸。如弹子大。阴干。每服一丸。细嚼。温酒下。日三服。涎堵。薄荷酒下。破伤。豆淋酒下。伤风。葱白酒下。妇人血风。当归酒下。小儿惊风。人参薄荷酒下。

罗谦甫卫生宝鉴　疏风汤。治半身不遂麻木。及语言微涩。季春初夏宜服。

麻黄三两去节　杏仁去皮　益智仁各一两　甘草炙　升麻各半两

右五味㕮咀。每服五钱。水一小碗。煎至六分。去滓温服。脚蹬热水葫芦。以大汗出。去葫芦不用。

风药圣饼子。治男子妇人半身不遂。手足顽麻。口眼㖞斜。痰涎壅盛。及一切风。他药不效者。小儿惊风。大人头风。妇人血气。并皆治之。

川乌　草乌生　麻黄去节各一两　白芷二两　苍术　何首乌　川芎　白附子　白僵蚕各五钱　防风　干姜　藿香　荆芥各二钱半　雄黄一钱六分

右十四味为末。醋糊丸如桐子大。捻作饼子。每服二饼。嚼碎。茶清送下。食后服。

阮霖经验良方　加味青州白圆子。治丈夫妇人卒中风邪。半身不遂。口眼㖞斜。痰涎闭塞。喘嗽咯血。胸膈满闷。小儿惊风、妇人血风。大人洗头风。并宜服之。

白附子　天南星　半夏　川姜各二两　白姜蚕　天麻　干蝎各一两　川乌头去皮尖半两

右八味并生用。为细末。白面糊圆。如梧桐子大。每服三五十圆。生姜汤下。不拘时。如瘫风温酒下。小儿惊风薄荷汤吞下五圆。常服安神定志。去风痰。膈壅滞痰。有孕妇人不宜服。里人周草庭云。以前八味一料为末。加真料苏合香丸二两。姜汁糊丸。如梧桐子大。薄荷汤下。小儿偶患惊风。生姜薄荷汤磨化三五丸灌之。立定。

李宪德生堂经验方　八味顺气散。治中风。得病之源。多因忧思郁结。心神不安。又为酒色过度。邪气乘虚而入腠理。以致半身不遂。口眼㖞斜。语言謇涩。神志昏愦。筋力挛拳。痰涎壅滞。麻痹不仁。遍身疼痛。此疾先当调气。不当治风。大宜服之。

人参　白术　白芷　乌药　青皮　陈皮　白茯苓各一两　甘草半两

如痰盛可加南星半夏各半两。如气不顺。加广木香。半两。右㕮咀。每服五钱。水盏半。煎至七分。去滓温服。无时服。如药有南星、半夏。必加生姜七片。枣二枚。同煎服。临卧时可服活络丹。或青州白丸子、苏合香丸。三药相间服之大妙。

孙允贤医方集成　省风汤。治中风。痰涎壅盛。口眼㖞斜。半身不遂。

半夏生用　防风各一两　甘草炙半两　全蝎去毒三枚　川乌生用　白附子生用　木香　天南星生各半两

右㕮咀。每服半两。水一盏。姜十片。煎温服。

孙氏仁存方　天真丸。治中风。半身不遂。手足顽麻。口眼㖞斜。痰涎壅塞。及一切风。他药所不能治者。小儿惊风。大人头风。妇人血风。皆可服之。

南星炮　白附子生　川乌生去皮各二两　半夏五两炮　全蝎一两炒　乌蛇肉半两炒　白僵蚕去嘴足一两炒　花蛇肉半两　麝香半钱　朱砂三钱

右为细末。姜汁糊丸。如梧桐子大。每服二三十丸。温酒下。不拘时候。

乳香宣经丸。治中风寒湿。半身不遂。手足顽麻。骨疼足肿。恶寒发热。渐成脚气。或闪肭伤筋骨。男子疝气。妇人血不调。

威灵仙苦葶苈同　黄芪续断同　苍术陈皮同　乌药茯神术同。

右各半两。每二味木瓜一个在内。如常法三蒸三曝。蒸时用酒洒。然后焙干为末。研瓜膏为丸。如梧桐子大。每服十五（五十）丸。盐汤盐酒任下。食前。

危亦林得效方　蝎附白圆子。治男子妇人半身不遂。手足麻痹。口眼㖞斜。痰涎壅塞。及一切风。他药不能痊者。小儿惊风。大人头风、洗脑风、妇人血风。

半夏七两　川乌一两　白附子二两　天南星三两　天麻一两　全蝎五钱　防风一两　生麝香半钱

右为末。姜汁糯米糊圆。梧桐子大。每服一二十圆。淡姜汤不以时吞下。瘫痪风。温酒下。日三服。一二日后当有汗。便能舒展。经三五日。频呵欠是应。常服。除风化痰。治膈壅。小儿惊风。薄荷汤下二三圆。

风腰脚不遂

论

圣济总录　论曰。风腰脚不遂者。腰脚运用不能相续也。盖肝主筋。肾主骨。肝肾气虚。风邪攻之。则流传筋骨。走注腰脚。故令机关不利。不能相随也。

方

孙思邈千金要方　杜仲酒。治腰脚疼痛不遂。风虚。

杜仲八两　石南二两　羌活四两　大附子五枚

右四味㕮咀。以酒一斗渍三宿。服二合。日再。偏宜冷病妇人服。

圣济总录　竹沥汤。治风腰脚痹弱或脚胫转筋。或皮肉胀起如肿。而按之不陷。心中烦懊。不欲饮食。或夙患风气者。

竹沥汤成下　甘草炙剉　秦艽去苗土　细辛去苗叶　黄芩去黑心　白术炒　桂去粗皮　防己　干姜炮各半两　麻黄去根节煎掠去沫焙三两　葛根　防风去叉各一两　附子炮裂去皮脐半枚　升麻三分

右一十四味。除竹沥外。剉如麻豆。每服五钱匕。水一盏半。煎至八分去滓。入竹沥一合。更煎一沸。温服空心。日晚各一。

黄耆汤。治风腰脚不遂。髋胫痛痹。疼痛不可忍。

黄耆炙剉　独活去芦头　防风去叉　酸枣仁炒　茯神去木各一两　白鲜皮三分　羚羊角镑　桂去粗皮各半两

右八味。粗捣筛。每服五钱匕。水一盏半。煎至八分。去滓温服。空心晚食前各一。

白鲜皮汤。治风腰脚不遂。四肢痛痹。口噤不语。手臂脚膝痿弱颤掉。

白鲜皮　女萎　防风去叉　细辛去苗叶　升麻　苍耳炒　桂去粗皮　附子炮裂去皮脐　五味子　菖蒲九节者去须节米泔浸切焙　蒺藜子炒去角各一两半　黄耆炙剉三两

右一十二味。剉如麻豆。每服五钱匕。水一盏半。煎至八分。去滓食前温服。日再。

牛膝汤。治风腰脚不遂。

牛膝去苗土　羌活去芦头　羚羊角镑各半两　升麻　酸枣仁炒　芍药各三分　防风去叉　虎胫骨酥炙各一两　栀子仁三枚

右九味。粗捣筛。每服五钱匕。水一盏半。煎至八分。去滓温服不拘时。

干地黄丸。治风腰脚不遂。膝胫沉重。饮食减少。日渐无力。

熟干地黄切焙　大麻仁炒研各一两半　萆薢炒　五加皮剉　石斛去根　赤芍药　防风去叉各一两　牛膝酒浸切焙　桂去粗皮　酸枣仁炒　羌活去芦头　木香各三分　附子炮裂去皮脐一枚　牡丹皮半两　槟榔二枚剉

右一十五味。捣罗为末。炼蜜丸如梧桐子大。每服十五丸。至二十丸。空腹温酒下日再。

羌活丸。治风冷下注。腰脚不遂。五劳七伤六极。并诸风痹。

羌活去芦头　鹿茸去毛酒炙　牛膝酒浸切焙　熟干地黄切焙、菟丝子酒浸别捣　酸枣仁炒　山茱萸　巴戟天去心　茯神去木　五加皮剉　防风去叉　桂去粗皮　五味子　蛇床子炒各半两　生干地黄焙一两　黄芩去黑心　白鲜皮　羚羊角镑各一分

右一十八味。捣罗为末。炼蜜丸如梧桐子大。每服二十丸。至三十丸。空心温酒下日再。

当归丸。治风腰脚不遂。骨节酸疼。筋脉拘急。行履稍难。

当归切焙　杜仲去粗皮炙　丹参　郁李仁去皮尖双仁　赤芍药　石斛去根三分　牛膝酒浸切炮　酸枣仁　防风去叉　槟榔煨剉各一两　萆薢一两半　桂去粗皮半两

右一十二味。捣罗为末。炼蜜丸如梧桐子大。每服二十丸。至三十丸。空心温酒下。

茯神丸。治风腰脚不遂。行履不得。丈夫五劳七伤六极。并治诸风痹。

茯神去木　五加皮剉　防风去叉　桂去粗皮　五味子　蛇床子炒各一两　羌活去芦头　鹿茸去毛酒炙　牛膝酒浸切焙　菟丝子酒浸别捣　酸枣仁炒　山茱萸　巴戟天去心各一两半　熟干地黄切焙三两

右一十四味。捣罗为末。炼蜜丸如梧桐子大。每服二十丸。至三十丸。温酒下。早晚食前各一。

桑寄生丸。治风腰脚不遂。

桑寄生　黄芪炙剉　枳壳去瓤麸炒　熟干地黄焙各二两　蔓荆子炒一两

右五味。捣罗为末。炼蜜丸如梧桐子大。每服二十丸。空心温酒下日再。合药宜于净室中。仍取服药人自身天医三生日。

牛膝丸。治风腰脚不遂。挛急疼痛。

牛膝酒浸切焙四两　白术炒　革薢炒各八两　丹参炒二两　乌头炮裂去皮脐一两

右五味。捣罗为末。炼蜜丸如梧桐子大。每服十丸至十五二十丸。温酒或盐汤下。早晚食前各一。

雄豆散。治风腰脚不遂。筋急行履不得。

雄黑豆紧小者是不限多少

右一味。以新汲水。净淘漉干。频洒水。候生蘖才及半寸。暴干炒熟。不退皮捣罗为散。每服二钱至三钱匕。温酒调下日三。至半月后。所患处觉有触动是验。

附子饮。治风冷腰脚疼痛不遂。由少年服冷药太过。补暖调气。

附子一枚炮裂去皮脐　牛膝酒浸切焙三分　防风去叉　羌活去芦头各一两

右四味。㕮咀如麻豆大。每服五钱匕。水一盏半。煎至八分。去滓温服。早晚食前各一。

巴戟汤。治肾藏风冷。腰脚不遂。调理肾藏虚风。

巴戟天去心　覆盆子炒　羚羊角镑　地骨皮　牛膝酒浸切焙　酸枣仁炒各半两

右六味。粗捣筛。每服五钱匕。水一盏半。煎至八分。去滓温服。早晚食前各一。

茯苓汤。治冷湿风虚。腰重不随。脚膝浮肿。

白茯苓去黑皮　干姜炮　泽泻各一两　桂去粗皮一两半

右四味。粗捣筛。每服五钱匕。水一盏半。煎至八分。去滓温服。空心食前。夜卧各一。

紫威散。治风腰脚不遂。

紫威东引根凌霄花根是也炙剉

右一味。捣罗为散。每服二钱匕。空心温酒调下。

蒴藋散。治风腰脚不遂。

蒴藋根去皮土切焙

右一味。捣罗为散。每服一钱匕。空心温酒调下。渐加至一钱半。

金凤丹。治肝肾久虚。风邪攻注。腰脚不遂。

五灵脂　天麻酒浸一宿焙各三两　乌头炮裂去皮脐　枫香脂研各二两　地龙去土炒二两半　乳香研一分　没药研半两　木鳖子去壳二两　海桐皮剉一两　黑豆去皮一合　草乌头去尖　干蝎全者

去土　狼毒炮　牛膝酒浸切焙各一两　丹砂研半两　薄荷叶　附子炮裂去皮脐各一两　当归切炮一两半　自然铜煅醋淬　骨碎补去毛　虎骨酥炙各一两　龙脑研　麝香研各一钱

右二十三味。捣研为末。以生姜葱白汁和丸。如鸡头大。每服一丸。生姜葱酒下。走注风乳香酒下。卒中风薄荷酒下。卒中暗风鸡冠血酒下。半身不遂煎松明酒下。妇人产后破血气煎黑豆酒下。不可食葱。妇人产后虚肿。及头面生疮。遍身痒痛白芷酒下。诸风疾治之皆效。

萆薢丸。治腰脚不遂。骨节酸疼。筋脉拘急。行履稍难。两胁抽痛。

萆薢三两　牛膝切酒浸焙　白槟榔煨　酸枣仁炒　防风去叉各二两　杜仲去粗皮炙　丹参　赤芍药　郁李仁去皮尖炒　石斛去根各一两半　当归炙一两一分　桂去粗皮一两

右一十二味。捣罗为末。炼蜜丸如梧桐子大。每空腹暖酒下三十丸。

本草　经验方。治骨软风。腰膝疼。行履不得。遍身瘙痒。首乌大而有花纹者。同牛膝锉各一斤。以好酒一升。浸七宿。暴干。于木臼内捣末蜜丸。每日空心食前酒下三五十丸。

药性论云。金牙石。治一切风。筋骨挛急。腰脚不遂。烧浸服之良。

黎民寿简易方　叶氏方万金散。治风补虚。顺荣卫。通血气。治腰膝沉重。脚弱无力。医官杜壬。以此治手足风累验。其婿孔宣传

续断　杜仲去粗皮炙香切　防风　牛膝酒浸焙　细辛华阴者　白茯苓　人参　桂去粗皮取有味处不见火　当归切焙　甘草炙各一两　川芎　独活　秦艽去土　熟干地黄各半两得效方。切酒拌微火炒

右粗末。五钱匕。水二盏。煎至一盏。滤去滓。不拘时。但空心热服。文潜云。予尝左臂不遂。后已痊愈。而手指不便。无力。试诸药不验。遂服此药。才半剂而愈。得效方。血虚体弱加鹿茸、肉苁蓉各半两

录验方治手足麻木不仁。防风去芦　秦艽去苗　羌活　附子炮去皮脐　等分粗末。每三大钱。水一盏半。姜三片。煎至七分。去滓。入生地黄汁两合。再煎数沸。空心服。名小防风汤。

风脚软

论

太平圣惠方　夫肾主于脚。若体虚之人。腠理开疏。风邪之气。搏于肌肉。入于足少阴之经。流注于脚。则令缓弱也。此皆气血不足。风湿所攻。肾衰髓虚。行立无力。久而不差。故成脚膝风软也。

圣济总录　论曰。风脚软者。肾气不足。风湿所乘也。肾主腰脚。若其气不足。则骨髓虚弱。荣卫泛竭。重以风湿内攻。流注于脚。故令膝腕枢纽不用。步履无力也。

方

太平圣惠方　独活散。治风毒攻。两脚软弱无力。行立艰难。

独活一两　石斛一两去根剉　海桐皮一两剉　防风一两去芦头　当归一两　附子一两炮裂去皮脐　羚羊角屑一两　芎䓖一两　牛膝一两去苗　五加皮一两　仙灵脾一两　桂心一两　汉防己一两

右件药。捣筛为散。每服三钱。以水一中盏。入生姜半分。煎至六分。去滓。食前温服。忌生冷油腻毒鱼滑物。

天雄散。治风毒攻。肾藏流注。脚膝软弱无力。或时疼痛。

天雄一两炮裂去皮脐　石斛一两去根剉　羌活三分　麻黄一两去根节　萆薢三分剉　防风三分去芦头　赤箭一两　牛膝一两去苗　赤芍药三分　肉桂一两半去皱皮　当归三分　木香三分　薏苡仁一两　槟榔一两　枳壳三分麸炒微黄去瓤

右件药。捣筛为散。每服四钱。以水一中盏。入生姜半分。煎至六分。去滓。食前温服之。

仙灵脾散。治风。脚膝软弱。筋骨缓纵。不能行立。

仙灵脾一两　天雄一两炮裂去皮脐　石斛一两去根剉　天麻一两　牛膝一两去苗　麻黄一两去根节　芎䓖三两　五加皮三分　萆薢三分剉　丹参三分　桂心三分　当归三分　虎胫骨一两涂酥炙令黄　防风三分去芦头　羌活三分　槟榔一两

右件药。捣细为散。每服食前。以温酒调下一钱。忌生冷油腻猪鸡肉。

侧子圆。治风。脚膝软弱。行立不得。宜服补益肾脏。强壮骨髓。利风毒。除缓弱。

侧子一两半炮裂去皮脐　天麻一两　独活一两　石斛一两去根剉　杜仲一两去粗皮炙微黄剉　鹿茸一两去毛涂酥炙微黄　牛膝一两去苗　附子一两炮裂去皮脐　当归一两　肉桂一两去皱皮　威灵仙一两　五加皮一两　丹参一两　海桐皮一两剉　安息香一两半　虎胫骨一两涂酥炙令黄

右件药。捣罗为末。炼蜜和捣三五百杵。圆如梧桐子大。每服。以豆淋酒下三十圆。渐加至四十圆。空心及晚食前服。

仙灵脾煎圆。治风脚膝软缓。不能履步。骨节无力。时有疼痛。

仙灵脾五两　威灵仙五两　牛膝五两去苗　黑豆一升　桑根白皮五两

右以上五味。细剉。以水二㪷。煮至一㪷。滤去滓。再煎至五升。入后药末。

天雄二两炮裂去皮脐　天麻二两　肉桂三两去皱皮　酸枣仁二两微炒　当归二两　虎胫骨三两涂酥炙令黄　安息香二两

右件药。捣罗为末。入前煎汁中。以慢火熬令稠。以柳木篦不住手搅。候可圆。即圆如梧桐子大。每服空心及晚食前。以温酒下三十圆。忌生冷油腻猪鸡肉。

蒴藋煎圆。治风脚膝软弱。履步不得。骨节疼痛。

蒴藋叶汁二升　海桐皮一两剉　牛膝一两去苗　羌活一两　当归一两　侧子一两炮裂去皮脐　桂心一两　仙灵脾一两　石斛一两去根剉　郁李仁一两汤浸去皮尖微炒

右件药。捣罗为末。先以好酒二升。和蒴藋汁。于银锅中熬令稠。和诸药末。捣三二百杵。圆如梧桐子大。每日空心及晚食前。以温酒下二十圆。

海桐皮浸酒方。治风毒脚膝软弱。行立不得。

海桐皮　五加皮　独活　天雄炮裂去皮脐　石斛去根　桂心　防风去芦头　当归　杜仲去粗皮炙微黄　仙灵脾　萆薢　牛膝去苗　薏苡仁以上各二两　虎胫骨三两涂酥炙令黄　生干地黄二两

右件药。细剉。以生绢袋盛。用清酒三㪷。春夏浸七日。秋冬浸二七日。每日时时暖饮一小盏。常令醺醺。不得大醉。重者不过两剂。若酒尽。旋旋添之。以药味尽即止。

乌金煎。治风脚膝软弱。骨节疼痛。肢节无力。行立艰难。

黑豆二升　茄子根三斤碎剉以水三㪷与豆同煮至烂熟去滓更煎取汁五升入药末内　桂心一两　羌活

一两　芎䓖一两　酸枣仁一两微炒　虎胫骨一两涂酥炙令黄　防风一两去芦头　萆薢一两剉　当归一两　仙灵脾一两　牛膝一两去苗　附子二两炮裂去皮脐

右件药。捣罗为末。入于前二味汁中。以慢火煎。柳木篦搅。勿令住手。可一炊时止。盛于瓷器中。每日早晨。以暖酒调下一茶匙。日晚再服。

桑枝煎方。治风。脚膝软弱。

桑枝剉三升　黑豆一升　附子五两　茄子根剉一升

以上四味。以水三㪷。煮至一㪷。滤去滓。再煎取五升。入后药末。

石斛二两去根剉　天雄二两炮裂去皮脐　天麻二两　芎䓖二两　牛膝二两去苗　桂心二两

右件药。捣罗为末。入前汁中。於银锅内。以慢火熬。用柳木篦不停手搅。候如膏。盛于瓷合中。每日空心。以热酒调下一茶匙。晚食再服。

天雄煎圆。治风脚膝软弱。筋骨挛急疼痛。

天雄二两半生半炮裂去皮脐　牛膝二两去苗　踯躅花选其好者以酒浸一宿来日取出于甑内蒸一炊食久却晒令干又入酒中更浸少时更蒸如此三度即止晒干后即用一两半

右件药。捣罗为末。以安息香一两。生蜜五两。同熬令稠。和前药末。令软硬得所。捣三二百杵。圆如梧桐子大。每日空心及晚食前。以温酒下十圆。

和剂局方　四斤圆。治肾经不足。下攻腰脚。腿膝肿痒。不能屈伸。脚弱少力。不能踏地。脚心隐痛。行步喘乏。筋脉拘挛。腰膝不利。应风寒湿痹。脚气缓弱。并宜服之。

宣州木瓜去瓤　牛膝去芦剉　天麻去芦细剉　苁蓉洗净切焙干称各一斤

以上四味。如前修事了。用无灰酒五升浸。春秋各五日。夏三日。冬十日足。取出焙干。再入　附子炮去皮脐　虎骨涂酥炙各二两

右同为细末。用浸前药酒打面糊为丸。如梧桐子大。每服三五十丸。空心。煎木瓜酒下。或盐汤吞下亦得。此药常服。补虚除湿。大壮筋骨。

圣济总录　萆薢丸。治风冷下注。腰脚痿弱。步履无力。

萆薢微炒八两　牛膝去苗酒浸切焙四两　菟丝子酒浸别捣二两

右三味。捣罗为细末。炼蜜和丸。梧桐子大。空腹温酒下二十丸。渐加至三十丸。

白术丸。治风虚脚弱无力。肌瘦不能食。

白术　牛膝去苗酒浸切焙　巴戟天去心　菟丝子酒浸别捣各一两半　熟干地黄焙三两　桂去粗皮一两

右六味。捣罗为末。炼蜜和丸。梧桐子大。空心晚食前。温酒下二十丸。加至三十丸。

附子丸。治风冷腰脚痿弱。痛痹不仁。

附子炮裂去皮脐二两　干姜炮　黄耆剉各一两

右三味。捣罗为末。先以牛乳一升二合。慢火煎至六合。入药末慢火再煎。可丸即丸如梧桐子大。每服空心食前。温酒下二十丸。加至三十丸。日三服。十日后知痛。

牛膝饮。治风冷伤中。两足俱软。筋缓不能收摄。或两手不能举浮肿者。

牛膝酒浸切焙　干姜炮　乌头炮裂去皮脐　草乌头生用　赤小豆　黑豆炒　地龙炒　樟柳根各一两　附子炮裂去皮脐　防风去叉各半两　山慈菇一两半

右一十一味。剉如麻豆。每以药半两。好酒一大碗。定瓷器内同煎。至七分去滓。每日早晚旋温五分一盏服。渐加至一盏。如觉麻木。即减分数。以知为度。

何首乌丸。治风脚软。腰膝疼。行履不得。遍身瘙痒。

何首乌大片花纹者细剉莲子大　牛膝细剉各一斤

右二味。以无灰酒五升。浸七宿暴干。木杵臼内。捣罗为末。炼蜜二斤。和为团。以牛酥涂臼杵。再捣千杵取出。众手丸如梧桐子大。每日空心。温酒下三十丸。加至五十丸。日午食前再服。

附子羌活散。治风脚软。筋骨缓弱。行履不得。

附子去皮脐　槟榔剉　芎䓖　羌活去芦头各一两

右四味。并生为细散。每服一钱匕。空心日午煎绿豆汤调下。

海桐皮酒。治风冷流于脚膝。行立不得。

海桐皮　五加皮　独活去芦头　防风去叉　枳壳去瓤麸炒　杜仲去粗皮炙各一两　牛膝去苗　薏苡仁各二两　生地黄半斤

右九味。细剉绵裹。以无灰酒二升。春夏浸七日。秋冬二七日。每日空腹温服一大盏日三。常令酒气不绝。重者不过两剂差。

乌头丸。治风脚软。膝腕枢纽不用。

乌头一斤劈破以冷水浸两宿洗净去脐不去皮用新黑豆一升与乌头同煮自早至夜以豆烂为度取乌头去皮薄切焙干后与诸药同杵为末其豆亦同焙别杵为末用　防风去叉　白附子炮裂　独活去芦头　海桐皮剉　羌活去芦头　桑螵蛸炒　乌药剉　芎䓖　白头翁　当归剉焙　狼毒　乌贼鱼骨去甲　牛膝去苗酒浸切焙　天南星炮裂各二两　威灵仙去苗土　白僵蚕炒　白花蛇酒浸取肉焙干各二两半　干蝎炒一两半

右一十九味。捣罗为细末。前黑豆末。醋煮面糊。和拌得所。入臼内杵五七百下。丸如梧桐子大。每日空心温酒或盐汤。下二十丸。

透骨丸。治风脚软。不能行步。

附子一枚重七钱者面裹炮裂去皮脐　麒麟竭　白僵蚕炮　地龙白项者炒　干蝎全者三十枚炒　草乌头去皮二两半　五灵脂　骨碎补干者去毛　麻黄去根节各一两已上九味同为末　龙脑半钱　麝香半钱　丹砂　水银　消石　甜消　朴消各一分　马牙硝　乳香　没药各一分已上一十味同研细

右一十九味。拌和令匀。又用飞罗面二两。无灰酒二两。煮糊为丸。每一丸重一钱三字。以布袋盛。挂当风处。年深不妨。若脚手麻软。每服半丸。滴酒研烂。用生姜汁一茶脚。麝香少许。好酒一盏相和温过。早晚各一服。五日见效。若卒中暗风。取两丸研入生姜汁半盏。麝香半字。好酒四盏。分温四服。初服如一食久。下第二服。渐见手开。即下第三服。见遍身汗出。即下第四服。空心日午临卧。各进一服。若口开不能合。不可治。

巴戟天饮。治冷痹脚膝疼痛。行履不得。

巴戟天去心三两　五加皮　附子炮裂去皮脐各二两　牛膝切酒浸焙　石斛去根　萆薢　甘草炙剉各一两半　防风去叉　白茯苓去黑皮各一两三分

右九味。剉如麻豆。每服三钱匕。以水一盏。入生姜一分拍碎。煎取六分。去滓空腹温服。

木瓜丸。治风脚软膝腕枢纽不用。步履不能。

木瓜大者一枚切去盖子入硇砂半两在内即盖合蒸熟去皮　附子炮裂去皮脐　白附子炮裂　羌活去芦头各一两　没药半两　木香一两

右六味。先以五味捣罗为末。与木瓜同捣成剂。丸如梧桐子大。每日空心盐汤下二十丸。至三十丸。

巴戟酒。治风痹脚弱急痛。行履不能。

生巴戟天去心　生牛膝去苗　生石斛去根各二两　蜀椒去目并闭口炒出汗　生姜　羌活去芦头　当归各三两

右七味。㕮咀。如麻豆大。生绢袋盛。用酒一斗五升浸。每日三度暖服。随性多少旋添酒。候药味薄即止。

十便良方　石髓圆。治风内补。举动步履不稳。大腑传送间或冷秘。食不美。非时呵欠倦怠。皆可服。进健脾胃。助阳气。快胸膈。美饮食。壮筋骨。悦颜色。和五脏。久服无炎上。鸡峰方

牛膝一两　天麻半两　续断半两　人参半两　大防风半两　五味子十铢　巴戟十八铢　杜仲半两　附子半两　兔丝子一两　虎脑骨半两　阳起石半两　当归半两　白术一两　鹿茸　大芎各十八铢

右各依法制了。碎剉焙干为细末。以西山木瓜二十枚。去皮瓤片切。用羊筋髓二两。雄羊腰子二枚。去筋膜片切。好酒半升。细研入青盐八铢。椒末少许。好苁蓉一两。洗切。银铫内煮令软。沙盆内如研膏。用杵牛膝等末。至硬软得所。圆如梧桐子大。每服五十圆至八十圆。任下。（空）心盐酒米汤皆可服。日二服。

本草　萧炳云。酒浸丹参服之。治风脚软。可逐奔马。故名奔马草。曾用有效。又云：龟壳主风脚弱。炙之。末。酒服。

永乐大典卷之三百八 一东

风 诸风证治十一

风不仁

论

巢元方病源 风不仁者。由荣气虚。卫气实。风寒入于肌肉。使血气行不宣流。其状。搔之皮肤如隔衣是也。诊其寸口脉缓。则皮肤不仁。不仁。脉虚数者生。牢急疾者死。其汤熨针石。别有正方。补养宣导。今附于后。养生方导引法云。赤松子曰。偃卧。展两胫。两手。足外踵。指相向。以鼻内气。自极七息。除死肌、不仁、足寒。

圣济总录 论曰。风不仁之状。皮肤搔之如隔衣是也。由荣气虚卫气实。风寒入于肌肉。血气不与。凝痹结滞。皮肤痛厚。无所觉知。内经曰。皮肤不营。故为不仁。此之谓也。

脉

巢元方病源 不仁。诊其寸口脉缓。脉虚数者生。牢急疾者死。

方

五焘外台秘要方 **茵芋酒。**深师疗新久风体不仁。屈曳。或拘急肿。或枯焦皆主之。施连所增损方甚良。

茵芋 狗脊 踯躅花生用 乌头生用 附子生用各二两 天雄一两生用

右六味切。以酒一斗。绢囊盛药渍之。冬八九日。夏五六日。初服半合。不知增之。以知为度。忌猪肉冷水。千金翼同

八风汤。疗五缓六急不随。身体不仁。下重。腹中雷鸣。失小便。

防风二两 芍药二两 茯苓二两 黄芪三两 独活四两 当归三两 人参三两 干姜三两 甘草一两炙 大豆二升 附子大者一枚炮

右十一味切。以斗一斗。清酒二升。合煮取三升。分三服。忌海藻菘菜猪肉冷水酢物。

犀角丸。疗百病。鬼注恶风。入皮肤。淫淫液液。流移无有常处。四肢不仁。常引腰背。腹胀满。心痛逆。胸满。不得饮食。吸吸短气。寒热羸瘦。夜喜恶梦。与鬼神交通。欬嗽脓血。皆疗之方。

犀角二分屑 獭肝三分炙 雄黄四分研 桂心二分 丹砂四分研 贝齿十分炙研 巴豆三十枚熬去心 蜈蚣一枚去头足炙 真珠四分研 射罔一分 麝香一分研 羚羊角二分屑 牛黄二分研 附子一分炮 鬼臼二分

右十五味捣下筛。蜜和。更捣五千杵。平旦服。如胡豆二丸。酒饮并得。日三。忌猪肉冷水生葱生血物芦笋。并出第九卷中

太平圣惠方　乌蛇散。治顽麻风。搔之皮肤不知痒痛。

乌蛇肉五两酒浸炙令黄　天麻一两　桂心一两　羌活半两　防风一两去芦头　麻黄一两去根节　白僵蚕一两微炒　苦参一两剉　踯躅花半两酒拌令匀炒干　人参半两去芦头　白蒺藜二分微炒去刺　赤茯苓一两　赤芍药半两　威灵仙一两　枳壳一两麸炒微炙去瓤　芎䓖半两　天蓼木一两

右件药。捣细罗为散。每服空腹。及晚食前。以温酒调下二钱。忌猪鸡肉。

白头翁圆。治顽麻风。及腰脚疼痛。

白头翁半两去芦头蒸五遍焙干　当归半两　川大黄半两剉碎微炒　羌活半两　苦参半两剉　独活半两　防风半两去芦头　牛膝半两去苗　仙灵脾半两　枳壳半两麸炒微黄去瓤　桂心半两　晚蚕蛾半两微炒　乌蛇肉二两酒浸炙微黄

右件药。捣罗为末。炼蜜和捣三五百杵。圆如梧桐子大。每服食前。以温酒下十圆。渐加至三十圆。

乌头圆。治顽麻风。

川乌头半斤用黑豆三升水二斗煮以黑豆烂熟为度切作片子曝干　天麻二两　黄耆二两剉　当归二两剉微炒　羌活二两　肉桂二两去皱皮　防风二两去芦头

右件药。捣罗为末。用生姜自然汁六两。蜜十二两。相搅令匀。和药捣三五百杵。圆如菉豆大。每日空心。以温酒下十圆。晚食前再服。

天南星圆。治手足顽麻风。

天南星一两炮裂　天麻一两　白附子半两炮裂　白僵蚕半两微炒　乌蛇肉一两酒浸炙微黄　羌活三分　赤茯苓一两　干蝎一分微炒　朱砂半两细研

右件药。捣罗为末。入朱砂更研令匀。炼蜜和捣三二百杵。圆如梧桐子大。每服食前。以温酒下二十圆。忌羊血。

乌蛇圆。治身体顽麻风。

乌蛇二两酒浸去皮骨炙令微黄　防风一两去芦头　细辛一两　白花蛇二两酒浸去皮骨炙令微黄　天麻一两　独活一两　肉桂一两去皱皮　枳壳一两麸炒微黄去瓤　苦参一两剉

右件药。捣罗为末。炼蜜和捣三二百杵。圆如梧桐子大。每服食前。以温酒下二十圆。

皂荚膏摩方。治身体手足有顽麻风。

皂荚肥者五梃　川乌头一两　乌蛇肉二两　硫磺三分细研

右件药。以酒三升。浸皂荚经三宿。揉取汁。入锅中。同乌头乌蛇等。煎至一升。滤去滓。更熬令稠。离火。入硫磺末搅令匀。旋取摩顽处即效。

乌头摩风膏。治风痛。及皮肤不仁。筋脉拘挛。

川乌头生去皮脐　防风去芦头　桂心　白芷　藁本　川椒去目　吴茱萸　白术　细辛　芎䓖　藜芦　莽草　羌活以上各半两　黄腊五两　炼了猪脂一斤　生姜三两

右件药。细剉。先以猪脂内铛中煎之。以入诸药。煎令白芷色黄。候药味出尽。以新布绞去滓。更以绵滤过。拭锅令净。重于膏于锅中。慢火熬之。次下黄腊令消。去火待稍凝。收于瓷器中。每有痛处。于火边熁手。乘热取膏摩之。一二百遍。以手涩为度。

圣济总录　苦参散。治风皮肤麻痹不仁。积年疥癣。补诸不足。

苦参粉一两　羚羊角用上一半镑及二两用　蒺藜子炒去角　石南叶酒醋微炙　芎䓖　细辛去苗叶　白术　秦艽去苗土　白蔹　防己　芍药　甘草炙　远志去心　沙参　白茯苓去黑皮　人参　石膏捣研如粉　前胡去芦头　当归切焙　独活去芦头　黄耆剉　干姜炮　山茱萸各一两　附子炮裂去皮脐　防风去叉各二两　蜀椒去目并闭口炒出汗半两

右二十六味。捣罗别研。后拌和再罗为散。每服一钱半。至二钱匕。渐加至三钱匕。空腹酒调下。须臾以食压之。日再以知为度。

乌鸦丸。治风虚皮肤不仁。头目昏痛。利咽膈。解昏倦。

乌鸦一只烧为灰　麝香别研一分　虎骨酥炙　白僵蚕炒　干蝎去土炒　防风去叉　乌蛇酒浸去皮骨炙　白附子炮　藿香叶各半两

右九味。除别研者外。捣罗为末。入研者拌匀。炼蜜丸如梧桐子大。每服十丸加至十五丸。温酒下。茶清亦得。不拘时。

一字散。治风不仁。手足痹麻。及妇人血风。头面虚肿。遍身风疥。

芎䓖　乌头生用去皮脐　麻黄去根节　地龙炒　防风去叉　羌活去芦头　白附子炮　天麻各半两　草乌头去皮尖半钱

右九味。为细散。每服一字。食后葱白薄荷茶调下。温酒亦得。

乌头丸。治风不仁。膝胫痹痹。兼治皮肉身体诸风。

乌头炮裂去皮脐半两　附子炮裂去皮脐一两半　麻黄去根节先煎掠去沫焙干二两　防风去叉一两

右四味。为细末。炼蜜丸如梧桐子大。每服五丸。加至七丸。温酒下。空心午时夜卧各一服。若不用防风。只生用三味为末。面糊丸如大麻粒大。每服三丸至五丸。酒下。服后未可热食。

追风丸。治风不仁。荣卫滞涩。筋脉缓纵。

萆薢　马兰花　骨碎补去毛　狗脊去毛各一两半　黄耆剉　五灵脂炒　枫香脂研　地龙去土炒各一两　草乌头生用二两半　乳香研两半　没药一分

右一十一味。捣罗为末。米醋煮面糊。丸如梧桐子大。每服十丸加至十五丸。茶酒任下。初服五六丸。渐加之。

牛膝散。治风不仁。皮肤痹痹。气血虚。风邪湿痹。

牛膝酒浸切焙　白僵蚕生用　天南星生用　海桐皮剉　附子炮裂去皮脐各一两　麝香研　丹砂研各一分　狼毒醋煮剉焙半两

右八味。各捣研为散。和匀再研。每服二钱匕。热豆淋酒调下。不拘时。

乳香丸。治风冷荣卫不行。四肢疼痛。皮肤不仁。

乳香一分熔过研　干蝎青色紧小者去土炒三分　乌头生去皮脐二两黑豆同炒以豆汗出为度去豆不用

右三味。捣罗二味为末。用醋半升。慢火熬成膏。下乳香末搅匀。候可丸。丸如绿豆大。每服十丸。温酒下不拘时。

乌蛇散。治风不仁。皮肤痹麻。手足挛急。

乌蛇酒浸去皮骨炙　防风去叉　青葙子各一两一分　羌活去芦头一两　独活去芦头　麻黄去根节先煎掠去沫焙　桔梗炒　秦艽去土各二两一分　当归切焙　细辛去苗叶　桂去粗皮各三分　芎䓖　白芷微炒　附子炮裂去皮脐各二两半　白芍药　蒺藜子炒去角　人参　天麻各二两

右一十八味。捣罗极细。每服二钱匕。空心温酒调下。日三。微汗为度。

羌活散。治风不仁。手脚痹麻疼痛。

羌活去芦头　独活去芦头　防风去叉　蔓荆实　人参　蒺藜子炒去角　白茯苓去黑皮　芍药　枳壳去瓤麸炒　芎䓖　木天蓼　阿胶炙令燥　威灵仙去苗土各半两

右一十三味。捣罗极细。每服二钱匕。空心豆淋酒调下。温酒亦得。或炼蜜丸如梧桐子大。豆淋薄荷酒。下十五丸至二十丸。

白花蛇丸。治风不仁。皮肤痛厚。搔之如隔衣。

白花蛇酒浸去皮骨炙　干蝎去土炒　仙灵脾　天雄炮裂去皮脐　天麻　桂去粗皮　麻黄去根节　鹿角胶炙令燥　萆薢各一两　桑螵蛸炒　茵芋　乌头炮裂去皮脐　天南星炮各半两　雄黄研　麝香研各一分

右一十五味。为细末外。又用大麻仁三两为细末。入无灰酒慢火熬成膏。与前末和捣五百杵。丸如梧桐子大。每服二十丸。薄荷酒下。不拘时。

五参散。治风不仁。皮肤痛麻。绕腰遍身。似蛇皮黑瘾。旋生旋没。通身痛痹。

人参　沙参　丹参　苦参　玄参坚者各一两　白花蛇酒浸去皮骨炙一两半

右六味。为细散。每服二钱匕。食后夜卧。温酒调下。加至三钱匕。

牛膝天麻丸。治风不仁。遍身痛麻。皮肤瘙痒。头痛昏倦。

牛膝酒浸切焙一两　天麻酒浸切焙一两半　麝香研　桂去粗皮各一分　干蝎炒去土　白花蛇肉酒炙各半两　槟榔剉　独活去芦头各三分　防风去叉一两

右九味。为末。炼蜜和丸。如梧桐子大。每服十五丸。薄荷酒下。荆芥汤亦得。不拘时。

秦艽汤。治荣气虚为不仁。皮肤搔之如隔衣状。

秦艽去土　连翘　升麻　芍药　防风去叉　羚羊角镑屑　木香　枳壳去瓤麸炒　薏苡仁各半两

右九味。细剉。分为六服。每服以水二盏。入生姜五片。煎取一盏。去滓缓缓温服。

摩风膏。治皮肤痛痹。不知痛痒。去风毒。

龙骨二两　虎骨酒炙三两　当归切焙　桂去粗皮各一两四味同为末　苦酒二升　皂荚去黑皮炙为末八两

右六味。除酒外。捣罗为末。先将酒别取皂荚十挺。挼取汁去滓入铛中。煎减半。即入皂荚末熬。次入前四味。候如稀饧。入瓷盒盛。患者旋取揩摩身体。

本草　图经曰。中风掣痛。不仁不遂。并以干艾　斛许。揉团之。内瓦甑中。并下塞诸孔。独留一目。以痛处著甑目下。烧艾一时。久知矣。

风腲腿

论

巢元方病源　风腲腿者。四肢不收。身体疼痛。肌肉虚满。骨节懈怠。腰脚缓弱。不自觉知是也。由皮肉薄弱。不胜四时之虚风。故令风邪侵于分肉之间。流于血脉之内使之然也。经久不瘥。即变成水病。

圣济总录　论曰。风腲腿之状。四肢不收。身体疼痛。肌肉虚满。骨节懈怠。腰脚缓弱。不自觉知也。盖风邪侵于分肉。流于血脉。荣卫稽留。涩而不行。致身体骨节、肌肉、腰脚痹滞无力不能用也。久不差。气体虚羸。则变成水病。

张杲医说 经称腲腿风者。为四肢不收。身体疼痛。肌肉虚满是也。以风邪侵于肌肉之间。流于血脉之内。既云肌肉虚满。即风邪入肾之经络而然也。水气论曰。诸肿俱属于肾也。治法当兼理肾为得。一云。不治变为水气。鸡峰普济方

方

孙思邈千金要方 治猥腿风半身不遂。失音不语。

杏人去双人及皮尖三斗洗。狼臼捣二斗令碎。研如寒食粥法。取汁八升。煎取四升。口尝看香滑却熟。未及此为不熟。惟熟为妙。停极冷。然后内好麴一斗六升。煎取八升。第一遍酘馈也。次一炊复取杏人三升研。取一斗二升汁煎取六升。第二酘也。次一炊准第二酘取杏人汁多少为第三酘也。若疑米不足。别更取二升杏人研。取八升汁煎取四升。更斟酌炊米酘之。若犹不足。更研杏人二升取八升汁煎取四升更酘之。以熟为限。一石米杏人三斗。所以节次研杏人者。恐并煎汁酢故也。若冬日任意并前。准计三斗杏人取汁一石六斗。煎取八斗四升渍麴。以分之酘馈。酒熟分四七日。开澄取清。然后押糟。糟可乾末。和酒服之大验。秘方。外台秘要曰。士弱氏曰。酘音豆。酘、酒也。馈音分。一蒸饭也。

又方。草麻脂一升。酒一斗。铜钵盛著酒中一日。蒸之令熟。服之。

孙思邈千金翼方 治猥腿风方。

苍耳子五升苗亦得用　羊桃切　蒴藋切　赤小豆各二升半　盐二升

右五味。以水两石五斗煮取五斗。适寒温。内所患脚渍。深至绝骨。勿过之。一度炊五斗米顷。出之。慎风冷。汗从头出。

太平圣惠方　芎䓖饮子。治腲腿风。肌肤虚弱。四肢缓弱。湿痹不仁。心胸满闷。

芎䓖一两　白术一两　薏苡仁一两　桂心一两　附子一两炮裂去皮脐　羚羊角屑一两　前胡一两去芦头　赤茯苓一两　麻黄一两去根节　汉防已一两　羌活一两　赤芍药一两　人参一两去芦头　丹参一两　甘草半两炙微赤剉

右件药。细剉和匀。每服半两。以水一大盏。煎至五分。去滓。食前温服。忌生冷油腻毒滑物。

防风散。治腲腿风。肌肉虚满。肢节缓弱。皮肤不仁。骨节疼痛。

防风一两去芦头　赤茯苓一两　芎䓖一两　白蒺藜一两微炒去刺　麻黄一两去根节　桂心一两　海桐皮一两剉　当归一两　人参一两去芦头　白术一两半　独活一两　细辛一两　杏仁一两汤浸去皮尖双仁麸炒微黄

右件药。捣筛为散。每服四钱。以水一中盏。入生姜半分。枣三枚。煎至六分。去滓。食前称热服。

侧子散。治腲腿风。肢节缓弱。腰脚无力。皮肤湿痹。

侧子一两炮裂去皮脐　五加皮一（二）两　磁石四两捣碎水淘去赤汁　甘菊花一（二）两　汉防已一两　草薢一两剉　羚羊角屑一两半　防风一两去芦头　薏苡仁二两　杏仁一两半汤浸去皮尖双仁麸炒微黄　赤芍药一两　芎䓖一两　秦艽一两去苗　麻黄二两去根节　甘草一两炙微赤剉

右件药。捣筛为散。每服四钱。以水一中盏。煎至六分。去滓。食前稍热服。

独活散。治腲腿风。肌肤虚满。四肢不收。骨节疼痛。腰脚缓弱无力。

独活三分　附子三分炮裂去皮脐　防风半两去芦头　麻黄三分去根节　当归半两剉微炒　薏苡仁

三分　桂心半两　赤茯苓三分　牛膝三分去苗　茵芋半两　天麻半两　海桐皮半两剉　赤芍药半两　槟榔半两　萆薢半两剉　枳壳半两麸炒微黄去瓤

右件药。捣筛为散。每服四钱。以水一中盏。入生姜半分。煎至六分。去滓。食前稍热服。

赤箭圆。治腰腿风。脏腑虚弱。风湿所攻。致腰脚缓弱。肌肉虚满。肢节疼痛。

赤箭二两　赤茯苓半两　芎䓖半两　防风半两去芦头　白附子半两炮裂　桂心半两　羚羊角屑三分　白术三分　羌活半两（半分）　汉防己半两　附子半两炮裂去皮脐　当归半两　五加皮半两　牛膝半两去苗　杜仲一两去粗皮炙微黄剉　石斛半两去根节　麻黄半两去根节　海桐皮一两半　木香半两　枳壳半两麸炒微黄去瓤

右件药。捣罗为末。炼蜜和捣三二百杵。圆如梧桐子大。每于食前。以豆淋酒下二十圆。

薏苡仁圆。治腰腿风。体虚。风邪所攻。肌肉肿满。腰脚无力。骨节缓弱。四肢湿痹。

薏苡仁二两　天雄一两炮裂去皮脐　威灵仙一两　汉防己一两　槟榔一两　防风半两去芦头　羌活半两　石斛半两去根节　枳壳半两麸炒微黄去瓤　五加皮半两　桂心半两　赤芍药半两　牛膝一分去苗　当归三分　赤茯苓半两

右件药。捣罗为末。炼蜜和捣三二百杵。圆如梧桐子大。每于食前。以温酒下三十圆。

圣济总录　五加皮汤。治风腰腿四肢缓弱。骨节疼痛。皮肤不仁。肌肉虚满。腰脚沉重。举止无力。

五加皮　萆薢　独活去芦头　防己　牛膝酒浸切焙各二两　桂去粗皮　赤茯苓去黑皮　防风去叉　附子炮裂去皮脐　薏苡仁　当归切焙　秦艽去苗土　茵芋　海桐皮　赤芍药各一两　羌活去芦头　麻黄去根节　丹参各三分

右一十八味。剉如麻豆。每服五钱匕。水一盏半。入生姜一枣大拍碎。同煎至七分。去滓温服不拘时。

独活汤。治风腰腿四肢不收。身面浮肿。筋骨怠惰。皮肤不仁。

独活去芦头　防风去叉　赤茯苓去黑皮　防己　赤芍药　桂去粗皮各二两　芎䓖　当归切焙　白术各一两半　人参　秦艽去苗土　麻黄去根节　细辛去苗叶各半两　甘草炙一两

右一十四味。㕮咀如麻豆大。每服五钱匕。水一盏半。入生姜一枣大拍碎。大枣二枚劈破。同煎取七分。去滓温服。日二夜一。

防风汤。治风腰腿肌肉虚满。四肢不收。骨节疼痛。

防风去叉　五加皮剉　附子炮裂去皮脐　萆薢　薏苡仁　桂去粗皮各一两　牛膝酒浸切焙　独活去芦头　赤茯苓去黑皮　当归切焙　杜仲去粗皮炙　海桐皮各一两半　木香　枳壳去瓤麸炒　仙灵脾各半两

右一十五味。㕮咀如麻豆大。每服五钱匕。水一盏半。入生姜一枣大拍碎。同煎至一盏。去滓温服不拘时。

苍耳汤浸淋方。治风腰腿四肢不收。

苍耳五升苗亦得　羊桃四升二合细剉　蒴藋切二升半　赤小豆二升半　食盐二升颗块者

右五味。以水一石五斗。煮取一石。去滓适寒温。浸所患脚。勿过绝骨。每浸一炊顷出。勿令汤冷。可将汤更番添换令热。若遍身汗出差。每隔三日一度浸淋。避外风。

蓖麻酒。治风腲腿肢体不收。失音不语。

蓖麻子油一升　酒一斗

右二味。同于银石器中盛。搅令匀。重汤煮一日。不住搅。候熟每服三合。空心日午夜卧各一服。初服吐风涎勿怪。不吐即涎不出。

杏仁酝酒。治风腲腿四肢不收。失音不语。

杏仁汤浸去皮尖双仁三斗　糯米一石簸去糠　麦曲二十斤焙令干捣为末

右三味。先取杏仁二斗捣。更入砂盆内烂研。渐入水八斗。旋研旋绞。取汁令尽去滓。煎取四斗尝之。若香滑则熟。倾入不津瓮中。如法盖复。作三料酝酒。

第一酝。取糯米六斗。炊作饭。用曲末一十二斤拌和。又取杏仁四升烂研。渐以水一斗六升。煎取八升。寒温适宜。投入前药瓮中酝之。令米糜溃。

第二酝。取糯米二斗炊饭。用曲末四斤拌和。又取杏仁三升烂研。渐以水一斗一升。煎取六升。寒温适宜。投入前药瓮中。

第三酝。用米曲杏仁水汁。一切依第二酝法。

右三酝既毕。用腊纸密封。莫令气泄。于静处安。候香熟。每服取五合。不拘时相续饮之。常令半醺。无至醉吐为妙。

柔风

论

巢元方病源　血气俱虚。风邪并入。在于阳则皮肤缓。在于阴则腹里急。柔风之状。四肢不能收。里急不能仰。

圣济总录　论曰。柔风之状。四肢不能收。里急不能仰。盖以血气俱虚。风邪并入。在阳而搏于外。则肤缓。在阴而乘于内。则腹里急故也。

方

王焘外台秘要方　**石膏汤**。深师疗柔风。体疼。白汗出。

石膏二两研　甘草一两炙

右二味捣筛为散。以酒服方寸匕。可以七服。武家黄素方。出第九卷中

独活葛根汤。古今录验疗中柔风。身体疼痛。四肢缓弱欲不随。产后中柔风亦用此方

羌活　桂心　干地黄　葛根　芍药各三两　生姜六两　麻黄去节　甘草炙各二两

右八味切。以清酒三升。水五升。煮取三升。温服。五合日三。忌生葱芜荑海藻菘菜。范汪同出俱八卷中。

太平圣惠方　**羌活散**。治柔风。身体疼痛。四肢缓弱不遂。

羌活一两　桂心一两　熟干地黄一两　葛根一两剉　赤芍药一两　麻黄一两去根节　甘草半两炙微赤剉　芎䓖一两

右件药。捣筛为散。每服五钱。以酒一中盏。水一中盏。入生姜半分。枣三枚。煎至一盏二分。去滓。不计时候。分温二服。忌生冷油腻猪鸡鱼等。

大续命散。治柔风。皮肤缓弱。四肢不仁。腹内拘急。骨节疼痛。

麻黄一两去根节　人参一两去芦头　黄芩一两　赤芍药一两　芎䓖一两　甘草半两炙微赤剉　杏仁一两汤浸去皮尖双仁麸炒微黄　防风一两去芦头　桂心一两　附子一两炮裂去皮脐

右件药。捣筛为散。每服四钱。以水一中盏。入生姜半分。煎至六分。去滓。不计时候。温服。

当归散。治卒中柔风。身体缓弱。四肢不收。烦热。腹内拘急。大小便涩。

当归一两　防风一两去芦头　麻黄一两去根节　白术一两　甘草半两炙微赤剉　白茯苓一两　附子一两炮裂去皮脐　生干地黄一两　山茱萸一两　黄芩一两　桂心一两　川大黄一两剉碎微炒

右件药。捣筛为散。每服四钱。以水一中盏。入生姜半分。枣三枚。煎至六分。去滓。不计时候。温服。

独活散。治柔风。肌肉软弱。身体疼痛。四肢不仁。

独活一两　桂心一两　芎䓖一两　麻黄一两去根节　防风一两去芦头　白术一两　赤芍药一两　细辛一两　附子一两炮裂去皮脐　枳壳半两麸炒微黄去瓤　杏仁一两汤浸去皮尖双仁麸炒微黄　甘草半两炙微赤剉

右件药。捣筛为散。每服四钱。以水一中盏。入生姜半分。枣三枚。煎至六分。去滓。不计时候。温服。

麻黄散。治柔风。两脚疼痛。缓弱不仁。风经五脏。心神烦乱。肢节无力。

麻黄二两去根节　附子一两炮裂去皮脐　白茯苓一两　独活一两　吴茱萸半两汤浸七遍焙干微炒　秦艽一两去苗　防风一两去芦头　细辛一两　芎䓖一两　桂心一两　干姜一两炮裂剉　白术一两　人参一两去芦头　汉防己一两　甘草半两炙微赤剉　杏仁一两汤浸去皮尖双仁麸炒微黄

右件药。捣筛为散。每服四钱。以水一中盏。入生姜半分。煎至六分。去滓。不计时候。温服。忌生冷油腻。

防风散。治柔风。四肢软弱。皮肤不仁。脚膝浮肿。行立无力。

防风二两去芦头　独活一两　牛膝一两去苗　茵芋一两　芎䓖一两　丹参一两　赤芍药一两　甘草一两炙微赤剉　细辛一两　泽漆一两　汉防己一两　麻黄一两去根节　石膏一两　桂心一两　白茯苓一两　乌头一两炮裂去皮脐

右件药。捣筛为散。每服四钱。以水一中盏。生姜半分。煎至六分。去滓。不计时候。温服。

葛根散。治柔风。筋骨缓慢。脚弱不能行立。

葛根一两剉　羌活三两　干姜一两炮裂剉　桂心一两半　半夏一两汤洗七遍去滑　防风三两去芦头　甘草一两炙微赤剉　天麻二两　麻黄二两去根节　天雄二两炮裂去皮脐　牛膝二两去苗　萆薢二两剉

右件药。捣筛为散。每服三钱。以水一中盏。入生姜半分。煎至五分。去滓。不计时候。热服。以常有汗为度。

萆薢散。治柔风。体虚里急。四肢缓痹不仁。

萆薢一两剉　防风一两去芦头　人参三分去芦头　桂心三分　山茱萸半两　干姜三分炮裂剉　川椒三分去目及闭口者微炒去汗　细辛三分　附子三分炮裂去皮脐　天雄半两炮裂去皮脐　牛膝一两去苗　白术三分

右件药。捣细罗为散。每服食前。以温酒调下二钱。

天雄丸。治柔风。皮肤虚缓。四肢不收。或时顽痹。腰脚无力。

天雄三分炮裂去皮脐　人参半两去芦头　丹参半两　沙参半两去芦头　白花蛇一两酒浸去皮骨炙令微黄　羚羊角屑半两　芎䓖半两　白僵蚕三分微炒　独活半两　防风三分去芦头　牛膝三分去苗　草薢半两剉　麻黄三分去根节　甘菊花半两　天麻一两　桂心三分　当归半两　枳壳半两麸炒微黄去瓤　干蝎半两微炒　蝉壳半两微炒　细辛半两　白蒺藜半两微炒去刺　仙灵脾三分　白附子三分炮裂　蔓荆子半两　阿胶三分捣碎炒令黄燥　麝香三（一）分细研

右件药。捣罗为末。炼蜜和捣五七百杵。圆如梧桐子大。每服食前。以温酒下二十圆。

乌金煎圆。治柔风。四肢缓弱。及言语謇涩。

羌活　独活　牛膝去苗　附子炮裂去皮脐　白蒺藜微炒去刺　芎䓖　牛蒡子　海桐皮剉　防风去芦头

右件药各一两。都捣罗为末。用黑豆七升。净淘。以水三（二）斗。煎取汁二蚪。去豆。入前药末一半相和。却入银锅内。以文火煎成膏。又入余药末和。圆如梧桐子大。不计时候。以温酒下二十圆。

牛蒡酒。治柔风久不差。四肢缓弱。

牛蒡子三两　生干地黄三两　枸杞子三两　牛膝五分去苗

右件药。细剉。用生绢袋盛。以好酒二蚪。瓷器内浸。密封。春夏七日。秋冬二七日。后每日空心。温服一小盏。晚食后再服。常令醺醺为炒。

圣济总录　羌活汤。治柔风身体疼痛。四肢缓弱。欲起不随。并治产后中风。四肢不能收摄。

羌活去芦头　熟干地黄焙　桂去粗皮　葛根剉　芍药　麻黄去根节先煮掠去沫焙　甘草炙各一两半

右七味。粗捣筛。每服五钱匕。清酒一盏。水一盏。入生姜半分切碎。煎取一盏。去滓温服。日二夜一。

槟榔汤。治柔风四肢不能收摄。并风毒脚气。行履不得。

槟榔煨七枚剉　黑豆小者炒二升　桑根白皮炙剉二两　郁李仁去皮尖微炒半两

右四味。粗捣筛。每服五钱匕。水一盏半。入生姜半分切碎。煎至一盏去滓。空心临卧温服。

石膏散。治柔风身体疼痛。自汗出。

石膏别研如粉一两　甘草炙剉三分

右二味。捣罗为散。每服一钱匕。温酒调下。日四服，不拘时。

紫葛散。治柔风四肢不收。腹内拘急。兼治妇人产后中风。

紫葛剉　防风去叉　羌活去芦头各一两　甘草炙剉　黄连去须各半两

右五味。捣罗为散。每服二钱匕。温酒调下。

地肤子散。治柔风肢体弛缓不收。里急不能仰息。兼治妇人产后中风。

地肤子炒二两　紫葛剉一两半　白头翁剉炒一两

右三味。捣罗为散。每服二钱匕，加至三钱匕。温酒调下。

苁蓉丸。治柔风举体无力。四肢缓弱。不能行立。

肉苁蓉酒浸切焙　牛膝去苗酒浸切焙　菟丝子酒浸别捣各一两

右三味。捣罗为末。用白面二两。附子生去皮脐为末一两。共用酒煮为糊。丸如梧桐子大。每服二十丸。食前温酒下。

仙人杖浸酒。治柔风脚膝痿弱。久积风毒。上冲肩膊胸背疼痛。妇人产后中风。

仙人杖根一斤四两刮洗去土皮剉枸杞根白皮是也

右一味。用生绢囊贮。以酒二斗浸七日。每日温饮一盏。至两盏。不拘时。酒欲尽。再入五升。依前浸服。兼治一切热毒风。

五枝煎。治柔风肢体缓弱。腹内拘急。不得俯仰。

桑枝　桃枝　槐枝　百灵藤枝　柳枝各细剉二升　黑豆洗三升　防风去叉　羌活去芦头各二两

右八味。五枝各取东南向者。细剉如豆粒。羌活防风捣罗为末。先将豆铺甑中摊平。即将五枝摊于豆上蒸之。及一饭顷。却取釜中汤约一斗五升淋过。凡三五度淋。收取汁。又别著锅煎汤。旋添入釜中再蒸。以豆烂熟。即下甑。看釜中汤。约一斗净。锅中煎三分减二。入防风羌活二味末同煎。如稠饧。每日空心夜卧时。温酒调半匙许。加至一匙。若妇人血风、及风手足挛跛。半身不遂。即入桂并当归末各一两。地黄汁七合。及生姜汁三合。同和前药煎神效。其滓即乘热分作三处。以帛裹之。每夜服药后。熨不遂处。速效。冷即用酒拌炒热用之。

酸枣仁煎。治柔风身体疼痛。行履不得。

酸枣仁生用三两　败龟醋炙一两　海桐皮剉二两　仙灵脾去粗茎　赤石脂　萆薢炒各一两　羌活去芦头二两　虎骨涂酥炙一两半　蒺藜子炒去角　石斛去根　牛膝去苗酒浸切焙　巴戟天去心　附子炮裂去皮脐　木香　杜仲去粗皮炙剉　熟干地黄焙干各一两　白蜜次入四两　牛酥次入一两半　桑枝一握长五寸剉

右一十九味。将十六味。捣罗为末。后用清酒一斗。先煎桑枝令色黄。滤去桑枝。却下药末。更煎取沸。次下白蜜牛酥。煎如稀膏。用瓷合盛。每服半匙许。温酒调下。空心日午夜卧服。

白花蛇散。治柔风血气俱虚。邪中内外。皮肤缓纵。腹里拘急。

白花蛇用头项肉酒浸去骨慢火炙令焦　藁本去苗土　五加皮剉　牛膝酒浸切焙　萆薢　桂去粗皮　熟干地黄焙　木香　芸苔子炒　当归切焙各半两　甘草炙一两　威灵仙去苗土　白附子炮　甘菊花各半两　蔓荆实去白皮一两　郁李仁去皮半两　羌活去芦头　虎骨酥炙一两　干蝎微炒半两　白芷　防风去叉各一两

右二十一味。捣罗为散。每服二钱匕。空心温酒调下。不拘时候亦得。

乳香煎丸。治柔风四肢不收。里急不能仰。

乳香研一两　麝香研半两　天麻二两　没药研　地榆　玄参　乌头生去皮脐　甜瓜子各一两

右八味。将五味捣罗为细末。入研药和匀。别用麻黄去根节二两。捣罗为末。以酒一升。慢火熬为膏。更入炼蜜同和药。丸如梧桐子大。每服十五丸。至二十丸。温酒下。荆芥汤亦得。

附子煎。治柔风四肢不收。腹中拘急。

附子炮裂去皮脐五两　黑豆洗一升　天雄炮裂去皮脐五两　防风去叉三两

以上四味。将三味细剉。并豆用酒一斗五升。煮候豆烂。去滓取汁。更用

天麻　芎䓖各五两

右共六味。将此二味。捣罗为散。与前豆药汁。同煎如稀饧。每日空心热汤。或温酒

调服一匙头。

附子汤。治柔风筋骨缓弱。不能行立。

附子炮裂去皮脐一两

右一味。㕮咀如麻豆。以水五升。绿豆五合。同煮至三升。绞去滓。每服半盏。细细饮之。空心日午临卧服。

柳蚛粪熨方。治柔风筋骨疼痛。手脚拳挛。

柳蚛粪二升

右一味。甑上炊一饭顷。如无柳蚛粪。用大豆五斗蒸熟。摊于床上。著旧夹衣盖衬。令患人卧。蒸熨所患处。

危亦林得效方　大四斤圆。治风寒湿毒与血气搏。筋骨缓弱。四肢酸疼痒疼。

天麻　川牛膝去苗　宣州木瓜　肉苁蓉洗切焙四味各一斤用好酒五升浸三日　熟附子　虎骨酥炙各二两　大当归三分　乳香　没药　五灵脂各半两　生麝香一钱

右为末。浸药酒煮面糊圆梧桐子大。每服三四十圆。食前温酒或豆淋酒下。未效。木瓜汤下。亦治脚气。

风亸曳

论

灵枢　口问。黄帝曰。人之亸者。何气使然。岐伯曰。胃不实则诸脉虚。诸脉虚则筋脉懈惰。筋脉懈惰则行阴用力。气不能复。故为亸。因其所在。补分肉间。

巢元方病源　风亸曳者。肢体弛缓不收摄也。人以胃气养于肌肉经脉也。胃若衰损。其气不实。气不实则经脉虚。经脉虚则筋肉懈惰。故风邪搏于筋而使亸曳也。

圣济总录　论曰。人假水谷之精。化为气血。周流一身。使四肢相随。筋脉相续。犹挈裘领。无所不从。若脾胃虚弱。水谷不化。筋脉无所禀养。复遇风邪外搏肤腠。流传筋脉。筋脉纵缓。则肢体亸曳。其亸则偏而不举。曳则弛而不随。是皆不能收摄也。

方

王焘外台秘要方　百部散。范汪疗中风躄。不能起。逐水消食。平胃下气。

百部四分　乌头炮　牛膝　白术各一分

右四味。捣下筛。以酒服方寸匕。日三。稍增可至三匕。良。忌猪肉冷水桃李。出二十卷中

独活汤。古今录验疗风懿不能言。四肢不收。手足亸挛。

独活四两　生姜六两　甘草炙　桂心　生葛根　芍药　栝楼各二两

右七味。㕮咀。以水五升煮取三升。服一升。日三。忌海藻菘菜生葱。出第四卷中

太平圣惠方　当归散。治毒风亸曳。手脚不遂。身体缓弱。或风入五脏。精神恍惚。多语喜忘。有时恐怖。肢节烦疼。头眩心闷。腹满不食。

当归三分　羚羊角屑三分　川乌头半两炮裂去皮脐　黄芩半两　赤芍药半两　远志半两去心　独活三分　五味子半两　防风半两去芦头　芎䓖半两　麻黄二（一）两去根节　秦艽三分去苗　桂心半两　石斛半两去根剉　人参半两去芦头　白茯苓半两　黄耆半两剉　五加皮三分　石膏一两

杏仁三分汤浸去皮尖双仁麸炒微黄　甘草半两炙微赤剉

右件药。捣粗罗为散。每服四钱。以水一中盏。入生姜半分。煎至六分。去滓。不计时候。稍热服。忌生冷猪鸡犬肉毒鱼滑物。

独活散。治卒中恶风。口噤不能言。四肢亸曳。缓弱疼痛。风经五脏。恍惚。恚怒无常。

独活二两　白芍药一两　白术一两　葛根一两剉　白茯苓一两　防风一两去芦头　茵芋一两　细辛一两　甘草一两炙微赤剉　汉防己一两　芎䓖一两　酸枣仁一两　桂心一两　人参一两去芦头　五加皮二两　麻黄二两去根节　川乌头一两炮裂去皮脐

右件药。捣粗罗为散。每服四钱。以水一中盏。煎至五分。去滓。入竹沥一合。更煎一两沸。不计时候。稍热服。

防风散。治风奄忽不能言。四肢亸曳。皮肉不知痛痒。

防风二两去芦头　独活二两　芎䓖一两　赤茯苓一两　当归一两　葛根一两剉　桂心一两　麻黄二两去根节　附子二两炮裂去皮脐　细辛一两　汉防己一两　甘草一两炙微赤剉

右件药。捣粗罗为散。每服四钱。以水一中盏。入生姜半分。煎至六分。去滓。不计时候。稍热服。

小八风散。治风虚百病。肢体亸曳不遂。

人参一两去芦头　当归一两　天雄一两炮裂去皮脐　附子一两炮裂去皮脐　防风一两去芦头　独活一两　川椒半两去目及闭口者微炒去汗　天门冬一两半去心焙　干姜三分炮裂剉　山茱萸半两　五味子半两　前胡一两去芦头　麻黄半两去根节　白芷三分　莽草半两微炙

右件药。捣细罗为散。每服。不计时候。以温酒调下二钱。忌生冷油腻鲤鱼猪肉。

赤箭圆。治风邪所攻。肌肤虚弱。手足亸曳。筋脉不利。

赤箭二两　天雄一两去皮脐　丹参一两　川乌头一两去皮脐　天南星一两　独活一两　防风一两去芦头　五加皮一两　桂心一两　白花蛇肉一两　芎䓖一两　白附子一两　牛膝一两去苗　仙灵脾一两　白僵蚕一两　桑螵蛸一两　槟榔一两　细辛一两　酸枣仁一两　干蝎一两　野狐肝一两　蒺藜一两　萆薢一两剉　麻黄一两半去根节　牛黄半两细研　朱砂一两细研水飞过　麝香半两细研　龙脑一分细研

右件药。并生用。都捣罗为末。入研了药。都研令匀。炼蜜和捣五七百杵。圆如梧桐子大。每服食前。以温酒下二十圆。忌生冷油腻毒滑鱼肉羊血。

犀角圆。治风亸曳。手脚不能收摄。肌肤顽痹。筋脉不利。心神恍惚。骨节疼痛。

犀角屑半两　羚羊角屑半两　牛黄一分细研　麝香一分细研　天麻一两　白附子一两炮裂　蝉壳半两　牛膝半两去苗　防风半两去芦头　附子一两炮裂去皮脐　桂心半两　当归半两　芎䓖半两　羌活半两　白僵蚕半两微炒　五加皮半两　乌蛇肉一（二）两酒浸炙微黄　薏苡仁半两　麻黄一两去根筋　朱砂一两细研水飞过　远志半两去心　金箔五十片细研　银箔五十片细研　仙灵脾一两　道人头一两　地骨皮半两

右件药。捣罗为末。入研了药令匀。炼蜜和捣五七百杵。圆如梧桐子大。每服食前。以温酒下二十圆。渐至三十圆。忌生冷羊血。

仙灵脾圆。治风亸曳。手足麻痹。屈伸不得。

仙灵脾一两　牛膝一两去苗　芎䓖一两　牛黄一分细研　麻黄一两去根节　乌蛇肉二两酒浸炙微黄　天麻一两　白附子一两炮裂　天雄半两炮裂去皮脐　防风一两　独活一两　当归一两剉微炒

桂心一两　细辛半两　白僵蚕一两微炒　荠草一两微炒　朱砂半两细研　麝香一分细研

右件药。捣罗为末。都研令匀。炼蜜和捣三五百杵。圆如梧桐子大。每服食前。以豆淋酒下十圆。忌毒滑鱼肉羊肉等。

侧子圆。治毒风瘫曳。四肢不收。或挛急顽痹。

侧手一两炮裂去皮脐　白附子半两炮裂　天南星半两炮裂　白僵蚕半两微炒　汉防己半两　萆薢半两剉　踯躅花半两酒拌炒干　牛膝半两去苗　芎䓖半两　乌蛇肉一两酒浸炙微黄　天麻一两　羚羊角屑半两　牛黄一分细研　麝香一分细研　硫磺半两细研　干蝎半两微炒　桂心

右件药。捣罗为末。研入牛黄麝香等。以水煮槐胶三两。更入少熟蜜同和。捣五七百杵。圆如梧桐子大。每服食前。以热酒研下七（十）圆。忌生冷油腻毒滑鱼肉。

圣济总录　独活汤。治中风手足瘫曳。不能言。

独活去芦头二两　甘草炙　桂去粗皮　生葛根　芍药　栝楼实各一两

右六味。剉如麻豆。每服五钱匕。以水一盏半。生姜三片。煎取一盏。去滓温服。日三夜一。

百部散。治中风瘫曳。挛躄不能起。

百部一两　乌头炮裂去皮脐一分　牛膝去苗切酒洒焙　白术各半两

右四味。捣罗为细散。每服一钱匕。温酒调下。渐加至二钱匕。日三夜一。

羚羊角丸。治中风手颤瘫曳语涩。

羚羊角镑一两　犀角镑三分　羌活去芦头　防风去叉各一两半　薏苡仁炒　秦艽洗各二两

右六味。为细末。炼蜜丸如梧桐子大。每服二十丸。煎竹叶汤下。渐加至三十丸。

败龟丸。治中风手脚颤掉瘫曳。

败龟涂酥炙五两

右一味。为细末。研饭为丸。如梧桐子大。每服二十丸。温酒下不拘时。

神验乌头丸。治中风手足瘫曳。口眼㖞斜。语言謇涩。步履不正。

乌头生去皮脐　五灵脂各五两　麝香研一分

右三味。先以二味为细末。入麝香同研令细匀。滴水为丸。如杏核大。每服一丸。先用生姜自然汁研化。次以暖酒调下。早晚食后服五七丸。便能行步。十丸可以举手。

独活汤。治风瘫曳。肢体不能收摄。

独活去芦头一两　桂去粗皮一两半　生葛根洗切二两　甘草炙　防风去叉　当归酒浸切焙各半两　芍药　附子炮去皮脐各三分　生姜洗切二两　半夏为末姜汁调作饼暴干一两

右十一味。剉如麻豆。每服五钱匕。水一盏半。生姜三片。煎至一盏。去滓温服日二。

姜附汤。治风瘫曳。肢体缓弱。不相继续。

干姜炮　附子炮裂去皮脐各二两　麻去根节　芎䓖　桂去粗皮各一两

右五味剉如麻豆。每服三钱匕。水一盏。煎至七分。去滓温服日三。

附子汤。治风瘫曳手足不遂。身体不能俯仰。

附子炮裂去皮脐　干姜炮　甘草炙　防风去叉　独活叉去芦头各一两半　石膏碎　白茯苓去黑皮　白术　芎䓖　柴胡去苗　当归酒浸切焙　人参各一两　杏仁去皮尖双仁炒研二十枚　细辛去苗叶一两

右一十四味。剉如麻豆。每服五钱匕。水酒共一盏半。煎至一盏。去滓温服日三。人羸弱者。只用水煎服。

羚羊角汤。治风𤺥曳。及摊缓不随等疾。

羚羊角镑 防己 杏仁去皮尖双仁炒研各一两半 侧子炮裂去皮脐半两 五加皮二两 磁石生杵碎八两 干姜炮 芍药 麻黄去根节各一两半 薏苡仁二两 防风去叉 芎䓖 秦艽去苗土 甘草炙各半两

右一十四味。㕮咀如麻豆。每服三钱匕。水一盏。煎至七分。去滓温服。日三夜一。

生犀天麻丸。治一切风手足𤺥曳。肢体不仁。及骨节酸疼。口面偏斜。痰涎语涩。心忪惊悸。

犀角镑一两 天麻酒浸二两 独活去芦头 人参 丁香 木香 乌药 麻黄去根节各一两 牛黄研 龙脑研 琥珀研 乳香研 真珠研 麝香研各一分 天南星牛胆匮者 防风去叉各半两 白花蛇酒浸去皮骨炙三分 蝎梢炒一分 芎䓖一两 安息香一两酒化研去沙石熬成膏

右二十味。除研者外。为细末。再研令匀。入安息香膏。并炼蜜和丸。如梧桐子大。每服二十丸。温酒下。荆芥汤亦得。不拘时。

天南星丸。治一切风。手足麻痹𤺥曳。或即肿痒疼痛。

天南星腊月牛胆匮者三分 白芷一两半 麻黄去根节一两 防风去叉一两半 羌活去芦头 独活去芦头 芎䓖 天麻 白芍药 桔梗剉炒 细辛去苗叶 白僵蚕炒各半两 甘草炙一分半 干姜炮一分 龙脑研一钱 麝香研一分

右一十六味。除研外为细末。和令匀。炼蜜丸如杏核大。丹砂为衣。每服一丸细嚼。以薄荷温酒下。不计时候。伤寒头目昏痛。肢节疼者。薄荷茶下。并吃三两服。尤妙。

天麻丸。治中风𤺥曳。手足不收。口眼不正。语言謇涩。大治筋骨疼痛。

天麻 附子炮裂去皮脐 干蝎全者炒 白僵蚕直者炒 芎䓖 牛膝去苗酒浸切焙各一两 干姜炮 甘草炙各半两

右八味。为细末。炼蜜丸如梧桐子大。每服二十丸。温酒下。博济方。常服大治筋骨。至妙。

生犀天麻丸。治一切风手足𤺥曳。肢体麻痹不仁。及骨节疼痛。口面偏斜。痰涎语涩。心忪惊悸。并宜服之。

犀角镑一两 天麻酒炙二两 地榆去苗 玄参 丁香 乌头炮裂去皮脐 乌药 木香 丹砂研各一两 乳香研 龙脑研 麝香研 牛黄研 真珠研 琥珀研 自然铜火煅醋淬各半两 安息香酒浸一宿去皮骨炙熬绵滤去沙石再熬成膏 麻黄去根节一两 白花蛇酒浸一宿去皮骨炙一两 蝎梢炒一分 天南星用牛胆内匮者半两 防风去叉半两

右二十二味。除别研膏外。为细末。再合研令匀。将安息香膏更别炼蜜。和为丸。如樱桃大。每服一丸。以温酒或荆芥薄荷汤嚼下。丸如梧桐子大。二十丸。温酒下亦得。

许叔微普济本事方 星附散。治中风虽能言。口不㖞斜。而手足𤺥曳。脉虚浮而数。风中府也。盖风中脉则口眼㖞斜。风中府则肢体废。风中藏则性命危。凡风中府宜汗而解。

天南星大者 半夏二味薄切姜汁浸透 黑附子炮裂去皮脐 白附子炮微黄 川乌灰火炮裂去皮尖用 白僵蚕去丝嘴炒 没药别研入药 人参去芦 白茯苓去皮已上各等分

右为粗末。每服二钱。水酒各一盏。同煎至八分。去滓热服。二三服汗出差。顷在桐庐。有人患此症。三投此药。得汗。手足能举。澹寮方名大星附汤。治风中腑而脉虚浮数。痰涎昏冒。㖞斜。牵掣不遂等证。

杨倓家藏方　**五虎汤**。治中风亸曳。目睛上视。耳关紧急。涎盛昏塞。不省人事。

天南星　草乌头不去皮尖　川乌头不去皮尖　半夏汤洗七遍　皂角去皮弦子各等分并生用

右件㕮咀。每服一钱。水一盏。生姜十片。煎至半盏。去滓温服。不拘时候。

卫生家宝　**五虎汤**。治中风亸曳。目睛上视。涎盛昏塞。不省人事。

南星　草乌　川乌并炮去皮　半夏炮七次　皂角去皮弦子炙

右㕮咀等分。每服三大钱。水二盏。姜十片。煎至八分。去滓温服。不以时。口噤灌下。余居士选奇方云。草乌、川乌。并不去皮尖。

永乐大典卷之三百八　一东

风　诸风证治十二

风痓

论

巢元方病源　风痓者。口噤不开。背强而直。如发痛之状。其重者。耳中策策痛。卒然身体痓直者。死也。由风邪伤于太阳经。复遇寒湿。则发痓也。

圣济总录　论曰。风痓者。以风伤太阳之经。复遇寒湿是也。其状口噤不开。腰背强直如发痫，盖风邪内薄于经。则荣卫凝泣。筋脉紧急。故令口噤不开。卒然倒仆。不知所以。凡发极则复苏。苏则复作。其或耳中策策而痛。身背直而不屈者。不可治也。

张杲医说　经有风痓候。又有风角弓反张候。痓者。身体强直。口噤。如发痫壮(状)。角弓反张者。腰背反折。不能俯仰。二者皆曰风邪伤于阳之经而然也。治法一同。鸡峰普济方

脉

太平圣惠方　诊其脉。如似弦直上下者。是风痓也。

方

太平圣惠方　**羚羊角散**。治风痓。口噤身体强直。不知人事。

羚羊角屑半（一）两　麻黄一两半去根节　附子一两炮裂去皮脐　当归一两剉微炒　桂心一两　独活一两半　防风一两去芦头　阿胶一两捣碎炒令黄燥　天麻一两半

右件药。捣粗罗为散。每服四钱。以水酒各一中盏。煎至一盏五（三）分。去滓。不计时候。分温二服。

麻黄散。治风痓。身体强直。口噤不能言。神思昏闷。

麻黄三分去根节　羌活三分　桂心半两　黄芩半两　防风三分去芦头　羚羊角屑半两　附子三分炮裂去皮脐　赤茯苓三（一）分　甘草半两炙微赤剉　芎䓖三分　蔓荆子半两　酸枣仁半两

右件药。捣筛为散。每服四钱。以水一中盏。煎至五分。去滓。入淡竹沥一合。更煎一两沸。不计时候。温服。衣覆汗出。避风。

当归散。治风痓摇头口噤。身体强直。

当归一两剉微炒　细辛一两　防风一两去芦头　桂心一两　独活二两　麻黄二两去根节　附子一两炮裂去皮脐　芎䓖一两　薏苡仁一两

右件药。捣粗罗为散。每服四钱。以水酒各半中盏。入生姜半分。煎至五分。去滓。不计时候。温服。

天麻散。治风痉口噤。腰背强直。不可转侧。

天麻一两半　当归一两剉微炒　防风一两去芦头　独活一两半　麻黄一两半去根节　桂心一两　细辛一两　附子一两炮裂去皮脐　蔓荆子一两

右件药。捣粗罗为散。每服四钱。以水酒各半中盏。入生姜半分。煎至五分。去滓。不计时候。温服。

白附子圆。治风痉口噤。身体强直。迷闷不识人。

白附子一两炮裂　白僵蚕一两微炒　腻粉一分　天南星三分炮裂　白花蛇一（二）两酒浸炙微黄去皮骨　防风一两去芦头　麻黄一两去根节　赤箭二两　麝香一两细研　白术半两　羚羊角屑三分

右件药。捣罗为末。入麝香腻粉。研令匀。以糯米粥和捣三二百杵。圆如梧桐子大。每服。不计时候。以温酒研下十圆。

天麻圆。治风痉。四肢强硬。口噤不开。

天麻一两　乌蛇二两酒浸炙微黄去皮骨　白僵蚕三分微炒　干蝎三分微炒　附子一两炮裂去皮脐　干姜半两炮裂剉　桂心三分　防风三分去芦头　蝉壳三分　川乌头三分炮裂去皮脐　羌活三分　细辛三分　独活三分　麻黄一两半去根节　天南星半两炮裂　羚羊角屑一两

右件药。捣罗为末。炼蜜和捣三五百杵。圆如酸枣大。每服。不计时候。以温酒研下一圆。

牛黄圆。治风痉。身体强直。牙关紧急。心神昏昧。

牛黄一分细研　麝香一分细研　朱砂三分细研水飞过　龙脑一分细研　白僵蚕半两微炒　鹿角胶半两捣碎炒令黄燥　白花蛇二两酒浸炙微黄去皮骨　白附子一两炮裂　天麻一两　白蒺藜一两微炒去刺　赤茯苓一两　白芷一两　羌活一两　独活一两　蔓荆子　麻黄一两去根节　汉防己一两　木香一两　槟榔一两　藁本一两　防风一两去芦头　干蝎一两微炒　当归一两剉微炒

右件药。捣罗为末。入研了药令匀。炼蜜和捣三二百杵。圆如梧桐子大。每服。不计时候。以温酒研下十圆。

圣济总录　天麻汤。治风痉身如板直。遍身鞕强。

天麻半两　羌活去芦头　人参　桂去粗皮　白术　麻黄去节先煎掠去沫焙干　杏仁汤浸去皮尖双仁炒各一分　附子炮裂去皮脐一枚

右八味。剉如麻豆。每服五钱匕。水二盏。生姜一枣大拍碎。同煎至一盏。去滓入酒半盏。再煎一沸热服。服后以生姜稀粥投之取汗。日二。

续命汤。治风痉口噤不开。身背强直。发如痫状。

麻黄去根节先煮掠去沫焙　独活去芦头各一两半　升麻　葛根剉各半两　羚羊角屑　桂去粗皮各一两　防风去叉一两半　甘草炙剉一两

右八味。㕮咀。每服六钱匕。水二盏。浸一宿。明旦煎取一盏。去滓温服。衣复避外风。每年春分后。常服二三剂。即不患天行伤寒及诸风邪等疾。

甘草汤。治风痉口噤不语。肢体强直。神识不明。

甘草炙剉　羌活去芦头各一两一分　人参半两　防风去叉一两　附子炮裂去皮脐半两

右五味。剉如麻豆。每服四钱匕。水一盏半。入地黄汁一合。先同煎至八分去滓。次入荆沥竹沥各半合。同煎三沸温服。日夜各一服。

附子汤。治风痉口噤不语。身体强直。

附子炮裂去皮脐一枚　羌活去芦头　防风去叉　桂去粗皮各二两

右四味。㕮如麻豆。每服五钱匕。水二盏。煎至一盏。入竹沥一合。更煎三沸。去滓温服。空心食前日二服。

麻黄汤。治风痉身体强直。口噤不知人事。

麻黄去节先煎掠去沫焙干二两　甘草炙剉　当归焙　黄芩去黑心各一分　石膏捣碎一两　桂去粗皮　芎䓖　干姜炮各半两　杏仁汤浸去皮尖双仁炒二十枚　附子炮裂去皮脐半两

右一十味。剉如麻豆。每服五钱匕。水二盏。煎至一盏去滓。入荆沥半合。更同煎三五沸。温服日二夜一。

本草　铁屑炒使极热。用投酒中饮酒，疗贼风痉。

风角弓反张

论

巢元方病源　风邪伤人。令腰背反折。不能俯仰。似角弓者。由邪入诸阳经故也。

圣济总录　论曰。风角弓反张之状。腰背反折不能俛也。由风邪客于诸阳之经。邪正相搏。风气胜则筋脉挛急。腰背反折如弓之形也。

治验

张子和儒门事亲　吕君玉之妻。年三十余。病风搐目眩。角弓反张。数日不食。诸医皆作惊风、暗风、风痫治之。以天南星、雄黄、天麻、乌、附用之。殊无少效。戴人曰。诸风掉眩。皆属肝木。曲直动摇。风之用也。阳主动。阴主静。由火盛制金。金衰不能平木。肝木茂而自病。先涌风痰二三升。次以寒剂下十余行。又以铫针刺百会穴。出血二杯愈。

方

孙思邈方千金要方　仓公当归汤。治贼风口噤。角弓反张痉者。

当归　防风各八十铢　独活一两半　麻黄三十铢　附子一枚　细辛半两

右六味㕮咀。以酒五升水三升煮取三升。服一升。口不开者。格口内汤一服当苏。二服小汗。三服大汗。圣济总录名当归酒方。施圆端效方。当归、防风各三钱。　麻黄去节一两一分。余同。右为细末。每服四钱。水酒各一盏。同煎至五分。一盏许。去滓。温服。一服苏。二服微汗。三服大汗出而愈。口噤灌之。

又方。单服荆沥良。

又方。酒一斗。胶二两。煮令烊。得六升。一服一升。稍服愈。圣济总录名驴皮胶酒方

孙思邈千金翼方　小岩蜜汤。治恶风角弓反张。飞尸入腹。绞痛闷绝。往来有时。筋急。少阴伤寒口噤不利。

雄黄研　青羊脂各一两　大黄二两　吴茱萸三两　当归　干姜　芍药　细辛　桂心　干地黄　甘草炙各一两

右一十一味。㕮咀。以水二斗。煮取六升。分六服。重者加药。用水三斗煮取九升。分十服。

王焘外台秘要方　紫汤方。肘后疗中风。无问男子妇人中风。脊急身痓如弓。

鸡屎二升　大豆一升　防风三两切

右三味。以水三升。先煮防风。取三合汁。豆、鸡屎二味。鎗中熬之令黄赤色。用酒二升淋之。去滓。然后用防风汁和。分为再服。相去如人行六七里。衣覆取汗。忌风。出第二卷中

小品大岩蜜汤。治中风身如角弓反张。并主卒心腹绞痛。

茯苓　芎䓖　当归　甘草各一两炙　桂心二两半　栀子十四枚擘　吴茱萸三两　细辛　干姜　干地黄各二两

右十味切。以水八升煮取三升。分为三服。相去如行十里顷。若痛甚者加羊脂三两。当归、芍药、人参各一两。心腹胀满坚急者加大黄三两。忌酢生葱生菜海藻菘菜芜荑等。出第四卷中

备急疗若身体角弓反张。四肢不随。烦乱欲死。

清酒五升　鸡屎白一升熬

右二味。捣筛合和。扬之千遍。乃饮之。大人服一升。小儿服五合。更小者服三合良。肘后同出第二卷中

必效疗风入耳。角弓反张及妇人风。

乌豆二升熬令声绝。酒三升。内铛中急搅。以绢滤。顿服取汗。不过三剂。极重者和鸡粪合熬。若口不开者灌之良。备急文仲同出第三卷中

西州续命汤。古今录验疗卒中风。身体直。角弓反张。口噤。

麻黄去节　干姜各三两　附子一两炮　防风　桂心　白术　人参　芎䓖　当归　甘草炙各一两　杏仁四十枚去皮尖及两仁碎

右十一味切。以水九升煮取三升。未食分再服。覆令汗出。文仲同出第一卷中

太平圣惠方　麻黄散。治卒中风。身如角弓反强。口噤不语。

麻黄二两去根节　防风二两去芦头　羚羊角屑一两　独活一两　五加皮一两　前胡二两去芦头　桂心一两　附子一两炮裂去皮脐　人参一两去芦头　芎䓖一两　当归一两　石膏二两　杏仁一两汤浸去皮尖双仁麸炒微黄　甘草一两炙微赤剉

右件药。捣粗罗为散。每服四钱。以水一中盏。入生姜半分。煎至六分。去滓。不计时候。温服。

续命散。治中风口噤。身体拘急。如角弓反强。欲死者。

独活一两　防风一两去芦头　麻黄二两半去根节　附子一两炮裂去皮脐　细辛三分　芎䓖三分　桂心一两　杏仁一两汤浸去皮尖双仁麸炒微黄　当归三分

右件药。捣粗罗为散。每服四钱。以水一中盏。入生姜半分。煎至六分。去滓。不计时候。温服。

犀角散。治中风。角弓反张。心神烦乱。口噤不语。

犀角屑一两　麻黄一两去根节　防风三分去芦头　石膏二两　桂心三分　白术三分　羌活一两　人参三分去芦头　芎䓖三分　白茯苓三分　细辛三分　当归三分　附子一两炮裂去皮脐　杏仁一两汤浸去皮尖双仁麸炒微黄　甘草半两炙微赤剉

右件药。捣粗罗为散。每服四钱。以水一中盏。入生姜半分。煎至五分。去滓。入竹沥一合。更煎一两沸。不计时候。温服。

薏苡仁散。治中风。身如角弓反张。心胸满闷。

薏苡仁一两　芎䓖一两　当归三分　桂心一两　细辛三分　前胡三分去芦头　羌活三分　茵芋三分　甘草半两炙微赤剉　生干地黄三分　萆薢三分　羚羊角屑三分

右件药。捣粗罗为散。每服四钱。以水一中盏。入生姜半分。煎至六分。去滓。不计时候。稍热服。

羚羊角散。治中风。身如角弓反张。筋脉拘急。疼痛。

羚羊角屑一两　赤茯苓三分　芎䓖三分　当归三分　酸枣仁三分微炒　肉桂一两半去粗皮　细辛半两　防风三分去芦头　羌活一两　茵芋一两　丹参一两

右件药。捣粗罗为散。每服三钱。以水一中盏。入生姜半分。煎至六分。去滓。不计时候。稍热服。

威灵仙散。治中风。身如角弓反张。言语謇涩。心神烦乱。

威灵仙二两　独活一两　羚羊角屑一两　麦门冬一两去心焙　桂心一两　赤茯苓一两　防风一两去芦头　细辛一两　麻黄一两去根节　五加皮一两　薏苡仁一两

右件药。捣粗罗为散。每服四钱。以水一中盏。入生姜半分。煎至五分。去滓。入淡竹沥一合。更煎一两沸。不计时候。温服。

麻黄散。治卒中风。身如角弓反强。眼斜。口噤。

麻黄一两去根节　羌活三分　附子三分炮裂去皮脐　防风三分去芦头　桂心三分　薏苡仁三分　羚羊角屑三分　芎䓖一两　当归一两　甘草半两炙微赤剉　杏仁一两汤浸去皮尖双仁麸炒微黄

右件药。捣粗罗为散。每服四钱。以水一中盏。入生姜半分。煎至六分。去滓。不计时候。稍热服。

天雄散。治中风。身如角弓反张。口噤者。

天雄一两炮裂去皮脐　独活一两　羚羊角屑一两　白鲜皮一两　防风一两去芦头　踯躅花一两酒拌微炒　麻黄一两去根节　芎䓖一两　酸枣仁一两微炒　川乌头半两炮裂去皮脐　桂心一两　牛黄一分研入

右件药。捣粗罗为散。入研了药令匀。每服。不计时候。以温酒调下二钱。频服。以汗出为度。

龙脑圆。治中风。身如角弓反张。不语昏闷。

龙脑一两细研　麝香一分细研　干蝎半两微炒　天南星一（半）两炮裂　朱砂半两细研　阿胶半两捣碎炒令黄燥　香墨半两　白附子半两炮裂　蝉壳一分　防风半两去芦头　羚羊角屑半两　肉桂半两去皴皮　羌活半两　乌蛇肉三分酒浸炙令微黄　牛黄一分研入

右件药。捣罗为末。入研了药令匀。炼蜜和捣三五百杵。圆如绿豆大。每服。不计时候。以温酒下十圆。

天麻圆。治中风。角弓反张。口噤不语。四肢拘急。并肾脏风毒攻注。手足顽麻。一切急风。

天麻一两　白附子一两炮制　天南星半两炮裂　附子一两炮裂去皮脐　腻粉一分　牛膝一两去苗　白僵蚕一两微炒　干蝎半两微炒　羌活一两　槐胶一两　羚羊角屑一两　防风一两去芦头　蝉壳半两　麝香一分细研　朱砂半两细研　白花蛇二两酒浸去皮骨炙令微黄

右件药。捣罗为末。入研了药令匀。炼蜜和捣三二百杵。圆如鸡头实大。每服。以生姜汁薄荷各少许。入热酒二合相和。研下一圆。不计时候。频服。

圣济总录　麻黄饮。治中风身如角弓反张。四肢不随。烦乱口噤。

麻黄去根节汤掠去沫焙三两　防风去叉　桂去粗皮　白术　人参　芎䓖　当归焙　甘草炙剉　干姜炮各二两　附子炮裂去皮脐一两　杏仁汤浸去皮尖双仁麸炒三十枚

右一十一味。剉如麻豆。每服五钱匕。水一盏半。煎取一盏。去滓温服。不拘时候。

当归汤。治中风身如角弓反张。口噤不开。

当归焙　细辛去苗叶各三分　防风去叉　独活去芦头各一两半　麻黄去根节煎掠去沫焙干一两一分　附子炮裂去皮脐一枚

右六味。剉如麻豆。每服三钱匕。以水一盏。酒半盏。同煎取一盏。去滓温服。如得汗出。慎外风。若口噤即斡开口灌之。

大黄饮。治中风身如角弓反张。及飞尸入腹。疞痛闷绝。往来有时。筋急。少阴寒热。口噤不开。

大黄蒸三度　熟干地黄切焙各二两　雄黄研　青羊脂细切　干姜炮　桂去粗皮　赤芍药　细辛去苗叶　甘草炙剉各一两

右九味。剉如麻豆。每服三钱匕。水一大盏。煎至七分。去滓温服。日二夜一。

急风散。治中风身如角弓反张状。

附子一枚炮裂去皮脐　乌头二枚炮裂去皮脐　天南星一枚炮　藿香去梗　防风去叉　白芷各半两　干蝎全者去土炒　白附子炮各一分

右八味。捣罗为细散。每服半钱匕。豆淋温酒调下。并二服。未愈再服。

大豆散。治中风背急反张。身不著席。口噤不开。

大豆炒令焦二两　干姜炮裂半两　蜀椒去目并闭口者炒出汗一两

右三味。捣罗为细散。每服一钱匕。温酒调下。日夜各二。汗出即差。

枸杞浸酒。治中风身如角弓反张。及妇人一切血风。上攻下注。若久服悦泽颜色。滋润皮肤。退风益气强力。

枸杞子　晚蚕砂炒各半升　恶实炒　苍耳子炒各一升　防风去叉　大麻子炒各二升　茄子根二斤洗令净细切蒸一复时须是九月九日采　牛膝酒浸细切　恶实根切炒各一斤　桔梗剉炒　羌活去芦头剉　秦艽去苗土焙　石菖蒲九节者剉各二两

右一十三味。以夹绢袋盛。用好法酒三斗浸。密封闭勿令通气。七日方开。开时不得面对瓶口。每服一盏。温过空心食前临睡服。常令有酒容。久病风疾。不过一月差。

急风

论

太平圣惠方　夫人性禀五行。以成五脏。岁有八节。乃布八风。人则因风所生。物则因风所长。风气虽能养物。亦能伤人。如水浮舟还能覆也。夫急风者。是天地毒厉之气。非山川鼓振之风。世有体虚之人。不避风寒触犯之者。乃多中尔。其候。身背强直。口噤失音。筋脉拘急。鼻干面黑。遍身壮热。汗出如油。目瞪唇青。心神迷闷。痰涎壅结胸膈。喉中如拽锯声。脉候沉微。手足抽掣。仓卒之际。便至膏肓。故名急风也。

圣济总录　论曰。急风中人。乃毒厉之气。非天地阴阳橐籥之常也。其证筋脉紧急。身背强直。面黑鼻干。口噤不语。须臾风入五藏。与清气相引。则通身壮热。汗出如油。直视唇青。痰涎结聚。咽嗌壅塞。如拽锯声。

脉

圣济总录 诊两手脉阴阳俱细缓者生。或沉微浮数者难治。

方

葛洪肘后备急方 治中风身直。不得屈伸反复者。刮枳树皮取一升。以酒一升渍一宿。服五合至一升。酒尽更作。差。

又方。取槐皮黄白者切之。以酒共水六升。煮取二升。去滓。适寒温。稍稍服之。

太平圣惠方 **牛黄散**。治急风。垂涎臂𤸷。胸膈躁闷。

牛黄一分细研 龙脑一分细研 朱砂三分细研 雄黄三分细研 麝香一分细研 乌蛇肉三分酒浸炙微黄 蝉壳一分微炒 天南星三分炮裂 白附子三分炮裂 侧子半两炮裂去皮脐 白僵蚕三分微炒 芎䓖三分 防风三分去芦头 天麻半两 紫葛三分剉 干蝎半两微炒 甘菊花半两 犀角屑半两 麻黄三分去根节 羚羊角屑半两 天竹黄半两细研 细辛三分 藁本三分

右件药。捣细罗为散。入研了药同研令匀。不计时候。以热酒调下二钱。

附子散。治急风。面青口噤。心膈有涎不可出者。

附子一两酒浸过炮裂去皮脐 白附子一两生用 白僵蚕一两生用 天南星一两生用 海桐皮一两 狼毒半两以醋煮半日细切曝干 麝香一分细研 半夏一两汤洗七遍去滑 干姜半两炮裂

右件药。捣细罗为散。入麝香。都研令匀。每服。以热豆淋酒调下二钱。良久再服。必吐涎出。相次以热葱酒一盏投之。盖覆令有汗为效。

蜉蝣散。治急风。四肢搐搦。口面㖞戾。不知人事。

蜉蝣一两微炒 白附子一两炮裂 独活一两 槐螵蛸一两微炒 白僵蚕半两微炒 天南星半两炮裂 腻粉半两 天麻一两 桂心一两

右件药。捣细罗为散。不计时候。以温酒调下一钱。

乌蛇散。治急风。言语謇涩。心膈烦闷。四肢紧急。

乌蛇肉一两酒浸炙微黄 天南星半两炮裂 白附子半两炮裂 蝉壳一分微炒 白僵蚕一两微炒 天麻一两 半夏半两汤洗七遍去滑 牛黄一分细研 附子一两炮裂去皮脐

右件药。捣细罗为散。不计时候。以温酒下二钱。薄荷汤调下亦得。

阿胶散。治急风。口眼不开。筋脉拘急。

阿胶一两捣碎炒令黄燥 当归一两剉微炒 干蝎半两微炒 白僵蚕半两微炒 蝉壳半两微炒 桂心一两 附子一两炮裂去皮脐 麻黄一两去根节

右件药。捣细罗为散。每服。以温酒调下二钱。良久。以葱酒投之。令汗出为效。未汗再服。

腊鸦散。治急风。手足挛急。口噤项强。不知人事。

腊月鸦一只去爪嘴 腊月野狐肝一具并腊月鸦同入瓷瓶中以坛泥固济候干以大火煅令通赤去火取出细研为散 天麻三分 天南星半两炮裂 白附子半两炮裂 桑螵蛸半两微炒 藿香半两 干蝎半两微炒 蚱蝉一分微炒 乌蛇肉三分酒浸炙微黄 白僵蚕半两微炒 天竹黄半两细研 阿胶半两捣碎炒令黄燥 麝香一分细研 牛黄一分细研 龙脑一分细研 腻粉一分

右件药。捣糊罗为散。与前二味相和。更研令匀。每服。以温酒调下二钱。不计时候。频服。以效为度。

天南星散。治急风。及破伤风。角弓等风。

天南星半两水浸一宿切作片子焙干　半夏半两汤洗七遍去滑　干蝎半两微炒　肉桂一两去皱皮　白花蛇一两酒浸去皮骨炙令微黄　白僵蚕半两微炒　细辛半两　白附子半两炮裂　犀角三分　腻粉一分　天竹黄三分

右件药。捣细罗为散。不计时候。以温酒调下一钱。

干蝎散。治急风。顽涎壅闷。不知人事。

干蝎一分微炒　白僵蚕半两微炒　桑螵蛸一分微炒　蝉壳一分微炒　白附子一分炮裂　腻粉一分

右件药。捣细罗为散。不计时候。以温酒调下一钱。

雄黄圆。治急风及破伤风。

雄黄三分细研　牛黄一分细研　麝香一分细研　白附子三分炮裂　蚺蛇半两微炒　天麻二两（分）　白僵蚕半两微炒　天南星三分醋煮十沸炙干　白花蛇肉一两酒浸微炒

右件药。捣细罗为散。入研了药令匀。不计时候。以温酒调下一钱。

天麻散。治急风。四肢拘牵。牙关紧急。失音不语。

天麻一两　天南星三分炮裂　白附子三分炮裂　附子一两炮裂去皮脐　麻黄三分去根节　桂心三分　乌头三分炮裂　半夏半两汤洗七遍去滑　干姜半两炮裂剉

右件药。捣细罗为散。每服。以豆淋酒调下二钱。盖覆。当有汗出。良久不汗。即再服之。

雄黄散。治急风。不省人事。

雄黄半两细研　龙脑一分细研　麝香一分细研　朱砂三分细研　阿胶一两捣碎炒令黄燥　天南星一两炮裂　丁香一分　香墨半两　干蝎半两微炒　蝉壳半两微炒　牛黄一分细研　腻粉一分

右件药。捣细罗为散。入研了药。都研令匀。不计时候。以温酒调下一钱。

白花蛇圆。治急风。口噤项强。手足挛急。唇青面黑。

白花蛇三两酒浸去皮骨炙微黄　干蝎一两微炒　白僵蚕一两微炒　白附子一两炮裂　川乌头半两炮裂去皮脐　天南星半两炮裂　牛黄半两细研　防风一两去芦头　桂心一两　麻黄一两去根节　鹿角胶一两捣碎炒令黄燥　桑螵蛸半两微炒　半夏一两汤浸七遍去滑　朱砂三分细研水飞过　雄黄半两细研水飞过

右件药。捣罗为末。都研令匀。用天麻三两。捣罗为末。以无灰酒一大碗。慢火熬成膏。用和药末。更捣五七百杵。圆如梧桐子大。每服。不计时候。以薄荷酒研下十圆。

龙脑圆。治急风。四肢拘急。口眼不正。言语謇涩。

龙脑一分细研　麝香一分细研　雄黄一两细研水飞过　硫磺一两细研水飞过　朱砂一两细研水飞过　铅霜半两细研　天麻二两　防风二两去芦头　独活一两　桂心一两　白附子一两炮裂　天南星一两炮裂　阿胶一两捣碎炒令黄燥　木香一两　人参一两去芦头　半夏半两汤浸七遍去滑　香墨半两

右件药。捣罗为末。都研合匀。用肥皂荚二斤。去黑皮。以水五升浸软。挼滤取汁。于银锅中。慢火熬。稀稠得所。和前药末。更捣五七百杵。圆如绿豆大。每服。不计时候。以温酒化破十圆。服后别吃一盏热葱酒。令有汗出。至重者并三五服差。

牛黄圆。治急风。化涎。除口眼喎斜。言语謇涩。

牛黄半两细研　天南星四两生捣为末用牛乳拌湿炒令干如此三度后细研　竈突中煤一两细研　白附子三（二）两生捣为末以生姜汁拌湿炒干细研　水银二两　铅二两与水银结为砂子细研　干蝎二两头足全

者捣罗为末

右件药。都研令匀。炼蜜和令得所。入石脑油二两。捣三二千杵。圆如绿豆大。不计时候。以甘豆汤下十圆。

土蜂圆。治急风。筋脉拘急。口眼㖞斜。

土蜂一（十）枚　雄黄一分　硫磺一分　腻粉一钱　朱砂一分　干蝎十枚头足全者　蝉壳十枚微炒　龙脑一钱　麝香一钱

右件药。都研为末。用槐胶和圆。如绿豆大。每服。不计时候。以热豆淋酒下十圆。频服。汗出为度。

乳香圆。治急风。四肢搐搦。筋骨疼痛。

乳香一两细研　乌头半两炮裂去皮脐　雄黄半两细研　白附子一两炮裂　羚羊角屑一两　附子半两炮裂去皮脐　晚蚕蛾一两微炒　羌活一两　防风一两去芦头　白僵蚕一两微炒　乌蛇三两酒浸去皮骨炙令黄　麝香一分细研　当归三分　腻粉一分

右件药。捣罗为末。都研令匀。炼蜜和圆。如梧桐子大。每服不计时候。以热豆淋酒下十圆。

玳瑁圆。治急风。及中恶。不识人。面青。四肢逆冷。

生玳瑁五两捣罗为末　安息香五两用酒煮似糊用绢滤去滓　朱砂二两细研水飞过　雄黄半两细研　琥珀一两细研　麝香一分细研　龙脑一钱细研

右件药。都研令匀。以安息香糊和圆。如鸡头实大。用童子小便三合。生姜自然汁半合。相合暖过。不计时候。研下三圆。

牛黄圆。治急风。身背强直。面青口噤。心烦。言语不得。

牛黄一分细研　雄黄一两细研水飞过　朱砂一两细研水飞过　水银一两　硫磺半两并水银结为砂子细研　麝香一分细研　阿胶一两捣碎炒令黄燥　桂心一两　天南星半两炮裂　独活一两　白附子一两炮裂　赤箭一两　铅霜半两细研　龙脑一分研入

右件药。捣罗为末。都研令匀。炼蜜和圆。如绿豆大。每服。不计时候。以热豆淋酒研下十圆。

铅霜散。治急风。身强口噤。手足拘急。

铅霜一两研入　犀角屑半两　桑螵蛸半两微炒　赤箭一两　白花蛇二两酒浸去皮骨炙令微黄　白僵蚕一两微炒　白附子半两炮裂　干蝎半两微炒　天南星半两炮裂　附子一两炮裂去皮脐　半夏半两汤浸七遍去滑　羌活二分　乌头半两炮裂去皮脐　羚羊角屑三分　防风半两去芦头　麝香一分研入

右件药。捣罗为末。入研了药令匀。以水煮槐胶和圆。如绿豆大。不计时候。以温酒研下十圆。

麝香圆。治急风。口眼㖞斜。四肢抽掣。

麝香半两细研　龙脑一分细研　牛黄半两细研　雄黄三分细研　犀角屑三分　桂心三分　羌活三分　腻粉一分　白花蛇二两半酒浸去皮骨炙令微黄　白附子半两炮裂　独活三分　晚蚕蛾三分　附子一两炮裂去皮脐　蔓荆子半两　防风三分去芦头　白僵蚕半两微炒　干蝎半两　天麻一两半　芎䓖三分　白蒺藜半两微炒去刺　半夏三分汤浸七遍去滑　朱砂一两细研水飞过　乳香半两　羚羊角屑半两　麻黄三分去根节

右件药。捣罗为末。都研令匀。炼蜜和捣五七百杵。圆如梧桐子大。每服。不计时候。以温酒下十圆。

天雄圆。治急风。筋脉拘急。口面㖞斜。

天雄一两炮裂去皮脐　麻黄一两去根节　天麻一两　桂心一两　天南星一两炮裂　半夏一两汤洗七遍去滑　羌活一两　腻粉半两　干蝎一两微炒　麝香一分细研　朱砂一两细研水飞过　牛黄一分细研　雄黄半两细研　防风一两去芦头

右件药。捣罗为末。入研了药令匀。炼蜜和捣五七百杵。圆如梧桐子大。不计时候。以荆芥酒下十圆。

半夏圆。治急风吐涎。四肢拘急。腰背强硬。

半夏半两　天南星半两　干蝎半两　乌头半两去皮脐

右件药。并生用。捣罗为末。以黑豆面糊和圆。如绿豆大。每服。不计时候。以温生姜酒下十圆。

白荆花圆。治急风。腰背强硬。口眼牵急。

白荆花半两微炒　乌头一分炮裂去皮脐　半夏一分汤洗七遍去滑　腻粉半分　水银半两（分）以枣瓤研令星尽　白花蛇二两酒浸去皮骨炙令微黄　天南星一分炮裂

右件药。捣罗为末。入水银都研令匀。炼蜜和圆。如绿豆大。不计时候。以热酒下五圆。

蛴螬圆。治急风。眼前暗黑。心燥吐涎。四肢不举。

蛴螬半两干者　槐蚛粪半两　蚕砂一两微炒　晚蚕蛾一分微炒　干地龙半两微炒　蝍蟟半两微炒　白花蛇二两酒浸去皮骨炙令微黄　乌头半两去皮脐生用　天麻一两

右件药。捣罗为末。用乌驴脑髓和圆。如梧桐子大。每服。不计时候。以热酒下十圆。其药于腊月预修合之。

赤箭圆。治急风。涎在胸隔。闷乱不已。

赤箭三分　雄雀粪半两　天南星三分炮裂　阿胶三分捣碎炒令黄燥　干蝎三分微炒　腻粉半分　麝香二钱细研　半夏三分汤洗七遍去滑

右件药。捣罗为末。炼蜜和圆如绿豆大。不计时候。以温生姜酒研下七圆。

治急风立效方。

土蜂子二七枚针签燈上微炒　干蝎二七枚全者生用　雄黄半两细研　牛黄一分细研

右件药。都研极细。用粳米饭和圆。如梧桐子大。不计时候。以温酒研下五圆。

和剂局方　牛黄金虎丹。治急中风。身背强直。口噤失音。筋脉拘急。鼻干面黑。遍身壮热。汗出如油。目瞪唇青。心神迷闷。形体如醉。痰涎壅塞。胸膈、喉中如拽锯声。

天雄炮，去皮，脐十二两半　白矾枯过　天竺黄研　天南星汤洗，焙，为末，用牛胆和作饼，焙热；如无牛胆，用法酒蒸七昼夜　腻粉研各二十五两　牛黄研二两半　生龙脑研五两　金箔八百片为衣　雄黄研飞一百五十两

上为末。炼蜜搜和。每一两半作十圆。以金箔为衣。每服一圆。以新汲水化灌之。扶坐使药行化。良久。续以薄荷自然汁。更研化一圆灌之。立愈。肥盛体虚。多涎有风之人。宜常以此药随身备急。忽觉眼前暗黑。心膈闷乱。有涎欲倒。化药不及。急嚼一圆。新汲水下。小儿急惊风。一岁儿服以绿豆大一圆。薄荷自然汁化灌之。更量岁数临时加减。有孕妇人不得服。

圣济总录　天竺黄丸。治中急风。

天竺黄研　牛黄研　雄黄研　龙脑研　犀角镑　麝香研各一分　水银一分　丹砂半两研为末

一半内铫子中入前水银更入一半丹砂热熔搅匀下火刮取　西甘石研　天麻　乌蛇酒浸去皮骨炙　干蝎酒炒　白僵蚕炒　蝉壳微炙　桑螵蛸炙　羚羊角镑　莎草根炒去毛　附子炮裂去皮脐　白附子炮　羌活去芦头　独活去芦头　蔓荆实去白皮　麻黄去根节先煎掠去沫焙各半两　狐肝一具炙干

右二十四味。除研药外为细末。再入研药拌匀。炼蜜和丸。梧桐子大。每以豆淋薄荷酒下二丸至三丸。加至五丸。后以热稀姜粥投之。日夜可三四服。汗出多即减服数。

龙脑丸。治中急风。

龙脑研　白花蛇酒浸去皮骨炙　白附子炮　白僵蚕炒　半夏汤浸生布挼洗七遍为末姜汁作饼暴　天麻　干姜炮裂　干蝎酒炒　麻黄去根节先煎掠去沫焙　腻粉　麝香入龙脑腻粉同研各半两

右一十一味。除研药外为细末。与研药和匀。酒煎槐胶和丸。麻子大。豆淋酒下五丸至十丸。日三夜一。不拘时候。

防风丸。治中急风。

防风去叉　白僵蚕炒　干蝎酒炒　白附子炮　五灵脂研　丹砂研　羌活去芦头　天麻　天浆子去壳入药末研各一分　牛黄研一钱

右一十味。捣研为细末拌匀。糯米煮糊和丸麻子大。薄荷酒下五丸。加至七丸。或口噤。研化灌下。小儿急惊风。荆芥薄荷汤下二丸。至三丸。

牛黄丸。治中急风。

牛黄研半两　硇砂研　丹砂研　水银　硫磺入铫子熔入水银搅匀焰起下火以湿布扑灭　腻粉研　龙脑研　麝香研各一分　金薄三十片研　雄黄研一分以上十味同再研匀细　天麻　麻黄去根节先煎掠去沫焙　芎䓖　独活去芦头　人参　茯苓去黑皮　牛膝酒浸切焙　升麻　白芷　桂去粗皮　芍药　缩砂仁　龙骨　细辛去苗叶　枳壳去瓤麸炒　桔梗剉炒　葛根剉　当归切焙　柴胡去苗　杜仲去粗皮切炒　黄耆剉　木香　犀角镑　远志去心　防风去叉　紫菀　干蝎酒炒　乌蛇酒浸去皮骨炙　肉豆蔻去壳　蝉蜕微炒　厚朴去粗皮生姜汁炙五遍　附子炮裂去皮脐　白僵蚕炒　藁本去苗土　青葙子　羌活去芦头各半两

右四十六味。除研药外。捣罗为细末。与研药拌匀。炊大枣取肉。并同炼蜜和捣三千杵。丸如麻子大。每日空心热酒下二丸。加至三丸。才觉中风。便取热豆淋酒。研化三丸服。良久以热生姜酒粥投之。衣盖汗出即差。患者只服二丸至三丸。不得多。凡合药取腊日。及四时王相日。天德月德。合之日。仍忌慎。勿令妇人孝子小儿鸡犬等见。凡入臼时。先吸王气。即吞阳气三口入臼。若理四时中风伤寒。加一丸。麻黄杏仁汤下。小儿惊风一丸如黍粒大。荆芥薄荷汤下。大人摊缓风。天麻酒下三丸。空心午时夜卧各一服。

乌蛇丸。治中急风。

乌蛇酒浸去皮骨炙半两　天麻　白附子炮　天南星炮　半夏汤洗生布挼洗七遍入生姜一两同捣焙各一两　犀角镑　白僵蚕酒炒　干姜炮　羌活去芦头　晚蚕砂炒各半两　麝香研一分

右一十一味。除研药外。捣罗为细末。与研药拌匀。炼蜜为丸。如绿豆大。每服二丸。加至三丸。若风口噤研化七丸。热酒灌下。再用五丸投之。

七宝丸。治中急风。

丹砂研　玳瑁镑于沙盆内同丹砂研细　安息香拣去砂石各三两　雄黄研　龙脑研　麝香研　琥珀捣碎别研各半两

右七味。以六味合和同研一日。取安息香以无灰酒五合。别入胡桃瓤二两同研。以葛袋子贮碗盛。于饭甑上蒸三升粟米。饭熟为度。更研如稠糊。和前六味。若鞕即更入炼蜜。丸如鸡头大。每服生姜汁合童子小便二合。化下半丸或一丸。此人行五里再服。汗出清利即愈。孕妇不可服。

天南星丸。治中急风。

天南星炮　白附子炮　干蝎酒炒　白花蛇酒浸去皮骨炙　桂去粗皮　附子炮裂去皮脐各半两

右六味。捣罗为末。炼蜜和丸。如梧桐子大。用腻粉半两滚为衣。以粉尽为度。每服热酒下三丸。衣复出汗。避外风。

狐肝丸。治中急风。

腊月狐肝一具　腊月朴鸺鸦一只去觜爪　藿香二两　桑螵蛸　白附子　地骨皮各一两半　麦门冬一两以上五味次入罐子内狐肝鸦上同焙　干蝎炒　乌蛇酒浸去皮骨炙　白花蛇酒浸去皮骨炙　白僵蚕生用　天门冬去心生用　人参　槟榔生用　天南星炮各一两半　麝香研半两　五灵脂　天麻生用　羌活去芦头各一两以上并麝香同捣罗细　腻粉一分

右二十味。将前七味。先下狐肝鸦。次下五味药入罐子内。团瓦一片盖口上。仍留一眼。如钱窍大出烟。黄泥封定。慢火先烧令干。渐加火烧青烟出。即泥合窍子住火。以灰培。候冷取出研细。同余药一十三味。再同研令匀。重罗炼蜜为丸。如绿豆大。每服温酒下三丸。至五丸。微嚼不得多服。每空心并二服。如人行五里再一服。午时夜深各一服。汗出即差。

龙脑牛黄丸。治急风涎潮稍退。风留四肢。变为摊缓。手足不遂。口眼㖞斜。

龙脑别研　牛黄别研　槐胶通明者　阿胶炒令燥　腻粉　水银以枣肉同研无星用　干蝎去足真酥酒炒　白花蛇酒浸去皮骨炙　麝香别研各一分　阿魏半分面裹烧令面熟去面不用　铅白霜别研半两

右一十一味。先将槐胶阿胶蝎白花蛇。捣罗为细末。再入诸药研匀。炼蜜和丸。如皂子大。新病者每服一丸细嚼。生姜汤下。更以酒少许冲下。常于密室内避风。服药后。觉病处汗出。气息上膈涎痰出。或暴利一两行。腹内鸣转。三服后。即觉减退。后三日再一服。

追风散。治一切急风。角弓反张。四肢抽掣。牙关紧急。骨节疼痛。及破伤风。

乌头去皮脐　附子去皮脐　天南星去脐　白附子　白花蛇酒浸去皮骨焙　丹砂研各一两　蝎梢　麝香研各三分　腻粉研一分

右九味并生用。捣罗六味为细散。入研药合研匀。瓷合收。每服半钱至一钱。豆淋酒或煎葱白酒调下。口噤者、用少药揩牙即开。

分涎散。治急风口噤。手足搐搦。涎潮作声不得出。

霍香叶　蝎梢　白附子炮各一分　天南星炮半两　丹砂研　腻粉研　粉霜研各一两

右七味。先将四味捣罗为末。次入丹砂腻粉粉霜同研匀。每服一钱匕至二钱。薄荷茶调下。未吐利再服。

矾蝴蝶散。治中急风、牙关紧。不能转舌语涩。

矾蝴蝶　密陀僧各三钱

右二味。同研匀。每服半钱匕。温水调灌之。若牙紧不能下药。即鼻中灌之。

天麻丸。治中急风。

天麻　白附子炮　天南星炮各半两　半夏一分汤浸生布挼洗七遍入姜一分同捣焙　干蝎酒炒一分

右五味。捣罗为末。用豮猪胆一枚。搜和为丸。如小豆大。每服空心薄荷酒下五丸至七丸。小儿如大麻粒大。薄荷汤下一丸至两丸。

如圣散。治急风。

狐心肝三副　乌鸦二只去觜爪翅并腊月者已上二味用大新藏瓶一枚斡开口子内之瓦盖合留一眼子外以纸筋泥固济泥干以火烧令赤候烟细无香气去火盖定眼子候冷取出以绢帛裹地坑内碗复出火毒一复时取出研细　丹砂研　龙脑研　麝香研各二钱　牛黄研半钱　犀角镑　琥珀各一字　真珠麻子大者五颗小者十颗细研　金薄　银薄各十片

右一十一味。捣研极细。同前药研匀。每服一钱匕。薄荷自然汁。入酒少许调下。空心日午临卧各一服。

银星丸。治急风涎盛。口眼㖞斜。言语謇涩。

天南星为末牛乳拌炒干细研四两　白附子为末生姜自然汁拌炒干细研二两　灶突中煤细研　蝎梢炒　麝香研　水银各一两　铅一两与水银结砂子研　牛黄研半两

右八味。合研令匀。炼蜜和丸。如绿豆大。每服十丸。至十五丸。煎甘草黑豆汤下。小儿慢风。痰涎不利。服三五丸。欲利者。以龙脑腻粉薄荷汁调下。

蜥蜴散。治中急风。

干蝎炒　白附子炮　附子炮裂去皮脐　天南星汤浸令软剉作小块子以生姜自然汁炒各半两

右四味。捣罗为散。每服一钱匕。生姜汁调下。

天麻散。治中急风。

天麻　天竺黄　天南星　干蝎并生用等分

右四味捣罗为散。每服半钱匕。温酒调下。小儿半字。

治急风吐痰方。

荠苨　防风各二两剉　生姜汁二合

右三味。将前二味。以水五盏。煎取三盏。每一盏入生姜汁半合。空心服之。良久即吐痰并恶物等。

治急风吐痰方。

桂去粗皮为末　发灰研各一两

右二味。和匀为散。以好酒一升调灌之取吐。凡中风人口噤。或不咽药。即用黑豆三二升。以青布裹。于醋汤铛内蘸及热。熨前后心并胸膈。令风气散。即得药下。或炒盐醋灰亦得。

归命丸。治急风中人。身背强直。面黑鼻干。口噤不语。

蛇黄紫色者火煅令通赤取出以纸衬地上出火毒一宿杵罗为末研如面四两　铁粉一两　豮猪粪用瓶子固济烧才烟尽为度候冷研细二两　丹砂研半两　麝香研一钱

右五味。同研极细。糯米粥和丸。如鸡头大。一切风。用薄荷酒磨下一丸。小儿半丸。痟热冷水磨一丸。分作四服。合时忌妇人鸡犬见。如有大人小儿中风口噤反张涎满者。灌下一服立省。小儿被惊及发热。并以薄荷汤磨下少许。此药又名神穴丸。合子排漆盘中。日内晒之。及干翻看。每丸下有一小穴通丸内。其药中空也。旧法须端午及甲午日合。急即不须。

丹砂丸。治中急风。昏乱不识人。

丹砂研　牛黄研　阿魏研　龙脑研　水银　天麻　防风去叉　芎䓖　细辛去苗叶　羌活去芦头各一分　麝香研二分　乌鸡血一两　乌蛇酒浸去皮骨炙二两

右一十三味。各别为末。先以酒二升煎蛇末令浓。和前药。又以盐米醋白矾末合研匀。候色光白。入铫内煮令热。下丹砂同煎。结成砂子。研和前药。丸如梧桐子大。每服十九。热酒下。汗出即差。

透关丸。治中急风。荣卫痹滞。头目昏运。额角偏痛。手足无力。举动战掉。言语謇涩。心神不宁。

乳香研一两　麝香研半两　天麻半两　没药一两研　地榆一两　玄参一两　乌头生去皮脐一两　甜瓜子一两　麻黄去根节二两

右九味。同为末。以酒一升。慢火熬为膏。更量入炼熟蜜。同和为丸。如梧桐子大。每服三十丸。温荆芥汤下。不计时候。

治急风不语。兼注气攻刺背痛方。

白附子炮　白僵蚕炒　天麻　干蝎酥炙各一两　白花蛇肉半两酥炙　胡粉一钱

右六味。捣研为末。炼蜜和丸。如梧桐子大。每服二丸。冷酒下。再用热酒投。汗出即差。

紫金丸。治急风筋脉紧急。身背强直。面黑鼻干。口噤不语。甚者壮热汗出。直视唇青。涎盛咽塞。

乌头生去皮尖四两　地龙去土炒　木鳖子去壳各二两　白胶香研一两　乳香研　没药研　丹砂研各半两　五灵脂　附子炮裂去皮脐　白花蛇酒浸去皮骨炙　天麻　当归切焙各一两　龙脑　麝香研各一钱

右一十四味。捣研为末。用辰月日时。于辰方上。取东流水和。杵三千下。丸如弹子大。每服半丸。生姜自然汁和酒磨下。一切风随证。或乳香龙脑麝香薄荷茶酒。临时作汤使。

大黄丸。治急风手足拳挛。不得屈伸。大小便涩。百节痛不能行。

大黄煨　干姜炮　白僵蚕炒　天麻　白附子炮　天南星炮　附子炮裂去皮脐　半夏汤洗去滑各一两　牛黄研半两　腻粉一分　麝香研半分

右一十一味。捣研为末。炼蜜和丸。如鸡头大。每服一丸。冷酒化下。

许叔微普济本事方　治急中风。口闭涎上。欲垂死者。一服即差。

江子二两去皮　白矾一块如大拇指大末之

右二味。于新瓦上煅令江子焦赤为度。为末。炼蜜丸如鸡头大。每服一员。用绵裹放患人口中近喉处良。以吐涎为愈。

杨仁斋直指方　急风方。

朱砂一字　轻粉一点　巴豆去油如霜此儿　全蝎一枚　蝉壳两枚去土

右末之研和。大人尽剂。用薄荷泡汤调下。小儿分半。用乳汁调下。或吐痰。或泄毒物皆数。

卫生家宝　六神汤。治老人急中风虚。涎潮口噤。昏沉不醒。

天雄一个炮去皮脐　大附子一个用匕钱的块去皮脐　天南星半两炮切片姜汁浸半日　半夏半两炮切片姜汁浸半日　人参半两　白术半两

右为㕮散。每服三大钱。水二大盏。生姜二十大片。同煎至八分。去滓温服。不计时候。

魏氏家藏方　木香附子汤。治急中风。不语。口眼㖞斜。半身不遂。肢体瘫痪。

附子一枚七钱重者炮去皮脐　南木香一两不见火

右切片。量病势。重则分作二服。轻则分作四服。每服水一盏半。用生姜二十片。煎至半盏。去滓。空心食前热服。间服小续命汤一服。如急中。附子不炮。

本草 千金方。治口僻眼急风。枳茹刮取上青为末。欲至瓤上者得茹五升。微火灼。去湿气。以酒三升。渍。微火暖令得药味。遂性饮之。

罗谦甫卫生宝鉴　分涎散。治中风涎潮。作声不得。口噤。手足抽搐。

藿香　干蝎　白附子　南星泡四味各一两同为末　丹砂　腻粉　粉霜各一两

右七味同为末。研匀。每服一钱。加至二钱。薄荷汤或茶清汤调下。未吐利再服。

偏风

论

巢元方病源　偏风者。风邪偏客于身一边也。人体有偏虚者。风邪乘虚而伤之。故为偏风也。其状。其不知痛痒。或缓纵。或痹痛是也。其汤熨针石。别有正方。补养宣导。今附于后。养生方导引法云。一手长舒。令掌仰。一手捉颏。挽之向外。一时极势二七。左右亦然。手不动。两向侧极势。急挽之二七。去颈骨急强。头风脑眩。喉痹。膊内冷注。偏风。又云。一足蹋地。一手向后长舒努之。一手捉涌泉急挽。足努、手挽。一时极势。左右易俱二七。治上下偏风。阴气不和。

圣济总录　论曰。人身所养者。惟血与气。血气均等。则无过不及之害。稍至衰微。则所运不周。遂致体有偏虚。复因风客身一边者。谓之偏风。其状半体不知痛痒。或痛痹不仁。或纵缓。或痹痛是也。

类用方药

陈自明管见良方　偏见筋脉拘急挛痛者。可与驱风圆、乳香趁痛散、乳香圆、七宝丹。

方

孙思邈千金要方　防风汤。治偏风。甄权处疗安平公方。

防风　芎䓖　白芷　牛膝　狗脊　萆薢　白术各一两　羌活　葛根　附子外台作人参　杏仁各二两　麻黄四两　生姜五两　石膏　薏苡仁　桂心各三两

右十六味㕮咀。以水一斗二升煮取三升。分三服。服一剂觉好。更进一剂即一度针。九剂九针即差。灸亦得。针风池一穴。肩髃一穴。曲池一穴。支沟一穴。五枢一穴。阳陵泉一穴。巨虚下廉一穴。凡针七穴即差。

甘草汤。治偏风积年不差。手脚枯细。面口㖞僻。精神不定。言语倒错。

甘草　桂心　芎䓖　麻黄　当归　芍药各一两　附子二枚　独活　防已各三两　生姜　石膏　茯神各四两　白术　黄芩　细辛各一两　秦艽　防风各一两半　侧子二枚　菊花一升　淡竹沥四升　人参二两

右二十一味㕮咀。以水一斗。先煮麻黄去沫。取七升内竹沥及药。煮取三升。分四服。服三服讫。间一杯粥。后更服。待药势自汗。慎生冷醋蒜面乳酪鱼等。

王焘外台秘要方　麻子汤。广济疗偏风。

大麻子一升净择水渍一宿　麻黄去节　防风　生姜　橘皮　荆芥　芎䓖各三两　桂心二两　石膏五两碎绵裹　竹叶洗　葱白各一握　豉心一合　蜀椒三十枚汗去目　独活四两

右十五味切。以水二斗煮麻子令牙出。去滓。取一斗先煮麻黄三沸。去沫。内诸药。煎取三升。去滓。空腹顿服之令尽。覆取汗。以粉粉身。勿冲风。此药补必不虚人。亦不利有患风疢及大风者。不过三四剂。忌生葱生菜热面荞麦猪鱼笋一切陈臭物。

枳实丸。广济疗偏风不随。服补麻子汤后次服此方。

枳实炙　防风　羌活　人参　羚羊角各六分屑　甘菊花　干葛　薏苡仁　桂心各四分　茯苓　升麻　黄连　干地黄各八分

右十三味捣下筛。蜜和为丸。以酒空腹服如梧子二十丸加至三十丸。日再。忌生葱酢物猪肉冷水芜荑生菜热面荞麦鸡鱼蒜笋陈臭物。并出第一卷中

备急徐玉疗偏风半身不遂兼失音不语方。

取杏仁生吞。不去皮尖。一别从一七渐加至七七。周而复始。食后即以竹沥下之。任意多少。日料一升取尽。文仲出第二卷中。

延年疗偏风半身不遂。冷痹疰等方。

桃仁一千七百枚。去两仁尖皮。以好酒一斗三升。并大升斗。浸经二十一日。出桃仁。暴干。捣令极细堪作丸即止。日别再服。服别三十丸。还将浸桃仁酒服之。禁食猪肉、苍耳。余并不忌。

又。**小续命汤**。治偏风半身不遂。口眼㖞。不能言语。拘急不得转侧。

麻黄去节　防己　附子炮去皮　芎䓖　桂心　黄芩　芍药　人参　甘草炙各一两　杏仁四十枚去皮尖两仁　生姜四两切　防风一两半

右十二味切。以水八升煮取二升六合。分为三服。隔五日更服。频进十剂。病不愈乃至二十剂。忌海藻菘菜生葱猪肉冷水。并出第十二卷中

又急疗偏风。膈上风热。经心藏。恍惚神情。天阴心中惛惛如醉不醉。

淡竹沥三升若热多用竹沥冷多用荆沥　羚羊角二分屑　石膏十分碎绵裹　茯神六分切

右四味。以水一斗合竹沥煮取一升五合。去滓。食后。欲消分为三服。常能服之。永不畏风。发忌酢物。经心录文仲同

又方。

生附子一两　无灰酒一分（升）

右二味㕮咀。附子内酒中。经一七日。隔日饮之。一小合。有病出无所怪。特忌生冷猪肉醋滑。并出第一卷中

太平圣惠方　独活散。治偏风手足不遂。肌肉顽痹。

独活二两　赤伏苓一两　汉防己一两　芎䓖一两　赤芍药一两　麻黄一两半去根节　牛膝一两去苗　当归一两剉微炒　附子二两炮裂去皮脐　甘草半两炙微赤剉　萆薢一两剉　桂心二两　茵芋一两　防风一两去芦头　羚羊角屑一两

右件药。捣粗罗为散。每服四钱。以水一中盏。入生姜半分。煎至六分。去滓。不计时候。温服。忌生冷油腻。猪鱼鸡狗肉。

天麻散。治偏风不遂。心神虚烦。头目昏重。肢节不仁。

天麻一两　麻黄一两去根节　防风一两去芦头　芎䓖一两　枳壳一两麸炒微黄去瓤　荆芥一两　桂心一两　附子一两炮裂去皮脐　独活一两　白术一两　当归一两剉微炒　石膏二两

右件药。捣粗罗为散。每服四钱。以水一中盏。入生姜半分。煎至六分。去滓。不计时候。温服。

侧子散。治偏风不遂。肢节烦疼。心胸满闷。缓纵不仁。

侧子一两炮裂去皮脐　独活三分　桂心三分　汉防已三分　附子三分炮裂去皮脐　芎䓖三分　人参三分去芦头　麻黄三分去根节　当归三分剉微炒　秦艽三分去苗　茯神三分　防风三分去芦头　白术三分　细辛三分　甘菊花三分　甘草半两炙微赤剉　枳壳三分麸炒微黄去瓤

右件药。捣粗罗为散。每服三钱。以水一中盏。入生姜半分。煎至五分。去滓。入竹沥半合。搅令匀。更煎一两沸。不计时候。温服。忌生冷油腻鸡猪肉。

防风散。治偏风手足不遂。肌体不仁。筋脉拘急。时有疼痛。

防风三分去芦头　白术三分　芎䓖三分　白芷三分　牛膝三分去苗　狗脊三分　萆薢三分剉　薏苡仁三分　杏仁三分汤浸去皮尖双仁麸炒微黄　侧子一两炮裂去皮脐　当归三分剉微炒　羌活三分　麻黄三分去根节　石膏二分　桂心三分

右件药。捣粗罗为散。每服四钱。以水一中盏。入生姜半分。煎至六分。去滓。不计时候。温服。忌生冷油腻猪鸡犬肉。

羚羊角散。治偏风。肌体虚弱。手足不遂。筋脉拘急。心胸烦闷。

羚羊角屑三分　独活一两　酸枣仁三分微炒　薏苡仁一两　防风三分去芦头　赤茯苓一两　荆芥三分　芎䓖三分　黄耆三分剉　五加皮三分　熟干地黄三分

右件药。捣细罗为敞。每服五（二）钱。以荆沥半合。酒一小盏。和缓。不计时候调服。

五加皮散。沿偏风不遂。肌体烦疼。肢节无力。

五加皮一两　防风一两去芦头　白术一两　附子一两炮裂去皮脐　萆薢一两剉　芎䓖一两　桂心一两　赤芍药一两　枳壳一两麸炒微黄去瓤　荆芥一两　羚羊角屑一两　丹参一两　麻黄二两去根节　羌活二两　甘草半两炙微赤剉

右件药。捣粗罗为散。每服四钱。以水一中盏。入生姜半分。煎至六分。去滓。不计时候。温服。

茵芋散。治偏风。积年不差。脚手枯细。口面㖞斜。精神不守。言语倒错。

茵芋三分　桂心三分　汉防已三分　附子三分炮裂去皮脐　侧子三分炮制去皮脐　芎䓖三分　人参一分去芦头　麻黄三分去根节　当归三分剉微炒　赤芍药三分　秦艽一两去苗　茯神三分　五加皮三分　防风半两去芦头　白术半两　黄耆半两剉　细辛半两　甘菊花半两　甘草半两炙微赤剉

右件药。捣粗罗为散。每服四钱。以水一中盏。入生姜半分。煎至五分。去滓。下竹沥一合。更煎一两沸。不计时候。温服。忌生冷油腻毒鱼滑物。

麻黄散。治偏风。手足不遂。失音不语。口眼㖞斜。

麻黄一两去根节　防风一两去芦头　附子一两炮裂去皮脐　芎䓖一两　桂心一两　犀角屑三分　前胡三分去芦头　赤芍药三分　人参三分去芦头　甘草半两炙微赤剉　杏仁三分汤浸去皮尖双仁麸炒微黄

右件药。捣粗罗为散。每服四钱。以水一中盏。煎至六分。去滓。不计时候。温服。

防风散。治偏风顽痹。心神冒闷。身体疼痛。

防风三分去芦头　当归一两剉微炒　羌活半两　川椒半两去目及闭口者微炒去汗　天雄半两炮裂去皮脐　附子半两炮裂去皮脐　赤箭半两　白术三分　干姜半两炮裂剉　细辛半两　川乌头半两炮裂去

皮脐　前胡一两去芦头　白芷半两　莽草三分　麻黄一两去根节　山茱萸半两　丹参三分　人参三分去芦头

右件药。捣细罗为散。每服不计时候。以温酒调下一钱。

枳壳圆。治偏风不遂。心神烦闷。言语謇涩。

枳壳一两麸炒微黄去瓤　丹参半两　赤茯苓一两　川升麻一两　黄耆一两剉　防风三分去芦头　羌活一两　人参一两去芦头　羚羊角屑二分　薏苡仁二两　桂心一两　生干地黄二两

右件药。捣罗为末。炼蜜和捣三二百杵。圆如梧桐子大。每服不计时候。薄荷汤下二十圆。忌生冷油腻猪鸡肉。

萆薢圆。治偏风手足不遂。筋脉缓弱。肢节疼痛。

萆薢一两剉　白蒺藜一两微炒去刺　赤伏苓一两　附子一两炮裂去皮脐　麻黄一两去根节　防风一两去芦头　羌活一两　人参一两去芦头　羚羊角屑一两　柏子仁一两　薏苡仁一两　桂心一两　生干地黄一两　当归一两剉微炒

右件药。捣罗为末。炼蜜和捣三二百杵。圆如梧桐子大。每服食前。以温酒下三十圆。

海桐皮圆。治偏风。手足不遂。筋骨疼痛。

海桐皮一两　柏子仁三分　羌活三分　石斛一两去根剉　防风三分去芦头　当归三分剉微炒　桂心一两　侧子一两炮裂去皮脐　仙灵脾一两　芎劳一两　麻黄一两去根节　牛膝一两去苗　莽草一两微炙　枳壳一两麸炒微黄去瓤

右件药。捣罗为末。炼蜜和捣三二百杵。圆如梧桐子大。每服。食前以温酒下三十圆。

仙灵脾浸酒。治偏风。手足不遂。皮肤不仁。

仙灵脾一斤好者

右细剉。以生绢袋盛。于不津器中。用无灰酒二斗浸之。以厚纸重重密封。不得通气。春夏三日。秋冬五日。后旋开取。每日随性暖饮之。常令醺醺。不得大醉。若酒尽。再合服之。无不效验。合时切忌鸡犬见。

圣济总录　竹沥汤。治偏风手足一边不遂。心神恍惚。不知人。舌强不能言。才觉中风先服之。

竹沥二盏　生葛汁一盏　生姜汁三合

右三味。相和。煎至五七沸。滤去滓。每宜微热服三合。日可三服。夜一服。若觉四体稍快。宜服后方麻黄汤。

麻黄汤。治偏风半身不遂。

麻黄去节煎掠去沫焙一两半　防风去叉一两半　芎劳一两　防己一两　黄芩去黑心一两　芍药一两　人参一两　附子炮裂去皮脐一两　杏仁去皮尖双仁炒四十九枚　羚羊角镑一两　桂去粗皮一两　石膏研一两半　甘草炙剉一两

右一十三味。剉如麻豆。每用十钱匕。以水三盏。煮取一盏半。入竹沥一合。生姜汁半合。再煮取一盏半。去滓分三服。空心日中夜卧各一服。热服取汗。慎外风。渐觉病势少损。仍服后防风汤。

防风汤。治偏风不遂。

防风去叉一两　芎劳一两半　麻黄去节煎掠去沫焙干一两半　独活去芦头一两半　升麻一两　羚

羊角镑一两

右七味。粗捣筛。每用十钱匕。水三盏。煮取二盏。入竹沥一合。更煎三沸。去滓分三服。日二夜一。微热服之。若手足冷。加生姜三两。若未即除。更服后人参汤方。

人参汤。治偏风半身不遂。手足常冷。

人参一两　麻黄去节煎掠去沫焙一两半　甘草炙剉一两　白术一两　防风去叉一两半　羚羊角镑二两　独活去芦头一两　芎䓖一两　升麻一两　石膏二两　防己一两　芍药一两半　桂去粗皮一两　黄芩去黑心一两　附子炮裂去皮脐三分

右一十五味。剉如麻豆。每用十钱匕。以水三盏。入生姜十片。煮取一盏半。入竹沥一合。更煎三沸。去滓分三服。日二夜一。微热服之。若有冷气。加陈橘皮汤浸去白焙。牛膝去苗。五加皮细剉。各一两。若风退后。服独活汤。

独活汤。治偏风半身不遂。肌肉偏枯。

独活去芦头二两　芍药二两　远志去心一两半　薏苡仁炒半升　甘草炙剉二两　麻黄去节煎掠去焙一两　丹参二两　陈橘皮汤浸去白焙一两半　熟干地黄焙三两　桂去粗皮一两　甘菊花半升未开者良微炒　人参　防风去叉　茯神去木　山茱萸　天门冬去心焙　厚朴去粗皮生姜汁炙剉　牛膝去苗酒浸切焙　五加皮剉　羚羊角镑　麦门冬去心焙　山芋　白术　秦艽去苗土　黄耆剉　芎䓖各二两　附子炮裂去皮脐一两半　石膏三两　升麻二两　防己二两　地骨皮二两　石斛去根二两

右三十二味。剉如麻豆。每用十钱匕。以水三盏。入生姜十片。煎取一盏半。去滓分温二服。空心临卧各一。取汗。微有汗慎外风。若心中热者。每日平旦临卧服此汤。午时服后方荆沥汤。

荆沥汤。治偏风不遂。心中烦闷。言语謇涩。

荆沥五合　竹沥五合　生姜汁三合

右三味。相和再暖。每服三合。以酒调下。

防己汤。治偏风半身不遂。口眼㖞斜。不能言语。筋脉拘急。不得转侧。

防己　麻黄去根节煎掠去沫焙　附子炮裂去皮脐　芎䓖　桂去粗皮　黄芩去黑心　芍药　人参　甘草炙剉　防风去叉各一两　杏仁去皮尖双仁炒四十枚

右一十一味。剉如麻豆。每用十钱匕。以水三盏。入生姜十片。煮取二盏去滓。分温三服。日二夜一。

羚羊角汤。治偏风手足不遂。四肢瘰痹。

羚羊角镑一两　独活去芦头二两　乌头炮裂去皮脐三分　防风去叉一分

右四味。剉如麻豆。每服五钱匕。以水二盏。煎取一盏。去滓分温二服。空腹夜卧各一。

生地黄汤。治偏风手足一边不收。口目㖞戾。言语謇涩。此汤不虚人。老小并可服之。

生地黄汁　竹沥　荆沥各一升五合

右三味。别将羌活防风各一两。去芦头并叉剉。附子一枚重半两者。去皮脐生用。作八九片。入前三汁中。慢火煎取一升半去滓。每服用醇酒三合。调化药汁二合。暖服之。日二夜一。无问冬夏。并得服之。

羌活汤。治偏风一边手足亸曳。行履不得。肌肉瘰痹。百日内能起。

羌活去芦头一两半　桂去粗皮一两　葛根一两　附子一枚及半两者炮裂去皮脐

右四味。剉如麻豆。每用五钱匕。以水一盏半。煮取一盏。去滓分温二服。空心临卧各一。

枳壳丸。治偏风手足一边不遂。筋骨烦痛。

枳壳去瓤麸炒一两半　防风去叉一两　人参一两半　羌活去芦头一两半　羚羊角镑一两半　升麻二两　甘菊花未开者良微炒一两　葛根剉一两　薏苡仁炒一两　桂去粗皮一两　黄连去须二两　熟干地黄切焙二两

右一十二味。捣罗为末。炼蜜和丸。如梧桐子大。每服二十丸。渐加至三十丸。空心温酒下。日再。

铁弹丸。治偏风卒中风。

五灵脂　乌头去皮脐并尖并生用各取净末

右二味。等分。合研令匀。滴新水和入臼中。杵一千下。丸如弹子大。生绢袋子内盛之。悬透风处。每丸分四服。烂嚼温酒下。吃十服后。一丸分二服。更十日后。却一丸分四服。一月内必差。如不吃酒。薄荷茶下亦得。然不如酒服。

羌活酒。治偏风才得。冒闷不知人。手足亸曳。便速服此。神效。

羌活去芦头半两　独活去芦头半两　芎劳半两　大麻子仁炒研一合　黑豆去尘土一合不捣

右五味。内四味。粗捣筛。以黍米酒四升浸。夏月三日。秋冬七日。日满更煎十余沸。炒黑豆令烟起。乘热倾于酒中。窨经少时净。绞去滓。每服二合至三合。日二夜一。

女贞叶蒸法。治偏风手足一边拘挛。经年不差。半身不遂。

女贞叶一石　楸叶一石

右二味。可东西掘地方五尺。深二尺为坑。坑内先烧黄蒿苍耳。令坑中赤热。方出灰。洒薄醋后。入二件叶欲满令匀。即将病人就偏风不随及疼痛处。卧于叶上。以衣厚盖。令汗出为度。经三两遍即差。

茯苓浸酒。治偏风手足一边挛缩不遂。百医未效已经数岁。

赤茯苓去黑皮五两　甘菊花未开者良微炒二两　山茱萸一两　熟干地黄切焙三两　栝楼根二两　防风去叉二两　菟丝子酒浸别捣三两　天雄炮裂去皮脐一两　肉苁蓉酒浸切焙半两　牡丹去心二两　人参一两　白术一分　牡蛎熬半两　黄耆二两　紫菀去土三分　菖蒲米泔浸刮去皮节二两　石斛去根剉一两一分　柏子仁生用半升　杜仲去粗皮剉炒三分　蛇床子炒三分　远志去心二两　附子炮裂去皮脐一两　干姜炮二两　芍药三分　牛膝去苗酒浸切焙三分　萆薢炒三分　狗脊去毛一分　苍耳炒一两　虎骨酒炙半两　恶实炒三分　桔梗去芦头炒一分　羌活去芦头半两　恶实根刮去土皮剉半两　枸杞子炒半斤　原蚕砂炒三两　续断五两

右三十六味。剉如麻豆。每斤药以生绢袋盛。须稍宽即可。用无灰酒二斗。干瓷瓶中浸。封头（蜡纸并白纸十重封系）至二七日药成。方开封。不得面当瓶口。药气冲人。每日平旦日中晚后、各一。每服四合。不得过多。若病深常令有酒容。不得醉吐。如患经数年。不过一料。诸疾稍轻。入口见效。如有丈夫女子骨节酸疼肿痛。行履不得。四肢不收。脊背伛偻。言语謇涩。口面㖞斜。中风不语。手足不遂。头旋眼暗。冷泪下流。清涕常出。四肢跳踯。筋脉牵抽。遍身瘙痒。毒风刺风。赤癜白癜。并宜服之。不论年月久新皆疗。或手足冷痛。并藏府疞痛肠鸣。呕逆痰水。夜常不睡。颜貌渐衰。小便失精。气力微细。累年心痛。丈夫风冷劳。女子血风劳。赤白带下。五种痔疾。依法服之。并皆得差。酒药若尽。即绞滓阴干。捣为末。以炼蜜和丸。如梧桐子大。每空心服三十丸。如患诸风。用酒下冷气。以米饮下诸风。若为散。即酒调下三钱匕服之。

麻子仁酒。治偏风手足不遂。口面㖞斜。

麻子仁二合炒　黑豆二合紧小者炒　鸽粪二合炒　垂柳枝二握剉半寸长

右四味。先以酒七升。煮柳枝及五升。炒鸽粪麻仁黑豆等令黄。乘热便投于柳枝酒内。须臾去滓令净。每服旋取。温服二合至三合。空心临卧各一服。

独活酒。治偏风一边不遂。口眼㖞斜。

独活去芦头三两　大豆一升紧小者炒熟

右二味。粗捣筛。以清酒五升。煎十余沸去滓。每服饮五合至一升。日二夜一。

乌蛇丸。治体有偏虚。风客半体。不自收持。痛麻痹痛。

乌蛇尾酒浸去皮焙干和骨用　天南星炮　天麻　羌活去芦头　独活去芦头　白附子炮　白僵蚕炒　乌头炮裂去皮脐　乳香研各一两　丹砂研半两　龙脑研　麝香研　牛黄研各一分

右一十三味。八味各捣罗为细末。五味各研。先将乌蛇丹砂研末。与蜜同熬成膏。和诸药为丸。梧桐子大。每服七丸至十丸。薄荷酒下、日三。

续命独活汤。治偏风半身不遂。热闷语涩。

独活去芦头　防风去叉　人参　芍药各二两　防己一两半　桂去粗皮二两　羚羊角镑三分

右七味。㕮咀。如麻豆大。每服五钱匕。水一盏半。煎至八分去滓。入竹沥半合。更煎一二沸、温服。

防风饮。治偏风半身不遂。筋脉抽牵。行履不得。

防风去叉　白术　芎䓖　白芷　牛膝切酒浸焙　狗脊去毛　萆薢　葛根剉　人参　羌活去芦头　薏苡仁各一两　杏仁去皮尖双仁炒二两　麻黄去节先煮去上沫焙　石膏　桂去粗皮各三两

右一十五味。粗捣筛。每服五钱匕。以水一盏半。入生姜半分切。煎取八分去滓。空腹温服。

安息香丸。治偏风半体不仁。纵缓不收。或即痹痛。

安息香研一两　乳香研一两　麻黄去根节二两　胡桃仁汤浸去皮研一两半　干浮萍草去土一两半

右五味。先捣麻黄浮萍草为末。与研药拌匀。炼蜜和丸。如弹丸大。每服一丸。温酒化下。以汗出为效。

枳壳丸。治偏风不遂。

枳壳去瓤麸炒　羌活去芦头　防风去叉　人参　羚羊角镑各一两半　白茯苓去黑皮　升麻　熟干地黄焙　黄连去须各二两　甘菊花　干姜炮　薏苡仁炒　桂去粗皮各一两

右一十三味。捣罗为末。炼蜜丸如梧桐子大。每空腹暖酒下三十丸。日二服。

拟金丸。治偏风半身不遂。不知痛痒。

草乌头生去皮脐二两半　骨碎补去毛一两半　狗脊去毛一两　五灵脂一两　马蔺花一两半　地龙去土半两　乳香研一两　枫香脂研一两　萆薢一两半

右九味。将七味捣罗为末。入研者二味和匀。醋煮面糊和丸。如小豆大。每服三丸至五丸。荆芥汤下。空心临卧各一服。

杨倓家藏方　窦侍遇仙酒。治偏风。手足拳挛。半身不遂。

牛膝净洗切　牛蒡根净洗切已上二味各半斤　大麻子一升净洗炒　枸杞子净洗一合　苍术一斤净洗切　牛蒡子净洗炒　蚕砂净洗炒　秦艽净洗切　羌活去芦头净洗切　防风净洗切　桔梗去芦头净洗切已上六味各一两

右件用无灰酒二斗。于瓶器内浸药。密封七日。每服一大盏。温服。常令有酒力。食后。

苏沈良方　木香散。治偏风瘫痪脚气等疾。

羌活一两　麻黄去节水煮少时去沫二两　防风三分　木香　槟榔　附子炮去皮　白术　川乌头炮去皮　草豆蔻和皮用　陈橘皮去瓤　牛膝酒浸一宿　杏仁生去皮尖　当归酒浸一宿　人参　茯苓　甘草炙　川芎　官桂不得见火各半两

右十八味。锉如麻豆。每服一两。水一碗。姜七片。煎至一盏。去滓。得七分。温服。大肠不通。加大黄末。每服一钱。以老少加减。如久不通。加至三五钱不害。心腹胀。加葶苈。并滑石末。每服各一钱。如上膈壅滞。痰嗽气急。加半夏、升麻、天门冬、知母末各二钱。同煎。其药滓两合为一服。用水一碗半。煎至一盏服。此药福唐陈氏者。鬻以自给。郡人极神之。未有得其方者。一日为其亲戚攘得于予。予作官处。即合以施人。如法煎服。以衣覆取汗。不过三五服。辄瘥。所至人来求药者无穷。其验如神。

陈自明管见良方　木香煮散。治偏风。左瘫右痪。脚气等疾。并素有风湿。诸药不效。常服调气进食宽中。

麻黄去节　羌活　防风各三分　木香　槟榔　附子炮　川乌炮　白术　橘红　草豆蔻和皮煨　牛膝去芦酒洗　茯苓　当归酒洗　人参　杏仁去皮尖双仁麸炒　甘草炙　桂心　川芎各半两

右㕮咀。每服一两。水一碗。姜七片。煎至七分碗。去滓温服。大便不通。每服加大黄一钱。量老少加减。心腹胀。加葶苈、滑石末。每服各一钱。候汤成入之。膈上壅滞。咳嗽气急。加半夏、升麻、天门冬去心、知母末各二两同煎。二滓再用水一碗半。再煎。服以衣被盖覆取汗。不过三五服差。其效如神。

卫生家宝　窦舍人换骨酒。昔人早年患偏风证。四肢不举。未服此药时。非人回转。不能自动。服药三日。便能手梳头。七日四肢渐舒。十日行步。半月觉身轻眼明。此药神效。不敢隐藏。

白茯苓　晚蚕砂炒各三两　虎胫骨酒浸炙黄半两　甘草一两　槟榔一两　郁李仁汤浸去皮　附子炮去皮脐各半两　何首乌半（一）两　防风半两　瓜蒌半两　牛蒡子根　牛膝各半两　干菊花半两　杜仲去皮丝　黄芪各半两　白附子　益智仁各一两　石菖蒲半两　天麻一两　山茱萸一两　牡蛎　牡丹皮　枸杞子各半两　蛇床子　肉苁蓉各一两　羌活　鼠粘子各半两　狗脊去毛一两　天雄炮去皮脐尖　干姜炮　苍耳子炒各半两　菟丝子一两　紫菀半两　白术　桔梗　白花蛇酒浸去皮骨炙半两

右坛子内封闭。令蜜浸之。春夏二七日。秋冬三七日。开时人面不得向坛口上。取浸药酒。日进三服。各一盏。温暖服。久患者不过月。日近者只三五服。其药渣阴干为末。炼蜜为丸。亦名换骨丹。每服三四十丸。如梧桐子大。温酒送下。此药神效。益精补虚。活血驻颜。润皮肤。兼治眼目。能退一切风疾。常服乌髭发。身轻骨健。爽精神。净房修养一月妙。

本草　陈藏器本草云。治偏风。筋骨瘫缓。手足不遂及腰脚软。皮肤顽痹。以原蚕屎炒令热。袋盛热熨之。

衍义曰。取新硬石灰一合。以醋炒。调如泥。于患偏风牵口喎邪人口唇上。不患处一边涂之。立便牵正。又斗门方治中风。口面喎斜。向右即于左边涂之。向左即于右边涂之。候才正如旧。即须以水洗下。大妙。

除偏风。姜屑末和酒服之。

孙真人。卒患偏风。口㖞语涩。取白鱼摩耳下。㖞向左摩右。向右摩左。正即止。白鱼即衣鱼

陈藏器。治偏风口㖞。手足瘫缓。补虚益阳。去冷风风痹。龙手藤斟酌多少。双醇酒浸。近火令温。空心服之。取汗。

御药院方。大木香丸。治偏风。半身不遂。语言謇涩。麻痹不仁。风毒注肿。痰潮涎出。精神昏愦。

木香一两一分　天麻　桔梗　防风　天南星姜制　半夏曲　黄芪　白芷　白鲜皮　海桐皮　羌活　川芎　当归　茯苓去皮　麻黄去根节　白僵蚕炒　虎胫骨酥炙，以上一十六味各一两　白花蛇酒浸，取肉　乌蛇酒浸，取肉　犀角镑　羚羊角镑　人参　阿胶炒　蝉壳　没药　桂心以上各六分　干姜炮　白附子炮　全蝎微炒　麝香别研，以上四味各四钱　牛黄别研　脑子别研。各二钱

上为细末。炼蜜和丸。如弹子大。朱砂为衣。每服一丸。生姜汤下。食前服。

风偏枯

论

华佗中藏经　人病中风偏枯。其脉数。而面干黑黧。手足不遂。语言謇涩。治之奈何。在上。则吐之。在中。则泻之。在下。则补之。在外。则发之。在内。则温之、按之、熨之也。吐谓吐出其涎也。泻谓通其塞也。补谓益其不足也。发谓发其汗也。温谓驱其湿也。按谓散其中也。熨谓助其阳也。治之各合其宜。安可一揆。在求其本。脉浮则发之。脉滑则吐之。脉伏而涩则泻之。脉紧则温之。脉迟则熨之。脉闭则按之。要察其可否。故不可一揆而治者也。

巢元方病源　风偏枯者。由血气偏虚。则腠理开。受于风湿。风湿客于半身。在分腠之间。使血气凝涩。不能润养。久不瘥。真气去。邪气独留。则成偏枯。其状半身不遂。肌肉偏枯。小而痛。言不变。智不乱是也。邪初在分腠之间。宜温卧取汗。益其不足。损其有余。乃可复也。诊其胃脉沉大。心脉小牢急。皆为偏枯。男子则发左。女子则发右。若不喑。舌转者可治。三十日起。其年未满二十者。三岁死。又左手尺中神门以后脉足太阳经虚者。则病恶风偏枯。此由愁思所致。忧虑所为。其汤熨针石。别有正方。补养宣导。今附于后。养生方导引法云。正倚壁。不息行气。从头至足止。愈疽、疝、大风、偏枯、诸风痹。又云。仰两足指。五息止。引腰背痹、偏枯。令人耳闻声。常行。眼耳诸根。无有障碍。又云。以背正倚。展两足及指。瞑心。从头上引气。想以达足之十趾及足掌心。可三七引。候掌心似受气止。盖谓上引泥丸。下达涌泉是也。又云。正住倚壁。不息行气。从口趣令气至头始止。治疽、痹、大风偏枯。又云。一足蹋地。足不动。一足向侧相。转身欹势。并手尽急回。左右迭互二七。去脊风冷、偏枯不通润。

张杲医说　经有偏风候。又有半身不遂候。又有风偏枯候。此三者大要同。而古人别为之篇目。盖指风则谓之偏风。指疾则谓之半身不遂。其肌肉偏小者。呼为偏枯。皆由脾胃虚弱所致也。夫脾胃为水谷之海。水谷之精养有所不周。血气偏虚。为邪所中。故半身不遂或至肌肉枯小尔。治法兼治脾胃。鸡峰方

脉

华佗中藏经 中风偏枯。其脉数。

巢元方病源 胃脉沉大。心脉小牢急。皆为偏枯。

方

孙思邈千金要方 **鲁公酿酒**。主风偏枯半死。行劳得风。若鬼所击。四肢不遂。不能行步。不自带衣。挛躄。五缓六急。妇人带下。产乳中风。五劳七伤。

干姜 踯躅 桂心 甘草 芎䓖 续断 细辛 附子 秦艽 天雄 石膏 紫菀各五两 葛根 石龙芮 石斛 通草 石南 柏子仁 防风 巴戟天 山茱萸各四两 牛膝 天门冬各八两 乌头二十枚 蜀椒半升

右二十五味㕮咀。以水五升渍三宿。法曲一斤合渍。秫米二斗合酿。三宿去滓。炊糯米一斗。酝三宿药成。先食服半合。日再。待米极消尽。乃去滓暴干末服。

孙思邈千金翼方 **黄芪酒**。治大风虚冷。淡澼偏枯。脚肿满。

黄芪 独活 山茱萸 桂心 蜀椒去目闭口者汗 白术 牛膝 葛根 防风 芎䓖 细辛 附子去皮 甘草炙各三两 大黄一两 干姜二两半 秦艽 当归 乌头去皮各二两

右一十八味切。以酒三斗渍十日。一服一合。日三。稍加至五合。夜二服。无所忌。大虚加苁蓉二两、萎蕤二两、石斛二两。多忘加菖蒲二两、紫石英二两。心下水加茯苓二两、人参二两、薯蓣三两。服尽。复更以酒三斗渍滓。不尔。可暴干作散。酒服方寸匕。日三。

王焘外台秘要方 **香豉散**。古今录验疗三十年风躃。偏枯不能行。

生地黄三十斤 香豉三升绵裹

右二味。洗地黄。㕮咀。先蒸半日。暴燥。更合豉蒸半日。暴令燥。捣下筛。以酒服三方寸匕。日三。亦可水服。益精爽气。服数月有神效。出第十四卷中

太平圣惠方 **独活散**。治中风偏枯不遂。口眼不正。语涩。四肢拘急。

独活半两 枳壳一两麸炒微黄去瓤 芎䓖一两 防风三分去芦头 当归一两剉微炒 细辛一两 桂心半两 赤箭半两 羚羊角屑半两

右件药。捣粗罗为散。每服四钱。以水一中盏。煎至六分。去滓。入竹沥半合。更煎一两沸。不计时候温服。忌生冷油腻猪鸡肉。

竹沥饮子。治中风。偏枯不遂。言语謇涩。隔上热。心神恍惚。惛惛如醉。

竹沥三合 羚羊角屑半两 石膏二两 茯神一两 麦门冬三分去心 独活三分

右件药。细剉。都以水三大盏。煎至一盏半。去滓。入竹沥。分为四服。不计时候温服之。

桂心散。治中风偏枯。手足不遂。筋脉拘急疼痛。腹胁不利。

桂心一两 续断半两 虎掌半两汤洗七遍剉生姜汁拌炒令黄 枳壳一两麸炒微黄去瓤 牛膝一两去苗 海桐皮三分 萆薢三分剉 犀角屑三分 木香三分 槟榔一两 当归三分 羌活三分

右件药。捣筛为散。每服四钱。以水一大盏。入生姜半分。煎至五分。去滓。不计时候温服。

乌蛇散。治中风偏枯。手足不遂。筋骨疼痛。

乌蛇二两酒浸去皮骨炙令微黄　赤箭一两　羌活一两　防风一两去芦头　桂心一两　海桐皮一两　藁本一两　萆薢一两剉　独活一两　当归一两　阿胶一两捣碎炒令黄燥　麻黄一两去根节　天雄一两炮裂去皮脐　枳壳一两麸炒微黄去瓤　干姜一两炮裂剉　牛蒡根一两干者刮去皮

右件药。捣细罗为散。每服。不计时候。以温酒调下二钱。忌生冷油腻鸡猪犬肉。

麻黄散。治中风。偏枯不遂。轻利四肢。宣祛风毒。

麻黄四（半）两去根节　羌活半两　芎䓖半两　荆芥半两　附子半两炮裂去皮脐　独活半两　防风半两去芦头　天麻半两　甘草半两炙微赤剉　赤芍药半两　桂心半两　槟榔半两

右件药。捣细罗为散。每服。不计时候。以温酒调下一（二）钱。

天雄散。治中风跛蹇。偏枯不遂。肢节疼痛。昼夜呻吟。

天雄一两炮裂去皮脐　白蔹一两　桂心一两　附子一两炮裂去皮脐　吴茱萸半两汤浸七遍焙干微炒　干姜半两炮裂剉　薯芋一两　干漆一两捣碎炒令烟出　狗脊一两　防风一两去芦头　当归一两　枳壳半两麸炒微黄去瓤

右件药。捣细罗为散。每服不计时候。以温酒调下二钱。忌生冷油腻。

山茱萸散。治中风偏枯不遂。筋脉拘急。肢节疼痛。

山茱萸一两半　天雄一两半炮裂去皮脐　麻黄一两去根节　川椒一两去目及闭口者微炒去汗　萆薢一两剉　桂心一两　川乌头一两炮裂去皮脐　防风一两去芦头　甘草一两炙微赤剉　牛膝一两去苗　狗脊一两　莽草一两微炙　石南一两　踯躅花一两酒拌炒令干

右件药。捣细罗为散。每服不计时候。以温酒调下一钱。

川乌头圆。治中风。偏枯不遂。手足挛急疼痛。

川乌头一两炮裂去皮脐　天南星半两炮裂　白僵蚕三分微炒　桂心半两　赤箭一两　安息香一两　麝香三钱细研　牛黄半两细研

右件药。捣罗为末。研入后二味令匀。炼蜜和捣三二百杵。圆如梧桐子大。每于食前。麻黄酒下五圆。兼取麻黄末三两。以酒二升。慢火煎如膏。放冷。圆如弹子大。每服。以冷酒或冷水。研下一圆。须臾偏枯处有汗。通手足舒展。

牛黄圆。治中风偏枯不遂。常在床枕。转动艰难。

牛黄一分细研　麝香一分细研　朱砂一两细研水飞过　踯躅花一分半酒拌炒干　乌蛇三两酒浸去皮骨炙令微黄　羌活一两半　人参一两半去芦头　白僵蚕一两半微炒　独活一两半　天南星一两炮裂　天雄一两炮裂去皮脐　牛膝一两去苗　赤茯苓一两　威灵仙一两　乌犀角屑一两　防风一两半去芦头　羚羊角屑一两　芎䓖一两半　当归一两半炒微剉　萆薢一两　天麻一两半

右件药。捣罗为末。入前研了药令匀。炼蜜和捣三五百杵。圆如梧桐子大。每服食前。以温酒下十五圆。

龙脑圆。治中风。偏枯不遂。肢节疼痛。行步艰难。

龙脑一分细研　雄黄一分细研　麝香一分细研　朱砂半两细研水飞过　牛黄一分细研　乳香半两细研　川乌头一两去皮脐生用　干蝎半两微炒　白僵蚕半两微炒　天麻一两　天南星一分炮裂　羌活一两　踯躅花一分酒拌炒干　白附子三分炮裂　附子一两去皮脐生用　白花蛇一两酒浸去皮骨炙令微黄　麻黄五两去根节捣碎以酒五升煎取一升去滓熬成膏　安息香半两

右件药。捣罗为末。研入前六味令匀。用麻黄膏。和捣三五百杵。圆如梧桐子大。每服食前。以温酒下十圆。忌生冷羊血油腻毒滑鱼肉。

三灵丹。治中风。偏枯不遂。口不收涎。

朱砂三两细研如粉　雌黄一两半细研如粉　硫磺半两细研如粉

右件药。先将雌黄硫磺。于铛中消成汁。后下朱砂末。搅令匀。候冷。却下桑柴灰汁。煮三日三夜。旋旋添暖灰汁。候日足即住。刮入鼎子中。以文火逼干。出阴气。尽入固济了合子中。以二十斤火煅。候火炼至三五斤。其药已在合底。作一片。候冷。凿取。以甘草饮余甘子瓷器中。入水煮一日。出火毒了。更研令细。入枣肉和研为圆。如绿豆大。每日空心。以冷椒汤下三圆。渐加至五圆。服之半月。便差。忌羊血。

独活浸酒。治中风。偏枯不遂。骨节冷痛。

独活一两　桂心一两　防风一两去芦头　附子一两炮裂去皮脐　大麻仁二合　牛膝一两　川椒二两去目及闭口者微炒去汗　天蓼木二两剉

右件药。都细剉。以生绢袋盛。以酒一斗。密封头。浸三日。后开。每日食前及临卧时。暖酒一中盏饮之。以药力尽为度。患者不过三两剂必效。

天蓼木浸酒。治中风。偏枯不遂。失音数年。

天蓼木十斤细剉以水一硕煎至五斗用此造酒须及五斗熟后浸后药　石斛半斤去根　防风半两去芦头　地骨皮半斤　桑根白皮半斤　生地黄半两　远志去心　牛膝去苗　菟丝子　槐子各半斤　白蒺藜微炒去刺半升　乌蛇一条酒浸炙令黄　乌鸡粪五合炒黄

右件药。细剉。以生绢袋盛。入天蓼木酒中。密封闭。冬月三七日。春夏二七日。量性饮之。令常有酒容。如觉热。即减之。眼鼻及面口偏者。七日取正。手脚不遂者。半月内差。失音服之即语。此方神验。不具言之。

皂荚圆。治中风。偏枯不遂。行立艰难。出汗大效。

肥皂荚十梃去黑皮涂酥炙令黄去子　羌活二两　防风三两去芦头　桂心三两　附子二两　干薄荷四两

右件药。捣罗为末。炼蜜和捣三二百杵。圆如梧桐子大。每服。以温酒。或薄荷酒下二十圆。日三服。常于患处有汗为效。

治中风。偏枯不遂。手脚冷。顽强硬。展缩不得。疼痛方。

皂荚一斤不蚛者寸截　盐二斤

右件药相和。炒令热。以青布裹熨冷麻疼痛处。以差为度。

圣济总录　甘草汤。治中偏风。积年不差。手足枯细。口面㖞斜。精神不守。言语倒错。

甘草炙剉　侧子炮裂去皮脐　桂去粗皮　防己　附子炮裂去皮脐　芎䓖　人参　麻黄去根节煎掠去沫焙干　当归切焙　赤芍药各一两　秦艽去苗土三分　茯神去木二两　防风去叉三分　白术半两　黄芩去黑心半两　细辛去苗叶微炒半两　甘菊花未开者一两

右一十七味。剉如麻豆。每服六钱匕。以水二盏。入生姜半分切。煎至一盏去滓。入竹沥半合。更同煎沸温服。空心日晚近夜服。

当归汤。治中风手足偏枯。口面㖞斜疼痛。一目不能合。

当归切焙　白芷　防风去叉　白鲜皮　白术　芎䓖　杏仁汤浸去皮尖双仁炒　甘草炙剉　甘菊花　天雄炮裂去皮脐各一两　人参半两

右一十一味。剉如麻豆。每服五钱匕。以水二盏。入生姜半分切。煎至一盏。去滓温服。日三夜一。与食相间服之。

磁石汤。治中风偏枯。骨酸无力。

磁石烧赤醋淬七遍三两　防风去叉三两　五味子二两　甘草炙剉一两　玄参二两　附子炮裂去皮脐一两　牡丹去心二两

右七味。剉如麻豆。每用五钱匕。以水二盏。入黑豆三十五粒同煎。至一盏去滓。空心日午夜卧服。

金箔丸。治中风偏枯。手足不遂。言语謇涩。心神恍惚。

金箔研二钱　丹砂研一两　阿胶炙燥二两　丁香一两　麝香研一两　龙脑研一两　墨烧过研半两　牛黄研一两　雄黄研一两　天南星炮半两

右十味。除别研外。捣罗为细末。再将研药拌。研匀炼蜜。丸如梧桐子大。每服二丸。细嚼温酒下。此药兼疗妇人血风。头目昏眩。胸膈诸疾。

没药丸。治中风偏枯气痹。手足不能举动。

没药研一两　乳香研一两　麻黄去根节三两　草乌头剉炒黑存性一两　自然铜醋淬七遍研一两　木鳖子去壳一两　干蝎去土炒二两　虎骨醋炙黄一两　白附子炮一两

右九味。除别研外。捣罗为细末。再入研者拌匀。以酒磨浓墨汁和。先分作十块。每块更分作二十丸。每服一丸。温酒磨下。日三五服。不拘时候。

犀角煎。治中风手足偏枯不遂。或摊或缓。脚气攻头面浮肿。口眼㖞斜。语涩多涎。精神恍惚。大便风秘。

犀角镑屑捣细末二两　威灵仙十斤紫色者　天麻取细末二两　附子炮裂去皮脐取末二两　龙脑生者研半两

右五味。先将威灵仙。用河水一石。煮至三斗。以绢滤去滓。只取清汁。更入醇酒一斗。同在银石器中。熬至一斗。更澄去细尘滓。次入天麻附子末在药汁中。再以慢火煎成膏。放令温冷后。入犀角屑末龙脑末。一处同搅匀。用瓷合子内盛之。如有患者。用薄荷汤化一钱匕服。

十圣天麻丸。治中风手足偏枯。跛蹇不遂。

天麻酒浸焙干三两　地榆净洗焙三两　附子以生姜半两枣四枚同煮一时辰去皮脐切碎焙干炒三两　白附子米泔浸焙干三两　丁香半两　木香半两　黄耆细剉三两以上七味同捣罗为末　雄黄研半两　犀角镑屑为细末半两　真珠研半两　牛黄研一两　麝香研一两

右一十二味。除七味捣罗外。五味别研。然后同拌。和令匀后。炼蜜丸樱桃大。每服一丸。温酒嚼下。移时更以热酒一盏投之。任加衣被盖复。空心食前临卧各一服。六十岁以下。两月平复。四十岁以下。一月平复。十日后或汗出。或如虫行勿怪。如欲常服。每丸分为四服。逐日一服。

漏芦散。治中风偏枯。手足不遂。

漏芦去芦头　地龙去土炒　当归切焙　附子生用去皮脐各一两半　天麻二两　白花蛇酒浸经宿去皮骨炙　乌蛇酒浸经宿去皮骨炙　干蝎去土炒　黄耆细剉　桑根白皮剉炒　没药研　丹砂研各半两　栗楔　牛膝酒浸切焙　麻黄去根节　羌活去芦头　天南星生用　独活去芦头　虎骨酥炙黄　白僵蚕炒各一两　麝香研二钱

右二十一味。除别研外。捣罗为细末。即入别研者。拌和令匀。每服半钱匕。研胡桃酒调下。豆淋酒亦得。如急中风。手足挛拳。言语謇涩。服一钱匕。服了就所患痛处卧立应。或有汗出忌慎外风。

没药丸。治中风偏枯。手足不遂。言语謇涩。口眼㖞斜。

没药研半两　天麻酒浸一宿细切片焙干二两　乌头炮裂去皮脐一两　地龙去土炒一两　羚羊角镑屑一分　犀角镑屑一分　丁香一分　木香一分　乳香研半两　丹砂研半两　龙脑研一分　麝香研一分　玄参一两　人参半两

右一十四味。捣研为细末。炼蜜和丸。樱桃大。每服一丸。温酒化下。食前服日二。重病者服一月差。初患五七服。即愈。

赤车使者酒。治中风湿偏枯。缓纵不遂。五劳七伤。寒冷百病。

赤车使者　当归切焙　白茯苓去黑皮各半两　防风去叉　独活去芦头　细辛去苗叶　人参各一两　附子炮裂去皮脐十五枚

右八味。剉如麻豆。用水一斗。黍米一斗。曲一斤五两造酒。内三斗罂中密封。以油袋盛罂。勿令水入。沉井底三宿。药成即置高燥处。停二日。平旦服半盏。日三。渐增之。

凝水石酒。治八风十二痹。偏枯不遂。宿食虚冷。五劳七伤。

凝水石　白石英　白石脂　代赭石　矾石　礜石　石膏　芒硝　石南　石韦　天雄炮裂去皮脐　附子炮裂去皮脐　常山　续断　芫花　白术　防风去叉　黄芩去黑心　黄连去须　大黄炒　麻黄去根节　熟干地黄　山茱萸　杏仁汤去皮尖双仁　玄参　蔄茹　狼毒　半夏汤洗七遍焙　藜芦　菖蒲　前胡去芦头　蜈蚣炒　甘草炙　龙胆　桔梗剉炒　菟丝子酒浸一宿焙　秦艽去苗土　芍药　紫菀去苗　白芷　远志去心　卷柏

右四十二味。各一两。剉如麻豆。盛以绢袋。用水三斗。七月七日曲三斤。黍米三升作饭。依和酒法。以药袋著酿中。春秋七日。冬十日。夏三日。酒成服半鸡子壳。日三。并暴囊中药滓。更捣筛。酒服方寸匕。以体暖为度。

茵芋淋浸。治中风手足偏枯挛躄。不随屈伸。

茵芋去粗茎三两　独活去芦头六两　防己四两　蒺藜子去角生用三升　椒去目及闭口者一升

右五味。粗捣筛。以清浆水三斗。煮取二斗。去滓内盐二两半。适寒温用淋浸所患手足。水不温即止。

山龙丸。治偏风半身枯瘦。肢体细小而痛。

蜥蜴一名山龙子酥炙二钱　海蛤一钱　乌头炮裂去皮脐半钱

右三味。捣罗为细末。面糊丸。分作两粒。用葱白两枝。中心分开。入药在内。帛子系向两脚心底。用暖水浸。以衣被复之。春夏浸至踝。秋冬浸至膝。自然汗出。

天南星丸。治风偏枯。肢体细小而痛。言语神智不乱。

天南星　半夏汤洗七遍焙　乌头去皮脐　草乌头　木鳖子和壳　自然铜　滑石各二两　乳香一分并生用

右八味。捣研为细末。用醇酒煮面糊。和丸如梧桐子大。每服十丸温酒下。

王贶济世全生指迷方　虎骨散。治半身不遂。肌肉干燥。渐渐细瘦。或时疼痛。此由其血少。阴气不固。气胜于血。风邪又留于血经使（经络。荣卫）不得运行。病曰偏枯。治之慎无以麻黄。盖麻黄亡津液。亡津液则血耗。当养血去风。

虎骨　乌蛇各半两　白术一两　藁本　芍药　续断各一两　当归二两

右为末。酒调二钱。食后服。藏寒多利者。加天雄半两。骨中烦疼有热者。加生地黄一两。十便良方、简易方、医方集成均引

活血丹。治一边足膝无力。渐渐干瘦。上牵胁肋。下连膝胫。筋脉挛急。妨于步履。

由病后重亡津液。血少不能荣养于筋故也。

干地黄三两　白芍药　当归　川续断　白术各一两

右为末。酒糊丸如梧桐子大。每三十丸温酒下。

史载之指南方　鸡峰活血丹。治一边足膝无力。渐渐干瘦。上牵胁肋。下连膝胫。筋脉挛急。妨于步履。由病后重亡津液。血少不能荣养于筋故也。

干地黄三两　白芍药　当归　川续断　白术各一两

右为末。酒糊丸。梧桐子大。每服三十丸。温酒下。

续断汤。治偏枯少血。

当归三两生用　生地黄二两　橘皮　芍药　细辛去苗各一两

右为粗末。每服五钱。水二盏。煎至一盏。去滓温服。脏寒多利者。加附子一两。炮去皮脐。入前药内。

大八风汤。治中风。偏枯失音。半身不遂。时恍惚。

当归切焙　杏仁去皮尖　甘草炙　桂去粗皮　干姜各二两　五味子　升麻各一两　川乌炮去皮脐　黄芩　芍药　独活　防风　川芎　麻黄去节　秦艽　石斛去节　人参　茯神　石膏　黄芪　紫菀去苗各一两　大豆三两炒去皮

右为粗末。每服五钱。水二盏。酒一合。煎一盏。去滓温服。恍惚不用酒。

本草　食医心镜治风挛拘急偏枯。血气不通利。雁肪四两炼滤过。每日空心暖酒一杯。肪一匙头。饮之。

严用和济生方论　虎胫骨酒。治风偏枯半死。行劳得风。若鬼所击。四肢不遂。不能行步。但是一切诸风挛急之证。悉皆治疗。

五斛去根　石楠叶　防风去芦　虎胫骨酥炙　当归去芦　茵芋叶　杜仲锉炒　川牛膝去芦　芎䓖　金毛狗脊燎去毛　川续断　川巴戟去心各一两

右件锉如豆大。以绢囊盛药。以酒一斗渍之十日。每服一盏。汤热服。不拘时候。

刘守真宣明论方　祛风丸。治中风偏枯。手足战掉。语言謇涩。筋骨痛。

绿豆粉　川乌头炮　草乌头炮　天南星　半夏各一两　甘草　川芎　藿香叶　零零香　地龙　蝎梢各三钱　白僵蚕淘米泔浸去丝　川姜半两炮

右为末。一两用绿豆粉一两。又一法用药一两。以白面二两。滴水为丸。如梧桐子大。量人虚实加减。细嚼。茶酒下五丸至七丸。食后。初服三丸。渐加。

孙允贤医方集成　简易方羌活散。治中风偏废。

附子一个　羌活　乌药各一两

右㕮咀。每服四钱。水一盏。煎七分。去滓。温服。

孙氏仁存方　虎骨散。治半身不遂。肌肉干燥。渐渐细瘦。时或疼痛。由血少气胜。风邪留于脉络。荣卫不得运行。名曰偏枯。谨勿用麻黄药发汗。重亡津液。愈耗其血也。当温筋去风。

当归二两　赤芍药　川续断　白术　藁本　虎骨各一两　乌蛇肉半两

右为细末。每二钱温酒调下。食后服。如骨中烦疼热者。加生地黄一两。若脏寒自利者。加天雄半两。一方有防风、无藁本。

永乐大典卷之三百十　一东

风　诸风证治十三

中风四肢拘挛不得屈伸

论

巢元方病源　此由体虚腠理开。风邪在于筋故也。春遇痹为筋痹。则筋屈。邪客关机（机关）。则使筋挛。邪客于足太阳之络。令人肩背拘急也。足厥阴肝之筋也。肝通主诸经。王在春。其经络虚。（春）遇风邪则伤于筋。使四肢拘挛。不得屈伸。诊其脉。急细如弦者。筋急足挛也。若筋屈不已。又遇于邪。则移变入肝。其病状。夜卧则惊。小便数。其汤熨针石。别有正方。补养宣导。今附于后。养生方导引法云。手前后递互拓。极势三七。手掌向下。头低面心。气向下至涌泉、仓门。却努一时取势。散气。族纵。身气平。头动。膊前后欹侧。柔膊二七。去膊井冷血、筋急。渐渐如消。又云。两手抱左膝。伸腰。鼻内气七息。展右足。除难屈伸拜起。胫中痛萎。又云。两手抱右膝。著膺。除下重难屈伸。又云。踞坐。伸右脚。两手抱左膝头。伸腰。以鼻内气。自极七息。展右足著外。除难屈伸拜起。胫中疼痛。又云。立身。上下正直。一手上拓。仰手如似推物势。一手向下如捺物。极势。上下来去。换易四七。去膊内风。两膊井内冷血。两掖筋脉挛急。又云。踞坐。伸左脚。两手抱右膝。伸腰。以鼻内气。自极七息。展左足著外。除难屈伸拜起。胫中疼痹。

圣济总录　论曰。藏真散于肝。肝藏筋膜（脉）之气。筋为肝所养。筋得其养。则俯仰屈伸。莫或乘戾。若经络偏虚。风邪侵乘。客于机关。则经脉缩急。干于阳络。则肩背从而拘挛。此皆邪气内盛。正气不能荣养诸经。故为四肢拘挛。不得屈伸。久而不已。重感于邪。则夜卧不宁。小便滑数。凡以肝藏魂。其病为惊骇。又肾之脉络膀胱。其直者从肾上贯肝膈而致然也。

治验

澹寮方　有人五七年病右手筋急拘挛。言语稍迟。左手上二部、右手下二部脉弦紧。与小续命汤加薏苡仁一两。以治筋急。减黄芩、人参、芍药各半。以避中寒。杏仁只用百五粒。后云尚觉大冷。减前三味。加当归一两。果遂安愈。活人书小续命汤。分两不同。主治中风及脚气痹弱。不能转侧。小儿慢惊。用水一盏半。煎取药汁一盏。入生姜汁。再煎一二沸。日三夜二服。柔痉自汗。去麻黄。夏间及有热证者。减桂一半。冬及春初去黄芩。崔氏、外台无防己。庞安常小续命汤尤妙。录全方于后。

麻黄去根节一两气实者全用气虚者用一半以威灵仙代一半　木香一两不火　砂仁一两　人参去芦一两　芎䓖一两　甘草炙一两　杏仁去皮尖炒一两　汉防己一两　桂心去粗皮一两　北防风一两半　附子

炮去皮脐半两　川乌炮三分　白芍药一两　黄芩七钱中　独活一两

右为㕮咀。每服三钱半。生姜五片。枣子一枚。煎至七分。去滓。食前温服。主治半身不遂。口眼㖞斜。手足战掉。语言謇涩。肢体麻痹。神思昏乱。头目眩重。痰涎壅盛。筋脉拘挛。屈身转侧不便。涕唾不收。但是诸风。服之作效。

方

孙思邈千金要方　白蔹薏苡汤。治风拘急。不可屈伸。仁存方同

白蔹　薏苡仁　芍药　桂心　牛膝　酸枣仁　干姜　甘草各一升　附子三枚

右为味㕮咀。以淳酒二斗渍一宿。微火煎三沸。服一升。日三。扶杖起行。不耐酒服五合。千金翼有车前子

仲景三黄汤。治中风手足拘挛。百节疼痛。烦热心乱恶寒。经日不欲饮食。

麻黄三十铢　黄芪十二铢　黄芩十八铢　独活一两　细辛十二铢

右五味㕮咀。以水五升煮取二升。分二服。一服小汗。两服大汗。心中热加大黄半两。胀满加枳实六铢。气逆加人参十八铢。心悸加牡蛎十八铢。渴加栝楼十八铢。先有寒加八角附子一枚。此方秘不传。

王焘外台秘要方　崔氏疗暴得风。四肢挛缩。枯细不能行动。

取大豆三升。净拣择淘之。漉出蒸之。待气溜下甑。倾二大升酽醋甑中。和搅令遍。于密屋内。地上设铺席一帛帕。倾豆著帕上。仍以五六重绵衣覆豆。令病人于豆上卧。以被覆之。若豆冷渐渐却绵衣。令一人于被内引挽挛急处。却绵衣尽豆冷收取。更著甑中。依前法蒸热。下甑。复著升半酢和豆。一准前法。用铺设。每一收豆作二升荆沥汤与病人饮。饥即任食。日再度。夜一度。如此经三日三夜即休。忌风。出第三卷中

西州续命汤。古今录验疗中风入藏。及四肢拘急不遂。缓急风。

麻黄三两去节　石膏二两　芎䓖一两　生姜三两　黄芩一两　甘草一两炙　芍药一两　桂心一两　郁李仁三两去皮　防风一两　杏仁四十枚　当归一两

右十二味切。以水九升。煮麻黄去上沫。内诸药。煮取三升。分四服。初服取汗。米粉于衣裹粉之。忌海藻菘菜生葱。出第四卷中

太平圣惠方　防风散。治风。四肢不利。筋脉拘挛。发歇疼痛。

防风一两去芦头　羌活一两　黄耆一两剉　五加皮一两　牛膝一两去苗　丹参一两　酸枣仁一两微炒　桂心一两　赤茯苓一两　麻黄一两去根节　槟榔三分　当归三分　附子一两炮裂去皮脐　枳壳三分麸炒微黄去瓤

右件药。捣筛为散。每服五钱。以水一中（大）盏。入生姜半分。煎至五分。去滓。不计时候温服。忌生冷油腻猪鸡犬肉。

薏苡仁散。治风。手足拘挛。百节疼痛。烦热心乱。恶寒。经日不能饮食。

薏苡仁二两　细辛二两　黄耆三分剉　人参三分去芦头　枳壳三分麸炒微黄去瓤　羚羊角屑三分　五加皮一两　赤芍药三分　独活一两　麻黄一两去根节　天雄一两炮裂去皮脐　白术一两

右件药。捣粗罗为散。每服五钱。以水一大盏。入生姜半分。煎至五分。去滓。不计时候温服。

当归散。治风。四肢不仁。及不能语。但拘挛背痛。不得转侧。

当归二两剉微炒　麻黄四（二）两去根节　桂心二两　芎䓖一两　海桐皮一两剉　干姜一两炮裂

剉　杏仁一两汤浸去皮尖双仁麸炒微黄　独活二两　甘草一两炙微赤剉

右件药。捣粗罗为散。每服五钱。以水一大盏。入生姜半分。煎至五分。去滓。不计时候温服。

独活散。治风。口眼不正语涩。四肢拘挛。

独活一两半　枳壳一两麸炒微黄去瓤　芎䓖一两　防风一两半去芦头　当归一两剉微炒　细辛三分　桂心三分　羚羊角屑三分　桑根白皮三分剉　薏苡仁一两　酸枣仁一两微炒

右件药。捣粗罗为散。每服五钱。以水一大盏。煎至五分。去滓。入竹沥半合相和。不计时候温服。

羚羊角散。治风。毒攻四肢。筋脉拘挛。

羚羊角屑一两　桂心一两　附子一两炮裂去皮脐　羌活一两　防风三分去芦头　酸枣仁一两微炒　桑根白皮二两剉　天蓼木一两剉

右件药。捣粗罗为散。每服三钱。以水一中盏。入生姜半分。煎至五分。去滓。不计时候温服。

羌活散。治风。毒入四肢。筋脉拘挛疼痛。

羌活二（一）两半　天麻一两半　芎䓖一两　酸枣仁一两半微炒　鹿角胶一两捣碎炒令黄燥　侧子一两炮裂去皮脐　羚羊角屑一两半　人参一两去芦头　白附子一两炮裂　牛膝二两去苗　桂心一两　薏苡仁一两　乌蛇三两酒浸去皮骨炙令黄　犀角屑三分　海桐皮一两剉　地骨皮一两半　柏子仁一两半

右件药。捣细罗为散。不计时候。以豆淋酒调下二钱。

天麻圆。治风。四肢筋脉拘挛。骨节疼痛。

天麻半两　干蝎一件微炒　没药一分　麻黄三分去根节　地龙半两去土焙干　朱砂一分细研　麝香一分细研　川乌头半两去皮脐生用　防风一分去芦头　乳香半两

右件药。捣罗为末。研入朱砂麝香令匀。炼蜜和捣三二百杵。圆如梧桐子大。每服不计时候。以薄荷酒下二十圆。忌羊血。

牛黄圆。治风。毒攻四肢。筋脉拘挛。

牛黄半两细研　麝香半两细研　白附子一两炮裂　乌蛇二两酒浸去皮骨炙令微黄　麻黄三两去根节　白僵蚕二两微炒　天麻一两半　羌活一两半　附子二两炮裂去皮脐　防风一两去芦头　虎胫骨一两涂酥炙令黄　川大黄一两剉碎微炒　桂心一两　羚羊角屑一两

右件药。捣罗为末。以无灰酒五升。于银锅内。用药末一半同煞。候如膏。入余上药末。并牛黄麝香。和捣三五百杵。圆如鸡头实大。每服。不计时候。以温酒嚼下三圆。

酸枣仁圆。治风毒流注四肢。筋脉拘挛疼痛。不得睡卧。

酸枣仁一两半微炒　羚羊角屑一两半　防风一两半去芦头　晚蚕砂　附子　藁本　槟榔一两半　柏子仁一两　羌活一两　赤芍药一两　熟干地黄二两

右件药。捣罗为末。炼蜜和捣三二百杵。圆如梧桐子大。每服。不计时候。以温酒下三十圆。

萆薢圆。治风毒所攻。四肢拘挛。骨筋疼痛。脚膝无力。

萆薢一两　酸枣仁一两微炒　独活一两　附子一两炮裂去皮脐　芎䓖三分　石斛一两去根剉　仙灵脾三分　丹参三分　牛膝三分去苗　当归三分　防风三分去芦头　桂心三分　狗脊三分　赤箭三分　虎胫骨一两涂酥炙令黄　干蝎半两微炒　海桐皮三分　木香三分　槟榔一两　麝香一分细研

右件药。捣罗为末。入研了药令匀。炼蜜和捣三二百杵。圆如梧桐子大。每服。不计时候。以温酒下一十圆。

乳香圆。治风。四肢拘挛。筋骨疼痛。

乳香一两细研　乌头半两炮裂去皮脐　雄黄半两细研水飞过　白附子一两炮裂　羚羊角屑一两　附子半两炮裂去皮脐　晚蚕蛾一两微炒　羌活一两　防风一两去芦头　白僵蚕一两微炒　乌蛇一两酒浸去皮骨炙令微黄　腻粉一分　麝香一分细研

右件药。捣罗为末。炼蜜和圆。如梧桐子大。每服。以热豆淋酒下十圆。如人行十里再服。

蜂儿圆。治风。四肢拘挛疼痛。

蜂儿一两　白花蛇肉一两　天雄一两去皮脐　天南星一两　干蝎一两　白僵蚕一两　桑螵蛸一两　地龙一两　麝香半两细研

右件药。并生用。捣细罗为末。以酒煮槐胶。入少炼了蜜。和捣三二百杵。圆如梧桐子大。每服。不计时候。以温酒下五圆。

列节浸酒方。治风。骨节疼痛。行立不住。

列节二两　防风一两去芦头　茵芋一两　黄芪二两　羌活二两　桂心二两　海桐皮二两　虎胫骨二两涂酥炙微黄　牛膝二两去苗　附子二两炮裂去皮脐　生乾地黄一两　芎䓖一两　当归一两　枸杞子一两　白芷一两　败龟一两涂酥炙微黄　黑豆半合炒熟　五加皮一两　酸枣仁一两

右件药。细剉和匀。以生绢袋盛。用好酒三斗。密封瓶头。浸经一七日后开取。每日空心午时及夜卧。热暖一小盏饮之。其酒旋旋更添。或将此酒下诸圆散亦得。忌生冷猪鸡牛马肉。

圣济总录　麻黄汤。治中风四肢拘挛。百节疼痛。心烦恶寒淅淅。不欲饮食。

麻黄去根节先煎掠去沫焙干一两半　独活去芦头一两　细辛去苗叶　黄芩去黑心各半两

右四味。粗捣筛。每服五钱匕。以水二盏。煎至一盏去滓。空心温服。相去如人行五七里再服。微汗即愈。病在四肢者并服。有热加大黄二分。剉如麻豆。用醋炒令紫色。腹满加枳壳二分。去瓤麸炒。气逆加人参二分。胁下悸满加牡蛎灰二分。渴加栝楼根二分。素有寒加附子一枚。炮裂去皮脐。

防己汤。治中风四肢拘挛。筋急浮肿。

防己一两半剉　白茯苓去黑皮　桑根白皮炙剉各二两　桂去粗皮　芎䓖各一两半　甘草炙剉三两　芍药一两　麻黄去节先煎掠去沫焙干一两半

右八味。粗捣筛。每服五钱匕。水二盏。入大枣二枚劈破。煎至一盏。去滓温服。相去如人行十里再服。中间吃热生姜稀粥投之。衣复取汗。候汗解以粉粉之。慎触外风。病在四肢者宜并服。在晚食后良。

麻子仁汤。治中风四肢拘挛筋急。风行在皮肤。身体牢强。服之令人不虚。

麻子仁一升捣研　防风去叉一两　麻黄去节先煎掠去沫焙干一两半　陈橘皮汤浸去白焙半两　桂去粗皮　石膏捣碎各一两　豉一合炒

右七味。粗捣筛。每服五钱匕。水二盏。入竹叶七片。生姜半分切。葱白一寸。同煎至一盏。去滓温服。空心一服。在夜即并二服。相去如人行十里。更一服。又相去如人行五里。吃热生姜葱稀粥投之。衣复取汗。密室慎外风为佳。

人参汤。治中风四肢拘挛。舌强不能语。精神恍惚。

人参三分　麻黄去节先煎掠去沫焙干一两半　石膏二两半捣碎　芍药三分　芎䓖　防己剉　桂去粗皮　防风去叉二两　附子炮裂去脐皮一枚重半两　杏仁汤退皮尖双仁炒四十九枚

右一十味。剉如麻豆。每服五钱匕。水二盏。入生姜半分切。煎至一盏。去滓温服。空心一服。相去如人行五里再一服。衣复微汗。勿触外风。如体中觉热。每服更入竹沥一合。同煎三沸服。

羌活汤。治中风四肢拘挛筋急。或缓纵不遂。骨肉疼痛。羸瘦眩闷。或腰背强直。或心忪虚悸。怵惕不安。服诸汤汗出后。又觉虚困。病仍未痊。急服。

羌活去芦头三两　防风去叉三分　人参三两　白茯苓去黑皮四两　芎䓖二两　远志去心二两半　薏苡仁炒三两　附子炮裂去脐皮　麻黄去节先煎掠去沫焙干　桂去粗皮各二两　磁石煅醋淬五两　秦艽去苗土二两　五加皮二两半　丹参二两　生干地黄焙　杏仁汤退去皮尖双仁炒各半两

右一十六味。剉如麻豆。每服五钱匕。水二盏。枣二枚劈破。生姜半枣大切。同煎至一盏。去滓温服。空心晚食前各一服。若病者有热。即去桂加葛根一两、剉。白鲜皮一两炙剉。四肢疼痛痿弱挛急。加当归切焙。细辛去苗叶。各二两。

防己麻黄汤。治中风四肢拘挛。急强疼痛。口燥咽干。舌上白屑。兼理寒冷风湿风毒。肢节挛急。及胸胁腰背心腹暴痛。不可转侧。

防己一两一分　麻黄去节先煎掠去沫焙干一两　厚朴去粗皮涂生姜汁炙五徧一两半　独活去芦头一两　芎䓖三分　石膏一两一分捣　秦艽去苗土三分　牛膝酒浸切焙一两一分　桑寄生三分　桂去粗皮一两　葛根剉三分　甘草炙剉三分

右一十二味。粗捣筛。每服五钱匕。水二盏。煎至一盏。去滓温服。日三夜一服。不拘时候。咳嗽者加杏仁一两。汤退去皮尖双仁同捣。

杜仲饮。治中风筋脉挛急。腰膝无力。

杜仲去粗皮炙剉一两半　芎䓖一两　附子炮裂去皮脐半两

右三味。剉如麻豆。每服五钱匕。水二盏。入生姜一枣大拍碎。煎至一盏。去滓空心温服。如人行五里再服。汗出慎外风。

附子饮。治中风四肢拘挛。屈伸不得。

附子两枚大者一枚炮裂去皮脐一枚生用　桂去粗皮二两　麻黄去节先煎掠去沫焙干四两　甘草炙剉　杏仁汤退去皮尖双仁炒各二两

右五味。粗捣筛。每服五钱匕。以水二盏。煎至一盏。去滓温服。相去如人行五里再服。以衣被盖之。通体有汗即愈。末汗用热生姜葱豉稀粥投之。常服空心临卧服三合甚佳。

杏仁饮。治中风四肢挛急。屈伸俯仰甚难。

杏仁汤退去皮尖双仁炒半两　附子炮裂去皮脐三分　蜀椒去目并闭口者炒出汗一分

右三味。剉如麻豆。每用五钱匕。以水二盏。煎取一盏去滓。空心分温二服。相去如人行五里再一服。以衣被盖之。取汗通身差。或只在夜并服亦佳。

天麻丸。治中风四肢筋脉拘挛。骨节疼痛少力。

天麻半两　蝎梢微炒　没药各一分研　麻黄去根节　地龙去土炒各半两　丹砂研　麝香各一分研　防风去叉半两　乌头去皮脐生用　乳香研　自然铜煅醋淬各半两　安息香一两酒化入蜜同熬成膏

右一十二味。除安息香外。捣研为末。再同研匀。以安息香膏和剂。丸如梧桐子大。每服不计时候。以薄荷酒下二十丸。忌羊血。有人患手臂不遂。又有患腿膝无力。行步辄倒。服之并效。素有热人。减乌头一半。

乳香丸。治中风四肢拘挛。筋骨疼痛。

乳香细研一两　乌头炮裂去皮脐半两　羌活去芦头一两　雄黄细研水飞过半两　白附子炮　羚羊角屑各一两　附子炮裂去皮脐半两　原蚕蛾微炒　防风去叉　乌蛇酒浸去皮骨炙　白僵蚕炒　虎胫骨酥炙各一两　腻粉　麝香细研各一分　赤箭　牛膝酒浸切焙　没药研各半两

右一十七味。捣研为末。再同和匀。炼蜜丸如梧桐子大。每服用豆淋热酒下十丸。如人行十里再服。

地龙饼子。治中风手足筋急。拘挛疼痛。

地龙炒　海蛤　硫磺研　乌头炮裂去皮脐各半两　鲮鲤甲炙一两

右五味。捣研为末。醋煮面糊为丸。如鸡头大。捏作饼子暴干。每用一饼。以葱白裹。安在手足节上。以手帛系住。阁在一杉木桶上。用热汤淋之。候觉骨中热极。方解去帛子。后看手足未得舒展时。再用热汤淋之。每一饼可用三次。如用药毕。且着衣服盖之。不得透风。

附子汤。治中风四肢挛急。不得屈伸。身体沉重。行步艰难。骨节烦疼。

附子炮裂去皮脐　桂去粗皮　白术各二两　甘草炙一两

右四味。㕮咀。每服三钱匕。水一盏。入枣二枚劈破。生姜三片。同煎至七分去滓。不计时候稍热服。如有汗出为效。

生犀丸。治风邪客于机关。筋络缩急。肢体拘挛。

生犀镑　木香　赤箭　牛膝去苗酒浸微炙　芎䓖　天麻浆水煮一日切作片子焙干　荜澄茄各取末二两　薏苡仁　羌活去芦头　威灵仙洗去土焙干　酸枣仁微炒　补骨脂　生干地黄焙　干薄荷各取末三两　黄耆剉焙　何首乌米泔浸五日竹刀子切焙　白花蛇酒浸一日去皮骨炙黄　甘菊花　杜仲去粗皮炙剉　厚朴去粗皮生姜汁炙令香　防风去叉　蔓荆实　桂去粗皮　丹砂研　白附子微炮　白芷　甘草炙剉各一两　香墨一两生用须是年深绝好者用二两更佳

右二十八味末。别入生龙脑五钱细研。于净盘中搅拌匀。再罗三五遍。须是匀细。炼蜜搜和得所。入臼中杵约三千下取出。每一两分作三十丸。以麝香油涂手为丸。以瓷器内收盛。身体昏沉。鼻塞气闷。煎人参汤嚼下二十丸。日三服。不以时候。上膈不利。痰涎忽多。以龙脑木香汤嚼下二十丸。食后临卧。一日三服。常服茶酒任下。

酸枣仁煎。治筋骨拘急。及软风疼痛。行履不得。

酸枣仁三两一半生一半炒　虎骨酒炙一两半　海桐皮剉　羌活去芦头各二两　仙灵脾　赤箭　萆薢　杜仲去粗皮炙丝断剉　败龟酒炙　蒺藜子去角炒　石斛去根　牛膝切酒浸焙　巴戟天去心　附子炮裂去皮脐　木香　熟干地黄焙　酥各一两　桑枝一握一尺长　白蜜四两

右一十九味。捣罗十七味为末。再研匀。用清酒七斤。先煎桑枝令色黄。去桑枝后下药末。更煎一二十沸。次下酥蜜。煎成膏。看香气得所。用瓷合盛。每服一匙头。温酒调下。日三服。

白花蛇丸。治风邪客于机关。筋脉缩急。肢体拘挛。

白花蛇酒浸去骨取肉炙一两　人参　蝉壳洗泥土　干蝎去土炒　天麻　白僵蚕洗炒　萆薢　当归切焙　羌活去芦头　芎䓖　白芷　乌头炮裂去皮脐　附子炮裂去皮脐各半两　狼毒三分炮　生犀错末半两　龙脑三钱别研　雄黄一两半细研水飞　甘草炙剉一分

右一十八味。捣罗研匀。炼蜜和丸。如皂子大。每服不拘时候。茶酒任嚼下一粒。

天雄丸。治筋骨拘急。胁下痛不可转侧。

天雄炮裂去皮脐一两　桂去粗皮　羌活去芦头　当归切焙　白术炒　天麻酒炙　芎䓖各一两　乌药炒　陈橘皮去白焙　续断　石斛去根　白茯苓去黑皮　干姜炮　白芷炒　干蝎去土炒　干漆炒烟出各一两

有一十六味。捣罗为末。炼蜜和丸。如梧桐子大。每服三十丸。空心荆芥酒下。日二服。

白花蛇散。治筋络拘急。挛缩疼痛。

白花蛇酒浸去皮骨炙　天南星炮　天雄炮裂去皮脐　白僵蚕炒　干蝎去土炒　麻黄去根节汤煮掠去沫焙各一两　蜂子　甘草炙　干姜炮各半两

右九味。捣罗为散研匀。每服二钱匕。温酒调下。

舒筋丸。治筋脉中风。四肢拘挛。不得屈伸。手足无力。

乌头去皮脐半生半炒一两　牛膝酒浸切焙一两　地龙去土炒一两　赤小豆二合生为末　乌药剉一两

右五味。捣罗为末。炼蜜和丸。梧桐子大。每服十五丸。盐汤下。不拘时候。

乌荆丸。治风气四肢挛搐。

乌头炮裂去皮脐一两　荆芥穗二两

右二味。捣罗为末。醋面糊丸。如梧桐子大。每服二十丸。酒或熟水下。有疾食空心日三四服。无疾早晨一服。

陈无择三因方　三黄汤。治中风手足拘挛。百节疼痛。烦热心乱。恶寒不饮食。兼治贼风、偏风、腲腿风。半身不遂。失瘖不言。

麻黄去节汤煮一两　黄芪五钱　黄芩三钱　独活一两

右为剉散。每服四钱。水盏半煎七分。去滓。不拘时服。取汗为效。心热加大黄五钱。胀满加枳实一钱。气逆加人参三钱。心悸加牡蛎三钱。消渴加天花粉（三钱）。塞加附子一枚炮熟入。

王璆百一选方　三圣散。大治手足拘挛。口眼㖞斜。左瘫右痪。骨节酸疼。脚弱无力。行步不正。一切风疾。又名舒筋散。

当归洗焙　肉桂去皮　玄胡索灰炒

右等分为细末。每服二钱。温酒调下。空心临卧日进三服。除孕妇外。老幼皆可服。

治臂腿之间忽一两点痛著骨。不可忍。

芫花根

右一味。研为细末。米醋调。随大小敷之。立止。庐州郭医云。此陶成一医者。曾以治一妇人产后而得此疾者。良验。但敷贴不住。须以纸花覆此上。用绢帛扎定也。

严用和济生方论　加减地仙丹。治风冷邪湿留滞下焦。足膝拘挛。肿满疼痛。不能步履。

地龙炒去土　五灵脂去石　乌药　白胶香别研　椒红炒去汗　威灵仙　木瓜去穰　赤小豆炒　黑豆炒去皮　天仙藤　川乌炮去皮　五加皮　苍术浸泔水去皮炒　木鳖子去壳油

右等分为细末。酒糊为圆如梧桐子大。每服七十圆。空心。以酒盐汤任下。

本草　茵芋酒。胡洽治贼风。手足枯痹。四肢拘挛。其方。茵芋、附子、天雄、乌头、秦艽、女萎、防风、防己、踯躅、石南、细心、桂心各一两。凡十二味切。以绢袋盛。清酒一斗渍之。冬七日。夏三日。春秋五日药成。初服一合。日三。渐增之。以微痹为度。

肘后方治中风。四肢逆冷。吐清水。宛转啼呼者。取桂心二两㕮咀。以水三升。煮取二升。去滓适寒温尽服。

肘后方治中缓风。四肢不收者。豉三升。水九升。煮取三升。分为三服。日二作。亦可酒渍饮之。

百一方。治中风。身直不得屈伸反覆者。取槐皮黄白者切之。以酒或水六升。煮取二升。去滓。适寒温。稍稍服之。

食医心镜。治筋脉拘挛。久风湿痹。下气。除骨中邪气。利肠胃。消水肿。久服轻身。益气力。薏苡仁一升。捣为散。每服以水二升煮二匙末作粥。空腹食之。

萨德弥实瑞竹堂经验方　匀气散。此方前代曾服有效风药。服之十三日安。可治腰腿疼。半身不遂。手足不能屈伸。口眼㖞斜。风气、中风、中气。便用风药治之。十无一愈。当以气药治之。气顺则风散。近有人服之见效。

白术四两煨　沉香五钱镑　天麻一两　天台乌药三两　青皮五钱去穰　白芷　甘草各五钱　人参去芦五钱

右为㕮咀。每服三钱。水一盏半。生姜三片。紫苏五叶。木瓜三片。枣子一枚。煎至七分。去滓。空心温服。

御药院方　轻骨丹。治中风。手足缓弱。肢节不伸。筋脉挛急。瘫痪偏风。半身不遂。口眼㖞斜。语言謇涩。肌肉不生。一切诸风并皆治之。常服此药。壮筋骨补虚。驻颜色。强骨生力。益真气。除骨髓间风邪。

独活去土　牛膝酒浸　菟丝子酒浸　苁蓉酒浸　萆薢蜜炒　金毛狗脊去毛　川心巴戟盐炒　骨碎补去毛　破故纸炒　葫芦芭炒　大附子炮去皮脐　熟地黄　当归去土　天麻　防风去芦头　羌活去土　白芥子炒　川芎　五味子炒　川乌头炮去皮脐　木香已上各一两　木鳖子半两　甜瓜子半两炒　地龙半两去土　全蝎一两炒　乳香半两别研　没药半两别研　续断一两

以上二十八味。右为细末。酒煮面糊为丸。如梧桐子大。每服三十丸至四十丸。食前温酒下。

危亦林得效方　乌蝎圆。治手足拳挛。痛不可忍者。

乳香　没药另研　地龙去土　全蝎去足　草乌各五钱　乌药炒　麝香一两　蜈蚣一条去足炒　川乌二只生用去皮尖

右为末。面糊圆梧桐子大。每服七圆至十圆、十五圆。用麝香少许。好小酒送下。空心服。服至七日略利。至半月或满身发风丹。经月方没。多服其病安全。后常用生川乌、没药浸酒。日二服。通气驱风加乳香、没药、生川乌、麝香少许。酒调服。不饮。木瓜汤下。服此忌热食一时。

獖肝圆。治四肢挛缩不伸等症。曾有人自幼年酒多。长而风痰。为酒使痰注骨节。因肢不能运动。服此有效。见漏风

孙氏仁存方　麻黄汤。治中风。四肢拘挛。百节疼痛。心烦。恶寒淅淅。不欲饮食。

麻黄去根节先煎掠去沫焙干一两剉　独活去芦头一两　细辛去苗叶　黄芩去黑心各半两

右粗捣筛。每服五钱许。以水二盏煎至一盏。去滓。空心温服。相去如人行至七里再服。微汗即愈。病在四肢者。併服。有热加大黄二分。剉如麻豆。用醋炒令紫色。腹满加

枳壳二分。去瓤麸炒。气逆加人参二分。胁下悸满加牡蛎灰二分。渴加栝蒌仁二分。素有寒加附子一枚。炮裂去皮脐。一方治中风。百节疼痛。有黄芪。腹满加枳实。

风身体疼痛

论

巢元方病源 风身体疼痛者。风湿搏于阳气故也。阳气虚者。腠理易开。而为风湿所折。使阳气不得发泄。而与风湿相搏。于分肉之间相击。故疼痛也。诊其脉。浮而紧者。则身体疼痛。

圣济总录 论曰。风身体疼痛者。由寒邪风湿之气。时袭于体。阳气内弱。为邪所胜。在分肉之间。不得发散。往来攻击。故身体疼痛也。

方

葛洪肘后备急方 若身中有掣痛。不仁不随处者。

取干艾叶一斗许。丸之。内瓦甑下。塞余孔。唯留一目。以痛处著甑目下。烧艾以熏之。一时间愈矣。

太平圣惠方 **附子散**。治风身体疼痛。四肢懈惰。

附子一两炮裂去皮脐 五加皮三分 麻黄三两去根节 独活三分 当归三分 秦艽三分去苗 赤茯苓三分 芎䓖三分 桂心三分 萆薢三分剉 枳壳三分麸炒微黄去瓤

右件药。捣粗罗为散。每服三钱。以水一中盏。入生姜半分。煎至六分。去滓。不计时候。温服。忌生冷油腻毒鱼滑物。

羚羊角散。治风身体疼痛。筋脉拘急。不可俛仰。

羚羊角屑一两 羌活三分 赤茯苓三分 薏苡仁三分 防风三分去芦头 赤芍药三分 当归三分 芎䓖三分 桂心三分 槟榔半两

右件药。捣粗罗为散。每服四钱。以水一中盏。煎至六分。去滓。不计时候。温服。

独活散。治风。身体疼痛。腰背拘急。

独活半两 附子三分炮裂去皮脐 防风半两去芦头 麻黄三分去根节 桂心半两 芎䓖半两 薏苡仁一两 赤茯苓三分 牛膝三分去苗 人参半两去芦头 白术半两 茵芋半两 海桐皮半两剉 枳壳半两麸炒微黄去瓤 甘草半两炙微赤剉

右件药。捣粗罗为散。每服三钱。以水一中盏。入生姜半分。煎至六分。去滓。不计时候。温服。忌生冷油腻毒鱼滑物。

芎䓖散。治风身体疼痛。头目昏重。

芎䓖三分 防风半两去芦头 麻黄三分去根节 枳壳半两麸炒微黄去瓤 当归三分 白术半分 桂心半两 天雄半两炮裂去皮脐 甘草半两炙微赤剉 蔓荆子半两 藁本半两 赤芍药三分

右件药。捣粗罗为散。每服三钱。以水一中盏。入生姜半分。煎至六分。去滓。不计时候。温服。

防风散。治风身体疼痛。转侧不得。

防风三分去芦头 薏苡仁一两 羌活三分 细辛半两 当归三分 仙灵脾一两 芎䓖三分 肉桂三分去皱皮 附子一两炮裂去皮脐 牛膝一两去苗 骨碎补一两 枳实半两麸炒微黄

右件药。捣粗罗为散。每服三钱。以水一中盏。煎至六分。去滓。不计时候。稍热服。

五加皮散。治风壅滞。身体疼痛。

五加皮三分　桂心半两　羌活三分　丹参三分　防风半两去芦头　枳壳半两麸炒微黄去瓤　赤芍药三分　羚羊角屑三分　槟榔三分

右件药。捣粗罗为散。每服四钱。以水一中盏。煎至六分。去滓。不计时候。稍热服。

茵芋散。治风身体疼痛。肢节不利。

茵芋一两　肉桂一两去皱皮　海桐皮一两　芎䓖一两　狗脊一两　防风一两去芦头　牛膝一两去苗　附子二两炮裂去皮脐　松节一两剉　苍耳子一两微炒　当归一两　羌活一两　木香一两　麝香一两（分）研入

右件药。捣细罗为散。入研了药令匀。每服。不计时候。以温酒调下二钱。如不饮酒。荆芥薄荷汤下亦得。忌生冷油腻猪鸡犬肉。

摩风神验膏。治风身体痛痹。头风目眩。伤风荐强。耳鼻俱塞。

硫磺细研　雄黄细研　朱砂细研　人参去芦头　当归　细辛　防风　桂心　干姜　芎䓖　川椒去目及闭口者　独活　菖蒲　川大黄　藁本　白术　吴茱萸各三两　天雄生去皮脐　附子生去皮脐各四两　白芷二两　松脂半斤后入

右件药。细剉。以酒浸一复时。然后别取生地黄半斤。捣绞取汁。同入猪脂中。以慢火煎之。以药味尽为度。以绵滤去滓。后下松脂雄黄硫磺朱砂等。以柳枝不住手搅、至膏凝。收于磁合中。病在内。即以酒服弹子大。病在外。即取弹子大热炙手摩之。

露蜂房淋蘸方。治风。手足疼痛。皮肤瘙痒。

露蜂房　水滇　茵芋　附子生去皮脐以上各二两　蒴藋一两　川椒一两去目

右件药。细剉。以水五斗。煎取二斗。去滓。淋蘸痛处。

圣济总录　至圣丸。治风气身体疼痛。筋脉拘急。手足痹麻。睡卧多涎。及丹田虚冷。

附子炮裂去皮脐　牛膝去苗酒浸焙干　海桐皮剉　肉苁蓉酒浸切焙　防风去叉　革薢　狗脊黑者去毛　黄耆剉　蒺藜子沙苑者炒　怀香子舶上者炒　威灵仙　续断　木香各一两　骨碎补四两　木鳖子去壳二两　乳香研　没药研各半两

右一十七味。除研者外。为细末。再同和匀。以酒煮面糊丸。如梧桐子大。每服二十丸。空心嚼木瓜酒下。

没药丸。治风气身体疼痛。状如系缚。

没药研一分　骨碎补　威灵仙各二两　草豆蔻去皮　半夏汤洗七遍焙各一两　地龙去土炒三分　自然铜烧醋淬七遍研一两

右七味。除研者外。为细末。饭丸如梧桐子大。空心温酒下三五丸。

应正丸。治风气身体疼痛。血脉凝滞。手足无力。

熟干地黄焙三两　乌药　甜瓜子各二两　没药研　乳香研各半两

右五味。除研者外。为细末。再同和匀。酒煮面糊。丸如梧桐子大。空心食前。温酒或荆芥汤下二十丸。

应痛丸。治风身体疼痛。

乌头炮裂去皮脐　草乌头剉炒黑　枫香脂研　赤小豆　天南星炮　威灵仙去土　地龙去土各半两

右七味。除研者外。为细末。再同和匀。用醋煮面糊。丸如梧桐子大。每服冷酒下十丸。

麝香丸。治风身体疼痛。头目不利。肩背拘急。肌肉痛痹。痰涎壅滞。胸膈满闷。

麝香研半两　秦艽去土四两　独活去芦头　白术　槟榔各二两

右五味。除麝香外。为细末。入麝香研匀。炼蜜和杵千百下。丸如龙眼大。每服一丸细嚼。温酒或腊茶清下。不拘时。

威灵仙丸。治风身体疼痛。

威灵仙择三两　乳香研一分　枫香脂研三分　五灵脂研一两　草乌头炒黑三分

右五味。除研者外为细末。再和匀。炼蜜丸如鸡头实大。每服一丸。生木瓜一片同嚼烂。温酒下。兼治大风疾。

虎骨丸。治一切风。遍身疼痛。脚膝少力。

虎胫骨涂酥炙黄六两　乌头炮裂去脐皮　芎䓖　海桐皮剉　天南星炮　天麻各一两　白花蛇酒浸去皮骨炙　牛膝去苗酒浸一宿焙干　蒺藜子炒去角各二两

右九味。捣罗为细末。炼蜜丸如梧桐子大。每服温酒下二十丸。

没药丸。治诸风筋骨及遍身疼痛。

没药研　乳香研各二钱　地龙去土半两　甜瓜子一分　自然铜醋淬研一两　骨碎补　五灵脂各半两　干蝎去土炒一分

右八味。除研者外为细末。再和匀。醋煮面糊丸。如梧桐子大。每服五丸。加至七丸。温酒下。

没药丸。治风身体疼痛。腰脚无力。

没药研半两　草乌头生去皮脐劈开一两以黑豆同炒令黄色拣去黑豆　荆芥穗一两　苍术米泔浸刮去皮二两　虎骨涂酥炙黄一两　乳香瓷盏内熔过研　麒麟竭各半两

右七味。除研者外为细末。再和研匀。酒煮面糊丸。如小豆大。每服五丸。温酒下。如疼痛甚者。用羊胫骨髓。并盐各少许。同煎热酒下。空心日中临卧日三。

麻黄煎丸。治一切风。手足不遂。遍身疼痛。语涩精神恍惚及偏枯。

丹砂研　天南星炮裂　附子炮裂去皮脐　桂去粗皮　羌活去芦头　芎䓖　白鲜皮　海桐皮剉　当归切焙　防己　铅白霜研　腻粉研　麝香研各一两　自然铜煅醋淬　虎胫骨涂酥炙　乌蛇酒浸去皮骨焙　干蝎去土炒　天麻各二两　麻黄去根节一斤

右一十九味。除研者外为细末。再研匀。用醇酒五升。煮麻黄至二升。去麻黄不用。入蜜四两。熬如稠饧。和药成剂。丸如鸡头大。每服一丸。摊缓风、暗风、四肢不随。筋骨疼痛。葱白豆淋酒嚼下。惊风搐搦。口角垂涎。语涩神昏。薄荷汁、同温酒化下。破伤风、用多年槐木。煎取浓汤。同温酒化下。如牙关紧急不开。即研药如泥。用葱叶于鼻中灌之。即开。

黑神丸。治风身体疼痛。

草乌头炒令黑存性三两　地龙去土瓦上焙过一两　五灵脂半两　麝香研一分

右四味。除研者外为细末。再和匀。醋煮面糊。丸如绿豆大。每服十丸。温酒下。

地龙丸。治风身体疼痛。

地龙炒一分　甜瓜子炒半两　自然铜烧醋淬研二两　乳香研一钱　骨碎补　赤芍药　五灵脂　当归切炒各半两　没药研一分

右九味。除研者外为细末。再和匀。酒煮面糊。丸如梧桐子大。每服十丸。空心临卧温酒下。

祛风丸。治风身体疼痛。

没药研　木鳖子各一两　防风去叉半两　乳香研一分　血竭研半两　乌头炮裂去皮脐一两半　荆芥穗半两　青橘皮汤浸去白焙一两　五灵脂研二两半

右九味。除研者外为细末。再和匀。用醇酒熬成膏。丸如鸡头实大。热酒化下一丸。

虎骨散。治风身体疼痛。或手足痛痹。腰股沉重。牵曳不随。

虎骨涂酥炙黄　败龟涂酥炙黄　生干地黄焙各二两　何首乌去黑皮　芍药　蚕砂醋炒各一两一分　羌活去芦头　附子炮裂去皮脐　延胡索各一两　当归剉焙　芎䓖　牛膝酒浸切焙　白芷　秦艽去苗土　威灵仙去土　槟榔剉各一两半　皂荚子炒二两

右一十七味。为细散。每服空心温酒调下三钱匕。日三服。如不饮酒。用童子小便一盏半。薄荷一握。生姜少许。同煎至一盏。去滓温服。

羌活汤。治风身体疼痛。筋脉拘急。行荣卫。除风湿。

羌活去芦头　地骨皮　桑根白皮各二两　芎䓖　当归焙　麻黄去节各一两半　羚羊角镑　桂去粗皮　黄连去须　白术　附子炮裂去皮脐　甘草炙　木香各一两

右一十三味。剉如麻豆。每服五钱匕。水一盏半。入生姜五片。煎取八分。去滓温服。不拘时候。

萆解散。治风身体筋骨疼痛。

萆薢　牛膝酒浸切焙　蒺藜子炒去角　枸杞子　恶实炒　秦艽去苗土　羌活去芦头　当归切焙　桂去粗皮等分

右九味。捣罗为散。每服二钱匕。嚼少胡桃仁。热酒调下。痛极者再服。一服痛止者。更可五服。骨痛者饭后服。脚膝及腹内痛者。空心服。

海桐皮丸。治一切风冷。身体手足疼痛。

海桐皮剉　防风去叉　牛膝酒浸切焙　羌活去芦头各半两　郁李仁去皮尖双仁炒研一分　大腹剉二枚　蒴藋叶一束捣取汁一升

右七味。除蒴藋汁外。捣罗为末。先以蒴藋汁同酒一升。熬成膏。入药末。搜和为丸。梧桐子大。每服空腹温酒下三十丸。

王璆百一选方　锡磷脂圆。

锡磷脂一两　自然铜二两同入坩锅内火煅一时辰醋淬　天雄一对炮去皮脐　附子一对重六钱者炮皮脐　草乌头二两炮去皮脐　防风　没药　天南星炮　赤小豆炒　白僵蚕　白附子　破故纸炒　川萆薢　五灵脂　葫芦巴　白胶香各一两　乳香半两　糯米三合　骨碎补四两去毛

右一十九味为细末。好无灰酒糊为圆。如梧桐子大。每服三十圆。更量虚实加减。胡桃酒送下。空心服。大治诸风神效。竺参议操传云。得之江东路钤。韩宗愈参议之子友仁苦瘫痪。服药逾年不效。得此方。初服便觉稍减。服至一料。遂能行履。闻韩尝以医数人。皆有效也。

灵效圆。治男子妇人痛风。钱教授闻礼。

锡磷脂坩锅内煅通红　白胶香好明净者研　五灵脂如沥青成块者　当归洗净去芦　白附子　没

药　香白芷　草乌头去尖糯米炒令黄色　桑柴灰须是纯桑木烧它木不可杂各一两

右为细末。用糯米糊圆如梧桐子大。每服三四十圆。空心临卧温酒下。

魏氏家藏方　追风圆。治诸风筋骨疼。肢体痛。四肢不随。丁知县传

草乌头四两去皮尖冷水浸三宿　苍术二两米泔水浸一宿去粗皮炒　麻黄去节　白芷各半两　防风去芦　川乌各一钱半　地龙一两去土

右为细末。水煮面糊为圆如梧桐子大。每服七粒。薄荷茶送上。空心临卧。日进三服。只作散子。每服一字。冷茶调服。忌热汤热物一时辰。

本草　肘后方治项强。身中急者。取活鼠破其腹去五脏。就热傅之。即差。

张仲景治风湿。身烦疼。日晡剧者。与麻黄杏仁薏苡仁汤。麻黄三两、杏仁三十枚、甘草、薏苡仁各一两。四物以水四升。煮取二升。分温再服。

孟诜云。丈夫冷气及风。筋骨疼痛。麋角作粉常服。又于浆水中研如泥。涂面令不皱。光华可爱。又常俗人以皮作靴熏脚气。

经验方。治一切冷气。去风痰。定遍身疼痛。益元气。强精益髓。令人少病。川乌头一斤。用五升许大磁钵子盛。以童子小便浸。逐日添注任令溢出。浸二七日。其乌头通软。拣去烂坏者不用。馀以竹刀切破。每个作四片。却用新汲井水淘七遍后浸之。每日换。七日通前浸二十一日。取出焙干。其药洁白。捣罗为末。酒煮面糊丸绿豆大。每服十丸。空心盐汤、酒下。少粥饭压之。如冷气稍盛。加丸数服之。十便良方名纯阳丹。

图经曰。中风掣痛。不仁不随。并以干艾斗许。揉团之。内瓦甑内。并下塞诸孔。独留一目。以痛处著甑目下。烧艾一时久知矣。

卫生家宝　天麻饮子。治气血不足。正气与风邪相搏。浑身臂膊疼痛。潮热往来。倦怠。心间烦躁。恍惚不宁。血虚难以发散。不禁凉药。此药调血退热。解劳倦。进饮食。轻健四肢。

天麻酒浸　防风去芦　当归洗净去芦酒浸　川芎　羌活　威灵仙酒浸　五加皮　白芍药微炒各一两　木香不见火　酸枣仁微炒去皮　犀角屑以上各半两　海桐皮酒浸　人参去芦　白术去苗洗　干葛　细辛去苗洗　甘草炙以上各三分

右为粗末。每服三大钱。水一盏。生姜二片。煎至七分。去滓温服。不拘时候。

萨德弥实瑞竹堂经验方　乳香应痛散。治手足麻痹。筋骨疼痛。补虚注颜。

苍术半斤或四两制　川乌炮　草乌各一两半焙　地龙去土半两　五灵脂一两半去砂石研　芍药　葫芦巴　破故纸炒　自然铜火煅淬　川椒炒出汗　茴香炒　两头尖　甜瓜子炒　白僵蚕炒　白附子　当归　牛膝各半两酒浸　乳香　没药　细辛各三钱去叶　血竭二钱半研

右为细末。醋糊为丸。如梧桐子大。每服五七丸至十丸。空心温酒送下。干物压之。盐汤亦可。

张子和儒门事亲　铁弹丸。

地龙去土　防风　白胶香　没药　草乌头水浸炮　木鳖去皮　白芷　五灵脂　当归已上各用一两　细墨三钱　麝香另研　乳香二味各二钱另研

右末。糯粥丸弹子大。每服一丸。生姜酒下。

危亦林得效方　乳灵圆。治痛风数年。不能举动。日夜呻吟。不数圆大效。

川乌去皮脐生用半两　生干地黄酒浸一宿一两　草乌头小者去皮脐炒半两去盐　木香不见火二钱半　五灵脂拣去沙石微炒　麻黄去根节微炒去汗　自然铜火煅七次米醋淬七次另研　虎胫骨死虎尤好各一两

酥塗火炙存性　干木瓜酸明者二两　滴乳香好者和灯心研二钱半为末去灯芯　败龟乃江湖间卜筮钻过半截龟壳者是米醋浸三日炙黄色再用醋淬七钱半

右研细如粉。炼蜜去上白沫。为圆如龙眼大。每一两重作十二圆。以带皮生姜自然汁化开一圆。热酒服。更以酒半盏送下。病在下。空心食前服。病在上。食后停少时服。一日二服。口有少麻勿疑。

中风百节疼痛

论

圣济总录　论曰。中风百节疼痛者。由体虚受风。风邪中于关节。故令百节筋脉拘急疼痛。寒热更作。不可屈伸。此皆真气怯弱。不胜风邪。真邪相薄。所以痛也。

方

华佗中藏经　再苏丹。治骨节疼痛。语言不正。行步艰难。手足战掉搐拽。

川乌头二两　草乌头一两　五灵脂四两

右为末。滴水为圆。如鸡头大。每服一丸。研碎入酒一盏。生姜三片。地黄三条。乳香少许。同煎至七分。临卧通口服。吃了须摩擦患处。令热彻以助药力。如合时入乳香末一二钱。即煎时更不须入。

圣济总录　加减三黄汤。治中风手足拘挛。百节疼痛。烦热心躁恶寒。经数日不欲饮食。

麻黄去根节煎掠去沫焙一两二钱　独活去芦头一两　黄耆半两　细辛去苗叶一分　黄芩去黑心三分

右五味。㕮咀如麻豆。每服六钱匕。水二盏。煎至一盏。去滓空腹服。一服小汗。两服大汗。心躁、加大黄半两。腹满、加枳实去瓤麸炒一枚。气逆、加人参三分。惊悸、加炒牡蛎粉参分。渴、加栝楼根参分。先有寒、加附子炮裂去皮脐壹枚。

羌活汤。治中风身体百节疼痛。四肢缓弱。手足不遂。及产后中风。

羌活去芦头　桂去粗皮　熟干地黄焙　芍药　葛根剉　麻黄去根节煎掠去沫焙各一两半　甘草炙剉一两　生姜二两半

右八味。㕮咀。如麻豆大。每服五钱匕。水一盏。酒一盏。同煎取一盏。去滓温服。日三夜一。不拘时候。

羌活汤。治中风百节疼痛。头目昏眩。及伤寒头疼壮热。肢节疼痛。肩背拘急。

羌活去芦头　桂去粗皮　防风去叉各半两　天麻　甘菊花　旋覆花　白附子炮　栾荆去叶俗谓之顽荆是也　天南星水浸七日切作片子焙干　乌头盐水浸一日切作片子焙干炒　甘草炙　麻黄去根节各四两　附子炮裂去皮脐　苍术米泔浸一宿切炒各半斤　威灵仙六两　牵牛子捣取粉三两　陈橘皮汤浸去白焙半斤

右一十七味。剉如麻豆。每服三钱匕。水一盏。入薄荷七叶。生姜三片。同煎至七分。去滓温服。

神术汤。治外伤风邪。百节酸痛。头痛身重。遍体发热。气粗眼疼。

苍术剉碎四两　甘草　麻黄去根节各三两　猪牙皂荚四挺去皮子

右四味。并生用。粗捣筛。每服三钱匕。水一盏。煎至七分去滓。不拘时温服。厚被盖出汗。或入葱白三寸。杏仁二枚碎。豉七粒、同煎服。尤佳。

搜风趁痛散。治中风身体筋脉骨节疼痛。

白附子炮　附子炮裂去皮脐　赤小豆　天南星炮去脐　海桐皮剉　狼毒　自然铜煅醋淬　地龙炒去土

右八味。等分。捣罗为散。每服半钱。至一钱匕。葱酒调下。豆淋酒亦得。空心服。

白花蛇散。治中风肢节疼痛。言语謇涩。

白花蛇酒浸炙去皮骨二两　何首乌去黑皮切　牛膝三味用酒浸半日焙干　蔓荆实去白皮各四两　威灵仙去土　荆芥穗　旋覆花各二两

右七味。捣罗为末。每服一钱匕。温酒调下。空心临卧服。

羌活散。治中风百节疼痛。寒热更作。不可俯仰。

羌活去芦头一两　天麻去蒂生用一两　芎䓖半两　酸枣仁炒三分　鹿角胶炙燥半两　蔓荆实揉去白皮一分　羚羊角镑屑三分　人参半两　白附子炮半两　牛膝去苗三分　桂去粗皮半两　薏苡仁微炒一分　乌蛇酒炙用肉半两　犀角镑屑一分　白鲜皮炙剉半两　地骨白皮剉三分　柏子仁生用三分

右一十七味。捣罗为细散。每日空腹及夜卧。各以豆淋酒。调下一钱匕。至一钱半匕。

麝香丸。治中风手足拘挛。痰涎不利。精神昏闷。百节疼痛。

麝香研　牛黄研　蔓荆实去皮　木香　人参　赤茯苓去黑皮　芎䓖　独活去芦头　牛膝酒浸切焙　羌活去芦头　麻黄去根节　海蛤　附子炮裂去皮脐　干蝎炒去土　防风去叉　白僵蚕炒　海桐皮剉　龙齿煅　败龟酒浸炙　萆薢　酸枣仁炒　赤箭酒炙　甘菊花　天南星炮　桂去粗皮　干姜炮　虎骨酒浸炙各一两　乌蛇酒浸去皮骨炙四两

右二十八味。捣研为末。再同研匀。炼蜜和丸。如弹子大。每服一丸。薄荷酒下。

白头翁酒。治诸风痛攻四肢百节。

白头翁草一握

右一味。烂研。以醇酒投之。顿服。

又方

生恶实根。摩酒服。痛止即住。

又方

黑豆炒去皮半升　威灵仙二两　桑根白皮剉一两

右三味。用醇酒一升半。煎取八合。去滓顿服。

又方

杏仁汤浸去皮尖双仁炒黄研半两　虎骨以酒涂炙黄取半两为细末

右二味。用醇酒一升。热调顿服。

杨倓家藏方　沉香天麻煎圆。治风气不顺。流入骨节。疼痛无力。或生瘾疹。久而不治。渐加冷痹。节骨缓弱。

五灵脂炒　附子生去皮脐　白术　赤小豆以上四味各一两　天麻去苗半两　全蝎去毒炒　羌活去芦头　防风去芦头已上三味各一分

右件为细末。先以沉香二两为末。以酒一升煎沉香为膏。勿犯铁器。次入药末。和匀。再入木臼内杵千下。圆如梧桐子大。每服三十圆。煎荆芥汤或温酒送下。食前。

陈无择三因方　芎桂散。治中风。四肢疼痛。及二足俱软。行步不便。

川乌头三两切作片水浸一宿切作算子条更以米泔浸一宿不洗日干麸炒微赤为度干了秤　川芎两半　桂心一两　甘草炙　干姜炮各一分

右为末。每服二钱。温盐酒调下。日三服。

十便良方　芍药酒。治风毒。骨髓疼痛。

芍药二分　虎骨一两炙

右为细末。夹绢袋盛。酒三斗。渍五日。每服二合。日三服。

王璆石一选方　治手足十指疼痛麻木。孙盈仲尝患此。其祖善医。云。有风而非虚。以此药治之而愈。

附子　木香

右二味等分。剉为粗末。用姜如常法煎。木香随气虚实加减。如治足弱。去附子用乌头最妙。

本草　陈藏器本草云。虎杖主风在骨节间。及血瘀。煮汁作酒服之。

食疗。虎骨和通草煮汁。空腹服半升。覆盖卧少时。汗即出。治筋骨节急痛。切忌热食。损齿。

孟诜云。羚羊。此人多食。南人食之。免为蛇虫所伤。和五味子炒之。投酒中经宿。饮之。治筋骨急强。中风。

食医心镜。治中风。手足不遂。骨节烦疼。心躁。口面㖞斜。取乌驴皮一领。焊洗如法。蒸令极熟。切。于豉汁中煮。空心食之。

陈藏器。治诸风。筋骨挛缩及皮顽痹。手足不遂。无眉发。疥癣诸疾。在皮肤骨节者。入温汤浴。浴干。当大虚惫。可随病与药及饭食补养。

罗谦甫卫生宝鉴　拈痛散。治肢节疼痛。熨烙药。

羌活　独活　防风　细辛　肉桂　白术　良姜　麻黄不去节　天麻去苗　川乌生用去皮　葛根　吴茱萸　乳香研　小椒去目　全蝎生用　当归去苗各一钱　川姜生半两

右一十七味为粗末。入乳香研匀。每抄药十钱。痛甚者十五钱。同细盐一升炒令极热。熟绢袋盛。熨烙痛处。不拘时。早晚顿用。药冷再炒一次。用毕甚妙。药不用。

危亦林得效方　仙茅散。治臂膊手足头目筋脉虚掣。一切风证。疼痛不可忍。立有效。

仙茅无则好苍术代之一两　陈皮　枳壳炮　厚朴制　官桂　秦艽各一钱　当归　白茯苓　白芍药　白芷　川芎　半夏饼各一钱半　麻黄不去节二钱半　没药　甘草　川乌炮各半两　白姜　乳香　川独活各二钱　全蝎七个　麝香半钱

右除桂芷麝没乳。余并炒转色。却不入炒药。同为末。每服三大钱。炒大黑同木瓜浸酒。旋温调服。不拘时候。

永乐大典卷之三百十一　一东

风　诸风证治十四

风腰脚疼痛

论

太平圣惠方　大腰脚湿痹者。是风湿冷三气相攻而成也。气胜则通行流转。不为留滞。风湿冷气。胜则住于腰脚。是为湿痹。风湿痹亦如虫行。觉则以手扪之。复不痛。春多入人筋肉间。夏入人气脉中。秋中人皮肤内。搔之湿痒。生疮。风湿痹。冬多中人血脉腠理。则为诸风矣。本由外风邪。入于经络气俞也。

圣济总录　论曰。腰者肾之府也。肾主腰脚。其气不足。风湿冷气乘虚内攻。与正气交争。经脉蕴滞。不能荣养于腰脚。故屈伸步履皆疼痛也。

方

太平圣惠方　**萆解散**。治风腰脚疼痛。及冷痹不任行李。

萆薢二两剉　防风一两去芦头　羌活一两　附子一两炮裂去皮脐　桂心三分　当归三分　薏苡仁一两　石斛一两去根节剉　牛膝一两去苗　赤芍药一两　杜仲一两去粗皮炙微黄剉　酸枣仁三分微炒

右件药。捣粗罗为散。每服四钱。以水酒各半中盏。煎至六分。去滓。食前温服。忌生冷油腻毒鱼滑物。

羌活散。治下焦风虚。腰脚疼痛。冷痹。不任行李。

羌活一南　防风三分去芦头　五加皮三分　牛膝一两去苗　桂心三两　木香三分　附子一两炮裂去皮脐　酸枣仁一两微炒　威灵仙三分　丹参三分　虎胫骨一两涂酥炙令黄　萆薢一两剉　当归一两剉微炒　松节一两剉

右件药。捣细罗为散。每服食前。以豆淋酒调下二钱。

虎骨散。治风腰脚冷痹疼痛。行李不得。

虎胫骨一两涂酥炙令黄　败龟一两涂酥炙令黄　天麻半两　白附子半两炮裂　乌蛇肉一两半酒浸去皮骨炙令微黄　附子一两炮裂去皮脐　海桐皮三分　防风半两去芦头　羌活半两　芎䓖半两　桂心三分　骨碎补三分去毛　干姜半两炮裂剉　牛膝一两去苗　萆薢半两剉　熟干地黄三分　当归三分剉微黄　麝香一两（分）研入

右件药。捣细罗为散。入研了药令匀。每服食前。以温酒调下二钱。忌生冷鸡猪等肉。

仙灵脾散。治风腰脚疼痛冷痹。及四肢缓弱。

仙灵脾一两　附子一两炮裂去皮脐　当归一两剉微炒　萆薢一两剉　杜仲一两去粗皮炙令黄　木

香一两

右件药。捣细罗为散。每服食前。以温酒调下二钱。

安息香散。治风腰脚疼痛冷痹。及四肢无力。

安息香二两　附子二两炮裂去皮脐　虎胫骨二两涂酥炙令黄

右件药。捣细罗为散。每服食前。以温酒调下一钱。

虎骨圆。治肝肾藏风毒流注。腰脚疼痛冷痹。及筋骨拘急。行李不得。

虎胫骨一两涂酥炙令黄　沉香半两　白花蛇二两酒浸去皮骨炙令微黄　干蝎半两微炒　天麻三分　防风三分去芦头　羌活三分　天南星半两炮裂　海桐皮一两　桂心三分　芎䓖半两　白附子半两炮裂　麻黄一两去根节　赤芍药半两　羚羊角屑三分　硫磺半两细研　川乌头半两炮裂去皮脐　牛膝一两去苗　白僵蚕半两微炒

右件药。捣罗为末。鍊蜜和捣二三百杵。圆如梧桐子大。每服食前。以温酒下二十圆。

牛膝圆。治风痹脚疼痛冷痹。筋骨无力。

牛膝一两去苗　萆薢一两剉　酸枣仁三两微炒　防风三分去芦头　桂仲一两去粗皮炙微黄剉　丹参三分　附子一两炮裂去皮脐　芎䓖三分　当归三分剉微炒　桂心三分　羌活三分　白茯苓三分　乳香一两　安息香一两　石斛一两去根剉

右件药。捣罗为末。鍊蜜和捣三三百杵。圆如梧桐子大。每服空腹。以温酒下二十圆。晚食前再服。忌生冷油腻猪鱼鸡犬肉。

乌头散。治风腰脚冷痹疼痛。宜用贴胁。

川乌头三分去皮脐生用

右捣罗为散。以酽醋调途。于故帛上傅之。须臾痛止。

白花蛇浸酒。治风。骨髓及腰脚疼痛。行步稍难。急风毒攻注皮肤。痒痛不知。

白花蛇一条重半斤者去皮骨炙黄　虎胫骨一条涂酥炙微黄　当归一两半　芎䓖一两半　附子二两炮裂去皮脐　桂心二两　熟干地黄二两　防风二两去芦头　山茱萸二两　萆薢二两　石斛二两去根　牛膝二两去苗　独活三两　细辛二两　黄耆二两　枳壳一两麸炒微黄去瓤　天麻二两　肉苁蓉二两半酒浸一宿刮去皱皮用

右件药。细剉。以生绢袋盛。以好酒三斗。于瓷甕子内。密封。浸七日后。随性暖饮。常冷醺醺。勿令大醉。共酒旋添。酒味稍薄即换药。忌生令黏滑动风物。

牛膝浸酒。治风。腰脚疼痛。及皮肤不仁。筋脉挛急。

牛膝去苗　菖蒲　酸枣仁微炒　芎䓖　石斛去根　仙灵脾　赤箭　虎胫骨涂酥炙微黄　桂心　附子炮去皮脐　萆薢以上各三两

右件药。细剉。以生绢袋盛。用好酒二斗。于瓷瓶中浸。密封。经七日后开取。每温饮一盏。常令醺醺。不得大醉。酒尽更添。以药味薄即换之。忌生冷毒滑物。

萆薢浸酒。治腰脚风毒攻注疼痛。

萆薢三两　防风二两去芦头　牛膝三两去苗　独活二两　芎䓖二两　山茱萸二两　当归二两　酸枣仁二两微炒　大麻仁五两　石斛三两去根　桂心二两　熟干地黄三两

右件药。细剉。以生绢袋盛。用好酒二斗。于瓷瓶中浸。密封七日后开取。每日三五度。温饮一盏。常令醺醺。无至大醉。

石斛浸酒。治风冷气攻腰脚行立无力。

石斛半两去根　牛膝半（五）两去苗　五加皮二两　羌活二两　防风二两去芦头　附子三两炮裂去皮脐　天麻三两　海桐皮二两　木香二两　桂心二两　虎胫骨五两涂酥炙令微黄　芎䓖二两　甘菊花二两　川椒二两去目及闭口者

右件药。细剉。以生绢袋盛。用好酒三斗。以瓷瓮子盛。密封头。浸经七日后开取。每日三度。温饮一小盏。每取却一盏。即添一盏。直候药味稍薄。即更换之。

虎骨浸酒。治风气攻注。腰脚骨髓疼痛。

虎胫骨半斤涂酥炙微黄　热干地黄二两　石斛去根　独活　防风去芦头　牛膝去苗　丹参　桂心　当归　萆薢　芎䓖　酸枣仁微炒　山茱萸　仙灵脾　五加皮　附子炮裂去皮脐　骨碎补去毛　川椒去目及闭口者微炒去汗　白蒺藜微炒去刺　以上各一两　乌蛇二（一）条重半斤者酒浸去皮骨涂酥炙微黄

右件药。细剉。以生绢袋盛。以好酒二（三）斗。于瓷瓮中浸之。密封经七日后。每日空心。日午近晚。各温饮一盏。常令醺醺。以差为度。忌生冷油腻猪鸡黏滑物。

杜仲浸酒。治风冷。腰脚疼痛。屈伸不得。

杜仲去粗皮炙微黄　蛇床子　当归　芎䓖　干姜炮裂　秦艽去苗　附子炮裂去皮脐　石斛去根　桂心　细辛　茵芋　川椒去目及闭口者微炒去汗　天雄炮裂去皮脐　防风去芦头　独活以上各二两

右件药。细剉。以生绢袋盛。用好酒三㪷。于瓷瓶中浸之。七日后开。每温饮一小盏。常令醺醺。不得大醉。酒尽。其药滓晒干。捣细罗为散。每服。以温酒调下二钱。

仙灵脾浸酒。治风。腰膝疼痛。

仙灵脾三两　桂心　防风去芦头　虎胫骨涂酥炙微黄　羌活　萆薢　芎䓖　生干地黄　海桐皮　牛膝去苗　骨碎补去毛　附子炮裂去皮脐，以上各二两

右件药。并细剉。用生绢袋盛。以清酒二斗。於瓷瓶中浸。密封经五日后。随性饮之。酒少旋添。候药味薄。即再合。以差为度。忌生冷毒滑鱼肉。

酸枣仁浸酒。治风气。暖脏腑。利脚膝。止疼痛。

酸枣仁三两微炒　羌活一（二）两　牛膝二两去苗　山茱萸二两　桂心三（二）两　仙灵脾二两　萆薢二两　芎䓖二两　天麻二两　肉苁蓉二两剉去皱皮　虎胫骨三两涂酥炙微黄　生干地黄三两　甘菊花一两半　天雄二两炮裂去皮脐　桑寄生一两半

右件药。细剉。以生绢袋盛。用好酒三斗。于净瓷瓶中浸。密封瓶口。五日后开取。每日三五度。温饮一盏。常令醺醺。瓶中酒少。旋更添之。候药无味。即更修合。以差为度。忌毒滑物。

茄子根浸酒。治风毒攻注。腰脚骨髓疼痛。皮肤冷痹。筋脉拘挛。屈伸不得。

茄子根三（二）斤洗令净晒干　苍耳子一升微炒捣碎　鼠黏子一升微炒捣碎　牛膝一斤去苗　牛蒡根一斤　防风三两去芦头　萆薢一（二）两　桂心二两　羌活三（二）两　秦艽二两去苗　附子一两炮裂去皮脐　晚蚕砂半斤（升）　败龟二两　大麻子一升　虎胫骨涂酥炙微黄　枸杞子一升半蒸半升微炒

右件药。细剉。用生绢袋盛。以无灰酒五斗浸之。封闭勿令透气。经十日后开取。开时不得面向瓶口。每日空腹午时近夜。各温饮一盏。常令醺醺为妙。忌毒滑鱼肉动风物。

五加皮浸酒。治风毒气攻腰脚。连骨髓。日夜疼痛。

五加皮三两　枳壳一两麸炒微黄去瓤　独活一分（二两）　地骨皮二两　防风一两去芦头　丹

参一两半　熟干地黄三两　牛膝二两去苗　乌啄二两炮裂去皮脐　干姜一两炮裂剉　石南叶二两　虎胫骨五两涂酥炙微黄

右件药。细剉。以生绢袋盛。用清酒二斗。于瓷瓶中浸。密封七日后开。每日三五度。温饮一小盏。常令醺醺。以差为度。

菊花浸酒。治风虚久冷。腰脚疼痛。食少羸瘦。颜色萎瘁。行立无力。

甘菊花半（四）两　杜仲四两去粗皮炙微黄　当归二两　石斛二两去根　黄耆一（二）两　肉苁蓉二两剉去皱皮　桂心二两　防风二两去芦头　附子二两炮裂去皮脐　萆薢二两　独活二两　钟乳粉四两　白茯苓二两　山茱萸二两

右件药。细剉。以生绢袋盛。用好酒二斗。于瓷瓶中浸。密封。春夏七日。秋冬二七日后开取。每日三四度。温饮一小盏。

海桐皮浸酒。治风毒流入脚膝疼痛。行立不得。

海桐皮　五加皮　独活　防风去芦头　干蝎生用　杜仲去皱皮炙微黄　酸枣仁微炒　桂心　侧子炮裂去皮脐　薏苡仁各一两　生干地黄三两

右件药。剉如豆大。用生绢袋盛。以好酒二斗。于瓷瓶中浸。密封。秋夏七日。春冬二七日开取。每日不计时候。温饮一小盏子。

治风。腰脚疼痛。宜服此浸酒方。

朴仲八两去皱皮炙微黄色　石南三两　羌活三两　防风二两去芦头　附子三两炮裂去皮脐　牛膝三两去苗

右件药。细剉。以生绢袋盛。用好酒三斗。于瓷瓶中浸。七日后开取。每日三四度。饮一盏。

治风毒攻注。脚膝痛疼。不能屈伸。及历节风等方。

牛膝三两去苗　虎胫骨三两涂酥炙微黄　羚羊角屑三两　松节三两　枳壳三两麸炒微黄去瓤

右件药。细剉。以生绢袋盛。用好酒二斗。于瓷瓶中浸。密封。春夏七日。秋冬二七日后开取。每日三四度。温饮一中盏。其酒旋添。药味稍薄。即换之。

治风毒攻注。骨髓疼痛。日夜不可忍。宜服此浸酒方。

虎骨一两涂酥炙微黄

右捣碎。以生绢袋盛。以清酒三斗。于瓷瓶中浸。密封。春夏七日。秋冬二七日后开取。每日随性。稍稍饮之。其酒旋取旋添。以差为度。

浸酒方。治风腰脚疼痛冷痹。

虎胫骨一斤涂酥炙令黄　侧子五两炮裂去皮脐　当归五两剉微炒

右件药。细剉。以生绢袋盛。以清酒一斗五升浸之。春夏三日。秋冬七日。每服。暖一小盏服之。不耐酒人。随性饮之。常令醺醺。

和剂局方　活络丹。治丈夫元脏气虚。妇人脾血久冷。诸般风邪湿毒之气。留滞经络。流注脚手。筋脉挛拳。或发赤肿。行步艰辛。腰腿沉重。脚心吊痛。及上冲胸胁膨胀。胸膈痞闷。不思饮食。冲心闷乱。及一切痛风走注。浑身疼痛。

川乌炮去皮脐　草乌炮去皮脐　地龙去土　天南星炮各六两　乳香研　没药研各二两二钱

右为细末。入研药和匀。酒面糊为圆。如梧桐子大。每服二十圆。空心。日午冷酒送下。荆芥茶下亦得。

圣济总录　独活汤。治风腰脚疼痛。不可忍。足胫痛痹。

独活去芦头一分　黄耆剉半两　防风去叉　茯神去木　桂去粗皮　白鲜皮　羚羊角镑各一分　酸枣仁炒半两　桃仁去皮尖双仁炒一两

右九味。粗捣筛。每服五钱匕。水一盏半。煎至一盏。去滓温服。空心日午夜卧各一。

麻黄汤。治风毒攻腰脚。骨节疼痛。

麻黄去根节先煎掠去沫焙　细辛去苗叶各半两　独活去芦头　丹参剉　牛膝去苗酒浸切焙　萆薢　黄耆剉　桂去粗皮各三分　防风去叉　犀角镑　羚羊角镑各一两　磁石火煅醋淬五七遍一两半

右一十二味。粗捣筛。每服五钱匕。水一盏半。煎取一盏。去滓空心早晚食前温服。

续断汤。治肾气虚弱。卧冷湿地。气邪乘之。流入腰脚。冷痹疼痛。

续断　杜仲去粗皮剉炒　桂去粗皮　防风去叉　牛膝酒浸切焙　细辛去苗叶　白茯苓去黑皮　人参　当归切焙　白芍药各二两　独活去芦头　芎䓖　秦艽去苗土　生干地黄焙　甘草炙各三两

右一十五味。粗捣筛。每服五钱匕。水一盏半。煎至一盏。去滓温服。宜用蒴藋叶火燎。厚安床上。及热卧上。冷即易之。冬月取根捣用。

桑根白皮汤。治风腰脚不遂。或痛或痒。肿硬如石。胫中少力。及指间生疮。有黄水自出不止。

桑根白皮剉三分　羚羊角镑半两　漏芦去芦头　茯神去木　败酱　木通剉　芎䓖各三分

右七味。粗捣筛。每服五钱匕。水一盏半。煎至一盏去滓。

入生地黄汁半盏。更煎令沸。空心日午临卧温服。

羌活汤。治下焦风虚。腰脚痛痹不仁。骨髓酸疼。不能久立。渐觉消瘦。

羌活去芦头　防风去叉　黄耆剉　五加皮剉　牛膝酒浸切焙各一两半　酸枣仁炒一合　丹参剉　桂去粗皮　芍药　麻黄去根节煎掠去沫焙各一两一分　槟榔四颗剉　当归切焙　玄参　木通剉各二两

右一十四味。粗捣筛。每服五钱匕。水一盏半。煎取一盏。去滓空腹食前温服。良久以热生姜稀米粥投。衣复微出汗。慎外风。

地龙散。治风攻腰脚疼及痛痹。

地龙白颈者于瓦上炒五两　附子炮裂去皮脐二两　蒺藜子炒去角　赤小豆炒各二两半

右四味。捣罗为散。每服二钱匕。生姜酒调下。空心晚食前服。

龙虎丹。治腰脚风痛。

草乌头剉　枫香脂研　五灵脂　木鳖子去壳别研　地龙炒各一两　乳香别研半两

右六味。捣研为末。井华水拌和。捣千百下。丸如鸡头实大。以丹砂为衣。每服一丸。临卧以冷酒磨下。乳香酒亦得。仍先嚼胡桃仁半枚服之。药成阴干。勿令见火。

苁蓉丸俗名骗马丹。治风气攻注。腰膝疼痛。

肉苁蓉酒浸切焙　狗脊去毛　萆薢　葫芦巴炒　白豆蔻去皮　乌头炮裂去皮脐　防风去叉　牛膝去苗酒浸切焙

右八味。等分。捣罗为末。酒煮面糊。丸如梧桐子大。每服二十丸至三十丸。茶酒任下。

木香丸。治风毒下注。腰脚连膝虚肿疼痛。

木香　没药别研　乌药剉　天南星炮　白附子炮　附子炮裂去皮脐　乌头炮裂去皮脐　蒺藜子炒去角各一分

右八味。捣罗为末。用木瓜一枚。重七八两者。开头去皮瓤。入硇砂半两盖之。竹签签定。甑上蒸烂熟。和前药末同杵。丸如梧桐子大。每服三十丸。空心冷酒下。良久煎荆芥茶投之。

槟榔丸。治风气攻注。腰脚疼痛。手足沉重。

槟榔一两半　干姜炮　木香　皂荚去皮酥炙各一两　牵牛子三两捣罗为末取一两　青橘皮汤浸去白焙二两

右六味。捣罗为末。炼蜜丸如梧桐子大。每服二十丸。冷葱茶下食前服。微利为效。痛减即少服。

狗脊丸。治风腰脚疼痛。

狗脊烧去毛　防风去叉　萆薢　乌头炮去皮脐各一两　蓬莪茂煨半两

右五味。捣罗为细末。水煮面糊和丸。如梧桐子大。每服三十丸。空心温酒下。

三神散。治风腰脚痛不得履地。及拗折伤肿。瘀血攻痛。

黑豆二两连皮炒　当归酒浸切焙　熟干地黄焙各一两

右三味。捣罗为细散。每服二钱匕。温酒调下。食前服。

虎骨散。治风腰脚疼痛。下疰脚膝。行步不得。或肿痒。或在两膝肿痛。久疗不差。渐至足胫细小少力。

虎脑骨酥炙二两　天麻　木香　羌活去芦头　芎䓖　黄耆剉　蒺藜子炒去角　青橘皮去白切炒　大腹皮　桂去粗皮　槟榔剉　沉香剉　桃仁去皮尖双仁麸炒　白茯苓去黑皮　山芋　葛根剉　海桐皮剉　五味子　败龟酒浸炙　白鲜皮各一两　肉苁蓉酒浸切焙　附子炮裂去皮脐各一两半　甘草炙半两

右二十三味。捣罗为散。每服二钱匕。空心临卧。温酒或盐汤调下。

内炙羌活木瓜丸。治下经风冷气攻注。脚膝疼痛肿满。沉重少力。行步艰难。

羌活去芦头　木瓜一枚　天雄炮裂去皮脐　桂去粗皮　怀香子炒　牛膝去苗酒浸切焙　木香　陈橘皮汤浸去白　天麻各一两　硇砂别研一两半　艾用叶别捣末四两　没药别研一两

右一十二味。捣罗为末。将木瓜剜去瓤留盖。将艾末硇砂与熟蜜拌和。在木瓜内盖了。以竹签签定。于银石器内盛。就饭甑内炊取烂。与前药末。一处拌和。更捣三五百杵。可丸即丸如梧桐子大。每服三十丸。微嚼破。温酒下。盐汤亦得。如难丸。更入少许酒煮面糊同丸。

皂荚刺散。治风攻腰脚疼痛。及肠壅气滞。

皂荚刺二握东南枝上者

右一味。烧作灰存性。捣罗为散。每日空腹。用温酒调服一钱匕。渐加至二钱匕。

枳壳散。治风气滞壅。腰脚疼痛。

枳壳去瓤麸炒一两半

右一味。捣罗为散。每日食后。用温浆水调服二钱匕。日夜三服。

外贴法。治风气攻刺。手脚腰背痛楚。无药可疗。

附子炮裂去皮脐三两　吴茱萸汤洗焙干炒　木香一两　桂去粗皮　蛇床子各一两　马兰花二两

右六味。捣罗为末。每用半匙头。入白面少许。生姜自然汁调。稀稠得所为膏。摊纸上。贴患处。更用油单子隔。以棉衣裹定。

牛膝汤。治风腰脚疼痛。不能运动。足心俱痛。

牛膝酒浸切焙　干木瓜焙　牡丹去心　芎䓖　萆薢各一两半　桂去粗皮　羌活去芦头　羚羊

角镑各一两　天雄炮裂去皮脐　桑根白皮剉各二两　黄耆半两

右一十一味。剉如麻豆。每服五钱匕。水一盏半。入生姜五片。煎取八分。去滓温服。空心食前。

虎骨汤。治风腰脚疼痛。筋脉拘急。

虎头骨牙齿炙三两　天雄炮裂去皮脐　当归切焙各二两　菝葜　代赭煅醋淬　黄耆　桂去粗皮　羌活去芦头各一两　赤芍药　防风去叉　芎䓖　桔梗　络石　桑耳　山茱萸各一两半

右一十五味。剉如麻豆。每服五钱匕。水酒共一盏半。入生姜一枣大切。煎取八分。去滓温服不拘时。

侧子散。治风腰脚疼痛。筋脉拘挛。

侧子炮裂去皮脐　赤箭　酸枣仁微炒　海桐皮剉各一两　芎䓖　漏芦去芦头　桂去粗皮　五加皮剉　仙灵脾　牛膝酒浸切焙　木香各三分　枳壳去瓤麸炒半两

右一十二味。捣罗为散。每服二钱匕。温酒调下。不计时候。此药尤治目赤痛。累用极验。苏沈良方曰。盖攻治肝风。凡目赤皆主于风。余于四神散论之甚详。此方主疗亦四生散之类也。

防风汤。治风湿脚膝肿痛。

防风去叉　麻黄去根节先煎掠去沫焙　石韦去毛　络石　桑根白皮　大腹皮　芎䓖　生干地黄各一两半　附子炮裂去皮脐二两　白术　桂去粗皮　羌活去芦头　牡丹皮　射干各一两　草豆蔻去皮四枚　桃仁二十枚去皮尖双仁炒

右一十六味。剉如麻豆。每服五钱匕。水一盏半。生姜五片。同煎取八分。去滓温服。

虎胫骨汤。治风毒脚膝酸疼。履地不得。呕逆吐食。憎寒沉重。

虎胫骨涂酥炙　当归焙　附子炮裂去皮脐　桔梗炒各一两半　赤石脂　酸枣仁微炒各二两　白芷　桂去粗皮　白术　地榆　木香　黄连去须　厚朴去粗皮涂生姜汁炙　黄芩去黑心各半两　肉豆蔻一枚去壳

右一十五味。剉如麻豆。每服五钱匕。水一盏半。煎至八分。去滓温服。

牛膝丸。治风冷腰脚疼痛。行步不能。

牛膝酒浸切焙三两　巴戟天去心　附子炮裂去皮脐各二两　羌活去芦头　桂去粗皮　五加皮剉　杜仲去粗皮炙　干姜炮各一两半

右八味。捣罗为末。炼蜜和丸。如梧桐子大。每服三十丸。食前酒下。

当归汤。治风冷留著。腰膝疼痛。

当归切焙　桑耳　萆薢　牛膝酒浸切焙　射干各一两半　芎䓖　附子炮裂去皮脐　厚朴去粗皮生姜汁炙各二两　桂去粗皮　干姜炮裂　陈橘皮去白炒各一两

右一十一味。剉如麻豆。每服五钱匕。水一盏半。入生姜一枣大切。煎至八分。去滓温服。

牛膝散。治冷痹下焦风冷。脚膝疼痛。痛痹无力。

牛膝切酒浸焙　山茱萸汤洗焙干炒各一两　桂去粗皮半两

右三味。捣罗为散。每空腹、暖酒调二钱匕。日二。

干蝎丸。治元藏风气攻注。腰脚疼痛。及一切风气。

干蝎去土微炒　天麻　羌活去芦头　独活去芦头　附子炮裂去皮脐　槟榔剉　沉香剉　木香

狼毒切作块先用醋煮三五沸焙干剉　牛膝酒浸切焙　白附子微炒　桂去粗皮　当归切焙　枳壳去瓤麸炒　巴戟天去心　附风去叉　昆布洗去咸汁微炒　牵牛子炒半熟　人参　蒺藜子炒去角　高良姜　萝卜子微炒　肉豆蔻去壳　没药　白术　防己剉焙　硇砂醋化尽去夹石炼霜各一两　阿魏一分

右二十八味。先将没药硇砂阿魏三味。用好酒一升。熬成膏。余药同捣罗为末。炼蜜同膏和丸。如梧桐子大。每日五更后。空心薄荷酒下二十丸。向晓利一行即差。

十便良方　续断煎。治下焦虚冷。真气不足。络脉风寒。气血凝滞。腰腿疼重。转侧不得。鸡峰方

续断　桂仲　牛膝　萆薢　羌活　木瓜　白术各四两　狗脊　青盐　熟地黄　芎　薏苡仁各二两　附子八两

右件为细末。以白面酒煮为湖。和圆如梧桐子大。每服三十圆。一方加生茱萸、五味子各一两。空心食前。

薏苡仁煎。治寒湿搏袭经络。筋脉挛急。腿膝重痛。行走艰难。宜服之。鸡峰方

薏苡仁八两　虎骨八两　天麻　防风　附子　羌活　桂心各四两　乳香二两

右件为细末。酒煮面糊和圆。如梧桐子大。每服二十圆。煎防风汤下。不以时。

神感圆。治腰疼脚气。及左瘫右痪。卒中风疾。外肾冷疼。

破故纸二两新瓦上炒香　地龙去土　干木瓜　川乌头各一两生用　荆芥穗半两

右为细末。用好醋煮面糊为圆。如梧桐子大。每服二三十圆。盐酒盐汤任下。如腰脚之疾食前服。如鬲上风痰食后服。不得食热物。

本草　食医心镜。主风毒。脚膝挛急。骨节痛。豉心五升。九蒸九暴。以酒一斗取浸经宿。空心随性缓饮之。

百一方。治诸风脚膝痛痛不可践地。鹿蹄四只。煺洗如法。熟煮了。取肉干豉汁中。著五味煮熟。空腹服之。

图经曰。治腰脚风血积冷。筋急拘挛疼痛者。取茄子（根）五十斤。细切净洗讫。以水五斗。煮取浓汁。滤去滓。更入小铛器中煎至一斗以来。即入生栗粉同煎。令稀稠得所。取出搜和。更入研了麝香、朱砂粉。同丸如梧子。每旦日。用秫米酒送三十丸。近暮再服。一月乃瘥。男子、妇人通用。皆验。

萨德弥实瑞竹堂经验方　徐神翁神效地仙丹。治筋骨疼痛。打扑损伤。仙术汤送下。除寒湿。进饮食。

川乌一两去尖　草乌五个去尖　荆芥去枝半两　苍术一两米泔浸一宿炒　自然铜一字研　白芷　地龙　没药各半两研　乳香半钱研　窝苣种　黄瓜种　梢瓜种　木鳖子各一两　半两钱二文

右为细末。醋糊为丸。如梧桐子大。每服一十丸。食后。温酒送下。

释继洪澹寮方　养肾散。治腰脚筋骨间疼痛。不能步履。其效如神。

苍术去粗皮一两　干蝎洗去土半两　天麻三钱　草乌生去皮脐　黑附子炮去皮脐各二钱

右为细末。拌和。肾气豆淋酒调一大钱。豆用黑大豆。能除去腰脚筋骨疼痛。其神如神。药气所至。麻痹少时。须臾。疾随药气顿愈。如是骨髓中痛。用胡桃酒调此药。伤寒中风皆治。百一选方载。忠州太守陈逢原。因暑中取凉食瓜。至秋忽然右腰腿间疼痛。连及膝胫。曲折不能。经月。右腿艰于举动。凡治腰脚药。服之无效。得此养肾散。才一服。移刻举身麻痹。不数服。脚能屈伸。再一服即康宁。又本州监酒。年四十。虚损两脚不能行步。进此药二服。迤逦可行。三服弛走。卢祖常易简方纠谬谓。有子弟者。忽两足

拳连。腰痛楚。脉弦紧甚。此证两感。寒多于风。只投百一选方养胃散。随效。惠倅李议亦尝谓余曰。其家曾有妇人。腰脚不能转动。用此药即效。皆风寒两感也。

李仲南永类钤方 经验应痛元。治寒湿风损。手脚疼痛。

生苍术一斤 舶茴十二两微炒 破故纸一斤半生半炒 骨碎补一斤樟树石上生亦可去毛 穿山甲六两桑灰炒胀柴灰亦可

生草乌一斤。剉如麦子大。用生葱一斤。连皮生姜一斤。擂烂。将草乌一处。淹两宿。焙干。连前药一处。日干或焙。为末。酒糊丸。梧子大。酒或汤日下五十丸。随病上下服。病在上食后服。在下空心服。忌热食。但多麻人。减草乌等分为好。

风走注疼痛

论

太平圣惠方 夫风走注者。是风毒之气。游于皮肤骨髓。往来疼痛无常处是也。此由体虚。受风邪之气。风邪乘虚所致。故无定止。是谓走注也。

圣济总录 论曰。风走注疼痛之病。其痛无常处是也。气血流通。筋脉和同。则骨肉滑利。一有不调。风邪乘虚。与血气偕行。使荣卫凝涩。随所注处。悉为疼痛。故谓走注痛也。

类用方药

王璆百一选方 治痛风。高监之子服。煎小续命汤下防风圆。

方

太平圣惠方 **虎骨散**。治风毒走注。疼痛不定。少得睡卧。局方。治风毒邪气。乘虚攻注皮肤骨髓之间。与血气相搏。往来交击。痛无定处。游走不定。昼静夜甚。少得睡眠。筋脉拘急。不能屈伸。一名乳香趁痛散。瑞竹堂经验方名麝香虎骨散。云杭州杨清之教授传。将药品中二两者改半两、三分者改一两、一两者改二钱半。

虎胫骨二两涂酥炙令黄 败龟二两涂酥炙令黄 骐驎竭三分 赤芍药三分 当归三分 没药三分 自然铜三分细研 牛膝一两去苗 天麻一两 槟榔一两 五加皮一两 羌活一两 防风三分去芦头 白附子三分炮裂 桂心一分 白芷三分 苍耳子三分微炒 骨碎补三分

右件药。捣细罗为散。每服不计时候。以温酒调下一钱。

乌头散。治风走注疼痛。及手足拘急。头痛不可忍。

川乌头半两炮裂去皮脐 干姜半两炮裂 川椒半两去目及闭口者微炒去汗 天雄一两炮裂去皮脐 莽草一两微炙 雄黄一两细研 朱砂一两细研 细辛半两 桂心半两

右件药。捣细罗为散。每服不计时候。以温酒调下半钱。

汉椒散。治风走注疼痛。及白虎历节风等。

汉椒一两去目及闭口者微炒去汗 桂心三分 侧子一两炮裂去皮脐 麻黄三分去根节 当归三分 木香三分

右件药。捣细罗为散。每服。不计时候。以温酒调下半钱。

桂心散。治风走注疼痛。

桂心　地龙微炒　白僵蚕微炒　漏芦　威灵仙　芎䓖　白芷　当归　木香以上各半两

右件药。捣细罗为散。每服。不计时候。以热酒调下一钱。

仙灵脾散。治风走注疼痛。来往不定。

仙灵脾一两　威灵仙一两　芎䓖一两　桂心一两　苍耳子一两

右件药。捣细罗为散。每服。不计时候。以温酒调下一钱。

虎骨散。治风走注疼痛不可忍。

虎胫骨一两　硇砂半两醋化涂虎骨上慢火炙令黄　白芷一两　芫花一分醋拌炒令黑色　当归一两　漏芦一两　赤芍药三分　地龙一分微炒　紫笋茶一两　桂心半两

右件药。捣细罗为散。每服。不计时候。以温酒调下一钱。

治风走注疼痛诸方。

地龙一两微炒　麝香一分细研入

右件药。捣细罗为散。每服不计时候。以温酒调下一钱。

海桐皮煎圆。治风毒走注。肢节疼痛。不可忍。

海桐皮半斤　牛膝半斤去苗

以上二味。并细剉。以水一斗。于大锅中。煎至一升。用沙盆内烂研。绞取浓汁。即却于银锅中。渐渐入酒三升。煎为膏。

附子二两炮裂去皮脐　川乌头一两炮裂去皮脐　虎胫骨四两涂酥炙令黄　川大黄三两剉碎微炒　桃仁二两汤浸去皮尖双仁麸炒微黄　五加皮一两　赤芍药一两　肉桂一两去皱皮　麻黄一两去根节　当归一两　赤箭一两　地龙一两微炒　木香一两　独活一两　没药一两　防风一两去芦头　骨碎补一两　乳香一两　骐驎竭一两　干蝎一两微炒　天南星一两炮裂　麝香半两细研

右件药。捣罗为末。入麝香。都研令匀。入前膏。和捣三五百杵。圆如梧桐子大。每服不计时候。以温酒下二十圆。忌生油毒鱼滑物。

虎骨圆。治风毒走注疼痛不定。

虎胫骨二两涂酥炙令黄　牛胆一两去苗　天麻一两　天雄一两炮裂去皮脐　羌活一两　白附子三分炮裂　防风三分去芦头　桂心三分　酸枣仁三分微炒　天南星三分炮裂　乌蛇二两酒浸去皮骨炙令微黄　桑鳔蛸半两微炒　槐胶一两　桃胶半两　朱砂三分细研　麝香一分细研　当归一两　川大黄一两剉微炒

右件药。捣罗为散。入研了药令匀。炼蜜和捣三二百杵。圆如梧桐子大。不计时候。以温酒下二十圆。

骨碎补圆。治一切风毒走注疼痛。

骨碎补一两　桂心一两　狗脊一两　木香一两　仙灵脾一两　附子三分炮裂去皮脐　川乌头三分炮裂去皮脐　威灵仙一两　山茄子一两　当归一两　甜瓜子三两（分）　补骨脂一两微炒　麻黄三分去根节　白附子一两炮裂　虎胫骨一两涂酥炙令黄　干蝎半两微炒　天南星半两炮裂　自然铜一两细研　芎䓖三分　没药半分　赤芍药三分　朱砂半两细研　白花蛇肉二两酒浸炙令黄　羌活三分　白芷三分　甘草半两炙微赤剉

右件药。捣罗为末。入研了药令匀。炼蜜和捣五七百杵。圆如梧桐子大。每服不计时候。以温酒下二十圆。

治风走注疼痛。宜服此方。

水银一两　枣十五枚蒸熟取瓤和水银研令星尽　羌活三分　天南星三分炮裂　干蝎半两生用

右件药。捣罗为末。入水银枣一处研。和圆如小豆大。别以腻粉伴令白色。阴干。每服不计时候。以豆淋酒下五圆。

狼毒圆。治风走注疼痛。

狼毒一分　天南星半两　附子半两

右件药。并生用。临捣合时。以净布裹捶碎。用木臼内捣罗为末。后以石锅内。煎酽醋成膏。和圆如梧桐子大。不计时候。以冷酒下两圆。如不饮酒。用冷水下亦得。

神效膏。治风走注疼痛。上下不定。随痛处贴之。

牛皮胶一两水溶作膏　芸苔子半两　安息香半两　附子半两生用去皮脐　汉椒半两生用

右件药。捣细罗为散。入胶中和成膏。涂纸上。随痛处贴之差定。

治风走注疼痛不定。宜用此药。随痛处熨之方。

芫花二两　柳蚛屑半两　汉椒二两去目　桂心一两　桑根白皮二两　麸一升

右件药。捣粗罗为散。用醋一升。拌炒令热。以青布裹熨痛处。

冷即更入醋重炒。依前熨之。以差为度。

又方。

黑豆五升　芫花一斤　生姜半斤切

右件药。都炒。旋入醋拌。用青布裹熨痛上。更番炒熨。以效为度。

又方。

针砂三两　砒霜半两　硇砂半两　雌黄半两　麝香一分　磁石半两

右件药。捣为末。临时以醋拌炒令热。用熟帛裹熨患处。立差。

治风走注疼痛。及四肢冷顽强硬。展缩不得。宜用此方。

皂荚一斤不蚛者　盐五升

右细剉皂荚。和盐炒热。以青布裹熨痛处。立差。

杨子建万全护命方　独活散。治走注风。其病状两足疼痛肿起。忽偏在一足痛。行履不得。其痛处游走不定。忽上项头目昏乱。忽走在右手。忽走在左手。忽在一手指头上。忽在一脚指头上。只有一点疼。痛不可忍。宜服此一方。服了未转。加众药为四钱。牵牛半夏作三钱。共七钱为一服也。其游走痛处一点常赤色。甚则遍身有赤色。或攻项背。或把腰膊。或注脚下。或攻胸胁。腿骨与胫骨俱小。惟有膝头粗肿。吃此药后。或在痛处指甲下。或在脚指甲下。破出得恶血。或在鼻中出得恶血。其病防可除根。又有白虎风。治之亦同。此方服之便愈。但有人患白虎风。必常梦一猫一虎。一牛一羊。四足兽类等物。或梦见小儿妇人女孩。其疾与走注风十分相类。但甚则下青粪。并宜服此方。

独活去芦头　阿魏面少许和如薄饼子火上焙干捣为末各一钱　桂去粗皮　大黄剉炒　牛膝去苗剉　羌活去芦头　鳖甲醋炙　当归切焙　干蝎炒　黄芪剉　芎藭　赤茯苓去黑皮　木香　麻黄去根节　蔓荆子　半夏洗去滑各一分　吴茱萸炒一钱半　荆芥穗二钱　虎骨酥炙四钱　芫花一两　狼毒搥碎以醋三升同芫花于石器内煮干半两　白花蛇酒浸去骨炙干仍用酒温又干者如是者二十余次捣用一两　麝香少许研　牵牛子圣济总录作二两

右将芫花狼毒二味。别作一处为末。牵牛子半夏二味。亦别作一处为末。其余众药共作一处为末。每服芫花狼毒末半钱。半夏牵牛子末一钱。众药末一钱半。计三钱。共作一服。临卧葱汤调下。

独圣黑龙丸。治一切风气走注四肢。百骨节酸疼。及闪肭肢节等疾。

草乌头炮去皮半斤　墨二两　白僵蚕生　甘松去土　零陵香各半两　半夏汤洗去滑焙干　莎草根炒去毛　白附子生　白芷　麻黄去根节　芍药各一两半　天南星生　乌头炮裂去皮脐各二两　藿香叶一两　山芋一两

右一十五味。捣罗为末。以法酒二升。米醋一升。面二两。熬作糊。丸如弹子大。每服半丸。用薄荷茶化下。酒化亦得。量虚实服之。

骨碎补丸。治风毒走注疼痛。

骨碎补去毛一两半　威灵仙洗焙　草乌头炮去皮各二两　天南星炮　地龙去土炒　自然铜煅醋淬　木鳖子去壳　枫香脂各一两　没药研　乳香研各半两

右一十味。捣罗为末。醋煮面糊和丸。如梧桐子大。每服五丸。温酒下空心服。

羌活丸。治风毒走注疼痛。及体内多风疾者。

羌活去芦头　独活去芦头各二两　地龙去土炒一两　天麻三分　乌头炮裂去皮脐半两

右五味。捣罗为末。用生蜜和丸。如梧桐子大。每服二十丸。薄荷汤或温酒下。食前服。

趁痛丸。治风毒留客日深。气虚邪实。攻击不定。走注疼痛。

大戟刮去皮　甘遂　白芥子各一两

右三味。捣罗为末。用大麦面一两和匀。醋调作饼子。慢火炙黄熟。再捣罗。用薄面糊为丸。如梧桐子大。每服十丸。渐加至十五丸。空心用冷酒下。病甚、不入大麦面亦得。

应痛丸。治风毒内攻走注。疼痛不定。

五灵脂黑色者炒　草乌头去皮脐生剉　地龙去土炒　白芥子　自然铜煅醋淬研各一两　乳香半两研　巴豆七粒去皮心膜醋煮黄色研

右七味。捣罗为末。酒煮面糊和丸。如小豆大。每服五丸。温酒下。

莎草根丸。治风走注循入经络疼痛。及腰膝苦疼。

莎草根用猪胆炒令香　草乌头用净水浸一半生一半炒熟去皮尖各二两　威灵仙去土　踯躅花　刘寄奴各一分

右五味。捣罗为末。用乳香没药各半两研入。醋煮面糊和丸。如梧桐子大。火煅自然铜。细研为衣。每服五丸。渐加至十丸。煨葱酒下。

如意丸。治风毒走注。筋骨疼痛。

草乌头去皮脐　五灵脂　怀香子炒　青橘皮去白焙　陈橘皮去白焙　木鳖子去壳　芸苔子　防风去叉各二两并生用　巴豆四十九粒去皮心膜研出油　斑猫八十一个去头足炒　木香一分

右一十一味。捣罗为末。用宿炊饼末。以酽醋煮作糊。和丸如豌豆大。每服一丸。酒下不拘时。

芸苔子散。治风毒走注。疼痛如虎啮。

芸苔子　天南星　草乌头并生用各一两

右三味。捣罗为散。每用五钱匕。量入生面。以酽醋生姜汁生油各少许。调成膏。摊纸上。厚一分。贴痛处即止。

消毒膏。治风毒走注疼痛。筋脉挛急。

马牙硝一两烧赤研　乌头大者二枚烧存性三分研

右二味。同研令匀。每用三钱匕。以白面三钱匕。生姜汁一盏。同熬成膏。摊于帛子上热贴。日二换之。

天麻丸。治风毒上攻下注。游走不定。冲击疼痛。

天麻　地龙去土　羌活去芦头　独活去芦头　附子去皮脐生用　桂去粗皮　没药研　荆芥穗各二两　麝香研一钱

右九味。捣研为末。生蜜和丸。如樱桃大。瓷器内收。每服一丸。用荆芥腊茶嚼下。如注破脚至甚者。不过二十日。上攻则食后服。下注则食前服。

干地黄丸。治走注疼痛。

生干地黄焙　白芷　当归切焙　没药研　乌头炮裂去皮脐　防风去叉　木香　赤小豆拣

右八味。等分。捣罗为末。水浸蒸饼心和丸。如梧桐子大。每服五丸。冷酒下。空心食前服。日二。

乌头丸。治走注疼痛不可忍。

乌头炮裂去皮脐　干蝎去土炒　地龙去土炒　踯躅花去心

右四味。等分。捣罗为末。醋面糊和丸。如绿豆大。每服五丸。妇人当归酒下。男子荆芥酒下。

威灵仙丸。治风气走注。疼痛无常处。

威灵仙去苗土　五灵脂各一两　乌头炮裂去皮脐　木鳖子去壳　乳香研各半两　赤芍药一分

右六味。捣罗为末。滴酒和丸。如梧桐子大。每服七丸。食前冷酒下。加至十丸。

大通丸。治风走注。身体疼痛。荣卫凝涩。

石斛去根一两　牛膝去苗酒浸一宿切焙一两　附子二枚其及一两者炮裂去皮脐　干姜炮三分　肉豆蔻四枚去皮面裹煨面热为度　槟榔剉四枚　木香一分　甘菊花炒二两　石硫磺一分　白花蛇酒浸去皮骨焙二两　枸杞子九蒸九暴炒黄二两

右一十一味。捣罗为末。以酒煮面糊和丸。如梧桐子大。每服二十丸。空心温酒下。如服了。转觉脑骨内疼甚者。乃药效。妇人当归酒下。如作细散。每服一钱半匕。温酒粥饮任下。

没药散。治风邪走注。百节疼痛。昼夜不可忍。

没药研半两　虎胫骨涂酥炙黄三两

右二味。将虎骨先捣罗为散。入没药研令匀。每服二钱匕。温酒调下。不计时候、日三。

王衮博济方　羌活丸。治风毒走注疼痛。及体内多风疾者。

羌活　独活去芦头各二两　地龙去土炒一两　天麻三分　乌头炮裂去皮脐半两

右为末。用生蜜和丸。如梧桐子大。每服二十丸。薄荷汤或温酒下。食前服。

夏德卫生十全方　治痛风。遍身走疰疼痛。

大乌头五个生用不去皮尖　大川乌二个生用不去皮脐　全蝎二十一个　黑豆二十一粒生用　地龙半两洗去土生用　荆芥穗半两　虎胫骨半两酥炙　白花蛇酒浸三日去皮骨炙用半两　天麻　没药　黄芪各半两　乳香透明者一分别研

右为细末。入真麝香一钱重。同研匀。煮浓糯米饮为丸。如绿豆大。每服二十丸。空心食前与临卧时温酒下。微出冷汗则差。

治风气走疰。寻常有风疾者。宜常服。

羌活　独活各二两　地龙去土一两　天麻三分　乌头炮去皮尖半两

右并为细末。用生蜜为丸。如梧子大。每服二十丸。薄荷汤酒任下。

魏氏家藏方　二乌圆。治风气走注疼痛。

川乌头生去皮脐　海桐皮　草乌头生去皮尖　五灵脂各一两别研

右为细末。先取不蛀皂角二铤鎚碎。酒浸。揉取脂。滤去滓。打面糊为圆。如梧桐子大。每服二十圆。茶酒任下。

七圣散。治血风劳气筋骨拘挛。或风痛走注。琅山显长老传

白芷　川当归去芦　川芎　全蝎　地龙去土　麻黄去节各一两　川乌头二两去皮尖半生半醋炙黄色

右为细末。每服半钱。加至一钱。豆淋酒调温服。觉麻只半钱。

严用和济生方论　青龙妙应丸。治诸风挛急。遍体疼痛。游走无定。百药之所不效者。

穿山甲十五片石灰炒　全蝎去毒三七个　地龙去土一两　蜈蚣七条生用　麝香一字别研　草乌生去皮一两　没药三钱别研　乳香三钱别研　松香半两　斑猫七个糯米炒去头足　白僵蚕姜汁炒半两　五灵脂三钱去砂石

右为细末。酒糊为丸。如绿豆大。以青黛为衣。每服二十丸。不拘时候。温酒送下。忌食热物。

萨德弥实瑞竹堂经验方　透骨膏。治一切风湿走注疼痛。

生熟地黄　马鞭草各半斤　吴茱萸　白面各三两　骨碎补　败姜屑各四两干生姜是也　鳖甲三斤炙　蒲黄二两

右为细末。用米醋调似膏子。于火上温热。摊于痛处。用纸裹着。条药冷再炒。如此七次。于避风处用。

薏苡仁汤。治手足流注疼痛。麻痹不仁。难以屈伸。

薏苡仁去皮一两　当归去芦一两　芍药　麻黄去节　桂去粗皮各一两　甘草去皮一两微炒　苍术去粗皮四两米泔浸一宿炒

右为㕮咀。每服五钱。水二盏。生姜五七片。煎至七分。去滓。食前温服。若病人出汗者。减麻黄。病人内热者。减桂。看虚实加减服之。

刘守真宣明论方　防风天麻散。治风。麻痹走注。肢节疼痛。中风偏枯。或暴喑不语。内外风热壅滞。解昏眩。

防风　天麻　川芎　羌活　香白芷　草乌头　白附子　荆芥穗　当归焙　甘草各半两　滑石二两

右为末。热酒化蜜少许。调半钱。加至一钱。觉药力运行微麻为度。或炼蜜为丸。如弹子大。热酒化下一丸或半丸。细嚼。白汤化下亦得。散郁结。宣通气。如甚者。更服防风通圣散。

危亦林得效方　妙应圆。治诸风挛急。遍体疼痛。游走无定。百药不效者。

穿山甲十五片石灰炒去灰　全蝎去毒三七个　蜈蚣七条生用　麝香一字别研　草乌生去皮一两　地龙去土一两　没药别研　乳香别研各二钱　松脂半两　斑蝥七个糯米炒去头足　白僵蚕姜汁炒半两　五灵脂三钱去砂石

右为末。酒糊圆。绿豆大。青黛为衣。每服二十圆。不拘时。温酒下。忌食热物。

风入腹拘急切痛

论

巢元方病源 风入腹拘急切痛者。是体虚受风冷。风冷客于三焦。经于脏腑。寒热交争。故心腹拘急切痛。

圣济总录 论曰。风入腹拘急切痛者。风邪搏于阴经也。风邪搏于阴经。则肠缩踡。肠缩踡则绌急。风寒之气。与正气相击。故里急而切痛也。

方

葛洪肘后备急方 中风但腹中切痛者。取盐半斤。熬令水尽。著口中。饮热汤二升。得吐便愈。

又方。附子六分、生姜切三两。水二升。煮取一升。分为再服。

孙思邈千金要方 乌头汤。主寒疝。腹中绞痛。贼风入腹攻五藏。拘急不得转侧。叫呼发作。有时使人阴缩。手足厥逆。

乌头十五枚要略用五枚 芍药四两 甘草二两 大枣十枚 老姜一斤 桂心六两

右六味㕮咀。以水七斗。煮五物取三升。去滓。别取乌头去皮四破。蜜二升微火煎。令减五六合。内汤中煮两小沸。去滓。服一合。日三。间食。强人三合。以如醉状为知。不知增之。

太平圣惠方 乌头散。治风气入腹。拘急切痛。烦冤不可过时。

川乌头一两炮裂去皮脐 黄芩一两 干姜半两炮裂剉 当归三分剉微炒 细辛三分 白术三分 人参半两去芦头 汉防已三分 天雄半两 甘草半两炙微赤剉

右件药。捣粗罗为散。每服三钱。以水一中盏。煎至六分。去滓。不计时候。稍热服。

桂心散。治风入腹。疠痛拘急。

桂心一两 吴茱萸半两汤浸七遍焙干微炒 防风一两去芦头 生干地黄一两 赤芍药一两 当归一两剉微炒 细辛半两 干姜半两炮裂剉

右件药。捣粗罗为散。每服三钱。以水一中盏。煎至六分。去滓。不计时候。稍热服。

干姜散。治风入腹。疠痛闷乱不止。

干姜半两炮裂剉 当归三分剉微炒 桂心半两 生干地黄一两 细辛半两 赤茯苓半两 吴茱萸一分汤浸七遍焙干微炒 赤芍药半两 栀子仁半两 甘草半两炙微赤剉

右件药。捣粗罗为散。每服三钱。以水酒各半中盏。煎至六分。去滓。不计时候。稍热服。

赤芍药散。治风入腹。攻五脏。拘急不得转侧。阴缩。手足厥冷。腹中疠痛。

赤芍药一两 川乌头二两炮裂去皮脐 桂心一两 甘草一两炙微赤剉 防风一两去芦头 芎䓖一两

右件药。捣粗罗为散。每服三钱。以水一中盏。入生姜半分。枣二枚。煎至六分。去滓。不计时候。稍热服。

茵芋散。治风入腹。拘急疞痛。

茵芋一两　黄芩一两　附子一两半炮裂去皮脐　人参一两去芦头　芎䓖三分　防风三分去芦头　麻黄一两半去根节　汉防己三分　甘草三分炙微赤剉

右件药。捣粗罗为散。每服三钱。以水一中盏。入生姜半分。煎至六分。去滓。不计时候。稍热服。圣济总录名人参汤。

附子散。治风入腹疞痛无时。发则抢心。胀满拘急。

附子一两炮裂去皮脐　细辛一两　甘草一两炙微赤剉　当归一两剉微炒　桂心一两　赤芍药一两　生干地黄一两　青橘皮一两汤浸去白瓤微炒　吴茱萸半两汤浸七遍焙干微炒

右件药。捣粗罗为散。每服三钱。以水一中盏。入生姜半分。煎至六分。去滓。不计时候。稍热服。

天雄散。治风入腹。脏腑中切痛。心腹拘急。

天雄一两炮裂去皮脐　当归一两　雄黄半两细研　桂心一两　独活三分　木香一两　干蝎半两生用　天南星半两微炒煨　地龙半两微炒　朱砂半两细研　麝香一分细研

右件药。捣细罗为散。入研了药令匀。每服。不计时候。以生姜温酒调下一钱。

圣济总录　甘草饮。治风入腹。心腹疞痛。胀满拘急。不得息。并转筋。温中止痛。利大小便。

甘草炙剉　防风去叉各一两半　吴茱萸汤浸焙炒　赤芍药　当归切焙　细辛去苗叶　干姜炮　熟干地黄各一两

右八味。粗捣筛。每服五钱匕。以水一盏半。煎去滓取八分。空腹温服日二。

乌头汤。治风入腹攻五藏。拘急不得转侧。有时阴缩。手足厥冷。寒疝腹中疞痛。

乌头一枚炮裂去皮脐　赤芍药二两　甘草二两炙剉　桂去粗皮三两

右四味。剉如麻豆。每服五钱匕。入生姜一分拍碎。水一盏半煎。去滓取八分。入蜜半合。再煎三两沸。空腹服日三。

桂心汤。治风入腹。五藏拘急。四肢不随。腹满欲绝。

桂去粗皮　防风去叉　黄芩去黑心　干姜炮裂　吴茱萸汤浸焙炒　秦艽去苗土　甘草炙剉各一两

右七味。粗捣筛。每服五钱匕。水一盏半。煎至八分。去滓温服。不拘时候。

甘草汤。治风入腹中疞痛。并飞尸遁注。发作无时。发则抢心胀满。胁下如锥刀刺。

甘草炙剉　细辛去苗叶　干姜炮　当归切焙　桂去粗皮　白茯苓去黑皮　赤芍药　吴茱萸汤浸焙炒　熟干地黄切焙各一两

右九味。粗捣筛。每服五钱匕。以水一盏半。入切羊脂少许。同煎至八分去滓。空心日午夜卧服。

鬼箭汤。治风入心腹挛急。

鬼箭羽如鸡子大一块　甘草一尺炙剉　麻黄去根节煎掠去沫焙干四两　石膏如鸡卵一块

右四味。粗捣筛。每服五钱匕。水一盏半。煎至八分去滓。空心临卧各一服。慎外风。

干地黄汤。治风入腹。兼尸注入腹。心腹疞痛。气短喘息不得。

熟干地黄切焙一两　当归切焙一两半　芍药一两半　甘草炙剉一两　吴茱萸汤洗焙干炒三分　细辛去苗叶一两半　干姜炮裂一两半　附子炮裂去皮脐一两　人参一两　桂去粗皮一两　厚朴去粗皮涂

生姜汁炙烟起即止一两

右一十一味。粗捣筛。每服三钱匕。以水一盏。煎去滓取七分。空腹服。日三夜一。

防风汤。治风入腹疞痛拘急。

防风去叉一两　桂去粗皮一两　生干地黄切焙一两　赤芍药二两　当归切焙一两　吴茱萸汤浸洗七遍焙干半两　干姜炮裂半两　细辛去苗叶半两

右八味。粗捣筛。每服三钱匕。水一盏。煎至七分。去滓稍热服。不计时候。

理中汤。治风入腹心腹疞痛。痰逆恶心。或时呕吐。隔塞不通。

人参　干姜炮裂　甘草炙剉　白术各三两

右四味。粗捣筛。每服三钱匕。水一盏。煎至七分。去滓稍热服。空心食前。

本草　杨氏产乳。中风恶寒。腹中绞痛。以乾鲫鱼一头烧作末。三指撮。以苦酒服之。温服取汗。良。

永乐大典卷之三百十二　一东

风　诸风证治十五

癫痫

论

陈无择三因方　夫癫痫病。皆由惊动。使脏气不平。郁而生涎。闭塞诸经。厥而乃成。或在母胎中受惊。或小感风寒暑湿。或饮食不节。逆于脏气。详而推之。三因备具。风寒暑湿得之外。惊恐震慑得之内。饮食饥饱属不内外。三因不同。忤气则一。传遍五脏。散及六腑。溢诸络脉。但一脏不平。诸经皆闭。随其脏气。证候殊分。所谓像六畜。分五声。气色脉证。各随本脏所感而生诸症。古方有三痫。五脏痫。六畜痫。乃至一百二十种痫。以其禀赋不同。脏府强弱。性理燥静。故诸证蜂起。推其所因。无越三条。病由都尽矣。

孙允贤医方集成　癫痫之疾。诸方所载。并作一证治之。愚谓癫与痫。难以一概而论。故癫者全归于心。癫者归乎五脏。所谓癫者。神不守舍。狂言妄语。如有所见。动经年岁。不得即愈。若心经有损。是为真病。如心经蓄热。则当清心除热。如痰迷心窍使然。又当下痰而宁其心志。妇人因血气迷心。或因产后恶露上冲。而语言错乱。神志不守者。各当随其证治。所谓五痫者。马痫、羊痫、鸡痫、猪痫、牛痫是也。其为证也。卒然之际。旋晕颠倒。口眼相引。手足搐搦。背脊强直。口吐涎沫。食顷乃苏。原其所因。五脏之间。或为七情之气郁结。或为六淫之邪气所伤。闭塞诸经。一时痰涎壅并心膈。致有此证。

李仲南永类钤方　癫属阳。全归于心。痫属阴。归于五脏。阳虚阴实故癫。阴虚阳实故狂。

方

孙思邈千金要方　**虎睛丸方**。治风癫掣疭。口眼张大。口中出白沫。或作声。或死不知人。

虎睛一具酒浸一宿炙之　防风　秦艽　防葵　龙齿　黄芩　雄黄　防己　山茱萸　茯苓　铁精　鬼臼　人参　干地黄一方云干姜　大黄　银屑　牛黄分四分　独活　远志　细辛　贯众　麝香　白蔹一作白薇　升麻　白鲜皮各三两　茯神　石膏　天雄各五两　鬼箭羽　露蜂房各二分　寒水石六分　蛇蜕一尺

右三十二味末之。蜜和酒服十五丸。梧子大。日再。稍加至二十五丸。神方。千金药名大镇心丸。主诸痫所不疗者。

煮散方。治百二十种风癫痫惊狂。及发即吐沫不识人者。四月五月宜服。

紫石英　芍药　龙骨一本用黄芩　麻黄　青石脂　当归　甘草　桂心　人参　栝蒌根　白鲜皮各二两　牡蛎三两　大黄五两

右十三味治下筛为粗散。分作七裹。每以大枣十枚。水三升。取二升半。下一裹。大枣汁中煎取一升。去滓。顿服。相去七日一服。服讫即差。

防葵散。治癫痫厥时发作方。

防葵　代赭　人参　铅丹　钩藤　茯神　雷丸　虎骨　远志　桂心　防风　白僵蚕　生猪齿各六分　卷柏　莨菪子　光明砂　升麻　附子　牡丹　龙齿各一分　牛黄二分　蚱蚕十四枚　蛇蜕皮　白马眼睛各一具　白蔹四分

右二十五味治下筛。酒服方寸匕。日二。亦可为丸服。良验。圣惠方无桂心莨菪子加虎掌三分。捣细罗为散。以温酒调下一钱。

治癫痫掣疭方。

飞鸱头二枚　铅丹一斤

右二味末之。蜜丸如梧桐子。服二丸。日三。汤酒下之。经心录名鸱头丸。

杨倓家藏方　大金箔圆。治大人小儿癫痫。无眩发动。口吐涎末。项背强直。神志昏愦。

金箔　银箔各一百片　辰砂一两别研水飞　牛黄别研　犀角屑　丁香　龙脑别研　沉香　真珠末　木香　麝香别研　琥珀末　白附子炮　硼砂别研　乌蛇酒浸一宿取肉焙干秤炙黄　天麻去苗　雄黄别研　天南星炮　蝎梢去毒微炒　白僵蚕炒去丝嘴　防风去芦头　附子炮去皮脐　甘草炙二十味各一分　细松烟墨半两烧

右件为细末。将金银箔入水银三分同研。次入研者药。和匀。炼蜜为圆如绿豆大。每服五圆。薄荷酒下。不拘时候。

五痫圆。治癫痫朝发。不问久新。

天南星一两炮　乌蛇一两酒浸一宿去皮骨焙干秤　朱砂一分别研　全蝎二钱去毒　半夏二两汤浸七次　雄黄一两半研　蜈蚣半条去头足炙　白僵蚕一两半炒去丝嘴　白附子半两炮　麝香二字别研　白矾一两　皂角四两槌碎用水半斤挼汁去滓与白矾一处熬干为度研

右件为细末。生姜汁煮面糊为圆如梧桐子大。每服三十圆。温生姜汤送下。食后。

五胆圆。治心风。狂走癫痫。

鲤鱼胆　鸡胆　狗胆　猪胆　羊胆各一枚五胆汁合为一处　蛇黄五两蘸五胆汁炒煨胆汁尽为度

右为细末。别用雄狗胆为圆如绿豆大。朱砂为衣。每服一十五圆。磨刀水送下。空心服。或只作细末。每服一钱。用磨刀水调下亦得。

圣济总录　定心神牛黄丸。治风邪变成癫痫。时时发动。不知人事。

牛黄别研　真珠末别研　琥珀别捣罗　铁粉别研　天竺黄别研　龙齿别研各半两　金箔七十片与水银同研　银箔七十片与水银同研　水银与金银薄同研　犀角镑　丹砂与水银金银薄同研各半两　露蜂房炙一两　龙胆去土　升麻　防风去叉　黄芩去黑心　钩藤各半两　知母细切焙　天门冬去心焙　白芍药　茯神去木　甘草炙剉　菖蒲九节者米泔浸刮去皮切酒炒　麦门冬去心焙各一两　干蝎酒炒一两　麝香别研　人参各半两

右二十七味。除别研石药及麝香等一十一味外。余药捣罗。与研药再罗令匀。炼蜜拌和得所。更捣千杵。丸如梧桐子大。夜卧及食后。煎新竹叶汤。下十五丸至二十丸。

龙胆丸。治癫痫狂悖迷乱。心神恍惚。四体抽掣。吐沫嚼舌。

龙胆去土　钩藤　升麻　犀角镑　黄芩去黑心　玄参　白茯苓去黑皮　防风去叉　秦艽去苗土　地骨皮剉　大麻仁研膏同捣　槟榔剉　黄连去须炒　大黄剉炒　天竺黄别研　琥珀别研　甘草炙剉　马牙硝研　麦门冬去心焙　龙齿别研　真珠末别研各一两　青黛二两别研　蜣螂三十五枚去头足生用　蚱蝉三十五枚去头足生用　金箔七十片与丹砂同研　银箔一百片与金箔丹砂同研　铁粉一两一分别研　虎睛一对酒蘸炙燥去皮捣　牛黄研半两　丹砂三分别研入金银箔同研

右三十味。除十二味别研外。余药捣罗。与研者药末。合研匀。炼蜜和丸。如绿豆大。每服十丸。食后煎人参茯苓汤下。日三服。小儿三丸至五丸。

羚羊角丸。治风癫痫。

羚羊角镑　犀角镑　远志去心焙　人参　山芋　茯神去木各一两半　生干地黄焙干冷捣三两　防风去叉一两三分　金箔研　银箔研各一百片　麦门冬去心焙　铁粉研　天门冬去心焙各三两　水银一分入金银薄龙齿铁粉五件同研水银星子尽为度　龙齿研二两

右一十五味。先将一十味。捣罗为末。入别研者。相拌令匀。炼蜜和丸。如绿豆大。用桃柳枝汤。下二十丸。日二夜一。或人参茯苓汤下亦得。

金砂丸。治风癫邪痫疾等。

金五两细剉为屑为药匮　丹砂三两将金屑置一定州细瓷合子内作一坑子置丹砂于金屑中心上下复衬以合盖之用六一泥固济以慢火养七日将出丹砂堀一地坑子同入净湿土内单帛裹着在土中出火毒七日用

右二味。去金取砂。出火毒后。研取粉。干控粟米饭。烂研拌和得所。丸如绿豆大。每食后金银汤下五丸。中夜一服。桃柳汤亦得。其合子用金者为佳。

虎睛丸。治风癫痫瘛疭反张。口出白沫。或作诸声。不知人。

虎睛一对酒浸炙令黄入药捣　白茯苓去黑皮　龙齿别研各一两一分　防葵剉　黄芩去黑心　秦艽去苗土　升麻　防己剉各一两　独活去芦头　远志去心　鬼箭羽　白鲜皮各三分　铁精捣研　防风去叉各一两　鬼臼　贯众揉去土沫　细辛去苗叶炒各三分　大黄剉醋炒　山茱萸　人参各一两　白薇炒二两　天雄炮裂去皮脐　银薄别研各三分　蛇蜕皮一尺炙　凝水石别研　石膏别研各一两一分　飞鸦头三枚去喙毛炙　麝香别研　牛黄别研　干姜炮　芎䓖　露蜂房炙各半两

右三十二味。先将二十六味。捣罗为末。次将别研等药入末中。拌和令匀。炼蜜丸梧桐子大。每服二十丸。加至三十丸。温酒下。日二夜一。如心肺觉风热上冲。用竹沥饮下。

陈蒲饮。治卒发风癫狂痫。

三岁陈败蒲一两切细

右一味。以水二升。煎至七合。去滓温饮之。

陈无择三因方　矾丹。治五痫百痫。不问阴阳冷热。

虢丹　晋矾各一两

右用砖凿一窠。可容二两许。先放丹在下。次放矾在上。以白炭五斤。煅令炭尽。取出细研。以不经水猪心血为丸。如绿豆大。每服十丸至二十丸。橘皮汤下。

大镇心丹。治一百二十种癫痫。惊狂谵妄。癫倒昏不知人。喷吐涎沫。及治心惊胆寒。清清不睡。或左胁偏疼。

辰砂用黄松节酒煮　龙齿用远志苗醋煮

右只取辰砂龙齿各等分为末。猪心血为丸。如鸡豆子大。每服一丸。以麦门冬叶绿豆灯心生姜白蜜。水煎豆熟为度。临卧送下。小儿磨化半丸。量岁数与之。

蛇黄丹。治五脏六腑诸风。癫痫掣疭。吐涎沫不识人。及小儿急慢惊风。

蛇含四个建盏内煅红以猪胆汁一盏淬干　天南星炮　白附子　辰砂另研　麝香另研各五钱

右为末。糯米糊丸。如桐子大。每服温汤磨化一丸。量大小与服。大人嚼三五丸。温汤米汤任下。

王璆百一选方　抱胆圆。治男子妇人一切癫痫疯狂。或因惊恐怖畏所致。及妇人产后血虚。惊气入心。并室女月脉通行。惊邪蕴结。此方累曾经效。本名灵砂观音丹。忠懿得之未敢信。忽然有一疯犬。饲以此药立效。即破犬腹而视。其药乃抱犬胆。因易今名。张升之传。

水银二两　朱砂一两细研　黑铅一两半　滴乳香一两细研

已上将黑铅入铫子内。下水银结成砂子。次下朱砂滴乳香二味。乘热用柳木槌研匀。圆如鸡头大。每服一圆。空心用井华水调下。病者得睡切莫惊动。觉来即安。再进一圆。可绝根本。

本草　异志云。惊邪、癫痫、鸡痫。发热狂走。水磨凤凰台石服之。此凤凰脚下物。如白石也。

铁浆主癫痫发热。急黄狂走。六畜癫狂。

食疗。野猪三岁胆中有黄。和水服之。主鬼疰痫病。日华子云。野猪胆中黄。治鬼疰痫疾及恶毒风、小儿疳气、客忤、天吊。

唐本注云。苍耳。三月已后。七月已前刈。日干为散。夏水服。冬酒服。主大风癫痫。头风湿痹。毒在骨髓。日二服。丸服二十三十丸。散服一二匕。服满百日。病当出如疬疥。或痒汁出。或斑驳甲错皮起。后乃皮落。肌如凝脂。令人省睡。除诸毒螫。久服益气。耳目聪明。轻身强志。主腰膝中风毒尤良。忌食猪肉米泔。

御药院方　龙脑安神丸。治男子妇人小儿五积（种）癫痫。无问远年日近。发作无时。服诸药不效。但服此药无不痊愈。

茯神去粗皮取末　人参去芦头　麦门冬去心　乌犀取末　朱砂各二两　真地骨皮　甘草取末　桑白皮取末各一两　马牙硝别研一钱　龙脑别研　牛黄别研　麝香别研各三钱　金箔三十五箔

右一十三味为细末。炼蜜丸如弹子大。金箔为衣。如有风痫病多岁。冬月用温水化下。夏月凉水化下。不拘时候。多岁病服。如二三年病。日进三服。小儿一丸分作二服。又治男子妇人虚劳发热。喘嗽。新汲水一盏化开服。其喘满痰嗽立止。又治男子妇人语涩舌强。日进三服。食后温凉水化开。

神应丹。治诸痫。

辰砂不以多少

右细研。水飞过。候干。用猪心血和之得所。以钲饼剂裹蒸熟为度。取出就热便丸。如梧桐子大。每服一粒。食后临卧。温人参汤下。不十服取效如神。

危亦林得效方　甘遂散。治癫痫。及妇女心风血邪。

右以甘遂一钱为末。用猪心取三管血三条和甘遂。多少和之。将心批作两片。入在内。再合线缚定。外用皮纸裹湿。慢火煨熟。不可焦过。取药细碾。入辰砂末一钱和匀。分作四圆。每服一圆。将所煨猪心煎汤化下。再服。别用猪心亦可。过半日。大便下恶物后。调和胃气。凡此病乍作乍醒者苏。不食迷痴者死。

癫

论

素问 奇病论。帝曰。人生而有病癫疾者。病名曰何。安所得之。岐伯曰。病名为胎病。此得之在母腹中时。其母有所大惊。气上而不下。精气并居。故令子发为癫疾也。

灵枢 癫狂篇。癫疾始生。先不乐。头重痛。视举。目赤甚。作极已而烦心。候之于颜。取于太阳、阳明、太阴。血变而止。癫疾始作。而引口啼呼喘悸者。候之手阳明、太阳。左强者攻其右。右强者攻其左。血变而止。癫疾始发。先反僵。因而脊痛。候之足太阳、阳明、太阴、手太阳。血变而止。治癫疾者。常与之居。察其所当取之处。病至。视之有过者泻之。置其血于瓠壶之中。至其发时。血独动矣。不动。炙穷骨二十壮。穷骨者。骶骨也。骨癫疾者。顑齿诸腧分肉皆满。而骨居。许出烦悗。呕多沃沫。气下泄。不治。筋癫疾者。身倦挛急。脉大。刺项大经之大杼。呕多沃沫。气下泄。不治。脉癫疾者。暴仆。四肢之脉皆胀而肿。脉满。尽刺之出血。不满。灸之挟项太阳。灸带脉于腰相去三寸。诸分肉本腧。呕多沃沫。气下泄。不治。癫疾者。疾发如狂者。死不治。

巢元方病源 风癫候 风癫者。由血气虚。邪入于阴经故也。人有血气少。则心虚而精神离散。魂魂妄行。因为风邪所伤。故邪入于阴。则为癫疾。又人在胎。其母卒大惊。精气并居。令子发癫。其发则仆地。吐涎沫。无所觉是也。原由癫病。皆由风邪故也。其汤熨针石。别有正方。补养宣导。合附于后。养生方云。夫人见十步直墙。勿顺墙而卧。风利吹人。必发癫痫及体重。人卧春夏向东。秋冬向西。此是常法。养生方导引法云。还向反望。不息七通。治咳逆。胸中病。寒热癫疾。喉不利。咽干咽寒。又云。以两手承辘轳倒悬。令脚反在上元。愈头眩风癫。坐地。舒而脚。以绳绊之。以大绳绊讫。拖辘轳上来下去。以两手挽绳。使脚上头下。使离地自极十二通。愈头眩风癫。久行。身卧空中。而不坠落。 五癫病候 五癫者。一曰阳癫。发如死人。遗尿。食顷乃解。二曰阴癫。初生小时。脐疮未愈。数洗浴。因此得之。三曰风癫。发时眼目相引。牵纵反强。羊鸣。食顷方解。由热作汗当风。因房室过度。醉饮。（饱满行事）。令心意逼迫。短气脉悸得之。四曰湿癫。眉头痛。身重。坐热沐头。湿结脑。沸〔汗〕未止得之。五曰马〔热〕癫。发作时时。反目口噤。手足相引。身体皆热。

孙思邈千金要方 癫疾病在诸阳脉。且寒且热。名曰狂。刺之虚脉。视分尽。热病已而止。病癫初发。岁一发不治。月一发不治。四五日一发。名曰癫疾。刺诸分。其脉尤寒者。以针补之。病已止。治癫者。病发而狂。面皮厚敦敦者死。不疗。凡癫发卧地。吐涎沫无知。若强掠起如狂。及遗粪者。难疗。

圣济总录 论曰。风癫之状。发无常时。每发则仆地吐涎沫。无所觉知。盖由血气皆虚。精神离散。魂魄失守。风邪入于阴经故也。又以胞胎之初。其母卒大惊。精气并居。能令子发癫。其证与风瘫大卒相似。

脉

素问 通评虚实论。癫疾何如。岐伯曰。脉搏大滑。久自已。脉小坚急。死不治。帝曰。癫疾之脉。虚实何如。岐伯曰。虚则可治。实则死。

灵枢 邪气脏腑病形篇。肺脉急甚为癫疾。肾脉急甚为骨癫疾。

巢元方病源 五癫病候。诊其脉。其脉微涩。并脾脉紧而急者。为癫脉也。肾脉急甚。为骨癫疾。脉洪大而长者。癫疾。脉浮大附明者。癫疾。脉来牢者。癫疾。三部脉紧急者可治。发则仆地。吐沫无知。若强倞起如狂。及遗粪者。难治。脉虚则可治。实则死。脉紧弦牢牢者生。脉沉细小者死。脉搏大滑。久久自已。其脉沉小急疾。不治。小牢急。亦不可治。

孙思邈千金要方 癫疾脉搏大滑。久自已。脉沉小急实死。不疗。小牢急亦不可治。脉虚可疗。实则死矣。

方

葛洪肘后备急方 治诸癫疾方。取葶苈一升。捣三千杵。取白犬倒悬之。以杖犬。令血出。承取以和葶苈末。服如麻子大一丸。三服取差。

又方。莨菪子三升。酒五升渍之。出爆干。渍尽酒止。捣。服一钱匕。日三。勿多。益狂。

又。小品癫狂莨菪散。莨菪子三升。酒一升。渍多日。出。捣之。以向汁和绞去滓。汤上煎。令可丸。服如小豆三丸。日三。口面当觉急。头中有虫行者。额及手足应有赤色处。如此必是差候。若未见。服取尽矣。

又方。末房葵。温酒服一刀圭至二三。身润又小不仁为候。

又方。自缢死者绳。烧。三指撮。服之。

孙思邈千金要方 治五癫方。

铜青 雄黄 空青 水银各一两 石长生 茯苓 猪苓 白芷 白蔹 白薇 人参各二两 卷柏 乌扇各半两 硫磺一两半 东门上鸡头一两

右十五味末之。以青牛胆和著铜器中于甑中五斗大豆上蒸之。药成服如麻子三十丸。日再夜一。服者先食。

凡癫发之候。其状多端。口边白沫。动无常者。

秦艽 人参 防葵一作防风 茯神一作杜丹 甘草各二两 铅丹二两 贯众一枚

右七味㕮咀。以水九升。煮取三升半。分三服。

雄雌丸。治风癫失性。颠倒欲死。五癫惊痫。

雄黄 雌黄 真珠各一两 铅二两熬令成膏 丹砂一分 水银八分

右六味末之。以蜜捣三万杵。丸如胡豆。先食。服二丸。日二。稍加。以知为度。古今录验云。疗五癫。牛癫则牛鸣。马癫则马鸣。狗癫则狗鸣。羊癫则羊鸣。鸡癫则鸡鸣。不识人。气静瘈疭吐沫。久而得苏者。

续命风引汤。治中风癫眩。不知人。狂言。舌肿出。

麻黄 芎䓖 石膏 人参 防风各三两 甘草 桂心 独活各二两 防已 附子 当归各一两 杏人三十枚 陈姜五两一本无陈字

右十三味㕮咀。以酒三升。水一斗。合煎取四升。分四服。日三夜一。

紫石英煮散。治大人风引。小儿惊癫瘈疭。日数十发。医所不药者。

紫石英 滑石 白石脂 凝水石 石膏 赤石脂各六两 大黄 龙骨 干姜各四两 甘草 桂心 牡蛎各三两

右十三味治下筛。为粗散。盛以韦囊。悬于高凉处。欲用取三指撮。以新汲井水三升。煮取一升二合。大人顿服。未百日儿服一合。未能者。绵沾著口中。热多者日四五服。以意消息之。深师只龙骨干姜牡蛎滑石白石脂五味。

芎䓖汤。治风癫引胁牵痛。发作则吐。耳如蝉鸣。

芎䓖　藁本　蔄茹各五两

右三味㕮咀。内酒一斗。煮取三升。顿服之。羸者分再服。取大汗。圣惠方作捣粗罗为散。每服三钱。水煎温服。

治风癫方。

葶苈子　铅丹　栝蒌根　虎掌　乌头各三分　白术一分　蜀椒　大戟　甘遂　天雄各二分　鸱头一枚　铁精　蔄茹各一两

右十三味末之。蜜丸如梧子。服二丸。日三。汤酒下之。经心录名鸱头丸

治风癫方。

莨菪子三升。捣筛。酒一斗。渍半日。绞去之。汤中煎之。可丸。先食服如小豆三丸。加至梧子二丸。以知为度。额上手中从文理中赤起。是知也。无此候且服。病日发者三日愈。间日发者十日愈。五日发者二十日愈、半岁发者一月愈。

又方。天门冬十斤　地黄三十斤

右二味捣。取汁作煎。服之差。

孙思邈千金翼方　治风癫狂及百病方。

大麻子四升上好者

右一味。以水六升。猛火煮令牙生。去滓。煎取七升。旦空肚顿服。或不发。或多言语。勿怪之。但使人摩手足须臾即定。凡进三剂无不愈。令人身轻。众邪皆去。

王焘外台秘要方　**六生散**。古今录验疗风癫

菖蒲　蒴藋一竹藜芦　防风　茵芋　商陆根　蜀附子炮各二两

右六味捣下筛。酒服钱五匕。日再服。不知稍增。以知为度。忌猪肉冷水羊肉饧牛犬肉蒜等。圣惠方作菖蒲散。六味各一两。捣细罗为散。温酒下一钱。

又。**侯氏黑散**。疗风癫。

菊花四十分　防风　白术各十分　茯苓　细辛　牡蛎熬　钟乳研　礜石泥裹烧半日研　人参　干姜　桂心　芎䓖　当归　矾石如马齿者烧令汁尽研各三分　黄芩五分

右十五味捣合下筛。以酒服方寸匕。日三。忌桃李雀肉胡荽青鱼鲊酢物生葱生菜。并出第十卷中。张仲景此方更有桔梗八分。无钟乳礜石。以温酒下之。禁一切鱼肉大蒜。常宜冷食六十日上即药积在腹中不下也。热食即下矣。冷食自能助药力。

莨菪子散。古今录验疗五癫反侧。羊鸣目翻。吐沫。不知痛处。

猪卵一具阴干百日　莨菪子三升　牛黄八分研　鲤鱼胆五分　桂心十分研

右五味切。以清酒一升渍莨菪子。暴令干。尽酒止。乃捣合下筛。酒服五分匕。日再。当如醉。不知稍增。以知为度。忌生葱等。

又。铁精散。疗五癫。

铁精一合研　芎䓖　防风各一两　蛇床子五合

右四味合捣筛。酒服一钱匕。日三。有效。文仲。范汪同。

又。**雄黄丸**。疗五癫。牛癫则牛鸣。马癫则马鸣。狗癫则狗吠。羊癫则羊鸣。鸡癫则

鸡鸣。五癫病者。腑藏相引。盈气起寒厥不识人气争瘈疭吐沫。久而得苏。

铅丹二两熬成屑　真珠　雄黄研　水银熬　雌黄一方无各一两　丹砂半两研

右六味捣和。以蜜又杵三万杵乃丸。先食服胡豆大三丸。日再。惊痫亦愈。良。忌生血物。千金、范汪同。云各五两。小儿三丸如小豆。并出第六卷中。

太平圣惠方　防葵散。治风癫。精神错乱。发作无时。

防葵一两　代赭一两细研　人参一两去芦头　铅丹一两半　钩藤一两　茯神一两　雷圆一两　虎头骨一两半涂酥炙令黄　远志一两去心　白僵蚕一两微炒　生猪齿一两　防风一两去芦头　卷柏一两　川升麻一两　附子一两炮裂去皮脐　虎掌三分汤洗七遍生姜汁拌炒令黄　朱砂一两细研　牡丹一两　牛黄半两细研　龙齿二两　蚱蝉十四枚微炒　蛇蜕皮一条烧为灰　白蔹一两　白马眼睛一对炙令微黄

右件药。捣细罗为散。入研了药令匀。每服。不计时候。以温酒调下一钱。

芎䓖散。治风癫发作。则吐涎狂走。恍惚不知人事。

芎䓖一两　藁本一两　茼茹一两

右件药。捣粗罗为散。每服三钱。以水一中盏。煎至六分。去滓。不计时候温服。

菖蒲散。治风癫。心气不全。忘前失后。大小便遗失。

菖蒲一两　蒴藋一两　防风一两去芦头　茵芋一两　商陆一两　附子一两生用去皮脐

右件药。捣细罗为散。每服。不计时候。以温酒调下一钱。

铁粉散。治风癫。心神不定。狂走无时。

铁粉一两　马牙硝一两　光明砂一两　铅霜半两　金箔五十片

右件药。都细研为散。不计时候。以生地黄自然汁。调下一钱。忌生血物。

虎睛圆。治风癫。口眼开张。多吐白沫。或作恶声。恍惚虚悸。

虎睛一对酒浸炙微黄　茯神一两　龙齿一两　石膏一两　防风一两去芦头　黄芩一两　秦艽一两去苗　川升麻一两　汉防己一两　铁粉一两细研　川大黄一两剉碎微炒　人参一两去芦头　防葵一两　独活一两　远志三分去心　白鲜皮三分　鬼臼三分　细辛三分　银箔五十片细研　金箔五十片细研　天雄三分炮裂去皮脐　干姜半两炮裂剉　芎䓖三分　麝香半两细研　露蜂房半两微炒　牛黄半两细研　蛇蜕皮十条烧灰

右件药。捣罗为末。入研了药令匀。炼蜜和捣五七百杵。圆如梧桐子大。不计时候。以温酒下二十圆。薄荷汤下亦得。

铅丹圆。治风癫。发时吐涎。起卧不定。及大小便不能知觉。

铅丹一两　栝蒌根一两　虎掌半两汤洗七遍生姜汁拌炒令黄　乌头半两炮裂去皮脐　白术半两　铁粉二两细研　鸱枭头一枚烧为灰　甜葶苈一两隔纸炒令紫色　茼茹一两　川椒半两去目及闭口者微炒去汗　大戟半两剉微炒　天雄半两炮裂去皮脐

右件药。捣罗为末。炼蜜和圆。如梧桐子大。不计时候。以温酒下二十圆。

茯神圆。治风癫。发作吐沫。引胁肋疼痛。

茯神一两　白龙骨一两　龙角一两　龙胆一两去芦头　铁粉二两细研　蔓菁子一两　人参二两去芦头　远志一两去心　黄连二（一）两去须　川大黄一两剉碎微炒　芎䓖三分　当归一两　黄芩三分

右件药。捣罗为末。炼蜜和圆。如梧桐子大。每服。不计时候。以温酒下二十圆。

水银圆。治风癫。心神愦乱。狂走不恒。言语倒错。

水银一两　硫磺一两与水银结为砂子　朱砂一两　定粉一两　黄丹一两

右件药。同细研。入瓷罐子内。以泥封头。候干。以慢火养一复时。取出。入金银箔各五十片。雄黄铅霜各一分。同研令细。以糯米饭和圆。如绿豆大。不计时候。以豆淋酒下五圆。

治风癫。精神不守。言语错乱。宜服此方。

金十两细错为屑充柜　朱砂三两光明者

右以金屑置鼎子中。作一坑子。安朱砂于坑子内。上又以金屑盖之。用六一泥固济。缓火养七日。后取出朱砂。又作一地坑子。内入朱砂。出火毒。七日后取出。研命极细。以粟米饭和圆。如绿豆大。每服。不计时候。以热水下五圆。忌羊血。

圣济总录　天门冬煎。治风癫卒发仆地。口吐涎沫。不省人事。

天门冬净洗浸两日去心细切七斤　生地黄三十斤肥者淘洗细切

右二味。细切。都于木臼中捣烂。却入大沙盆内。烂研压取汁。绞滓干。别收。将滓更研极烂。入汤一斗。研搅令匀。又压滓干。再研极细。入汤八升压滓。又再研入汤六升。压令尽干无味即住。取第二第三度研入者汁。同煎至一斗。次入第一药汁煎成煎。若稠饧即止。每服一匙。用酒化下。或挑柳汤温水化下。食后服。

丹砂煎。治风癫疾。时发时省。涉历年月。

丹砂细研水飞滤过后焙干更研如粉三两　石膏五两研细　黄连去须捣筛一斤　生地黄不计斤两研取自然汁二升不得入水

右四味。以清水一斗。先煮石膏黄连取五升净去滓。次下生地黄汁又煎之。如稠饧。始下火。取丹砂粉投入。匀搅百余遍。贮于不津器中更搅。待冷即住手。每日两度。以温水调服。约如半弹丸大。服药后。只得吃淡饭蔓菁菜等。

莨菪丸。治风癫、如才得病者。服药三日愈。间日发者。十日愈。五日发者。二十日愈。半年一发者。服一月愈。

莨菪子淘去浮者三升

右一味。新汲水淘三十遍。浮者尽去。生研如膏。入酒一升同研。绞取酒。又研如膏。更入酒一升研。绞取酒。又研如前绞取酒。都及三升。更滤一遍。入无油净铁器中。煎成煎。却将莨菪滓。炒令焦黄干。捣罗为末。待其煎成。即渐渐少入末。和煎令可丸。即丸如梧桐子大。空心午时夜卧。各用温酒下十丸。如未觉效。加至十五丸。额上手中。从纹理中赤。是觉效也。即减药服之。

雄黄丸。治五癫各有声。牛癫若牛鸣。马癫若马鸣。狗癫若狗鸣。羊癫若羊鸣。鸡癫若鸡鸣。凡此五癫。并宜服之。

雄黄　丹砂　雌黄三味各二两碎同用生绢夹袋贮之入十两蜜内重汤煮待蜜赤色滴如珠引若线为度取药囊出河水洗涤淘漉出暴干入乳钵中研如粉为度其蜜即丸药用　黑铅二两大火化用铁匙搅掠去如尘垢者用精者一两将无油净器中下水银及铅同销熔搅令匀泻于熟铁器内候冷先将前三味石药乳钵内研次入铅同研取匀　水银一两

右五味。各如前修制毕。便将前煮丹砂雄黄雌黄余蜜。再重汤煮散。少少点入药中。渐渐和匀为丸。如大麻粒。每用桃柳柏桑木嫩条。各长七寸寸剉。以水一升。煎至六合去滓。分温下丸药。空心午时临卧时。下三丸至五丸。小儿一丸至二丸。

麦门冬丸。治风癫狂乱失心。安魂定志。

麦门冬去心焙一两　虎睛一对微炙　龙齿研一两　金箔研一百片　银箔研一百片　石膏研　升

麻　枳实麸炒　生姜切焙　白茯苓去黑皮　人参剉各一两　玄参　萎蕤炒　芍药　甘草炙剉　远志去心各三分　柏子仁生用　薤白细切焙干　牛黄别研半两

右一十九味。除虎睛并别研六味外。余捣罗。再与研者同罗为末。炼蜜和丸。如梧桐子大。每服二十丸。煎地骨皮汤下。日三夜一。不拘时。

茯神丸。治风癫引胁肋牵痛。发作吐沫。耳中虚鸣。

茯神去木一两一分　龙骨别研　龙角别研各一两　龙胆去土　铁精捣研　蔓荆实炒各一两一分　人参　远志去心　黄连去须炒　大黄剉醋炒各一两　芎䓖　当归切焙　黄芩去黑心各一两

右一十三味。先将一十味。捣罗为末。入别研者。相拌令匀。炼蜜丸如梧桐子大。食后煎生姜枳壳汤。下十丸。加至十五丸。

茯神丸。治风癫瘈疭。神魂不定。

茯神去木　龙骨　龙齿　龙角三味去土一处研　龙胆去苗土　铁精捣研入前三味同研　蔓荆实揉去白皮各一两　干姜炮　人参　远志去心　黄连去须炒各三分　大黄剉醋炒一两半　芎䓖　白芷　当归切焙　黄芩去黑心　桂去粗皮各半两

右一十七味。先将一十三味。捣罗为末。入别研者四味。和令匀。炼蜜丸如梧桐子大。每日空心及日午食前。用蜜汤下十五丸。渐加至二十丸。

飞鸱头丸。治风癫瘈疭。

飞鸱头三枚去毛喙炙焦捣罗为末　铅丹八两研

右二味。和研匀。炼蜜丸如绿豆大。每服三丸至五丸。酒下日三夜一。

雄黄丸。治风癫失性欲死。并理五惊诸痫。

雄黄别研　雌黄别研　真珠末别研各一两　铅丹点醋炒　水银各二两先以蒸熟枣肉二两研马尾罗内擦过用柳木椎研令青色水银星尽为度　丹砂别研一两

右六味。将五味各研如粉后合研。用枣肉膏研不见水银星为度。更入枣膏入臼。便捣千杵。丸如大麻粒。每服二丸至三丸。

人参茯苓汤下。日二夜一。食后服之。

麝香丸。治风癫瘈疭。口眼翻张。口吐白沫。或喉中作声。不知人。

麝香别研半两　虎睛一对炙令燥去外皮　防风去叉一两　龙齿别研　黄芩去黑心　铁份研　鬼臼各三分　人参　大黄剉醋炒各一两　牛黄别研一分　秦艽去苗土　雄黄别研各二两　独活去芦头　凝水石别研各一两　茯神去木　石膏别研　天雄炮裂去皮脐各一两一分　升麻三分　远志去心半两　白鲜皮三分　露蜂房炙一分　细辛去苗叶三分　贯众揉去土末　鬼箭羽各十两　蛇蜕炙一分　金箔　银箔各四十九片碎

右二十七味。先将一十八味。捣罗为末后。入别研九味和匀。炼蜜为丸。梧桐子大。每服十五丸。至二十丸。空心日午临夜温酒下。

杨仁斋指指方　瓜蒂散吐法。

右瓜蒂末一钱。熟水调下。若风颠证。须以瓜蒂散吐痰。

本草　孟诜云。狂癫不能语。不识人者。驴生脂和酒服三升。良。

陈藏器。天子耤田三推犁下土。主惊悸癫邪。安神定魄。强志。

千金翼治狂癫不识人。以水服伏龙肝方寸匕。日进三。

外台秘要。治风癫引胁牵痛。发作则吐。耳如蝉鸣。天门冬去心、皮。曝干捣筛。酒服方寸匕。若人久服。亦能长生。

肘后方。治癫狂疾。防葵末。温酒服一刀圭。至二三服。身润有小不仁为候。

施圆端效方　神效散。治心邪狂走。痫病风涎。古洹张君玉方。

谷精草一钱　滑石二钱

右为细末。每用一字。口含水。嗃入鼻内。吐了水。口咬竹筋底头。吐出涎为妙。

定心丸。治神志不宁。神狂气乱。狂语昏迷。沙麓李道靖方。

朱砂三钱　寒水石烧　人参各一两　远志去心　茯苓　茯神各半两　龙脑一字

右为细末。糯米饭丸。如酸枣大。朱砂为衣。每服一丸。细嚼。蜜汤化下。

阮霖经验良方　乌巴丸。治癫邪。结热狂乱。不辨尊卑。吼叫丑骂。

用巴豆五粒去壳。乌梅五个去核。焙干同研匀。滴水为丸。如粟米大。朱砂为衣。大人三五丸。加至十五丸。量大小加减。淡姜汤夜卧吞下。通利三五行。病去白粥补之。

危亦林得效方　郁矾圆。治癫狂可畏。数年不愈。多因惊忧得之。痰涎留于心窍。

蝉肚郁金七个真蜀川来者　明矾三两

右为末。薄糊为丸。如梧子大。每服五十圆。汤水任服。初服觉心胸间有物脱去。神气洒然。再服稍苏。多服此药。大能去痰。安平必矣。

永乐大典卷之三百十三　一东

风　诸风证治十六

痫

论

太平圣惠方　夫风痫病者。皆由脏腑壅热。风邪干于心也。心主于血。故血壅而不行。则荣卫气涩。血脉既乱。神气不定。故发痫也。凡少小有斯病者。亦由五脉不流。六气逆行。乳食不调。风邪所中。或先身热。瘈疭惊啼。而后发作。其脉浮洪者。病在于六腑及肌肤中。则易治之。若身冷不啼。掣不惊叫。病发时脉沉者。病在于五脏。若入于骨髓。则难疗也。其候口鼻干燥。大小便不利。眼视不明。耳后青色。眠卧不安。腰直目眄。青筋生。头发坚。时时作声。口不噤吐血沫。浑身烦热。头上汗出。时多惊悸。手足颤掉。梦中叫唤。目瞳子大。是发痫之状也。

圣济总录　论曰。风痫病者。由心气不足。胸中蓄热。而又风邪乘之病间作也。其候多惊。目瞳子大。手足颤掉。梦中叫呼。身热瘈疭。摇头口噤。多吐涎沫。无所觉知是也。然病发于阳者易差。发于阴者难治。故经曰、藏病难治。府病易治。又云、大人曰癫。小儿曰痫。

陈无择三因方　癫痫证治。病者施晕攧倒。吐涎沫。搐搦腾踊。作马嘶鸣。多因挟热、著惊、心动、胆摄、郁涎。涎入心之所致也。名曰马痫。以马属在午。手少阴君火主之。故其病生于心经。病者晕眩。四肢烦疼。昏闷。攧倒。掣纵。吐沫。作羊叫声。多因少小脐疮未愈。数洗浴。湿袭脾经之所致也。名曰羊痫。以羊属未。坤位。足太阴湿土主之。故其病生于脾经。病者昏晕。攧倒。两手频伸。叫作鸡声。须臾即醒。醒后复发。多因少小燥气伤胃。烦毒内作。郁涎入胃之所致也。名曰鸡痫。以鸡属西。足阳明燥金主之。故其病生于胃经。病者眩晕。攧倒。眼目相引。牵纵急强。作猪叫鸣。吐涎沫。食顷方已。多因少小吐利挟风之所致也。名曰猪痫。以猪属亥。手厥阴心胞风木主之。故其病生于右肾经。病者眩晕。攧倒。目反。口噤。瘈纵。吐沫。作牛吼声。多因少小湿热伤肺。涎留肺系。遇燥热则发动。名曰牛痫。以牛属丑。手太阴湿土主之。故其病生于肺经。凡例。夫五痫合属五脏。而无肾有胃者。以肾属鼠。非畜养物。神无治主。故不作痫。胃属鸡。为六畜物。故有象。兼胃为五脏海。非餘府比。又犬属戌午。少阳小肠经主之。虽属六畜。初无犬痫者。以辰戌为魁罡。四杀没处。不兴痫象。古方类例。未之究也。学者宜知之。

严用和济生续方　夫痫病者。十岁已下为痫。大抵其发之原。皆因三种。风痫、惊痫、食痫是也。因此三种变作。诸痫若不早治。久成痼疾。其发之状。卒然仆地。口眼相引。或目睛上摇。或手足瘈疭。或背脊强直。颈项反折。或摇头弄舌。或数啮齿。皆其证也。但正发搐掣之时。勿捉持之。捉之则曲捩不随也。

孙允贤医方集成 所谓五痫者。马痫、羊痫、鸡痫、猪痫、牛痫是也。其为证也。卒然之际。旋晕颠倒。口眼相引。手足搐搦。背脊强直。口吐涎沫。食顷乃苏。原其所因。五脏之间。或为七情之气郁结。或为六淫之邪气所伤。闭塞诸经。一时痰涎壅并心膈。致有此证。马痫作马嘶者。应乎心。羊痫作羊叫者。应乎脾。鸡痫作鸡声者。应乎胃。猪痫作猪叫者。应乎肾。牛痫作牛吼者。应乎肺。此又以五行合五脏而言。须详考其因。施以治法。大抵当以祛痰顺气为先。然后辨其有无风寒暑湿之气。方可补其五脏。又有在母腹中受惊。及幼小时有所感触。而成此证。又当辨之。

治验

罗谦甫卫生宝鉴 魏敬甫之子四岁。一长老摩顶授记。众僧念呪。因而大怒。遂为惊搐。痰涎壅塞。目多白睛。项背强急。喉中有声。一时许方省。后每见衣皂之人辄发。多服硃犀龙麝镇坠之药。四十余日前证仍在。又添行步动作神思如痴。命予治之。诊其脉沉弦而急。黄帝针经云。心脉满大。痫瘈筋挛。又肝脉小急。痫瘈筋挛。盖小儿血气未定。神气尚弱。因而惊恐。神无所依。又动于肝。肝主筋。故痫瘈筋挛。病久气弱小儿。易为虚实。多服镇坠寒冷之药。复损其气。故行步动作如痴。内经云。暴挛痫眩。足不任身。取天柱穴者是也。天柱穴乃足太阳之脉所发。阳痫附而行也。又云。癫痫瘛疭。不知所苦。两跻主之。男阳女阴。洁古老人云。昼发取阳跻申脉。夜发取阴跻照海。先各灸二七壮。阳跻申脉穴。在外踝下。容爪甲白内际陷中。阴跻照海穴。在足内踝下陷中是也。次与沉香天麻汤。服三剂而痊愈。

朱彦修丹溪医按 卢孺人因怒手足强直。十指如束。左脉弦虚。右脉弦大而强。稍坚。此风木治脾土。宜速泻肝气、助肺金。补脾土之阴。黄连二钱。南星、白术一钱。人参、黄芩、天麻、川芎、木通、陈皮、青皮半钱。甘草二钱。右作一贴。煎取一盏。入姜汁令辣。再沸热饮。

某孙女胎中受湿热。午后发搐。唇黑面青。每小作一次未半周。难与药。且酿乳饮之。白术八钱。陈皮、半夏、芍药、青皮五钱。人参、川芎、木通三钱。黄连二钱。甘草一钱。黄芩三钱。右分作八贴服。效。

巡检妇人痫。通圣散二钱半。姜三片煎。下犀角丸三十粒而愈。

徐道济子年十七岁。五月间因有所盖愧。忽然而时发昏。两手搐动如狂状。时作时止。发作面紫黑。睾丸能动。左过右。右过左。有数医用金箔镇心丸、抱龙丸、妙香散、定志丸等药。不效。予见其脉微弦。立至。轻重皆有。断之曰。此内素有湿热。因激起厥阴相火。又有时令之火。不合有麝香之药。况脾（肝）病当先救脾土。时诸药多燥血坏脾者。遂用黄连为君。人参为臣。浸酒芍药、和白陈皮为佐。生甘草为使。生姜一小片煎。至服八贴而安。

方

华佗中藏经 治风痫。

右九蒸九爆天南星为末。姜汁糊圆梧子大。煎人参菖蒲汤或麦门冬汤下二十圆。

王焘外台秘要方 **水银丸**。广济疗痫疾。积年不差。得热即发。

水银纸裹炼　麦门冬去心　乌蛇脯炙　铁精研　干地黄各八分　龙角研　人参　防风　子芩　升麻各六分　龙胆四分研

右十一味捣筛。蜜和丸如梧子。食后以生驴乳汁下二十丸。渐渐加至三十丸。日再。不利忌芫荑生菜热面荞麦炙肉蒜粘食出第一卷中

救急疗痫。少老增减之方。

竹茹一握　衣中白鱼七头

右二味。以酒一升煎取二合。顿服之。出第八卷中

广济疗风痫卒倒。呕沫无省觉方。

麻黄去节　大黄　牡蛎熬　黄芩各四两　寒水石　白石脂　石膏研　赤石脂　紫石英　滑石研各八两　人参　桂心各二两　蛇蜕皮一两炙　龙齿六两研　甘草三两炙

右十五味。捣筛为散。八两一薄。以绢袋盛散药。用水一升五合。煮取一薄。取七合绞去滓。顿服之。日一服。一方水二升煮散方寸匕。取一升去滓服之。少小百日服一合。热多者日二服。三五日一服亦得。本方无麻黄龙齿蛇脱皮。忌海藻菘菜生葱热面荞麦猪肉蒜腻粘食。

又方。

吊藤皮　麻黄去节各二分　龙齿六分研绵裹银一斤　寒水石　栀子擘　知母　石膏碎绵裹　杏仁去两仁皮尖研各十二分　升麻十分　子芩十分　蛇蜕皮七寸炙　蚱蝉四枚去足翅炙　柴胡十分　芍药　沙参各八分　生葛汁五分　蜜七合　牡牛黄如大豆粒十枚煎成研下之

右十九味切。以水六升、淡竹沥二升。合煮取二升四合。绞去滓。内杏仁脂葛汁蜜于微火煎。搅不停手。令余二升三合成。三四岁一服二合。五六岁一服二合。半日再服。稍增。儿若大便涩者加大黄十分。慎热面炙肉鱼蒜粘食油腻冷水。并出第一卷中

深师疗大人风及少小惊痫瘈疭。日数十发。医所不能疗。除热方。

龙骨　大黄　干姜各四两　牡蛎三两熬　滑石　赤石脂　白石脂　桂心　甘草炙各三两

右九味捣下筛。韦囊盛。大人三指撮。以井华水二升煮三沸。药成适寒温。大人服一升。未满百日服一合。未能饮者。绵裹筋头内汤中。著小儿口中。以当乳汁。热多者日四服。无毒以意消息之。忌海藻菘菜生葱一方无大黄赤石脂桂心甘草出第九卷中

崔氏疗暴得惊痫立效方。朱四云极效

吊藤皮　茯神　黄芩　升麻　白鲜皮　沙参各二两　龙齿三两　石膏八两　蚱蝉七枚去翅炙研汤成内　寒水石六两碎研裹　甘竹沥二升汤热内之

右十一味切。以水九升煮取三升。温分三服。相去六七里久。若小孩子患。药各减量。取多少细细饮之。立差。忌酸物。

紫石汤。疗大人风引。少小惊痫瘈疭。日数十发。医所不能疗。除热镇心。

紫石英　滑石　白石脂　石膏　寒水石　赤石脂各八两　大黄　龙骨　干姜各四两　甘草炙　桂心　牡蛎熬各三两

右十二味捣筛。盛以韦囊。置于高凉处。大人欲服乃取水二升。先煮两沸。便内药方寸匕。又煮取一升二合。滤去滓。顿服之。少小满百日服一合。热多者二三服。每以意消息之。紫石汤一本无紫石英。紫石英贵者可除之。永嘉二年。大人小儿频行风痫之病。得发例不能言。或发热。半身掣缩。或五六日、或七八日死。张思惟合此散。所疗皆愈。忌海藻菘菜生葱。此本仲景伤寒论方古今录验范汪同。并出第六卷中

太平圣惠方 治风痫。因心脏积热。痰毒所为。发即吐沫。嚼舌。宜服此方。

水银一两 铅二两与水银结为砂子细研 牛黄一分细研 银箔五十片细研 犀角屑三分 熊胆半两 朱砂一两细研水飞过 麝香一分细研 羚羊角屑三分 马牙硝二两 龙齿二两 白僵蚕三两微炒 白附子三分炮裂 干蝎三分微炒

右件药。捣细罗为散。都研令匀。每服。不计时候。以防风汤温酒调下二钱。

银箔圆。治风痫。积年不差。风痰渐多。得热即发。

银箔五十片 龙齿一两 麦门冬一两半去心焙 乌蛇一两半酒浸去皮骨炙微黄 铁粉一两细研 人参一两去芦头 防风半两去芦头 犀角屑一两 川升麻一两 熊胆一两 生干地黄一两

右件药。捣罗为末。炼蜜和捣三五百杵。圆如梧桐子大。每服。不计时候。以温水下三十圆。

水银圆。治风痫。累年不差。痰毒转甚。精神减耗。时时发动。

水银三两 铅三两与水银结为砂子细研 远志一两细研 人参一两去芦头 菖蒲一两 茯神一两 蝉壳半两微炒 羌活半（一）两 细辛半两 半夏二两汤浸洗七遍去滑

右件药。捣罗为末。入研了药令匀。炼蜜和捣五七杵。圆如梧桐子大。每服。不计时候。以荆芥汤下三十圆。

银粉圆。治风痫。失心狂乱。不识好恶。

上好银二两打作薄片用猪脂二斤煎令脂尽又以好醋一升亦煎令尽细擘破银片以水银三两相和火上熬令极热即泻于水椀中研令极细即止内入铁铛中以瓷椀盖以火逼飞却水银令尽即出捣罗为末更细研入后药 人参一两去芦头 茯神一两 石膏一两 虎睛一对酒浸一宿微炒 牛黄一分细研 铅霜一两细研

右件药。捣罗为末。研入银粉令匀。以枣肉和圆。如皂荚子大。不计时候。以金银汤研下一圆。

银末圆。治风痫。积年不差。发时迷闷吐沫。或作牛声。

银末半两 铁粉一两 黑猫儿粪一两炒 黄丹二两

右件药相和。熟研令匀。以醋饭和圆。如绿豆大。如患五年服十五圆。患十年服二十圆。患十五年服三十圆。初服时。於食前以热酒下。如服五服不吐不泻。却第六服用水一大盏。煎黄耆末二钱。煎至五分。温温下圆药。须臾吐黏痰。每日空心服之不绝。半月其疾永不发动。

雄朱丹。治风痫。失性倒仆恶声。吐沫口噤。

雄黄一两 朱砂一两 水银一两 雌黄一两三味用夹生绢袋盛以蜜于重汤内煮候蜜色赤为度取出以河水淘洗曝干 黑铅二两与水银结为砂子

右件药。同研如粉。用前煮雄黄蜜和圆。如绿豆大。每服。不计时候。以桃柳松柏桑枝汤下三圆。至五圆。

半夏圆。治积痰不散。上冲心脏。变为风痫。不问长幼。

半夏半（五）两汤洗七遍去滑 白矾二（三）两烧令汁尽 朱砂三两细研水飞过 黄丹三（二）两

右件药。捣罗为末。都研令匀。以粟米饭和圆。如梧桐子大。每服。不计食前后。以人参汤下二十圆。

天竹黄圆。治心脏积热痰毒。变为风痫。发时烦闷。口噤吐沫。

大竹黄一两 水银一两与铅同结为砂子 黑铅二两 夜明砂一两微炒 朱砂一两细研水飞过 雄黄三分

右件药。都研为末。用甘草水浸蒸饼和圆。如梧桐子大。每服。不计时候。以消梨汁下五圆。

雄黄圆。治风痫。欲发即精神不定。眼目不明。瘈疭恶声。嚼舌吐沫。

雌黄一两细研炒令褐色　黄丹一两炒令褐色　麝香一钱细研

右件药相和。研令匀。用牛乳一升。慢火熬成膏。候可圆。即圆如梧桐子大。每服。不计时候。以温酒下七圆。

又方。

铁粉二两　雌黄一两叶子者　黄丹二两与雌黄同略炒过

右件药。都细研为末。以粳米饭和圆。如绿豆大。每服。不计时候。以牛乳下五圆。如无牛乳。温水下亦得。

阳起石圆。治风痫。有积痰在胸隔不散。发时心躁。恶叫迷闷。吐沫瘈疭。

阳起石一两　硫磺一两与水银结为砂子　水银一两　黄丹一两

右件药。都研令细。固济瓷瓶子盐柜中。以文火养三日后。以五斤火煅之。候冷。取出火毒。细研。以粟米饭和圆。如绿豆大。每服。不计时候。以粥饮下五圆。

又方。

朱砂一两细研水飞过　铅霜一两　腻粉一两　马牙硝一两

右件药。都细研如粉。以枣肉和圆。加绿豆大。每服。不计时候。以熟水下七圆。

密陀僧圆。治风痫。发时眼前暗黑。迷闷吐沫。不识人。

密陀僧二（三）两细研　朱砂三两细研水飞过　腊月鸦一只烧灰细研　猪牙皂荚六两三两去黑皮涂酥炙令微黄去子三两去皮子生用

右件皂荚捣罗为末。以米醋二升。熬成膏。入朱砂等三味。和圆如绿豆大。每服。不计时候。以温酒下十圆。

朱砂散。治风痫。心神狂乱。时吐涎沫。叫呼不识人。

朱砂二两光明者逐块以金箔裹　磁石三两捣为末　黑铅二两以水银一两炒作沙子细研

右件药。先固济一瓷瓶子。候干。先入磁石末。次安朱砂。后以大。每服。不计时候。以生姜汤下二十圆。

铅霜圆。治风痫。久不差。发时吐涎沫。作恶声音。不识人。

铅霜二两细研　金箔一百片细研　银箔一百片细研　人参一两去芦头　茯神一两　远志一两去心　细辛一两　菖蒲一两　苦参一两剉　黄芩一两　栀子仁一两　犀角屑一两　龙齿二两细研　朱砂一两细研水飞过

右件药。捣罗为末。入研了药。更研令匀。炼蜜和捣三五百杵。圆如梧桐子大。每服。不计时候。以薄荷汤下三十圆。

虎睛圆。治风痫。积年不差。发即昏昏须睡。良久方醒。

虎睛一对酒浸一宿微炒黄　铁粉一两细研　黄丹一两　麦门冬一两半去心焙　人参一两去芦头　玄参一两　沙参一两去芦头　苦参一两剉　金箔一百片细研　银箔一百片细研　牛黄半两细研　马牙硝二两　黑铅一（二）两　水银一两与铅二味结为砂子细研

右件药。捣罗为末。都研令匀。炼蜜和捣三五百杵。圆如梧桐子大。每服。不计时候。以温水下三十圆。

龙齿圆。治风痫。发即卒倒。口吐涎沫。手足俱搐。一无所觉。苏而复发。

龙齿半两细研　虎睛一对微炒　赤茯苓半两　铁精三分　人参半两去芦头　川大黄二两剉碎微炒　独活一两　远志半两去心　细辛半两　贯众半两　鬼箭羽半两　天麻三分炮裂去皮脐　露蜂房半两微炒　桂心三分　钩藤皮半两　蚱蝉七枚微炒　衣中白鱼三七枚　川升麻半两　石膏一两细研

右件药。捣罗为末。入研了药令匀。炼蜜和捣五七百杵。圆如梧桐子大。不计时候。以荆芥汤下二十圆。

牛黄圆。治风痫病。精神不全。常有痰毒在胸隔。呕吐不出。烦闷气壅者。

牛黄半两细研　龙齿二两　虎晴一对酒浸一宿微炙　安息香一两入胡桃仁捣熟　朱砂二两细研水飞过　犀角屑一两　钱粉二两　人参一两去芦头　独活一两　蜣蜋一两去头足翅微炙　麝香半两细研　茯神一两　远志一两去心　防风一两半去芦头　甘草一两炙微剉

黑铅末覆之。以文火养七日。后以火五斤。煆令通赤。便住。候冷取出。都细研为散。每服。不计时候。以马牙硝半分。煎汤调半钱服之。

雄黄圆。治风痫。发作不定。

雄黄一两　龙齿一两　钱粉半两　黄丹半两与雄黄同炒转色

右件药。同研如粉。以粳米饭和圆。如绿豆大。每服。不计时候。以牛乳下五圆。

又方。

铅二两　水银一两　硫磺一两细研

右件药。先将水银硫磺二味。于铫子中慢火熬。不住手研。待硫磺烟气似定。入铅同炒。候少时。将出细研为末。以粟米饭和圆。如梧桐子大。每服。不计时候。以茶下三圆。

乳香散。治风痫。时久不差。先吐痰沫。

乳香半两　降真香一两　石胆一分

右件药。捣细罗为散。每服一钱。以真黄牛乳一小盏。热暖。空心调下。如人行三五里。再服。如此三服。以吐为度。

黄丹圆。治风痫。发作渐频。呕吐涎沫。不问长幼。

黄丹五两　皂荚五梃去皮涂酥炙黄焦去子

右件药。捣研为末。和匀。以糯米粥和圆。如梧桐子大。每服。不计时候。以粥饮下十圆。

又方。

右于大虫粪内取骨。酥炒微黄。并粪晒干。一时捣细罗为散。每日空心。以温酒调下二钱。

太阴玄精圆。治风痫。精神不守。恶叫烦闷。吐沫嚼舌。四肢抽掣。

太阴玄精三分（两）　铁粉三两

右件药。都研令细。以真牛乳一大盏相和。用文火煎令乳干。取出研令极细。炼蜜和圆。如梧桐子大。每服。不计时候。以薄荷汤下二十圆。

圣济总录　麻黄饮。治风痫卒倒。吐沫口噤。手足瘛疭。

麻黄去根节煎掠去沫焙　大黄剉炒　牡蛎熬　黄芩去黑心各二两　凝水石碎　石膏碎　赤芍药　滑石碎　紫石英碎　白石脂各四两　人参　桂去粗皮各一两　蛇蜕炙半两　龙齿研三两　甘草炙一两半

右一十五味。粗捣筛。用绢囊盛。悬于透空处。每服五钱匕。水一盏半。煎至八分去滓。食后良久服。

茯神汤。治风痫发动惊掣无时。

茯神去木　龙齿研　防风去叉　杏仁去皮尖双仁炒　羌活去芦头　芎䓖　人参　麦门冬去心焙　大黄剉炒　钩藤　甘草炙剉各一两

右一十一味。将一十味粗捣筛。与龙齿拌匀。每服六钱匕。水二盏。煎至一盏。去滓空心温服。得利两三行。即止之。

钩藤丸。治少小风痫。至大不除。发即百脉挛缩。行步不正。口面㖞戾。言语无度。

钩藤　铅丹研　茵芋叶　石膏研　杜蘅　防葵炙　秦艽去土　甘草炙各一两　菖蒲九节者去节焙　黄芩去黑心各一两半　松萝炒　蜣螂去翅足炒各半两

右一十二味。将十味捣罗为末。与别研二味和匀重罗。炼蜜丸如小豆大。每食后良久服。五岁以下五丸。十岁以下七丸至十丸。十五岁以上及长年。并十五丸。以意加减。用金银汤下。

铜青丸。治风痫。

铜青与水银同炒研不尽更入少许硫磺同炒研　水银　会青研　东门上鸡头亦谓之鸡栖木错末炒捣各半两　硫磺研三分　犀角镑　卷柏去土各一分　雄黄研一两半　石长生研　白茯苓去黑皮　白芷　猪苓去黑皮　白薇　白蔹生用　人参各一两

右一十五味。将九味捣罗为末。与别研六味。和匀重罗。用青牛胆相拌。入铜器内。先布大豆五升于甑中。置药器于上蒸之。豆熟药成。丸如麻子大。每服二十丸。加至三十丸。食后温酒化下。日再夜一。

茯苓饮。治风痫因虚羸气弱。惊悸多魇。心神不定。

白茯苓去黑皮　远志去心各二两半　芍药　防风去叉各一两半　桂去粗皮二两　甘草炙一两一分

右六味粗捣筛。每服六钱匕。水二盏。枣一枚劈。生姜一枣大拍碎。煎至一盏。去滓入铁粉一字搅匀。食后服。日二夜一。

丹砂丸。治五种风痫。

丹砂研　腻粉研　蛇蜕炙　兔头灰研　铜青研　硇砂水少许浸去石各一分　古字钱三文烧赤投于硇砂水中淬至水尽捣　白矾熬令汁枯研　龙骨研　老鸦灰研　盐花研　铅丹研各半两　虎睛炙捣一个　虎牙炙捣一对　发灰研半分　金箔研　银箔研各五片

右一十七味。将四味捣罗为末。与别研一十三味。和匀再罗。用猪血丸如樱桃大。每服二丸。发时及晚间。温酒嚼下。

灵乌散。治风痫多惊。手足颤掉。口吐涎沫。

乌鸦一只腊月取于藏瓶内盛以盐泥固济令干用炭火煅存性候冷取出去肚肠研　丹砂研一分　细辛去苗叶二两　干蝎全者十四枚炒

右四味。将二味捣末。与别研二味同罗。每服半钱匕。午前温酒调下。

安息香丸。治男子妇人暗风痫病。

安息香通明无砂石者　铅丹各一两

右二味。为细末。入白羊心中血研匀。丸如梧桐子大。每服十丸。空心温水下。

神应丸。治风痫吐涎沫。手足瘛疭。心神不定。

狐肝二具　乌鸦二只去觜足肠肚共狐肝入瓶内烧作灰　天麻　白附子　桑螵蛸炒　蒺藜子炒去角　干蝎去土炒　白僵蚕炒各二两　银箔研　金箔研各十五片　麝香研　犀角镑　天南星炮　蝉

蜕炒　丹砂研各半两　牛黄研　龙脑研各一分　乌蛇酒浸去皮骨炙二两

右一十八味。捣研为细末。炼蜜丸如梧桐子大。每服十五丸。温酒下不拘时。或煎荆芥人参汤下。日二服。

神圣丸。治风痫涎潮等疾。

雌黄　铅丹各一两

右二味。细研。以醋一升熬稠。丸如梧桐子大。与恶实末同收。每服十丸。临卧煎恶实末汤下。

丹砂丸。治风邪诸痫。狂言妄走。精神恍惚。思虑迷乱。乍歌乍哭。饮食失常。疾发仆地。口吐白沫。口噤戴眼。魂魄不守。年岁深远者。

丹砂光明者研一两　酸枣仁微炒研　乳香光莹者研各半两

右三味。合研令匀。先令病人尽量饮酒沉醉。次取药五钱匕。酒一盏调下。于静室中安睡。勿令惊动。候其自觉则愈。

龙齿丸。治因惊成痫。狂言妄语。

龙齿研　铁粉研　凝水石研各一两　茯神去木一两半

右四味捣研罗为末。炼蜜丸如梧桐子大。每服二十丸。温米饮下。不拘时。

银液菖蒲丸。治风痫涎盛。精神减耗。

菖蒲　黑锡各三两同水银结成沙子　远志去心　人参　水银同黑锡结成砂子　白茯苓去黑皮　羌活各一两　蝉蜕炒　细辛去苗叶各半两　半夏汤洗七遍二两　天南星炮一两半

右一十一味。为细末。炼蜜丸如梧桐子大。每服七丸。生姜汤下。不拘时。

保魂丸。治风痫。

黑锡一两　铅丹半两二味一处炒令烟绝为度　丹砂三钱　桑螵蛸炒　铅白霜研　王瓜焙各一两　乌梅大者十枚

右七味。捣研罗为末。醋煮饭和丸。如梧桐子大。每服二丸。食后温水下日三。

铁粉乌鸦散。治积年痫病。

乌鸦一只去肠肚及嘴足　铅丹　黑铅　铁粉研各二两　丹砂一两研先将铁粉并铅丹入铁器内熟炒次入黑铅一处结成砂子入在乌鸦腹内缝合以罐子盛用物盖定盐泥固济放干用熟火一秤煅令通赤取出捣为细末次入丹砂更研如粉入后七味　天麻　羌活去芦头　独活去芦头　防风去叉　芎䓖　干蝎去土炒　天南星各二两

右一十二味。捣研为细散。入麝香少许。再研令匀。每服半钱匕。临卧冷酒调下。

驱风散。治风痫。

铅丹　白矾各二两研末

右二味。用三角塼相斗。先以纸铺塼上。次以铅丹铺纸上。次以白矾铺丹上。然后用纸包。却将十斤柳木柴。烧过为度。取出研细。每服二钱匕。温酒调下。

镇心丸。治诸风痫。

干漆碎四两　人参半两　黄耆剉　萆薢各一两四味以醋五升同煮干炒令青烟出即住　麝香研一分　丹砂研半两

右六味。捣研。罗为细末。用狗胆四枚。取汁同醋煮面糊。丸如樱桃大。每服半丸。以磨刀水化下。

牛黄丸。治风痫瘛疭。口噤吐涎。不知人。

牛黄研　麝香研　轻粉研　粉霜研各半两　金薄研　银薄各一百片研　雄黄研细水飞　丹砂研　石绿研细水飞　磁石　石燕子　蛇黄各一两以上三味各煅醋淬九遍研

右一十二味。各研成粉拌匀。以酒煮面糊。和丸如鸡头实大。急风摊缓。并五种痫疾。每服一丸。薄荷酒磨下。老人半丸。十岁以下。一丸分四服。四岁以下。分五服。未满一岁。分七服。并蜜水磨下。或发直面如桃花色。口目俱开。或俱闭。喉中作声。汗出如油。汗出不流。下多泄泻便血等恶候勿治。唯口噤目开者。下药立愈。

天麻乌蛇丸。治风痫心惊。身热瘛疭。摇头口噤。多吐涎沫。不自觉知。

天麻酒浸一宿切焙　乌蛇酒浸一宿去皮骨炙各一两　天南星浆水浸一宿切焙二两　半夏浆水煮过切焙半两　藿香叶　乌头去皮脐生各一两　白附子生用　腻粉研各一分　仙灵脾用叶半两　雄黄研　铅白霜研　丁香各一分　犀角镑屑　人参各半两　麝香研　龙脑研各一钱　干蝎全者去土炒一分　丹砂研半两　槐胶一分　柔螵蛸二十枚炙　蛇黄烧醋淬七遍研一分

右二十一味。捣罗十五味为细末。入研药六味、拌匀。炼蜜和丸如梧桐子大。每服十丸。温酒下。食后临卧服。

银箔丸。治痫病积年不差。得热即发。

银箔五十片研　龙齿研　麦门冬去心焙　乌蛇去皮骨酒炙　铁精　人参　防风去叉　黄芩去黑心　升麻　生干地黄焙各一两半　熊胆研半两

右一十一味。捣罗为末。炼蜜丸如梧桐子大。每食后煎水下三十丸。日二服。

五生丸。治痫疾。

干姜不炮　乌头生去皮脐　半夏生用　附子生去皮脐各一两　大豆末生用

右五味。除大豆末外。细剉捣罗为末。以豆末煮糊和丸。如梧桐子大。每服三丸冷酒下。

半夏丸。治风痫痰盛瘛疭。口吐涎沫。

半夏汤洗去滑生为末五两　白矾生为末二两　丹砂研　铅丹研各一两

右四味同研匀。以粟米饭为丸。如梧桐子大。每服食后、生姜汤下二十丸。

五枝煎。治风痫多惊。手足颤掉。身热瘛疭。

桃枝　柳枝　桑枝　夜合枝　槐枝并剉如豆大各一斗　大豆一斗淘过

右六味。用水一石。慢火煎。候豆烂、及嚼诸枝无味。即滤汁于银石器内。煎令得所。不可熬过。以瓷器盛。每服一匙头许。入芦荟末少许。温酒化破。空心徐徐服。

瘛疭不省方。治风痫。

虎粪暴干　野猪骨并蹄炙各不拘多少

右二味。捣研为散。每日空心。以酒调下二钱匕。忌一切有足之物。

水银丸。治风痫。

水银半两　雄黄研　龙脑研　牛黄研各一分　丹砂研二钱

右五味。再同研匀。用糯米饮和丸。如绿豆大。每服五丸至七丸。熟水下。空心临卧日再服。

神效方。治风痫发歇有时。

雄雀粪尖者是二百八十粒　巴豆一十粒去皮不出油

右二味。细研。以赤小豆面煮糊。和丸一料。分作十丸。每服用马牙硝末一钱。药一丸。温水一茶脚已来。同用匙柄研破。北极下焚香。露一宿。来早不得洗手面漱口。更添温水少许服之。良久自然口内出涎一两碗。相次利下青黑涎一两碗。更有白沫一两碗便安。病十年以下者。半月可再服。病新者。只可一服取差。

蜜栗子丸。治一切痫疾。不问长幼。是风痰冲心所为。

蜜栗子小蛇黄子者是也状如大杨梅者佳

右用一十五枚以槲木汁拌。入火内煅令通赤。取出净地上出火毒后细研。用豮狗胆一枚细研。和粟米饭为丸。如芥子大。每日空心。以暖酒下十五丸。服三五日后。吐出恶痰。是疾退之候也。年深者。只三二百粒效。

杨倓家藏方　龙齿丹。治因惊神志恍惚。久而成痫。时发时止。

紫苏子一个　龙齿　石菖蒲　远志去心　铁粉别研　木香　白僵蚕炒去丝嘴　橘红　白花蛇酒浸一宿取肉焙干秤炙黄　朱砂别研留少许为衣　天麻去苗酒浸一宿焙　麻黄去根节　天南星汤浸薄切星片子生姜汁制一宿　人参去芦头已上一十三味各半两　全蝎一分去毒炒　龙脑半钱别研　麝香一分别研

右件为细末。次入研者药。和匀。炼蜜为圆。每一两作一十五圆。每服一圆。薄荷汤化下。食空。

四圣散。治心经蕴蓄。惊热成痫。潮作热盛。膈实涎多。大便秘涩。

白矾　川甜硝　盆硝　寒水石已上四味各等分

右件入甘锅子内。揭口。用炭火煅令烟尽。取出候冷。为细末。每服一钱。新汲水调下。食后。日三服。此药非特治痫。寻常上焦壅盛。膈热痰多。亦可服。

惺神散。治惊痫潮作仆地。口吐涎末。无所觉知。

雄鸱枭一枚瓦罐盛顿以黄泥固济用炭火煅红为度取出研细

右件分作四服。入麝香少许。温酒下。如不饮酒。以熟水调下亦得。十岁以上可作六服。不拘时候。

法煮蓖麻子。治诸痫病。不问年深日近。

蓖麻子去皮取仁二两　黄连去须剉如豆大一两

右件用银器。以水一大碗。慢火熬。水尽即添。熬三日两夜为度。取出。去黄连。只用蓖麻子风干不得见日。用竹刀将蓖麻子每枚切作四段。每服二十段计蓖麻子五粒。用荆芥汤送下。食后。日进二服。卫生宝鉴注。服蓖麻子者。终身忌食豆。若犯之则腹胀而死。

虎睛圆。治痫疾潮搐。精神恍惚。烦乱不宁。口干喜水。或时谵语。

虎睛一对微炒　犀角屑　远志去心　栀子仁　大黄四味各一两

右为细末。炼蜜为圆如绿豆大。每服二十圆。温酒送下。食后。

羌活大圆。治男子妇人一切痫疾。涎潮搐搦。及中风涎壅。语言謇涩。手足不遂。小儿急慢惊风亦能治之。

防风去芦头　天麻酒浸一宿焙干　全蝎去毒炒　人参去芦头四味各三钱　羌活去芦头　白茯苓去皮　青黛别研三味各二钱半　独活去芦头　麝香别研二味各二钱　川芎一钱半　脑子别研一钱　水银一钱入硫磺一钱同研结砂子

右件为细末。炼蜜为圆。每一两作二十圆。朱砂为衣。大人服二圆。小儿服一圆。一岁以下服半圆。并煎荆芥汤化下。食后、临卧、病发时。不拘时候。

碧玉丹。治暗风五痫。涎潮仆地。不省人事。

白矾生　粉霜　朱砂别研　天南星火炮以上四味各一钱　蜈蚣二条炙　白僵蚕七枚炒去丝嘴

麝香一字别研　鹞鸱头一枚烧灰

右件为细末。同猪心血为圆如绿豆大。每服五圆。加至七圆。麦门冬远志煎汤送下。不拘时候。

寿星圆。治心脏因惊。神不守舍。风涎潮作。手足抽掣。常多健忘。举止失常。神情昏塞。并宜服之。

天南星一斤先用炭火三十斤烧一地坑通红去炭以酒五升顷坑内候渗酒尽即下南星在坑内以盆覆坑周灰拥定勿令走气次日取出为细末　朱砂二两别研　琥珀一两别研

右并研匀。生姜汁煮糊圆如豌豆大。每三十圆。加至五十圆。煎石菖蒲人参汤送下。食后、临卧。济生方同

啄木散。治一切痫疾诸药不效者。

寒水石火煨别研二两　铁粉一两别研　附子一枚重一两者炮去皮脐取末　牛黄别研　麝香别研　龙脑别研　朱砂别研四味各一分　啄木鸟一枚腊月者去嘴翅尾爪尖用瓦罐子先铺荷叶、荆芥穗一寸厚次入无灰酒一升方下啄木鸟更以荷叶、荆芥穗一寸厚用纸封口盐泥固济炭火煅青烟出为度候冷只取啄木鸟细研

右件用和匀。再研细。每服一钱。用温酒一盏调下。便就枕睡少时。临发时服尤妙。不拘时候。

朱粉散。治五种痫疾。

朱砂半两别研

右件用大鲇鱼一尾。将轻粉涂在鲇鱼身上。少时刮去鲇鱼身上涎。用朱砂末为圆如绿豆大。每服二圆。温热水送下。冷水亦得。食后。

陈无择三因方　六珍丹。治风痫失性。颠倒欲死。状或作牛吼、马嘶、鸡鸣、羊叫、猪嗥等声。脏府相引。气争掣纵。吐涎流沫。久而方苏。

通明雄黄　叶子雌黄　未钻珍珠各一两　铅二两熬成屑　丹砂五钱　水银一两五钱

右研细令极匀。蜜丸如桐子大。每服三丸至五丸。姜枣汤下。须椎一二万杵方见丸。

十便良方　半夏丸。治风痰不散。上冲心脏。为风痫。不问长幼。鸡峰方

半夏五两　白矾三两　丹砂三两　黄丹二两

右为细末。都研匀。以粟米饭为丸。如梧桐子大。每服二十丸。食前人参汤下。

辰砂散。治风邪诸痫。狂言妄走。精神恍惚。思虑迷乱。乍歌乍哭。饮食失常。疾发仆地。吐沫带白。魂魄不守。医禁不治。鸡峰方

朱砂四钱　酸枣仁二钱　乳香二钱

右件为末。量病人饮酒几何。先恣饮沉醉。但勿至吐。静室中。服药讫。安置床枕令睡。以前药都为一服。温酒一盏调之。顿服令尽。如饮酒素少人。但尽其量。病浅者一两日。深者三五日。睡不觉。令家人潜伺之。觉即神魂定矣。谨之不惊触它物。惊动更不复治。

王璆百一选方　神应元。治风痫暗风。许家方。

好腊茶半两　白矾一两生用

右为细末。研细。蜜为元。如梧桐子大。每服三十元。腊茶汤下。取涎自大便出。极妙。

治猪痫。李松。

右用豮猪心血于新瓦上爆干。研为细末。入麝香拌匀。酒糊元如梧桐子大。每服七

元。麝香酒送下。或以麝香酒调一钱亦得。

大圣丹。博济方名乌龙丹。修制不同。

川乌去皮尖切作片子五两　五灵脂生用新者五两

右捣罗为细末。入脑麝少许。滴水搜和如弹子大。每一元。年五十以上者分作四分。有年纪人作六服。取姜汁隔宿浸软。手调开。用薄荷酒化。仍再入脑麝少许。合时以三月三日、五月五日、六月六日。或辰时。勿令孕妇鸡犬见。丸就。以米筛。先铺穰草。将丸子摊在上。有风处荫令自干收之。不得罨损。以纱绢袋悬之。拈此药了。不得以手搽眼。服后须忌两时热物。治男子妇人中风。半身不遂。言语謇涩。行步不正。诸药不效。或久远鹤膝风。暗风。无不治。服之三十日去根。小儿分作八服。十五弟深患暗风十余年。得此药遂安。

治暗风。

蛇黄不拘多少米醋烧淬七次

右为末。每服二钱。温酒下。数服便愈。年深者亦效。

治暗风。百日内者。禹锡侄乳媪亲曾得效。

天南星二两大者掘地坑深尺余火煅令红去火安顿南星在内焙干为细末　琥珀二钱通明者别研　朱砂半两别研

右拌匀。以豮猪心血为元。如梧桐子大。每服十五元。人参或麦门冬汤下。临卧服。

魏氏家藏方　消矾圆。治暗风痫病年深者。

消石半两　赤石脂二两火炒　白矾一两枯

右为细末。糯米粥为圆。如绿豆大。每服十五圆。食后温水下。日进三服。一日一次发者。服之半月。永除根本。

治暗风但头欲倒。服之。当时便安。

猪牙皂角烧过　附子生去皮脐各一钱　甘草半钱生用

右为细末。每服半钱。米饮调服。顿醒。

史载之指南方　龙齿丸。治痫昼发者。

牛黄　麝香　朱砂　龙骨各半两　羚羊角　羊齿火煅　龙齿　蛇退炒各一分

右为末。蜜丸如梧桐子大。空心。米饮下五丸。

紫菀汤一名硝石丸。治痫夜发者。

硝石　赤石脂等分

右为末。面和丸。如梧桐子大。米饮下三十丸。

严用和济生方论　鸱头丸。治风痫。不拘长幼。发作渐频。呕吐涎沫。

飞鸱头一枚烧灰　貁丹五钱细研　皂角五梃酥炙

右为细末。用糯米糊为丸。如绿豆大。每服十五丸。加至二十丸。以粥饮送下。不拘时候。

控涎丸。治诸痫。久不愈。顽涎聚散无时。变生诸证。悉皆治之。

生川乌去皮　半夏洗　僵蚕不炒此三味锉碎生姜汁浸一宿各半两　全蝎去毒七个　铁粉三钱　甘遂二钱半

右为细末。生姜自然汁打糊为丸。如绿豆大。朱砂为衣。每服十五丸。食后用姜汤吞下。忌食甘草。

卫生家宝　驱风散。治暗风痫疾。涎潮不省人事。手足搐搦。又小儿惊风等疾。服一料。永除根。

防风四两去芦　白砂蜜半斤　朱砂一两水飞研令极细　薄荷四两苗儿紫心者　蜗牛七个瓦上炒去壳细研形如蜒蚰皆负壳者　皂角十条不蛀者去边寸剉先用水浸三日去元浸水却以一盘挼取浓汁去滓入银石器内熬去五六分　天麻四两

右件为末。入朱砂蜗牛。先以皂角膏子和匀。却旋入蜜拌为丸。如桐子大。每服三十丸至五十丸。腊茶清送下。日进三服。忌猪鸡鱼面动风物。

本草　陈藏器。象牙主风痫热、骨蒸劳、诸疮等。并皆宜生屑入药。琥珀、竹膏、真珠、犀角、牛黄等良。

菩萨石止热狂惊痫。

食医心镜。治马痫动作无时。筋脉不收。周痹。肌肉不仁。野马肉一斤。细切。于豉汁中煮。著五味。葱白调和。作腌腊食之。作羹粥及白煮吃妙。

经验后方。治大人小儿久患风痫。缠喉风。喉嗽。遍身风疹。急中涎潮等。此药不大吐逆。只出涎水。小儿服一字。瓜蒂不限多少。细碾为末。壮年一字。十五已下。老怯半字。早晨井花水下。一食顷。含沙糖一块。良久涎如水出。年深涎尽。有一块如涎布。水上如鉴矣。涎尽食粥一两日。如吐多困甚。即咽麝香汤一盏。即止矣。麝细研。温水调下。昔天平尚书觉昏眩。即服之取涎。有效。

广利方。治心热风痫。黑驴乳食上暖服三大合。日再服。

王氏博济。驱风散。治风痫。铅丹二两。白矾二两。为末。用三角砖相斗。以纸铺砖上。先以丹铺纸上。次以矾铺丹上。然后用纸桶（包）。却将柳木柴烧过为度。取出细研。每服一钱。温酒下。

图经曰。葛洪治小儿方多用钩藤。其赤汤治卒得痫。用吊藤、甘草炙各二分。水五分。煮取二合。服如小枣大。日五夜三。大良。又广济及崔氏方疗小儿惊痫诸汤饮。皆用吊藤皮。

济生拔粹方　参砞丸。治风痫大有效。

人参　蛤粉　朱砂

右等分为细末。用豮猪心血为丸。桐子大。每服三十丸。金银水送下。食远。

韩义和烟霞圣效方　治风痫。

芭蕉自然汁。时时呷一两口。重者服及五升必愈。亦治小儿惊风。

刘守真病机气宜保命集　独圣散。治诸风膈疾。诸痫痰涎。津液涌溢。杂病亦然。

瓜蒂一两

右剉如麻豆大。炒令黄色。为细末。每服量虚实久新。或三钱药末。茶一盏。酸齑汁一盏调下。若用吐法。天气清明。阴晦无用。如病卒暴者。不拘于此法。吐时辰午已前。故内经曰。平旦至日中。天之阳。阳中之阳也。论四时之气。仲景曰。大法春宜吐。是天气在上。人气亦在上。一日之气。寅卯辰之候也。故宜早不宜夜也。先令病人隔夜不食。服药不吐。再用热齑水投之。如吐风痫病者。加全蝎半钱。微妙。如有虫者。加狗油五七点。雄黄末一钱。甚者加芫花末半钱。立吐其虫。如湿肿满者。加赤小豆末一钱。故此不可常用。大要辨其虚实。实则瓜蒂散。虚则豉子栀汤。满加厚朴。不可一概用之。吐罢可用降火、利气、安神、定志之剂。济生拔粹方。胁痛加全蝎。头痛加郁金。好茶中停为茶调散。

刘守真宣明论方　犀角丸。治风痫。日发作有时。扬手掷足。口吐痰涎。不省人事。暗倒屈伸。

犀角末半两　赤石脂三两　朴硝二两　白僵蚕一两　薄荷叶一两

右为末。面糊为丸。如桐子大。每服二十丸至三十丸。温水下。日三服。不计时候。如觉痰多。即减丸数。忌油腻物。风痓病。目直。卒中口噤。背强如弓。卧摇动。手足搐搦。无汗名刚为阳痓。有汗名柔为阴痓。通三一承气下妙。

胜金丸。治风热惊骇。不时眩运潮搐。口吐痰沫。忽然倒地。不省人事。名曰痫病。

白僵蚕　细辛　天南星　皂角炙黄　川乌头生用　乌蛇真者好酒浸去骨　白矾枯　桔梗　威灵仙　何首乌　草乌头各一两　荆芥穗　川芎各二两

右为末。酒面糊为丸。如桐子大。每服十丸。食后。温酒下。

张子和儒门事亲　朱砂滚涎散。治五痫。

朱砂水飞　白矾生用　赤石脂　硝石以上各等分

右同为细末。研蒜膏如丸绿豆大。每服三十丸、食后。荆芥汤下。

又方。朱砂不以多少。水飞。研为细末。右用猪心血浸。蒸饼为丸。如绿豆大。每服二十丸。空心。金银汤下之。

妙功十一丸。治痫。

丁香　木香　沉香　乳香　麝香　荆三棱炮　广茂炮　黑牵牛微妙　黄连　雷丸炒　鹤虱妙　胡黄连　黄芩　大黄焙　陈皮　青皮　雄黄　熊胆　甘草炙各二钱半　赤小豆三百六十粒煮　白丁香直尖者三百六十个　轻粉四钱　巴豆七粒

右二十三味为细末。赤小豆烂煮研泥。同荞面打糊。和作十一丸。朱砂为衣。阴干。服时水浸一宿。化一丸。大便出。随病各有形状。取出为验。或作化一香。不可再服。曾经火灸者不治。远年愈效。广茂。莪术也。

李东垣试效方　升阳汤。治阳跻痫疾。足太阳寒。恐则气下行。宜升阳气。

羌活一两半　防风八钱　炙甘草半两　麻黄不去根节八钱

右件剉。如麻豆大。每服秤三钱。水五盏。煎至一盏。空心。热服。

罗谦甫卫生宝鉴　治痫疾。

川芎　防风　猪牙皂角　郁金　明矾各一两　蜈蚣黄脚赤脚各一条

右六味为细末。蒸饼丸如梧子大。空心茶清下十五丸。一月除根。神验。

珠子辰砂丹。治风痫久不愈。

山药　人参　远志　防风　紫石英　茯神　虎骨　虎睛　龙齿　五味子　石菖蒲　丹参　细辛各二钱半　真珠末四分　辰砂二钱研为衣

右为末。面糊丸如桐子大。朱砂为衣。每服三五十丸。煎金银汤送下。日进三服。忌鱼肉湿面动风之物。

乌龙丸。治五风痫病。

川乌　草乌　天仙子　五灵脂各二两　黑豆一升

右为末。水丸如桐子大。每服五七丸。温汤下。如中风。加附子半两。

神应丹。治诸风心痫病。

狐肝一具　乌鸦一只　鸱枭一个　白矾一两生　生犀角一两　野狸一两去肠肚皮毛入新罐内黄泥固济炭火煨令焦黄色却用

右为末。酒打糊丸。如皂角子大。朱砂为衣。每服一丸。温酒送下。无时。

坠痰丸。治风痫。

天南星九蒸九曝

右为末。姜汁丸桐子大。每服二十丸。人参汤下。菖蒲麦门冬汤亦得。

治风痫及心风病。

皂角三梃。搥碎挼滤取汁。如稀糊。摊纸上曝干。取两叶如小钱大。用温浆水浸洗。下去纸。注于两鼻内各一蚬子壳许。须臾涎下。咬筋沥涎尽。后用。赭石生一两　白矾生二两右为末。稀糊丸如桐子大。每服三十丸。冷水送下。无时。以效为度。

琥珀寿星丸。局方用南星一斤朱砂二两琥珀一两无猪心血

天南星一斤。掘坑深二尺。用炭火五斤。于坑内烧熟红。取出炭扫净。用好酒一升浇之。将南星趁热下坑内。用盆急盖讫。泥壅合。经一宿开取出。再焙干为末。入。琥珀四两末　朱砂一两以一半为衣　右为末和匀。猪心血三个。生姜汁打面糊。将心血和入药末。丸如桐子大。每服五十丸。煎人参汤空心送下。日三服。

沉香天麻汤。

沉香　川乌炮去皮　益智各二钱　甘草一钱半炙　姜屑一钱半　独活四钱　羌活五钱　天麻　黑附子炮去皮　半夏泡　防风各三钱　当归一钱半

右十二味㕮咀。每服五钱。水二盏。姜三片。煎一盏。温服。食前。忌生冷硬物。寒处坐卧。素问举痛论云。恐则气下。精竭而上焦闭。又曰。从下上者。引而去之。以羌活独活苦温。味之薄者阴中之阳。引气上行。又入太阳之经为引用。故以为君。天麻防风辛温以散之。当归甘草辛甘温。以补气血不足。又养胃气。故以为臣。黑附川乌益智大辛温。行阳退阴。又治客寒伤胃。肾主五液。入脾为涎。以生姜半夏燥湿化痰。十剂云。重可去怯。以沉香辛温体重。清气去怯安神。故以为使。气味相合。升阳补胃。恐怯之气。自得而平矣。

李仲南永类钤方　风痫抵住丸。

皂角烧存性　苍耳根茎叶日干四两　密陀僧末一两

为末糊元。朱砂为衣。三四十元。枣汤下。日二服。稍退作二十元。

断痫元。

紫石英醋淬煅七次二两　白矾飞过二两

作末。酒糊元。白汤下二十元。

艾元英如宜方　治风痫年久。病癫狂羊声。倒地不省人事。或狂走持刀。宜摧伏肝邪。

用蛇含石火煅九次。醋淬至酥。研令极细。取狗胆汁丸以龙眼大。发时用一粒。人参煎汤磨下。每一服男子用雄狗胆。女子用雌狗胆。

危亦林得效方　神应方。治诸风痫。久服其涎自大便中出。

生白矾一两研。好腊茶半两。炼蜜为圆。梧子大三十圆。再用腊茶汤下。

琥珀圆。治暗风。百日内者。

天南星二两大者掘地坑深尺余火煅令红去火安南星在内即以醋沃之瓦盆盖一伏时取出洗去灰土焙干为末　朱砂半两别研　琥珀二钱通明者别研　真金箔十片

右挫匀。以豮猪心血为圆。梧桐子大。每服十五圆。人参或麦门冬汤下。临卧服。

辰砂圆。治暗风年深。日近发搐。不省人事。

好辰砂半两　好雄黄三钱各研极细再同一处研

右为乌鸡心内血和圆。梧桐子大。每服十圆。以煮豮猪心汤吞下。如不省人事则灌下。仍灸百会穴九壮。

李宪德生堂经验方　神药治枣儿。治诸风种痫危急之证。得此方用之。多所存活。

皂角一斤去皮弦剉碎　麻黄去节三分　肥枣一斤　好京墨三钱

右用大砂锅一个。可盛水二斗者。以皂角、麻黄、京墨三药。入砂锅内熬。煎水至五六碗。滤去滓。再将药水熬成膏二碗。却下枣在膏内。慢火熬令干。则药味皆入枣中。用瓦瓶盛。纸盖瓶上。每日取出。吃枣一枚。至三个五个为度。吃后。次早风痰涎皆从大便中下。其应也。

狂

论

素问　阳明脉解篇。帝曰。阳明病甚则弃衣而走。登高而歌。或至不食数日。逾垣上屋。所上之处。皆非其素所能也。病反能者何也。岐伯曰。四肢者。诸阳之本也。阳盛则四肢实。实则能登高而歌也。帝曰。其弃衣而走者何也。岐伯曰。热盛于身。故弃衣欲走也。帝曰。其妄言骂詈。不避亲疏者何也。岐伯曰。阳盛则使人妄言骂詈。不避亲疏。而不欲食。不欲食故妄走也。　病能论篇　序曰。有病怒狂者。此病安生。岐伯曰。生于阳也。帝曰。阳何以使人狂。岐伯曰。阳气者。因暴折而难决。故善怒也。病名曰阳厥。帝曰。何以知之。岐伯曰。阳明者常动。巨阳少阳不动。不动而动大疾。此其候也。帝曰。治之奈何。岐伯曰。夺其食则已。夫食于阴。长气于阳。故夺其食则已。使人服以生铁洛为饮。夫生铁洛者。下气疾也。

灵枢　癫狂篇　狂始生。先自悲也。喜妄、苦怒、善恐者。得之忧饥。治之取手太阴、阳明。血变而止。及取足太阴、阳明。狂始发。少卧不饥。自高贤也。自辩智也。自尊贵也。善骂詈。日夜不休。治之取手阳明、太阳、太阴、舌下、少阴。视脉之盛者皆取之不盛释之也。狂。善惊、善笑、好歌乐、妄行不休者。得之大恐。治之取手阳明、太阳、太阴。狂。目妄见、耳妄闻、善呼者。少气之所生也。治之取手太阳、太阴、阳明、足太阴、头两顑。狂者多食。善见鬼神。善笑而不发于外者。得之有所大喜。治之取足太阴、太阳、阳明。后取手太阴、太阳、阳明。狂而新发。未应如此者。先取曲泉左右动脉。及盛者见血。有顷已。不已。以法取之。灸骨骶二十壮。

巢元方病源　狂病者。由风邪入并于阳所为也。风邪入血。使人阴阳二气虚实不调。若一实一虚。则令血气相并。气并于阳。则为狂发。或欲走。或自高贤。称神圣是也。又肝藏魂。悲哀动中则伤魂。魂伤则狂忘不精明。不敢正当人。阴缩而挛筋。两胁骨不举。毛瘁色夭。死于秋。皆由血气虚。受风邪。致令阴阳气相并所致。故名风狂。

孙思邈千金要方　论曰。凡发狂则欲走。或自高贤称神圣。皆须备诸火灸。乃得永差耳。若或悲泣呻吟者。此为邪非狂。自依邪方治之。邪入于阳则为狂。入于阴则为血痹。邪入于阳。传即为癫痉。邪入于阴。传则为痛瘖。阳入于阴病静。阴入于阳病怒。

圣济总录　论曰。风狂之状。始发则少卧不饥。自高自贤。自辩自贵。盖人之荣卫周身循环。昼夜不穷。一失其平。则有血并于阴。而气并于阳者。有血并于阳。而气并于阴者。阴阳二气。虚实不调。风邪乘虚而入。并于阳则谓之重阳。故其病妄笑好乐。妄行不休。甚则弃衣而走。登高而歌。或至数日不食。故曰狂也。又肝藏魂。魂则随神往来。悲哀动中。有伤于魂。则为狂妄。是亦血气俱虚。风邪乘之。阴阳相并也。

陈无择三因方　夫三阳并三阴。则阳虚而阴实。故癫。三阴并于三阳。则阴虚而阳实。故狂。论曰。阳入阴。其病静。阴入阳。其病怒。怒则狂矣。病者发狂不食。弃衣奔走。或自称神圣。登高笑歌。逾墙上屋。所致之处。非人所能。骂詈妄言。不避亲属。病名狂。多因阳气暴折。畜怒不决之所致。故经曰。阳明常动。太阳少阳不动。不动而动为大疾。此其候也。

治验

本草　明皇杂录。开元中。有名医纪朋者。观人颜色谈笑。知病深浅。不待诊脉。帝闻之。负于掖庭中看一宫人每日昃则笑歌啼笑若狂疾。而足不能履地。朋视之。曰。此必因食饱而大促力。顿仆于地而然。乃饮以云母汤。令熟寐。觉而失所苦。问之。乃言因太华公主载诞。宫中大陈歌吹。某乃主讴。惧其声不能清且长。吃豚蹄羹饱而当筵歌大曲。曲罢。觉胸中甚热。戏于彻台上。高而坠下。久而方苏。病狂。足不能及地。

张子和儒门事亲　一叟年六十。值循役烦忧而暴发狂。口鼻觉如虫行。两手爬搔。数年不已。戴人诊其两手脉。皆洪大如絙绳。断之曰。口为飞门。胃为贲门。曰口者。胃之上源也。鼻者。足阳明经起于鼻交頞之中。旁纳太阳。下循鼻柱。交人中。环唇下。交承浆。故其病如是。夫徭役烦扰。便属火化。火乘阳明经。故发狂。故经言。阳明之病。登高而歌。弃衣而走。骂詈不避亲疏。又况肝主谋。胆主决。徭役迫遽。则财不能支。则肝屡谋而胆屡不能决。屈无所伸。怒无所泄。心火盘礴。遂乘阳明经。然胃本属土。而肝属木。胆属相火。火随木气而入胃。故暴发狂。乃命置燠室中。涌而汗出。如此三次。内经曰。木郁则达之。火郁则发之。良谓此也。又以调胃承气汤半斤。用水五升。煎半沸。分作三服。大下二十行。血水与瘀血相杂而下数升。取之乃康。以通圣散调其后矣。狂二十七

一男子落马发狂。起则目瞪。狂言不识亲疏。弃衣而走。骂言涌出。气力加倍。三五人不能执缚。烧符作醮。问鬼跳巫。殊不知顾。丹砂、牛黄、犀、珠、脑、麝。资财散去。室中萧然。不远二百里而求戴人一往。戴人以车轮埋在地中。约高二丈许。上安之中等车轮。其辋上凿一穴。如作盆之状。缚狂病人于其上。使之伏卧。以软裀衬之。令一大人于下。坐机一枚。以棒搅之。转千百遭。病人吐出青黄涎沫一二斗许。绕车轮数匝。其病人曰。我不能任。可解我下。从其言而解之。索冰水。饮数升。狂方罢矣。落马发狂一百十七

项关令之妻。病怒不欲食。常好叫呼怒骂。欲杀左右。恶言不辍。众医皆处药。几半载尚尔。其夫命戴人视之。戴人曰。此难以药治。乃使二娼涂丹粉作伶人状。其妇大笑。次日又令作角抵。又大笑。其旁常以两人能食之妇。夸其美食。其妇亦索其食而为一尝。不数日。怒减食增。不药而瘥。后得一子。夫医贵有才。若无才。何足应变无穷。

方

葛洪肘后备急方　治卒发狂方。烧虾蟆。捣末。服方寸匕。日三服之。酒服。

又方。卧其人著地。以冷水淋其面。为终日淋之。

若发狂者。取车毂中脂如鸡子。热温淳苦酒。以投脂。甚搅令消。服之令净。

孙思邈千金要方　虎睛汤。治狂邪发无常。被头（披发）大唤欲杀人。不避水火。

虎睛一具　茯苓　桂心　防风各三两　独活　甘草　人参　天雄各一两　露蜂房一具　鸱头一具　石长生十分　枫上寄生五分

右十二味㕮咀。以水一斗二升。煮取三升。分四服。日三夜一。

又方。防葵　人参　贯众各五两　防风　桂心各三两

右五味㕮咀。以水一斗。煮取三升。分四服。亦可稍服。

又方。单服苦参五斤。蜜和丸。如酸枣十丸。本草引作。苦参以蜜丸如桐子大。每服十丸。薄荷汤下。

五邪汤。主邪气啼泣。或歌或哭。

禹余粮　防风　桂心　芍药　远志　独活　甘草　白术　人参　石膏　牡蛎　秦艽各二两　防己　菖蒲　雄黄深师作黄丹　茯神　蛇蜕各一两

右十七味㕮咀。以水二斗。煮取四升。分四服。亦可如煮散法服之。圣济总录名禹余粮饮。每服五钱匕。

防己地黄汤。治语狂错。眼目霍霍。或言见鬼。精神昏乱。

防己二两　生地黄五斤别切勿合药渍疾小轻用二斤　甘草二两　桂心　防风各三两

右五味㕮咀。以水一升渍之一宿。绞汁。著一面。取其滓。著竹箦上。以地黄著药滓上。于三斗米下蒸之。以铜器承取汁。饭熟。以向前药汁合绞取之。分再服。

太平圣惠方　远志散。治风狂。发即多啼泣。或即歌笑。或自说贤智。或狂走不避水火。

远志一两去心　防风半两去芦头　桂心半两　茯神一两　甘草半两炙微赤剉　独活一两　犀角屑一两　人参一两去芦头　石膏二两　秦艽一两去苗　黄芩三分　麦门冬一两半去心焙

右件药。捣粗罗为散。每服三钱。以水一中盏。煎至六分。去滓。不计时候。温服。

犀角散。治风狂妄有所见。恍惚不定。发即欲走。

犀角屑一两　白鲜皮一两　桑上寄生一两　人参一两去芦头　麦门冬一两半去心焙　龙齿一两　防风三分去芦头　茯神一两　甘草半两炙微赤剉

右件药。捣粗罗为散。每服三钱。以水一中盏。煎至六分。去滓。不计时候。温服。

虎睛散。治风狂。发作无常。不避水火。

虎睛一对酒浸一宿微炙　白茯苓一两　桂心三分　防风三分去芦头　独活半两　甘草半两炙微赤剉　人参一两去芦头　天雄三分炮裂去皮脐　鸱枭头半两烧灰　露蜂房三分微炒　石长生一两半　枫树寄生枝三分

右件药。捣细罗为散。每服。不计时候。以温水调下一钱。

真珠散。治风狂乱语。心热狂走。

真珠半两细研　牛黄半两细研　天竹黄三分细研　黄芩一两　龙齿三分　朱砂半两细研　防风半两去芦头　人参三分去芦头　茯神三分　麦门冬一两去心焙　远志半两去心　白鲜皮半两　金箔五十片细研　银箔五十片细研　麝香一钱细研　犀角屑半两　甘草三分炙微赤剉　胡黄连三分　铁粉三分　白附子三分炮裂　甘菊花三分　羚羊角屑半两

右件药。捣细罗为散。入研了药。都研令匀。每服。不计时候。以薄荷温水。或消梨

汁。调下一钱。忌生血。

牛黄圆。治风狂。喜怒不恒。或欲狂走。不自觉知。

牛黄一分细研　远志一两去心　白龙骨一两　铁粉一两细研　龙脑一钱细研　甘草半两炙微赤剉　茯神一两　人参一两去芦头　黄连一两去须　铅霜一两细研　犀角屑一两　防风一两去芦头　麦门冬一两半去心焙　朱砂一两细研水飞过

右件药。捣罗为末。入研了药。都研令匀。炼蜜和捣三二百杵。圆如梧桐子大。不计时候。以温水下二十圆。忌生血。

治风狂乱走。不可禁止方。

生铁二十斤以水二斗煮取一斗去铁　玄参一两　防风一两半去芦头　白茯苓一两半　龙齿一两半　石膏三两　秦艽二两去苗　竹沥一升

右件药。捣筛为散。入铁汁中煮取五升。去滓。内竹沥和匀。不计时候。温服二合。

治风热气盛。烦躁如狂。宜服此方。

熟黄瓜一枚水五合捩取汁　竹沥三合　川朴硝二两细研　蜜一合

右件药。相和令匀。不计时候。温服二合。

和剂局方　排风汤。男子、妇人风虚冷湿。邪气入脏。狂言妄语。精神错乱。肝风发则面青心闷。吐逆呕沫。胁满头眩重。耳不闻人声。偏枯筋急。曲拳而卧。心风发则面赤翕然而热。悲伤嗔怒。目张呼唤。脾风发则面黄。身体不仁。不能行步。饮食失味。梦寐倒错。与亡人相随。肺风发则面白。咳逆唾脓血。上气奄然而极。肾风发则面黑。手足不遂。腰痛难以俯仰。痹冷骨疼。若有此候。令人心惊。志意不定。恍惚多忘。服此汤安心定志。聪耳明目。通脏腑诸风疾。

白鲜皮　当归去芦，酒浸一宿　肉桂去粗皮　芍药白者　杏仁去皮、尖，麸炒　甘草炒　防风去芦　芎䓖　白术各二两　独活去芦　麻黄去根、节　茯苓去皮，白者各三两

上为粗末。每服三钱，水一盏半，入生姜四片，同煎至八分，去滓，温服，不计时候。杨仁斋直指方。治五脏风。诸风。亦治风毒脚气肿痛。医方集成治中风邪气入于五脏。令人狂言妄语。精神错乱。以至手足不仁。痰涎壅盛。

圣济总录　牛黄丸。治中风邪。狂乱失志。心多恐怖。

牛黄研一两　铁精研三分　虎睛一对微炙研　石膏研　龙齿研各二两　银箔一百片研　金箔一百片与牛黄铁精虎睛石膏龙齿银薄再同研　地骨皮　茯神去木　升麻　玄参　人参各二两　麦门冬去心焙三两　枳实去瓤麸炒　萎蕤去土　赤芍药各一两半　生干地黄焙　甘草炙剉　黄芩去黑心各二两

右一十九味。除研外。捣罗为末。入研药拌匀。炼蜜为丸。如梧桐子大。食后煎枸杞根皮汤。下二十丸。日再服。渐加至三十丸。

麻黄丸。治中风邪狂走。或自高自贤。或悲泣呻吟。及卒得惊悸。邪魅恍惚。心下虚悸。

麻黄去根节煎掠去沫焙　甘草炙剉　半夏汤浸生布挼洗七遍焙各一两　生姜去皮一两半先与半夏同捣炒干

右四味。捣罗为末。炼蜜和丸。如大豆大。生姜汤下三丸。加至五丸。空心午时各一服。渐加至十丸。

虎睛汤。治风狂叫笑不时。喜怒无常。登高踰垣。言语不避人。

虎睛一对慢火炙　鸱头并肝一具炙　白茯苓去黑皮　桂去粗皮各三两　石长生去粗茎一两　枫上寄生去粗茎五两　人参　露蜂房炙　独活去芦头　防风去叉　甘草炙剉　天雄炮裂去皮脐　当归切焙各一两

右一十三味。剉如麻豆。每以十八钱匕。酒六盏。煮取三盏。去滓分三服。日二夜一。每服时。须去食稍远。恐药食相犯也。

守神丸。治中风邪发狂。及肝心风热。气虚不足。惊恚掣疭。

金箔一百片　腻粉半两　人参为末三分

右三味。于银石器内。先将金箔逐重用腻粉渗隔布尽。入黄牛乳五合。于金箔上淋溉。用物密盖定。煮尽乳。取研如膏。以人参末渐渐入同研。丸如赤小豆大。空心日午临卧。新汲水下三丸。渐加至五丸。

白僵蚕丸。治风邪发狂妄言燥闷。

白僵蚕炒三分　海荆子炒一两　白附子炮半两　干蝎酒炒二十一枚　蒺藜子炒令角黄二两　腻粉半两一半入药同罗留一半为衣

右六味。先捣前五味。与腻粉二钱半。同罗为末。冬用大枣蒸取肉。研如膏和丸。夏炼白蜜和丸。春秋研糯米饭膏为丸。并如梧桐子大。又于腻粉二钱半内。滚令色匀。用密器收。每日空心日午。温酒下五丸。加至十丸。

茯神汤。治风狂失神少饥。笑乐无节。弃衣登高。

茯神去木　杏仁汤去皮尖双仁各三两　龙齿六两　凝水石碎一斤　升麻二两　石膏碎二十两　沙参　白鲜皮各二两　生麦门冬去心四两

右九味。剉如麻豆大。每服五钱匕。水二盏。煎至一盏。去滓温服日三。如病甚。煎成入竹沥半合。再煎至一盏服。

白鲜皮汤。治风邪入藏。狂言妄语。精神错乱。腰疼骨痛。

白鲜皮一分半　麻黄去根节半两　白茯苓去黑皮三分　防风去叉　独活去芦头　杏仁汤去皮尖双仁研　当归剉焙　芍药各一分半　桂去粗皮一分

右九味。粗捣筛。每服三钱匕。水一盏半。煎至八分去滓。空腹温服。服讫取微汗为度。日三。

金箔煎。治风邪发狂。守神。

金箔一百片　丹砂研　龙脑研　牛黄研　真珠末　琥珀末　犀角末各半两

右七味。将六味。再同研匀。以鼎子一个。铺一重金箔了。渗一重药末。次第铺盖了。用牛乳三升。于鼎上浇之。以慢火煨。令乳汁尽成膏为度。每服取如皂子大。薄荷汤化服之。

杨倓家藏方　黄石散。治心风发狂。

狗肝一具　硝石　黄丹二味各一钱半

右件硝石、黄丹研匀。将狗肝排开。掺药在内。以麻一缕缠缚。用水一升煮熟。去麻。将肝、药一顿细嚼。用煮肝药汁送下。不拘时候。

苏沈良方　辰砂散。治风邪诸痫。狂言妄走。精神恍惚。思虑迷乱。乍歌乍哭。饮食失常。疾发仆地。吐沫戴目。魂魄不守。医禁无验。

辰砂一两须光明有墙壁者　酸枣仁微炒　乳香光莹者各半两

右量所患人饮酒几何。先令恣饮沉醉。但勿令吐。静室中服药讫。便安置床枕令睡。

以前药为一服。温酒一盏调之。顿服令尽。如素饮酒少人。但随量取醉。病浅人一两日。深者三五日。睡不觉。令家人潜伺之。觉即神魂定矣。慎不可惊触使觉。及他物惊动。一为惊寤。更不可治。上枢吴公。少时病心。服一剂。三日方寤。遂瘥。

十便良方　朱麝散。治心转不定。好登高临险。恶言骂詈。不避亲疏。日夜狂走。自语自笑。忽高声叫怒。举止无常。大便秘热。小便赤涩。解衣露体。不曾安处。虚言妄乱。说鬼神。家藏方

好成块朱砂　麝香

右二味同研。用无灰酒。于瓷瓶内浸。糠头火外慢烧一时。用银筋搅令热。随患人吃得多少酒。须是吃令醉。待患人睡着后。用厚衣被盖之。令汗出。其病自愈。每服酒二升。使朱砂半两。麝香二铢。其患人若只吃得一升。即砂一分。麝一铢。

铁落饮。若人多怒。一发则莫知所为。其后欲闭户而处。恶闻人声。由心有所欲。因暴折而难决。阳气常动。令人气郁。抑而为怒。谓之阳厥。指迷方

生铁落火煅一十斤是铁炉打铁落坠下者碎屑火烧赤

右作浆。日饮一盏。空心服。仍无。多肉食。

本草　食医心镜。理狂邪癫痫。不欲睡卧。自贤自智。骄倨妄行不休。安五脏。下气。白雄鸡一只。煮令熟。五味调和作羹粥食之。

孟诜云。驴肉主风狂。忧愁不乐。能安心气。又。头焊去毛。煮汁以渍曲醖酒。去大风。

孙真人食忌。理狂病经久不瘥。或歌或笑。行走不休。发动无时。用猳猪肉一斤。煮令熟。细切作脍。和酱醋食之。或羹粥炒。任性服之。

食医心镜。主风狂。忧愁不乐。能安心气。驴肉一斤。切。于豉汁内煮。五味和。腌腊食之。作粥及煮并得。

开宝本草。釭中膏主中风发狂。取膏如鸡子大。以热醋搅令消。服之。

危亦林得效方　铁粉散。治癫狂。谵语。乱说神祟。不避亲疏。登高履险。或歌或笑。裸体。不饮食。数日昏不知人。及风证狂怒。或如醉如痴。

颗粒大朱砂一两另研　红明琥珀一两另研　大南星二两　圆白半夏二两　白矾煅五钱　真铁粉　白附子各二两　大川乌生去皮脐一两半　羌活二两　全蝎五十个　真金箔三十片　僵蚕一两去丝嘴

右为末。每服四钱。生姜四两。净洗取自然汁。温暖调服。如不任辣味。加温水少许服之。立效。

永乐大典卷之三百十四

风 诸风证治十七

风惊

论

巢元方病源 风惊者。由体虚。心气不足。为风邪所乘也。心藏神而主血脉。心气不足则虚。虚则血乱。血乱则气并于血。气血相并。又被风邪所乘。故多惊。心神不安。名为风惊。诊其脉至如数。使人暴惊。三四日自已。养生方云。精藏于玉房。交接太数。则失精。失精者。令人怅怅。心常惊悸。

圣济总录 论曰。风惊者。心气不足。风邪干之。而心不安定也。内经曰。心为君主之官。神明出焉。又曰。主明则下安。令心气不足。风邪相乘。阴阳不和。情思错乱。神魂散越。故动作多惊也。

治验

张子和儒门事亲 新寨马叟。年五十九。因秋欠税。官杖六十。得惊气。成风搐已三年矣。病大发则手足颤掉。不能持物。食则令人代哺。口目张睒。唇舌嚼烂。抃擞之状。如线引傀儡。每发市人皆聚观。夜卧发热。衣被尽去。遍身燥痒。中热而反外寒。久欲自尽。手不能绳。倾产求医。至破其家而病益坚。叟之子。邑中旧小吏也。以父母病讯戴人。戴人曰。此病甚易治。若隆暑时。不过一涌。再涌。夺则愈矣。今已秋寒可三之。如未。更刺腧穴必愈。先以通圣散汗之。继服涌剂。则痰一二升。至晚又下五七行。其疾小愈。待五日再一涌。出痰三四升。如鸡黄成块。状如汤热。叟以手颤不能自探。妻与代探。咽嗌肿伤。昏愦如醉。约一二时许稍稍省。又下数行。立觉足轻颤减。热亦不作。足亦能步。手能巾栉。自持匙箸。未至三涌。病去如濯。病后但觉极寒。戴人曰。当以食补之。久则自退。盖大疾之去。卫气未复。故宜以散风导气之药。切不可以热剂温之。恐反成他病也。

方

孙思邈千金要方 十黄散。治五藏六腑血气少。亡魂失魄。五藏觉不安。忽忽喜悲。心中善恐怖。如有鬼物。此皆发于大惊。及当风从高堕下落水所致。悉主之方。

雄黄 人参各五分 黄芩 大黄 桂心 黄芪 黄柏 细辛各三分 黄连 黄昏 蒲黄 麻黄各一分 黄环 泽泻 山茱萸各二分

右十五味治下筛。未食温酒服方寸匕。日三。不知。加至二匕。羸劣者更加人参五分合十分。一方有生黄二分。崔氏有蜀椒五分干姜四分

太平圣惠方　茯神散。治风惊。心神不安。恒多恐怖。

茯神一两　生干地黄一两　人参一两去芦头　石菖蒲一两　沙参一两去芦头　天门冬一两半去心焙　犀角屑半两　远志半两去心　甘草半两炙微赤剉

右件药。捣粗罗为散。每服三钱。以水一中盏。入赤小豆二七粒。煎至六分。去滓。不计时候。温服。

人参散。治风惊。闷乱恍惚。

人参二两去芦头　生干地黄一两　麦门冬一两半去心焙　白茯苓一两　龙齿二两　犀角屑一两　小草一两

右件药。捣粗罗为散。每服三钱。以水一中盏。煎至六分。去滓。不计时候。温服。

金箔散。治风惊。手足颤掉。精神错乱。

金箔五十片细研　银箔五十片细研　铁粉二两细研　人参一两去芦头　龙齿一两半　琥珀一两细研　犀角屑一两　茯神一两半　酸枣仁一两微炒　防风三分去芦头　葳蕤三分　麦门冬一两半去心焙　玄参三分　露蜂房三分炙微黄　牛黄半两细研

右件药。捣细罗为散。入牛黄金箔银箔。更研令匀。每服。不计时候。以薄荷酒调下一钱。

茯神圆。治风惊恍惚。心神不安。

茯神一两　牛黄一两细研　虎肢一对酒浸一宿微黄　石膏二两细研　川升麻一两　麦门冬一两半去心焙　玄参一两　铁粉二两细研　生干地黄一两　龙齿二两　金箔五十片细研　银箔五十片细研

右件药。捣罗为末。入研了药令匀。炼蜜和捣三二百杵。圆如梧桐子大。每服不计时候。以人参汤下二十圆。

铁精圆。治风惊。狂言妄语不得睡卧。

铁精一两　龙齿一两　犀角屑一两　人参一两去芦头　石菖蒲三分　远志三分去心　茯神一两　防风一两去芦头　麦门冬一两半去心焙　生干地黄一两半

右件药。捣罗为末。炼蜜和捣三二百杵。圆如梧桐子大。每服不计时侯。以粥饮下二十圆。

菖蒲圆。治风惊。恍惚寝寐不安。

石菖蒲一两　远志一两去心　白茯苓一两半　人参一两半去芦头　防风三分去芦头　羚羊角屑三分　铁粉一两　朱砂一两细研　金箔五十片研入

右件药。捣罗为末。入研了药令匀。炼蜜和圆如梧桐子大。每服不计时候。粥饮下二十圆。

犀角圆。治风。心神惊恐。睡卧不安。四肢烦热。

犀角屑半两　人参半两去芦头　茯神半两　川升麻半两　槟榔半两　龙齿半两　朱砂半两细研　金箔三十片细研　银箔五十片细研

右件药。捣罗为末。入研了药令匀。炼蜜和捣五七百杵。圆如梧桐子大。每服。不计时候。以人参竹叶汤下二十圆。

雄黄圆。治五脏风虚。六腑邪热。风热相搏。令人寐即惊恐忧恚。寤即恍惚怔忪。忽恐忽喜。恒怖如狂。

雄黄三分细研　人参一两去芦头　安息香一两　川椒一分去目及闭口者微炒出汗　川大黄三分剉微炒　铁粉半两细研　沉香三分　防风半两去芦头　薯蓣三分　附子半两炮裂去皮脐　白茯苓半两

朱砂三分细研

右件药。捣罗为末。入研了药令匀。炼蜜和捣五七百杵。圆如梧桐子大。每服。不计时候。以人参茯苓汤下二十圆。

龙齿圆。治风虚心惊不定。

龙齿一两　人参一两去芦头　远志三分去心　茯神一两　钱粉一分细研　金箔五十片细研　防风三分去芦头　甘草半两炙微赤剉　银箔五十片细研

右件药。捣罗为末。入研了药令匀。炼蜜和捣三二百杵。圆如梧桐子大。每服。不计时候。以粥饮下十五圆。

铁粉散。治风惊。心神不安。

铁粉一两　光明砂一两　天竹黄一两　铅霜一两

右件药。都细研如面。每服。不计时候。以竹沥调下半钱。

和剂局方　寿星圆。治心腹因惊。神不守舍。风涎潮作。手足抽掣。事多健忘。举止失常。神情昏塞。并宜服之。

天南星一斤先用炭火二十斤烧一地坑通红去炭以酒五升倾坑内候渗酒尽下南星在坑内以盆覆坑周回用灰拥定勿令走气次日取出为末　朱砂别研二两　琥珀别研一两

右研停。生姜汁煮面糊圆。如梧桐子大。每服三十圆。加至五十圆。煎石菖蒲人参汤送下。食后、临卧服。

惊气圆。治惊扰积气。心受风邪。发作牙关紧急。涎潮昏塞。醒则精神若痴。大宜服之。

紫苏子炒一两　橘红　南木香　附子生去皮脐　麻黄去根节　花蛇酒浸炙去皮骨　白僵蚕微炒　南星洗浸薄切姜汁浸一宿　天麻去苗各半两　朱砂研一分半为衣　干蝎去尾针微炒一分

右为末。入研脑。麝少许。同研极停。炼蜜杵。圆如龙眼大。每服一粒。用金银薄荷汤化下。温酒亦得。此方。戊申年军中一人犯法。褫衣将受刃。得释。神失如痴。与一粒服讫而寐。及觉。疾已失。江东提辖张载阳妻避寇。失心数年。受此方。不终剂而愈。又。巡检黄彦妻狂厥逾年。授此方去附子加铁粉。不终剂而愈。铁粉。化痰、镇心、抑肝邪。若多恚怒。肝邪大盛。铁粉能治服之。素问言。阳厥狂怒。治以铁粉。金克木之意也。

圣济总录　小定心汤。治心气不足。风邪所乘。惊悸恍惚。梦多魇。

白茯苓去黑皮四两　桂去粗皮三两　甘草炙　芍药　干姜炮　远志去心　人参各二两

右七味。㕮咀。每服五钱匕。水二盏。入枣两枚劈破。煎至一盏二分。去滓温服。日三夜一。

大定心汤。治心虚中风惊悸。恍惚多忘。或梦寐惊魇。志少不足。

人参　白茯苓去黑皮　茯神去木　远志去心　龙骨　干姜炮　当归切焙　甘草炙　白术　芍药　桂去粗皮　紫菀去苗土　防风去叉　赤石脂各二两

右一十四味。㕮咀。每服五钱匕。水二盏。入枣二枚劈破。煎至一盏。去滓温服。日三夜一。

天南星丸。治风惊。镇心化涎。

天南星大者逐日换水浸五日慢火煮五七沸切作片子暴干麸炒令黄香　乌蛇酒浸取肉炙干　白僵蚕直者麸炒令黄　天麻各一两　干蝎全者擘破炒黄色　白附子炮　雄黄研　琥珀杵研各三两　麝香一分研　牛黄研　龙脑研各半两　丹砂一两半研

右一十二味。除研者外。捣罗为末。合研匀。干瓷器收密封。勿令透气。旋炼蜜和丸。如鸡头大。每服一丸。荆芥人参汤化下。

龙脑煎。治惊风心膈生涎。

龙脑研　蝎梢炒　水银研　麝香研　腻粉研　丹砂研　天南星薄荷汁浸一宿切炒　白附子炮裂各等分

右八味。捣研为末。用石脑油和为煎。每服一皂子大。薄荷汤化下。食后临卧服。

牛黄真珠丸。治风惊。镇心安神化涎。

牛黄研　真珠研　琥珀研　麝香研　天麻　天竺黄研　甘草炙剉　铅霜研　雄黄研　铁粉研各一钱　人参　茯神去木　天南星牛胆制者各二钱　丹砂研半两　龙脑研一钱半　金箔　银箔各一十片同研入药

右一十七味。捣研为末。同拌匀。炼蜜和丸。如鸡头大。别用大金箔五片。滚为衣。每服一丸细嚼。人参薄荷汤化下。小儿半丸。

小银箔丸。治心虚风邪惊悸。安神清膈化涎。

水银用锡结砂子　半夏汤洗七遍去滑入生姜捣暴干　天南星炮　白矾熬令汁枯　人参各半两　白茯苓去黑皮　铅霜研各一分　腻粉半钱研　青黛研一两　银箔二十片研入药

右一十味。捣研为末。水煮面糊。和丸如梧桐子大。每服十丸。食后临卧。人参薄荷汤下。

铅金丸。治心受风邪。镇惊利头目。化痰壅。

铅霜半两研　金箔一十片研入药　半夏三分汤洗净生用　天南星生用　雄黄研各二两　白矾生用　防风去叉各半两　白茯苓去黑皮一两半

右八味。捣罗为末。水煮面糊和丸。如梧桐子大。每服十五丸。食后临卧。生姜薄荷汤下药丸了。不可见日。

雄黄丸。治因风致惊。眼斜反张。手足瘈疭。背急发搐。

雄黄一分别研细　巴豆去皮心膜醋熬令赤黄净洗压去油取末二钱　郁金末一两

右三味。研匀。炼蜜丸如绿豆大。每服五七丸。荆芥汤下。常服临卧服。若当病发。煎槐胶薄荷酒。调下一钱或半钱。当吐利风涎痰涕等。小儿每服一丸至二丸。冷荆芥汤下。以利为效。仍节乳食。无令儿饱。

陈无择三因方　独活散。治男子妇人气虚感风。或惊恐相乘。肝胆受邪。使上气不守正位。致头招摇。手足战掉。渐成目昏。

独活　地骨皮　细辛　川芎　菊花　防风　炙草

右等分为末。每服三钱。水煎去滓。取六分。入竹沥少许再煎。食后。温。日两服。又法不用独活。有旋覆花。

王璆百一选方　归神丹。治一切惊扰思虑。或梦思恍惚。作事多忘。但是一切心气不足。癫痫狂乱。悉皆治之。华宫使传。续添

颗块朱砂二两　豮猪心一个　灯心三两

右将猪心切开。入朱砂、灯心在内。麻线系合。于银石器内煮一伏时取出。不用猪心及灯心。只将朱砂研极细。用真茯神末二两。酒煮薄糊。和朱砂为圆。如桐子大。每服九元至十五元。加至二十一元。用去心麦门冬煎汤下。癫痫至甚者。乳香、人参汤下。夜寝不寐。或多乱梦。炒酸枣仁下。

本草　牛黄散。治大人小儿惊风。退热取涎。

朱砂　水银各一钱　麝香　牛黄　狗黄各一字　脑子真者半钱　雄黄　零陵香各半两

右为末。顿一处。临时和匀。每服一匙。或半钱。薄荷汤入银箔同调下。如用取涎。入蓖麻二粒去油。药末二钱和匀。只可服半字。薄荷茶清调下。量大小虚实加减与之。用补。

危亦林得效方　加味寿星圆。治因事惊扰。涎留心包。精神不宁。事多健忘。谵言妄语。如有所见。不得安卧。或风痰潮作。手足抽掣。或心虚烦躁。

天南星三两　母真珠一钱　真琥珀五钱　圆白半夏六两　枯矾五钱　大朱砂一两细研为衣

右为末。生姜自然汁煮面糊为圆。梧桐子大。每三十五圆。淡姜汤下。心气狂甚。加铁腻粉一两。气不顺。人参汤下。惊悸。金银器、灶心土汤。上热烦躁。淡竹叶、麦门冬汤。宁心定志。石菖蒲汤。痰盛喘急。桑白皮汤。小儿急惊。麦门冬、青竹叶汤。慢惊。冬瓜仁、木香汤下。

风惊邪

论

巢元方病源　风惊邪者。由体虚。风邪伤于心之经也。心为手少阴之经。心气虚。则风邪乘虚伤其经。入舍于心。故为风惊邪也。其状乍惊乍喜。恍惚失常是也。

圣济总录　论曰。风惊邪之状。乍惊乍喜。恍惚不守。举措失常是也。盖心者生之本而藏神。今心气虚。则神不宁。风邪乘虚而干之。故谓之风惊邪也。

方

圣济总录　地黄煎丸。治风惊邪心虚。冷热不调。左肋下有气发。即妨胀不能食。

生地黄汁六升　生天门冬汁五合　牛髓五合　生姜汁七合　牛酥五合　白蜜五合　醇酒二升　枣肉膏去核五合以上八味先煎地黄汁并酒五分减二分次下天门冬汁姜汁煎二十沸次下牛髓酥蜜枣膏煎如稀糖次下后散药　黄耆剉　石斛去根　人参　山芋　茯神去木　柏子仁别捣研　山茱萸　桂去粗皮　五味子　防风去叉　枸杞子　枳壳去瓤麸炒　厚朴去粗皮生姜汁炙剉　白术各半两　干姜炮半两　赤石脂别捣研　甘草炙剉各一两　远志去心　细辛去苗叶各一分

右二十七味。除前八味外。捣研为末。入前煎中搅匀。于银器中重汤煎。可丸即丸如梧桐子大。每空心早食后。温酒下三十丸。日再服。

太一丸。治风惊邪。及一切风。舌强语涩。昏迷恍惚。化痰益智。

金薄一分同丹砂研　真珠一分研　丹砂研一两半同金薄研令匀　玳瑁镑二两　阿胶炙令燥一两　龙脑研半两　雄黄研　琥珀捣研各一两　麝香研　牛黄研各半两　安息香二两酒研滤去砂入银石器中更用蜜二两于重汤内熬成膏

右一十一味。除安息香外。各细捣研讫。再同研令匀细。候熬安息香膏。稀稠得所。即将前药入在膏内。不住以槐枝搅令得所。可丸即丸如梧桐子大。每服一丸细嚼。人参汤下，如卒中用童子小便化下三丸。如中风用酒化下五丸。小儿风痰及惊痫。以薄荷汤化下半丸。

独活丸。治风惊邪。及一切风。肢节不利。筋脉拘急。头目旋痛。恍惚心忪。

独活去芦头三分　防风去叉　白茯苓去黑皮各半两　阿胶炙令燥　石膏碎研各三分　玳瑁镑一两　人参一两半　甘草炙剉半两　天南星炮一两　细辛去苗叶半两　丹砂研二两　白僵蚕炒半两　丁香一分　琥珀捣研一两　牛黄研　麝香研各一分　天麻　龙脑研各半两

右一十八味。捣研为末。再同研匀。别用安息香二两半捣碎。以酒一升。研滤去滓。于银器内。慢火熬成膏。和前药了。臼中杵三五百下。丸如鸡头大。每服一丸。细嚼。薄荷茶下。不计时。甚者加一丸。

生犀角丸。治风惊邪。及心虚喜忘。风涎不利。

犀角镑一两　天麻半两　败龟醋炙半两　牛黄研　茯神去木　远志去心　人参　桂去粗皮　尤齿酥炙黄　丹砂研各一分　麝香研半两　龙脑研一分　菖蒲细剉九节者半两　金薄五十片研　羚羊角镑半两　银薄五十片研

右一十六味。捣研为末。再同研令匀细。炼蜜丸如梧桐子大。食后临卧。温水化下三丸。加至五七丸。

茯神丸。治风惊邪。心中恍惚。惊悸恐怖。精神不乐。化痰润肌。清神快气。

茯神去木　人参　远志去心　麦门冬去心焙　熟干地黄焙　青橘皮汤浸去白焙　甘草炙剉　五味子　山芋　桔梗去芦头切炒　枳壳去瓤麸炒　槟榔生剉各一两　白术　桂去粗皮　芍药各半两

右一十五味。捣罗为末。炼蜜和丸。如鸡头大。每服一丸含化。

大丹砂丸。治风痰热气。安魂定魄。镇心神。

丹砂研半两　牛黄研一分　金薄二十片研　银薄二十片研　龙脑研一分　蓬砂研　琥珀研各一钱　甘草炙剉为末　犀角镑为末　羚羊角镑为末各一分

右一十味。再同研令匀细。炼蜜和丸。如鸡头大。每服一丸至两丸。熟水嚼下。

镇心丸。治风惊邪。冒郁烦闷。伸欠倦怠。化风痰涎。

银薄五十片　水银　黑锡各半两同水银结沙子与银薄共研　龙齿　人参　远志去心　麝香研　丹砂研　犀角镑　牛黄切各半两　虎睛一对酒浸一宿炙微黄

右一十一味。捣研为末。再同研匀。炼蜜和丸。如梧桐子大。每服三丸。荆芥汤下。食后临卧服。

追风散。治风惊邪。分涎利膈。安神定志。镇心。

干蝎去土首尾全者四枚去爪生用　附子炮裂去皮脐　乌头生去皮脐　白附子生　天南星生各一分　丹砂研一钱半　麝香研半钱　龙脑研半钱　半夏生姜汁浸一宿切焙一分

右九味。六味捣研为散。入龙脑、麝香、丹砂。再同研令匀细。入瓷合中盛。每服半字。煨葱白酒调下。日二三服。渐加至一字。觉体麻即减服。小儿惊风、服半字许。

银粉丸。治风化痰。定心气。

粉霜半两　天南星炮一两半　铅白霜半两　半夏汤洗七遍　丹砂研一两　白矾熬令汁枯半两　水银半两　铅半两二味结砂子

右八味。捣研为末。再和匀。用白面糊为丸。如梧桐子大。每服五丸。薄荷水下。小儿丸如麻子大。

茯神汤。治风惊。调心气。安神志。化痰止烦渴。

茯神去木　人参各一两　白鲜一分　麦门冬去心焙三分　枳实麸炒　羚羊角屑　甘草炙剉　龙齿各半两　防风去叉三分　黄芩去黑心一分

右一十味。粗捣筛。每服三钱匕。水一盏。入竹叶十片。煎至七分去滓。食后临卧温服。

桃花散。治诸风惊。

麻黄去根节　天南星炮　白附子炮　附子炮裂去皮脐　乌头炮裂去皮脐各一两　丹砂研　麝香研各一两　干蝎去土一两生用

右八味。捣研为散。每服半钱匕。薄荷温酒调下。一切风、用葱酒调下。小儿每服一字匕。薄荷蜜水调下。

风引汤。治惊邪风痫。医所不治者。

大黄剉炒　干姜炮　龙骨各四两　桂去粗皮三分　甘草炙　牡蛎熬各半两　凝水石　赤石脂　白石脂　紫石英　滑石各一两半

右一十一味。㕮咀如麻豆。每服三钱匕。水一盏。煎至七分。去滓温服日再。

远志丸。治昏虚。安魂神。化风痰。定心忪。

远志去心　人参　白茯苓去黑皮　山芋　凝水石碎研各一两

右五味。捣研为末。用白面糊为丸。梧桐子大。每服二十丸。人参汤下。加至三十丸。

安神散。治惊邪。

丹砂研　铁粉研各半两　白茯苓去黑皮为末一钱

右三味。同研令极细。每服半钱匕。鹅梨汁调下。磨刀水亦得。

风惊悸

论

巢元方病源　风惊悸者。由体虚心气不足。心之腑为风邪所乘。或恐惧忧迫。令心气虚。亦受于风邪。风邪搏于心。则惊不自安。惊不已。则悸动不定。其状目精不转。而不能呼。诊其脉。动而弱者惊悸也。动则为惊。弱则为悸。

太平圣惠方　夫惊悸者。由体虚心气不足故也。心之经为风邪所乘。则恐惧忧迫。令心惊不得自安。惊若不已。则悸动不定。其状目睛不转。而不能言。诊其脉动而弱者。惊悸也。动则为惊。弱则为悸也。

圣济总录　论曰。风惊悸者。以心气不足。为风邪所乘。神魂惊怖不已。则悸动不宁。其证目睛不转不能呼是也。或因恐惧忧迫。致损心气惊悸者。亦缘风邪搏之故尔。诊其脉动而弱。动则为惊。弱则为悸。不可不察。

方

孙思邈千金要方　薯蓣汤。治心中惊悸而四肢缓。头面热。心胸痰满。头目眩冒如欲摇动者。

薯蓣　人参　麦门冬各四两　前胡　芍药　生地黄各八分　枳实　远志　生姜各三分　茯苓六分　半夏五分　甘草　黄芩　竹叶各一分　茯神六分　秫米三合

右十六味㕮咀。取江水。高举手扬三百九十下。量取三斗。煮米。减一斗。内半夏。复减九升。去滓。下药。煮取四升。分四服。无江水处。以千里东流水代之。拔手令上头也。秦中无江。泾渭可用。诸旧灌剑曰尚取之。

防风汤。服前汤后。四体尚不凉冷。头目眩动者服之。此汤大都宜长将服。但药中小小消息之。随冷暖耳。仍不除差者。依此方。

防风　赤石脂　石膏　人参　生姜　白石脂　寒水石　龙骨　茯苓各三分　桂心二分　紫石一分

右十一味㕮咀。以水八升煮取三升。分三服。凡用井华水者。取清净也。今用江水。无泥又无沙秽。源泉远涉。顺势归海。不逆上流。用以治头。必归于下故也。

薯蓣煎。

薯蓣二十分　甘草十四分　泽泻　人参　黄芩各四分　当归　白蔹　桂心　防风　麦门冬各三分　大豆黄卷　桔梗　芍药　山茱萸　紫菀　白术　芎藭　干姜　蜀椒　干地黄各二分以上二十味捣筛　生地黄十八斤捣绞取汁煎令余半　麻子仁三升研　大枣八十枚　蜜三升　獐鹿杂髓八两　鹿角胶八两　桑根皮五升忌冈上自出土者大毒大忌近离屋垣墙下沟渎边者皆不中用

右二十七味。以清酒二斗四升。煮桑白皮、麻子、枣。得一斗。去滓。乃下地黄汁、胶、髓、蜜。煎减半。内前诸药末煎之。令可丸如鸡子黄。饮服一枚。日三。稍加至三丸。

薯蓣丸。治头目眩冒。心中烦郁。惊悸狂癫。

薯蓣二十八分　桂心　大豆黄卷　鹿角胶各七分　当归　神麯　人参　干地黄各十分　防风　黄芩　麦门冬　芍药　白术各六分　甘草二十分　柴胡　桔梗　茯苓　杏仁　芎藭各五分　白蔹　干姜各三分　大枣一百枚取膏

右二十二味末之。合白蜜枣膏丸如弹丸。先食。服一丸。日三服。

九物牛黄丸。治男子得鬼魅欲死。所见惊怖欲走。时有休止。皆邪气所为。不能自绝。

牛黄土精一云火精　荆实人精　曾青苍龙精　玉屑白虎精　雄黄地精　空青天精　赤石脂朱雀精　玄参文武精　龙骨水精各一两

右九味名曰九精。上通九天。下通九地。下筛。蜜和丸如小豆。先食吞一丸。日三服。稍加。以知为度。千金翼云凡邪病当服五邪汤九精丸差。

紫石酒。治久风虚冷。心气不足。或时惊怖。

紫石英一斤　钟乳四两　麻黄　茯苓　白术各三两　防风　远志　桂心各四两　甘草三两

右九味㕮咀。以酒三斗渍。春三日服四合。日三。亦可至醉。常令有酒气。

远志汤。治心气虚。惊悸喜忘。不进食。补心方。

远志　干姜　铁精　桂心　黄芪　紫石各三两　防风　当归　人参　茯苓　甘草　芎藭　茯神　羌活各二两　麦门冬　半夏各四两　五味子二合　大枣十二枚

右十八味㕮咀。以水一斗三升煮取三升半。分五服。日三夜一。

远志汤。治中风心气不足。惊悸。言语谬误。恍惚愦愦。心烦闷。耳鸣。

远志　黄芪　茯苓　甘草　芍药　当归　桂心　麦门冬　人参各二两　独活四两　生姜五两　附子一两

右十二味㕮咀。以水一斗二升煮取四升。服八合。人羸可服五合。日三夜一。一方无桂。

茯神汤。治风经五藏。大虚。惊悸。安神定志。

茯神　防风各三两　人参　远志　甘草　龙骨　桂心　独活各二两　细辛　干姜各六两

白术一两　酸枣一升

右十二味㕮咀。以水九升煮取三升。分三服。

补心汤。治心气不足。其病若惊悸汗出。心中烦闷。短气。喜怒悲忧。悉不自知。常苦咽喉痛。口唇黑。呕吐血。舌本强。不通水浆。

紫石英　茯苓　人参　远志　当归　茯神深师作桂　甘草　紫菀各二两　麦门冬一升　赤小豆三合　大枣三十枚

右十一味㕮咀。以水一斗二升煮取三升。分三服。

补心汤。治奄奄忽忽。朝差暮剧。惊悸。心中憧憧。胸满不下食。阴阳气衰。脾胃不磨。不欲闻人声。定志下气。

人参　甘草　枳实　当归　龙齿　桔梗各三两　半夏　桂心各五两　黄芪四两　生姜六两　茯神二两　大枣二十枚　茯苓　远志各三两

右十四味㕮咀。以水一斗二升。先煮粳米五合。令熟。去滓。内药煮取四升。分服八合。日三夜二。

伤心汤。治心气不足。腹背相引痛。不能俛仰。

茯神　黄芩　远志　干地黄各三两　甘草　阿胶　糖各一两　半夏　附子　桂心　生姜各二两　石膏　麦门冬各四两　大枣三十枚

右十四味㕮咀。以水一斗煮取三升。去滓。内糖、阿胶。更煎。取二升二合。分三服。此方与前卷心虚实篇大补心汤相重分两不同

小定心汤。治虚羸。心气惊弱多魇。

茯苓四两　桂心三两　甘草　芍药　干姜　远志　人参各二两　大枣十五枚

右八味㕮咀。以水八升煮取二升。分四服。日三夜一。

治惊劳失志方。

甘草　桂心各二两　龙骨　麦门冬　防风　牡蛎　远志各一两　茯神五两　大枣二十枚

右九味㕮咀。以水八升煮取二升。分二服。相去如行五里许

荆沥方。治心虚惊悸不定。羸瘦病。

荆沥二升　白鲜皮　茯神各三两　人参二两　白银十两以水一斗煮取三升

右五味㕮咀。以荆沥银汁中煮取一升四合。分三服。相去如人缓行十里。更进一服。

又方。荆酒三升。缓火煎之。取一升六合。分温一服四合。日三夜一。

镇心丸。治男子妇人虚损。梦寤惊悸。或失精神。妇人赤白注漏。或月水不利。风邪鬼注。寒热往来。腹中积聚。忧恚结气。诸病皆悉主之。

紫石英　茯苓　菖蒲　苁蓉　远志　大黄　大豆卷　麦门冬　当归　细辛　卷柏　干姜各三分　防风　人参　泽泻　秦艽　丹参各六分　石膏　芍药　柏子仁各三分　乌头　桂心　桔梗　甘草　薯蓣各七分　白蔹　铁精　银屑　前胡　牛黄各二分　白术　半夏各八分　干地黄十二分　䗪虫十二枚　大枣五十枚

右三十五味末之。蜜枣和捣五千杵。酒服如梧桐子五丸。日三。加至二十丸。一本无大豆卷、大枣。

大镇心丸。所治与前方大同。凡是心病。皆悉主之。

干地黄六分　牛黄五分一方用牛膝　杏仁　蜀椒各五分　泽泻　黄芪　茯苓　大豆卷　薯蓣　茯神　前胡　铁精　柏子仁各二分　羌活　桂心　秦艽　芎䓖　人参　麦门冬　远志

丹砂　阿胶　甘草　大黄　银屑各八分　桑螵蛸十二枚　大枣四十枚　白蔹　当归　干姜　紫石英　防风各八分

右三十二味末之。白蜜枣和丸。酒服七丸。日三。加至二十丸。

小镇心丸。治心气少弱。惊虚振悸。胸中逆气。魇梦参错。谬忘恍惚。圣济总录名镇心丸。

紫石英　朱砂　茯神　银屑　雄黄　菖蒲　人参　桔梗　干姜　远志　甘草　当归　桂心各二两　防风　细辛　铁精　防己各一两

右十七味末之。蜜丸。饮服十丸。如大豆。日三。渐加至二十丸。一方用茯苓二分。为十八味。

定志小丸。主心气不定。五藏不足。甚者忧愁悲伤不乐。忽忽喜忘。朝差暮剧。暮差朝发狂眩。圣济总录名定志丸。

菖蒲　远志各二两　茯苓　人参各三两

右四味末之。蜜丸饮服如梧子大。七丸。日三。加茯神为茯神丸。散服亦佳。

王焘外台秘要方　镇心丸。广济。疗热风惊悸。安心。久服长年。

茯神　龙齿研　人参　升麻　石膏研　黄芩　茯苓　麦门冬八分去心　银薄二百番研　虎睛一具炙　枳实炙　白蔹　玄参　芍药　葳蕤　甘草炙各六分　生姜二分

右十七味捣筛。蜜和丸。每食讫少时。以饮服如梧子大十五丸。日二服。渐渐加至三十丸。不利。忌海藻菘菜醋蒜面粘食陈臭等物。出第一卷中

大定心丸。深师疗恍惚惊悸。心神不安。或风邪因虚入藏。语言喜忘。胸胁满。不得饮食。

人参　桂心各二两　白术　防己　茯苓　干姜　防风　大黄　茯神。桔梗　白蔹各一两　牛膝十铢　远志二两去心　银屑六铢

右十四味。捣合下筛。以蜜丸如梧子大。先食。服五丸。日三。不知稍稍增之。一方无牛膝。而有茱萸一两、银屑十铢。余悉同。忌生葱酢物猪肉桃李雀肉等。圣济总录去茯神、白术、名人参丸。

又。**补心汤**。疗心气不足。其病苦满汗出。心风烦闷。善恐独苦。多梦不自觉者。咽喉痛。时时吐血。舌本强。水浆不通。手掌热。心惊悸。吐下血。

麦门冬三两去心　紫石英五分　紫菀二两　桂心一尺一方二两　茯苓一方一两　小豆二十四枚一方六合　人参半两　大枣二十五枚擘　甘草五寸炙一方一两

右九味切。以水八升煮取二升四合。羸人分作三服。强人再服。心王之时。有血证可服耳。一方说用药两数不尽同。注之在下。煮取多少服亦同。忌海藻菘菜生葱酢物。并出第十卷中

崔氏疗热风惊掣心忪恐悸风邪。狂叫妄走者。服此汤亦差。朱四频用之极效方。

茯神三两　杏仁三两去皮尖两仁切　升麻　白鲜皮　沙参各二两　龙齿六两炙　寒水石一斤碎绵裹　石膏二十两碎绵裹　生天门冬去心四两

右九味切。以水一斗二升煎取三升。去滓。分温为三服。相去十里。若甚者。减水三升。内竹沥三升。先用水煮九沸。然后内竹沥。煮取三升。服如上法。忌酢物。出第六卷中

茯神汤。古今录验疗风经。五藏虚。惊悸。安神定志方。

龙骨二两　干姜一两半　细辛一两半　白术一两　茯神三两　人参　远志去心　甘草炙　桂

心　独活各二两　酸枣一两　防风二两

右十二味切。以水九升煮取三升。分为三服。忌海藻菘菜桃李雀肉生葱生菜醋物。

又。**大竹沥汤**。疗大虚风气入腹。拘急。心痛烦冤。恍惚迷惑不知人。或惊悸时怖。吸吸口干。涩涩恶寒。时失精明。历节疼痛。或缓或不摄。产妇体虚。受风恶寒。惨惨愦愦。闷心欲绝者。并疗风痓。口噤不开。目视如故。耳亦闻人语。心亦解人语。但口不得开。剧者背强反折。百脉掣动。悉主之方。

秦艽　防风　茯苓　人参各二两　茵芋　乌头炮　黄芩　干姜　当归　细辛　白术各一两　天雄一枚炮　甘草三两炙　防己二两

右十四味切。以竹沥一斗。水五升。煮取四升。分服一升。羸人服五合。佳。此汤令人痹宁少腹也。茵芋有毒。令人闷乱目花。虚人可半两。良。风轻者。用竹沥三升。水七升。小重者。竹沥五升。水五升。风大剧。停水。用竹沥一斗。忌酢生菜海藻菘菜桃李雀肉等。并出第一卷中

太平圣惠方　犀角散。治风惊悸。心神不安。

犀角屑半两　防风三分去芦头　枳壳三分麸炒微黄去瓤　独活三分　茯神一两　黄连三分去须　白鲜皮半两　麦门冬一两半去心焙　甘草半两炙微赤剉

右件药。捣粗罗为散。每服三钱。以水一中盏。煎至六分。去滓。不计时候。温服。

远志散。治风惊悸。言语错误。恍恍愦愦。心中烦闷。

远志一两去心　白茯苓一两　独活三分　白芍药三分　当归三分　麦门冬三分去心　人参三分去芦头　羚羊角屑三分　黄耆三分剉　桂心三分　甘草半两炙微赤剉

右件药。捣筛为散。每服四钱。以水一中盏。入生姜半分。煎至六分。去滓。不计时候。温服。

茯神散。治风经五脏。恍惚惊悸。神思不安。

茯神一两　人参一两去芦头　防风半两去芦头　远志半两去心　天麻一两　羚羊角屑三分　白鲜皮半两　龙骨一两　酸枣仁一两微炒　桂心一两　独活一两　甘草半两炙微赤剉

右件药。捣筛为散。每服三钱。以水一中盏。入生姜半分。煎至六分。去滓。不计时候。温服。

紫石英散。治风虚。心气不足。惊悸汗出。烦闷短气。悲喜恚怒。不自觉知。咽喉痛。口唇黑。呕吐。舌本强。水浆不通。

紫石英二两细研　麦门冬一两半去心焙　射干三分　人参一两去芦头　龙骨一两　远志三分去心　茯神一两　当归一两　防风三分去芦头　甘草半两炙微赤剉　川升麻三分　沉香一两

右件药。捣粗罗为散。每服三钱。以水一中盏。入赤小豆二十一粒。煎至六分。去滓。不计时候。温服。

犀角散。治风经五脏。恍惚。惊悸。安神定志。

犀角屑一两　人参一两去芦头　远志三分去心　甘草半两炙微赤剉　桂心三分　独活三分　酸枣仁一两微炒　生干地黄一两

右件药。捣粗罗为散。每服三钱。以水一中盏。入生姜半分。薄荷二七叶。煎至六分。去滓。不计时候。温服。

麦门冬散。治风惊悸。心气不足。其病苦满。汗出烦闷。喜怒不自觉知。咽喉干痛。时时吐血。五心发热。

麦门冬一两半去心焙　紫石英一两细研　紫菀一两洗去苗土　白茯苓一两　人参一两去芦头　桂心半两　甘草半两炙微赤剉

右件药。捣粗罗为散。每服三钱。以水一中盏。入生姜半分。赤小豆三十粒。煎至六分。去滓。不计时候。温服。

丹砂圆。治风虚惊悸。心神烦闷。睡卧不安。

丹砂一两细研水飞　铁粉一两细研　金箔五十片细研　银箔五十片细研　人参一两半去芦头　茯神二两　秦艽一两去苗　川升麻一两　子芩一两　白鲜皮一两　麦门冬一两半去心焙　龙齿一两　木香一两　枳实一两麸炒微黄　甘草半两炙微赤剉

右件药。捣罗为末。入研了药。更研令匀。炼蜜和捣五七百杵。圆如梧桐子大。每服。不计时候。以荆芥汤下二十圆。忌生血等。

牛黄圆。治风热惊悸。心风狂乱。

牛黄一分细研　朱砂三分细研　天竹黄半两细研　龙脑一钱细研　木香一分　白附子一分炮裂　犀角屑半两　天南星一分炮裂　蜥蜴半两微炒去足　铅霜一分细研　人参三分去芦头　茯神三分　天麻半两　防风半两去芦头

右件药。捣罗为末。入研了药。都研令匀。炼蜜和捣三二百杵。圆如绿豆大。每服。不计时候。以荆芥汤下二十圆。忌生血。

定心龙胆丸。治风热心虚惊悸。或忧怖怔松。如人迫逐。或睡中惊怕。忘谬不安。

龙胆去苗　茯神去木　白薇焙　栀子仁各一两　麦门冬去心焙一两半　玄参　羚羊角镑各一两一分　甘草炙三分　人参一两　丹砂别研三分

右一十味。除别研外。捣罗为末。和匀炼蜜。和丸如梧桐子大。每服二十丸。食后煎枣汤下。日三。加至三十丸。肠胃风热秘涩。加大黄一两半。

鹿髓煎丸。治久积风热。发即惊悸。气满不安。四肢虚弱。不生肌肉。

鹿髓五合　生天门冬汁三合滤　生麦门冬汁三合滤　清酒五合　牛膸五合无牛膸牛酥一升代　白蜜七合　枣膏五合　生地黄汁一升以上药八味先煎地黄天门冬汁清酒五合减二分次内麦门冬汁煎二十沸次内酥髓白蜜枣膏煎如稠糖倾出银石器中复于重汤上煮搅如稠膏即入后药末　茯神去木　龙骨　人参各一两　枳壳去瓤麸炒　细辛去苗叶　防风去叉　白术　石斛去根　桂去粗皮　芎䓖　黄耆炙剉　五味子各三分　甘草炙剉一两半　陈橘皮汤浸去白焙　厚朴去粗皮生姜汁炙　山芋各半两　山茱萸并子用　柏子仁炒　枸杞子各三分　远志去心　黄连去须各半两　薏苡仁炒　槟榔剉各三分

右三十一味。除八味为煎外。捣罗为末。入在煎中。和捣令匀。丸如梧桐子大。每服二十丸。加至三十丸。温酒下。空心日午夜卧服。

石膏丸。治中风邪。惊悸心不安。

石膏碎　麦门冬去心焙　龙齿别研　人参　升麻　玄参　茯神去木　黄芩去黑心各一两　银箔一百片与石膏龙齿同研　枳壳去瓤麸炒三分

白蔹剉　赤芍药　萎蕤各一分　虎睛一对炙　甘草炙剉半两

右一十五味。除别研外。捣罗为末和匀。炼蜜和丸。如梧桐子大。每服三十丸。米饮下、日三。

金箔丸。治中风惊悸。安神定气。

金箔三十片　银箔三十片　丹砂与金银箔同研一两　牛黄别研一分　铁粉别研一两　胡黄连去苗一分　铅霜别研一分　天竺黄别研半两　龙齿别研半两　麝香别研一分　龙脑别研二钱　虎睛炙一对

右一十二味。除金银箔等别研外。余二味捣罗为末。和匀。用粟米饭和丸。如梧桐子大。每服十丸。至十五丸。早晚食后。用黄耆汤下。

牛黄饮。治风惊悸。心神恍惚。半身不遂。

牛黄别研入三分　人参二两　豉炒三合　升麻一两　铁精捣研别入一两　龙骨　白茯苓去黑皮各二两　栀子仁一两　天门冬去心焙二两　麦门冬去心焙三两

右一十味。除别研外。粗捣筛。每服三钱匕。水一盏。煎至七分去滓。入荆沥少许。再煎令沸。入牛黄铁精末各半字。调匀温服。日午临卧服。

安神散。治心神不安。化风痰。止惊悸。解烦热。

人参　白茯苓去黑皮各一两　甘草炙剉　丹砂别研　茯神去木　天竺黄别研各半两　凝水石烧二两半别研

右七味。除别研外。捣罗为散。合和令匀。每服一钱匕。食后临卧。以温荆芥汤调下。

金箔十珍丸。治心神惊悸。头目不清。

金箔五片　银箔五片　丹砂与金银箔同研一两　琥珀别研　玳瑁镑　真珠别研　犀角镑各一分　蓬砂别研　龙脑别研各一分　牛黄别研半钱　人参　白茯苓去黑皮各一两半　紫河车二分　茯神去木半两　甘草生剉一两

右一十五味。除别研外。捣罗为末。和匀炼蜜。丸如鸡头实大。每服一丸嚼破。竹叶汤下。食后临卧服。

蛇黄丸。治心气不足惊悸。心风谵语狂癫。化痰涎。

蛇黄火烧酒淬　丹砂别研　铁粉别研　不灰木烧　人参　白茯苓去黑皮各半两　甘草生剉　雄黄醋煮别研各一分

右八味。除别研外。捣罗为末。合研令匀。用糯米饭。丸如梧桐子大。每服十丸。金银箔荷汤下。

牛黄丸。治风化涎。保精神。益肝胆。压惊悸。镇心。

牛黄别研一分　龙脑别研半两　人参二两　玳瑁末一两　丹砂别研二两　麝香别研一分　白茯苓去黑皮一两　安息香半两捣碎以酒浸研细滤银器内慢火熬成膏

右八味，除别研并安息香膏外。捣罗为末和匀。以安息香膏同炼蜜少许。和丸如梧桐子大。每服三丸。薄荷汤嚼下。小儿惊热风虚。以金银箔荷汤化下一丸。食后临卧服。

定心防风散。治中风惊悸。心虚恍惚。言语失常。或嗔或怒。志意不乐。

防风去叉　龙骨　远志去心　铁精别研各一两　紫石英别研　丹砂别研各二两　熟干地黄洗切焙二两　人参二两半　干姜炮　细辛去苗叶　附子炮裂去皮脐各一两　白茯苓去黑皮二两

右一十二味。除别研外。捣罗为散。再和匀。每服一钱匕。煮枣汤调下。加至二钱。如风热盛者。去干姜。加玄参一两。

雄黄丸。治心气不足。风邪乘之。神魂不安。惊怖悸动。目睛不转。不能呼者。

雄黄研　丹砂研　龙脑研　麝香研各一钱　乌蛇去皮骨生用　白附子生用　天南星去黑皮生用　白僵蚕去丝生用各半两

右八味。捣研为末。再同和匀。炼蜜和丸。如梧桐子大。每服一丸。薄荷酒化下。如中风涎潮。牙关不开者。先用大蒜一瓣。捣烂涂两牙关外腮上。次用豆淋酒化一丸。揩在牙龈上。即便开口。续用薄荷酒。化服两丸。

茯神饮。治风热惊悸。心神不安。常多恐怖。

茯神去木　生干地黄焙　人参　菖蒲　沙参各一两　天门冬去心焙一两半　犀角镑　远志去心　甘草炙剉各半两

右九味。粗捣筛。每服三钱匕。水一盏。赤小豆二七粒。同煎至六分去滓。不计时候温服。

罗谦甫卫生宝鉴　当归龙胆丸。治肾水阴虚。风热蕴积。时发惊悸。筋惕搐搦。神志不宁。荣卫壅滞。头目昏眩。肌肉瞤瘼。胸膈痞满。咽嗌不利。肠胃燥涩。小便淋闭。筋脉拘急。肢体痿弱。暗风病。常服宣通气血。调顺阴阳。病无再作。

当归　龙胆草　大栀子　黄连　黄柏　黄芩各一两　大黄　芦荟　青黛各五钱　木香二钱半　麝香五分另研

右十一味为末。蜜丸小豆大。每服二十丸。姜汤送下。食后。张文叔传此方。

永乐大典卷之三百十五

风　诸风证治十八

风惊恐

论

巢元方病源　风惊恐者。由体虚受风。入乘脏腑。其状。如人将捕之。心虚则惊。肝虚则恐。足厥阴为肝之经。与胆合。足少阳为胆之经。主决断众事。心肝虚而受风邪。胆气又弱。而为风所乘。恐如人捕之。

圣济总录　论曰。风惊恐之状。神志不宁。时发惊恐。如人将捕之。盖心者生之本、神之变。肝者将军之官。谋虑之所从出。二藏平调。则外邪不侵。若正气不足。风邪干之。薄于心。则怵惕不安。迫于肝。则惊恐也。

治验

朱彦修丹溪医按　周本心年六十岁。形气俱实。因大怒。五月间染病。心不自安。如人将捕之。夜卧亦不安。两耳后常见火光炎上。食欲虽进而不知味。口干而不欲饮水。遂以人参、白术、当归身为君。陈皮为佐。加盐炒黄柏、炙玄参各少许煎服。月余自安。

方

孙思邈千金要方　**补心汤**。治心气不足。心痛惊恐。

远志　蒲黄一方用菖蒲　人参　茯苓各四两

右四味㕮咀。以水一斗煮取三升半。分三服。

镇心汤。治风虚劳冷。心气不足。喜忘恐怖。神志不定。

防风　当归　大黄各五分　泽泻四分　白蔹四分一云三两　菖蒲　人参　桔梗各三分　白术　甘草各十分　紫菀　茯苓各二分一云各三两　秦艽六分　桂心　远志　薯蓣　石膏各三分　大豆卷四分　麦门冬五分一云五两　粳米五合　大枣十五枚　干姜二分　附子　茯神各二两

右二十四味㕮咀。以水一斗二升。先煮粳米令熟。去滓。内药煮取四升。分服八合。日三夜一。翼不用粳米蜜丸酒服梧子大十丸加至二十丸。

王焘外台秘要方　**犀角丸**。广济治心虚。热风上冲头面。心系急。时时惊。四肢烦。腰膝冷。邪气发。神不定。

犀角屑　防风　人参　升麻　防葵　槟榔仁各五分　青木香　光明砂研　朱膝各八分　龙齿炙　铁精各六两　露蜂房炙　银箔研各三分

右十三味捣筛。蜜和为丸如梧子。酒下二十丸至二十五丸。日再服。不利。忌生血物热面荞麦炙肉葵蒜粘食等。出第一卷中

续命汤。深师治大风风邪入心。或心痛彻背。背痛彻心。去来上下。惊恐。小腹胀满微痛。乍寒乍热。心中闷状如微温进退无常。面青或青或白或黄虚劳邪气入百脉，百病皆疗。

人参　甘草炙　干姜　麻黄去节　独活　当归　芎䓖　石膏碎绵裹各二两　附子一枚炮　桂心　白术　细辛各二分　防风五分　芍药二分　秦艽一两　杏仁四十枚去两仁尖皮　黄芩一两

右十七味。以水一斗煮麻黄十余沸。内诸药。煮取四升半。去滓。内枣十枚。煎取三升。分五服。老少者五合。此以下以意消息。调和六腑安五藏。无不损除。无芎䓖防己代之。无独活天雄代之。无附子乌头代之。汤成之后。服汤以椒十枚置汤中。温令暖服之。此与十二味西州续命汤疗同。俱疗癫邪大风。西中有十二味者。中有大枣三十枚。忌海藻生葱猪肉桃李生菜雀肉等。

又。**十黄散**。治五藏六腑血气少。亡魂失魄。五藏昼夜不安。惚惚善悲。心中善恐怖如有鬼物。此皆发于大惊及当风从高堕落所致。

雄黄五分熬　人参五分　蜀椒五分汗　大黄四分　朱砂三分研　干姜四分　黄柏二分　山茱萸二分　细辛二分　黄芪三分　泽泻三分　黄连一分　蒲黄一分　桂心三分　麻黄去节一分　黄孙一分牡蒙也一方云黄昏　黄环三分　黄芩三分

右十八味捣筛为散。未食温酒服一方寸匕。日三。稍增至二匕。服此散体中筋力强者不须增人参。气力羸虚可增人参五分合十分。忌猪肉冷水生菜生葱生血物等。并出第八卷中崔氏同千金无椒朱砂干姜

圣济总录　大镇心散。治风惊恐。梦寐颠错。

紫石英研二两　白茯苓去黑皮　防风去叉　人参　甘草炙剉　泽泻各二两　秦艽去土　黄耆炙剉　白术　山芋　白蔹剉各一两半　麦门冬去心焙　当归切焙各一两一分　桂去粗皮　远志去心　柏子仁生用各一两　石膏研三分　桔梗去芦头炒　大黄剉醋炒　大豆卷炒各一两　蜀椒去目并合口炒出汗　芍药　细辛去苗叶各三分

右二十三味。除二味别研外。捣罗为细散。后入研者同拌匀。更细罗。每服三钱匕。温酒调下。空心临卧各一服。

银液汤。治风惊恐怖不安。或发痫吐沫。

山泽银一斤水煮取液　龙齿二两　生地黄切焙半两　防己剉　羚羊角镑　远志去心各二两　人参去芦头　独活去芦头　甘草炙剉　桂去粗皮各一两半　细辛去苗叶一两　白茯苓去黑皮二两半　杏仁汤浸去皮尖双仁炒八十枚

右一十三味。除银液外。余粗捣筛。每服五钱匕。以银液二盏。煮取八分去滓。入竹沥少许。搅匀温服。空心午时夜卧各一。热多即去桂加钩藤二两。

玄参汤。治风惊恐怖。如物迫逐。如有所失。悲伤志意不定。

玄参坚者　白薇微炒　白茯苓去黑皮　山栀子仁各二两　石膏捣碎半两　生干地黄切焙半两　人参剉一两　羚羊角镑二两

右八味。粗捣筛。每服五钱匕。以水二盏。煎取九分去滓。入竹沥少许。更煎三沸服。食后及夜卧。如要利动。即入芒硝末半钱匕同煎。

牡蛎汤。治风惊恐。忽忽善忘。悲伤不乐。烦壅多恚闷。

牡蛎去黑鞭处火烧令碎三两　白茯苓去黑皮三两　麦门冬去心　远志去心各二两　甘草炙剉　龙骨去土　桂去粗皮　凝水石各一两

右八味。粗捣筛。每服三钱匕。以水一盏半。生姜三片。同煎去滓。取八分温服。空心及晚食前。各一服。

人参汤。治风惊恐失志。中常惕惕。恍惚善忘。梦寐颠倒。目视䀮䀮。不闻人声。小便黄赤。饮食无味。安神定志。

人参　甘草炙剉各一两　半夏为末姜汁作饼焙干一两　龙骨二两　远志去心四两　麦门冬去心焙半两　熟干地黄切焙四两　小麦炒半升　阿胶慢火炙令燥一两半　石膏捣碎二两

右一十味。粗捣筛。每服五钱匕。入枣二枚。饧糖少许。生姜三片。水二盏。同煎去滓。取八分温服。每空心食后临卧各一服。

龙齿汤。治风惊恐怖。或因迫逐惊惧。悲伤感动。志意颠越。言语失次。

龙齿　麦门冬去心焙各三两　远志去心　茯神去木各二两半　防风去叉　甘草炙剉　人参剉　羚羊角镑各二两

右八味。粗捣筛。每服三钱匕。以水一盏。大枣三枚拍破。同煎至七分去滓。空心午时夜卧各一服。

龙骨汤。治风惊恐。神魂错越。不得安定。

龙骨　远志去心　茯神去木　防风去叉　牡蛎去黑鞭烧令碎各一两　甘草炙剉半两

右六味。粗捣筛。每服五钱匕。以水二盏。大枣二枚去核。同煎去滓取一盏。空心日午各一服。

茯神丸。治风惊恐。志意不定。五藏不足。甚者忧愁恐惧。悲伤不乐。忽忽喜忘。朝差暮发。甚则狂眩。

茯神去木　菖蒲九节者去须节用米泔浸切炒干　远志去心　白茯苓去黑皮各半两　人参剉三分　牛黄研一分

右六味。先将五味捣罗为细末。然后入牛黄。同研再罗。炼蜜为丸。如梧桐子大。每服温酒下二十丸。每食后良久。及夜卧时服。

龙骨汤。治风惊恐。恍惚多忘。神气怯弱。

龙骨二两半　白茯苓去黑皮　远志去心　当归切焙干　甘草炙令微紫剉　防风去叉　人参各二两　桂去粗皮一两半

右八味。粗捣筛。每服三钱匕。水二盏。生姜三片。枣二枚。同煎至一盏去滓。空心午时夜卧各一服。

防己丸。治风惊恐。恍惚善忘。或风邪上冲。胸胁胀满。不思饮食。

防己剉　白蔹剉　桔梗去芦头炒　干姜炮裂　白茯苓去黑皮　防风去叉　大黄剉醋炒各一两　牛膝去苗　远志去心各一两一分　银箔二十片研入　桂去粗皮　人参各二两

右一十二味。捣研极细。炼蜜为丸。如梧桐子大。食后米饮下二十丸。日二。

白薇汤。治风惊恐。四肢牵掣。神志不宁。或发邪狂叫妄走。见鬼若癫痫状。

白薇焙干　细辛去苗叶各一两半　龙齿捣末三两　杏仁去皮尖双仁炒八十枚

右四味。粗捣筛。每服五钱匕。以水二盏。煮取八分。去滓温服。空心午时夜卧各一。风热盛实。即入竹沥少许。搅匀服。

芎䓖丸。治心惊恐。寤寐愁忧不乐。吸吸短气。当发之时。恍惚喜卧。心中愦愦。昏迷颠越。手足厥冷。食即呕逆。

芎䓖　白茯苓去黑皮　龙角研　防风去叉　紫石英研　厚朴去粗皮生姜汁浸炙　铁精　丹参

大黄醋炒　枳实去瓤麸炒　蜀椒去目并闭口者炒出汗　桂去粗皮　人参　干姜炮　附子炮裂去皮脐　吴茱萸汤浸焙炒　禹余粮煅醋淬　甘草炙剉　菖蒲各四两　远志一两半　白芥子　细辛各三分

右二十二味。各捣研为细末。和匀炼蜜。丸如梧桐子大。空腹米饮下十丸。日再服。

远志散。治风惊恐。悲思恍惚。心常愓愓。梦寐不定。

远志去心　人参　赤小豆炒熟　附子炮裂去皮脐　细辛去苗叶　桂去粗皮　干姜炮　防风去叉　龙齿研　熟干地黄切焙　菖蒲九节者去须节米泔浸切焙干各二两　黄耆剉　白茯苓去黑皮　白术各四两

右一十四味。除别研一味外。余捣罗令细。即入研者拌匀再罗。每服三钱匕。温酒调。空心晚食前服。

泽泻丸。治风惊恐。梦寐不安。

泽泻剉　白茯苓去黑皮　防风去叉　人参　紫石英研　秦艽去土　黄耆剉　白术　山芋　白薮　麦门冬去心焙各二两　桂去粗皮　当归切焙　远志去心　柏子仁炒　石膏捣碎研　桔梗去芦头炒　大豆黄炒　大黄剉醋炒各一两　蜀椒去目并闭口者炒出汗　赤芍药去土　干姜炮裂切　细辛去苗叶各三分　甘草炙令微紫剉二两

右二十四味。除紫石英石膏二味别研外。余二十二味。捣罗为细末。入所研二味。拌匀、更罗。炼蜜和丸。如梧桐子大。空心晚食前。米饮下二十丸。

茯苓汤。治风惊恐失志。如有所失。悲感惆怅。

白茯苓去黑皮　熟干地黄焙干各二两　人参　桂去粗皮各一两半　麦门冬去心焙半升　半夏汤洗七遍切焙二两　甘草炙剉一两

右七味。粗捣筛。每服五钱匕。以水三盏。生姜三片。乌雌鸡血并肝心各少许。同煮去滓。取八分温服。每食前后良久服之。令药与食相远。恐药食相犯少力故也。

风恍惚

论

太平圣惠方　夫五脏处内。而气行于外。脏气实者。邪不能伤。虚则外气不足。风邪乘之。然五脏者。心为神。肝为魂。肺为魄。脾为意。肾为志。若风气经之。是邪干于正。故令恍惚也。巢元方病源同。

圣济总录　论曰。风恍惚者。以风邪经于五藏。其神恍惚而不宁也。盖五藏处于内。神之舍也。藏气充足。神王而昌。则邪不得干。藏气亏损。邪能乘之。则精神魂魄意志无所持守。故恍惚不宁也。

方

孙思邈千金要方　**茯神汤**。治风虚满。颈项强。心气不定。不能食。

茯神　麦门冬各四两　人参　羌活　远志　当归　甘草　紫石　五味子各一两　半夏　防风　黄芪各三两　生姜五两　酸枣三升

右十四味㕮咀。以水一斗三升煮酸枣。取一斗。去枣。内余药。煎取三升半。一服七合。日三夜二。

大定心汤。治心气虚悸。恍惚多忘。或梦寤惊魇。志少不足。

人参　茯苓　茯神　远志　龙骨　干姜　当归　甘草　白术　芍药　桂心　紫菀　防风　赤石脂各二两　大枣二十枚

右十五味㕮咀。以水一斗二升煮取二升半。分五服。日三夜二。

天镇心散。治风虚心气惊弱。恍惚失常。忽嗔恚悲。志意不乐。

紫石英　白石英　朱砂　龙齿　人参　细辛　天雄　附子　远志　干姜　干地黄一本无　茯苓　白术　桂心　防风各二两

右十五味治下筛。酒服两方寸匕。日三。

太平圣惠方　茯神散。治风恍惚。心神烦乱。志意不安。或卧惊恐。

茯神一两　麦门冬一两半去心焙　龙齿二两　黄耆一两剉　甘草半两炙微赤剉　石菖蒲一两　人参一两去芦头　防风三分去芦头　远志半两去心　熟干地黄一两　石膏二两　羚羊角屑一两

右件药。捣粗罗为散。每服四钱。以水一中盏。入生姜半分。枣三枚。煎至六分。去滓。不计时候。温服。

防风散。治风虚恍惚。多痰晕闷。不欲饮食。

防风半两去芦头　茯神一两　羚羊角屑半两　芎䓖半两　人参三分去芦头　细辛半两　桂心半两　枳实半两麸炒微黄　半夏半两汤洗七遍去滑　天麻三分　山茱萸三分　龙齿一两　甘菊花半两　甘草半两炙微赤剉

右件药。捣粗罗为散。每服三钱。以水一中盏。入生姜半分。煎至六分。去滓。不计时候。温服。忌羊肉饴糖。

羚羊角散。治风恍惚。妄语多言。夜不得寐。

羚羊角屑三分　黄耆三分　熟干地黄一两　酸枣仁一两微炒　茯神一两　铁粉一两　防风半两去芦头　黄连三分去须　麦门冬一两去心焙　黄芩半两　远志半两去心　甘草半两炙微赤剉

右件药。捣粗罗为散。每服三钱。以水一中盏。煎至六分。去滓。不计时候。温服。

牛黄散。治风恍惚。惊悸狂乱。

牛黄一分细研　防风三分去芦头　白僵蚕半两微炒　朱砂三分细研　远志半两去心　黄连三分去须　玄参三分　川升麻三分　天门冬一两去心焙　犀角屑三分　天竹黄半两细研　白龙脑一钱细研

右件药。捣细罗为散。入研了药。都研令匀。每服。不计时候。煎竹叶温水。调下一钱。忌生血猪肉鲤鱼等。

铁粉圆。治风邪经五脏。令人恍惚。坐卧不安。

铁粉一两细研　茯神一两　远志半两去心　人参一两去芦头　防风三分去芦头　麦门冬一两半去心焙　羚羊角屑三分　桑螵蛸三分微炒　龙齿一两　熟干地黄一两　朱砂一两细研水飞过

右件药。捣罗为末。入研了药。都研令匀。炼蜜和捣三五百杵。圆如梧桐子大。每服。不计时候。以清粥饮下二十圆。忌生血。

治风。心烦恍惚。腹中痛。或时闷绝而后苏。宜服此方。

伏龙肝五两

右捣碎。以水二大盏。浸取清汁。每服。不计时候。温服三合。

又方。

右以荆沥。每服一小盏。宜频服。

治心虚风邪。精神恍惚健忘方。

右用经使铧铁四斤。于炭火内。烧令通赤。投于醋中。如此七遍。即堪。打碎如棋子大。以水二斗。浸经二七日。每于食后。服一小盏。

圣济总录　丹砂镇心丸。治风惊悸。或忧愁思虑。心神恍惚。狂言烦闷。口眼㖞斜。化痰涎。利咽膈。

丹砂别研一两　牛黄别研　龙脑别研　麝香别研各一钱　铅白霜别研二钱　天麻酒炙二两　天竺黄二钱　人参　茯苓去黑皮　甘草炙剉各半两

右一十味。捣研为末。和匀炼蜜。丸如鸡头大。每服三丸。煎金银薄荷汤化下。食后夜卧服。

石菖蒲丸。治风虚。安寝寐。镇心神。止恍惚。化痰滞。

石菖蒲　远志去心　铁粉别研　丹砂别研各一两　白茯苓去黑皮　人参各一两半　防风去叉　羚羊角镑各三分　金薄五十片三十片入药二十片为衣

右九味。捣研为末。和匀炼蜜。丸如梧桐子大。每服十五丸。至二十丸。煎人参汤下。早晚食后服。

鹿角散。治诸藏虚邪。夜卧恍惚。精神不安。

鹿角镑三两

右一味。捣罗为散。每服一钱匕。温酒调下。日三服。

羖羊角散。治诸藏虚邪。夜卧恍惚。神不安。

羖羊角镑微炒一两

右一味。捣罗为散。每服一钱匕。温酒调下。日三服。

丹砂茯神丸。治神志不宁。风虚恍惚。镇惊悸。补不足。

丹砂别研　茯神去木　人参各一两　干蝎二十一枚全者去土炒　牛黄别研半两

右五味。捣研为末。和匀炼蜜。丸如梧桐子大。每服十丸。温金银薄荷汤下。人参汤化亦得。

牛黄紫云丸。治恍惚健忘。心神不宁。解烦躁。清头目。镇心安神。

牛黄别研　麝香别研　龙脑别研各一分　丹砂别研　天竺黄别研　黄芩去黑心　远志去心　龙齿各三分　铁粉别研　茯苓去黑皮　甘草炙剉各一两　甘菊花择　马牙硝别研各半两　银薄十五片研入药　金薄十片为衣

右一十五味。以十四味捣研为末。和匀炼蜜。丸如小弹子大。以金薄为衣。每服一丸，早晚食后。荆芥汤嚼下。薄荷汤亦得。

丹砂煎。治心神恍惚。化痰涎。利胸膈。

丹砂别研　真珠别研　犀角镑　玳瑁镑　阿胶炙燥各一两　龙脑别研　麝香别研各一钱

右七味。捣研为末。和匀。用安息香一两。汤一盏。化去滓。入蜜二两。于一处重汤内。煮令化。然后下前五味末。熬成煎候冷方入脑麝末搅匀。入瓷合内。每服一皂子大。用温薄荷汤化下。

定心丸。治心虚忧愁不乐。惊悸心忪。恍惚忘误。神情不宁。

茯苓去黑皮　茯神去木各一两　琥珀别研　龙齿　阿胶炙令燥　牛黄别研　真珠别研　犀角镑　龙脑别研　麝香别研各半两　天南星牛胆内匮者　甘草炙剉各一两半　远志去心一分　金薄三十片为衣　银薄二十片研入药　菖蒲　酸枣仁炒　天竺黄别研　人参各三分　虎睛一对酥炙　丹砂别研四两　龙脑半分　雄黄别研二两　苏合香一两　安息香二两同苏合香以酒一大盏研化澄去砂脚熬成膏

右二十五味。除别研外。捣罗为末和匀。以安息香膏。同炼蜜和丸。如鸡头大。每服一丸。麝香汤化下。早晚食后临卧服。

杨倓家藏方　桃奴圆。治心虚有热。恍惚不常。言语错乱。尸疰客忤。魇梦不祥。小儿惊痫。并宜服之。

桃奴七枚别为末　桃仁一十四枚去皮尖麸炒黄研　安息香一两去沙石以酒半斤银器中同煎二味熬成膏　玳瑁镑过杵为细末一两　琥珀三分别研　犀角屑半两　辰砂半两别研　雄黄三分别研　牛黄别研　龙脑别研　麝香别研三味各一分

右为细末。入前膏子和圆。每一两作一十五圆。阴干。每服一圆。人参汤和下。食后。

风邪

论

巢元方病源　风邪者。谓风气伤于人也。人以身内血气为正。外风气为邪。若其居处失宜。饮食不节。致腑脏内损。血气外虚。则为风邪所伤。故病有五邪。一曰中风。二曰伤暑。三曰饮食劳倦。四曰中寒。五曰中湿。其为病不同。风邪者。发则不自觉知。狂惑妄言。悲喜无度是也。

孙思邈千金要方　风邪客于肌肤。虚痒成风疹瘙疮。风邪入深。寒热相搏则肉枯。邪客半身入。入深真气去则偏枯。邪客关机中即挛。筋中亦然。邪淫于藏。梦藏大形小。淫于腑。梦藏小形大。邪随目系入脑。则目转眩。邪中精则散视见两物。风邪入藏。寒气客于中。不能发则瘖哑喉痹舌缓。不时服药针灸。风逐脉流入藏。使人卒然瘖缓纵噤痉致死也。风入阳经则狂。入阴经则癫。阳邪入阴病则静。阴邪入阳病则怒。

圣济总录　论曰。风邪中人。以府藏虚而心气不足也。人以气血荣卫为正。以风气外至为邪。府藏虚而心气不足。则风邪乘虚而干之。经言病有五邪。而中风居其一。此之谓也。又曰。风者善行而数变。故其发不自觉知。狂惑妄言。悲喜无度。乃其证也。

方

孙思邈千金要方　鳖甲汤。治邪气。梦寐寤时涕泣。不俗闻人声。体中酸削。乍寒乍热。腰脊强痛。腹中拘急。不欲饮食。或因疾病之后。劳动疲极。或触犯忌讳。众诸不节。妇人产生之后。月经不利。时下青赤白。肌体不生。肉虚羸瘦。小便不利。头身发热。旋复解散。或一度交接。弥日困极。药皆主之。

鳖甲七枚　甘草　白薇一作白芷　贝母　黄芩各二两　防风三两　麻黄　芍药　白术各二两半　凝水石　桂心　茯苓　知母各四两　石膏七两

右十四味㕮咀。以水二斗煮取四升。温服一升。日三夜一。圣济总录。病与药相当。即下积滞。如牛脂、榆荚、科斗、虾蟆之类为验。

别离散。治男女风邪。男梦见女。女梦见男。悲秋忧恚。怒喜无常。或半年数月一发动者。

桑上寄生　白术各三两　桂心　茵芋　天雄　菖蒲　细辛　茜根　附子　干姜各一两

右十味治下筛。治服方寸匕。日三。合药勿令妇人、鸡犬及病者、病者家人知见。邪气不去。禁之为验。

茯神汤。主五邪气入人体中。见鬼妄语。有所见闻。心悸跳动。恍惚不定。

茯神　人参　菖蒲　茯苓各三两　赤小豆四十枚

右五味㕮咀。以水一斗煮取二升半。分三服。

人参汤。治风邪鬼气。往来发作。有时或无时节。

人参　防风　乌头　干姜　泽泻　狗脊　远志　附子　栝楼根千金翼作桔梗　黄芩　独活各五分　秦艽　牡蛎　五味子　前胡　细辛　石膏　芎䓖　蜀椒　牛膝　甘草　石南　桂心　麻黄　竹皮　白术　山茱萸　橘皮　桑根白皮各十八铢　茯苓　鬼箭各十二铢千金翼作泽兰　大枣十六枚

右三十二味㕮咀。以水六升酒六升合煮。取四升。分五服。日三夜一。

治风邪方。

商陆根三十斤。去皮细切。以水八斗。东向灶煎减半。去滓更煎。令可丸。服如梧子一丸。勿令一切人见。合时莨菪方亦良。又服大豆紫汤。汗出佳。太平圣惠方、圣济总录名商陆丸。

又方。烧虾蟆末。水服方寸匕。日三

又方。烧人屎灰酒服。慎生冷酢滑猪鸡鱼蒜等。

又方。以水服伏龙肝方寸匕。日三。

治狐狸诸色精魅。与人作种种恶怪。令人恐怖狂癫风邪方。

雄黄六斤　油一斗二升

右二味。破雄黄如棋子大。铛中以盆合头作灶。微火。九日九夜煎之。不得少时火绝。亦不得火冷火热。火微不绝。神验。

小续命汤。治风历年岁。或歌或哭。大笑。言语无所不及。

麻黄三两　人参　桂心　白术各二两　芍药　甘草　防己　黄芩　川芎　当归各一两

右十味㕮咀。以水一斗二升。煮取三升。分三服。日三。覆取汗。

小八风散。治迷惑如醉。狂言妄语。惊悸恐怖。恍惚见鬼。喜怒悲忧。烦满颠倒。悒悒短气不得语。语则失忘。或心痛彻背。不嗜饮食。恶风不得去帷帐。时腹疼热。恶闻人声。不知痛痒。身悉振摇。汗出猥退。头重浮肿。爪不知痛。颈痛强直。口面㖞戾。四肢不随不仁。偏枯挛掣不得屈伸。悉主之方。

天雄　当归　人参各五分　附子　天门冬　防风　蜀椒　独活各四分　乌头　秦艽　细辛　白术　干姜各三分　麻黄　山茱萸　五味子　桔梗　白芷　柴胡　莽草各二分

右二十味治下筛。合相得。酒服半方寸匕。渐至全匕。日三服。以身中觉如针刺状。则药行也。

孙思邈千金翼方　续命汤。治大风风邪入心。心痛达背。背痛达心。前后痛去来上下。或大腹胀满微痛。一寒一热。心中烦闷。进退无常。面或青或黄。皆是房内太过。虚损劳伤。交会后汗出。汗出未除或因把扇。或出当风而成劳。五俞大伤。风因外入。下有水。因变成邪。虽病如此。然于饮食无退。坐起无异。至卒不知是五内受气故也。名曰行尸。宜预备此方。

麻黄大分去节　大枣十枚擘　桂心　防风　细辛　芎䓖　甘草炙　芍药　人参　秦艽　独活　黄芩　防己　附子炮去皮　白术各三分　生姜五分

右一十六味切。以水一斗三升。先煮麻黄一沸。去上沫。内诸药。煮取五升。去滓。

内枣。煎取三升。分为三服。老少久病服五合。取汗。忌生葱海藻菘菜生菜猪肉冷水桃李雀肉等。

镇心圆。治胃气厥实。风邪入藏。喜怒愁忧。心意不定。恍惚喜忘。夜不得寐。诸邪气并悉主之方。

秦艽　柏实　当归　干漆熬　白蔹　杏仁去皮尖双仁熬　芎䓖各三分　泽泻一两　干地黄六分　防风　人参各四分　甘草一两炙　白术　薯蓣　茯苓　干姜各二分　麦门冬去心二两　前胡四分

右一十八味捣下筛。炼蜜和为圆。如桐子。先食。饮服十圆。日三。不知稍增之。忌海藻菘菜芜荑桃李雀肉酢物等。

王焘外台秘要方　广济疗风邪狂乱失心。安神定志方。

金银薄各一百和合　地骨白皮　茯神　黄芩　生干地黄　升麻　茯苓　玄参　人参各八分　虎睛一具微炙　牛黄　生姜屑各四分　麦门冬十分去心　枳实炙　甘草炙　葳蕤　芍药各六分　远志去心　柏子仁　白鲜皮各五分

右二十四味捣筛。以蜜和为丸。食讫。少时煮生枸杞根汁。服如梧桐子二十丸。日二服。渐加至三十丸。不利忌热面海藻菘菜芜荑炙肉醋蒜粘食陈臭油腻出第一卷中

镇心丸。深师疗老小心气不足。虚弱时苦小语劳则剧风邪百病并主之方。

银屑一分半研　牛黄九铢　丹砂研　甘草炙　麦门冬去心　远志去心各五分　防葵　人参　防风　细辛　茯神　椒汗　附子炮　紫石英研各四分　桂心　干姜各六分　菖蒲　紫菀各三分

右十八味捣下筛。以白蜜和丸如梧子大。先食服三丸。日三。不知稍稍增之。忌海藻菘菜生菜猪肉生葱生血酢物饧等。丹砂一作丹参

又。**五石镇心丸**。疗男女风虚。心气不足。风邪入藏。梦寤惊恐。心悸。诸病悉主之方。

紫石英研　白术各一两　茯苓　海蛤　菖蒲　白石英　杏仁去皮尖两仁熬　硫磺研　远志去心　细辛　牛黄　铁精研　卷柏　阿胶炙各四分　麦门冬去心　苁蓉　钟乳研　银屑研　大豆卷　当归　干姜各五分　大枣五十枚　人参　防风　薯蓣　甘草炙各七分　泽泻六分　白蔹　前胡各二分　石膏研　干地黄　芍药　桔梗　柏子仁　桂心　乌头炮各三分　秦艽六分　半夏八分洗　大黄五分三斗米下蒸　黄芪六分

右四十味捣下筛。枣膏蜜和为丸。如梧子大。一服十丸。不知增之。忌海藻菘菜猪肉羊饧生葱桃李羊血芜荑酢物。并出第十卷中

麻子汤。肘后疗风邪。感结众殊。恍惚不安。气欲绝。水浆不入口。

麻子五合熬　橘皮　芍药　生姜　桂心　甘草炙各三两　半夏五两洗　人参一两　当归二两

右九味切。以水九升煮取三升。分为三服。忌海藻菘菜羊肉饧生葱等物。古今录验同出第三卷中

崔氏镇心汤。疗风邪。虚悸恍惚。悲伤。或梦寐不安。

茯神　半夏洗　生姜各四两　羚羊角屑　当归　人参　防风　芎䓖　杏仁去皮尖　桔梗各二两　龙齿碎绵裹　石膏碎各三两绵裹　防已　桂心各一两半

右十五味切。以水一斗煮。减半。内竹沥煎取二升八合。去滓。分温三服。相去如人行十里久。忌酢物羊肉猪肉饧生葱等物。小品同并出第七卷中

又。**别离散**。疗男子女人风邪。男梦见女。女梦见男。交欢。日久成劳。愁悲忧恚。

怒喜无常。日渐羸瘦。连年岁月。深久难疗。或半月或数月。日复发者。

杨上寄生三两炙　菖蒲　细辛　附子炮　干姜　蓟根一去苧根　天雄炮　桂心各一两　白术二两　茵芋二两炙

右十味合捣下筛。以酒服半方寸匕。日三。不饮酒用童子小便调服。合药勿令妇人鸡犬见之。勿令病人见。合药见者。令邪气不去。禁之为验。忌生葱生菜猪羊肉桃李雀肉饧等物。小品同并出第七卷中

五邪汤。范汪疗五邪气入人体中。鬼语诸妄。有所语闷乱。恍惚不足。意志不定。发作来往有时。

人参　白术　茯苓　菖蒲　茯神各三两

右五味切。以水一斗煮取三升。先食。服八合。日三。忌桃李雀肉羊肉饧酢物。并出第四十二卷中

太平圣惠方　羚羊角散。治风邪入脏。心神烦乱。恍惚。头目眩痛。

羚羊角屑一两　麻黄一两半去根节　防风一两去芦头　茯神一两　羌活一两　芎䓖一两　石膏二两　甘草一两炙微赤剉

右件药。捣粗罗为散。每服四钱。以水一中盏。入生姜半分。煎至五分。去滓。入竹沥一合。更煎三二沸。不计时候。温服。

芎䓖散。治风虚邪气所攻。发即腹满急。头旋眼晕欲倒。

芎䓖三分　独活三分　防风三分去芦头　白术半两　杏仁三分汤浸去皮尖双仁麸炒微黄　汉防己半两　枳壳三分麸炒微黄去瓤　茯神一两　羚羊角屑三分　甘草半两炙微赤剉　桂心半两

右件药。捣粗罗为散。每服三钱。以水一中盏。入生姜半分。煎至六分。去滓。不计时候。温服。

安神定志金箔圆。治风邪狂乱失心。

余箔五十片细研　银箔五十片细研　石膏一两　龙齿一两　铁粉一两细研　人参一两去芦头　茯神一两　远志一两去心　朱砂一两细研　防风一两去芦头　黄芩一两　生干地黄一两　川升麻一两　地骨皮一两　玄参一两　犀角屑一两　虎睛一对酒浸一宿微炙　牛黄半两细研　麦门冬一两半去心焙　枳实半两麸炒微黄　甘草半两炙微赤剉

右件药。捣罗为末。入研了药。都研令匀。炼蜜和捣三五百杵。圆如梧桐子大。每服。不计时候。以薄荷汤下二十圆。

菖蒲散。治风邪所伤。恍惚悲泣。或狂走不定。如有鬼神所著。或身体强直。或日夜疼痛。水浆不下。面目变色。甚者不识人。

菖蒲半两　秦艽半两去苗　桂心半两　当归半两剉微炒　禹余粮一两烧醋淬三遍　人参半两去芦头　附子半两炮裂去皮脐　黄芩半两　甘草半两炙微赤剉　远志半两去心　防风半两去芦头　龙齿一两　犀角屑一两　赤茯苓一两　赤芍药一两　芎䓖一两　汉防己一两

右件药。捣粗罗为散。每服四钱。以东流水一中盏。入黍米一茶盅。煎至六分。去滓。不计时候。温服。

桂心散。治风邪入心。心痛连背。或上或下。腹满闷乱。神思不定。面色青黄。

桂心一两　赤芍药半两　防风半两去芦头　细辛半两　人参半两去芦头　芎䓖半两　枳壳半两麸炒微黄去瓤　附子三分炮裂去皮脐　木香半两　桔梗三分去芦头　麻黄一两去根节　甘草半两炙微赤剉

右件药。捣粗罗为散。每服三钱。以水一中盏。入生姜半分。煎至六分。去滓。不计时候。稍热服。

人参散。治风邪入心。神思恍惚。悲愁不乐。喜怒无常。

人参三分去芦头　防风半两去芦头　桂心半两　细辛半两　石菖蒲半两　杨上寄生一两　附子半两炮裂去皮脐　干姜半两炮裂剉　莽草一两微炒　鬼箭半两　茯神三分　甘草半两炙微赤剉

右件药。捣粗罗为散。每服三钱。以水一中盏。煎至六分。去滓。不计时候。温服。

杨上寄生散。治风邪所攻。志意不乐。身体拘急。

杨上寄生一两　白术一两　桂心半两　茵芋半两　防风半两去芦头　柏子仁半两　石菖蒲半两　细辛半两　附子半两炮裂去皮脐　干姜半两炮裂剉　羌活半两　甘草半两炙微赤剉

右件药。捣粗罗为散。每服三钱。以水一中盏。煎至六分。去滓。不计时候。稍热服。

远志散。治风邪所中。眠卧不安。喜怒无常。志意不定。

远志半两去心　龙齿三分　杨上寄生一两　石菖蒲半两　细辛半两　人参三分去芦头　防风半两去芦头　茯神三分　生干地黄三分　黄耆三分剉　甘草半两炙微赤剉

右件药。捣粗罗为散。每服三钱。以水一中盏。入生姜半分。煎至六分。去滓。不计时候。温服。

圣济总录　紫石英丸。治风邪入藏。心虚气不足。梦寐惊恐。

紫石英研一两　海蛤　白茯苓去黑皮　白石英研　菖蒲　杏仁去双仁尖皮熬　石硫磺研　远志去心　阿胶炙令燥　卷柏去土炒　铁精研　细辛去苗叶　牛黄研各半两　麦门冬去心焙　当归切焙　大豆黄卷　生银错屑　大黄蒸三遍炒　钟乳粉　肉苁蓉酒浸切焙　干姜各一两一分　白术　白蔹　前胡去芦头各一分　大枣去核炒干二十枚　人参　防风去叉　山芋　石膏碎研　赤芍药　桔梗去芦头炒　柏子仁　乌头炮裂去皮脐　桂去粗皮　熟干地黄焙　甘草炙各三分

右三十六味。捣罗为细末。炼蜜和丸。如梧桐子大。每服空心食前。用粥饮下十丸。日二服。

镇心丸。治风邪惊悸。恍惚悲伤。或梦寐不安。

远志去心一两一分　铁精　杏仁去皮尖双仁者炒　芎䓖　麦门冬去心焙　牡蛎各一两半　龙齿研　白茯苓去黑皮各二两　防风去叉　当归切焙　人参　鬼臼　白术　生干地黄　丹参　桔梗去芦头炒　甘草炙各一两一分　紫菀去土　卷柏去土　山茱萸　桂去粗皮　干姜炮　防己　白蔹　羚羊角镑各一两　牛黄别研半两　麝香别研三分　银箔四百片别研　虎睛一对酒浸炙令黄别研

右二十九味。捣研为细末。炼蜜和丸。如梧桐子大。每食后酒下二十丸。稍加至三十丸。日再服。

桑螵蛸丸。治丈夫妇人心风癫邪。

桑螵蛸四十九枚醋浸炙令焦黄色　酸枣仁　菖蒲石上者　阿魏研　麝香研　丹砂研　蛇黄煅醋淬研各一分

右七味。捣研为细末。面糊丸如小豆大。每服十五丸。至二十丸。食后生姜薄荷汤下。

人参饮。治风邪入心藏。忽心痛惊恐。小肠微痛。乍寒乍热。心中闷。面色青赤。虚劳邪气。

人参　干姜炮　麻黄去节煎掠去沫焙干　独活去芦头　当归切焙　芎䓖　石膏碎　秦艽去苗

土各二两　附子炮裂去皮脐一枚　桂去粗皮三分　防风去叉一两一分　黄芩去黑心一两　白术　细辛去苗叶各三分　杏仁去双仁皮尖炒四十枚　赤芍药半两　甘草炙二两

右一十七味。剉如麻豆。每服二钱匕。以水一盏。煎至六分。空心去滓温服。

人参太乙丹。治心经风邪。消化痰涎。清利头目。

人参　酸枣仁炒　山栀子仁　阿胶炒令燥各半两　甘草微炙　天南星牛胆制者各一两　玄精石研　麝香研　龙脑研各一分　丹砂研三两

右一十味研。捣为细末。炼蜜和丸。如小弹子大。以金箔为衣。每服一丸。食后荆芥汤嚼下。

乳香丹砂煎。治心经风邪。化上膈痰涎。

乳香　铅白霜　牛黄　丹砂　龙脑各一分并别研　犀角镑别取细末再同上五味研令极细半两　升麻末炒三钱　大黄末炒三钱

右八味。拌匀。炼蜜和作剂。每服一皂子大。用温薄荷汤化下。食后临卧服。

寄生散。治男子女人风邪多梦。悲愁忧恚。喜怒无常。或半年或数月复发。

杨上寄生　白术各三两　桂去粗皮　茵芋　天雄炮裂去皮脐　蓟根　菖蒲　细辛去苗叶　附子炮裂去脐皮　干姜炮各一两

右一十味。捣罗为散。酒调下三钱匕。日三服。合时勿令妇人鸡犬及病者家人见。

黄芩汤。治风邪心热神不安。

黄芩去黑心一两半　麦门冬去心焙　白茯苓去黑心各二两　淡竹茹三分　羚羊角镑　防风去叉各一两半　石膏碎研三两

右七味。各捣研为末。每用六钱匕。以水二盏。煎取一盏半去滓。下朴硝一钱匕。食后分三服。如人行四五里一服。

琥珀生犀汤。治风邪。安心志。定魂魄。调心气。稳眠睡。

琥珀研　犀角镑各半两　茯神去木　人参　生干地黄焙　菖蒲石上者　防风去叉各一两　远志去心　甘草微炙各半两

右九味。粗捣筛。每服三钱匕。水一盏。煎至六分。去滓温服。不计时候。

治心虚风邪所乘。精神恍惚健忘方。

铧铁四斤久经用者

右一味。用炭火烧令赤。投水中。如此七遍。即堪打碎。如棋子大。以水二斗浸。经二七日。每服水一盏、日三。

续命汤。治风邪入心。心背俱痛。腹胁胀满。或寒或热。心中烦闷。进退无常。面色或青或黄。

麻黄去节煎掠去沫焙一两半　大枣十枚去核　桂去粗皮　防风去叉　芎䓖　细辛去苗叶　甘草炙剉　芍药　人参　秦艽去苗土　独活去芦头　黄芩去黑心　防己剉各一两　干姜炮一两一分　附子炮裂去脐皮　白术各三分

右一十六味。剉如麻豆。每用十钱匕。以水三盏。煎取二盏去滓。分温三服。要汗并二服。相去如人行五里。再一服。服后更用热生姜稀米粥投。汗出慎外风。如常服只空心午时临卧各一服。

当归汤。治中风邪虚悸恍惚悲伤。或梦寐不安。镇心。

当归切焙　羚羊角镑各二两　龙齿碎三两　茯神去木四两　人参一两　防风去叉　芎䓖　杏

仁汤退去皮尖双仁炒各二两　半夏汤浸洗去滑七遍　生姜与半夏同捣炒干各四两　桔梗炒二两　石膏碎三两　防己剉二两　桂去粗皮一两半

右一十四味。粗捣筛。每用十钱匕。以水三盏。煎至二盏去滓。入竹沥一合。更煎两沸。分三服。每日空心午时夜卧。各一服。

大豆饮。治中风惊悸恍惚。

大豆一升紧小者

右一味。以水五升煮。去豆取汁五合。顿服汗出佳。

牛黄丸。治风邪客于五藏。精神恍惚不宁。

牛黄研一钱　地榆三两　白附子炮三两　丁香半两　麝香研半字　黄耆细剉二两　雄黄研水飞过一两　天麻　羌活去芦头　芎䓖各二两

右一十味。将七味捣罗为细末。入研者三味和匀。以蜜水熬甘草成膏。和众药丸如樱桃大。每服一丸。茶酒嚼下。

许叔微普济本事方　**辰砂远志圆**。治惊悸。消风痰。止头眩。

石菖蒲去须洗　远志去心洗剉炒令黄色　人参去芦　茯神去木　川芎　山芋　铁粉　麦门冬水浥去心　天麻　半夏麯　南星剉骰子大麸炒黄　白附子生各一两　细辛去叶　辰砂水飞各半两

右为细末。生姜五两。取汁。入水煮糊。圆如绿豆大。别以朱砂为衣。干之。每三五十粒。夜卧生姜汤送下。小儿减圆服。

茯苓圆。

辰砂水飞　石菖蒲去须洗　人参去芦　远志去心洗剉炒令黄色　茯神去木　白茯苓去木　真铁粉　半夏麯　南星羊胆制各等分

右为细末。生姜四两。取汁。和水煮糊。圆如梧子大。别用朱砂为衣。干之。每服十粒。加至三十粒。夜卧生姜汤下。上二方医官都君。予常用以疗心疾。良验。

十便良方　治心虚风邪所乘。精神恍惚健忘方。

用铧铁四斤。久经用者。以炭火烧令赤。投水。如此七遍。即堪打碎如棋子大。以水二斗。浸经二七日。每服水一盏。日三。

本草　经验后方。治心虚风邪。精神恍惚。健忘。以经使铧铁四斤。于炭火内烧令通赤。投于醋中。如此七遍。即堪打碎如棋子大。以水二斗浸经二七日。每于食后服小盏。

孟诜云。鳝鱼。补五脏。逐十二风邪。患恶气人。常作臛。空腹饱食。便以衣盖卧少顷。当汗出如白胶。汗从腰脚中出。候汗尽。暖五木汤浴。须慎风一日。更三五日一服。并治湿风。

萨德弥实瑞竹堂经验方　**龙虎丹**。治男子妇人心神恍惚。阳明经大盛。时复惊惧失位。口发狂言。不避事疏。一切风病等证。

龙骨研　虎骨酥炙　箭头朱砂研　人参　远志甘草水煮去骨　酸枣仁炒去壳以上各一两　大天南星三四枚泔水浸洗去皮滑涎控干竹刀剜成罐装朱砂末以南星末盖之　猪心一个取新杀豮猪带血热心内置南星在内以灯草裹猪心外用麦门冬草洗净不拘多少包之甑上九蒸九曝取出南星于金银器内盛之取日精月华之气暴露十昼夜捣罗为末后加余药同和匀

右为细末。用无灰酒打面糊。冷定。和搜成剂。丸如梧桐子大。每服五七十丸。空心温酒送下。小儿。丸如黄米大。每服三五十丸。煎人参汤送下。病甚者。不过二十服即愈。除根不发。

罗谦甫卫生宝鉴　桂附丸。治风邪冷气入乘心络。脏腑暴感风寒。上乘于心。令人卒然心痛。或引背膂。乍间乍甚。经久不差。

川乌头炮去皮脐　黑附子各三两炮去皮脐　干姜炮　赤石脂　川椒去目微炒　桂各二两去皮

右六味为末。蜜和如桐子大。每服三十丸。温水送下。觉至痛处即止。若不止。加至五十丸。以知为度。若早服无所觉。至午时再服二十丸。若久心痛。服尽一剂。终身不发。

孙允贤医方集成　荆芥圆。治一切风邪上攻。头目咽隔不利。或伤风发热。头疼鼻塞声重。并皆治之。

荆芥穗十二两　天麻去苗　附子炮　白附子炮　乌药　当归洗　川芎各一两

右为细末。炼蜜为圆。每一两作十圆。朱砂为衣。每服一圆。食后细嚼。茶清任下。

永乐大典卷之三百十六　一东

风　诸风证治十九

风热

论

巢元方病源　风热病者。风热之气先从皮毛入于肺也。肺为五脏上盖。候身之皮毛。若肤腠虚。则风热之气先伤皮毛。乃入肺也。其状使人恶风寒战。目欲脱。涕唾出。候之三日内及五日内。目不精明者是也。七八日。微有青黄脓涕。如弹丸大。从口鼻内出。为善也。若不出。则伤肺。变咳嗽唾脓血也。

太平圣惠方　夫风热者。由人肌体虚弱。则腠理开疏。风邪之气。先中于皮毛。次入于手太阴之经。手太阴者肺也。为五脏之华盖。外合皮毛。居其膈上。与心脏相近。上焦风气壅滞。故令心肺烦热也。

圣济总录　论曰。风热者。风邪热气客于皮毛血脉。传入肺经也。令人头面熻熻发热。皮肤痛。咳嗽咽干。上焦不利。故谓之风热也。

方

孙思邈千金要方　荆沥方。凡患风人多热。常宜服此方。

荆沥　竹沥　生姜汁各三合

右三味相和。暖之为一服。每日旦服煮散。午后服此。平复好差乃止。

治虚热恍惚。惊邪恐惧。

荆沥三升　竹沥二升　牛黄十八铢　人参　生麦门冬各三两　香豉三合　升麻　铁精各一两　龙齿　天门冬　茯苓　栀子各二两

右十二味㕮咀。以水二斗煮取三升。去滓。下牛黄铁精。更煎五六沸。取一升七合。分温三服。相去十里久。

地黄煎。治热风心烦闷。及脾胃间热不下食。冷补方。

生地黄汁二升　生姜汁一升　枸杞根汁三升　荆沥　竹沥各五升　酥三升　人参　天门冬各八两　茯苓六两　栀子仁　大黄各四两

右十一味捣筛五物为散。先煎地黄等汁成煎。次内散药搅调。一服一匕。日二。渐加至三匕。觉利减之。

又方。

羚羊角五两　干蓝　黄芩　芍药　鼠尾草各三两　生葛　栀子仁各六两　豉一升绵裹

右八味㕮咀。以水七升煮取二升五合。分三服。

治积热风方。

地骨皮　萎蕤　丹参　黄芪　泽泻　麦门冬各三两　清蜜一合　生地黄汁一升　姜汁一合

右九味㕮咀。以水六升煮取二升。去滓。内地黄汁。更暖火煮。减一升。内蜜及姜汁。又煮一沸。药成。温服三合。日再。

孙思邈千金翼方　防风丸。治肺间风热。旦朝好喷嚏。

防风　茯神各三分　天门冬四分去心　芎䓖　白芷　人参各二分

右六味捣筛。蜜和丸如梧子。酒服十丸。日二服。加至十五丸。忌鲤鱼鲊物。蒋孝璋处

葳蕤丸。治热风冲头面。妨闷

葳蕤　黄连各八分　防风　人参各六分　茯神五分　豆豉三合熬

右六味捣筛。蜜和为丸如梧子。一服十五丸。饮汁下。日二服。加至二十丸。若冷用酒下之。忌猪肉冷水酢物蒜热面。出第十八卷中

王焘外台秘要方　黄连丸。延年治风热气发。即头面烦闷。不能食。兼欠呿。眠睡不安。

黄连十二分　人参　茯神各六分　葳蕤四分　豉一合熬　生姜屑三分

右六叶捣筛。蜜和为丸如梧子。一服十丸。食上饮汁下。日二服。加至十五丸、二十丸。忌猪肉冷水酢物。

又。**葳蕤饮。**治风热项强急痛。四肢骨肉烦热。

葳蕤三两　羚羊角屑　人参各二两　葱白切一升　豉一升绵裹

右五味切。以水五斗煮取二升。去滓。内豉。煎取一升五合。去豉，分温三服。如人行八九里。取微汗即差。忌蒜面脂鱼。文仲处

又。**葳蕤丸。**治虚风热发。即头热闷不能食。

葳蕤六分　人参　白术各五分　甘草四分炙

右四味捣筛。蜜和为丸如梧子。一服十丸。食上饮汁下。日三服。加至十五、二十丸。忌桃李海藻菘菜雀肉等物。文仲处并出第十卷中

近效治热风冲顶热闷方。

诃梨勒一枚取大者　芒硝三合　醋一升

右三叶捣诃梨勒为细末。并芒硝于醋中搅令消。摩涂热处。日一二度。张文仲处必效范汪同。

薏苡仁饮。许仁则疗风热未退。则汤日数未满。病后未堪服丸。

薏苡仁一斤　葳蕤五两　生麦门冬二两去心　石膏八两碎绵裹　杏仁六两去尖皮两仁碎　乌梅四十个擘　生姜八两　生犀角屑　地骨皮各三两　人参二两　竹沥一升　白蜜二合

右药切。以水一斗煮十味。取三升。去滓。内竹沥、白蜜搅调。细细饮之。不限冷暖及食前后。若热多即食前冷饮。冷多即食后暖饮。如服丸药。以饮送弥佳。

又。**苦参丸。**疗风热未退。频服汤饮。力不能攻。

苦参　干姜　芎䓖各六两　玄参　丹参　人参　沙参　白术各五两　地骨白皮　独活各四两　薏苡仁二升　蜀升麻二升

右药捣筛。蜜和为丸。用薏苡仁饮下之。初服十五丸。日再服。稍稍加至三十丸。如梧桐子大。若觉冷即去玄参、沙参、加桂心四两、细辛三两。若觉热。别加十两生地黄。

若觉有痛处。去沙参加当归六两。若觉有气。去玄参加橘皮四两。若大便涩。加大槟榔仁二十枚。忌桃李生葱生菜芜荑。

又。至九月以后。二月以前。宜合五加皮等八味药酒。细细用下前丸饮之。

五加皮　薏苡仁　大麻仁熬各五升　丹参五两　生姜　生地黄各四斤　桂心五两　大豆一斗熬

右药切。以绢袋盛。用无灰清酒六斗。浸六七日。细细取下前丸。初服一二合。再服稍稍加至五六合。能至一升亦佳。忌生葱芜荑。

又。**干葛散**。预防热病急黄贼风。

干葛　干地黄各三斤　新香豉心一升

右三味暴令干。捣筛为散。每食后服一方寸匕。日再服。稍稍加至三匕。半乳、蜜汤、竹沥粥饮、梅浆任意下之。

又。**黄连散**。依前干葛等三味散服之。虽觉热气少退。热未能顿除。

黄连　黄芩　干姜　蜀升麻　知母　干地黄各一斤　栀子　大青各半斤

右药捣筛为散。每食后饮服一方寸匕。日再服。稍加至二匕。若能食饮。适寒温。男女节劳逸。候体气。服前方。乃至终身无热病急黄暴风之虑。忌猪肉冷水芜荑。吴昇同并出上卷中

太平圣惠方　羚羊角散。治风热头痛。肢节烦疼。项背拘急。

羚羊角屑一两　枳壳一两麸炒微黄去瓤　独活一两　防风一两去芦头　黄芩一两　细辛一两　赤芍药一两　甘草一两炙微赤剉　人参一两去芦头　麻黄一（二）两去根节　石膏三两

右件药。捣粗罗为散。每服三钱。以水一中盏。煎至六分。去滓。不计时候温服。

麦门冬散。治风热攻于肝心。语涩烦躁。或四肢拘急。

麦门冬三两去心焙　茯神一（二）两　甘草二两半炙微赤剉　木通二两半剉　犀角屑一两　川升麻一两半　川朴硝三两　防风一两半去芦头　独活一两　人参一两去芦头　酸枣仁一两微炒

右件药。捣粗罗为散。每服五钱。以水一大盏。煎至五分。去滓。入荆沥半合。煎一两沸。放温。不计时候服。忌炙煿热面。

茯神散。治风热。恍惚烦燥。及筋脉拘急。

茯神一两　防风一两去芦头　黄芩一两　葳蕤一两　人参一两去芦头　羚羊角屑一两　酸枣仁一两微炒　白鲜皮一两　甘草半两炙微赤剉

右件药。捣粗罗为散。每服五钱。以水一大盏。入葱白二茎。豉五十粒。煎至五分。去滓。不计时候温服。

丹砂散。治风热。心肺壅滞。时多烦闷。

朱砂三分细研水飞过　犀角屑半两　天竹黄半两　秦艽半两去苗　白鲜皮半两　沙参半两去芦头　寒水石一两　麦门冬二两去心焙干　马牙硝半两研入　川升麻半两　甘草半两炙微赤剉　龙脑一钱研入

右件药。捣细罗为散。入研了药令匀。每服不计时候。以温水调下一钱。

牛黄散。治风热。心神烦闷。卧即多惊。口舌干燥。头目不利。

牛黄一分细研　犀角屑三分　栀子仁三分　川升麻三分　龙齿半两细研　茯神三分　天竹黄三分细研　人参三分去芦头　天麻三分　白鲜皮三分　甘草一分炙微赤剉

右件药。捣细罗为散。入研了药令匀。不计时候。以竹叶汤调下一钱。

真珠圆。治风热。心神壅闷。头目不利。口舌干燥。皮肤枯槁。

真珠半两细研　牛黄一分　朱砂半两细研　金箔三十片　铁粉半两　天竹黄半两　玳瑁半两　胡黄连半两　犀角屑半两　沙参半两去芦头　苦参三（一）两剉　玄参半两　石膏一两细研水飞过　龙齿半两细研　甘草半两炙微赤剉

右件药。捣细罗为末。入研了药令匀。炼蜜和捣三二百杵。圆加梧桐子大。每服。不计时候。以麦门冬汤下十五圆。

犀角圆。治风热。语涩心躁。舌根急。四肢痛。腰背闷。气壅不过。

犀角屑一两　槟榔一两　人参一两半去芦头　防风一两半去芦头　羚羊角屑一两　赤芍药一两半　茯神　桂心一两　川大黄一两半剉碎微炒　马牙硝一两半　地骨皮一两

右件药。捣罗为末。炼蜜和捣三二百杵。圆如梧桐子大。不计时候。以温水下三十圆。

人参圆。治风热。发即头痛烦闷。不能食饮。睡卧不安。心神恍惚。

人参一两半去芦头　铁粉一两半　甘草一两半炙微赤剉　黄连一两去须　石膏二两　茯神一两半　葳蕤一两　黄芩一两　麦门冬一两半去心焙

右件药。捣罗为末。炼蜜和捣三二百杵。圆如梧桐子大。不计时候。以温水下二十圆。忌猪肉热面炙煿。

杨子建万全护命方。治体气虚弱多患心痛。一发作有时不可胜忍。忽时发疼痛。重即闷绝不醒人事。此名病涎。多因疾病之后房事不节。正气虚弱。脾胃不快。滞气不宣。因而涎积致生此病。宜服此药。若大腑热。小便赤。大腑冷热不和。此涎之所积在肝。不可吃热药。不可吃治气药也。

当归　芍药　木香　僵蚕去丝　官桂去皮生使　羌活各一分　芫花二两　狼毒半两捶碎用好醋两盌同芫花土器内煮炒用苦竹筋搅令干黄黑色不要焦亦不要生　牵牛一两　半夏四铢

右件修制芫花狼毒二味。碎研如飞尘。又罗牵牛、半夏二味为细末。所余诸药尽为细末。每服六钱。芫花、狼毒末半钱。牵牛、半夏末二钱半。诸药三钱。共计六钱。作一服。非时。热汤下。和滓吃。若未吐。如人行一里更进一服。尚未吐。以指斡喉中吐出涎。若不吐。即下入胃也。若大腑热服之。以疏通为度。若转了。身上发热。即宜服此后方。若只吐。更不须转也。

治病涎所积发为气痛。吃前面药后。尚余心躁。通身发热。大腑秘。宜吃此药。

荆芥穗　羌活　木香　沉香　僵蚕去丝　天南星　防风　连翘　牵牛以上各等分

右细杵罗为末。每食后时。以热汤调下二钱匙。

治肝心积热。风气攻上。胸中痰实。满口生涎。舌上生疮。精神不爽。胸中涎溢。头目昏滞。大腑秘涩。

麻黄去根　柴胡去毛　羌活　防风　大黄炮熟　荆芥穗　芍药　连翘各一分　牵牛　半夏　巴豆各半两

右将牵牛、半夏、巴豆三味。同入瓶子内。用济火煅过。放冷。取出研为细末。同入药使已上细杵罗为末。每服四钱。食后薄荷汤调下。已上涎病。诸家别无方论。但世人之病。有残伤性命之急者。无甚于痰涎。治之不可后时。所有涎病根深。一一具在药方中分明。虽是体候合得方中所说者病源。方可修合进服。但方中所论数条只言之大略。忽更有非常不测之变。更在仿类而求。乃病者之幸甚。

治风气取热涎方。

荆芥穗　麻黄去根　薄荷　连翘　防风　山栀子　羌活　独活　芍药　木香　干蝎　僵蚕去丝各一两　牵牛半两　半夏三铢

右细杵罗为末。每服二钱。食后煎薄荷汤调下。和滓吃若是大腑秘热。胶痰满口。喉中咽药不快者。只请去滓吃。候风气少利。即和滓吃也。若是大腑秘不出。后即用大黄一分。半夏二铢。牵牛一两半。共三味杵罗为细末。令作一处。每服用上面药末三钱。牵牛等末三钱。共计六钱。滴热水和丸。如梧桐子大。为一服。巳午时。分用葱汤下若是大腑不通。忽谷道中通粪不得下者。即用皂角、牵牛二味。杵罗为细末。盛于笔管内。于谷道中吹之。剪指甲。用指头就谷道中拨取。干粪下也。

治脾气虚热。一肝热有余。胃气不足。虚涎所积聚在胃口。风气一上。潮涎并起。其状先闻津液满口。渐次心中溃乱。闻有一物上触咽喉。即便噎塞满闷。不觉两手相乱把拽。头上瘙痒。忽风上时。忙惶高声叫嗷。逡巡仍遂平复。此名虚涎。无论大人小儿。若得此病。但大腑虚冷。即吃此方。若大腑秘热。不请吃此方。却只吃后方也。

草豆蔻　细辛　芎䓖　厚朴去粗皮姜汁炙各半两　防风　羌活　独活　薏苡仁　黄橘皮　天南星　半夏　僵蚕去丝　槟榔　牵牛　肉豆蔻各一分

右细杵罗为末。炼蜜丸如梧桐子大。早朝空心下四十丸。食后吃后方。大腑热添。

牵牛半两　防风　荆芥穗　麻黄去根　羌活　独活　干蝎　薄荷　连翘　半夏三铢　僵蚕去丝各一分

右细杵罗为末。每服一钱。食后薄荷汤调下。和滓吃。

和剂局方　薄荷煎圆。消风热。化痰涎。利咽膈。清头目。治遍身麻痹。百节酸痛。头昏目眩。鼻塞脑痛。语言声重。项背拘急。皮肤瘙痒。或生隐疹。及治肺热喉腥。脾热口甜。胆热口苦。又治鼻衄、唾血、大小便出血。及脱着伤风。并沐浴后。并可服之。

龙脑薄荷取叶十斤　防风去苗　川芎各三十两　缩砂仁五两　桔梗五十两　甘草炙四十两

右为末。炼蜜为圆。每两作三十圆。每服一圆。细嚼。茶酒任下。

灵液丹。治一切风热。脏腑积热。毒气上攻。胸膈烦躁。口舌干涩。心神壅闷。咽嗌不利。饮食无味。并皆治之。

乌梅去核炒　寒水石大煅研飞　瓜蒌根　石膏研　葛根　赤茯苓各一两　麦门冬去心焙一两半　龙脑别研一钱

右捣罗为末。入研药令匀。炼蜜圆如弹子大。每服一圆。薄绵裹。含化咽津。

圣济总录　犀角汤。治风热毒气。心胸痰滞。两耳虚聋。头重目眩。

犀角镑　甘菊花　前胡去芦头　枳壳去瓤麸炒　菖蒲　泽泻　羌活去芦头　木通剉　生干地黄焙各半两　甘草炙剉一分　麦门冬去心焙一两

右一十一味。粗捣筛。每服三钱匕。水一盏。煎至七分。去滓食后温服。

地骨皮汤。治风热毒气。身体烦热。头目不利。口干舌涩。夜卧不安。

地骨皮去土　人参　甘草炙剉　柴胡去苗　葛根剉　麦门冬去心焙各半两

右六味。粗捣筛。每服三钱匕。水一盏。入竹叶二十片。生姜两片。同煎至七分。去滓温服。此药兼解利伤寒汗后。余热烦躁。

知母汤。治风热攻头面壅盛虚烦。凉心经。

知母焙　人参　赤茯苓去黑皮　麦门冬去心焙　甘草炙剉　地骨皮去土各半两　黄芩去黑心

一分

右七味。粗捣筛。每服三钱匕。水一盏。入竹叶十片，煎至七分，去滓。食后温服。

甘露丸。治风热口舌干燥。心烦身热。夜卧惊悸狂躁等疾。

凝水石煅通赤摊放地上出火毒研一斤　马牙硝研三两　铅白霜研　龙脑研各三分　甘草炙剉为末一两

右五味。再同研匀。用糯米饭。丸如弹子大。每服用生姜蜜水磨下半丸。新汲水亦得。小儿一丸，分五服。

缓中汤。治风热三焦壅滞。口干。咽喉不利。咳嗽。

黄耆剉细　防风去叉　地骨皮去土　甘草　紫苏叶各等分并生使

右五味。粗捣筛。每服三钱匕。水一盏。煎至七分去滓。食后临卧服。

犀角汤。治风热烦躁。祛风利小肠。

犀角镑　黄芩去黑心　山栀子仁　升麻　葛根剉　山茵陈择　生干地黄焙　甘草炙剉各等分

右八味。粗捣筛。每服三钱匕。水一盏。入麦门冬十粒。竹叶十片。煎至七分。去滓温服。

龙脑玉壶丸。治一切风热。

人参　防风去叉各二钱　赤茯苓去黑皮一钱半　干蝎去土炒半钱　白僵蚕炒　蓬砂研各一钱　白附子炮　天麻　麝香研　天南星炮　玄明粉研各一分　甘草炙剉　龙脑研各半两　凝水石煅通赤水浸出火毒后研十两七两入药三两为衣

右一十四味。为细末。炼蜜丸鸡头大。用凝水石粉为衣。每服一丸。食后细嚼。以荆芥汤下。茶清亦得。

化风丸。治风热上焦烦满。

荆芥穗　鸡酥叶　羌活去芦头各一两　干蝎十四枚全者去土炒

右四味。为细末。炼蜜丸鸡头大。每服一丸。薄荷汤化下。

羌活汤。治风热心胸壅滞烦躁。

羌活去芦头　人参　连翘　防风去叉　钩藤各一两　甘草炙剉三分

右六味。粗捣筛。每服三钱匕。水一盏。煎至七分。去滓温服。

茯苓散。治风热上焦壅盛。头目眩运。烦躁饮水。小肠结涩。

赤茯苓去黑皮　茯神去木各一两　人参　运志去心　海金沙各半两

右五味。为细散。每服二钱匕。煎瞿麦汤调下。食后临卧服。

独活汤。治风热上攻。头面生疮及肿痛。

独活去芦头　羌活去芦头　防风去叉　柴胡去苗　白术　甘草炙剉　麻黄去根节煎掠去沫焙干各一两　甘菊花半两

右八味。粗捣筛。每服三钱匕。水一盏。入荆芥五穗同煎。取七分去滓。食后温服。

天门冬丸。治风热。心肺气壅多渴。

天门冬去心焙三分　防风去叉　赤茯苓去黑皮　麦门冬去心焙　知母焙　桑根白皮剉炒　黄耆剉细　黄连去须　栝楼根別捣碎炒　升麻　生干地黄焙各半两　甘草炙剉一分

右一十二味。为细末。炼蜜丸梧桐子大。每服十五丸。些姜汤下。日午临卧各一服。

羚羊角汤。治风热上膈烦满。疏气。

羚羊角屑　威灵仙去苗土　黄连去须　白槟榔　郁李仁去皮尖炒　甘草炙　大黄剉炒　枳壳去瓤麸炒各一两　桑根白皮剉炒　车前子　决明子炒　防风去叉　革薢各一两半　桂去粗皮　旋覆花炒各半两

右一十五味。㕮咀如麻豆。每服五钱匕。以水一盏半。煎取八分。去滓温服。食后日二。

茯苓丸。治风热攻头面虚浮。心下满闷。烦躁热渴。腰胯酸疼。咳逆咽干。小便赤涩。

白茯苓去黑皮一两半　赤芍药　柴胡去苗　百合　诃黎勒皮　羚羊角镑　陈橘皮汤浸去白焙　防风去叉　菊花各一两　郁李仁去皮炒一两半　大麻仁研四两　生干地黄焙三两

右一十二味。捣罗为末。炼蜜丸如梧桐子大。每服三十丸。煎麦门冬汤下。

皂荚丸。治风热痰壅。面发热。皮肤痛。凉心膈。润肺藏。

皂荚实肥者半斤　甘草一两同皂荚于罐器内烧不令烟出　芎䓖四两　恶实微炒　蒺藜子炒去角各二两　菊花微炒　马牙硝研各四两　玄参暴干一两　甘松去土　藿香叶　零陵香各一两　龙脑研一钱

右一十二味。捣研为末。炼蜜和丸。如樱桃大。每服一丸，嚼破。茶酒任下。食后临卧。

牵牛子丸。治风热气秘。疏风顺气。

牵牛子不限多少净洗饭上炊气才透便出摊微冷捣为末　青橘皮去白焙　陈橘皮去白焙　木通剉　桑根白皮剉　芍药焙各一两　栝楼根洗焙二两

右七味。捣罗六味为末。每牵牛子末一斤。入余药末四两。拌合令匀。以炼蜜和杵三五千下。丸如梧桐子大。每服二十丸。随病具汤使。瘰疬、茶汤下。妇人血气、芍药酒下。血风瘙痒、枳壳酒下。五淋、榆白皮酒下。摊缓风、豆淋酒下。肠风泻血、萎蕤酒下。肺气、诃黎勒酒下。伤寒、葱白酒下。风秘、葱姜茶下。博济方同。

羌活散。治风热头面生疮。

羌活去芦头　防风去叉　芎䓖　荆芥穗　麻黄去根节　甘草炙剉　木通剉　恶实炒各等分

右八味。捣罗为散。每服二钱匕。茶酒调下。不拘时。

大黄丸。治风热上焦痰毒。

大黄剉如骰子样三两　青橘皮去白不剉　半夏洗去滑各一两

右三味。一处炒熟。捣罗为末。水浸蒸饼。丸如梧桐子大。每服食后临卧。温水下二十丸。加至三十丸。

杨倓家藏方　乌犀丸出杨氏家藏方。治一切风热壅滞。大便秘涩。小便赤黄。烦躁喘满。腰脚肿痛。兼治脚气。

黑牵牛四两生用　皂角一两不蚛者炙令香刮去皮子　细松烟墨半两烧令烟断

右件为细末。面糊为丸。如梧桐子大。每服五十丸。温热水送下。临卧取利一次。更量虚实加减。

芎黄丸。治风热壅盛。头昏目赤。大便艰难。

川芎　大黄锦纹者用无灰酒一碗浸火煮令酒尽焙干各二两

右件为细末。炼蜜为圆。如梧桐子大。每服二十圆。温热水下。食后。

羚犀汤。治风热上攻。目赤头疼。口舌生疮。小便赤涩。

羚羊角屑　犀角屑　生干地黄　白术　防风去芦头　人参去芦头　甘草炙　山栀子仁　升麻　荆芥穗

右件各等分。㕮咀。每服三钱。水一大盏。生姜、竹叶各五片。同煎至六分去滓。温服。食前空心。

清气散。治风壅热盛。涎潮气急。烦躁不宁。身热作渴。恍惚惊悸。

牛黄一两半　石膏一两半　大黄　甘草炙　白僵蚕炒去丝嘴已上三味各半两　天南星麹一两

右件为细末。每服二钱。沸汤调下。食后。简易方同。

生犀散。治一切风热。毒气攻注。遍体生疮。

大黄半两湿纸裹煨令熟　山栀子半两微炒　甘草炙　当归去芦头　连翘　防风去芦头四味各一两　生犀角二钱半镑

右件并为细末。每服二钱。温酒调下。食后。或因饮酒时。每饮一杯入药半钱。疮疡本戒酒。此反以酒引药入经络治病。又不坏禁酒味。

地骨皮散。治风热客于皮肤。血脉凝滞。身体头面瘾疹生疮。

地骨皮三两半　生干地黄二两

右件为细末。每服二钱。温酒调下。食后。

清神汤。治风热壅甚。咽膈不利。

龙脑　荆芥穗　薄荷叶三味各二两　甘草一两炙　牛蒡子炒　川芎二味各一两

右件为细末。每服二钱。沸汤调下。食后。

清凉丹。治风热壅实。上攻头目口眼㖞斜。语言不正。肌肉瞤动。面若虫行。及治伤寒热甚。狂言昏冒。刚痉。一切风热并皆治之。

天南星四两腊月用黄牛胆制者　牛黄三两别研　蝎梢去毒炒　石膏已上二味各一两半　犀角屑　防风去芦头　甘草炙　真珠末　白花蛇酒浸取肉　朱砂别研　大黄各一两　脑子半两别研

右件为细末。研匀。炼蜜为圆。每一两作一十圆。每服一圆。薄荷汤化下。食后临卧。

十便良方　惺惺丸。治一切风热。烦躁口干。口眼偏斜。

右青荆芥一斤。薄荷一斤。捣绞汁。于埚器内煎成膏。余滓日干。火焙杵为末。以前膏搜和为丸。如梧桐子大。朝暮以热汤下二十丸。

史载之指南方　柴胡防风汤。治风热。

柴胡　防风　栀子　甘草　桔梗　薄荷各等分

右为粗末。每服五钱。水二盏煎一盏。去滓服。

本草　经验方。治风热闭塞咽喉。遍身浮肿。以牛蒡子一合。半生半熟。杵为末。热酒调下一钱匕。立差。

千金翼。治热风汗出。心闷。水和云母服之。不过再服。立差。

张仲景治风热瘈疭及惊痫瘈疭引风汤。紫石英、白石英、寒水石、石膏、干姜、大黄、龙齿、牡蛎、甘草、滑石等分。混合㕮咀。以水一升。煎去三分。食后量多少温呷。不用滓。服之无不效者。

药性论云。薏苡仁能治热风。筋脉挛急。能令人食。主肺痿肺气。吐脓血。咳嗽涕唾。上气。昔马援煎服之。破五溪毒肿。种于彼取仁甑中蒸。使气馏、暴于日中。使干。挪之得仁矣。反汉马援传。在交阯。常饵薏苡实。用能轻身省欲。以胜瘴气。南方薏苡实。援欲以为种。军还载之一车。

圣惠方。治中风烦热。皮肤瘙痒。用醍醐四两。每服酒调下半匙。

经验后方。解风热。疏积热风壅。消食。化气导血。大解壅滞。大黄四两。牵牛子四两。半生半熟。为末。炼蜜丸如梧子大。每服茶下一十丸。如要微动。吃十五丸。冬月中最宜服。并不搜搅人。

济生拔萃方　祛风至宝丹。治诸风热等证。

川芎　当归各二两半　防风　芍药各一两半　甘草二两　白术一两三钱　滑石三两　石膏　桔梗　熟地黄　天麻　人参　羌活　独活　黄芩各一两　大黄　连翘　荆芥穗　薄荷　麻黄去根不去节　芒硝　黄连　黄柏　细辛　全蝎各半两　山栀子六钱

右为极细末。炼蜜为丸弹子大。每服一丸。细嚼。茶酒任下。临卧。

御药院方　灵砂丹。治风热郁结，气血蕴滞，头目昏眩，鼻塞清涕，口苦舌干，咽嗌不利，胸膈痞闷，咳嗽痰实，肠胃燥涩，小便赤黄，或肾水阴虚，心火炽甚及偏正头疼，发落齿痛，遍身麻木，疥癣疮疡，一切风热并皆治之。

天麻　独活　羌活　细辛　石膏　防风　连翘　薄荷叶各二两　川芎　山栀子去皮　芍药　荆芥穗　当归　黄芩　大黄生用　全蝎微炒　菊花　人参　白术以上各半两　朱砂为衣　寒水石生用　桔梗各二两　滑石四两　缩砂仁一分　甘草三两，生用

上件同为细末，炼蜜为丸，每两作一十丸，朱砂为衣。每服一丸，细嚼茶清下，食后。

天麻丸。治肺脏风热，鼻塞不通。常服凉膈明目。治头昏脑闷。

龙脑薄荷一两　荆芥穗去子　天麻　甘草炙。各二两半　川芎　羌活　白芷　马牙硝　玄参各一两半　川乌头二分半，炮制，去皮脐

上件为细末，炼蜜和丸、如鸡头大。每服一丸至二丸，细嚼茶清下，食后。

芎枳丸。治心肺积热，去风郁痰实，清利头目，令气不止甚盛。

川芎用淘米泔浸一宿，刷净沙土，焙干秤　枳壳用淘米泔浸三日三夜，去穰再浸一宿，切作片子，麸炒微黄色

已上二味各四两，并为细末，炼蜜放冷和丸，如梧桐子大。每服一百丸，食后临卧温水送下，日进二服。

薄荷煎。治头目昏眩，口舌生疮，痰涎壅塞，咽喉肿痛，除风热，消疮疹。

薄荷一斤，取头末二两　川芎半两，取末二钱　脑子半钱，研　甘草半两，取末二分半　缩砂仁半两，取末二分

上将上项药拌和令匀，于药末内称出半两为衣，用白沙生蜜五两半和成剂，用明净水于器盒内盛，上面放药，昼夜不歇，每两裁作二十块。每服三块，细嚼噙化亦得。

龙脑清膈汤。治风热，化痰利咽膈，清头目，消疮疹。

黍黏子六两，拣净炒，秤　荆芥穗四两　鸡苏叶一两半，去土　甘草剉，炒赤色　瓜蒌根　桔梗炒黄色　紫苏子炒。各二两　龙脑二钱

上为细末。每服一二钱，食后或临睡白汤点服。清膈汤去龙脑。紫苏叶用苏子。鸡苏叶用三两。治同。

通关散。治风热上攻头目，筋脉拘急，痰涎壅滞，肢节烦疼。

羌活　独活　防风　天麻　山栀子　大黄　甘草各一两　滑石二两

上件为粗末。每服三钱，水一盏、生姜五片，煎至七分，去滓温服，食后。

阮霖经验良方　搜风丸。治邪气上逆。以致上实下虚。风热上攻。眼目昏矇。耳鸣鼻塞。头痛眩晕。燥热上壅。痰逆涎嗽。心腹痞痛。大小便结滞。常服清利头目。开通鼻窍。聪耳明目。宣通血气。调顺饮食。

天南星　人参　茯苓各半两　干生姜　寒水石　白矾各一两　蛤粉　大黄　黄芩各二两　牵牛　滑石各四两　薄荷叶半两　藿香叶二钱半宣明论方。干生姜、藿香叶各一分。白矾二两。余同。

右为末。滴水为丸。如小豆大。每服十丸。生姜汤下。加至二十丸。日三。无时服。

刘守真宣明论方　川芎神功散。治风热上攻。偏正头痛。无问微甚久新。头目昏眩。清神。

川芎四两　甘草一分　川乌头　吴白芷　天南星　麻黄各半两

右为末。每服二钱。水一盏、生姜三片。煎至半盏。投清酒半盏。避风。

神芎散。治风热上攻。头目眩痛。上壅鼻并牙齿闔痛。

川芎　郁金各二钱　荆芥穗　薄荷叶　红豆各一分

右为末。入盆硝二钱。研匀。鼻内嗃三二剜耳许。力慢加药。病甚兼夜嗃。

木香万安丸。治一切风热怫郁。气血壅滞。头目昏眩。鼻塞耳鸣。筋脉拘倦。肢体焦痿。咽嗌不利。胸膈痞塞。腹胁痛闷。肠胃燥涩。淋闷不通。腰脚重痛。疝瘕急结。痃癖坚积。肠滞胃满。久不了绝。走注疼痛。喑风痫病。湿病腹胀水肿。

木香　楝桂　甘遂各一分　牵牛二两　大戟半两　大黄　红皮　槟榔一两　皂角二两要得肥好者洗净水三盏煮三二沸取出捶碎揉取汁再煮成稠膏下蜜熬二沸便取出　半夏　蜜各一两

右膏丸。小豆大。每服十丸至十五丸。生姜汤下。小儿丸如麻子大。水肿痫病诸积。快利为度。

铅红散。治风热上攻阳明经络。面鼻紫色。风瘾疹。俗呼为肺风者。以肺主鼻。而又浅在皮肤之内。皮肤属于肺。

舶上硫磺　白矾灰各半两

右为末。少许入黄丹染。与病人面色同。

每上半钱。津液涂之。洗漱罢。临卧再服防风通圣散。效速。

释继洪澹寮方　洗心散。治风壅壮热。头目昏痛。肩背拘急。肢节烦疼。热气上冲口苦唇焦。痰涎壅滞。涕唾稠黏。心神烦躁。眼涩睛疾。及壅塞不调。鼻塞声重。咽干多渴。五心烦热。小便赤涩。大便秘滞。

白术　麻黄　当归　荆芥　芍药　甘草　黄芩各等分

右㕮咀。用生姜薄荷煎服。如小儿麸痘疹欲发。先狂语多渴。及惊风积热。可临卧服一钱。如大人五脏实欲溏。乘热服四五钱。得效方用白术一两半。余药各六两。不用黄芩。改用大黄。治因食物过度。作成中风。其状手足如火。烦躁眼赤。肌肉瞤动。筋脉拘挛。痰涎壅塞。大小便闭涩。依症用之。大效。

李仲南永类钤方　荆黄汤。治风热结滞。或生疮疖。

荆芥四两　大黄一两

右㕮咀。每服三钱。水一盏。煎六分。空心服。

危亦林得效方　小通圣散。治风热上攻。目赤头疼。咽疼。齿牙两颊肿满。口干烦躁。筋脉挛急。并解酒毒。

当归　薄荷　羌活　防风　栀子　粉草　大黄　川芎　防己　桔梗各一两

右剉散。每服四钱。水一盏半。灯心二十茎。青竹叶七片。煎。食后服。小儿急惊可服二钱。

中风发热

论

圣济总录　论曰。中风发热者。身体无汗。肢节烦疼。腹急、大小便不利。盖风邪所客。则皮肤闭密。内不得通。外不得泄。蕴滞发而为热。热盛则内燥。津液虚少故无汗也。汗不出则气不舒。肢节烦疼而腹满急。大小肠不利。缘风邪流传心肺之经。外干于府。不愈则加头疼面赤而渴燥也。

方

孙思邈千金要方　大防风汤。治中风发热无汗。肢节烦。腹急痛。大小便不利。

防风　当归　麻黄　白术　甘草各十八铢　黄芩二十铢　茯苓　干地黄　附子　山茱萸各一两

右十味㕮咀。以水九升煮取二升半。一服七合。大小便不利。由大黄人参各十八铢。大枣三十枚。生姜三两。煮取三升。分三服。深师加天门冬一两

大戟洗汤。治中风发热。

大戟　苦参

右二味等分末之。以药半升。白酢浆一升。煮三沸。适寒温洗之。从上下寒乃止。立差。小儿三指撮。浆水四升煮洗之。出范汪方

五补丸。凡风服汤药。多患虚热翕翕然。除热方。

防风　人参　苁蓉　干地黄　羚羊角　麦门冬　天门冬各一两半　芍药　独活　干姜　白术　丹参　食茱萸一本云山茱萸　甘草　茯神　升麻　黄芪　甘菊花　地骨皮　五加皮　石斛　牛膝　薯蓣各三十铢　秦艽　芎䓖　生姜屑　桂心　防己　黄芩各一两　寒水石三两　附子十八铢　石膏三两

右三十二味末之。白蜜和生姜蜜汤服如梧桐子大二十丸。日三。稍加至三十丸。忌油面蒜生冷酢滑猪羊鸡鱼等。

王焘外台秘要方　防风汤。深师治中风发热。头疼面赤。吸吸苦热。恶风烦闷。身中悁悁而痛。其脉浮而数。

防风　白术　桂心　蜀椒汗　黄芩　细辛　芍药　人参　甘草炙各一两　麻黄三两去节　石膏二两碎绵裹　大枣三十枚擘

右十二味切。以水九升煮取三升。分三服。忌海藻菘菜桃李生葱生菜。出第三卷中

圣济总录　防风饮。治中风发热无汗。肢节烦疼。腹内急痛。大小便秘涩。

防风去叉　当归切焙　麻黄去根节先煎掠去沫焙　白术　赤茯苓去黑皮　附子炮裂去皮脐　山茱萸　黄芩去黑心各一两　人参　甘草炙　大黄剉炒各三分　熟干地黄焙一两

右一十二味。剉如麻豆。每服五钱匕。水一盏半。大枣二枚劈破。生姜半分切。煎至八分。去滓温服。空心日晚各一。

麻黄饮。治中风发热。头目昏疼。失音不语。喘息粗大。口偏吐涎。手足不遂。

麻黄去根节先煎掠去沫焙二两　防风去叉　赤芍药各一两半　石膏碎三两　羌活去芦头　杏仁去皮尖双仁炒　甘草炙各一两

右七味。粗捣筛。每服五钱匕。水一盏半。煎至八分。去滓空心温服日再。若牙颔冷痹舌强。加附子一枚。去皮脐。簟竹沥少许。若渴。加麦门冬去心一两半。犀角屑一两。

防风汤。治中风头痛面赤。熻熻发热。恶风烦闷。身痛如碎。

防风去叉　白术　桂去粗皮各一两　细辛去苗叶半两　赤芍药　黄芩去黑心　甘草炙各一两　麻黄去根节煮掠去沫三两　石膏碎二两

右九味。粗捣筛。每服五钱匕。水一盏半。大枣二枚劈破。煎至八分去滓。空心温服日再。

石膏汤。治中风头痛烦热。口干小便赤。

石膏碎三分　滑石半两　白茅根剉　萹蓄剉各三分

右四味。粗捣筛。每服三钱匕。水一盏。煎至七分。去滓食后热服。

萎蕤汤。治中风发热。头痛目眩。喉咽干。舌本强。胸背痛闷。心膈痞满。腰脊强急。

萎蕤　青木香　白薇焙　麻黄去根节煎去沫焙　独活去芦头　杏仁汤浸去白尖双仁炒　芎䓖各二两　甘草炙三两　麝香研一分　石膏碎三分

右一十味。粗捣筛。每服五钱匕。水一盏半。煎至八分。去滓温服。空心临卧并二服。取汗。若一寒一热者。加朴消一分烧令白。于湿地纸衬出火毒。大黄一两剉醋炒。量人虚实用之。得下后。即减此二味。

永乐大典卷之三百十七　一东

风　诸风证治二十

热毒风

论

太平圣惠方　夫热毒风者。皆由脏腑风虚。外邪所中。心肺壅热。风热在于胸心。或因吃热药。或饮酒过度。即头面肿热。心神烦闷。眼目昏昏。或时语涩。痰粘壅滞。皮肤壮热。面赤口干。肢节不利者。是其候也。

圣济总录　论曰。热毒风之状。头面肿热。心神烦躁。眼目昏暗。时复语涩。痰黏口干。皮肤壮热。肢节疼痛是也。皆由藏府虚弱。风邪因入。客于心胸。或服热药与饮酒过度。心肺壅滞。热积不散。故其证如此。

方

孙思邈千金要方　**石膏汤**。逐风毒。

石膏鸡子大三枚　麻黄三两　杏人四十枚　鸡子二枚　甘草一尺

右五味㕮咀。以水三升。破鸡子内水中烊令相得。内药煮。取一升服之。覆取汗。汗不出烧石熨取汗出。

王焘外台秘要方　**黄芪丸**。广济治风毒。发即眼睛疼。脚纵。中指疼连肘边。牵心裹闷。两肋胀。少气力。喘急欲绝。不能食。

黄芪　黄连各七分　防风　甘草炙五分　五加皮　白鲜皮　枳实炙各四分　升麻　车前子　苦参炙　麦门冬去心　葶苈子熬　巨胜各六分

右十三味捣筛。蜜和丸如梧子。空腹。以酒浸大豆下二十丸。渐加至三十丸。日二服。不知增之。忌海藻菘菜猪肉冷水热面炙肉荞麦。并出第一卷中

芍药汤。深师治中毒风肿。心腹痛达背。迫气前后如疰痛。

芍药　细辛　桂心　甘草炙　当归　吴茱萸　独活各二两　干地黄　生姜五两　桃仁四十枚去皮两仁尖碎

右十味切。以水九升煮取三升。分为四服。宜利者加大黄二两。忌海藻菘菜生葱芜荑生菜。并出第九卷中

虎骨酒。备急治男子女人骨体疼痛。风毒流灌藏腑。及至骨肉。

虎骨一具。炭火炙令黄色。刮削去脂血。搥碎。取尽捣筛得数升。绢袋盛。清酒六升浸五宿。随多少稍稍饮之。日二三杯。酒尽更添。文仲同

又。**续命汤**。治毒风。其病喉咽塞。气噎。或口不能言。或身体缓纵。不能自胜。不知痛处。拘急。腰背强引头。恍恍惚惚。不得卧。转侧绵绝欲死。此毒风所作。

麻黄三两去节　石膏碎绵裹　干姜各二两　防风一两　当归　芎䓖　甘草炙　黄芩　桂心各二分　杏仁二十枚去两仁尖皮碎

右十味切。以水九升煮取三升。分服。小取汗。若口噤不能饮。绞口与汤。不过二三剂。忌海藻菘菜生葱。并出第九卷中

太平圣惠方　羚羊角散。治热毒风攻。头面赤肿。心膈烦热。肢节疼痛。

羚羊角屑三分　羌活半两　防风半两去芦头　黄芩一两　白鲜皮一两　芎䓖半两　川大黄一两剉碎微炒　枳壳一两麸炒微黄去瓤　葳蕤半两　牛蒡子一两　甘草一两炙微赤剉

右件药。捣粗罗为散。每服三钱。以水一中盏。煎至六分。去滓。不计时候温服。忌炙爆热面。

黄耆散。治热毒风攻上头面。微肿。时有烦热。

黄耆一两剉　汉防己三分　桑根白皮一两剉　赤茯苓一两　甘草半两炙微赤剉　白蒺藜二两微炒去刺　枳壳一两麸炒微黄去瓤　防风一两去芦头　羚羊角屑一两

右件药。捣粗罗为散。每服三钱。以水一中盏。煎至六分。去滓。不计时候温服。

前胡散。治热毒风。头面壅热。口干心烦。不欲吃食。

前胡半两去芦头　羚羊角屑一两　子芩半两　栀子仁半两　麦门冬一两去心焙　枳壳一两麸炒微黄去瓤　防风半两去芦头　甘菊花半两　沙参半两去芦头　甘草半两炙微赤剉　石膏二两

右件药。捣粗罗为散。每服三钱。以水一中盏。煎至六分。去滓。不计时候温服。

青羊角散。治热毒风攻头面。烦热口干。

青羊角屑半两　黄芩半两　川升麻半两　栝蒌根半两　石膏一两　川大黄一两剉碎微炒　玄参半两　甘草半两炙微黄剉

右件药捣粗罗为散。每服三钱。以水一中盏。煎至六分。去滓。不计时候温服。忌炙爆物。

汉防己散。治热毒风攻头面。壅闷。口鼻干。皮肤瘙痒。

汉防己一两　茯神一两　白鲜皮一两　杏仁一两汤浸去皮尖双仁麸炒微黄　白蒺藜一两微炒去刺　枳壳一两麸炒微黄去瓤　黄芩一两　青羊角屑一两　羚羊角屑一两　沙参一两去芦头　秦艽一两去苗　麻黄一两去根节　甘草一两炙微赤剉

右件药。捣粗罗为散。每服三钱。以水一中盏。煎至六分。去滓。不计时候温服。

犀角散。治热毒风攻。心腹烦闷。

犀角屑一两　白鲜皮一两　黄芩一两　玄参一两　葳蕤一两　葛根二两剉　石膏三两　麦门冬一两半去心焙　甘草一两炙微赤剉

右件药。捣粗罗为散。每服三钱。以水一中盏。煎至五分。去滓。入竹沥半合。更煎一两沸。不计时候。温服。

防风散。治热毒风。痰壅头目晕闷。心神不宁。

防风三分去芦头　沙参半两去芦头　犀角屑一两　川升麻一两　木通一两剉　羌活一两　秦艽一两半去苗　枳壳三分麸炒微黄去瓤　甘草一两炙微赤剉　茯神一两　龙齿一两　前胡一两去芦头

右件药。捣粗罗为散。每服三钱。以水一中盏。煎至五分。去滓。下生地黄汁一合。更煎一两沸。不计时候温服。

牛蒡子散。治热毒风攻头面。烦热。大肠不利。

牛蒡子三两微炒　羚羊角屑一两　槟榔一两　郁李仁二两汤浸去皮尖微炒　青橘皮一两汤浸去

白瓤焙　川大黄一两剉碎微炒

右作药。捣细罗为散。不计时候。以温酒调下二钱。以利为度。

天竹黄圆。治热毒风。心神烦躁。头目昏痛。

天竹黄一两细研　犀角屑半两　朱砂一两细研水飞过　甘菊花三分　子芩一两　防风二分去芦头　甘草半两炙微赤剉　石膏二两细研水飞过　苦参三分剉

右件药。捣罗为末。入研了药令匀。炼蜜和捣三二百杵。圆如梧桐子大。不计时候。煎竹叶汤下二十圆。

枳壳圆。治热毒风。心神烦躁。头目旋晕。大肠壅滞。

枳壳一两麸炒微黄去瓤　葳蕤三分　玄参三分　蔓荆子三分　防风三分去芦头　麦门冬一两半去心焙　沙参三分去芦头　羚羊角屑半两　栀子仁三分　地骨皮三分　赤芍药半两　甘菊花半两　大麻仁一两　川大黄一两剉碎微炒

右件药。捣罗为末。炼蜜和捣三二百杵。圆如梧桐子大。每服不计时候。以温浆水下二十圆。忌炙爆热酒猪肉。

红雪方。治热毒风壅。心神烦躁。头疼目赤。

川朴硝五斤去滓　川升麻三两　桑根白皮二两剉　犀角屑二两　羚羊角屑二两　朱砂二两细研　诃黎勒三十颗　槟榔二十枚　栀子仁三十颗　苏枋木六两

右件药。细剉。以水一斗半。浸三宿。煎取五升。去滓。下朴硝。又煎。以柳木篦搅。勿住手。候稍稠。即歇火。入朱砂更搅令匀。入于新瓷盆内。候冷。即成红雪。每服。含化一枣大。咽津。或为散。每服以温水调下一钱。

摩顶膏。治热毒风攻脑。发落。头目昏闷。白屑甚者。

乏铧铁八两　黑铅四两　诃黎勒皮一两　陵零香一两　莲子草一两　防风一两去芦头　附子一两炮裂去皮脐　花消三两

右件药。细剉。绵裹。用清麻油二斤。于通油瓷瓶中浸。密封七日后。取摩顶上。及涂头良。

陵雾香油方。治头面热毒风头黄发拳头疮目赤。悉主之。

陵零香半两　藿香半两　甘松半两　白檀香半两　马牙硝半两　莲子草一分　没石子五枚　诃黎勒七枚　干椹子一两　沥楼油二斤　乏铧子铁一斤

右件药。细剉。以绵裹。瓷瓶内用油浸。密封七日后。取用摩顶。甚良。

摩顶油方。治脑中热毒风攻。眼内生障翳。兼镇心定魂魄。

生油二斤　乏铧铁半两　消石一两　寒水石一两　马牙硝一两　曾青一两

右件药。捣细罗为散以绵裹。入油中都浸七日。可用少许于顶上及掌中摩之。并滴鼻中甚妙。

摩顶膏方。治热毒风攻头目。及脑中掣痛不可忍者。

牛蒡根汁一升

右入无灰酒半升。盐花半匙。以慢火煎令成膏。用之摩顶。风毒气散。痛即自止。亦治时行头痛。甚良。

圣济总录　麦门冬丸。治热毒风发起。即欲卧。卧即欲起。心神烦闷。

麦门冬去心焙　地骨皮　山芋　山茱萸　蔓荆实去白皮　人参　防风去叉　沙参　芍药　枳壳去瓤麸炒　升麻　赤茯苓去黑皮　甘菊花　玄参　羌活去芦头各三两　龙胆半两

右一十六味。捣罗为末。炼蜜丸如梧桐子大。每服二十丸。至三十丸。温酒下。

蒺藜子丸。治热毒风头面瘙痒。状如虫行。时发风疹。

疾藜子炒　独活去芦头　白芷　防风去叉　枳壳去瓤麸炒　山芋　地骨皮各三分　人参一两　萎蕤　桂去粗皮　黄连去须各半两

右一十一味。捣罗为末。炼蜜丸如梧桐子大。每服二十丸。空心温酒下。加至三十丸。

天南星丸。治热毒风攻身体。状如虫行。头面肿热。心神烦闷。皮肤斑点。旋生旋没。

天南星炮　天麻酒浸切焙　白附子炮　羌活去芦头　白僵蚕炒　白花蛇酒浸去皮骨炙　麻黄去节先煎掠去沫焙各半两　犀角镑三分　槐实炒　槐胶生用各半两　生栀子仁一两　羚羊角镑三分

右一十二味。捣罗为末。粟米饭丸如梧桐子大。阴干。每服十五丸至二十丸。空心临卧用葱白酒下。

黑豆饮。治热毒风、皮肤壮热。心神烦躁。口干面热。肢节疼痛。

黑豆半升炒熟　防风去叉一两　羌活去芦头　甘草炙剉各半两

右四味粗捣筛。每服五钱匕。水一盏半。生姜三片。煎取一盏。去滓温服。食后临卧。

木香丸。治热毒风、心肺壅滞。胸膈烦闷。大小便难。

木香　芎䓖　羌活去芦头　槟榔生剉　桂去粗皮各二两　大黄剉炒　郁李仁汤浸去皮尖麸炒研如膏各四两

右七味。捣罗六味为末。与郁李仁。和匀炼蜜。丸如梧桐子大。每服二十丸。渐加至三十丸。用温酒或生姜汤下。空心临卧。

天麻散。治热毒风攻注。四肢痛痹。皮肤瘙痒。筋脉拘急。言语謇涩。

天麻　白附子炮　羌活去芦头　防风去叉　牛膝酒浸切焙　麻黄去节先煮掠去沫焙　芎䓖　独活去节头　当归切焙　桂去粗皮各半两　蒺藜子炒一两半　白鲜皮　黄芩去黑心　秦艽去苗土　升麻各一两

右一十五味。捣罗为散。每服二钱匕。食后良久。温酒调下。渐加至三钱匕。

羚羊角汤。治热毒风上攻。头旋目痛耳鸣。或头面瘾疹。四肢不遂。

羚羊角镑一分　防风去叉　羌活去芦头各半两　甘菊花未开者一两半　前胡去芦头　藁本去苗土　玄参　黄芩去黑心　杏仁去皮尖双仁炒　甘草炙剉　菖蒲去须节切焙半两

右一十一味。粗捣筛。每服五钱匕。以水一盏半。煎取一盏去滓。每食后良久服。

旋覆花汤。治热毒风上攻。头旋倒仆。或吐不止。畏见日光。不喜喧处。不欲饮食。时时发动。

旋覆花一两　前胡去芦头半两　甘菊花未开者一两半　防风去叉　生干地黄洗切焙　羌活去芦头　杏仁汤浸去皮尖双仁炒各一两　玄参　白僵蚕炒　黄芩去黑心　半夏为末姜汁作饼暴干　白术　藁本去苗土　甘草炙剉　当归切焙　人参　赤茯苓去黑皮各半两

右一十七味。粗捣筛。每服五钱匕。以水一盏半。煎去一盏去滓。食后良久服，日二。

犀角汤。治热毒风攻心烦闷。

犀角镑　白鲜皮　黄芩去黑心　玄参　钩藤各一两半　葛根二两　石膏碎三两

右七味。粗捣筛。每服三钱匕。水一盏。煎至七分去滓。入竹沥少许。再煎一二沸。食后服。

虎骨汤。治热毒风下攻脚膝及筋骨。日夜烦疼不可忍者。

虎骨酥炙一两半　桂去粗皮半两　生干地黄洗切焙　羌活去芦头　赤芍药各一两

右五味。粗捣筛。每服五钱匕。水一盏。酒半盏。同煎至一盏。去滓空腹温服。有顷再服。

黄耆汤。治热毒风疮疥。

黄耆剉　黄连去须　大黄剉炒　芎䓖　甘草炙各一两　鹤虱　红蓝花炒各半两　连翘　防风去叉　羌活去芦头　牵牛子炒各一两半

右一十一味。粗捣筛。每服三钱匕。水一盏。入生姜三片。煎至七分。去滓温服。

羚羊角煎。治热毒风攻头面。唇口肿痛。咽喉肿塞。或目涩疼。

羚羊角镑　菊花各半两　玄参　牛膝去苗切焙　防风去叉　紫参各一分

右六味。捣罗为末。以栝楼汁一升。酒半升。并前六味。煎成稀煎。瓷合盛。每服一匙头。酒调下。日夜四五服。

大黄散。治热毒风肿遍身疮。

大黄剉二两　栝楼根　甘草生剉　马牙硝研各一两

右四味。捣罗为散。每服二钱匕。食后熟水调下。

羚羊角汤。治热毒风、胸膈烦满。语涩痰盛。筋脉挛急。头目昏痛。肢节烦疼。

羚羊角镑　赤茯苓去黑皮　细辛去苗叶　半夏汤洗七遍生姜汁煮焙　藁本去苗土各三分　蔓荆实去皮　芎䓖　旋覆花　防风去叉　甘草炙剉　枳壳去瓤麸炒各一两　人参　羌活去芦头　前胡去芦头一两半　甘菊花半两

右一十五味。粗捣筛。每服三钱匕。入生姜两片。水一盏半。煎至七分去滓。早晚食后稍热服。急则不拘时。

黄耆丸。治热毒风上攻。头旋目眩。耳聋心烦。手足痛痹。皮肤瘙痒。

黄耆剉　防风去叉　麦门冬去心焙　羌活去芦头各二两　五加皮一两半　甘草炙剉　升麻　苦参　白鲜皮　菊花　枳壳去瓤麸炒　黄连去须炒　车前子各一两　葶苈隔纸炒半两

右一十四味。捣罗为末。炼蜜和丸。如梧桐子大。每服二十丸。加至三十丸。空心食前温酒下。

黄耆饮。治热毒风。

黄耆剉焙　赤茯苓去黑皮　羌活去芦头　白僵蚕炒　杏仁汤浸去皮尖双仁炒　当归切焙　桂去粗皮　五味子　生干地黄焙　甘草炙剉　陈橘皮汤浸去瓤焙　玄参　麦门冬去心焙　人参各一两

右一十四味。粗捣筛。每服五钱匕。水一盏。煎取八分去滓。空心顿服。

枳壳丸。治热毒风上攻头面。

枳壳去瓤麸炒一两半　赤茯苓去黑皮　防风去叉　人参　干姜炮　黄连炒去须　薏苡仁　升麻　桂去粗皮各一两　菊花　生干地黄焙各二两　羌活去芦头　羚羊角镑各一两半

右一十三味。捣罗末。炼蜜和丸。如梧桐子大。每服三十丸。空心食前温酒下。

犀角丸。治热毒风攻头面。咽嗌肿痛。

犀角镑　黄芩去黑心　栀子仁　吴蓝各一两　升麻　黄耆剉　防风去叉　甘草炙各一两半　大黄剉炒三两

右九味。捣罗为末。炼蜜丸如梧桐子大。每服三十丸。米饮下。早晚食后服。

羌活散。治热毒风、头面肿痒。心胸烦闷。

羌活去芦头　防风去叉　芎䓖　荆芥穗　麻黄去根节　甘草炙剉　木通剉　恶实炒各等分

右八味。捣罗为散。每服二钱匕。清茶酒调下。不拘时。

芎䓖酒。治热毒风攻口面㖞斜。及偏风。

芎䓖　羌活去芦头　莽草　细辛去苗叶　甘草炙剉各一两　黑豆炒二合

右六味。粗捣筛。分作八帖。每帖以酒一升。煎取五合。热含嗽。咽亦无妨。

本草　日华子云。治游风热毒。风疹恶疮疥癞。小儿壮热。以楝皮煎汤浸洗。服食须是生子者。雌树皮一两。可入五十粒糯米煎煮。杀毒。泻多以冷粥止。不泻者以热葱粥发。无子雄树。能吐泻杀人。不可误服。

御药院方　旋覆花汤。治风热则面生赤痱子。脑昏目疼。鼻塞声重。面上游风。状如虫行。

旋覆花去土　人参去芦头　赤茯苓去皮　黄芩去皮　柴胡去芦　枳实麸炒　赤芍药去皮　甘草以上各二两

右为散。每服二钱。水一大盏。入生姜五片。同煎至七分。去滓。食后服。日进三服。忌猪肉粗面等。

风成寒热

论

圣济总录　论曰。因于露风。及生寒热。始感于腠理。腠理开则洒然寒。闭则热而闷。其风入于胃经。寒则物不化。故衰食饮。热则气内烁。故消肌肉。寒热相合。交争于中。所以悚栗振动而不能食也。故内经曰。病成而变。风成为寒热。

方

圣济总录　大安汤。治风邪伤人。寒热时作。头痛烦躁。周身疼痛。颈项拘急。

麻黄去根节汤煮掠去沫焙四两　防风去叉一两半　芎䓖　羌活去芦头　桔梗去芦剉炒　柴胡去苗　赤箭　白鲜皮　蔓荆实去皮各一两　独活去芦头　前胡去芦头各一两半　甘草炙剉半两　人参　松花各二两　石膏碎研三两

右一十五味。粗捣筛。每服五钱匕。水一盏半。薄荷五叶。煎至八分。去滓温服。不拘时。

葛根汤。治中风项背急强。洒淅寒热。无汗烦渴。

葛根剉二两　麻黄去根节汤煮掠去沫焙一两半　甘草炙剉　芍药　桂去粗皮各一两

右五味。粗捣筛。每服五钱匕。水一盏半。生姜三片。枣一枚去核。煎至一盏去滓。连三服。衣复取汗。未汗用热生姜稀粥投之。

甘草汤。治中风发热恶寒。身体疼痛。怢栗烦躁。

甘草炙剉　桂去粗皮各一两　麻黄去根节汤煮掠去沫焙三两　石膏碎一两半　杏仁汤浸去皮尖双仁炒一两

右五味。粗捣筛。每服五钱匕。水一盏半。生姜三片。枣一枚去核。煎至一盏去滓。

连三服取汗。未汗用热生姜稀粥投。衣复之。

芎䓖汤。治中风寒热。头痛体疼。怢栗不能食。

芎䓖三分　防风去叉　白茯苓去黑皮　羌活去芦头　菊花择　黄耆剉各一两　石膏碎研一两半

右七味。粗捣筛。每服五钱匕。水一盏半。生姜三片。煎至一盏去滓。空心日午夜卧温服。

前胡散。治风成寒热。肢体烦疼。

前胡去芦头　秦艽去苗土　当归切焙　知母各一两　贝母去心　羌活去芦头　芎䓖　甘草炙剉　白术　防风去叉　天仙藤　乌头炮裂去皮尖各一两半

右一十二味。捣罗为细散。每服二钱匕。温酒调下。不拘时。

解风汤。治中风寒热。头目昏眩。肢体疼痛。手足痹。上膈壅滞。

人参　芎䓖　石膏碎研各二两　防风去叉　独活去芦头　甘草炙剉　麻黄去根节汤煮掠去沫焙各一两　细辛去苗叶半两

右八味。粗捣筛。每服三钱匕。水一盏。生姜三片。薄荷五叶。煎至七分。去滓温服。不拘时。

防风汤。治中风寒热时作。

防风去叉　甘草炙　黄芩去黑心　桂去粗皮　当归切焙　白茯苓去黑皮各一两　秦艽去苗土　葛根各半两　杏仁五十枚汤浸去皮尖双仁炒

右九味。剉如麻豆大。每服五钱匕。水一盏。酒半盏。生姜三片。大枣一枚去核。煎至一盏。去滓温服。日三。取汗为度。

羚羊角汤。治中风寒热。头痛昏倦。

羚羊角镑　荠苨　独活去芦头　防风去叉　柴胡去苗　芎䓖　枳壳去瓤麸炒　人参　甘草炙剉　白术各一两

右一十味。粗捣筛。每服二钱匕。水一盏。薄荷五叶。煎至七分。去滓温服。不拘时。

荆芥汤。治中风寒热。头目昏眩。四肢烦疼。

荆芥穗　旋覆花各四两　前胡去芦头　甘草炙剉　麻黄去根节汤煮掠去沫焙　芍药　芎䓖　半夏汤洗七遍去滑各一两

右八味。粗捣筛。每服三钱匕。水一盏。葱白一寸。生姜五片。薄荷五叶。煎至七分。去滓温服。不拘时。

黄连白术汤。治风成寒热。二气交争。调顺阴阳。

黄连去须　麦门冬去心焙各一两　白术　旋覆花炒　甘草炙　黄芩去黑心　附子炮裂去皮脐各半两　桑根白皮一两半　桂去粗皮　桔梗炒　白茯苓去黑皮　陈橘皮汤浸去白焙各七钱，地骨皮一两二钱

右一十三味。剉如麻豆。每服五钱匕。水一盏半。入生姜三片。同煎至八分。去滓温服。

柴胡汤。治因于露风成寒热。精神昏困。肢节烦疼。

柴胡去苗　前胡去芦头　桔梗炒　贝母去心　牡丹皮　黄芩去黑心　麻黄去根节各一两　甘草炙剉　枳壳去瓤麸炒各一钱　升麻半两

右一十味。粗捣筛。每服三钱匕。水一盏。煎两三沸去滓。食后临卧服。

柴胡散。旧名地熏散治阴阳不和。寒热往来。头目昏重。身体烦疼。咳嗽咽干。鼻塞清涕。

柴胡去苗土一斤　人参五两　甘草炙四两　白术三两　半夏汤浸煮软切作片子焙干　黄芩去黑心各五两　防风去叉三两

右七味。粗捣筛。每服三钱。水一盏。生姜五片。同煎至七分。去滓温服。不计时候。

刘守真宣明论方　解风散。治风成寒热。头目昏眩。肢体疼痛。手足麻痹。上膈壅滞。

人参　川芎　独活　麻黄去节汤洗焙各一两　甘草一两　细辛去苗半两

右为末。每服三钱。水一盏半。生姜五片。薄荷少许。同煎至八分。不计时候。

风成寒中

论

圣济总录　论曰。内经曰。风气与阳明入胃。循脉而上至目内眦。其人瘦则外泄而寒。为寒中而泣出。风邪客于胃中。胃脉者。足阳明之脉也。起于鼻交頞中。下循鼻外。风气循脉至于目内眦。其人瘦则腠理开疏。风邪投虚而入。故津液化而为目泪泣出也。

方

圣济总录　温中汤。治风邪所伤。肌瘦泄汗。寒中泣出。

当归切焙　白术各二两　人参　附子炮裂去皮脐　干姜炮　甘草炙　蜀椒去目及闭口者炒出汗　桂去粗皮各一两

右八味。㕮咀如麻豆大。每服四钱匕。以水一盏半。煎取八分。去滓温服日二。

石斛散。治肌瘦中风。汗出太多。成寒中泣出。

石斛去根剉　附子炮裂去皮脐　白术　桂去粗皮　秦艽去苗土　黄耆炙剉各三分

右六味。捣。细罗为散。每服二钱匕。不计时候。以温水调下。

厚朴饮。治寒中之病。目泣自出。

厚朴去粗皮涂生姜汁炙令香熟一两半　前胡去芦头　桂去粗皮　石膏椎碎　赤芍药　知母去心煨令微黄　甘草炙剉各一两　杏仁汤浸去皮尖双仁麸炒微黄三分

右八味。粗捣筛。每服三钱匕。以水一中盏。入生姜半分。

枣三枚劈破。同煎至六分去滓。不计时候。稍热服。

人参汤。治风气汗泄太多。寒中泣出。

人参三分　半夏汤浸七遍去滑　干姜炮剉　白茯苓去黑皮　白术　甘草炙剉　五味子炒　桂去粗皮　黄耆剉各半两　陈橘皮汤浸去白焙一两　诃黎勒煨用皮三分

右一十一味。粗捣筛。每服三钱匕。以水一中盏。入生姜半分。枣三枚劈破。同煎至六分去滓。不计时候。稍热服。

当归汤。治伤风中寒。目泣自出。

当归切炒半两　人参　桂去粗皮各三分　干姜炮剉　白术　白茯苓去黑皮　甘草炙剉　芎䓖　细辛去苗叶　白芍药各半两　陈橘皮汤浸去白各一两

右一十一味。粗捣筛。每服三钱匕。以水一中盏。入生姜半分。枣三枚劈破。同煎。

杨子建万全护命方　分涎散。治一切男子女人忽寒风所中。闷倒不知人事。其病之所起。必先自半年或一年前。吃食少。开肉臭。吃即恶心。口内有冷涎出。及至忽然闷倒。不知人事。即面色青黑。唇皮青。手足冷。脉气微小。身上寒栗。初得醒人事即半身沉重。行动不得。说话謇涩。颠倒不定。语声不出。浑身重。不识人事。宜於闷倒时。先吃此方散。后吃透风气药。

白僵蚕去丝　附子火炮去皮　半夏　细辛　藿香叶　芎劳　羌活各一分　干姜三铢　牵牛半两

右为细末。每服四钱。空心热汤调下。热吃。口不开。用杓柄斡口开灌之。喉中无痰涎。不要吃。

透风气散。治寒风所中闷倒不知人事。既吃前面方取涎了。却非时进此方。若是中风时无甚有涎。只进此方亦得。须是涎少。或无涎。然后只进此方。

细辛　藿香　干蝎　羌活　白花蛇酒浸一昼夜非时用酒慢火上炙黄熟去骨不用只用肉　独活　附子炮去皮　天麻　牛膝　海桐皮　官桂去皮　豆蔻各一分　半夏四铢　麝香一铢　麻黄去节半两　僵蚕三铢去丝

右为细末。入麝香同研令匀。每服四钱。浓煎姜汤调下。空心服。盖衣被。汗出为妙。若无汗。只闻得病处如虫行亦佳。此药若常服。只消薄姜汤调一钱。候风气已退。觉上焦有热。即宜吃后面调顺正气方。

调顺正气散。治寒风所中吃透风气散子后。觉上焦有热。宜服此方。

麻黄去根节　羌活　紫菀　贝母去心　防风去叉　桔梗　菊花　藁本　独活　芎劳各一分　甘草三铢

右为细末。每服二钱八分。水一盏。煎取七分。食后去滓服。若觉大腑秘热。加升麻。大腑不秘热。只可非时吃三五口。不要任性吃。令过剂也。酌量脏腑进服。

治风寒所中面色青黑。浑身骨节俱冷。两手俱急。筋脉牵抽。手足麻痹厥冷。向人得暖气后方舒展。宜服此方。

干姜　牛膝　草豆蔻去皮　甘草炙　羌活　独活　吴茱萸　黄橘皮　官桂去皮各一分　细辛　藿香　干蝎各三铢　半夏二铢　芎劳　白术各半两

右细杵罗为末。每服三钱。水一盏。煎一两沸。和滓空心顿服。身未得暖。并筋脉未展。更进一服。

治寒风所中。冷涎所积。其人昏闷不醒。两眼闭合。全开不得。呕逆恶心。食不注腹。浑身沉重。脉气沉伏。起立不得。头旋目晕。心中战跳。但见屋宇旋倒。忽闻喉内如有一条冷物下至心中。忽闻如有一物在心前。上筑咽喉。即闷绝不知人事。此皆寒风冷涎所致。宜服此方。

菖蒲　细辛　芎劳　防风　羌活　干姜　官桂　独活　半夏各一分　吴茱萸四铢　南椒去子三铢　牵牛半两

右先杵牵牛、半夏二味自作一处。所余众药并作一处。杵为细末。每服六钱。牵牛、半夏末二钱。众药末四钱。共作一服。热汤调下。和滓吃。若不吐。如人行一二里更进一服。又如人行一里更进一服。尚未吐。以指头斡下喉中。令吐出涎。若不吐。即下入胃亦安稳。若不吐不下。更不可治也。

刘守真宣明论方　当归散。治风邪所伤寒中。目泣自出。肌瘦。泄汗不止。

当归　人参　官桂各三钱　干姜炮　白术　白茯苓　甘草　川芎　白芍药各半两　细辛去苗半两　陈皮一两去白

右为末。每服三钱。水一盏半。生姜三片。枣二枚。同煎至八分。去滓。热服。不计时候。并三服。

风成热中

论

圣济总录　论曰。内经曰。风气与阳明入胃。循脉而上至目内眦。其人肥则风气不得外泄。为热中而目黄。夫风者阳气也。善行而数变。风气客于胃中。内不得通。外不得泄。蒸郁于中。故谓之热中。阳明之脉起于鼻。交頞中下行鼻外。热气循入。故令人目黄也。

方

远志汤。治风搏阳气。郁为热中。除目黄。解烦渴。

远志去心　人参　赤茯苓去黑皮　犀角镑　桔梗剉炒　前胡去芦头　防风去叉　麦门冬去心焙　黄耆剉　大腹皮各半两

右一十味。粗捣筛。每服三钱匕。水一盏。生姜一枣大拍破。煎至七分去滓。食后温服日三。

人参丸。治风邪。除热中。解烦渴。镇心神。

人参一两半　芦荟　白术　藁本去苗土　桔梗剉炒各半两　白附子炮　赤茯苓去黑皮　菊花各一两　防风去叉　天麻酒浸切焙各三分　龙脑研　麝香研各一分

右一十二味。研。捣为末。以面糊和丸。如梧桐子大。每服十五丸。食后煎黄耆荆芥汤下。

牛黄散。治风久不散。变成热中。烦渴目黄。精神昏暗。

牛黄研　甘草炙剉　白附子炮　白僵蚕炒　犀角镑　羚羊角镑　丹砂研各一分　天南星炮半分　龙脑研一钱　天麻半两　蝎梢七枚炒

右一十一味。各捣研极细和匀。每服一钱匕。荆芥汤调下。

金箔牛黄丸。治风邪。除热中。

金箔十片研　牛黄研　龙脑研各一两　犀角镑　琥珀研　人参各一分　丹砂研水飞过　白茯苓去黑皮各二两　白花蛇酒浸去皮骨炙　天麻各半两　白附子炮　白僵蚕炒　甘草炙剉各一两

右一十三味。各捣研为末。炼蜜和捣一千杵。丸如樱桃大。以金箔为衣。每服一丸细嚼。温薄荷汤下。茶酒亦得。常服半丸。不拘时。

犀角天麻丸。治风不散。传为热中。

犀角镑　天麻酒浸切焙　芎藭　半夏为末生姜汁作饼焙干　菊花各半两　茯神去木　人参　羌活去芦头　阿胶炙令爆　丹砂研各一两　甘草炙剉三分

右一十一味。各捣研为细末。炼蜜丸如皂子大。每服一丸。食后临卧细嚼。人参汤下。

银液生犀丸。治风邪蕴积。传为热中。

犀角镑　银薄一钱水银结沙子　牛黄研　郁金　竹茹　阿胶炙令燥各一分　天麻　琥珀研　白茯苓去黑皮　人参　防风去叉　紫石英研各半两　丹砂研一两半　天竺黄研　天南星牛胆柜者各一两　龙脑研　麝香研各一分

右一十七味。各捣研为细末。炼蜜丸如鸡头实。每服一丸。食后临卧细嚼。人参汤下。

青龙散。治风邪传化。腹内瘀结生热。

仙灵脾　生干地黄焙　防风去叉　何首乌去黑皮米泔浸一宿竹刀切焙各一分　荆芥穗一两

右五味。捣为细散。每服一钱至二钱匕。食后沸汤调下。

雄黄散。治风气入中。蕴积生热。口干目黄。时发潮躁。

雄黄研半两　丹砂研　牛黄研　丁香各一分　桂去粗皮半两　天麻三分　麝香研一两　天南星炮裂三分　龙脑一分先研如粉入麝香同研次入前三味同研　半夏为末生姜汁作饼暴干　麻黄去节煎掠去沫焙　白僵蚕炒各三分　附子炮裂去皮脐　干姜炮　大黄炙剉炒各半两

右一十五味。将十味捣罗为散。与别研五味和匀。每服半钱加至一钱匕。空心夜卧。温酒调下。汗出即愈。

内解散。治风邪入中。蕴瘀成热。头昏目黄。心膈烦闷。

柴胡去苗　黄芩去黑心　葛根剉各一两　黄连去须　石斛去根各一分　甘草炙剉一两一分

右六味。捣罗为散。每服半钱匕。柳枝蜜水调下。薄荷蜜水亦得。

刘守真宣明论方　青龙散。治风气。邪传化腹内。瘀结而目黄。风气不得泄为热中。烦渴引饮。

地黄　仙灵脾　何首乌去黑皮泔浸一宿竹刀子切焙各一分　防风去苗　荆芥穗一两

右为末。每服一钱。沸汤点调下。食后。每日三服。

风冷

论

巢元方病源　风冷者。由脏腑虚。血气不足。受风冷之气。血气得温则宣疏。冷则凝涩。然风之伤人。有冷有热。若挟冷者。冷折于气血。使人面青心闷。呕逆吐沫。四肢痛冷。故谓之风冷。其汤熨针石。别有正方。补养宣导。今附于后。养生方导引法云。一足蹋地。足不动。一足向侧。如丁字样。转身倚势。并手尽急回。左右迭互二七。去脊风冷。偏枯不通润。又云。蹲坐。身正头平。叉手安颏下。头不动。两肘向上振摇。上下来去七七。亦持手三七。放纵身心。去乳房风冷肿闷。鱼寸不调。日日损。又云。坐。两足长舒。自纵身。内气向下。使心内柔和适散。然始屈一足。安膝下。长舒一足。仰足趾向上使急。仰眠。头不至席。两手急努向前。头向上努挽。一时各各取势。来去二七。迭互亦然。去脚疼。腰髀冷。血冷。风痹。日日渐损。又云。长舒足。肚腹着席。安徐看气向下。知有去处。然始著两手掌拓席。努使臂直。散脊背气血下。渐渐尽势。来去二七。除脏腑内宿冷。脉急。腰髀风冷。又云。欲以闭气出汗。拳手屈膝侧卧。闭气自极。欲息气定。复闭气。如此汗出乃止。复转卧。以下居上。复闭气如前。汗大出乃止。此主治身中有风寒。欲治股胫手臂痛法。屈一胫一臂。伸所病者。正偃卧。以鼻引气。令腹满。以意推之。想气行至上。温热。即愈。又云。肚腹著席。长舒一足向后。急努足指。一手舒向前尽势。将一手向背上挽足倒极势。头仰蹙背。使急。先用手足斜长舒者。两向自相挽急。始屈手足共头。一时取势。常记动手足。先后交番。上下来去二七。左右亦然。去背项腰膝髀井风冷疼闷。脊里偏强。又云。正坐。两手向后捉腕。反向拓席。尽势。使腹弦弦上下。七。左右换手亦然。损腹肚冷风宿气积。胃口冷。食饮进退。吐逆不下。又云。凡学将息人。先须正坐。并膝头、足。初坐。先足趾相对。足跟外扒。坐上。欲安稳。须两足跟向内相对。足指外扒。坐上。觉闷痛。渐渐举身似款便。坐上。待共内（两）坐相似不痛。如（始）双竖足跟向上坐上。足趾并反向外。每坐常学。去膀胱内冷。膝冷。两足冷疼。上气。腰痛，尽自消适。又云。长舒一足。一脚屈。两手挽膝三里。努膝向前。身却挽。一时取势。气内散消。如似骨解。迭互换足。各别三七。渐渐去髀脊冷风冷血。筋急。又云。两手向后。倒挽两足。极势。头仰。足指向外努之。缓急来去七。始手向前直舒。足自摇。膝不动。手足各二七。去脊腰闷风冷。又云。身平正。舒两手向后。极势。屈肘向后空捺。四七。转腰。垂手向下。手掌四面转之。去臂内筋急。又云。两手长舒。合掌向下。手高举与髆齐。极势。使髆闷痛。然始上下摇之二七。手下至髀还。上下缓急。轻手前后散振。双手前拓。努手合掌向下。七。去髆内风冷疼。日消散。又云。两手掌倒拓两髆井前。极势。上下傍两掖。急努振摇。来去三七。竟。手不移处。努两肘向上急热。上下振摇二七。欲得拳两手七。因相将三七，去项髆筋脉急劳。一手屈拳向后左。一手捉肘头。向内挽之。上下一时尽势。屈手散放。舒指三。方转手。皆极势四七。调肘髆骨筋急强。两手拓。向上极势。上下来去三七。手不动。将两肘向上。极势七。不动手肘臂。侧身极势。左右回三七。去颈骨冷气风急。前一十二件有此法。能使气人行之。须在疾中可量。

圣济总录　论曰。人有藏府本虚。血气不实。感于风冷。致荣卫不和。经脉凝涩。其冷不散者。使人面青不乐。心下满闷。甚则呕逆吐沫。肢体冷痛。

方

孙思邈千金要方　菊花酒。治男女风虚寒冷。腰背痛。食少羸瘦无色。嘘吸少气。去风冷。补不足。

菊花　杜仲各一斤　附子　黄芪　干姜　桂心　当归　石斛各四两　紫石英　苁蓉各五两　萆薢　独活　钟乳各八两　茯苓三两　防风四两

右十五味㕮咀。以酒七斗渍五日。一服二合。稍稍加至五合。日三。千金翼不用干姜

太平圣惠方　巴戟散。治风冷。脏腑虚弱。及腰脚疼痛。

巴戟一两　五加皮一两　萆薢一两剉　牛膝一两去苗　石斛一两半去根节　天麻一两　白茯苓一两　附子一两炮裂去皮脐　虎胫骨一两涂酥炙令黄　木香一两　磁石一两炒醋淬七遍研水飞过

右件药。捣细罗为散。每于食前。以温酒调下二钱。忌生冷油腻。

天麻散。治风冷气攻疰肾脾。致腹胁四肢疼痛。面色青黄。腰脚无力。肌体不仁。

天麻一两　羌活一两　附子一两炮裂去皮脐　白蒺藜一两炒去刺　干蝎半两微炒　硫磺一两细研水飞过　萆薢一两剉　木香一两　槟榔一两　干姜一分炮裂剉　桂心三分去皱皮

右件药。捣细罗为散。每于食前。以温酒调下二钱。

雄黄圆。治诸风治入脏腑。骨节疼痛。筋脉拘急。耳内蝉声。

雄黄半两细研水飞过　麝香一分细研　天麻一两　桂心半两　当归三分　干蝎半两微炒　石菖蒲一两　乌蛇二两酒浸去皮骨炙合微黄　天南星一两炮裂　白僵蚕半两微炒　附子一两炮裂去皮脐　牛膝一两去苗

右件药。捣罗为末。研入雄黄麝香令匀。炼蜜和捣三二百杵。圆如梧桐子大。每于空心及晚食前。以温酒下十圆。

牛膝圆。治脏腑气血俱虚。风冷攻注。四肢疼痛。腰脚无力。

牛膝二两去苗　羌活一两　巴戟一两半　桂心一两　五加皮一两　杜仲二两去粗皮炙微黄剉　补骨脂一两半微炒　石斛一两半去根节　安息香一两　附子二两炮裂去皮脐　干姜一两炮裂剉　当归一两

右件药。捣罗为末。炼蜜和捣三二百杵。圆如梧桐子大。每于空心晚食前。以温酒下三十圆。

安息香圆。治风冷。心腹四肢多疼。骨节时痛。

安息香一两　石菖蒲一两　当归一两　桂心一两　丁香一两　朱砂一两细研水飞过　没药三分　芎䓖一两　椒红一两微炒　天麻一两　乌蛇肉二两酒浸炙微黄　附子一两炮裂去皮脐　牛膝一两去苗　天南星一两炮裂　干蝎半两生用　防风三分去芦头　麝香一分细研　木香一两

右件药。捣罗为末。炼蜜和捣三二百杵。圆如梧桐子大。每服空心及晚食前。以温酒下二十圆。

萆薢圆。治风冷。四肢疼痛。腰脚缓弱。虚损无力。

萆薢二两剉　薯蓣一两　牛膝二两去苗　泽泻一两　地肤子一两　附子二两炮裂去皮脐　干漆一两捣碎炒令烟出　石斛二两去根剉　威灵仙一两　狗脊一两　茵芋一两　钟乳粉二两　熟干地黄一两

右件药。捣罗为末。炼蜜和捣三二百杵。圆如梧桐子大。每服空心及晚食前。以温酒下二十圆。圣济总录名牛膝丸。

蛜蝌圆。治脏腑久虚。风冷所攻。四肢无力。背膊多疼。膀胱冷气流注。腰脚沉重。宜服祛风补益。

蛜蝌一两半微炒　白附子一两炮裂　沉香一两　肉桂一两去皱皮　芎䓖一两　槟榔一两　木香一两　天麻一两　石斛二两去根剉　牛膝二两去苗　白蒺藜一两微炒去刺　附子一两炮裂去皮脐　巴戟三分　白僵蚕三分微炒　羌活三分　肉苁蓉二两酒浸一宿刮去皱皮炙令干　当归三分剉微炒　山茱萸三分

右件药。捣罗为末。炼蜜和捣三二百杵。圆如梧桐子大。每服空心及晚食前。以温酒下二十圆。

附子圆。治风冷气。补虚损。暖脏腑。利腰脚。

附子一两炮裂去皮脐　巴戟一两　天麻一两　牛膝一两去苗　防风三分去芦头　桂心三（二）两　芎䓖三分　独活三分　石斛一两去根剉　肉苁蓉一两酒浸去皱皮微炙　补骨脂一两　干蝎三分微炒　萆薢一两剉　椒红一两微炒去汗　仙灵脾一两　沉香一两　安息香一两　木香一两

右件药。捣罗为末。炼蜜和捣三二百杵。圆如梧桐子大。每服空心及晚食前。以温酒下二（三）十圆。

圣济总录　羌活汤。治寒风所中。面青遍身骨节俱冷。两手拘急。筋脉牵抽。手足不仁。厥冷得暖气则舒展。

羌活去芦头　独活去芦头　干姜炮　牛膝酒浸切焙　草豆蔻去皮　桂去粗皮各半两　细辛去苗叶　藿香叶去梗各一分　吴茱萸汤洗焙干炒　陈橘皮汤浸去白焙各半两　干蝎去土炒　半夏汤洗去滑焙各一分　甘草炙四钱　芎䓖　白术各一两

右一十五味。粗捣筛。每服三钱匕。水一盏。煎至七分去滓。稍热不拘时服。候身暖并筋脉舒展则止。

四味丸。治骨节风冷。耐寒暑。益气血。

独活去芦头　干姜炮　山茱萸洗焙　桂去粗皮

右四味。为细末。炼蜜和捣三二千杵。丸梧桐子大，每服二十丸。温酒下。空心食前。渐加至三十丸。

神力汤。治风劳冷气。及膀胱冷气。攻刺腹内疼痛。兼治妇人血风血气。及伤寒等疾。

人参　白茯苓去粗皮　木香　桂去粗皮　肉豆蔻去皮　草豆蔻去皮　防风去叉　附子炮裂去皮脐　厚朴去粗皮生姜汁炙　苍术米泔浸软去皮细切暴干麸炒　黄耆薄切　干姜炮　白术　当归切焙　羌活去芦头　诃黎勒煨去核　菖蒲　牛膝酒浸切焙　萆薢　山芋　甘草炙　白芷　芍药　枳壳去瓤麸炒　桔梗剉炒　陈橘皮去白切焙　京三棱煨乘热剉　蓬莪茂煨剉　吴茱萸汤洗焙干炒　大腹　五味子　芎䓖　前胡去芦头　蒟酱　丁香各半两

右三十五味。剉如麻豆。每服三钱匕。水一盏。入盐少许。煎至七分。去滓温服。不拘时候。

安息香丸。治风冷及虚风头昏。心胸痃闷。痰唾不下。饮食气胀。腰腹疼痛。

安息香研　肉苁蓉酒浸切焙　白附子炮　羌活去芦头各半两　当归切焙　怀香子炒　木香　天麻　桂去粗皮　沉香各三分　槟榔剉　干蝎去土各一两　白花蛇酒浸去皮骨炙二两　芎䓖三分十四味为末　桃仁去皮尖并双仁研如膏三两　阿魏白面裹灰火内炮令黄熟为度去面研　硇砂研　硫磺研各一分

右一十八味。先将桃仁阿魏硇砂硫磺。用好酒五升。于银石器内慢火熬成膏。和前药末一十四味。如鞕入炼蜜少许。入臼中捣千百下。取出每秤一两。分作十五丸。每服一丸。温酒嚼下。姜盐汤下亦得。空心食前。

巴戟天丸。治风冷气。补虚损。暖藏府。利腰脚。

巴戟天去心　附子炮裂去皮脐　天麻　牛膝酒浸切焙　防风去叉　桂去粗皮　芎䓖　独活去芦头　石斛去根　肉苁蓉酒浸切焙　补骨脂炒　干蝎去土炒　萆薢剉　蜀椒去目并闭口炒出汗　仙灵脾　沉香剉细　安息香研　木香各一两

右一十八味。除别研外，为细末。再同研匀。炼蜜和捣三二百杵。丸如梧桐子大。每服三十丸。温酒下。空心及晚食前。

应痛丸。治风冷一切痛。

附子炮裂去皮脐　天麻　虎骨酥炙　天南星炮　狗脊去毛　白茯苓去黑皮　阿胶炙燥　狼毒蜡炙剉炒　白僵蚕直者微炒　海桐皮剉　牡蛎熬　天雄炮裂去皮脐　防风去叉　吴茱萸汤洗焙干炒　羌活去芦头　独活去芦头各一两

右一十六味。捣罗为细末。炼蜜和丸。如弹丸大，每服一丸。空腹温酒化下。

羊肉汤。治风冷气血虚乏。

羊肉一斤半去脂膜煮取汁　生姜二两　当归切焙　芍药　黄芩去黑心　芎䓖　甘草炙　防风去叉各一两

右八味除羊肉外。㕮咀如麻豆大。每服五钱匕。以羊肉汁二盏。煎取一盏。去滓不拘时温服。

王衮博济方　没药散。治男子女人虚惫。风冷气攻手臂腿膝疼痛。骨节酸麻。

虎胫骨酥塗炙　败龟酥炙　地骨皮洗　没药　麝香少许　细辛去叶洗　当归洗　羌活去芦头　川芎　官桂去皮　防风洗　牛膝去苗洗各半两　朱砂一分别细研　芍药

右件共依法修事。捣罗为散。更研极细。每服空心温水调下。稍痊。即炼蜜和丸如梧桐子大。酒下五七丸。

十便良方　人参辰砂圆。去骨髓内风冷。壮筋力。安神爽思。宽快膈脘。益胃进食。鸡峰方。

人参好者生碾一两为末　辰砂晶明佳者半两细研同人参末研匀

右同以糯米粉汁和成锤。煎汤内煮熟。取出放冷。丸如赤豆大。每服二十圆。空心温酒或枣汤下。日进二服。

本草　衍义曰。以三升醇酒。拌蚕屎五斗。用甑蒸热。于暖室中铺于油单上。令患风冷气闭及近感瘫风人。就所患一边卧。看温热。厚盖覆。汗出为度。若虚人须常在左右。防大热昏冒。仍令头面在外。不得壅覆。未痊愈。间再作。

衍义曰。五灵脂二两、没药一两、乳香半两、川乌头一两半。炮去皮。同为末。滴水丸如弹子大。每用一丸。生姜温酒磨服。治风冷气血闭。手足身体疼痛。冷麻。

御药院方　菊花散。治风冷邪气入于脑。停滞鼻间。气不得宣散。结聚不通。故使鼻塞也。

甘菊花　防风　前胡各一两　细辛　桂心各半两　甘草炙二钱半

右件为细末。每服二钱。入乳香少许。煎荆芥汤调下。食后。

施圆端效方　小灵脂丸。治一切风虚湿冷。肢体疼痛。痹不能行。新镇杜巨川

防风一两　五灵脂　川乌头炮去皮各二两

右为细末。酒糊为丸。如桐子大。食前酒送下七丸。日进二服。

艾元英如宜方　硫磺茶。治风冷头冷。

用硫磺水煎去半盏。干研极细。茶一盏。生绢筛。下硫磺于茶面。顿呷服。嚼生葱白半寸妙。

永乐大典卷之三百十八　一东

风　诸风证治二十一

风冷失声

论

巢元方病源　风冷失声者。由风冷之气客于会厌。伤于悬壅之所为也。声气通发。事因关户。会厌是音声之户。悬壅是音声之关。风冷客于关户之间。所以失声也。

方

太平圣惠方　**五味子散**。治风冷入肺。咳逆短气。语无音声。舌干而渴。

五味子一两　白石英一两　钟乳一两　款冬花半两　陈橘皮三分汤浸去白瓤焙　桂心一两　赤茯苓一两　麦门冬半两去心　紫菀半两洗去苗土　紫苏子一两微炒　杏仁一两汤浸去皮尖双仁麸炒微黄　人参一两去芦头

右件药。捣筛为散。每服三钱。以水一中盏。入生姜半分。枣三枚。煎至六分。去滓。不计时候。稍热服。

人参散。治风冷失声。肺寒少气。

人参一两去芦头　五味子半两　桂心三分　杏仁半两汤浸去皮尖双仁麸炒微黄　细辛三分　石菖蒲三分　附子三分炮裂去皮脐　诃黎勒皮半两　甘草一分炙微赤剉

右件药。捣筛为散。每服三钱。以水一中盏。入生姜半分。枣三枚。煎至六分。去滓。不计时候。稍热服。

石菖蒲散。治风冷。伤肺失声。咽喉不利。

石菖蒲半两　钟乳粉半两　五味子半两　桂心一两　细辛半两　诃黎勒皮一两　杏仁一两汤浸去皮尖双仁麸炒微黄　干姜半两炮裂剉　陈橘皮半两汤浸去白瓤焙

右件药。捣细罗为散。入钟乳粉。都研令匀。每服。不计时候。以温酒调下一钱。

杏仁煎。治风冷失声。语音不出。

杏仁二两浸去皮尖双仁研如膏　紫菀一两洗去苗土　五味子一两　贝母一两煨令微黄　细辛一两　桂心二两

右件药。捣细罗为散。以水一大盏。入生姜汁一合。饴糖二两。蜜二合。下杏仁膏。慢火熬成煎。每服一茶匙。不计时候。以热酒调服。

木通圆。治风失声。声噎不出。

木通一两剉　附子一两炮裂去皮脐　干姜一两炮裂剉　赤茯苓一两　防风一两去芦头　桂心二两　细辛一两　麻黄一两半去根节　杏仁一两汤浸去皮尖双仁麸炒微黄

右件药。捣罗为末。炼蜜和捣三二百杵。圆如小豆大。每服。不计时候。以温酒下二十圆。

治风冷失声。咽喉不利。宜服此方。

杏仁一两汤浸去皮尖双仁研如膏　生姜汁一合　桂心末二两　蜜五两

右件药。都合一处。入于银器中。慢火熬成膏。每服。不计时候。以温酒调下一茶匙。

又方。

蘘荷根二两研绞取汁　酒一大盏

右二味。相和令匀。不计时候。温服半盏。

风痰

论

太平圣惠方　夫风痰者。是血脉壅塞。饮水积聚而不消散。故成痰也。其候或冷或热。或结实。食不消化。胸膈痞满。短气好眠。头眩目暗。常欲呕逆者是也。

圣济总录　论曰。风痰之病。得于气脉闭塞。水饮积聚。其状虽有冷热之异。至于心胸痞隔。饮食不化则一也。盖风壅气滞。三焦不和。则水饮易于停积。风能生热。壅亦成痰。是故有头目不利。神思昏浊之候。其或呕逆不纳饮食者。则因于胃冷而得之。其治固不可一概也。

治验

张子和儒门事亲　常仲明之子。自四风得风痰疾。至十五岁转甚。每月发一两次。发必头痛。痛则击数百拳。出黄绿涎一两盏方已。比年发益频。目见黑花。发作昏不知人。三四日方省。诸医皆用南星、半夏化痰之药。终无一效。偶遇戴人于㶁水之南乡。戴人以双解散发汗。次以苦剂吐痰。病去八九。续以分剂平调。自春至秋。如此数次。方获全瘥。双解散。通圣散与益元散相合中停。水一盅。生姜、豆豉、葱白同煎。

罗谦甫卫生宝鉴　参政杨公七旬有二。宿有风疾。于至元戊辰春。忽病头旋眼黑。目不见物。心神烦乱。兀兀欲吐。复不吐。心中如懊侬之状。头偏痛。微肿而赤色。腮颊亦赤色。足胻冷。命予治之。予料之。此少壮之时。喜饮酒。久积湿热于内。风痰内作。上热下寒。是阳不得交通。否之象也。经云。治热以寒。虽良工不敢废其绳墨。而更其道也。然而病有远近。治有轻重。参政今年高气弱。上焦虽盛。岂敢用寒凉之剂损其脾胃。经云。热则疾之。又云。高巅之上。射而取之。予以三棱针约二十余处刺之。其血紫黑。如露珠之状。少顷。头目便觉清利。诸证悉减。遂处方云。眼黑头旋。虚风内作。非天麻不能除。天麻苗谓之定风草。此草独不为风所摇。故以为君。头偏痛者。乃少阳也。非柴胡黄芩酒制不能治。黄连苦寒酒炒。以治上热。又为因用。故以为臣。橘皮苦辛温。炙甘草甘温补中益气为佐。生姜半夏辛温。能治风痰。茯苓甘平利小便。导湿热引而下行。故以为使。服之数服。邪气平。生气复而安矣。

天麻半夏汤。治风痰内作。胸膈不利。头旋眼黑。兀兀欲吐。上热下寒。不得安卧。

天麻　半夏各一钱　橘皮去白　柴胡各七分　黄芩酒制炒　甘草炙　白茯苓去皮　前胡各五分

右九味㕮咀。都为一服。水二盏。生姜三片。煎至一盏。去滓温服。食后。忌酒面生冷物。

方

华佗中藏经　二乌丸。治风痰眩晕。

川乌头　草乌头各四两　青盐四两　黑豆半升

右用水二升。同煮四味。水耗即以温水添之。候川乌头半软。四破之。更煮。以透烂为度。去皮。同煮乌头并黑豆。于石臼或木臼内捣令极烂。不见白星即就圆。干即以煮药水添湿同捣。煮时留一盏以下水。以备添。勿令煮干也。圆如梧子大。每服三二十圆。盐酒、盐汤任下。食前。

王焘外台秘要方　白术丸。延年主除风痰积聚。胃中冷气。每发动。令人呕吐食。或吐清水。食饮减少。不作肌肤。

白术五分　白芷三分　干姜　石斛各六分　五味子　细辛　橘皮　厚朴炙　桂心　防风　茯苓　甘草各四分

右十二味捣筛。蜜和丸如梧桐子。服十丸。饮下。日二。加至二十丸。忌桃李雀肉生葱海藻菘菜生菜酢物一方有人参五分十三味蒋孝璋处

又。茯苓汤。主风痰气。发即呕吐欠呿。烦闷不安。或吐痰水者。

茯苓三两　人参　生姜　橘皮　白术各二两

右五味切。以水五升煮取一升五合。去滓。温分三服。中间任食。忌大醋桃李雀肉等。出第十七卷中

又。木兰汤。主热痰饮气。两肋满痛。不能食者。

木兰　枳实炙　黄芩　白术各三两　漏芦根　白蔹　升麻　芍药　桔梗各二两　生姜　大枣各四两

右十一味。以水八升煮取二升六合。分为三服。如人行三四里进一服。忌桃李猪肉雀肉。一方有玄参三两

又。茯苓饮。主风痰气。吐呕水者。

枳实炙一两　茯苓　白术　人参各二两　生姜四两　橘皮一两半

右六味切。以水五斗煮取一升半。分三服。中间任食。忌桃李雀肉大醋。张文仲处并出第六卷中

又。疗风痰饮气逆满。恶心不能食。

人参二两　枳实炙　白术各三两　生姜四两　桂心一两半

右五味切。以水五升煮取一升五合。分温三服。忌桃李雀肉生葱。张文仲处出第十七卷中

太平圣惠方　前胡散。治风痰。心胸壅闷。头目不利。神思昏浊。少欲饮食。

前胡一两去芦头　羌活三分　羚羊角屑三分　人参半两去芦头　甘菊花半两　沙参半两去芦头　芎䓖半两　白术半两　黄耆半两剉　半夏半两汤洗（浸）七遍去滑　防风半两去芦头　蔓荆子半两　枳壳半两麸炒微黄去瓤　甘草半两炙微赤剉

右件药。捣粗罗为散。每服三钱。以水一中盏。入生姜半分。枣三枚。煎至六分。去滓。不计时候。温服。

旋覆花散。治风痰气壅。不下饮食。头目昏闷。四肢烦疼。

旋覆花半两　半夏半两汤洗七遍去滑　白附子半两炮裂　防风三分去芦头　羚羊角屑三分　前胡一两去芦头　枳壳三分麸炒微黄去瓤　枇杷叶三分拭去毛炙微黄　甘草半两炙微赤剉　川大黄三分剉碎微炒　赤茯苓三分

右件药。捣粗罗为散。每服三钱。以水一中盏。入生姜半分。煎至六分。去滓。不计时候。温服。

治风痰气壅。发即头旋呕吐。不下饮食。

前胡一两去芦头　半夏半两汤洗七遍去滑　枳壳三分麸炒微黄去瓤　芎䓖半两　槟榔一两　旋覆花半两　防风半两去芦头　枇杷叶半两拭去毛微炙黄　陈橘皮半两汤浸去白瓤焙　白术半两　赤茯苓一两　甘草半两炙微赤剉

右件药。捣粗罗为散。每服三钱。以水一中盏。入生姜半分。煎至六分。去滓。不计时候。温服。

羚羊角散。治风痰气壅。心胸不利。头目烦疼。少思饮食。

羚羊角屑三分　防风半两去芦头　麦门冬一两去心焙　川升麻三分　赤茯苓一分　前胡一两去芦头　半夏半两汤洗七遍去滑　枇杷叶三分拭去毛炙微黄　荆芥半两　细辛半两　枳壳半两麸炒微黄去瓤　甘草半两炙微赤剉

右件药。捣粗罗为散。每服三钱。以水一中盏。入生姜半分。淡竹叶二七片。煎至六分。去滓。不计时候。温服。

防风散。治风痰。头目昏闷。四肢烦疼。

防风半两去芦头　枳壳半两麸炒微黄去瓤　赤芍药三分　半夏半两汤浸七遍去滑　甘菊花半两　芎䓖半两　石膏二两　甘草半两炙微赤剉　前胡一两去芦头

右件药。捣筛为散。每服三钱。以水一中盏。入生姜半分。煎至六分。去滓。不计时候。温服。

枇杷叶散。治风痰气逆。不能食。

枇杷叶一两拭去毛炙微黄　枳壳一两麸炒微黄去瓤　人参三分去芦头　桂心三分　半夏半两汤洗七遍去滑　诃梨勒皮半两　甘草半两炙微赤剉　赤茯苓二（一）两

右件药。捣筛为散。每服三钱。以水一中盏。入生姜半分。煎至六分。去滓。不计时候。温服。

细辛散。治风痰气逆。发即呕吐。欠呿。昏闷。神思不爽。

细辛三分　枇杷叶一两拭去毛炙微黄　人参一两去芦头　半夏半两汤洗七遍去滑　赤茯苓三分　前胡一两去芦头　陈橘皮半两汤浸去白瓤焙　白术半两　芎䓖三分　甘草半两炙微赤剉　桂心半两

右件药。捣筛为散。每服三钱。以水一中盏。入生姜半分。煎至六分。去滓。不计时候。温服。

半夏散。治风痰呕逆。汤饮不下。起则旋倒。

半夏半两汤洗七遍去滑　芎䓖三分　甘草半两炙微赤剉　汉防己半两　干姜半两炮裂剉　防风三分去芦头　桂心半两　川椒五十枚去子及闭口者微炒去汗　附子三分炮裂去皮脐

右件药。捣筛为散。每服三钱。以水一中盏。煎至六分。去滓。不计时候。温服。

白术圆。治风痰积聚。胃中冷气。令人呕吐。不纳饮食。四肢无力。

白术一两　人参一两去芦头　细辛半两　陈橘皮一两汤浸去白瓤焙　桂心三分　防风半两去芦头

诃黎勒皮三分　五味子半两　干姜半两炮制剉　半夏半两汤洗七遍去滑　白茯苓一两　甘草半两炙微赤剉　旋覆花半两　厚朴一两去粗皮涂生姜汁炙令香热

右件药。捣罗为末。炼蜜和捣三二百杵。圆如梧桐子大。每服。不计时候。以生姜汤下二十圆。

皂荚煎圆。治风壅痰疎利脏腑。

皂荚一斤肥好不蚛者以水洗去其塵用河水五升煮令软挼滤取汁入银锅内熬成膏　威灵仙煖水浸过削取其背不用其根冷水淘三五度令净暴干捣细罗取末四两　薄荷干杵细罗取末一两

右二味药末相和。入皂荚煎。和捣三二百杵。圆如梧桐子大。每服。不计时候。以荆芥汤下二十圆。

天南星圆。治风痰。头目旋晕。肢节拘急。

天南星半两炮裂　细辛半两　附子半两炮裂去皮脐　防风半两去芦头　天麻一两　半夏半两汤浸七遍去滑　白附子半两炮裂　旋覆花半两　芎藭半两

右件药。捣罗为末。炼蜜和捣三二百杵。圆如绿豆大。每服。不计时候。以荆芥薄荷汤下十圆。

皂荚圆。治风痰。心胸壅闷。头目不利。

皂荚五梃以热汤二升浸候软挼滤取汁熬成膏　旋覆花一两　枳壳一两麸炒微黄去瓤　防风一两去芦头　半夏一两汤洗七遍去滑

右件药。捣罗为末。入膏中。和捣百余杵。圆如梧桐子大。每服。不计时候。以荆芥薄荷汤下十圆。

半夏圆。治风痰脾胃冷气。吐逆不止。食饮不下。

半夏一两汤浸七遍去滑微炒　白矾二两烧令汁尽　干姜半两炮裂剉

右件药。捣罗为末。都研令匀。用蒸饼和圆如梧桐子大。每服。不计时候。煎生姜汤下十圆。

秦艽散。治风痰心昏。恍惚不能言语。痰涎流溢。

秦艽一两去苗　恒山一两半　人参一两不去芦头　羚羊角屑一两　甘草一两半

右件药。捣筛为散。每服三栈。以水一中盏。入大麻子五十粒。煎至七分。去滓。空心温服。良久当吐。未吐再服。

又方。

荠苨半两　防风半两去芦头

右以水一大盏。煎至七分。去滓。入生姜汁半合。空心分温二服。服之良久当吐。未吐再服。

杨子建万全护命方　治一切风痰。胸膈不利。涕唾胶黏。上焦壅滞。喉中不快。

麻黄去根　荆芥穗　杏仁去尖　木香　当归　黄芩　羌活　芍药　柴胡去毛　大黄炮熟各一两　半夏二铢　牵牛半两

右为细末。每服二钱。水一盏。生姜一片。同煎取八分。食后吃。

红散子。治一切风痰。倒卧昏闷。并小孩子一切风痰。

半夏姜汁煮一百沸四铢　白附子　附子炮去皮脐　细辛　干蝎用生薄荷三两碎切同炒令干去薄荷不使　藿香　白僵蚕去丝　天南星　芎藭　羌活　防风各一分

右细杵。罗为末。入轻粉二十个。朱砂、灵砂各三铢。麝香、龙脑各二铢。同研令匀。薄荷汤下半钱。小儿一匙。

和剂局方　银液丹。治诸风痰涎蕴结。心膈满闷。头痛目运。面热心忪。痰唾稠黏。精神昏愦。及风痫潮搐。涎潮昏塞。并宜服之。

黑铅炼十遍称三两与水银结沙子，分为小块，同甘草十两水煮半日，候冷，取出研用

铁粉　水银结沙子各三两　朱砂研飞半两　天南星炮，为末三分　腻粉研一两

右同研匀。以面糊为圆。梧桐子大。每服二圆。用薄荷蜜汤下。生姜汤亦得。微利为度。食后服。如治风痫。不计时候服。

辰砂天麻圆。治诸风痰盛。头痛目眩。旋运欲倒。呕哕恶心。恍惚健忘。神思昏愦。肢体疼倦。颈项拘急。头面肿痒。手足麻痹。常服除风化痰。清神思。利头目。

川芎二两半　麝香研　白芷各一两一分　辰砂研飞，一半入药，一半为衣　白附子炮各五两　天麻去苗十两　天南星齑汁浸，切，焙干二十两

右末。面糊圆如梧桐子大。每服二十圆。温荆芥汤下。不拘时。

辰砂圆。治诸风痰盛。头痛恶心。精神昏愦。目眩心忪。呕吐痰涎。胸膈烦闷。

硼砂研　牛黄研各一钱　白附子炮　白僵蚕去丝、嘴、爁　天南星炮裂，研　蝎梢爁各一分　辰砂研半两　半夏汤洗七遍一两

右为细末。同研令匀。水煮面糊为圆。如梧桐子大。每服二十圆。用生姜荆芥汤下。不计时候。

牛黄生犀圆。治风盛痰壅。头痛目眩。咽膈烦闷。神思恍惚。心忪面赤。口干多渴。睡卧不安。小便赤涩。大便多秘。

黄丹研　雄黄研飞　腻粉研　羚羊角镑各五两　铅水银与铅同结沙子　朱砂研飞　龙齿研飞各十两　天麻去苗　牙硝研　半夏白矾制各二十两　生犀镑　龙脑研各二两半　牛黄研二钱半

右为末。炼蜜为圆。每两作二十圆。每服一圆。温薄荷汤化下。中风涎潮。牙关紧急。昏迷不省。用腻粉一钱。药三圆。生姜自然汁七点。薄荷水同化下。得吐或利。逐出痰涎即愈。小儿风热痰壅。睡卧不安。上窜龂齿。每服半丸。如急惊风。涎潮搐搦。眼目戴上。牙关紧急。用腻粉半钱。生姜自然汁三、五点。薄荷水同化下一圆。更看岁数大小加减。

天南星圆。治风化痰。清神爽气。利胸膈。消酒毒。止痰逆恶心。中酒呕吐。

天南星一斤每个重一两上下者，用温汤浸洗，刮去里外浮皮并虚软处令净，用法酒浸一宿，用桑柴蒸，不住添热汤，令釜满，甑内气猛，更不住洒酒，常令药润，七伏时满取出，用铜刀切开一个大者，嚼少许，不麻舌为熟，未即再炊，候熟，用铜刀切细，焙干　辰砂研飞二两一半为衣　丁香　麝香研各一两　龙脑研一两半

右为细末。入研药匀。炼蜜并酒搜和为圆。每两作五十圆。以朱砂末为衣。每服一圆。烂嚼。浓煎生姜汤下。不计时候。酒后含化。除烦渴。止呕逆。

川芎圆。消风壅。化痰涎。利咽膈。清头日。治头痛旋运。心松烦热。颈项紧急。肩背拘倦。肢体烦疼。皮肤瘙痒。脑昏目疼。鼻塞声重。面上游风。状如虫行。

川芎　龙脑薄荷叶，焙干各七十五两　细辛洗五两　防风去苗二十五两　桔梗一百两　甘草爁三十五两

右为细末。炼蜜搜和。每一两半。分作五十圆。每服一圆。细嚼。腊茶清下。食后。临卧。

圣济总录　半夏饮。治风痰心腹烦满。呕吐不欲饮食。

半夏汤洗去滑　大腹皮剉　麦门冬去心焙　赤茯苓去黑皮　白术　桔梗　青橘皮汤浸去白焙　前胡去芦头各三分　厚朴去粗皮涂姜汁炙令香一两　防风去叉　枇杷叶拭去毛炙各半两

右一十一味。粗捣筛。每服三钱匕。水一盏。入生姜一枣大拍碎。煎至六分去滓。不拘时候。稍热服。

木香汤。治风痰心胸不利。头目昏疼。呕吐痰涎。

木香　枳壳去瓤麸炒　旋覆花　白术　桑根白皮剉　半夏曲各半两　人参一两　赤茯苓去黑皮　槟榔剉　前胡去芦头　甘草炙各三分　细辛去苗叶一分

右一十二味。粗捣筛。每服三钱匕。水一盏。入生姜一枣大拍碎。同煎至六分去滓。不拘时候稍热服。

枇杷叶汤。治风痰气逆。呕吐不止。心腹刺痛。不思饮食。

枇杷叶拭去毛炙二两　半夏汤洗七度杵为末用生姜汁和作饼子焙干　人参　诃黎勒去核　甘草炙　桂去粗皮各一两　赤茯苓去黑皮　枳壳去瓤麸炒各一两半

右八味粗捣筛。每服二钱匕。入生姜三片。水一盏。煎至七分。去滓温服。不拘时候。

香芎汤。治风痰头目昏痛。心胸烦满。

芎䓖二两　细辛去苗叶　旋覆花各一两　甘草炙　独活去芦头　羌活去芦头各半两　皂荚二梃烧存性

右七味粗捣筛。每服二钱匕。以水一盏。煎至六分。去滓热呷。食后临卧服。

泽泻汤。治风痰壅滞。胸膈不利。头目昏眩。不思饮食。

泽泻　前胡去芦头　白术　赤茯苓去黑皮　甘草炙　人参　半夏汤洗七度切作片以生姜汁浸焙干炒各一两　槟榔剉　陈橘皮汤浸去白焙各三分　枳壳去瓤麸炒半两

右一十味粗捣筛。每服二钱匕。以水一盏。入生姜半分拍碎。煎至六分去滓。不拘时候温服。

铁刷汤。治风痰胃中有寒。呕吐痰涎。胸满气逆。

附子五枚炮令微裂地上以盏子复冷取去皮脐　半夏汤洗七遍去滑切麸炒一两　木香半两

右三味剉如麻豆。每服二钱匕。以水一盏。入生姜一枣大拍碎。大枣三枚劈破。同煎至七分去滓。空心食前温服。

细辛丸。治风痰咽膈不利。头目昏痛。解烦倦。通鼻塞。退风壅。

细辛去苗叶洗焙三分　天南星浆水煮透切焙干四两　白附子生用一两半　芎䓖二两　甘菊花一两　好墨半两　由跋炮二两半

右七味捣罗为细末。以面糊为丸。如梧桐子大。每服十五丸至二十丸。以荆芥汤下。或茶清下亦得。食后临卧服。

雄黄防风丸。治风痰头目昏痛。及风气痹滞经络。上攻面部。头旋目暗。不欲饮食。

雄黄研一两半　防风去叉二两　芎䓖　石膏碎研各一两　白附子炮　丹砂研　独活去芦头　人参　细辛去苗叶各半两　麝香研一分

右一十味为细末。煮面糊和丸。如梧桐子大。每服二十丸。槐胶汤下。食后服。

丹砂丸。治风痰头目眩运。心胸烦满。肢体怠倦。

丹砂研　雄黄研　牛黄研　乳香研各半两　天麻酒浸炙　阿胶炙燥　白附子炮各一两　龙脑

研　丁香　麝香研　白矾各半两细研

右一十一味。捣研为末。合和再研令匀。用貘猪胆汁和研匀。以枣肉为丸。如绿豆大。每服五丸至七丸。薄荷温酒下。不拘时候。

天南星丸。治风痰胸膈烦满。头目昏眩。

天南星一斤每一枚重一两者

右一味。用温汤浸洗。刮去浮皮。并虚软处令净。用法酒浸一宿。以桑柴蒸。不住添热汤、令釜满。甑内气猛。更不住洒酒。常令药润。七复时满。取出用铜刀切开。拣大者微嚼。看不麻人口。即是熟。未熟即更蒸。候熟用铜刀子细切。入石臼内。木杵烂捣如泥。入丹砂一两水飞过者。麝香一两细研罗过者。丁香末一两。龙脑一两半。同捣令匀。丸如鸡头大。更用丹砂末一两为衣。每服一丸嚼破。用薄荷茶或酒任下。小儿惊风半丸。合时忌鸡犬妇人见。

化风丸。治风痰肢体缓纵。偏正头痛。

天南星用浆水浸七日取出切暴干　白附子炮　乌头炮裂去皮脐各二两　寒水石研　半夏末用生姜汁和作饼焙干各四两

右五味捣罗为末。面糊为丸。如梧桐子大。每服十五丸。加至二十丸。生姜汤下。腊茶亦可。不拘时候。

附子丸。治风痰壅盛。精神昏愦。

附子生用去皮脐　天南星生用去皮脐各一两　天麻生用半两　乌头生去皮脐　半夏　丹砂研半两　麝香研一钱

右七味捣研为末、拌匀。用粟米粥为丸。如梧桐子大。以腻粉滚为衣。每服以生姜葱汤。下二丸研破服。相次吐下恶涎为效。如才觉中风。急用葱酒化三丸与服，吐出稠黏恶涎。如又吐再服之。以吐为度。

丹砂天麻丸。治风痰头目不利。肢体痒痛。

丹砂细研一半入药一半为衣共一两　天麻二两　白芷一分　白附子炮一两　芎劳半两　麝香研一分　天南星用齑汁浸三宿换齑汁煮三五沸漉出切作片子暴干秤四两腊月内煮者佳

右七味。除丹砂外。捣研为细末。与丹砂末一半研匀。水煮面糊。丸如梧桐子大。以丹砂为衣。每服十五丸。至二十丸。食后温荆芥汤下。

独活丸。治风痰头目疼痛。昏眩不止。

独活去芦头　芎劳　防风去叉　甘菊花各一两　干蝎去土炒一分　半夏汤洗去滑捣作末和成饼子炙别为末二两

右五味。捣罗为末。以半夏末。用生姜自然汁一大盏。煮如膏和为丸。如豌豆大。每服七丸至十丸。荆芥薄荷汤下。不拘时候。

消痰丸。治风痰头目眩运。神思昏愦。

皂荚去皮生用　天南星生用　干薄荷叶　白附子生用各一两　半夏生用二两　人参三分　白矾生用　防风去叉各半两

右八味。捣罗为末。以生姜汁煮面糊和丸。如梧桐子大。每服十五丸。食后临卧生姜汤下。

玉霜丸。治风痰。清头目。利咽膈。

半夏汤洗七遍去滑　滑石研各二两　寒水石煅研四两　白矾飞过一两半　白附子生用一两

右五味。捣罗为末。以白面糊和丸。如梧桐子大。每服十丸。食后生姜汤下。

丹砂丸。治风痰胸膈不利。呕逆头眩。

丹砂细研水飞过二两　半夏曲三两　人参　天南星炮裂各一两半　皂荚子炮裂去皮取黄一两　青橘皮汤浸去白细切焙干二两　腻粉秤一钱

右七味。除丹砂腻粉外。捣罗为细末。入上二味和匀。用汤浸炊饼和丸。如梧桐子大。每服二十丸。生姜汤下。不计时候。

万全散。治风痰水饮积聚。心胸痞膈。饮食不化。头目不利。神思昏浊。甚则呕逆不思饮食。

白僵蚕炒　附子炮裂去皮脐　半夏汤洗七遍去滑炒　细辛去苗叶　藿香叶　芎䓖　羌活去芦头各一分　牵牛捣取粉半两　干姜炮二钱

右九味。捣罗为散。每服二钱匕。浓煎生姜薄荷汤调下。空心临卧服。

羌活饮。治风痰心胸痞闷。头目不利。甚则呕吐。

羌活去芦头　柴胡去苗　桑根白皮炙剉　附子炮裂去皮脐各三分　桔梗炒　芎䓖　赤茯苓去黑皮　石膏捣碎各一两　陈橘皮汤浸去白焙　旋覆花微炒　甘草炙剉　桂去粗皮各半两　杏仁汤洗去皮尖双仁二十枚

右一十三味。粗捣筛。每服五钱匕。水一盏半。煎至八分。去滓温服。

白雪丸。治痰壅胸膈憎逆。及头目昏眩。胀痛困倦。

天南星炮　乌头炮裂去皮脐　白附子生　半夏汤洗七遍去滑各二两　滑石研　石膏研各三两　龙脑研　麝香研各一分

右八味。捣罗为末。稀面糊和丸。如绿豆大。每服三十丸。姜茶或薄荷茶下。服之良久。豁然清爽。食后为佳。

前胡丸。治风痰不散。食逆呕吐。

前胡去芦头　白术　枳壳去瓤麸炒　半夏汤洗七遍去滑　赤茯苓去黑皮　人参各三分　白矾半两　枯丁香一分

右八味。捣罗为末。枣肉和丸。如梧桐子大。每服三十丸。煎生姜竹茹汤下。食后服。

羌活丸。治风痰头痛目运。倦怠无力。

羌活去芦头　防风去叉　桔梗　白附子　枳壳去瓤麸炒　白蒺藜各半两　蔓荆实一分半　不蚛皂荚半斤用新汲水浸一宿揉取汁以绢滤入铛中投少许面慢火煎成膏

右八味。捣罗七味为末。将皂荚膏和丸。如梧桐子大。每服二十丸。温水下食后服。

水煮丸。治痰逆胃虚。不下粥食。兼疗风痰头目昏运。

半夏汤洗去滑焙干二两　天南星生去皮脐半两　腻粉一钱　桑根白皮剉一分　丁香一钱　人参三钱

右六味。捣罗为末。用生姜自然汁。调生面和丸。如豌豆大。每服十五丸至二十丸。浆水内煮三二沸。漉出。别用生姜人参汤下。不计时候。

退痰丸。治风痰壅盛。每日早晨。多喜呕吐。

人参　赤茯苓去黑皮　干姜炮　半夏汤洗七遍去滑各一两

右四味。捣罗为末。以粟米饭和丸，如梧桐子大。每服二十丸。空心生姜汤下。日午再服。

治风痰方。

捣莱菔子为末。温水调一匙。服良久吐出涎沫。如是摊缓风。以此吐后。用紧疏药。服疏药后。即可服和气药。

又方

取白僵蚕七枚。直者研细。以生姜汁一茶匙。温水调灌之。

许叔微普济事方　三生圆。治中脘风涎痰饮。眩瞑呕吐酸水。头疼恶心。

半夏二两　南星　白附子各一两

右并生为末。滴水圆如梧子大。以生面滚衣。阴干。每服十圆至二十圆。生姜汤下。

王衮博济方　香芎汤。治风痰。头目昏痛。心胸烦闷。及治三焦风壅。中脘有痰。口干。利胸膈。化痰涎。

芎䓖二两　细辛去苗叶　旋覆花各一两　甘草炙　独活去芦头　羌活去芦头各半两　皂荚一梃烧存性

右粗捣筛。每服二钱匙。水一盏。煎至六分。去滓。热呷。食后临卧服之。

碧琳丹。治痰涎潮盛。卒中不语。备急。大效。

生碌二两，出信州石碌是也，净洗于乳钵内，研如粉，以水飞过，去砂石，摊于纸上晒干　硇砂一两以水化去砂石清入绿石粉于新石器内慢火熬令干

右取辰日辰时。面向辰位上修合。再研匀。入麝香一分。又同研细。煮糯米粥和丸。如弹子大。阴干。如卒中者。每丸作二服。用薄荷酒磨下。瘫痪并一切风疾。用朱砂酒磨下。如犯药毒。亦同前法服之。候吐出浓涎青碧色。并泻下恶物为验。合时于净室内。勿令妇人四足见。忌动风毒物。常服。一丸可分作六服。空心服后用少食压之。

千金丸。疏风下涎。消逐痰积。

朱砂半两别研如粉　水磨雄黄三分别研如粉　硇砂三分秋冬只用半两　生半夏末三分

右件药。一处同研匀。用生姜去皮切成块子。如樱桃大。先入药末石臼内。旋入姜块同捣。约可丸得即丸如梧桐子大。每服一丸至两丸。

利膈丸。治三焦气不顺。胸膈壅塞。头目昏眩。涕唾痰涎。精神不爽。

用牵牛子四两。半熟不蛀皂角。涂酥二两。为末。生姜自然汁煮糊为丸。如梧桐子大。每服二十丸。荆芥汤下。

白龙丹。治上焦风壅。化痰涎。利胸膈。逐风秘。

雷丸末二钱　甘遂末三钱　牵牛一两杵取米六钱不用再罗者　龙脑少许　粉霜四钱　轻粉四钱入白面少许三味同研令匀细滴水和饼子于慢火内煨令熟放冷再研令细

右件同为细末。研令匀。入青州枣煮熟取肉。和为丸如绿豆大。每服五十丸。温浆水下。如一切风痫惊搐涎滞。并以浆水下三丸及至七丸。如小儿痰热。及风不止。烦疼。但频少与服。自然消除。大人风气壅盛。胸膈不利。宜服此。更在临时斟酌加减。

杨倓家藏方　太白散。治风虚潮热。手足抽掣。背强口噤。神识昏塞。或产后血虚。中风发作痉状。涎盛语涩。胃闷不醒。

天南星一分剉碎炒黄　乌蛇肉三钱　蝎梢三钱去毒炒　白附子三钱生用　川乌头尖二钱去皮生用

右件为细末。每服一钱。水一盏。入腊茶半钱。葱白一寸。同煎至五分。微热服。不拘时候。

八风丹。治体虚有风。痰涎壅盛。头目昏重。口眼牵引。面若虫行。瘫痪诸风。并宜服之。

附子去皮脐　川乌头去皮脐尖　草乌头去皮尖　白附子　半夏　天南星　香白芷　天麻去苗　川芎　细辛去叶土已上十味各半两半生用　朱砂半两别研　麝香一钱别研

右件并为细末。入白面五两。一处研匀。水和为圆。每一两作一十二圆。阴干。每服一圆。细嚼。茶清或温酒送下。食后。临卧。

十珍圆。治诸风掉眩。痰厥头旋。项背拘急。肢体疼痛。麻木不仁。

草乌头八两半生去皮脐尖半炮　天南星五两三钱河水浸三日炮　缩砂仁一两　肉桂去粗皮　川芎　防风去芦头　香白芷　桔梗去芦头以上五味各二两七钱　细松烟墨二两烧留性　麻黄去根节七两

右件为细末。炼蜜为圆。每一两作三十圆。每服一圆。细嚼。茶酒任下。食后。

甘菊圆。治风痰壅盛。头目昏痛。肢节拘倦。鼻塞耳鸣。头皮肿痒。

天南星四两洗焙为末以好酒一升煮成膏并蜜同搜和诸药　鸡苏去土四两　荆芥穗二两　细辛去叶土二两　川芎　防风去芦头　甘草炙以上三味各一两半　白僵蚕炒去丝嘴　菊花二味各一两

右件除天南星外并为细末。次入天南星膏子。并炼蜜和圆如梧桐子大。每服二十圆。生姜汤吞下。食后。

灵砂丹。治痰涎留滞。结积成癖。上攻头目。昏痛眩运。目暗耳鸣。肢体烦倦。项背拘急。手足战掉。肌肉瞤动。麻痹不仁。应一切风痰积饮。悉皆治之。

皂角不蛀肥实者去皮弦子二斤用河水三升生姜自然汁半升揉皂角取浓汁滤去滓于银石器内慢火熬成膏　天南星生用　半夏汤洗去滑　白附子生用　白矾枯四味各四两　猪牙皂角肥实者去皮弦塗酥炙赤色秤二两　朱砂一两半研如粉

右件同为细末。入朱砂同研匀。将前皂角膏子搜和。圆如梧桐子大。别用朱砂为衣。每服三十圆。生姜汤下。食后。如积年经久痼冷痰积。加附子四两。生去皮脐用。

祛涎圆。治风痰壅盛。头目昏痛。旋晕欲倒。呕哕恶心。恍惚健忘。神志昏愦。肢体烦疼。颈项拘急。头面肿痒。手足不举。或时麻痹。

天南星四两　半夏九两半　白附子二两六钱　川乌头七钱半御药院方作七分半

以上四味并生为细末。用生绢袋盛。以井花水揉洗。澄滤。有滓更研。再入袋摆洗净。瓷盆中日晒夜露。每至晓澄去宿水。别换井花水。搅匀晒。春五日。夏三日。秋七日。冬十日。去水晒干如玉片。方入后诸药。白花蛇酒浸去皮骨焙干秤一两　剑脊乌梢蛇酒浸一宿去皮骨焙干秤一两　白僵蚕一两炒去丝嘴　全蝎一两去毒微炒　川芎二两　天麻二两

右件同为细末。生姜自然汁煮糊为圆如绿豆大。以飞研细朱砂一两麝香末二钱为衣。风干。蜜器中盛之。每服三十圆。食后。生姜薄荷汤送下。

天麻白术圆。治风湿痰饮。攻冲头目。昏运重痛。咽膈壅滞不利。应一切痰饮。悉皆主之。

天麻去苗　白术　天南星炮　半夏汤洗净　白附子炮　川芎　白僵蚕炒去丝嘴　寒水石煅过　薄荷叶去土　赤茯苓去皮　旋覆花以上一十味各等分

右件为细末。以生姜自然汁煮面糊为圆如梧桐子大。细研雄黄为衣。每服四十圆。温生姜紫苏汤送下。食后。

白附子化痰圆。治风痰积于胸膈。头疼目运。

半夏汤洗七次生姜自然汁制　天南星炮　石膏　细辛去叶土　白茯苓去皮　肉桂去粗皮　白僵

蚕炒去丝嘴　白附子炮　川芎以上九味各等分　香白芷一分　麝香一钱别研

右件为细末。同麝香研匀。取生姜汁煮面糊为圆如梧桐子大。每服三十圆。食后。熟水送下。

木乳圆。治风痰上盛。咳嗽连声。唾出稠黏。

皂角去皮弦子焙干　天南星生用　半夏汤洗七次焙干　白附子生用　晋矾生用以上五味各一两

右件为细末。用生姜自然汁煮面糊和圆如梧桐子大。每服二十圆至三十圆。浓煎生姜汤下。食后。临卧。

青金丹。治风涎壅嗽。咽膈不利。

晋矾生　半夏生二味各三两　焰硝二两　天南星生用一两

右件为细末。生姜自然汁煮面糊为圆如梧桐子大。青黛为衣。每服二十圆。生姜汤下。食后。

麦门冬散。治肺壅气不升降。中脘有痰。口燥舌干。眼涩多眵。面赤生痤。神思不爽。

麦门冬去心　桔梗去芦头　赤芍药　甘草炙　前胡去芦头　防风去芦头　旋覆花　白蒺藜炒去刺　升麻以上九味各半两　白术　半夏汤洗七次生姜汁制　杏仁去皮尖麸炒　五味子　菊花　瓜蒌根　蔓荆子　地骨皮以上八味各一分

右㕮咀。每服二钱。水一盏。生姜五片。煎至七分。去滓温服。食后。

陈自明管见良方　控涎丹。凡人忽患胸背、手脚、颈项、腰胯隐痛不可忍。连筋骨牵引钓痛。坐卧不宁。时时走易不定。俗医不晓。谓之走注。便用风药及针灸皆无益。又疑是风毒结聚。欲为痈疽。乱以药贴。亦非也。此乃痰涎伏在心膈上下。变为此疾。或令人头痛不可举。或神意昏倦多睡。或饮食无味。痰唾稠黏。夜间喉中如锯声。多流唾涎。手脚重坠冷痹。气脉不通。误认为瘫痪。亦非也。凡有此疾。但以是药。不过数服。其疾如失。

甘遂去心　大戟去皮　真白芥子

右等分为细末。煮面糊丸。如梧桐子大。晒干。食后临卧姜汤下五七丸。如疾猛气实。如丸数服不妨。其效如神。忌甘草药。

杨仁斋直指方　二圣饮。治风痰。

南星　半夏各二两切片

右用生姜一斤。捣取自然汁浸药。瓷器盛之。顿在锅内。隔汤熬炼。令姜汁尽。焙干为末。每挑二钱。入生姜甘草少许。煎汤调下。或用糕糊小丸。姜汤下三十丸。入煅白矾少许。同丸亦得。

辰砂化痰丸。驱风化痰。

辰砂研细　白矾煅枯各半两　半夏三两　南星炮一两

右为末。姜汁调煮湖丸。桐子大。别用朱砂衣。每十丸。姜汤下。小儿风痰一二丸。

星姜汤。治痰去风。

丸白南星半两者一个　老生姜三钱半

右各切片。以水三盏。瓷器内煎取其半。还旋温服。

南星散。治风气动痰发嗽。

生南星一两　枳壳制　细辛各半两　木香　甘草炙各一分

右㕮咀。每服三钱。姜七厚片。慢火熟煎服。

十便良方　防风饮子。治风痰气。发即头旋。呕吐不食。延年方

防风　人参　橘皮各二两　白术　茯神各三两　生姜四两

右为粗散。每服五钱。以水一盏半煎取八分服。日三四服。忌醋面等。

芎辛汤。治膈痰风厥。头目昏痛。鼻塞声重。肩背拘急。不思饮食。

芎䓖半两　细辛去苗土一钱　甘草炙一钱半

右为粗末。每服二钱。以水一盏煎至七分。去滓。不拘时。御药院方食后。温服。一方加薄荷七片。

风痰散。治膈上风热。常觉有痰。

皂角二梃半不蛀者汤浸剥去皮子晒干一梃烧作黑灰一梃烧作灰白半梃涂酥炙令黄捣罗为末　蜡面茶半斤生碾为末　附子半两炮制去皮脐捣罗为末

右都研令匀。不计时候。以生姜汤调下半钱。

又方。

白矾三两烧令汁尽　乳香半两　白附子一两炮制捣罗为末

右都研令匀。以水浸蒸饼和丸。如梧桐子大。每于食前以温酒下十丸。

三倍汤。治风消痰。理手足战掉。去诸风极效。

天南星四两　防风二两　甘草一两

右件并生用。剉如麻豆大。勿令为末。每服秤重三钱。以水二盏。生姜二十片。同煎至一盏。去滓服。不计时候。日二三服。

小省风汤。治风下痰。鸡峰方

天南星一个半两者切片　生姜二钱半

右件药。以水三盏。银石器内煎至八分。温热服。

生姜附子汤。治风痰。鸡峰方

右㕮咀。水三升煮一升。去滓温服。分三服。

王璆百一选方　星砂圆。消痰积。温中顺气。治一切风痰。利胸膈。壮脾胃。及内伤生冷。腹胁胀痛。酒后痰实呕吐。服之神效。镇江邢医方。朱子传。

南星四两汤浸洗七次　良姜　缩砂仁各一两

右为细末。以生姜自然汁煮面糊为圆。如梧桐子大。每服十五二十圆。生姜汤下。不计时候。夏月吃生冷尤宜服。虽多至七八十圆无害。加香附子二两尤妙。

星附汤。

全蝎一钱炒　附子炮去皮脐　天南星洗去灰各一两

右为细末。每服三钱。水二盏。生姜十五片。煎至七分。去滓。澄清。放冷服。

白附子散。治大人小儿虚风呵欠。止吐化涎。

白附子半两炮　天南星半两炮　黑附子炮去皮脐一分

右为细末。每服二钱。水一盏。姜五片。慢火煎六分。不拘时候服。小儿一钱。水一盏。姜三片。慢火煎。不住手搅匀。至小半盏。分三服。吴内翰宣和癸卯在真州。李博士景开以治其孙。其效。绍兴辛亥。康州陈侍郎彦修病风虚极昏。服三四服。醒然。遂安。

魏氏家藏方　七星圆。治中风痰涎壅盛。

附子生去皮脐　白附子各二钱炮　半夏汤泡七次　香附子去毛　天南星汤炮七次各半两　石膏

一两　地龙三钱去土

右为细末。韭汁为圆。如梧桐子大。每服七粒。茶汤或温酒任下。食后、临卧服。

卫生家宝　七生丸。治风盛及头风。一切痰涎。

天南星　半夏　川乌　草乌　地龙不去土　川芎　白僵蚕以上各一两

右并不去皮脐。生用。为细末。以荞麦面打糊为丸。如梧桐子大。蛤粉为衣。每服七丸。淡茶汤送下。不拘时候。渐加至十丸十五丸。

本草　胜金方。治风痰。白僵蚕七个。直者细研。以姜汁一茶脚。温水调灌之。

胜金方。治风痰。以萝卜子为末。温水调一匙头。良久吐出涎沫。如是摊缓风。以此吐后。用紧疏药服。疏后服和气散。差。

外台秘要。治一切风痰。风霍乱。食不消。大便涩。诃梨（勒）三枚。捣取皮。和酒顿服三五度。良。

经验后方。郁金一分。藜芦十分。各为末。和令匀。每服一字。用温浆水一盏。先以些少浆水调下。余者水漱口。都服。便以食压之。

治风痰。川芎蜜和。作指大丸。欲寝服之。殊佳。

御药院。治膈壅风痰。半夏不计多少。酸浆浸一宿。温汤洗五七遍。去恶气。日中晒干。捣为末。浆水搜饼子。日中干之。再为末。每五两入生脑子一钱。研匀。以浆水浓脚丸鸡头大。纱袋盛。通风处阴干。每一丸。好茶或薄荷汤下。

图经曰。绿青。吐风痰。其法。拣取上色精好者。先捣下筛。更用水飞过至细。乃再研治之。如风痰眩闷。取二三钱匕。同生龙脑三四豆许研匀。以生薄荷汁合酒温调服。使偃卧须臾。涎自口角流出。乃愈。

衍义曰。皂荚。疏导五脏风热壅。其荚不蛀肥者。微炙。为末一两。入生白矾末半两。腻粉半两。风涎潮塞气不通。水调灌一二钱。但过咽。则须吐涎。凡用白矾者。分隔下涎也。

黎民寿简易方　叶氏方分涎汤。治风痰留滞。膈间虚满。食即恶心。咽物上喘。涎唾不利。服此。顺阴阳消痞满。许尧臣方

陈皮去白　新罗拣参叶氏方作　人参新罗者一两用拣参　半夏汤洗七次令软每个切四片姜汁浸一夕　枳实去穰微炒　苦梗去芦　天南星去外皮湿纸包灰火煨香熟取出各等分

右锉米粒大。每二钱。水盏半。生姜十大片。同煎至半盏。去滓。俟叶氏方作候温通口旋呷。徐徐咽下。食后临卧服了。高枕仰卧。

萨德弥实瑞竹堂经验方　加味三生丸。治风痰气壅。

南星　半夏　天麻　白附子　人参以上各一两

右皆生用。碾罗为极细末。生姜自然汁打糊为丸。如梧桐子大。每服三五十丸。食后、临卧姜汤送下。

祛风导气化痰丸。治男子妇人。咳嗽气急。呕吐痰涎。头目昏晕。半身不遂。中风偏瘫。口眼㖞斜。他药不疗者。

乌叠泥即孩儿茶　天南星各三两　半夏七两　天麻一两酒浸焙　白附子二两生焙　川乌半两炮去皮脐　全蝎一两不去毒用薄荷叶炙

右各取净末。除南星半夏生取末。以绢袋盛。安瓷器中。新水浸。日晒夜露三昼夜。每早换水。三日取出。晒干为细末。各依分量秤。相和重罗。用真苏合香油三两。如无。

苏合香丸膏子亦可。如不敷。入糯米粉打薄糊为丸。如梧桐子大。每服五七十丸。食后临卧姜汤下。日进二服。药只阴干。不要晒干及焙。

济生拔萃方　水煮金花丸。治风痰咳嗽。其脉弦。面青。四肢满闷。便溺秘涩。心多躁怒。局方川芎防风丸亦可。

南星一两生用　半夏一两生用　天麻五钱　雄黄二钱　白面三两

右为细末。滴水为丸。每服五十丸至百丸。先煮浆水沸。下药煮令浮为度。摝出。淡浆水浸。另用生姜汤下。

大利膈丸。治风痰实。喘满咳嗽。风气上攻。

牵牛四两生用　半夏汤洗　皂角去皮弦酥炙各二两　木香半两　青皮去白二两　槐角一两炒　槟榔　大黄各五钱

右为细末。生姜面糊为丸。每服五十丸。生姜汤下。卫生宝鉴无槟榔大黄

御药院方　消痰丸。贞祐元年闰九月初四日文童利气丸改消痰丸治风胜痰实。喘满咳嗽。风气上攻。

黑牵牛四两半生半炒　槐角子　青皮去白各半两　半夏汤洗七次焙干一两　皂角不蛀肥者去皮子涂酥炙黄二两

右为细末。生姜面糊和丸。如小豆大。每服十五丸至二十丸。食后服。生姜汤下。

乳香半夏丸。治风痰。除咳嗽。清头目。

半夏汤洗七次焙干三两　天南星韮汁煮熟一两　白矾枯一两

右件三味。各修制讫。同为细末。水浸蒸饼和丸。如梧桐子大。每服五十丸。生姜汤下。不拘时候。

皂白丸。治诸风痰酒痰。茶痰食痰。头痛目眩。旋运欲倒。手足顽麻。痰涎壅塞。并一切诸风病他药所不能疗者。此药并皆主之。常服宽胸利膈。进美饮食。不生一切风痰。大有神效。

天南星生三两　半夏生七钱　白附子生二两　川乌头半两生用去皮脐　生姜二斤取汁　皂角肥者二斤去皮子水一升浸一宿三次约水一斗煮药

右㕮咀。以皂角同煮干。为细末。以生姜汁煮面糊为丸。如梧桐子大。每服三十丸。食后生姜汤下。

玉芝徐老丸。除风壅消痰。利咽膈。美饮食。

天南星半两　半夏一两　细蛤粉二两　白矾一两　牵牛四两　大黄一两　干姜半两　黄柏一两半

右为细末。水丸如小豆大。每服一二十丸。温水下。食后。日三服。常服化痰消食。顺气调血。令人徐老。或已衰老。或一切风气。或下后结愈宜服之。或除肠垢积物者。可渐加至三五十丸。以意消息。或滑泄。忌牵牛大黄。并孕妇。此外更忌大南星半夏。皆不可服。按王好古医垒元戎云。权药皆生用。常服皆制。

锦朱丸。治膈痰风厥。头目昏痛。眼黑旋运。怔忪恶心。惊悸恍惚。梦寐不安。渐发冒昧。不知人事。

乳香研　朱砂研　白矾灰研　皂荚子炮裂为末　铅白霜研　铁粉研各一两　半夏曲二两

右为细末。生姜汁面糊为丸。如绿豆大。每服十五二十丸。生姜汤下。惊悸语涩。金银汤下。或荆芥汤下。

利膈丸。治风胜痰实。喘满咳嗽。风气上攻。

牵牛四两生　半夏二两　皂角去皮子酥炙二两　青皮去白　槐角炒　木香各一两

右件为细末。生姜面糊和丸。如梧桐子大。每服五十丸。食后生姜汤下。

半夏利膈丸。治风痰郁甚。头疼目眩。咽膈不利。涕唾稠黏。胸中烦满。酒癖停饮。呕逆恶心。胁下急痛。腹中水声。神思昏愦。心忪面热。止嗽化痢。

白术　人参　白茯苓去皮　白矾生　滑石　贝母各一两　天南星生用一两半　白附子生二两　半夏汤洗三两

右为细末。水面糊为丸。如梧桐子大。每服三十丸。食后生姜汤送下。

生朱丹。治诸风痰甚。头痛目眩。旋运欲倒。肺气郁滞。胸膈不利。呕哕恶心。恍惚健忘。颈项强直。偏正头痛。面目浮肿。筋脉拘急。涕唾稠黏。咽喉不利。常服清神爽。

白附子炮制，去皮脐，半斤　石膏烧通红放冷，半斤　龙脑一字　朱砂一两二钱半，为衣

右件三味为细末。烧粟米饭为丸。如小豆大。朱砂为衣。每服三十丸。食后茶酒任下。

通顶散。治风痰旋运。头目大痛及偏正不定发作。神志昏愦。或冒风寒。鼻塞声重。

藜芦去苗土，半两　踯躅花去土，一钱　藿香叶去土，二钱

右为细末。每用纸捻蘸药鼻内嗃。不拘时。

上清白附子丸。治诸风痰甚。头痛目眩。旋运欲倒。呕哕恶心。恍惚不宁。神思昏愦。肢体倦疼。颈项强硬。手足麻痹。常服除风化痰。清利头目。

白附子炮　半夏汤洗七次　川芎　天南星炮　白僵蚕炒　菊花　陈皮去白　旋覆花　天麻各一两　全蝎炒，半两

右件十味为细末。生姜汁浸。蒸饼为丸。如梧桐子大。每服三十丸。食后生姜汤下。

旋覆花丸。治诸风痰实。头目昏眩。旋运欲倒。呕哕恶心。恍惚不宁。神志昏愦。肢体倦怠。颈项强硬。手足麻痹。常服除风化痰、清利头目及偏正头痛。并宜服之。

旋覆花二两　防风去头芦　吴白芷　甘菊花　天麻　天南星炮　白附子炮　半夏汤洗　陈皮去白　芎䓖　蝎梢去毒，炒　僵蚕炒去丝　石膏研。以上各一两

右件捣罗为细末。生姜汁煮面糊和丸。如梧桐子大。每服三四十丸。温生姜汤下。或茶清亦得。食后服。

蝎稍半夏丸。治风壅痰实。咳嗽鼻塞。头目昏痛。手足麻木。颈项强急。筋脉不利。常祛风化痰。清爽头目。

蝎梢去刺炒　白僵蚕生姜汁炒。各半两　天南星炮　半夏汤洗七返，用生姜制作曲　明天麻去芦头　川独活去芦头、土　白花蛇酒浸取肉　川芎去土　南青皮去白　紫苏叶　拣木香　防风去芦头。各半两

右件一十二味修制讫。同为细末。用生姜自然汁打面糊为丸。如梧桐子大。别用朱砂为衣。每服三十丸至五十丸。食后生姜汤送下。

甘菊花荆芥汤。治风痰头痛。咽膈壅闷。

甘菊花　防风　旋覆花　川芎各半两　皂角酥炙，去皮子　石膏碎。各一两　枳壳麸炒，去穰　甘草炙　荆芥穗各七钱半

右九味捣罗为粗末。每服三分。水一盏。入生姜三片。同煎至六分。去滓。食后热服。

韩义和烟霞圣效方　木郁丹。治风热痰壅。清头目。

白药子二两　细辛半两　藿香叶二两　赤茯苓　甘草各半两

右为细末。入糖二两和匀。水浸。蒸饼为丸。弹子大。蛤粉为衣。每服一丸。细嚼。热水下。

治风热痰。

藁本末二钱　腻粉一两

右研匀。看多少。入小油同调和。稀稠得所。银器内熬成膏。放冷涂之。

罗谦甫卫生宝鉴　化痰玉壶丸。治风痰吐逆。咳嗽。

生南星　生半夏各一两　天麻半两　头白面三两

右为细末。滴水为丸梧子大。每服三十丸。用水一大盏。先煎令沸。下药煮五七沸。候药浮即漉出。放温。别用姜汤下。不拘时。

槐角利膈丸。治风胜痰实。胸膈痞满及喘满咳嗽。

牵牛一两半　皂角一两酥炙　槐角炒　半夏各五钱

右为末。生姜汁打糊丸桐子大。每服三五十丸。食后生姜汤送下。

祛风丸。有人喜咸酸。饮酒过多。色欲无戒。添作成痰饮。聚于胸膈。满则呕逆。恶心涎流。一臂麻木。升则头目昏眩。降则腰脚疼痛。深则左瘫右痪。浅则蹶然倒地。此药宽中祛痰。搜风理气。和血驻颜。延年益寿。

半夏姜汁作饼阴干　荆芥各四两　槐角子麸炒黄　白矾生用　陈皮去白　朱砂各一两一半为衣

右六味为末。生姜汁打糊为丸桐子大。每服三十丸。生姜皂角子仁汤送下。日二服。早晨临卧服。

王好古医垒元戎　还魂丹。治中风不语。涎潮不省。瘈疭。左瘫右痪。

天麻　川芎　防风　乾山药　羌活各二两　僵蚕炒　犀角镑　细辛各一两半　当归　白附子　甘草炙　藿香叶　人参各一两半　全蝎四十九个

右为细末。蜜丸樱桃大。每用一丸。细嚼。酒下。

化风丹。治中风涎多。胸膈不利。目瞑不开。睛上视。一切诸风。

乌蛇生去骨　白附炮各一两　南星一个重四两　僵蚕二两　麝香半钱　朱砂三钱　雄黄二钱　龙脑一字

右前四味为细末。入麝香等。再碾令匀。炼蜜丸鸡头大。用水酒化下。如牙关紧急不开。以大蒜一大瓣。杵为泥。涂两牙关外。豆淋酒化下一丸。蘸药擦牙自开。更服药二丸。神效。

释继洪澹寮方　灵砂白丸子。治元气虚弱。痰气上攻。风痰壅塞。呕吐。

灵砂　青州白丸子各一两另研

右和匀。以生姜自然汁打秫米糊丸。如梧桐子。每服三十丸。空心。人参汤或枣汤下。

五生丸。主风痰。头旋臂痛、呕吐咳嗽等证。

天南星姜汁浸焙干　半夏洗　附子生去皮

白附子　天麻　白矾枯六味各一两　朱砂别研

右为细末。生姜汁作糊为丸。如梧子大。朱砂为衣。每服三十丸。食后。姜汤下。

阮霖经验良方　四神丸。治手足顽麻。痰涎壅盛。头目昏眩。肩背拘急。极效。

大天麻　天南星汤洗净　防风去芦头各一两　薄荷叶半两

右为细末。酒煮薄面糊为丸。如绿豆大。每服二十丸。煎荆芥生姜汤下。

治中风痰涎不能治者。

诸牙皂角肥实者炮刮去皮弦及子二片　玄胡索七苗　青黛二钱

右为细末。用一匙新汲水。调成稀糊。令患者仰卧。男左女右。将药人病人鼻内。觉药到喉少酸。令患者坐。却令咬笔管一支。滴涎尽为度。

治暴患痰饮。不省人事者。

用生麻油一盏。灌入喉中。须臾逐出风痰。立醒。然后随证用药。

瓜蒂散。治风涎暴作。气塞倒卧。或有涎。用诸药化不下者。得效方名苦丁香散。

用甜瓜蒂。一名苦丁香。日干为细末。每用一二钱匕。加轻粉一匕。以水半合。调匀灌之。候良久涎自出。如涎未出。含砂糖一块。下咽涎自出。一方不加轻粉。如吐多困。即咽麝香汤一盏即止。

危亦林得效方　人参羌活散。治风壅痰实。头目昏晕。遍体拘挛。头项强急。肢节烦疼。壮热烦渴。

前胡　羌活　人参　防风　天麻　赤茯苓去皮　薄荷叶　蔓荆子　川芎　粉草　黄芩　枳壳去穰　桔梗　川独活各一两

右剉散。每服四钱。姜三片。桑白皮七寸。煎。不拘时候。

李宪德生堂经验方　祛痰三生丸。治中风后痰涎壅塞胸膈之间。令人头目昏眩。手臂肩背腰腿疼痛。麻痹不仁。不能动之者。又治风痫不时发作。服后次晚早从大便中出。是其应也。

皂角半斤去皮弦　牵牛一斤　白矾四两　萝卜子四两合研　木香二钱　朱砂一两另研为衣

右为细末。用萝卜熬水打面糊为丸。如梧桐子大。每服三四十丸。加至五十丸。温水。食后临卧服。量气虚实加减丸数。此药大便实痰盛者可服。一方无朱砂为衣。

孙允贤医方集成　易简方星香汤。治中风痰盛。服热药不得者。

南星八钱　木香一钱

右㕮咀。每服四钱。姜十片。水一大盏煎七分。温服。

永乐大典之三百十九　一东

风 诸风证治二十二

风气

论

巢元方病源　风气者。由气虚受风故也。肺主气。气之所行。循经络。荣脏腑。而气虚则受风。风之伤气。有冷有热。冷则厥逆。热则烦惋。其因风所为。故名风气。其汤熨针石。别有正方。补养宣导。今附于后。养生导引法云。一手前拓使急。一手发乳房。向后急挽之。不得努用力气。心开下散。迭互换手。三七。始将两手攀膝头。急捉。身向后极势。三七。去腕闷疼。风府、云门气散。

圣济总录　论曰。风气之状。有冷有热。冷则厥逆。热则烦惋。盖肺者五脏之华盖。而为气之本。主通行阳气。循于皮肤分肉之间。熏于肓膜。散于胸腹。以拒外而温内。若其气虚弱。则风邪因而伤之。其伤之也。或遇阴气盛。则四肢厥逆而为风冷。或遇阳气盛。则心神烦惋而为风热。二者皆因体虚受风。气能鼓作。故均谓之风气也。

方

和剂局方　**八风散。**治风气上攻。头目昏眩。肢体拘急烦疼。或皮肤风疮痒痛、及治寒壅不调。鼻塞声重。

藿香去上半斤　白芷　前胡去芦各一斤　黄芪去芦　甘草　人参去芦各二斤　羌活去芦　防风去芦各三斤

右为细末。每服二钱。水一中盏。入薄荷少许。同煎至七分。去滓。食后温服。腊茶清调一大钱亦得。小儿虚风。乳香腊茶清调下半钱。更量儿大小加减服。

羌活散。治风气不调。头目昏眩。痰涎壅滞。遍身拘急及风邪寒壅。头痛项强。鼻寒声重。肢节烦疼。天阴风雨。预觉不安。

前胡去芦　羌活去芦　麻黄去根节　白茯苓　川芎　黄芩　甘草爁　蔓荆子去白皮　枳壳去瓤麸炒　细辛去苗　石膏别研　菊花去梗　防风去芦各一两

右九末。入石膏研匀。每服二钱。水一大盏。入生姜三四片。薄荷三两叶。同煎至七分。稍热服。不拘时候。

圣济总录　**仙茅丸。**治风气凝滞。身体疼痛。四肢拘急。腰脚沉重。

仙茅米泔浸去赤汁焙　威灵仙去土　羌活去芦头　青橘皮汤浸去白焙　白牵牛炒　白茯苓去黑皮各一两　姜黄　白术　苍术米泔浸一宿竹刀切作片子焙各半两

右九味。捣罗为末。炼蜜为丸。如绿豆大。每服十丸。空心盐汤下。

防风半夏丸。治风气身体疼痛。胸膈烦满。化痰涎。利头目。

木香　枳壳去瓤麸炒　羌活去芦头　独活去芦头　干姜炮　桂去粗皮　人参　陈橘皮汤浸去白焙　芎䓖　甘草炙剉　白术　附子炮裂去皮脐　京三棱煨剉　大黄蒸过切焙各半两　肉豆蔻去皮一分　槟榔剉一两　牵牛子净淘拣焙干一斤取粉半斤别人用

右一十七味。除牵牛子外。捣罗为末。瓷合收勿泄气。每要使时。旋秤药末一两。牵牛子粉半两。合和研匀。炼蜜和丸。如梧桐子大。每服二十丸至三十丸。葱白腊茶下。生姜汤温酒亦可。临时更看虚实加减服。妇人血风劳气心腹胀痛。小儿疳痢时疫癥瘕。皆宜服。

枇杷饮。治三焦风壅。五藏虚弱。遍身风气劳闷。手脚风毒气。寒热烦躁。通心肺。健脾胃。益肾藏。正元气。止逆进食。

枇杷叶炙去皮　木香　木通剉　大腹皮剉　诃黎勒皮各三两　桔梗剉炒　五味子　厚朴去粗皮生姜汁炙　鳖甲去裙襕醋炙　白芷　防风去叉　茯苓去黑皮　当归切焙　泽泻　京三棱煨剉各半两　白术　藿香叶　人参各一两一分　芍药　甘草炙剉　枳壳去瓤麸炒　牡丹皮　知母焙各一分　半夏汤洗七遍切焙一两　前胡去芦头三两

右二十五味。粗捣筛。每服四钱匕。水一盏半。入生姜三片。大枣一枚劈破。煎至八分。去滓热服。空心食前服。

紫苏木通汤。治体虚受风。因气鼓作。名为风气。冷则厥逆。热则烦惋。

紫苏茎剉焙　木通剉焙　桑根白皮剉焙　青橘皮汤去白焙各一两　荆芥穗焙　独活去芦头剉　木瓜去瓤切焙　怀香子根剉炒　羌活去芦头剉各半两　枳壳去瓤麸炒二两　大腹剉二十枚并皮子用

右一十一味。粗捣筛。每服五钱匕。水二盏。生姜一分。葱二寸。同煎至一盏。去滓温服。空心日午临卧各一。

黄耆丸。治风气有热烦惋。头面生疮。

黄耆剉　防风去叉　地骨皮　枳实去瓤麸炒一两　羌活去芦头　苦参　当归切炒　升麻　大黄剉炒　甘草炙剉各半两

右一十味。杵末炼蜜和丸。如梧桐子大。每服十五丸。食后温荆芥汤下。

小乳香丸。治风气凝滞。胸膈不快。身体刺疼。

乳香研　没药研各半两　半夏二两半用生姜四两研汁入水一盏同浸半夏一宿切碎用少生姜汁同炒赤色　五灵脂二两半　牵牛子四两捣细只罗一遍余不用　槟榔煨剉半两　猪牙皂荚三挺去皮酥炙　肉豆蔻去皮三枚

右八味。捣研为末。用生姜自然汁。并冷水中停。和丸绿豆大。每服十五丸至二十丸。生姜汤下。食后临卧服。更量虚实加减。

灵宝丸。治风气攻作。阴盛则厥逆。阳盛则烦惋。

天麻　乌蛇酒浸去皮骨炙各二两　附子炮裂去皮脐　白附子　芎䓖各一两　天南星二两　白僵蚕微炒　蔓荆实　干姜炮　桂去粗皮各一两　麻黄去根节二两三分　防风去叉一两半　当归切焙三分　龙脑研　麝香研各一分

右一十五味。捣研为末。炼蜜为丸。如鸡头大。以丹砂末为衣。每服一丸。温酒下。如急风摊缓。薄荷汤下三丸。衣覆出汗立效。

大通散。治风气冷热不调。四肢厥冷。心神烦惋。

白花蛇酒浸去皮骨炙　天麻　赤箭　防风去叉　藁本去苗土　厚朴去粗皮生姜汁炙　海桐皮剉　萆薢　桂去粗皮　杜仲去粗皮炙剉　木香　山芋　当归切焙　甘草炙剉　威灵仙去土　羌活　防

风去叉三两　半夏汤洗七遍切焙一两半　天麻二两　芎䓖半两　白芷一两　独活去芦头半两　人参三分　茯苓去黑皮半两

右八味。捣罗为末。酒煮面糊和丸。如梧桐子大。每服二十丸。不计时侯。荆芥汤下。加至三十丸。

乌蛇散。治一切风气。

乌蛇酒浸去皮骨炙三两　槟榔五枚　肉豆蔻五枚去皮　桂去粗皮　人参　白茯苓去黑皮　当归切焙　牛膝酒浸切焙　甘草炙剉　麻黄去根节　白附子炮　天麻　芎䓖　羌活去芦头　藁本去苗土　附子炮裂去皮脐各半两　细辛去苗叶一分　干蝎去土炒一两　白芷半两　防风去叉半两　白鲜皮一分　木香半两　丹砂研一分　麝香研二钱

右二十四味。除研者外。捣罗为末。再同研令匀细。每服一钱匕。葱白腊茶清调下。大治诸风气上攻。兼进饮食。常服只用腊茶调下。大段风涎手足不遂痛麻。用温薄荷酒调下。

槐胶丸。治风气肢节疼痛。遍身瘙痒麻木。头目昏痛。咽膈烦满。

槐胶二两　天麻　牛膝酒浸切焙各一两　蔓荆实半两　何首乌去黑皮一两　甘草生剉半两　人参半两　生干地黄焙　防风去叉各一两　槐花炒　菊花各三分

右一十一味。捣罗为末。用面糊和丸。如梧桐子大。以丹砂为衣。每服十五丸至二十丸。荆芥薄荷汤下。不计时候服。

防风丸。治风气肢节疼痛。四肢少力。头痛烦闷。

防风去叉　桔梗剉炒　丹砂研各二两　天麻　细辛去苗叶　独活去芦头　秦艽去苗土　芎䓖　木香各一两　天南星用牛胆制者　由跋炮各一两半　甘草炙剉　茯苓去黑皮各半两　藿香叶三分

右一十四味。捣研为末。炼蜜和丸。如鸡头大。每服一丸。荆芥汤嚼下。食后临卧服。

威灵仙丸。治风气。

威灵仙去土　蔓荆实　何首乌去黑皮　苦参

右四味。等分。捣罗为末。用酒煮面糊为丸。如梧洞子大。每服三十丸。温酒或温熟水下。

槟榔丸。治风气。调荣卫。利胸膈。清头目。化痰涎。明视听。化积滞。

槟榔剉　大黄剉炒各二两　陈橘皮汤浸去白焙　木香　附子炮裂去皮脐各一两　芎䓖　羌活去芦头　独活去芦头　桂去粗皮各半两　人参一两　京三棱煨半两　肉豆蔻六枚去皮

右一十二味。捣罗为末。每用此末二两。别捣牵牛子。取细末壹两。和匀炼蜜为丸。如梧桐子大。每服十丸至十五丸。临卧生姜橘皮汤下。

槐实丸。治风气头目昏眩。化痰涎。利胸膈。

槐实四两干肥者拣令净水洗过放干慢火上麸炒令焦微似黑色　皂荚六两不蚛者剉长参四寸用长流水五升黑豆一升同煮令豆香熟为度去黑豆不用取皂荚焙干刮去黑皮涂酥慢火炙令焦　木香半两　芎䓖　枳壳去瓤麸炒　菊花各一两　牵牛子二两慢火炒令微焦黑色别捣罗取末一两用　槟榔三分鸡心者剉

右八味。捣罗为末。炼蜜成剂。再入臼内。捣令熟。丸如梧桐子大。每服二十丸。食后临卧荆芥汤下。

香枳丸。治风气。利胸膈及心腹诸疾。

木香去芦头　白附子炮　蔓荆实　菊花　郁李仁　虎骨醋炙　白芷　干蝎炒

右二十三味。等分。捣罗为散。每服二钱匕。温酒调下。空心食前临卧日三服。

木香丸。治风气。

木香　枳壳去瓤麸炒　槟榔剉各一两半　芍药　防风去叉　黄耆剉　牛膝酒浸切焙　茯苓去黑皮各一两一分　附子炮裂去皮脐　桂去粗皮各一两　大黄三两　诃黎勒皮一两三分

右一十二味。捣罗为末。炼蜜丸如梧桐子大。每服十五丸。酒下日二。渐加至二十丸。以知为度。

黑虎丸。治风气。利头目。化痰涎。定肢体疼痛。

天南星齑汁煮透切片焙干二两　芎䓖一两　杜仲去粗皮炙剉　半夏汤洗七遍切焙　白附子微炮　续断各半两　香墨烧令烟尽物盖放冷研三两

右七味。捣研为末。再和匀。用生姜自然汁。煮面糊为丸。如梧桐子大。每服十丸。荆芥汤下食前。

王衮博济方　灵宝丸。治风气攻作。阴盛则厥逆。阳盛则烦惋。

天麻　乌蛇酒浸去皮骨炙　天南星各二两　附子炮裂去皮脐　白附子　芎䓖　白僵蚕微炒　蔓荆实　干姜炮　桂去粗皮各一两　麻黄去根节二两三分　防风去叉一两　当归切焙三分　龙脑研　麝香研各一分

右为末。炼蜜和丸如鸡头大。以丹砂末为衣。每服一丸。酒调化下。如有急风瘫痪。薄荷汤下一二丸。衣覆出汗。立效。

天麻煎。治风气不顺。骨痛。或生瘾疹。不治则加冷痹。筋骨缓弱。

天麻　干蝎炒　羌活去芦头　防风去叉各二分　五灵脂　附子炮　白术　赤小豆各一两

右为末。先以沉香二两。酒一升。瓷器煎为膏。入药捣千杵。和丸如梧桐子大。每服二十丸。空腹。荆芥汤或荆芥茶酒下。过五日加至三十丸。秋夏宜荆芥汤。春冬宜荆芥酒。春末夏初。喜生赤根白头疮。服之大佳。忌一切毒物。

四圣散。治风气壅滞。心胸不利。精神不爽。痰涎并多。头项紧急。

半夏汤洗七次　桑白皮酥炙令黄　荆芥穗　陈橘皮去瓤各等分

右件四味为末。每服一大钱。姜一小块子。水一盏。同煎至七分。温服。

槟榔丸。治通利三焦。疏逐风气。宽胸膈。化痰涎。散腹胁壅滞。化酒食毒。

黑牵牛四两拣去杂物二两炒令香起方得二两生用重洗焙杵为末取三两用　槟榔半两　木香一分　陈橘皮一分去白　干姜一分炮

右为末。同煮粟米糊。细研。搜为丸如梧桐子大。晒干以瓷盒盛之。并夜卧。浓煎姜汤下三十丸。饮食伤。煎枣汤下。痰涎壅喉痛头疼。食后。生姜汤下十五丸。妇人产前后诸疾。煎生姜汤下。止渴枣汤下。

杨倓家藏方　麝香乌龙圆。治一切风气攻注。腰背拘急。皮肤瘙痒。遍身麻木疼痛。或中风口眼㖞斜。语涩涎潮。半身不遂。遍枯弹曳。

天麻去苗　苍术米泔水浸一宿　白蒺藜炒去刺　地龙去土炒　没药别研　木鳖子去壳麸炒黄色　乳香别研　川乌头炮去皮脐尖　草乌头炮去皮尖　白胶香别研已上四味各半两　全蝎去毒炒二十枚　麝香一钱别研　脑子一字别研

右件为细末。酒煮面糊为圆如梧桐子大。每服一十五圆至二十圆。茶酒任下。食后。

黑神丹。治一切风气上攻。口眼不正。肌肉瞤动及偏正头疼头风等疾。

天麻去芦　蔓荆子　川芎以上三味各一两　防风去芦头　藁本去土　白茯苓去皮以上三味各七

钱　细辛三钱半去叶土　川乌头二钱半炮去皮脐尖　牛膝酒浸一宿　荆芥穗　甘草剉炒以上三味各三钱　香白芷　赤芍药以上二味各一两三分　白僵蚕炒去丝嘴　细松烟墨烧醋淬以上二味各四钱

右件为细末。炼蜜为圆。每一两作十一圆。每服一圆。细嚼。温酒送下。荆芥汤亦得。不拘时候。

香芎圆。治风气上攻。头目昏痛。身体倦怠。

川芎一十两　天麻去苗一两　细辛去叶土半两　荜茇二钱半　甘草二两炙

右件为细末。炼蜜为圆。每一两作一十圆。细嚼。荆芥汤下。食后。

愈风圆。治风运气滞。头目不清。痰多上壅。

天麻去苗　白附子炮　羌活去芦头　天南星炮　川芎　细辛去叶土　香白芷　槟榔子以上八味各一两　白蒺藜微炒去刺二钱半　肉桂去粗皮　半夏汤洗七次　陈橘皮去白以上三味各七钱半

右件为细末。生姜自然汁煮糊为圆如梧桐子大。每服三十圆。生姜汤下。食后。

天麻圆。治风气壅盛。头疼目涩。项背拘急。鼻塞耳鸣。

天麻四枚酒浸一宿焙干　川芎四两　防风去芦头四两　甘草二两

右件为细末。炼蜜为圆。每一两分作一十圆。朱砂为衣。每服一圆。细嚼。茶清送下。食后。

苏沈良方　治风气四神丹。

熟干地黄　元参　当归　羌活各等分

右捣为末。和蜜丸桐子大。空心酒服。丸数随宜。列仙传有山图者。入山采药折足。仙人教服此四物而愈。因久服。遂度世。余以问名医康师孟。师孟大异之。云。医家用此多矣。然未有专用此四物如此方者。师孟遂名曰四神丹。洛下公卿士庶皆饵之。百病皆愈。药性中和。可常服。大略补虚益血治风气。亦可名草还丹。已卯十一月八日。东坡居士儋耳书。

十便良方　羌活煮散。治风气凝。骨节疼痛。头目不利。拘倦。鸡峰方

羌活　芎　桔梗　茯苓　薏苡仁各一两　独活　黄橘皮　人参　防风　麦门冬　白术　甘草各半两　细辛一分

右件刷去沙土。细剉。都微炒。捣为粗末。每服三钱。以水一盏。姜二片同煎。滤。取五分温服。余滓再煎。不以时候。

卫生家宝　没药圆。治风气头疼及浑身痛。

五灵脂　川乌头灰火中略炮去皮尖切作薄片子略炒过

右各等分。为细末。酒糊为丸如梧桐子大。每服一丸。细嚼。用荆芥、薄荷、茶汤送下。酒服亦得。食后。

本草　陈士良云。胡薄荷。主风气壅并攻胸膈。作茶服之。立效。

斗门方。治风气所攻。脏腑积滞。用牵牛子以童子小便浸一宿后。长流水上洗半日。却用生绢袋盛。挂于当风处令好干。每日盐汤下三十粒。极能搜风。亦善消虚肿。久服令人体清爽。

集验方。治风气客于皮肤。瘙痒不已。蜂房炙过。蝉蜕等分为末。酒调一钱匕。日三二服。又。蝉蜕、薄荷叶等分为末。酒调一钱匕。日三服。

御药院方　杜翰林枳实丸。疏导老人及虚家风气痰实。腹肋有妨。诸饮癖积。

枳实麸炒　赤茯苓　人参　槟榔各一两　白术半两　黑牵牛八两

右为细末。稀面糊为丸。如梧桐子大。每服食后以橘皮汤下十五丸至二十丸。渐加。如要不动时。临卧熟水下五丸至十丸。别一方。加木香半两。

羌活丸。治风气不调。头目昏眩。痰涎壅滞。遍身拘急及风邪寒壅。头痛项强。鼻塞声重。肢节烦疼。天阴风雨先觉不安。

羌活去芦头　甘菊　麻黄去根节　川芎　防风去芦头　石膏细研，为末　前胡去芦头　黄芩　细辛去苗　甘草剉，爁　枳壳去白　白茯苓去皮　蔓荆子去白皮。以上各一两　朱砂飞研，一两半，为衣

右为细末。水面糊为丸。如梧桐子大。每服四十丸。生姜汤下。不拘时。

独活丸。治风气上攻头目疼痛。昏眩不快。利膈化痰。

独活　川芎　甘菊花各一两　干蝎一分，炒　防风一两　半夏汤洗去滑，作饼子，炙，二两

右件五味同为末。以半夏末用生姜自然汁二大盏。煮如膏。和为丸如豌豆大。每服七丸至十丸。荆芥薄荷汤下。

释继洪澹寮方　乌附圆。去风疏气。

川乌二十个　香附子半斤姜汁淹一宿炒

右焙干为末。酒糊为圆。每服十数圆。服之若只用草乌。当防其麻木人也。肌体肥壮及有风疾者宜常服。温酒下。

二香散。治风气食三证通用。调畅胃气。须兼服之。

木香　藿香叶　白豆蔻仁　半夏面　厚朴制　橘皮　茯苓　苍术　甘草炙各半两　益智仁　缩砂各一两　丁香二钱半

右粗末。每二钱半。姜枣煎服。

搜风大元宝饮。治挟气中风。痰虽微去。当先服此顺气。并开其关窍。不致枯废。然后进以风药。或非重热气实者。亦可服。

天雄气弱者以代附子　沉香　防风去芦　南星炮　薄荷叶　地龙去土　木香不见火　全蝎去毒各等分

右㕮咀。每服四钱重。入生姜五片。水一盏煎熟。入麝香啜服。不拘时。继洪。甲寅岁主柳州报恩寺时。州教林修职。招治其女尼瘴疟。及至则悲然谓尼昏厥已久。备棺衾惟候其喘息绝。余视之唇口脸犹颇有红赤色。脉亦微有而伏。告之曰痰厥。尚或可苏。为用半夏末嗃鼻。苏合香圆搽齿。便觉喉中噫有声。急煎星香饮灌下。初似不能咽。且令人将咽摩胸。遂能吞药。眼睛转动。继用附香饮、灵砂白丸子等调理。兼旬气体复旧。或谓真更生也。又壬戌年间。会在连州。值蹇新恩季沉伤寒病。医者过用竹叶石膏汤。遂成寒厥。四肢冷而强直。身亦无甚暖气。惟心胸稍温。且大小便泄而似不禁。脉尤微伏。且亦已备后事。余谓此五虚证矣。法在不治。试为炮雄，附、乌，大者各一只。作三建汤。熟煎一碗。仍磨入沉香。汤令稍冷热。仍令人旋旋搦摩其肢体。又继用此汤吞岁丹三十粒。自午至晚。渐觉身体温暖。精神完复。调理数日而安。又尝於封川。介轩徐制使请疗一军士。闷绝昏厥。牙关紧噤。不省人事。惟喉中有声如拽锯。鼻息真如鼾睡。用猪牙皂角嗃鼻。遂略喷嚏。牙关稍开。且急令人提挈其发。使颈项伸舒而灌下独乌汤。一时稍苏。顷刻诸证复作。遂缚其发於竹竿上。令人扶掖其体。以麝香搽齿。复灌下南星川乌汤。良觉苏醒。纔越两时辰间病复作。幸为制稀涎饮已成。灌下一钱匙。顷刻吐出黏涎小半盏许。方得渐安。凡此等证。区区三十年间。遇疗不一。虽非中疾。亦不过痰涎潮上。节闭咽

膈。谓其源则或因四气七情。或因久病而下虚上盛，或小儿惊风客忤。或强壮气盛之男子妇人。为癫为狂。皆似风痰而闭厥一时。救急亦只得用通关打痰药也。然前所用丹附。不可以为定法。且或生或炮。或多或寡。或压以大丹。或兼以紫苏沉香之类。或热服或荡治。而热因寒用。皆当有以权便。诚不可执也。

危亦林得效方　八宝回春汤。治一切诸虚不足虚疾。血气交攻。凝滞脉络。拘急挛拳。气不升降。膻中疼痛。痰涎壅盛。脾胃不和。饮食不进。此药去风和气活血。大有神效。凡治风不可专用风药。攻之愈急则愈甚。服此轻者一月。重者二三月。自然愈矣。且无再作。夫血气和平。荣卫调顺。则风证不攻而自去。

附子炮　人参　麻黄去节　黄芩　防己　香附子去毛　杏仁去皮　川芎　当归各一两　茯神两半　陈皮　防风各一两　白芍药五两　沉香　川乌炮各半两　半夏两半　桂一两　白术二两　天台乌药半两　干姜一两　黄芪三两　甘草　熟地黄各一两　生干地黄一两

右二十四味。八味去风。八味和气。八味活血。同剉散。每三钱。水一盏半。姜三片、枣一枚煎。空心通口服。常服效。

风消

论

圣济总录　论曰。内经谓二阳之病发心脾。有不得隐曲。女子不月。其传为风消。夫肠胃发病。传于心脾。心主血。心病则血不流。脾主味。脾病则味不化而精不足。精血不足。故其证不能隐曲。女子不月。既久则传为风消也。盖精血已亏。则风邪盛而真气愈削也。

方

圣济总录　黄芪羌活饮。治心脾受病。精血虚少。风气乘之。日益消削。

黄芪一两半　羌活去芦头一两　石斛去根　防风去叉　枳壳去瓤麸炒　人参　附子炮裂去皮脐　茯苓去黑皮　五味子　牛膝酒浸切焙各一两　续断半两　地骨皮三分　生干地黄切焙二两　牡蛎熬一两

右一十四味。剉如麻豆。每服五钱匕。水一盏半。煎取一盏。去滓温服。

排风汤。治风消肢体酸疼。血脉枯耗。

防风去叉　当归洗切焙　白鲜皮　白术　芍药　桂去粗皮　芎䓖　独活去芦头　杏仁去皮尖双仁炒别研　枸杞根剉　茯神去木　麻黄去根节先煎掠去沫焙各一两

右一十二味。除杏仁外。粗捣筛。入杏仁和匀。每服三钱匕。以水一盏。生姜三片。煎至七分去滓。空腹温服。日晚再服。

姜黄汤。治风消四肢无力。胸膈烦闷。

姜黄一两　沉香剉三分　黄芪剉一两　桂去粗皮半两　延胡索　人参　厚朴去粗皮涂生姜汁炙　芎䓖　防风去叉　芍药各三分　杏仁汤浸去皮尖双仁别研　羌活去芦头　诃黎勒煨去皮各半两

右一十三味。除杏仁外。粗捣筛。入杏仁和匀。每服三钱匕。旋汲井华水一盏。煎至七分。去滓温服。不拘时。

黄耆汤。治风消气血虚弱。

黄耆薄切　犀角镑各一两　白茯苓去黑皮　人参各一两半　柴胡去苗　升麻　秦艽去苗　芎䓖　木香　桑根白皮剉　枳壳去瓤麸炒　防风去叉　芍药　黄芩去黑心　肉豆蔻去壳炒　天麻　鳖甲醋浸炙去裙襴　地骨皮　甘草炙剉各一两　羌活去芦头　当归切焙　青橘皮去白切炒各三分　槟榔剉　桔梗去芦头炒各半两

右二十四味。粗捣筛。每服三钱匕。以水一盏。煎至七分去滓。空腹温服。

五补人参丸。治风消。

人参　白茯苓去黑皮　黄耆薄切　地骨皮　熟干地黄焙干各一两

右五味。捣罗为末。炼蜜丸如梧桐子大。每服二十丸。温酒下。夜卧时服。

太和汤。治风消五劳七伤等。

前胡去芦头　枇杷叶拭去毛　鳖甲醋炙　白茯苓去黑皮　桔梗去芦头炒　白芷　五味子　白术　厚朴去粗皮生姜汁炙　半夏汤洗去滑　京三棱煨剉　藿香去梗　防风去叉各一两　人参三分　柴胡去苗半两　桂去粗皮一两半　桑白皮剉　当归切焙　芍药　枳壳去瓤麸炒　牡丹皮　甘草炙剉　知母焙　杏仁去皮尖双仁麸炒各半两

右二十四味。粗捣筛，每服三钱匕。水一盏。生姜三片。煎至七分。去滓温服。

人参荆芥汤。治风消血气虚损。攻刺疼痛。四肢无力。多困黄瘁。肺膈痞闷。或大便多秘。或时泄利。

荆芥穗二两　芍药　天麻　芎䓖　当归洗切焙　京三棱煨剉　黄耆薄切　鳖甲醋浸去裙襴炙　牛膝去苗酒浸切焙各一两　木香半两　熟干地黄切焙　柴胡去苗各一两半　防风去叉　牡丹皮　大腹皮各三分　枳壳去瓤麸炒三两　半夏为末生姜汁作饼暴干一两　秦艽去苗土一分　人参　石膏碎研　白术　羌活去芦头　款冬花择　陈橘皮去白切炒各半两

右二十四味。粗捣筛。每服三钱匕。生姜二片。枣一枚去核。同煎七分去滓。空心日午临卧服。

菟丝子丸。治风消经久不差。渐成五劳七伤。小腹拘急。四肢酸疼。面色黧黑。唇口干燥。目暗耳鸣。心忪气短。夜梦惊恐。精神困倦。喜怒无常。悲忧不乐。饮食无味。举动乏力。心腹胀满。脚膝痿缓。小便滑数。房事不举。股内湿痒水道涩痛。小便出血。时有遗沥。

菟丝子酒浸别捣　桂去粗皮　鹿茸去毛酥炙　附子炮裂去皮脐　泽泻　石龙芮各一两　肉苁蓉酒浸切焙　杜仲去粗皮剉炒　白茯苓去黑皮　熟干地黄洗焙　巴戟天去心　防风去叉　山茱萸　补骨脂炒　荜澄茄　沉香剉　怀香子炒　石斛去根　牛膝酒浸切焙　续断各三分　桑螵蛸酒浸炒　芎䓖　覆盆子择　五味子各半两

右二十四味。捣罗为末。以酒煮面糊。丸如梧桐子大。每服二十丸。温酒或盐汤下。空心日午服。如脚膝无力。木瓜汤下。

风厥

论

素问　阴阳别论篇。二阳一阴发病主惊骇背痛。意噫善欠。名曰风厥。评热病论篇。帝曰。有病身热汗出烦满。烦满不为汗解。此为何病。岐伯曰。汗出而身热者风也。汗出而烦满不解者厥也。病名曰风厥。帝曰。愿卒闻之。岐伯曰。巨阳主气。故先受邪。少阴与其为表里也。得热则上从之。从之则厥也。帝曰。治之奈何。岐伯曰。表里刺之。饮之服汤。

圣济总录 论曰。内经曰。二阳一阴发病。主惊骇背痛。善噫善欠。名曰风厥。夫胃土也。肝木也。木克土。故风胜而惊骇背痛。土不胜木。故其证善噫。土不制水。则肾气上逆而其证善欠。为风厥也。

方

圣济总录 **远志散**。治风厥多惊骇。背痛善欠。

远志去心 人参 细辛去苗叶 白茯苓去黑皮 黄耆剉 桂去粗支各一两 熟干地黄焙 菖蒲 白术 防风去叉各半两

右一十味。捣罗为散。每服二钱匕。温酒调服。空心晚食前。

茯苓汤。治风厥惊骇背痛。善噫善欠。

白茯苓去黑皮 熟干地黄焙 人参 桂去粗皮各二两 半夏汤洗七遍切焙一两半 甘草炙 麦门冬去心焙各半两

右七味。细剉如麻豆。每服五钱匕。水一盏半。生姜半分切。煎至八分。去滓温服。不拘时。日二。

独活汤。治风厥肩背痛。惊惕不安。善噫多欠。

独活去芦头 人参 白茯苓去黑皮 当归切焙各二两 桂去粗皮 远志去心 熟干地黄焙 防风去叉各一两半 细辛去苗叶 甘草炙各一两

右一十味。细剉如麻豆大。每服五钱匕。水一盏半。煎取八分。去滓温服。不拘时日二。

人参汤。治风厥志意不乐。身背疼痛。多惊善欠噫气。

人参 芎劳 枳壳去瓤麸炒 芍药 防风去叉 细辛去苗叶 桂去粗皮 附子炮裂去皮脐 甘草炙各半两 桔梗炒 木香 茯神去木各三钱

右一十二味。细剉如麻豆大。每服五钱匕。水一盏半。生姜半分切。煎至八分。去滓温服。

干地黄丸。治风厥背痛。善噫善欠。惊恐不安。

熟干地黄焙 桂去粗皮 续断 山茱萸 天门冬去心焙各一两半 白茯苓去黑皮 天雄炮裂去皮脐 钟乳粉 杜仲去粗皮炙剉 牛膝酒浸切焙 肉苁蓉酒浸切焙 柏子仁各一两三分 松脂

右一十味。粗捣筛。每服三钱匕。以水一盏。煎至七分去滓。食后温服。

风眩

论

孙思邈千金要方 徐嗣伯曰。余少承家业。颇习经方。名医要治。备闻之矣。自谓风眩多途。诸家未能必验。至于此术。鄙意偏所究也。少来用之。百无遗策。今年将衰暮。恐奄忽不追。故显明证论。以贻于后云尔。夫风眩之病。起于心气不定。胸上蓄实。故有高风面热之所为也。痰热相感而动风。风心相乱则闷瞀。故谓之风眩。大人曰癫。小儿则为痫。其实是一。此方为治方无不愈。但恐证候不审。或致差违。大都忌食十二属肉。而贲豚为患。发多气急。气急则死不可救。故此一汤是轻重之宜。勿因此便谓非患。所治风眩汤散丸煎。凡有十方。凡人初发。宜争与续命汤也。困急时但度灸穴。便火针针之。无不差者。初得针竟便灸。最良。灸法次列于后。余业之以来三十余年。所救治者数十百人。无不差矣。后人能晓得此方。幸勿参以余术焉。

方

孙思邈千金要方　续命汤。治风眩。发则烦闷无知。口沫出。四体角弓。目反上。口噤不得言。

竹沥一升二合　生地黄汁一升　龙齿　生姜　防风　麻黄各四两　防己三两　附子三分　石膏七两　桂心二两

右十味㕮咀。以水一斗煮取三升。分三服。有气加附子成一两。紫苏子五合。橘皮半两。已服续命汤。四肢尚未好定。而心中尚不除者。紫石汤主之。紫石汤即紫石煮散是也。

天雄散。治头目眩运。屋转旋倒。

天雄　防风　芎䓖　人参　独活　桂心　葛根各三分　白术　远志　薯蓣　茯神　山茱萸各六分　莽草四分

右十三味治下筛。先食。以菊花酒服方寸匕。日二。渐加至三匕。以知为度。

菊花酒法。九月九日取邓州甘菊花曝干。作末。以米饙中。蒸作酒。

茯苓汤。治风眩。倒屋转。吐逆。恶闻人声。

茯神　独活各四两　黄芪　远志　防风五两　生姜各三两　甘草　人参　当归　牡蛎　白术　苁蓉　附子各二两

右十三味㕮咀。以劳水一斗二升煮取三升。服五合。昼夜尽。

茵芋汤。治风虚眩。眼暗。

茵芋一分　人参　甘草　苁蓉　黄芪　茯苓　秦艽　厚朴各一两　防风十两　乌喙　松实　山茱萸各三两

右十二味㕮咀。以水一斗煮取二升半。分三服。强人令日夜尽。劣人分五服。二日尽。

人参汤。治风眩屋转。眼不得开。

人参　防风　芍药　黄芪各二两　独活　桂心　白术各三两　当归　麦门冬去心各一两

右九味㕮咀。以水一斗煮取三升五合。分四服。方名出千金翼

防风汤。治头风眩欲倒。眼旋屋转脑痛。

防风　枳实　杏仁　芎䓖各三两　茯神　麻黄　前胡　生姜　半夏各四两　细辛二两　竹沥三升

右十一味㕮咀。以水六升合竹沥。煎取二升七合。分三服。频服三两剂。

王焘外台秘要方　崔氏疗风眩翻倒无定。

独活六两　枳实炙三两　石膏碎绵裹　蒴藋各四两

右四味切。清酒八升。煮取四升。顿服之。以药滓熨覆取汗。觉冷又内铛中温令热又熨之。即差。文仲肘后千金同出第六卷中

薯蓣酒。延年治头风眩。不能食。补益气力。

薯蓣　白术　五味子碎　丹参各八两　防风十两　山茱萸二升碎　人参二两　生姜屑六两

右八味切。以绢袋盛。酒二斗五升。浸五日。温服七合。日二。稍加。忌桃李雀肉等。出第十卷中

九江太守独活散。古今录验疗风眩厥逆。身体疼痛。百节不随。目眩心乱。反侧若癫。发作无常。

独活四分　白术十二分　防风八分　细辛　人参　干姜各四分　蜀天雄炮　桂心各一分　瓜蒌六分

右九味捣合细筛。旦以清酒服方寸匕。日再。忌桃李雀肉猪肉冷水生菜生葱等物。圣济总录无桂心

又。**防风汤**。疗风眩呕逆。水浆不下。食辄呕。起即眩倒。发作有时。手足厥。

防风　白术　防己　干姜　甘草炙各一两　附子炮　桂心各十两　蜀椒一百枚汗

右八味切。以水四升煮取一升半。分为三服。忌猪肉冷水生葱海藻菘菜桃李雀肉等。出第四卷中

圣济总录　芍药汤。治风眩暗倒。眼旋屋转。脑痛。

芍药　防风去叉　石膏研碎　木通　麻黄去根节各一两　甘菊花择　葛根各半两　甘草炙剉　前胡去芦头各三分

右九味粗捣筛。每服五钱匕。水一盏半。生姜三片。枣一枚去核。煎至一盏去滓。入荆沥半合。重煎令沸。早晚食后。临卧温服。

六神散。治风眩烦闷。头运转不止。

芎䓖　羌活去芦头　防风去叉　甘草炙剉各一两　荆芥穗　鸡苏干者各一两半

右六味。捣罗为细散。米饮温水调下一钱匕。不计时候。

头面风

论

巢元方病源　头面风者。是体虚。诸阳经脉为风所乘也。诸阳经脉。上走于头面。运动劳役。阳气发泄。腠理开而受风。谓之首风。病状。头面多汗。恶风。病甚则头痛。又。新沐中风。则为首风。又。新沐头未干。不可以卧。便头重身热。反得风则烦闷。诊其脉。寸口阴阳表里互相乘。如风在首。久不瘥。则风入脑。变为头眩。其汤熨针石。别有正方。补养宣导。今附于后。养生方云。饮食仰卧。久成气病头风。又云。饱食沐发。作头风。又云。夏不用露面卧。露下堕面上。令面皮厚。喜成癣。一云作面风。又云。人常须日已没食讫。食讫即更不须饮酒。终夭不干呕。诸热食腻物。不饮冷醋浆。喜失声失颜。热食枕手卧。久成头风目涩。养生导引法云。一手拓颐。向上极势。一手向后长舒急努。四方显手掌。一时俱极势。四七。左右换手皆然。拓颐。手两向共头倚侧。转身二七。去臂髆风。头风。眠睡。又云。解发。东向坐。握固不息一通。举手左右导引。手掩两耳。以手复捋头五。通脉也。治头风。令发不白。又云。端坐伸腰。左右倾侧。闭目。以鼻内气。自极七息。止。除头风。又云。头痛。以鼻内气。徐吐出气。三十过休。又云。抱两膝。自弃于地。不息八通。治胸中上至头诸病。耳目鼻喉痛。又云。欲治头痛。偃卧闭气。令鼻极乃息。汗出乃止。又云。叉两手头后。极势。振摇二七。手掌翻覆安之

七。头欲得向后仰之。一时一势。欲得倾斜四角。急挽之。三七。去头腋膊肘风。

圣济总录 论曰。头面风之状。头面多汗。恶风头痛是也。盖诸阳之脉。皆上至头面。若运动劳役。阳气发泄。腠理开疏。汗多不止。阳气虚弱。风邪乘之。上攻于头面。故恶风而痛也。

方

孙思邈千金要方 **入顶散。**治头面胀满。脑瘈偏枯。发作有时。状似刀刺。失声阴阴然疼。面目变青。

山茱萸 芎䓖 防风 独活各一两半 细辛 莽草 白术 薯蓣 牛膝 石南 甘草各一两 乌头 通草 菖蒲 附子 麻黄 天雄 蜀椒 桔梗各一两六铢

右十九味治下筛。酒服方寸匕。日三。

菊花散。治头面游风。

菊花一两 细辛 附子 桂心 干姜 巴戟 人参 石南 天雄 茯苓 秦艽 防己各二两 防风 山茱萸 白术 薯蓣各三两 蜀椒五合

右十七味治下筛。酒服方寸匕。日三。

治头面上风

松脂 石盐 杏仁 蜜腊各一两 薰陆香二两 萆麻仁三两

右六味。熟捣作饼。净剃百会上发。贴膏。膏上安纸。三日一易。若痒。刺药上。不久风定。

犀角汤。治风毒热。头面肿。

犀角 生姜各二两 瓜蒌根 苦参各一两 石膏六两 竹叶两撮 黄芩 升麻 青木香各三两 防己一两半 防风一两

右十一味㕮咀。以水七升煮取二升。分三服。相去十里久。内消不利。

防风散。治头面风在眉间。得热如虫行。或头眩。目中泪出。

防风五两 桂心 天雄 细辛 朱砂 干姜 人参 乌头 附子各二两 莽草 茯苓 当归各二两

右十二味治下筛。酒服方寸匕。日三。

防风散。治头面遍身风肿。

防风二两 白芷一两 白术三两

右三味治下筛。酒服方寸匕。日三服。

治卒中风头面肿。

捣杏仁如膏。以鸡子黄合捣。令相得。傅帛上厚裹之自干。不过八九傅差。

孙思邈千金翼方 **治头面风。**眼瞤鼻塞。眼暗令泪方。

杏仁三升。捣末。水煮四五沸。洗头。冷汗尽三度。差。

又方。熟煮大豆。内饭甕中作浆水。日日温洗头面发。不净加少面。勿用水濯。不过十洗。

太平圣惠方 **山茱萸散。**治头面风。皮肤痒痒。心膈烦闷。目眩头痛。

山茱萸半两 甘菊花半两 荆芥穗半两 秦艽三分去苗 芎䓖一两 茯神三分 蔓荆子二(三)分 山栀子半两 羚羊角屑半两 汉防己半两 藁本三分 甘草半两炙微赤剉

右件药。捣粗罗为散。每服三钱。以水一中盏。入薄荷三七叶。煎至六分。去滓。不计时候。温服。忌泾面油腻。

蔓荆散。治头面风。皮肤不仁。头疼心闷。四肢不利。

蔓荆子三分　防风半两去芦头　枳壳三分麸炒微黄去瓤　山茱萸半两　麻黄三分去根节　旋覆花三分　甘菊花三两（分）　芎藭三分　荠草三分微炙　甘草半两炙微赤剉　羚羊角屑三分

右件药。捣粗罗为散。每服三钱。以水一中盏。入生姜半分。煎至六分。去滓。不计时候。温服。

赤箭散。治头面风。皮肤瘙痒。头目昏疼。上焦烦壅。

赤箭三分　前胡一两去芦头　白蒺藜半两微炒去刺　黄耆半两剉　枳壳三分麸炒微黄去瓤　防风一两去芦头　羚羊角屑半两　甘菊花半两　甘草一分炙微赤剉

右件药。捣粗罗为散。每服四钱。以水一中盏。煎至六分。去滓。不计时候。温服。

乌蛇散。治毒风上衡。头面赤热。或生细疮。皮肤痒痒。心神烦躁。

乌蛇肉二两酒浸炙微黄　羚羊角屑三分　人参三分去芦头　赤茯苓三分　沙参三分去芦头　麻黄一两去根节　防风三分去芦头　白蒺藜三分微炒去刺　白鲜皮三分　独活一两　黄芩三分　秦艽一两去苗　川升麻三分　川大黄三分剉微炒　牛蒡子半两微炒

右件药。捣细罗为散。每服。不计时候。以温浆水调服二钱。

藁本散。治头面游风。牵引眼睛疼痛。偏视不明。

藁本一两　细辛三分　秦艽一两去苗　羌活三分　桂心半两　山茱萸半两　天雄半两炮裂去皮脐　薯蓣三分　蔓荆子半两

右件药。捣细罗为散。每服。不计时候。以温酒调下二钱。

薯蓣散。治头面风。目眩耳聋。

薯蓣一两　防风一两去芦头　细辛半两　山茱萸半两　川升麻半两　甘菊花半两　蔓荆子半两　藁本半两

右件药。捣细罗为散。每服。不计时候。以温酒调下二钱。

甘菊花圆。治头面风。皮肤痹痒。肢节疼痛。头目不利。项强耳聋。

甘菊花三分　人参三分去芦头　当归三分　防风半两去芦头　秦艽半两去苗　山茱萸半两　白鲜皮半两　黄耆半两剉　汉防己半两　桂心半两　白术半两　白蒺藜半两微炒去刺　生干地黄半两　独活半两　薯蓣半两　芎藭半两　细辛半两　苍耳子半两

右件药。捣罗为末。炼蜜和捣三五百杵。圆如梧桐子大。每服。不计时候。以温酒下二十圆。

白蒺藜圆。治热毒风攻。头面瘙痒。如似虫行。时发风疹。

白蒺藜三分微炒去刺　独活三分　羚羊角屑三分　防风三分去芦头　枳壳三分麸炒微黄去瓤　薯蓣三分　地骨皮三分　荠草一两微炒　葳蕤半两　苦参一两剉　枫香一两　蝉壳半两微炒

右件药。捣罗为末。用炼蜜和捣五七百杵。圆如梧桐子大。每服。不计时候。以温酒下三（二）十圆。忌猪鱼肉。

皂荚煎圆。治头面风。瘙痒如虫行。上焦痰滞。脏腑壅塞。

皂荚一斤不蚛者捶碎以淡浆水二升挼滤取汁慢火熬成膏　乌蛇肉三两酒浸炙微黄　枳壳一两麸炒微黄去瓤　川大黄一两剉碎微炒　防风一两去芦头　苦参一两剉　牛蒡子一两微炒　天麻一两　荆芥一两

右件药。捣罗为末。入皂荚煎和。圆如梧桐子大。每服。不计时候。以温浆水下三十圆。

圣济总录　防风散。治头面风状如虫行。或头目风眩。目中泪出。

防风去叉二两半　桂去粗皮　天雄炮裂去脐皮　细辛去苗叶　丹砂别研　干姜炮　乌头炮裂去脐皮各一两半　莽草用叶　白茯苓去黑皮　人参去芦头各半两　附子炮裂去皮脐　当归切焙各一两

右一十二味。捣罗为散。每服一钱匕。食前温酒调下。日三。

菊花散。治头面游风。如细针所刺。忽忽烦闷。

菊花择半两　细辛去苗叶　附子炮裂去皮脐　白术　桂去粗皮　干姜炮　巴戟天去心　人参去芦头　防风去叉　石南叶　天雄炮裂去皮脐　白茯苓去黑皮　蜀椒去目并闭口炒出汗　秦艽去苗土　防己各一两　山茱萸　山芋各一两半

右一十七味。捣罗为散。每服二钱匕。食前温酒调下。日再。

巴戟天散。治头面游风。

巴戟天去心二两　菊花择　芎䓖　干姜炮　防风去叉　石南叶　白术　乌头炮裂去皮脐　附子炮裂去皮脐　细辛去苗叶　蜀椒去目并闭口者炒出汗　山芋　人参去芦头　桔梗去芦头炒　秦艽去土　瓜蒌实切焙干　泽泻　甘草炙剉　天雄炮裂去皮脐　羌活去芦头　山茱萸　熟干地黄焙各一两

右二十二味。捣罗为散。每服一钱半。加至二钱匕，食前温酒调下、日再。

防风散。治头面风、皮肤瘙痒。或生疮不已。

防风去叉　芎䓖　荆芥穗　黄耆剉　蒺藜子炒各一两　人参去芦头　恶实炒　甘草炙剉各半两

右八味。捣罗为散。每服一钱匕。食后沸汤调下。

芎䓖丸。治头面风。生疮久不已。

芎䓖　黄耆剉　防风去叉　山栀子去皮　枳壳麸炒去瓤各一两　生干地黄焙　羌活去芦头　白芷　苦参各三分　白附子炮半两

右一十味。捣罗为末。炼蜜和丸。如梧桐子大。每服二十丸。食后温水下。

旋覆花汤。治头面风、目眩头痛。痰涎壅滞。心膈烦满。

旋覆花　菊花择　桑根白皮各三分　石膏碎研一两一分　甘草炙剉半两　蒺藜子炒去角　地骨皮各一两

右七味。粗捣筛。每服二钱匕。水一盏。煎至七分。食后温服。

羌活丸。治头面风。头目昏痛。

羌活去芦头　蒺藜子炒去角　芎䓖　薄荷叶干者各二两　白僵蚕炒一两

右五味。捣罗为末。入龙脑麝香各少许。炼蜜和丸、弹子大。每服一丸细嚼。腊茶或温酒下。

甘菊散。治头面风。头目昏眩。

甘菊花择　旋覆花　防风去叉　石膏碎研等分

右四味。捣罗为散。每服二钱匕。腊茶调服。如煎此药沐发。大去白屑。

羌活汤。治头面风。头目昏眩。筋脉拘急。痰涎壅滞。肢节烦痛。

羌活去芦头　菊花择　麻黄去根节煎掠去沫焙　芎䓖　细辛去苗叶　防风去叉　石膏碎研生用　前胡去芦头　黄芩去黑心　甘草炙剉　枳壳麸炒去瓤　白茯苓去黑皮　蔓荆实各一两

右一十三味。粗捣筛。每服二钱匕。水一盏。入生姜三片。薄荷三叶。煎至六分。去滓温服。不拘时。

独活丸。治头面风。头目疼痛。昏眩不止。利膈化痰。

独活去芦头　芎䓖　甘草炙剉各一两　干蝎去土炒一分　半夏汤洗七遍去滑　防风去叉各一两

右六味。捣罗为末。用生姜汁和丸。如梧桐子大。每服七丸。加至十丸。荆芥薄荷汤下。

檀香散。治头面风。头目昏眩。肩背疼痛。头皮肿痒。颈项拘急。

白檀香剉半两　甘菊花择三两　芎䓖二两　甘草生用一两

右四味。捣罗为散。每服一钱匕。温薄荷汤调下。茶清或沸汤调亦得。

麻黄汤。治头面风。面热烦躁。皮肉如乱针刺痛。

麻黄去根节　杏仁去皮尖双仁炒研　桔梗去芦头炒　秦艽去苗土　薄荷叶　牡丹去心　防风去叉　芍药　升麻　黄芩去黑心　紫菀去苗土各一分　半夏汤洗去滑半分　羌活去芦头半两

右一十三味。粗捣筛。每服二钱匕。水一盏。入生姜三片。煎至七分去滓。食后临卧热服。

羌活散。治头面风恶风多汗。头痛身热。

羌活去芦头　人参　蔓荆实去皮　菊花　石膏　白术　前胡去芦头　防风去叉　地骨皮　芎䓖　枳壳去瓤麸炒　荆芥穗　桔梗炒　白茯苓去黑皮　麻黄去根节各一两

右一十五味。粗捣筛。每服三钱匕。水一盏。入生姜二片。薄荷五叶。同煎至七分。去滓温服。一方、更入甘草三分。

羌活汤。治头面诸风。

羌活去芦头　黄连去须　桂去粗皮　羚羊角镑　枳壳去瓤麸炒　萆薢　白术各一两　芎䓖　当归切焙　天雄炮裂去皮脐　麻黄去根节煎掠去沫焙　石膏各一两半　黄芩去黑心　旋覆花各半两　杏仁十枚去皮尖双仁研

右一十五味。粗捣筛。每服五钱匕。水一盏半。入生姜半分切。煎至八分。去滓温服。

天麻丸。治头面风及暗风倒仆。

天麻酒浸一宿切焙　附子炮裂去皮脐　白附子新罗者炮　芎䓖　当归切焙　乌药天台者各一两　荆芥穗六两

右七味。捣罗为末。炼蜜和捣三千杵。丸如弹子大。每服一丸。薄荷酒嚼下日三。

芎术散。治头面多汗恶风。头痛身热烦闷。

芎䓖、白术　天麻各一两　防风去叉　荆芥穗各半两　细辛去苗叶一钱　甘草炙剉一分

右七味。捣罗为散。每服二钱匕。沸汤点服。或炼蜜和丸。如樱桃大。每服一丸。茶清嚼下亦得。不拘时候。

羌活散。治头面风眼黑及面肿。

羌活去芦头　独活去芦头　芎䓖　桂去粗皮　干姜炮　附子炮裂去皮脐等分

右六味。捣罗为散。每服夜卧。煎豉汁。调下二钱匕。立瘥。

王衮博济方　独活丸。治头风面风。头目疼痛。昏眩不止。利膈化痰。

独活去芦头　芎䓖　甘草炙剉各一两　干蝎去土炒一分　半夏汤洗七遍去滑　防风去叉各一两

右为末。以半夏末同生姜汁和丸。如梧桐子大。每服七丸。加至十丸。荆芥薄荷汤下。一方有甘菊。无甘草。

杨倓家藏方　乌犀天麻圆。治头面诸风。口目瞤动。精神昏愦。咽膈不利。

犀角屑　天麻去苗　细辛去叶土　防风去芦头　川芎　香白芷　羌活去芦头　甘菊花已上八味各一两　龙脑别研　麝香别研各一钱

右为细末。入脑麝。研匀。炼蜜为圆。每一两作八圆。每服一圆。细嚼。茶清下。食后。

杨仁斋直指方　香芷散。治头面诸风。

新白芷。剉。以罗卜汁浸。日干为末。沸汤调。食后服。或以些子搐入鼻。左用右。右用左。屡效。

又方。新白芷。洗晒。为末。炼蜜圆弹子大。每一圆。食后荆芥汤嚼下。妙。

十便良方　三五七散。治头面如风吹习习。眉骨额角皆痛。由风寒垂于三阳之经。伏留而不去。正气为邪气所搏。谓之头面风。指迷方

天雄　细辛各三两　干姜　山茱萸各五两　防风　山药各七两

右为末。热酒调二钱匕。非时。

白芷散。头面多汗。恶风头痛。不可以出风是谓头面风。指迷方

白芷一两　山药　山茱萸　天雄　菊花　细辛　甘草各半两

右件为末。酒调二钱匕服。非时。

御药院方　艾煎膏。治头面风热小疮。多痒少痛。黄汁出。并皆治之。

艾叶二两　醋一斤

右将艾叶同醋于银锅内同煎数沸。滤去滓。慢火再熬成膏。每用薄薄在衫纸上。贴患处。一日一两上。

永乐大典卷之三百二十　一东

风　诸风证治二十三

风头痛

论

太平圣惠方　夫风头痛者。凡人体虚。外伤风邪。流入阳经。行于六腑。或腠理开张。风毒疼注于风府。故心膈烦热。头面虚汗。上焦壅滞。故令头重疼痛也。

圣济总录　论曰。风头痛之病。由风邪客于阳经。循风府而上至于头脑。令人头重疼痛。心膈烦热。上焦壅滞。头面虚汗。诊其脉左手寸口浮紧者是也。

方

华佗中藏经　神术散。治伤风。头痛声重。

苍术四两　川芎一两　藁本二两　炙甘草一两

右㕮咀。每服二钱。水一盏。生姜二片。同煎至七分。通口服。不拘时候。

孙思邈千金要方　治卒中恶风头痛方。

捣生乌头。以大酢和塗故布上。薄痛处。须臾痛止。日夜五六薄。逐痛处薄之。去皮捣乌头。翼方生乌头去皮

又方。油二升。盐一升。末。油煎一宿令消尽。塗头。石盐尤良。

又方。芥子末酢和。傅头一周时。

又方。治一切风虚。常患头痛欲破者。

杏仁九升去皮尖两仁者暴干

右一味捣作末。以水九升研滤如作粥法。缓火煎令如麻浮上匙取和羹粥酒内一匙服之。每食即服。不限多少。服七日后大汗出。二十日后汗止。慎风冷猪鱼鸡蒜大醋。一剂后诸风减差。春夏恐醋。少作服之。秋九月后煎之。此法神妙。可深秘之。

太平圣惠方　石膏散。治风头痛。心烦体热。

石膏二两　枳壳三分麸炒微黄去瓤　荠苨半两　防风半两去芦头　甘菊花半两　独活半两　芎䓖半两　黄芩三分　甘草半两炙微赤剉

右件药。捣粗罗为散。每服三钱。以水一中盏。入生姜半分。煎至六分。不计时候。温服。忌炙煿热面。

芎䓖散。治风头痛。或时旋转。

芎䓖一两　防风一两去芦头　葛根一两剉　旋覆花半两　白蒺藜二两微炒去刺　枳壳一两麸炒微黄去瓤　石膏二两　甘菊花半两　甘草半两炙微赤剉

右件药。捣筛为散。每服三钱。以水一中盏。煎至六分。去滓。不计时候。温服。

防风散。治风头痛掣动。

防风一两去芦头　川升麻一两　黄芩一两　赤芍药一两　蔓荆子一两　石膏一两　葛根一两剉　甘草半两炙微赤剉

右件药。捣粗罗为散。每服四钱。以水一中盏。煎至六分。去滓。入淡竹沥半合。更煎一两沸。不计时候。温服。

山茱萸散。治风头痛。目眩心闷。时复发甚。

山茱萸半两　当归半两剉微炒　防风一两去芦头　柴胡一两去苗　薯蓣一两　旋覆花半两　石膏一两

右件药。捣粗罗为散。每服三钱。以水一中盏。煎至五分。去滓。不计时候。调鸡子清一枚服之。

木乳散。治风头痛。胸膈多痰。时复晕闷。

木乳一两酥炙　旋覆花半两　枳壳三分麸炒微黄去瓤　石膏二两　甘菊花半两　防风半两去芦头　芎䓖半两　甘草半两炙微赤剉　荆芥三分

右件药。捣粗罗为散。每服三钱。以水一中盏。入生姜半分。煎至六分。去滓。不计时候。稍热服之。

乌金煎。治风头痛。语涩健忘。

黑豆一升净淘　独活一两　荆芥一两　石膏三两　黄芩一两

右件药。细剉。以水五大盏。煎至一大盏。入无灰酒一升。搅滤去滓。不计时候。再煎如稀膏。盛于瓷合中。每服。食后用温酒调下一茶匙。

治风头痛沐头方。

甘菊花二两　独活二两　莽草一两　皂荚一两　桂心一两　杜衡半两　防风一两　细辛一两　川椒一两　茵芋一两　白芷一两　石膏四两

右件药。捣筛为散。每用四两。以水一斗二升。煎取八升。去滓。于暖室中。稍热淋头。热擦之。如有汗出。切宜避风。

沐头方。治风头痛。或头旋目眩。四肢烦疼。坐卧不安。

蔓荆实一两　玄参一两　芎䓖一两　石膏半斤　葛根三两剉　甘菊花三两

右件药。捣筛分为三度用。每度。以米泔汁一斗二升。煮取八升。去滓。于暖室中。稍热沐头。如汗出。宜避风。

吹鼻散。治风头痛及偏头痛。

瓜蒂末一钱　地龙末一钱　苦瓠末一钱　消石末一钱　麝香末半钱

右件药末。都研令匀。先含水满门。后搐药末半字。深入鼻中。当取下恶物。神效。

治风头痛或偏攻一边。痛不可忍。宜用此方。

苦参一分剉　半夏一分　桂心一分

右件药。捣细罗为散。以米醋调如糊。涂故帛上。当痛处贴之。神效。

治风头痛及脑角牵痛。日夜不可忍者。宜用摩膏方。

牛蒡根净洗切捣碎绞取汁半升

右将汁入无灰酒一小盏。盐花半匙。慢火煎如稠膏。少少用热摩痛处。宜避风。

枕头方。治风头痛。百医不差。

食茱萸叶

右件药。细剑。洒酒拌匀。以绢囊盛之。于甑上蒸热。乘热分两包子。更换枕之。取差为度。

治风头痛涂方。

川乌头一两

右捣细罗。以醋调如膏。涂于顶上。脑角。太阳穴。风府之上。须臾痛止。

治风头痛。每欲天阴先发者方。

桂心一两末

右以酒调如膏。用傅顶上并额角。

又方。

甘菊花一两　芎䓖一两

右件药。捣细罗为散。每服。不计时候。以温酒调下二钱。

又方。

苦葫芦子

右捣细罗。吹半字于鼻中。其痛立止。随左右用之。

治风头痛。眼瞤鼻塞眼暗冷泪方。

杏仁半升

右捣碎。以水一斗。煮三二十沸。看冷热洗头。如汗出。避风。洗三度差。

和剂局方　消风散。治诸风上攻。头目昏痛。项背拘急。肢体烦疼。肌肉蠕动。目眩旋运。耳啸蝉鸣。眼涩好睡。鼻塞多嚏。皮肤顽麻。瘙痒瘾疹。又治妇人血风。头皮肿痒。眉棱骨痛。旋运欲倒。痰逆恶心。

荆芥穗　甘草炒　芎䓖　羌活　白僵蚕炒　防风去芦　茯苓去皮用白底　蝉壳去土，微炒　藿香叶去梗　人参去芦各二两　厚朴去粗皮，姜汁涂，炙熟　陈皮去瓤，洗，焙各半两

右为细末。每服二钱。茶清调下。如久病偏风。每日三服。便觉轻减。如脱着沐浴。暴感风寒。头痛身重。寒热倦疼。用荆芥茶清调下。温酒调下亦得。可并服之。小儿虚风。目涩昏困及急、慢惊风。用乳香荆芥汤调下半钱。并不计时候。

黑龙圆。治一切中风头疼。

白芷剉　藁本洗各二两　软石膏细研　川乌去皮，尖，乌豆蒸三次　南星洗各半斤　麻黄去根、节　干薄荷叶各四两　京墨不烧一两半

右为细末。炼蜜杵。圆如弹子大。每服一圆。薄荷汤嚼下。

通关散。治中风伤寒。发热恶风。头痛目眩。鼻塞声重。肩背拘急。身体酸痛。肌肉瞤动。牙关紧急。久新头风。攻痰眼暗。并宜服之。

抚芎二两　川芎一两　川乌二两　龙脑薄荷一两半　白芷　甘草各二两　细辛半两

右为细末。每服一大钱。葱白、茶清调下。薄荷汤亦得。不拘时。

圣济总录　羌活汤。治头风头旋。四肢拘急。偏正头痛。

羌活去芦头　菊花择　麻黄去根节先煎掠去沫焙　防风去叉　石膏碎　前胡去芦头　细辛去苗叶　甘草炙　枳壳去瓤麸炒　白茯苓去黑皮　蔓荆实　芎䓖各半两　黄芩去黑心一分

右一十三味。粗捣筛。每服三钱匕。水一盏半。入生姜二片。薄荷三叶。同煎至一盏。去滓热服不拘时。

石膏散。治风壅头痛。眉骨疼。

石膏研　芎䓖　旋覆花各一两　白附子炮　细辛去苗叶　甘草炙各一分

右六味。捣罗为散。每服半钱匕。腊茶调下。不拘时候。御药院方同。

石膏汤。治风头痛。

石膏碎　枳壳去瓤麸炒　荠苨　防风去叉　菊花　旋覆花　芎䓖各半两

右七味。粗捣筛。每服四钱匕。水一盏。入生姜三片。薄荷五叶。同煎取七分。去滓食后温服。

旋覆花汤。治风头痛。

旋覆花　菊花　芎䓖　甘草炙各半两　皂荚酥炙去皮子一两

右五味。粗捣筛。每服三钱匕。水一盏。荆芥穗三茎。茶末一钱。同煎至七分。去滓温服。

芎䓖散。治头目昏眩。肢体烦倦。

芎䓖　菊花　荆芥穗　石膏研细　甘草等分

右五味。各生用。捣研为细散。每服一钱匕。热汤调下。

石膏汤。治头痛。

石膏碎　莎草根炒去毛　天麻　藿香叶各一两

右四味。粗捣筛。每服三钱匕。水一盏。入腊茶半钱匕。煎至七分。去滓温服。不拘时。

神朱石膏丸。治头痛。

石膏烧二两　芎䓖一两　龙脑少许研

右三味。捣为细末。用面糊和丸。樱桃大。丹砂为衣。细嚼一丸。茶酒任下。食后服。

槐实散。治风头痛。清头目。化风痰。

槐实炒八两　荆芥穗四两　甘草炙一两　防风去叉三两

右四味。捣罗为散。每服一钱匕。茶酒任调下。食后服。

清气香芎汤。治头痛。

芎䓖五两　细辛去苗叶二两半　人参一两半　半夏曲一分用生姜和半夏末作曲用　甘草炙三分

右五味。㕮咀如麻豆。每服三钱匕，水一盏。入生姜三片。薄荷五叶同煎七分。温服不拘时。

菊花汤。治风头疼。

菊花　石膏各一两碎　芎䓖半两　甘草炙一两

右四味。粗捣筛。每服三钱匕。水一盏。煎至七分。去滓热服。不拘时。

芎䓖散。治风头痛。

芎䓖　莎草根炒去毛各一两　藿香叶　荆芥穗各一两　石膏碎一两半

右五味。捣罗为散。每服二钱匕。荆芥汤调下。食后服。

八风丸。治风头痛面赤烦闷咽干。

半夏汤煮透切生姜汁浸一宿焙二两　白僵蚕炒半两　滑石碎一两　白附子炮半两　龙脑研　麝香研各一分　天麻一两　凝水石烧通赤水飞研半斤

右八味。除研外。捣罗为末。和匀炼蜜。丸如樱桃大。每服一丸。食后茶清或荆芥汤嚼下。

甘菊荆芥汤。治风痰头痛。咽膈壅闷。

甘菊择　防风去叉　旋覆花　芎劳各半两　皂荚酥炙去皮子　石膏碎各一两　枳壳去瓤麸炒　甘草炙　荆芥穗各三分

右九味。粗捣筛。每服三钱匕。水一盏。入生姜三片。煎至六分。去滓食后热服。

天南星丸。治风头痛。化痰涎。

天南星牛胆内者　白附子炮各一两　石膏三两醉研　犀角屑一分　甘草炙半两　丹砂研一两　龙脑研一分

右七味。除研外。捣罗为末。次入研者和匀。以生鸡苏茎叶捣取汁。和蜜炼熟。丸和鸡头大。每服一丸。茶清嚼下。食后临卧服。

芦荟散。治风头痛。

芦荟　防风去叉各半两　白附子炮　白术　天麻　白芷各一两　丹砂研　龙脑研各半分

右八味。捣为细散。每服半钱匕。葱白薄荷茶调下。食后服。

石膏丸。治风盛痰壅。头痛不止。

石膏煅通赤净地出火毒以器复之一两　白附子炮一分半　铅霜研　丹砂研　龙脑研各一分

右五味。捣研如粉。薄荷汁煮面糊和丸。如梧桐子大。丹砂为衣，每服二丸，好茶嚼下。

皂荚散。治风头痛。

皂荚猪牙者七挺烧灰　乌头一枚炮裂去皮脐　莎草根七枚生

右三味。捣罗为散每服一钱匕腊茶调下并三两服

丹砂丸。治诸风头痛不可忍者。

丹砂别研水飞　石膏烧通赤地上出火毒研　白附子炮为末各一两　龙脑少许研

右四味。同研令匀。粟米饭丸。如绿豆大。更以丹砂为衣，每服五丸。食后细嚼。薄荷茶下。

龙脑芎辛丸。治风热头痛。痰涎壅闷。旋运昏倦。

芎劳二两　细辛去苗叶　甘草炙各半两　龙脑研一分　天南星炮　秦艽去苗土　丹砂研各一两

右七味。捣研为末。炼蜜和丸。如樱桃大，每服一丸。食后嚼以茶清或荆芥汤下。

生犀鸡苏丸。治风壅头痛目眩。

犀角屑半两　鸡苏叶　荆芥穗　天麻各一两　细辛去苗叶半两　独活去芦头一两　甘草炙　人参　芎劳各一两

右九味。捣罗为末。炼蜜和丸。如鸡头犬。每服一丸。食后茶清嚼下。

地龙散。治风头痛。

地龙去土炒　半夏生姜汁捣作饼焙令干再捣为末　赤茯苓去黑皮各半两

右三味。捣罗为散。每服一字。至半钱匕。生姜荆芥汤调下。兼治产后头痛。

通顶散。治风头痛。偏正头痛不可忍者。

龙脑研　地龙去土炒　瓜蒂　赤小豆炒　马牙硝研

右五味。等分。捣研为散。每用一小豆许。食后含水嗃入两鼻内。

六神散。治头痛眼睛痛。

鸡苏　芎劳　马牙硝研各二钱　石膏研　乳香研各一钱　龙脑研一字

右六味。捣研为细散。每用一字。含水嗃于鼻中。

治一切风痰及头痛。不可忍方。

藜芦一两　雄黄一分研

右二味。捣研为散研匀。每服半钱至一钱匕。温水调服。取吐。一方只单捣藜芦取细末。每嗜少许作嚏药。亦妙。

荆芥散。治风邪客阳经。头目重痛及头面虚汗。连脑疼痛。

荆芥穗半两　乌头尖一分　雄黄研一钱　白僵蚕直者炒一分

右四味。捣研为散。每服一钱七。荆芥茶调下。每服药讫。卧少时。

藿香散。治风客阳经。头重疼痛及偏凑一边。绕额角痛。

藿香半两　草乌头半两炮去皮脐　乌头一两炮裂去皮脐　乳香三皂子许研

右四味。捣研极细。每服一字。至半钱。好茶调下。发时服。

石膏丸。治风毒上攻头痛。

石膏研　菊花　防风去叉　葛根剉各二两

右四味。捣罗为末。炼蜜和丸。梧桐子大。每服二十丸。加至三十丸。食后临卧熟水下。

天南星丸。治风头痛。痰逆烦满。筋脉拘急。手足麻痹。

天南星浆水煮切焙　半夏浆水煮焙　天麻酒浸切焙　石膏各半两　白附子生一两　滑石二两

右六味。捣研为细末。面糊和丸。如梧桐子大。每服十丸。食后荆芥汤下。

天南星散。治风头痛。心膈烦热。上焦壅滞。头面虚汗。

天南星　半夏各一两二味为末水八升浸两复时逐日换水日足阴干　附子生末六钱　乌头生末七钱

右四味。同研匀。大人半钱。小儿一字。生葱薄荷茶调下。

羌活散。治伤风头目昏痛。吐逆不下食。

羌活去芦头一两　防风去叉　茯神去木　藁本各一两半　甘菊花择去梗　桂去粗皮各一两

右六味。粗捣筛。每服三钱匕。水一盏半。入生姜五片。煎至一盏去滓。食前温服。如人行五里。再服。

防风汤。治风头痛。

防风去叉　柴胡去苗　黄连去须　当归炙　枳壳去瓤麸炒　大黄剉熬　天雄炮裂去皮脐　地骨皮各一两　桑根白皮剉炒　羌活去芦头　芎䓖各一两半　石膏椎碎一两　旋覆花　桂去粗皮　菊花各半两

右一十五味。剉如麻豆。每服五钱匕。以水一盏半。入生姜半分切。煎取八分。去滓温服。

龙脑丸。治头痛头旋眼花及喉痹缠喉风等。

龙脑研　丹砂研　马牙硝研各一分　麝香研半钱

右四味。再同研令匀细。于楪内盛。用羊胆滴汁入药中。旋和成丸。如黑豆大。以净合盛。每用一粒。以芦管吹入鼻中。以手小指送近上。两鼻皆如此。去枕仰卧少时。候药溶入脑。涎唾从喉内出。其病立瘥。

马牙硝。治头痛不可忍。

马牙硝研半两　芦荟研少许　瓜蒂三枚为末　大羊胆一枚腊月收

右三味。入胆内线缚。暗处阴干。细研、瓷合盛。左痛吹右鼻。右痛吹左鼻。三两度愈。

治头痛不可忍方

羊胆入玄精石末阴干

右一味。水调一字匕。吹鼻中立止。

大白丸。治诸风头旋。额角偏痛。肢体拘倦。痰盛气壅。鼻塞声重。咽膈不利。清爽神志。解利四时邪气。

天麻一两半　细辛去苗叶二两　芎䓖一两半　白附子五两　天南星二十两　半夏煮软焙干一十五两　蝎梢一两炒　寒水石烧熟五十两　附子炮裂去皮脐二两　白僵蚕三两炒　阿胶三分炙令燥　人参半两

右一十二味。同捣罗为末。水煮面糊为丸。如梧桐子大。每服三十丸。生姜汤下。不拘时候。

知母汤。治头痛口干。烦闷寒热。

知母焙　升麻　子芩　葛根剉　麦门冬去心焙各半两　甘草炙一分　石膏研一两

右七味。粗捣筛。每服三钱匕。水一盏。煎至七分。去滓温服食后。

吹鼻麝香散。治头痛不可忍。

藜芦和州者一茎

右一味。曝干。捣罗为散。入麝香麻子许研匀。吹鼻中。

通顶散。治头痛鼻塞脑闷。

藜芦研半两　黄连去须三分

右二殊。捣研为散。每用少许。嗃入鼻中。

二圣散。治风头痛。上焦壅滞。心膈烦热及治偏头痛。

细辛去苗叶华阴者　消石各一分

右二味。捣研为细敬。每用半字。发时嗃入不痛边鼻内。如未已。方嗃痛边鼻内。或用纸拈子蘸药。纳鼻中。御药院方同。

通顶散。治鼻塞及头痛风痰。

马牙硝研细半两　地黄汁一合

右二味。相和。于铜器中。用慢火煎令干鞕。取出研细。每挑少许入鼻嗃上。吐痰即瘥。

吹鼻方。治风头痛及偏头痛。

莱菔子半两　生姜汁半合

右二味。相和研极细。绞取汁。入麝香少许。滴鼻中。嗃入立定。偏痛随左右用之。

龙珠丸。治头痛目运及喉痹缠喉风等。

长蚯蚓不拘多少

右五月五日取。以龙脑麝香相和研匀。丸如麻子大。每用以生姜汁塗鼻中。逐边各内一丸。立愈。

杨倓家藏方　立效圆。治头疼不可忍者。

豆豉四两焙干　川乌头二两生去皮脐尖　白僵蚕炒去丝嘴　石膏生二味各一两　地龙去土炒　葱子生二味各半两

右件为细末。葱汁煮面为梧桐子大。每服二十圆。生葱、茶清下。食后。

三才圆。治肺气不和。上焦壅盛。头目昏重。

天麻去苗　人参去芦头　熟干地黄洗焙

右件各等分为细末。炼蜜为圆。每一两作一十圆。每服一圆。临睡含化。

拒风圆。治风虚痰厥。头疼旋运。如在舟车之上。

天南星　半夏汤洗七次切焙二味各二两　藁本去土　细辛去叶土　川芎　防风去芦头　羌活去芦头　独活去芦头以上六味各一两

右件为细末。生姜自然汁糊圆如梧子大。每服三十圆。生姜汤下。食后。

雄黄散。治一切风虚气攻。偏正头痛。呕吐涎沫。服之神效。

草乌头肥实心白者水浸两宿切片子慢头焙干二两　干姜一两炮　防风去芦头　当归洗焙　天南星炮　藁本去土　肉桂去粗皮　甘草炙　川芎　雄黄不夹石通明者别研　白僵蚕炒去丝嘴以上七味各半两

右件为细末。入雄黄。研匀。每服一钱。先嚼煨葱三寸。入生姜汁五七点。茶清调下。食后。忌热物少时。

清香散。治三阳伏留风邪。头疼不可忍。

附子炮去皮脐　白附子焙　川乌头炮去皮脐尖　当归洗焙以上四味各一两　天竺黄　天麻去苗　山药　肉桂去粗皮　朱砂别研以上五味各半两　脑子一钱别研　麝香半钱别研

右件为细末。每服一钱。薄荷茶调下。不拘时候。

更生散。治风壅上攻。头疼目昏。项背拘急。

白附子二两炮　天南星二两同白附子碾碎用新水浸三日每日换水日足取土焙干　羌活二两去芦头　川芎二两　白僵蚕一两炒去丝嘴　雄黄三钱别研水飞　朱砂三钱别研水飞　生脑子半钱别研　麝香一钱别研

右件为细末。每服二钱。温酒调下。茶调亦得。食后。

十便良方　附子细辛汤。头痛者。谓痛连脑户。或但额间与眉相引。如风所吹。如水所湿。遇风寒则极。常欲得热物熨。此由风寒客于足太阳之经。随经入脑。搏于正气。其脉微弦而紧。谓之风冷头痛。指迷方

细辛一两　芎䓖一两　附子半两　麻黄一分

右为粗散。每服五钱。生姜三片。煎。去滓温服。

陈自明管见良方　雄朱蝎附散。治一切风邪头疼。夹脑风气。痰涎壅盛。呕逆恶心。口吐清水。暗风眩晕。眼见黑花。牙关紧急。口眼㖞斜。面目瞤动。头项拘急。肩背引疼。耳痒目昏。四肢麻木。及沐头浴出。暴感风邪。头目昏痛。两太阳穴疼。远年头风。经隔岁月。乍差乍作。服诸药不效者。并皆治之。

白芷　藁本　僵蚕炒　川乌炮　麻黄去节各一两　南星炮三两　白附子炮　防风各半两　雄黄　辰砂并研　蝎梢炒各二钱半

右为细末。每服半钱。煎葱茶调下。食后服。孕妇不可服。一方有川芎、细辛、旋覆花、乳香、麝香。亦妙。

王璆百一选方　都梁圆。王定国因被风吹。项背拘急。头目昏眩。太阳并脑俱痛。自山阳挐舟至泗州求医。杨吉老既诊。脉即与药一弹圆。便服。王因疑话。经一时再作。并进两圆。病若失去。王甚喜。问为何药。答曰。公如道得其中一味。即传此方。王思索良久。自川芎防风之类。凡举数种。皆非。但一味白芷耳。王益神之。此药初无名。王曰。是药处自都梁名人。可名都梁圆也。大治诸负眩晕。妇人产前产后。乍伤风邪。头目昏

重。及血风头痛。服之令人目明。凡沐浴后服一二粒甚佳。暴寒乍暖。神思不清。伤寒头目昏晕。并宜服之。

香白芷大块。择白色新洁者。先以棕刷刷去尘土。用沸汤泡洗四五遍。

右为细末。炼蜜和圆。如弹子大。每服一圆。多用荆芥点腊茶细嚼下。食后。常服诸无所忌。只干嚼咽亦可。

本草 经验方。治妇人一切风攻头目痛。

天南星一个。掘地坑子。火烧令赤。安于坑中。以醋一盏。以盏盖之。不令透气。候冷取出为末。每服一字。以酒调下。重者半钱匕。

箧中方。风头及脑掣痛不可禁者。摩膏主之。取牛蒡茎叶。捣取浓汁二升。合无灰酒一升。盐花一匙。头煻火煎。令稠成膏。以摩痛处。风毒散自止。亦主时行头痛。摩时须极力令作热。乃速效。冬月无苗。用根代之。亦可。

孙真人。治头风痛。以豉汤洗头。避风即差。

日华子云。绿豆作枕明目。治头风头痛。

图经曰。折取槐嫩房角作汤以当茗。主头风。明目补脑。

经验后方。治偏头痛绝妙。荜茇为末。令患者口中含温水。左边疼。令左鼻吸一字。右边疼。令右鼻吸一字。效。

集验方。治偏正头痛。谷精草一两为末。用白面调摊纸花子上。贴痛处。干又换。

济生拔萃方　嚏药。

石膏　川芎　赤小豆　瓜蒂各一钱　藜芦少许

右为细末。噙水嗃之。

御药院方　芎术汤。清神爽志。祛风清蕴。治头目昏痛。止鼻塞声重。

川芎二两半　白术二两七钱半

右七味为粗末。每服三钱。水一盏。入生姜五片。煎至七分去滓。稍热服。或细末白汤点亦得。

施圆端效方　小消风散。治伤风头痛。鼻渊声重。面赤多嚏。自汗恶风。洹水马公方

川芎半两　荆芥穗　薄荷叶　苍术炒　川乌炮去皮　石膏　甘草炒　防风各一两

右为细末。每服一钱。热酒或茶调下。不拘时候服。

刘孟容琐碎录　风头痛。用川乌头一个。捣细罗。以醋调如膏。涂于顶上。灸太阳穴风府之上。须臾痛止。

又方。以苦葫芦子。捣细罗。吹半字于鼻中。其痛立止。逐左右用之。

又方。腊茶少许。入煨葱白三寸。梅霜少许。沸汤点服。

又方。辣萝卜。取其汁。左痛右鼻搐之。若右则反是。

韩义和烟霞圣效方　祛风散。治偏正头痛。鼻塞不通。

细辛　苍耳　贯芎　白芷　石膏　当归

右件等分为末。口噙水。鼻内嗃之半字。服茶调半钱。

阮霖经验良方　治头风脑骨痛。

用水浸皂荚。春浸三日。夏秋五日。冬十日。就水洗净。新瓦焙干为末。每用一字。茶调服。又将少许吹入鼻中。

孙允贤医方集成　本事方治伤风感风一切头痛。

甘菊一两　细辛半两　甘草七钱半　白芷　香附子　羌活　薄荷各二两　荆芥二十支　茵陈五钱　苍术酒浸　川芎各一两

右为末。每服二钱。茶清调下。妇人产后。当归、石膏末调下。

孙氏仁存方　大蒜嗃鼻法。治头风头痛不可忍。亦可嗃小儿惊风。

右用蒜七个。先烧地通红。扫出火。将蒜去皮。逐个于红地上。磨成膏子在地上。却将僵蚕一两。去嘴足。安在蒜上。用碗覆定四边。勿通气。来日取出。只用僵蚕为末。先含水一口。将药末豆大嗃于鼻内。立效。

首风

论

孙思邈千金要方　新沐浴竟取风为首风。其状恶风而汗。多头痛。

圣济总录　论曰。内经谓新沐中风。则为首风。首风之状。头面多汗恶风。当先风一日则病甚。头痛不可以出内。至其风日则病少愈。夫诸阳之脉。皆会于头。平居安静。则邪无自而入。新沐之人。皮腠既疏。肤发濡渍。不慎于风。风邪得以乘之。故客于首而为病。其证头面多汗。恶风头痛。不可以出内者。以邪气之客也。当先风一日则病甚。至其风日则少愈者。阳之气以天地之疾风名之。风行阳化。头者诸阳之会。与之相应也。

方

圣济总录　芎䓖散。治首风头面多汗。恶风头痛。

芎䓖　石膏碎　细辛去苗叶　荆芥穗　甘草炙剉　草乌头去皮脐同黑豆炒去豆各一两

右六味。捣罗为散。每服半钱匕。腊茶清调下。加至一钱匕。空心食前服。

荆实汤。治首风颈项紧急。骨节疼痛。

荆实揉去白皮一两半　芎䓖半两　防风去叉半两　酸枣仁炒半两　薏苡仁炒一两半　犀角镑三桑根白皮剉一两

右七味。粗捣筛。每服五钱匕。水一盏半。入生姜一枣大拍碎。煎至八分去滓。空心日午临卧温服。以差为度。

防风饮。治首风脑项掣痛。

防风去叉一两　龙骨去土二两　升麻　赤芍药　黄芩去黑心各一两　葛根剉　石膏碎各一两半

右七味。粗捣筛。每服五钱匕。水一盏半。煎至一盏。入篁竹沥半合。更煎一两沸去滓。空心日午夜卧温服。

前胡汤。治首风每发胸膈满闷。吐逆痰涎。饮食不下。

前胡去芦头半两　木通剉一分　赤茯苓去黑皮半两　桔梗去芦头切炒半两　枳壳去瓤麸炒　旋覆花微炒各一分　半夏汤浸洗七遍半两入生姜一两同捣炒　升麻半两　麦门冬去心焙半两　甘草炙一分

右一十味。粗捣筛。每服五钱匕，以水一盏半。入生姜一枣大拍碎。同煎至一盏去滓。空心日午临卧温服。

芎菊汤。治首风目运头痛。

芎䓖　防风去叉　麻黄去根节　前胡去芦头　独活去芦头各一两　菊花择　枳壳去瓤麸炒　甘

草炙剉　细辛去苗叶各半两　石膏碎二两

右一十味。粗捣筛。每服三钱匕。水一盏。入薄荷五叶。同煎至六分。去滓食后温服。

茯神汤。治首风头痛。当先风则甚。

茯神去木　羌活去芦头　木通剉　防风去叉　细辛去苗叶　蔓荆实去白皮　生干地黄焙　白术　当归切焙　芍药　陈橘皮汤浸去瓤焙　芎䓖各一两

右一十二味。粗捣筛。每服三钱匕。水一盏。煎至七分去滓。空心食前温服。

一字散。治沐头中风。头面多汗。为首风头痛。

藿香叶　乌头去皮脐各二两　甘松　零陵香各一两　白附子　天南星各半两

右六味　并生用。捣罗为散。每服一字。温酒调下。风口噤斡开口。微微灌服半钱。未愈再服。

菊花散方。治首风头痛。

菊花　地骨皮　石膏研　蒺藜子炒去角各一两　甘草炙剉半两

右五味。捣研为散。每服一钱匕。热汤点。食后服。

白僵蚕丸。治首风。每遇风时。即发头痛。

白僵蚕炒　菊花　石膏研各四两

右三味。捣研为末。用葱白细研。绞取汁一大盏。同拌和。入少面糊。丸如梧桐子大。每服二十丸。荆芥茶或温酒下。

天麻散。治首风头痛。

天麻二两　藿香去梗　石膏研　莎草根炒去毛各一两　王瓜十枚烧灰

右五味。捣研为散。每服一钱匕。腊茶调下

茶调散。治首风。定偏正头痛。

菊花　细辛去苗叶　石膏研　莎草根炒去毛等分

右四味。为细散。每服一钱匕。茶清调下。食后服。

白龙丸。治首风每发。头痛难忍。

白附子炮　附子炮裂去皮脐　半夏洗去滑切焙　天南星炮各半两　乌头炮裂去皮脐一两　麝香研少许　龙脑研少许　凝水石三两用炭火三斤煅通赤埋于地坑内出火毒候冷取出

右八味。捣研为细末。用面糊为丸。如豌豆大。每服三丸至五丸。薄荷温酒下。空心食前服。博济方同。

菊花散。治首风头痛。上焦烦闷。

菊花　旋覆花　桑根白皮剉各一两半　石膏剉二两半　蒺藜子炒去角二两　甘草炙一两　地骨皮半两

右七味。捣罗为散。每服二钱匕。沸汤点服。不拘时候。

八风汤。治首风头目昏痛。肢体拘急疼痛。

防风去叉六两　人参二两　芎䓖　细辛去苗叶　前胡去芦头　羌活去芦头　白芷各半两　甘草炙三分

右八味。粗捣筛。每服三钱匕。水一盏。入薄荷五叶。煎至六分。去滓温服。不拘时。

茯苓汤。治首风头目昏痛。痰涎不利。

赤茯苓去黑皮一两　沉香半两　甘菊花三分　诃黎勒皮二两　藿香去梗一两　木香半两　槟榔剉一两　白术一两　枇杷叶拭去毛炙十片　枳壳去瓤麸炒　甘草炙各一两

右一十一味。粗捣筛。每服三钱匕。入生姜盐各少许。煎至七分。去滓温服。不拘时。

除风荆芥汤。治首风头目昏眩。肢体疼痛。手足麻痹。上膈烦闷。或发寒热。

荆芥穗　芎䓖　防风去叉　独活去芦头　甘草炙剉　麻黄去根节各一两　人参二两

右七味。粗捣筛。每服三钱匕。水一盏。入生姜三片。薄荷三叶。同煎至七分。去滓温服。食后临卧再服。

一滴金丸。治首风及偏正头疼。

人中白　地龙炒各一两

右二味。为细末。入羊胆汁和丸。如芥子大。每用一丸。新汲水一滴。化开点在两鼻窍中。嗃立效。

黑散。治首风头痛不可忍。

天南星一枚重一两剉　皂荚二挺不蚛者寸截二味同烧令通赤放冷细研秤二两　芎䓖末一分　荆芥穗末半两

右四味。合研令匀重罗。每服一钱匕。腊茶调服。蜜水亦得。不拘时。

救生丸。治体虚阳经为风所乘。上走头面。多汗恶风头痛。及新沐中风。失音不语。

天麻　附子炮裂去皮脐　乌头炮裂去皮脐　白附子炮　天南星　半夏汤洗七遍生姜汁制作饼焙干　犀角镑屑以纸裹置怀中令暖方捣　丹砂研　芎䓖　藿香叶　零陵香叶　桂去粗皮　木香　蝎梢炒　白僵蚕炒　牛黄研各半两

右一十六味。捣研为末。炼蜜和剂。旋丸如梧桐子大。中风不语者。每服五丸。用浆水半盏。取东南柳枝一条。长七寸。滴生油三滴。在浆水中。即搅四十九搅。便灌之立差。如小儿中风。只用浆水吞下三丸。如小豆大。

大芎丸。治头风旋运。目昏眩急。宜行阳经风寒。化导胸膈痰饮。疗偏正头痛。解身体拘倦。清爽神志。通利关窍。

芎䓖一斤大者　天麻四两

右二味。同捣罗为末，炼蜜为丸。如樱桃大。每服一丸。茶酒嚼下。荆芥汤嚼下亦得。不计时候。

牛黄丸。治首风头项急痛脑重。四肢拘急。行步有妨。

牛黄别研　腻粉各半两　天麻酒炙　桂去粗皮　白附子炮　干蝎炒去土　天南星炮　石菖蒲　附子炮裂去皮脐　麻黄去根节汤煮掠去沫　羌活去芦头　芎䓖　干姜炮　当归切焙　独活去芦头　防风去叉各一两　麝香一分　乌蛇酒浸湿纸裹煨取肉三两

右一十八味。先将牛黄麝香同研后。渐入诸药末。并腻粉一半。炼蜜和丸。如梧桐子大。于一半腻粉内。滚为衣。每服五丸。空心温酒下。

天雄丸。治风虚脑重。四肢拘急。骨节疼痛。

天雄炮裂去皮脐　黄耆剉　熟干地黄焙　蒺藜子炒去角各三分　白茯苓去黑皮　牛膝酒浸切焙　防风去叉　石斛去根　附子炮裂去皮脐　独活去芦头　山芋　白术　桂去粗皮各半两

右一十三味。捣罗为末。炼蜜和丸。如梧桐子大。每服十五丸。加至二十丸。薄荷酒或乌梅汤下。

柴胡饮。治首风头重呕哕。

柴胡去苗　芎䓖　桑根白皮炙剉各一两半　白槟榔　羚羊角镑　人参　黄连去须　天雄炮裂去皮脐各一两　旋覆花炒　桂去粗皮　枳壳去瓤麸炒各半两

右一十一味。剉如麻豆。每服三钱匕。以水一盏。生姜三片煎取七分。去滓温服。

必效丸。治头风日久。诸治不差。

巴豆去皮出油一分　丹砂研　乳香研　细辛去苗叶　当归切焙　槟榔各半两　丁香　桂去粗皮　龙脑研各一钱

右九味。捣研为末。蒸饼为丸。如梧桐子大。每发动日。用好茶清下一丸。须是当门齿嚼。冷茶下之。十年只用一粒。

芎术汤。治首风头面多汗。恶风头痛。

芎䓖　苍术米泔浸去粗皮切焙　麻黄去根节　芍药　甘草炙剉　白芷　石膏　荆芥穗等分

右八味。粗捣筛。每服三钱匕。水一盏。入薄荷五七叶。同煎至七分。去滓热服。

杨倓家藏方　细辛散。治洗头伤风。项背拘急。甚至发搐。

细辛半两去叶土　川乌头尖七枚去皮生用　防风半两去芦头　地龙去土半钱

右件为细末。每服二钱。水一盏。入酒少许。槐白皮一寸。同煎至七分。温服。不拘时候。

陈无择三因方　附子摩头散。治因沐头中风。多汗恶风。当先风一日而病甚。头痛不可以出。至风日则少愈。名曰首风。

大附子一枚炮去皮脐　盐等分

以二味为散。方寸匕。沐了摩疢上。令药力行为度。

王璆百一选方　治洗头风。

新通草于瓦上烧。存性。

右为灰。每服二钱。热酒调下。牙关紧者。斡开口灌。

刘守真宣明论方　大川芎丸。治首风。旋晕眩急。外合阳气。风寒相搏。胃膈痰饮。偏正头疼。身拘急。

川芎一斤　天麻四两用郓州者

右为末。炼蜜为丸。每两作十丸。每服一丸。细嚼。茶酒下。食后。

脑风

论

圣济总录　论曰。内经谓风气循风府而上。则为脑风。夫风生高远。始自阳经。然督脉阳维之会。自风府而上至脑户。脑户者。督脉足太阳之会也。又太阳之脉。起于目内眦。上额交巅。上入络脑。今风邪客搏其经。则脑髓内热。故项背怯寒。而脑户多风冷也。

方

孙思邈千金要方　芎䓖酒。治脑风头重。颈项强。眼䀮䀮泪出。善欠目欲眠睡。憎风。剧者耳鸣满眉眼疼闷。吐逆眩倒不自禁。诸风乘虚。经五藏六腑。皆为癫狂。诸邪病悉主之。

芎䓖　辛夷　天雄　人参　磁石　石膏　茵芋　桂心　秦艽　天门冬　柏子仁　山茱萸　白头翁各三两　松萝　细辛　薯蓣　羚羊角　菖蒲　甘草各二两　云母一两烧之令赤末之为粉　防风四两

右二十一味㕮咀。以酒二斗渍之七日。初服二合。渐加至五合。日三。有女人少时患风眩。发则倒地。为妇积年无儿。服此酒。并将紫石门冬丸服之。眩差。生儿子平复也。紫石门冬丸方出妇人方中

圣济总录　神圣散。治脑风邪气留客。头痛甚者。

麻黄去根节　细辛去苗叶　干蝎半生半炒　藿香叶各半两

右四味。捣罗为散。薄荷酒或荆芥汤。调下二钱匕。日三服。荆芥茶下亦得。兼治妇人血风。

必捷散。治脑风头痛甚者。

白花蛇酒浸三宿去皮骨炙二两　蒺藜子炒去角　蔓荆实酒浸一宿焙各一两　白附子五枚酒浸一宿切作片子炒干　荜澄茄二十枚

右五味捣罗为散。每服一钱匕。用薄荷自然汁。和温酒半盏调下。食后服。

石膏散。治脑风邪气留连。头痛不已。

石膏火煅研　天南星炮　白僵蚕炒

右三味。等分。捣研为散。每服二钱匕。葱白二寸。腊茶一钱。同煎汤。连葱点顿服。良久再服。

清神散。治脑风头痛。连眼目紧急。肢体拘急疼痛。

芎䓖二两　莎草根炒去毛三两　石膏研一两　龙脑研一分

右四味。捣研为散。每服二钱匕。用荆芥腊茶清调下。食后服。

石膏菊花散。治脑风头痛难任。时差时发。

石膏研飞过一两　天南星炮一两半　白僵蚕一两炒　甘菊花一两　甘草炙剉三分

右五味。捣罗为散。每服二钱匕。腊茶调下。食后服。

太一麝香汤。治风邪客于脑。头痛至甚。

草乌头生用一两　细辛去苗叶二两　新茶芽二两

右三味。㕮咀。如麻豆。每服三钱匕。水一盏半。入真麝香一捻。同煎八分。去滓热服。

地骨皮散。治脑风头痛时作及偏头痛。

地骨皮一分　荆芥穗二两　石膏研飞过二两　白花蛇酒浸炙去皮骨　天南星浆水煮软切焙各一两

右五味。捣研为散。每服一钱匕。入腊茶一钱。汤点服。食后临卧。

桂心羌活丸。治脑风头痛久不差。

桂去粗皮　白茯苓去黑皮　麻黄去根节　白僵蚕炒　防风去叉　枳壳去瓤麸炒　乌蛇酒浸去皮骨炙　苦参　酸枣仁炒　乌头炮裂去皮脐　犀角镑　羌活去芦头　独活去芦头　龙骨　郁李仁去皮研　人参等分

右一十六味。捣罗为末。炼蜜和丸。梧桐子大。每服十丸热酒下。

谷精草散。治脑风头痛吹鼻。

谷精草末　铜绿研各一钱　硝石半钱研

右三味。捣研和匀。每用一字。吹入鼻内。或偏头疼。随病左右吹鼻中。

白附子散。治风邪循风府上至脑户。为脑风头痛。

白附子生用　白术　天麻　白芷各一两　防风去叉　芦荟各半两　丹砂研一分　龙脑研少许　麝香研少许

右九味。先将白附子等捣罗为末。次将丹砂等研细。同前件药末拌匀。瓷器中盛。早晚每服一钱匕。用薄荷汁少许。温酒一盏调下。

通关散。治脑风鼻息不通。不闻香臭。或鼻流清涕、多嚏。肩项拘急。头目昏痛。风府怯寒。

原蚕蛾瓦上炒令黄　白附子炮　苦参　益智去皮　蒺藜子炒去角　干薄荷各一两

右六味。捣罗为散。每服二钱匕。温酒调下。日三服。

乌金煎。治男子脑风头脑俱痛。及中风语涩。手足无力。

黑豆五合净淘　羌活去芦头　独活去芦头　荆芥去梗各一两

右四味。粗捣筛。以水一斗。煎至一升。更入无灰酒半升。和令匀。再煎令沸去滓。盛于瓷器中。每服一合。温酒及薄荷茶调下。不计时服。

香芎散。治脑风邪气留客。头痛久不已。

芎䓖　荆芥穗　白芷　槐蛾　莎草根炒去毛　甘草炙剉

右六味。等分。捣罗为散。茶酒调下一钱匕。日三服。

芎香散。治脑风头痛至甚。

芎䓖　藿香叶　黄耆剉焙　天麻各一两　槐花炒二两　蔓荆实　白芷各半两　木香　甘草炙剉各一分

右九味。捣罗为细散。每服二钱匕。荆芥茶或温酒调下。

点头散。治脑风头痛、吹鼻。

细辛去苗叶　高良姜　瓜蒂各一分　硝石半两

右四味。捣研为细散。每用新水。满含一口。嗃药半字、入鼻中。良久即定。

桂辛散。治脑风头痛。吹鼻。

桂去粗皮　荜茇　细辛去苗叶

右三味。等分。捣罗为散。每用一字。先满含温水一口。即嗃药于鼻中。偏头痛。随痛左右用之。

远志散方。治脑风头痛不可忍。

远志去心不拘多少

右一味。捣罗为细散。每用半字。先含水满口。即嗃药入鼻中。仍揉痛处。

摩顶立成膏。治头风肿痒。脑热生疮。目暗赤痛。

青莲花研二朵　青黛研四两　龙脑研一两半　石膏研一两　麝香研一两半　芒硝研　硝石研各二两　凝水石研　朴硝研各一两　桑寄生五两　莲子草三两　白杨木皮剉二两

右一十二味。以水三升。先煎桑寄生莲子草白杨皮。滤去滓。再煎下朴硝凝水石硝石。减火微煎。候凝取出。暴干细研。入诸药等。再研令匀。以密器盛。每用二钱。以生麻油研熟。下清水五匙更研。候如粥。用少许于前顶连囟百会两鬓处。涂摩数百遍。能引散热毒气。一方去青莲花。用盐绿。

生犀香芎丸。治风痰上壅。头昏时痛。鼻出清涕。语声不出。咽喉不利。咳嗽涎喘。

头目焮赤。肌肉蠕动。痒如虫走。清神志。明耳目。

生犀半两镑　荆芥穗十五两　细辛去土叶十两　白芷十两　香附子二十两炒　龙脑　薄荷叶五两　甘草炙五两　芎䓖半两

右八味。同捣罗为末。水煮面糊为丸。如梧桐子大。每服三十丸。生姜汤下。不计时候。

羌活丸。治脑风气鼓。或膈痰气逆。上冲于头。令头旋运。

羌活去芦头米泔浸一宿切焙二两半　白蒺藜子炒去角　芎䓖　干鸡苏各二两　白僵蚕去头嘴炒一两

右五味。捣罗为细末。炼蜜和丸。如弹子大。荆芥茶嚼下一粒。不拘时候。入龙脑麝香尤佳。

何首乌丸。治脑风鼻息不通。清涕流出。及诸风疾。

何首乌去黑皮三两　芍药一两　桂去粗皮　乌头炮裂去皮脐　芎䓖　甘草炙剉　藁本去苗土　甘松　羌活去芦头　天麻　陈橘皮汤浸去白焙　缩砂蜜去皮各二两　墨煅存性一分

右一十三味。捣罗为末。炼蜜和丸。如樱桃大。每服一丸。薄荷葱酒嚼下。

芎连散。治脑风鼻息不通。时出清涕。项背拘急。久成眩运。

芎䓖　连翘　羌活去芦头　柴胡去苗　防风去叉　黄芩去黑心　木贼去节　荆芥穗　甘菊花　旋覆花各半两　地骨皮一两　甘草炙剉　石膏捣研各二两

右一十三味。捣罗为散。每服二钱匕。淡竹叶汤调下。食后临卧日三服。

摩顶油。治脑风头旋。恶心昏闷。发歇不定。

莲子草五六月收　栀子叶　生麦门冬　生地黄　吴蓝五味并捣取汁各三升　连翘　秦艽去苗土　甘草剉　防风去叉　细辛去苗叶　地骨皮　紫草茸　紫苏子叶各一两

右一十四味。除前五味汁外。粗捣筛。用绢袋盛。同五味汁。煎减半。去滓澄清后。入生麻油一升。和匀重煎。又减半。收入瓶内二七日。细研马牙硝四两搅匀。每用量多少。摩顶上。

白附子丸。治脑风鼻息不通。时流清涕。多嚏不已。

白附子三钱　龙脑研一钱　麝香研一钱　蝎梢微炒七枚　天南星炮一两　白僵蚕微炒一钱　凝水石煅过研一两半

右七味。除凝水石外。捣研为末。再同和匀。入白蜜不拘多少。研令如稀饧状。入白面糊半匙头许。然后将凝水石末旋入。以干可和丸。如鸡头大。于凝水石末中。留少许为衣。慢火焙干。每服一丸细嚼。薄荷熟水下。茶清亦得。食后服。

芎䓖汤。治脑风鼻息不通。或流清涕多嚏。

芎䓖二两　细辛去苗叶　黄芩去黑心各一两　荆芥穗二两　甘草炙剉半两

右五味。粗捣筛。每服三钱匕。水一盏。入薄荷七叶。同煎至七分。去滓温服。

吹鼻散。治脑壅头痛。

芦荟研　龙脑研　瓜蒂捣　硝石研

右四味。等分为末。每用一豆许。吹之神验。

胜金散。治脑风头痛。鼻息不通。或流清涕。多嚏不已。

荆芥穗　薄荷叶各四两　木贼去节二两　蛇蜕二条微炙

右四味。捣罗为散。每服二钱匕。茶清调下。食后日三服。

许叔微普济本事方　神砂圆。治头痛及脑风。

盐　硫磺各等分

右为末。水调生麵为员。如梧桐子大。每服十五员。用薄荷茶食前下。荆芥酒亦得。

夏德卫生十金方　治男子妇人夹脑风。暗风。头旋。但是风疾皆效。

荆芥穗　麻黄去根节　川芎　菊花　白僵蚕炒　桂心　防风　苦参　人参　天麻　羌活　独活　乌蛇酒浸二宿去皮骨炙香熟　威灵仙　地龙去土各二两　川乌一两生

右为细末。炼蜜丸如梧子大。每服十丸。温酒下。常服理一切风疾。

十便良方　神圣散。治脑风。项背怯寒。脑户极冷。连眉骨项彻腮顶痛。皆治之。

麻黄去节　细辛去苗　全蝎生一半炒一半　藿香各等分

右为细末。每服二钱。煎荆芥薄荷汤调下。茶清亦可。并治妇人血气。一方用薄荷酒。

王璆百一选方　乌香散。治风邪客于脑。头痛至甚。及偏正头痛。夹脑风。连眉骨顶颈。上彻腮项。疼痛不可忍者。

草乌头生用一两　细辛去苗叶二两　新茶芽二两

右粗捣如麻豆。每服三钱。水一盏半。入真麝香一捻。一方无麝香。为末。茶清调下。临睡食后服。

严用和济生方论　芎辛汤。治风寒在脑。或感邪湿。头重头痛。眩晕欲倒。呕吐不定。

川芎一两　细辛洗去土　白术　甘草炙各半钱

右㕮咀。每服四钱。水一盏半。生姜五片。茶芽少许。煎至七分。去滓温服。不拘时候。

刘守真宣明论方　治脑风。邪气留饮。头疼不可忍者。用远志末不拘多少。于鼻中嗃。与痛处揉之。相兼神圣散可用也。

李东垣试效方　羌活附子汤。治冬月大寒犯脑。令人脑痛。齿亦痛。名曰脑风。奇经论中

麻黄三分不去根节　黑附子三分　羌活半两　苍术半钱　防风二分　黄芪一钱　甘草　升麻各二分　白芷　白僵蚕　黄柏各三分

右件都作一服。水二盏。煎至一盏。去滓。温服。食后。有寒嗽加佛耳草三分。

阮霖经验良方　治破脑风。头面浮肿。不醒人事者。

右用莒摇子不以多少。用生姜同研极烂。以酒调下。热服。汗出即愈。

危亦林得效方　白附子散。治脑逆头痛。齿亦痛。

麻黄不去节　天南星泡　乌头炮去皮各半两　白附子炮一两　朱砂研　麝香研　干姜各一分　全蝎去毒足五个炒

右为末。酒调半钱。服讫。去枕卧少时。

川乌散。治脑泻。

防风　白附子　北细辛　白茯苓　川乌　菖蒲　干姜　香白芷　川芎　甘草节各等分

右为末。每服三钱。嚼生葱。白汤调下。食后服。

永乐大典卷之三百二十一　一东

风　诸风证治二十四

风头旋

论

太平圣惠方　夫风头旋者。良由体虚。风邪乘于阳脉。诸阳之经。皆上注于头面。风邪随入于脑。遂成头旋。亦因痰水在于胸膈之上。犯大寒。使阳气不行。令痰水结聚。而阴气逆上。风与痰相结。上冲于头。则令头旋也。

圣济总录　论曰。风头旋者。以气体虚怯。所禀不充。阳气不能上至于脑。风邪易入。与气相鼓。致头运而旋也。又有胸膈之上。痰水结聚。复犯大寒。阴气逆上。风痰相结。上冲于头。亦令头旋。

方

王焘外台秘要方　**广济疗热风头旋**。心闷。冲风起即欲倒方。

麦门冬去心　山茱萸　茯神　苦参各八分　地骨皮　薯蓣　人参　蔓荆子　沙参　防风　芍药　枳实　大黄各六分　甘菊花　龙胆各四分

右十五味捣筛。蜜丸。每食讫少时。以蜜水服如梧子大二十丸。日三。渐加至三十丸。不利。忌酢物热面炙肉蒜猪肉鱼粘食。

又。疗头面热风。头旋眼涩。项筋急强。心闷。腰脚疼痛。上热下冷。健忘。

肉豆蔻十颗去皮　人参　犀角屑　枳实炙各六分　黄连　白术　大黄各八分　甘草炙　苦参　旋覆花各四分　槟榔仁十颗

右十一味捣筛。蜜和丸如梧子。以酒饮服二十丸。渐加至三十丸。日三服。无问食前后服之。不利。忌生菜热面荞麦酒蒜猪肉海藻菘菜桃李雀肉等。

秦艽饮子吐方。疗心虚感风。头旋心忪。痰饮筑心。闷惛惛惚惚。不能言语。宜微吐痰。此候极重。

秦艽　常山　人参　羚羊角屑各二两　甘草三两生用

右五味切。以水六升煮取二升。绞去滓。分温二服。日再。如人行四五里久。进一服。取快吐。不利。忌生菜生葱热面荞麦猪肉鱼海藻菘菜。并出第一卷中

贴顶膏。疗头风闷乱。鼻塞。及头旋眼暗。

蓖麻去皮　杏仁去两仁皮尖　石盐　芎䓖　松脂　防风

右六味等分为末。先捣石盐。以下四种为末。别捣蓖麻、杏仁。相次入讫。即腊纸裹之。有病者先灸百会三壮讫。刮去黑毛使净。作一帛贴子裁。大于灸处。涂膏以贴上。两日三日一易之。其疮于后。即烂破脓血出。及帛贴之似烂柿蒂出者良。一方用脓（浓）

煎前七物相和。出第三卷中

延年疗头风旋不食。食即吐。

前胡三两　白术　防风　枳实炙　茯神各三两　生姜四两

右六味切。以水六升煮取二升。去滓。分温三服。忌桃李雀肉酢。

又。疗风邪气未除。发即心腹满急。头旋眼运欲倒。

芎䓖　独活　防风　白术　杏仁去尖皮　枳实炙各二两　茯神三两　生姜四两　羚羊角屑　黄芩各一两

右十味切。以水九升煮取三升。分为三服。日三。忌桃李雀肉大酢蒜面等。

又。防风饮。治风痰气发即头旋。呕吐不食。

防风　人参　橘皮各二两　白术　茯神各三两　生姜四两

右六味切。以水六升煮取三升。去滓。分温四服。中间任食一日令尽。忌大醋桃李雀肉蒜面等物。并出第十卷中

太平圣惠方　汉防己散。治上焦痰攻。头目旋晕。心神烦乱。

汉防己一两　羚羊角屑三分　人参三分去芦头　荆芥二（三）分　芎䓖三分　半夏半两汤洗七遍去滑　赤茯苓三分　旋覆花半两　防风半两去芦头　前胡一两去芦头　细辛半（一）两　麦门冬一两去心焙　枳实三分数炒微黄　甘草半两炙微赤剉

右件药。捣粗罗为散。每服三钱。以水一中盏。入生姜半分。煎至六分。去滓。不计时候温服。忌饴糖羊肉。

前胡散。治上焦风痰。头旋目晕。不欲饮食。

前胡一两去芦头　白术一两　防风一两去芦头　枳壳一两麸炒微黄去瓤　茯神一两　细辛半两　蔓荆子三分　半夏三分汤洗七遍去滑　甘草半两炙微赤剉

右件药。捣粗罗为散。每服三钱。以水一大盏。入生姜半分。薄荷三七叶。煎至六分。去滓。不计时候。温服。

蔓荆子散。治风。头旋晕闷。起则欲倒。

蔓荆子三分　赤箭半两　细辛半两　麦门冬一两去心焙　地骨皮半两　石膏一两　黄芩三分　防风三分去芦头　羚羊角屑三分　枳壳三分麸炒微黄去瓤　芎䓖三分　茯神三分　甘菊花三分　甘草半两炙微赤剉　半夏三分汤洗七遍去滑

右件药。捣粗罗为散。每服三钱。以水一中盏。入生姜半分。煎至六分。去滓。不计时候。温服。忌热面饴糖羊肉。

羚羊角散。治风头旋。上膈多痰。

羚羊角屑一两　防风半两去芦头　枳壳三分麸炒微黄去瓤　半夏半两汤洗七遍去滑　茯神一两　白芷半两　甘草半两炙微赤剉　附子三分炮裂去皮脐　芎䓖三分

右件药。捣粗罗为散。每服三钱。以水一小盏。入生姜半分。煎至六分。去滓。不计时候温服。

白术散。治风头旋。心胸不利。

白术一两　前胡一两去芦头　防风三分去芦头　枳壳三分麸炒微黄去瓤　赤茯苓一两　蔓荆子三分　甘草半两炙微赤剉　半夏半两汤洗七遍去滑　芎䓖三分

右件药。捣粗罗为散。每服三钱。以水一中盏。入生姜十分。煎至六分。去滓。不计时候温服。

甘菊花散。治风头旋。忽忽如醉。痰逆。不下饮食。

甘菊花三分　天麻一两　石膏二两　芎䓖三分　独活二（三）分　防风三分去芦头　白术三分　杏仁半两汤浸去皮尖双仁麸炒微黄　茯神一两　羚羊角屑三分　杜若三分　黄芩三分　甘草半两炙微赤剉

右件药。捣粗罗为散。每服三钱。以水一中盏。入生姜半分。煎至六分。去滓。不计时候。温服。

芎䓖散。治风头旋。发则心腹满急。眼晕欲倒。

芎䓖三分　独活半两　防风半两去芦头　赤茯苓三分　杏仁半两汤浸去皮尖双仁麸炒微黄　白术半两　枳壳三分麸炒微黄去瓤　黄芩半两　羚羊角屑半两

右件药。捣粗罗为散。每服三钱。以水一中盏。入生姜半分。煎至六分。去滓。不计时候。温服。

远志散。治风。头旋眼晕。如似屋转。起即旋倒者。

远志三分去心　防风一两去芦头　芎䓖一两　人参三分去芦头　独活一两　葛根三分剉　桂心半两　山茱萸半两　薯蓣半两　白术半两　天雄半两炮裂去皮脐　茯神半两　莽草半两炙微赤剉　甘菊花半两

右件药。捣细罗为散。每服。不计时候。以温酒调下二钱。

独活散。治风头旋。手足厥逆。身体疼痛。心乱。反倒如癫。发歇无时。

独活一两　白术二（三）分　防风三两（分）去芦头　细辛半两　人参半两去芦头　干姜半两炮裂剉　天雄一分炮裂去皮脐　桂心一分　瓜蒌根三分

右件药。捣细罗为散。每服。不计时候。以温酒调下二钱。

山茱萸散。治风。头旋目疼。身体痛。

山茱萸一两　防风一两去芦头　薯蓣半两　芎䓖半两　细辛半两　甘菊花半两　天雄半两炮裂去皮脐

右件药。捣细罗为散。每服。不计时候。以温酒调下二钱。

天雄散。治风。头旋口㖞。目痛耳声。

天雄三分炮裂去皮脐　细辛二（三）两　山茱萸三两　干姜三两炮裂　薯蓣七两　防风七两去芦头

右件药。捣细罗为散。每服食前。以温酒调下二钱。

鸱头圆。治风颐旋。毒发眩冒。

鸱头一枚炙令黄　蔄茹一两　白术一两　川椒一两去目及闭口者微炒去汗

右件药。捣罗为末。炼蜜和捣五七百杵。圆如梧桐子大。每服食前。以温酒下二十圆。

旋覆花圆。治肺脾风痰攻。心膈烦满。头目旋晕。不纳饮食。

旋覆花半两　枳壳一两麸炒微黄去瓤　石膏二两　川椒半两　前胡一两去芦头　防风一两去芦头　羚羊角屑三分　赤茯苓三分　黄芩三分　白蒺藜三分微炒去刺　川大黄三分剉碎微炒　甘草半两炙微赤剉

右件药。捣罗为末。炼蜜和捣三二百杵。圆如梧桐子大。每服。于食后。煎竹叶汤下三十圆。

摩顶细辛膏。治风头旋。

细辛三两　当归三两　桂心二两　天雄二两去皮脐生用　白芷一两半　芎䓖一两　干姜一两　乌头二两去皮脐生用　松柏叶各四两　生地黄五斤取自然汁　朱砂一两细研　猪肪二升（三斤）

右件药九味。捣筛。如麻子大。以地黄汁浸一宿。先煎猪肪。销去筋膜。下火停冷。下地黄汁。并浸诸药同煎。令白芷黄色。去滓。入朱砂末。用柳木篦不住手搅。令凝。收于瓷合内。用摩头顶甚效。

蝉壳散。治风。头旋脑转。

蝉壳二两微炒

右捣细罗为散。每服。不计时候。以温酒调下一钱。

枳实散。治风头旋。起倒无定。

枳实三分微炒令黄　独活一两半　石膏一两　蒴藋一两

右件药。捣粗罗为散。每服三钱。以酒一中盏。煎至六分。去滓。不计时候。温服。

菊花醞酒。治风头旋。

甘菊花开者

右外药。九月九日取曝干者作末。以糯米饭中蒸熟。每一斗米。用五两菊花末。溶拌如常醞法。多用细面为良。候酒熟。即压去滓。每煖一小盏服。

松花浸酒方。治风头旋脑皮肿痹。

松花半台

右件药。春三月取五六寸如鼠尾者。不计多少。蒸。细切一升。用生绢囊贮。以酒三升。浸五日。每服。空腹煖饮五合。晚食前再服。

圣济总录　松香散。治风头旋。肩背拘急。肢节疼痛。鼻塞耳鸣。面赤咽干。心忪痰逆。眼见黑花。当风泪出。

松实去壳　白芷　当归切焙　芎䓖　甘草炙各三两　甜瓜子洗一升

右六味。捣罗为细散。每服二钱匕。食后以荆芥薄荷茶清调下。

麝香天麻丸。治风头旋目黑。肩背拘急。恍惚忪悸。肢节疼痛。

麝香研一线半　天麻　天南星炮　白附子炮　羌活去芦头　赤茯苓去黑皮　干蝎去土炒　丹砂研　防风去叉　桂去粗皮　蝉蜕洗炒各半两　乌蛇酒浸去皮骨炙二两　铅霜研一分

右一十三味。除研者外。捣罗为末。再同研匀。炼蜜和丸。如梧桐子大。每服二十丸。温酒下。荆芥汤亦得。不拘时。

防风丸。治风头旋眩运。肩背拘急。发热恶寒。肢节疼痛。

防风去叉　甘草炙各一两　羌活去芦头　独活去芦头　桔梗去芦头炒各半两　芎䓖　白芷各三分

右七味。捣罗为末。炼蜜丸如樱桃大。每服一丸。食后荆芥汤嚼下。

羚犀汤。治暗风头旋、眼黑。昏眩倦怠。痰涎壅盛。骨节疼痛。

羚羊角镑　石膏碎　甘草炙剉　旋覆花　紫菀去苗各一两　前胡去芦头三分　细辛去苗叶半两　犀角镑一分

右八味。粗捣筛。每服三钱匕。水一盏。入生姜一枣大拍碎。煎至七分。去滓食后温服。

荆芥丸。治风头旋目痛眩。肢体拘急。手足少力。

荆芥穗四两　细辛去苗叶　芎䓖　白僵蚕炒各一两　天麻一两半　羌活去芦头　防风去叉

蒺藜子炒去角各二两

右八味。捣罗为末。炼蜜丸如鸡头大。每服一丸。食后细嚼。荆芥茶下。温酒亦得。

芎䓖散。治风头旋、眼目昏痛眩运。倦怠心忪。

芎䓖　人参　前胡去芦头　白僵蚕炒各一两　防风去叉　蔓荆实　天麻酒浸一宿焙各半两

右七味，捣罗为散。每服二钱匕。食后温酒调下。

藿香散。治风头旋目运。痰逆恶心。不思饮食。

藿香叶　零陵香　莎草根炒去毛等分

右三味。捣罗为散。每服二钱匕。食后腊茶清调下。日三。

白术饮。治风邪在胃。头旋不止。复加呕逆。

白术　厚朴去粗皮生姜汁炙　甘菊花各半两　人参　白芷　防风去叉各一两

右六味。㕮咀如麻豆大。每服五钱匕。水一盏半。入生姜五片。煎至一盏。去滓食前温服。

人参丸。治风头旋目眩。痰逆恶心。胸膈痞滞。咳嗽痰涎。喘满呕逆。不欲饮食。

人参　甘草炙剉　白术　旋覆花微炒各一两　麦门冬去心焙　前胡去芦头　枳壳去瓤麸炒各二两　木香半两

右八味。捣罗为细末。以汤浸炊饼和丸。如梧桐子大。每服二十丸。食后温生姜汤下。

八风散。治风头旋。目暗昏眩。肢节疼痛。手足麻木。上膈壅滞。或发寒热。

荆芥穗　芎䓖　防风去叉　独活去芦头　甘草炙剉　麻黄去根节各一两　人参二两

右七味。捣罗为散。每服二钱匕。水一盏。入生姜三片。薄荷三叶。煎至七分。去滓温服。

芎菊散。治诸阳受风。头目旋运。目视昏暗。肝气不清。

芎䓖　甘菊花择各一两　羌活去芦头三钱　防风去叉三分　细辛去苗叶　白僵蚕炒各三两　草决明　旋覆花择　蝉蜕洗焙各一钱　密蒙花择　天麻　荆芥穗　甘草炙各半两

右一十三味。捣罗为细散。每服二钱匕。水一盏。煎至七分。食后温服。汤点亦得。

白蒺藜丸。治风头旋目运痰逆。

蒺藜子炒去角　旋覆花择　皂荚去皮子烧为灰　恶实炒各一两　龙脑研二钱　麝香研一钱　菊花择二两

右七味。为细末。炼蜜和捣三百杵。丸如鸡头大。每服一丸嚼细。温酒下食后服。

祛痰丸。治风头旋。痰逆恶心。咽膈不利。

天南星生　半夏生　赤茯苓去黑皮　干姜炮　陈橘皮汤浸去白焙各等分

右五味。为细末。稀面糊丸。如梧桐子大。每服三十丸。加至四十丸。温米饮下。不拘时。

菊花丸。治风头旋。目运欲倒。胸中痰逆。兼治筋骨疼痛。

甘菊花择　枸杞子择　天麻酒浸切焙　独活去芦头　蔓荆实去皮　木香　芎䓖　防风去叉　羌活去芦头　天竺黄研　赤茯苓去黑皮　藁本去土各等分

右一十二味。为细末，炼蜜和捣三百杵。丸如梧桐子大。每服十丸。荆芥汤下、不拘时。

旋覆花汤。治热毒风上攻。头旋欲倒。或呕吐不止。恶见日光。不思饮食。

旋覆花 前胡去芦头 菊花 防风去叉 熟干地黄焙 羌活去芦头 杏仁去皮尖双仁炒令黄各二两 玄参 白僵蚕炒 黄芩去黑心 半夏为末姜汁制作饼曝干 白术 藁本去苗土 甘草炙剉 当归切焙 人参 赤茯苓去黑皮各一两

右一十七味。粗捣筛。每服五钱匕。水一盏半。生姜五片。煎至八分。去滓食后温服。

羚羊角汤。治热毒风上攻。头旋目运。耳内虚鸣。或身体瘾疹麻痹。

羚羊角镑二两 菊花三两 防风去叉 羌活去芦头 前胡去芦头 藁本去苗土 玄参 黄芩去黑心 杏仁去皮尖双仁炒令黄 菖蒲 甘草炙剉各一两

右一十一味。粗捣筛。每服五钱匕。水一盏半。煎至八分。去滓食后温服。

蛇蜕饮。治头旋心闷。发即欲倒。

蛇蜕去土炙皮二两 蚱蝉去头翅足炙四十枚 柴胡去苗 赤芍药 沙参 葛根各二两 杏仁去皮尖双仁炒黄 石膏碎各三两 牛黄如大豆粒十枚研汤成下 麻黄去根节三分

右一十味。除牛黄外。粗捣筛。每服五钱匕。水一盏半煎至八分。入蜜竹沥牛黄各少许。更煎三两沸。去滓温服。

贴顶膏。治头旋脑闷。鼻塞眼运。

蓖麻子去壳研 杏仁去皮研 食盐 芎䓖捣末 松脂研等分

右五味先捣食盐。次下四味杵匀。即涂于腊纸上。有病者先灸百会三壮讫。将腊纸药于灸处贴之。日一易。得浓血出效。

杨倓家藏方 **百嚼圆**。治风壅涎实。头目昏晕。眼多紧涩。肌肉瞤动。手足烦热。浑身疼痛。腰重脚弱。大便多秘。夜间少睡。并皆治之。

槐角炒 槐花炒 桔梗炒 薄荷叶去土 蝉蜕净洗以上五味各半斤 荆芥穗 甘草炙 枳壳麸炒去穰 白僵蚕炒去丝嘴以上四味各四两 川芎 羌活去芦头 防风去芦头 香白芷 白茯苓去皮以上五味各二两 天麻一两去苗 细辛去叶土 藁本去土 白附子炮 细松烟墨烧红醋淬以上四味各半两

右件为细末。炼蜜为圆。每一两作一十圆。每服一圆。细嚼。茶清送下。食后卧睡。

化风圆。治风气上攻。头目旋晕。项背拘急。鼻塞不通。神志不爽。

藁本去土 川芎 荆芥穗 细辛去叶土 甘草炙 草乌头炮去皮尖 香白芷七味各一两

右件为细末。汤浸蒸饼为圆。每一两作一十圆。朱砂为衣。阴干。每服一圆。细嚼。茶清送下。食后。

槐角煎。治风凉血。疗头目旋运。涕唾稠黏。皮肤瘙痒。

槐角四两慢火麸炒黄黑 荆芥穗三两 菊花二两 皂角去皮弦子酥炙黄一两

右件同为细末。炼蜜为圆。每一两作一十圆。每服一圆。细嚼。茶清送下。食后。

白附子圆。治风搏阳络。胸膈涎盛。眉痛头旋。

半夏汤洗七遍生姜汁制 天南星炮 寒水石煅 细辛去叶土 白茯苓去皮 白僵蚕炒去丝嘴 肉桂去粗皮 白附子炮 川芎以上九味各三分 香白芷一分 麝香一分别研

右件为细末。炼蜜和圆。每一两作一十圆。每服一圆。茶酒任下。食后。

本草 集验方。治咳嗽。冷气结胀。干姜为末。热酒调半钱服。兼治头旋眼眩。立效。

风头眩

论

巢元方病源 风头眩者。由血气虚。风邪入脑。而引目系故也。五脏六腑之精气。皆上注于目。血气与脉关于上系。上属于脑。后出于项中。逢身之虚。则为风邪所伤。入脑则脑转而目系急。目系急故成眩也。诊其脉。洪大而长者。风眩。又得阳维浮者。暂起目眩也。风眩久不瘥。则变为癫疾。其汤熨针石。别有正方。补养宣导。今附于后。养生方导引法云。以两手抱右膝。著膺。除风眩。又云。以两手承辘轳倒悬。令脚反在其上元。愈头眩风癫。坐地。舒两脚。以绳绊之。大绳绊讫。拖辘轳上来下去。以两手挽绳。使脚上头下。使离地。自极十二通。愈头眩风癫。久行。身卧空中。而不堕落。又云。一手长舒。令掌仰。一手捉颐。挽之向外。一时极势。二七。左右亦然。手不动。两向侧。极势。急挽之。二七。去颈骨急强。头风脑旋。喉痹。髆内冷注。偏风。又云。凡人常觉脊背倔强。不问时节。缩咽髆内。仰面。努髆井向上。头左右两向挼之，左右三七。一住。待血行气动住。然始更用。初缓后急。不得先急后缓。若无病人。常欲得旦起、午时、日没三辰。如用。辰别二七。除寒热病。脊腰颈项痛。风痹。口内生疮。牙齿风。头眩。众病尽除。又云。坐地。交叉两脚。以两手从曲脚中入。低头。叉手项上。治久寒不能自温。耳不闻声。又云。脚著项上。不息十二通。愈大寒不觉暖热。久顽冷患。耳聋目眩病。久行即成法。法身五六。不能变也。又云。低头。不息六通。治耳聋。目癫眩。咽喉不利。又云。伏前。侧牢。不息六通。愈耳聋目眩。随左右聋伏。并两膝。耳著地。牢。强意多用力至大极。愈耳聋目眩病。久行不已。耳闻十方。亦能倒头。则不眩也。八件有此术。亦在病疾难为。

圣济总录 论曰。风头眩之状。头与目俱运是也。五藏六腑之精华。皆见于目。上注于头。风邪鼓于上。脑转而目系急。使真气不能上达。故虚则眩而心闷。甚则眩而倒仆也。

杨仁斋直指方 眩言其黑。运言其转。冒言其昏。眩运之与冒眩其义一也。其状目闭眼暗。身转耳聋。如立舟舡之上。起则欲倒。盖虚极乘寒得之。亦不可一途而取轨也。风则有汗。寒则掣痛。暑则热闷。湿则重滞。此四气乘虚而眩运也。喜怒哀乐悲恐忧思郁而生痰。随气上厥。此七情攻虚而眩运也。淫欲过度、肾家不能纳气归元。使诸气逆奔而上。此眩晕之出于气虚也。明矣。吐衄漏崩。肝家不能收摄荣气。使诸血失道妄行。此眩晕生于血虚也。又明矣。以致新产之后血海虚损。或瘀滞不行。皆能眩运。是可不推导致病之因乎。治法随机应敌。其间以升降镇坠行焉。最不可妄施汗下。然而眩运欲解。自汗则有之。若诸逆发汗剧者。言乱目眩。与夫少阴病下利止而头眩。时时自冒者。此虚极而脱也。识者将有采薪之忧。肝脉溢大多作眩运诸风掉眩皆属于肝

张果医说 夫风眩之病。起于心气不足。胸中蓄热实。故有头风面热之所为也。痰热相感而动风。风心相乱则闷瞀。故谓之风眩闷瞀。大人曰癫。小儿则为痫。一说。头风目眩者。由血气虚。风邪入脑。而牵引目系故也。五脏六腑之精气皆上注于目。血气与脉并上为目系。属于脑。后出于项中。血脉若虚。则为风邪所伤。入脑则转而目系急。故成眩也。诊其脉洪大而长者。风眩也。凡人病发。宜急与续命汤。困急时。但度灸穴便宜针之

无不差者。初得针便灸最良。鸡峰普济方。

孙允贤医方集成 眩晕之证。发于卒然之间。眼目昏花。如屋旋转。起则眩倒。虽经云诸眩掉皆属于肝。肝风上攻而致眩晕。然体虚之人。或外为风寒暑湿之气所干。内为七情之气所结郁而生涎。皆能令人一时眩晕。目暗口噤。头痛项强。临病之际。宜详以脉证辨之。风则脉浮而有汗。寒则脉紧而掣痛。暑则脉虚而烦闷。湿则脉细而重着。加以吐逆。如气郁生涎而晕者。多令人眉棱角痛。眼不可开。寸脉多沉。有此为异。至若疲劳过度。上盛下虚。金疮吐衄。便利去血过多。及妇人崩伤。皆能眩晕。各随所因。施以治法。

脉

巢元方病源 诊其脉。洪大而长者。风眩也。

方

孙思邈千金要方 **鸱头酒方**。治风头眩转。面上游风。

飞鸱头五枚 防风 芎䓖 薯蓣 茯神各四两一方无 葛根 桂心 细辛 人参 天雄 干姜 枳实 贯众 蜀椒各二两 麦门冬一作天门冬 石南各五两一作石膏 山茱萸一升 独活二两

右十八味㕮咀。绢囊盛。清酒四升渍六宿。初服二合。日再服。稍加以知为度。

大三五七散。治头风眩。口喎目斜。耳聋。

天雄 细辛各三两 山茱萸 干姜各五两 薯蓣 防风各七两

右六味治下筛。清酒服五分匕。日再。不知稍加。翼云亦治面骨疼

小三五七散。治头风目眩。耳聋。

天雄三两 山茱萸五两 薯蓣七两

右三味治下筛。以清酒服五分匕。日再。不知稍增。以知为度。

防风散。治风头眩恶风。吐冷水。心闷。

防风二两 泽泻一本作泽兰 细辛 附子 薯蓣 茯苓 天雄各一两翼作人参 白术二两半 桂心一两半 干姜半两

右十味治下筛。酒服方寸匕。当令酒气相接。则脱巾帽解发梳头百过。复投一升酒。便洗手足。须臾自热。解发以粉粉之。快然便熟眠愈。亦可洗头面汗出。翼云如服寒食散法

王焘外台秘要方 **崔氏疗忽头眩运**。经久不差。四体渐羸。食无味。好食黄土。

白术三斤 曲三斤

右二味捣筛。酒和并手捻丸如梧子。暴干。饮服二十枚。日三。忌桃李雀肉等。

又疗头痛眼眩。心闷。阴雨弥甚。

当归 山茱萸各一两 防风 柴胡 薯蓣各二两 鸡子二枚熟去皮打黄碎

右六味捣下筛。用前鸡黄和散令调。酒服方寸匕。日三。并出第六卷中

薯蓣酒。延年主头风眩。不能食。补益气力。

薯蓣 白术 五味子碎 丹参各八两 防风十两 山茱萸二升碎 人参二两 生姜屑六两

右八味切。以绢袋盛。酒二斗五升。浸五日。温服七合。日二。稍加。忌桃李雀肉等。出第十卷中

白术附子汤。近效治风虚头重眩苦极。不知食味。暖肌补中益精气。又治风湿相搏。

骨节疼痛。不得屈伸。近之则痛剧汗出短气。小便不利。恶风不欲去衣。身体微肿者。

白术三两　附子二枚炮　甘草二两炙　桂心四两

右四味切。以水六升煮取三升。分为三服。日三。初服得微汗即解。能食复烦者。将服五合以上者愈。忌海藻菘菜猪肉生葱桃李雀肉等。此本仲景伤寒论方

太平圣惠方　杜若散。治头风目眩。心胸痰壅。不下饮食。及四肢不利。

杜若一两　防风一两去芦头　赤茯苓一两　山茱萸一两　蔓荆子三分　茵芋三分　天雄三分炮裂去皮脐　飞廉三分　石膏一两　藁本半两　甘草半两炙微赤剉　芎䓖

右件药。捣极罗为散。每服三钱。以水一中盏。入生姜半分。煎至六分。去滓。不计时候。温服。

防风散。治头风。目眩眼旋欲倒。头痛。

防风一两头芦头　枳壳三分麸炒微黄去瓤　麻黄三分去根节　茯神一两　芎䓖半两　前胡半两去芦头　细辛半两　石膏二两　虎掌半两汤浸洗七遍生姜汁拌炒令黄　黄芩半两　甘草半两炙微赤剉

右件药。捣粗罗为散。每服三钱。以水一中盏。煎至六分。去滓。入淡竹沥荆沥各半合。更煎二三沸。不计时候温服。

前胡散。治头风目眩。痰逆头痛。水浆不下。

前胡一两半去芦头　旋覆花三分　防风一两去芦头　甘草半两炙微赤剉　飞廉半两　黄芩半两　杜若半两　防己半两　赤茯苓一两　石膏二南　芎䓖半两

右件药。捣粗罗为散。每服三钱。以水一中盏。入甜竹茹一分。煎至六分。去滓。不计时候温服。

汉防己散。治头风目眩。水浆不下。食辄呕吐。即眩倒。

汉防已一两　杜若一两　防风一两去芦头　细辛半两　虎掌半两汤洗七遍生姜汁拌炒令黄　附子半两炮裂去皮脐　桂心半两　甘草一分炙微赤剉　芎䓖三分

右件药。捣粗罗为散。每服三钱。以水一中盏。煎至六分。去滓。不计时候。温服。

芎䓖散。治头风目眩。心腹满闷。不下饮食。

芎䓖三分　杜若三分　天雄三分炮裂去皮脐　半夏半两汤洗七遍去滑　防风半两去芦头　白术半两　赤茯苓三分　人参三分去芦头　陈橘皮三分汤浸去白瓤焙　甘草一分炙微赤剉

右件药。捣粗罗为散。每服三钱。以水一中盏。入生姜半分。煎至六分。去滓。不计时候温服。

赤茯苓散。治头风目眩晕闷。起即欲倒。不下饮食。

赤茯苓三分　防风三分去芦头　甘菊花三分　天雄半两炮裂去皮脐　麻黄半两去根节　细辛半两　芎䓖半两　杜若三分　前胡一分去芦头　白术三分　杏仁半两汤浸去皮尖双仁麸炒微黄　甘草半两炙微赤剉

右件药。捣粗罗为散。每服三钱。以水一中盏。入生姜半分。煎至六分。去滓。不计时候温服。

旋覆花散。治风热上攻。头旋晕闷。喜卧怔忡。起即欲倒。项背急强。

旋覆花半两　蔓荆子半两　白术三分　麦门冬一两去心焙　前胡一两去芦头　枳壳三分麸炒微黄去瓤　甘菊花三分　半夏半两汤洗七遍去滑　防风半两去芦头　川大黄一两剉碎微炒　独活半两　甘草半两炙微赤剉

右件药。捣粗罗为散。每服三钱。以水一中盏。入生姜半分。煎至六分。去滓。不计

时候温服。

甘菊花散。治头风目眩痛。

甘菊花三分　茯神一两　犀角屑三分　防风一两去芦头　川升麻三分　石膏二两　白芷半两　芎䓖半两　甘草半两炙微赤剉　牡荆子一两　葛根一两剉　枳壳半两麸炒微黄去瓤

右件药。捣粗罗为散。每服三钱。以水一中盏。入生姜半分。竹叶二七片。煎至六分。去滓。不计时候温服。

天雄散。治头风目眩晕。如屋转旋倒者。

天雄一两炮裂去皮脐　防风一两去芦头　芎䓖一两　人参一两去芦头　独活一两　葛根一两剉　桂心一两　山茱萸一两　白术一两　远志一两去心　薯蓣一两　茯神三分　莽草半两

右件药。捣细罗为散。每服。不计时候。以温酒调下二钱。

茯神散。治头风目眩。

茯神一两　甘菊花一两　蔓荆子一两　白蒺藜一两微炒去刺　地骨皮一两　石膏二两　防风三分去芦头　甘草三分炙微赤剉　枳壳三分麸炒微黄去瓤

右件药。捣细罗为散。每服。不计时候。以熟水调下二钱。

薯蓣散。治头风。目眩痛及耳聋。

薯蓣一两　防风一两去芦头　细辛半两　山茱萸三分　杜若三分　白茯苓三分　芎䓖半两　甘菊花半两　蔓荆子半两

右件药。捣细罗为散。每服。不计时候。以温酒调下二钱。

白芷散。治头风目眩。恶风治。心闷。不下饮食。

白芷半两　防风一两去芦头　白茯苓一两　细辛一两　芎䓖一两　天雄一两炮裂去皮脐　薯蓣一两　人参一两去芦头　杜若半两　桂心三分　白术一两　前胡一两去芦头

右件药。捣细罗为散。每服。不计时候。以温酒调下二钱。

踯躅散。治风毒气上攻。头痛目眩。

踯躅花一两酒拌微炒　白花蛇肉一两酒浸炙令微黄　天雄一两炮裂去皮脐　甘菊花半两　天麻一两　肉桂一两去皱皮　藁本一两　细辛三分　羌活一两　秦艽一两去苗　防风三分去芦头　羚羊角屑三分　甘草半两炙微赤剉

右件药。捣细罗为散。每服。不计时候。以温酒调下二钱。

青莲摩顶膏。治头风目眩。风毒冲脑户留热。及脑中诸疾。或脑脂流入目中。致令昏暗。往往头痛旋闷。脑痛兼眼诸疾。及发生白屑。目中风泪。宜用生发明目去诸疾。

生油一升　真酥三两　莲子草汁一升　吴蓝一两　大青一两　葳蕤一两　槐子仁一两微炒　山栀子仁一两　淡竹叶一握以上六味细剉绵裹　长理石一两　盐花二两　曾青一两　川朴硝二两

右件药。先取油酥莲子草汁三味。于铜锅中。以慢火熬令如鱼眼沸。即入绵袋内药煎之半日。去药。别用绵渡过。又净拭铛。却入药油。煎令微沸。即下长理石等四味。以柳木篦轻搅十余沸。膏成。收于不津器中。每用涂顶及无发处。匀涂。以铁匙摩之。令膏入脑即止。亦不得频。每二三夜一度摩之。摩膏役。头稍垢腻。任依寻常洗之。用桑柴灰洗头。更益眼矣。

圣济总录　枳实汤。治风头运倒眼旋。脑项急痛。

枳实去瓤麸炒　防风去叉　麻黄去根节先煎掠去沫焙干　芎䓖各一两半　杏仁去皮尖双仁炒一两　半夏为末生姜汁和作饼曝干　细辛去苗叶各二两

右七味。粗捣筛。每服五钱匕。以水一盏半。煎至一盏去滓。入竹沥半合。更煎沸。早晚食前温服。

防风散。治风头眩、旋运欲倒。

防风去叉　芎䓖　山芋　人参　白术　远志去心　独活去芦头　桂去粗皮　茯神去木各三分　莽草去根酒洒焙　天雄炮裂去皮脐各半两

右一十一味。为细散。每服一钱半匕。至二钱匕。食前浸菊花酒调下。日再夜一。

犀角汤。治风头眩目痛。

犀角镑　甘菊花择　玄参各三分　茯神去木　石膏研各一两半　防风去叉　升麻　葛根各一两

右八味。粗捣筛。每服三钱匕。水一盏。入芒硝末半钱匕。竹叶十片。煎至七分。去滓温服。不拘时。

独活汤。治风头眩仆倒屋转。呕吐痰涎。恶闻人声。

独活去芦头　茯神去木各半两　甘草炙　当归酒洒切焙　牡蛎煅　白术　附子炮裂去皮脐　肉苁蓉酒浸切焙各一两　黄耆薄切一两半　防风去叉　远志去心三分　人参二两半

右一十二味。剉如麻豆。每服五钱匕。水一盏半。生姜三片。枣一枚去核。煎至一盏。去滓温服。不拘时。

菊花汤。治风头眩闷。起即欲倒。头痛眼疼。视屋转动。

甘菊花去梗　细辛去苗叶各半两　防风去叉　前胡去芦头　茯神去木　白术　麻黄去根节各一两　芎䓖　杏仁汤浸去皮尖双仁各三分

右九味。粗捣筛。每服五钱匕。水一盏半。煎至一盏去滓。入竹沥半合。更煎沸。食前温服。日再夜一。

前胡汤。治风头眩。饮食不下。

前胡去芦头　旋覆花　黄耆薄切　防已　桂去粗皮　竹茹　防风去叉各三分　甘草炙剉半两　赤茯苓去黑皮　石膏研碎一两

右一十味。粗捣筛。每服五钱匕。水一盏半。煎至一盏去滓。早晚食后临卧温服。

附子散。治风眩目疼耳聋。

附子炮裂去皮脐　干姜炮　细辛去苗叶　防风去叉各一两　山茱萸一两　山芋一两半

右六味。为细散。每眼一钱匕。空心温酒调下。

山芋散。治头风目眩。眼痛耳聋。

山芋　甘草炙剉　五味子　甘菊花择各半两　细辛去苗叶　山茱萸　升麻　蔓荆实各三分　防风去叉一两

右九味。为细散。每服三钱匕。空心温酒调下。

防风汤。治风头眩欲倒。眼旋脑痛。

防风去叉　赤茯苓去黑皮　芎䓖各二两　枳壳去瓤麸炒　麻黄去根节先煎掠去沫焙各一两半　前胡去芦头一两半　细辛去苗叶一两　石膏研碎二两半

右八味。粗捣筛。每服五钱匕。水一盏半。煎至一盏。入竹沥半合。再煎令沸。去滓温服。日三不拘时。

山芋散。治风头眩转耳聋。

山芋二两　防风去叉二两半　升麻　山茱萸各一两半　细辛去苗叶　甘菊花择各一两　蔓荆实一两一分

右七味。为细散。每服三钱匕。食前温酒调下日再。

附子膏。治风头眩摩头。

附子炮裂去皮脐　盐花各半两

右二味。为细末。以麻油和如稀饧。洗头摩之日三。

葛根汤。治风头眩欲倒。眼旋屋转脑痛。

葛根　木通剉　芍药　防风去叉各二两　甘菊花择去梗一两　麻黄去根节先煮掠去沫焙一两一分　石膏研碎五两　前胡一两半

右八味。粗捣筛。每服五钱匕。水一盏半。生姜二片。枣一枚去核。煎至一盏。去滓温服不拘时。

防风散。治风头眩目昏痛。

防风去叉　羌活去芦头　甘菊花择去梗　白附子炮　山芋　藁本洗切焙　附子炮裂去皮脐　蒺藜子炒去角各半两　麝香研一分

右九味。为细散。每服一钱匕。食后茶清调下。或炼蜜丸如梧桐子大。每服二十丸。茶酒任下亦得。

羌活汤。治风头眩筋脉拘急。痰涎壅滞。肢节烦疼。

羌活去芦头　甘菊花择去梗　麻黄去根节煮掠去沫焙　芎䓖　防风去叉　石膏碎研　前胡去芦头　黄芩去黑心　细辛去苗叶　甘草炙剉　枳壳去瓤麸炒　白茯苓去黑皮　蔓荆实各一两

右一十三味。粗捣筛。每服三钱匕。水一盏。入生姜三片。鸡苏三叶。煎至七分。去滓温服。不拘时。

人参汤。治风头眩涕唾稠黏。心胸烦闷。

人参　柴胡去苗　羌活去芦头　荆芥穗　旋覆花　甘菊花择去梗　桑根白皮剉各等分

右七味。粗捣筛。每服三钱匕。水一盏。煎至七分去滓。早晚食后临卧温服。

四神汤。治风头眩运。倒仆不定。

独活去芦头六两　石膏四两碎　枳实去瓤麸炒　麻黄去根节先煮掠去沫焙各三两

右四味。粗捣筛。每服五钱匕。水一盏。酒半盏。同煎至一盏。去滓温服日三。

鸡苏羌活丸。治风邪鼓作。头目眩运。目系急痛。甚则倒。

鸡苏叶二两　羌活去芦头　芎䓖各一两半　羚羊角镑　防风去叉　天麻　人参　丹砂研各一两　白僵蚕微炒　天南星炮　干蝎去土微炒　牛黄研　麝香研　龙脑研各半两　犀角镑一两

右一十五味。捣研为末。再同研匀。炼蜜和丸。梧桐子大。每服二十丸。腊茶清下。食后临卧服。

天麻羌活丸。治头目风眩。邪气鼓作。时或旋运。

天麻　羌活去芦头　白芷　芎䓖　藁本去苗土　芍药　细辛去苗叶　麻黄去根节各二两　麝香研　牛黄研各一分

右一十味。捣罗为末。炼蜜和丸。如皂子大。每服一丸研。薄荷酒下。

守中丸。治风头眩。脑转目系急。忽然倒仆。

白茯苓去黑皮十两　麦门冬去心焙三两　白术　人参　甘菊花择去梗　山芋　枸杞子各二两　生地黄二十斤绞取汁

右八味。将七味捣罗为末。先用生地黄汁。于银器内入酥三两。白蜜三两同煎。逐旋掠取汁上金花令尽。得五升许。于银器内。拌炒前七味药。渐渐令尽。候干入白蜜。同捣数千杵。丸如梧桐子大。每日空心或食后。清酒下五十丸。服百日后。五藏充满。肌肤润滑。修合须择四季王相日。或甲子日。此药亦名五芝地仙金髓丸。

菊花丸。治风邪注头。头目俱运。轻则心闷。重则倒仆。

甘菊花择去梗　羌活去芦头　枳壳去瓤麸炒　芎䓖　防风去叉　桂去粗皮各半两　细辛去苗叶一两　槟榔剉一枚

右八味。捣罗为末。以生姜汁。煮薄面糊。丸如梧桐子大，每服二十丸。空心酒下、日再服。

薄荷散。治风邪上攻。头目眩运。心膈烦闷。

薄荷叶　甘菊花择去梗　甘草炙剉　白芷　石膏碎　芎䓖

右六味。等分。捣罗为散。每服一钱匕。荆芥茶调下。

许叔微普济事方　川芎散。治风眩头晕。

山茱萸一两　山蓣　甘菊花去萼梗　人参去芦　茯神去木　小川芎各半两

右细末。每服二钱。酒调下。不拘时候。日三服。不可误用野菊。庞先生方。

羚羊角散。治一切头旋。本因体虚。风邪乘于阳经。上注于面。遂入于脑。亦因痰水在于胸膈之上。犯大寒。使阳气不行。痰水结聚。上冲于头目。令头旋。

羚羊角镑　茯神去木各一两　芎䓖　防风去叉股　半夏汤洗七次　白芷不见火　甘草炙各半两　枳壳去穰细剉麸炒　附子炮去皮脐各三分

右为粗末。每服四钱。水一盏半。生姜半分。慢火煎至七分。去滓。不拘时候温服。

二生散。治体虚有风。外受寒湿。身如在空中。

生附子去皮脐　生天南星各等分

右二味㕮咀。每服四大钱。水一盏半。生姜十片。慢火煎至八分去滓服。戊午年予在新安有此疾。张医博士发授此方。三服愈。前不熟有大毒令人发肿增病。

杨倓家藏方　大防风圆。治风邪上攻。头目昏眩。鼻塞耳鸣。项背拘急。

防风去芦头　山药　甘草炙以上三味各二两半　川芎　蔓荆子　香白芷　独活去芦头　藁本去土五味各一两半　天麻去苗　肉桂去粗皮　白附子炮已上三味各一两　全蝎去毒微炒　细辛去叶土　大豆黄卷炒　雄黄以上四味各半两

右件为细末。炼蜜为圆。每一两作一十圆。朱砂一分为衣。每服一圆。细嚼。茶酒任下。食后。

天麻除风圆。治一切风气上壅。头昏目涩。鼻塞耳鸣。项背拘急。肢体倦怠。常服疏风顺气。清利头目。

天麻去苗　防风去芦头　细辛去叶土　藁本去土　川芎　香白芷　干山药　黄芪蜜炙　蝎梢略炒去毒　当归洗焙以上一十味各一两　甘草八钱炙　附子半两炮

右件为细末。炼蜜和圆。每一两作一十圆。每服一圆。茶酒任下。食后。

独活散。消风化痰。治头目旋运。

川芎　独活去芦头　防风去芦头　藁本去土　旋覆花　蔓荆子　细辛去叶土七味各一两　石膏研　甘草炙二味各半两

右件为细末。每服二钱。水一大盏。生姜三片。煎至七分。热服。食后。

防风散。治头目不清。神志不爽。常服去风明目。

防风去芦头　川芎　香白芷　甘菊花　甘草

右各等分。为细末。每服二钱。荆芥汤调下。食后。

陈自明管见良方　大豆紫汤。治中风头眩。恶风自汗。吐清水。又治妇人产后百病。或中风困笃。背强。口噤直视。或但烦躁。身重痒剧者。

川独活一两半如无真者只用羌活　大豆半升　好酒三升

右先以酒浸独活。煎一二沸。别炒大豆极焦烟出。急投酒中。密封候冷。去豆。每服二合。温服。日十服。得少汗则愈。一方无独活。只用豆淋酒调荆芥末亦妙。名愈风散。

十便良方　菊花散。治风毒上攻头昏眼晕。鸡峰方

菊花　芎䓖

右等分为细末。每服一二钱。食后临卧。茶清调下。

本草　灵宝方。菊花、茯苓合为丸以成。炼松脂和。每服如鸡子一丸。令人好颜色不老。主头眩。

食医心镜。甘菊。主头风目眩。胸中汹汹。目泪出。风痹骨肉痛。切作羹煮粥。并生食并得。又。中风头眩。心肺浮热。手足无力。筋骨烦疼。言语似涩。一身动摇。乌驴头一枚。焊洗如法。蒸令极熟。细切。更于豉汁内煮。着五味调。点少酥食。

孟诜云。头风目眩者。水苏以清酒煮汁一升服。

御药院方　乳香消风散。治诸风眩。偏正头疼。项背拘急。肢体烦疼。肌肉蠕瘦。巨阳风虚。耳作蝉鸣。目涩多睡。鼻塞声重。消涕不止。

乳香研　细辛去叶。各一分　川芎半两　吴白芷好者二两　熟天南星一两，捣为细末，以生姜一两去皮细切，与天南星一处捣为泥，焙干，如此制三次讫，焙干，杵碎，炒令微黄为度

右为细末。每服一钱。或加二钱。擦生姜。热茶点服。消风并服出汗。

清神散。治当风眩运。面目瞤动。神志不清。鼻塞声重。

王瓜细碎，炒令黑色，一两　川芎一两　香附子二两，炒　防风　薄荷叶　白芷　荆芥穗　羌活　细辛去叶　甘草炙，以上各一两

右件捣罗为细末。每服一大钱。食后茶清点服。或温水亦得。

加减薄荷煎丸。治头目昏眩。口舌生疮。痰涎壅塞。咽喉肿痛。除风热消疮疹。

薄荷叶八两　川芎一两　桔梗二两　防风一两　甘草半两　缩砂仁半两　脑子半两　白豆蔻仁一两

右件为细末。炼蜜和。每两分作二十丸。每服一丸。噙化服。

芎䓖散。治头目昏眩。肢体烦倦。

芎䓖　菊花　荆芥穗　石膏研细　甘草各等分

右五味各生用。捣研为细散。每服一钱匕。热汤调下。

虚风丸。治一切虚风。头痛眩运。旋运欲倒。呕吐痰涎。牙关紧急。手足无力。麻木不仁。不省人事。

天蓼木　吴白芷　白鲜皮　白茯苓去黑皮　川芎　独活去芦头　防风去芦头　天南星酒浸，切作片干，酒煮　天麻酒煮　乌蛇酒浸。去皮骨　全蝎微炒　人参去芦头　麻黄去根节，炒　甘草剉，炒　白术　细辛去苗叶土　川乌头炮裂，去皮脐　白僵蚕去丝，微炒。以上各半两　天雄炮裂，去皮脐　黑附子炮裂，去皮脐。各三钱七分半　马牙硝别研　雄黄飞研　朱砂飞研，各二钱半　龙脑　麝香各半钱

右件二十五味为细末。炼蜜为丸。每两作一十丸。每服一丸。温酒化下。或荆芥汤亦

得。食后临卧眼。

刘守真病机气宜保命集　川芎散。治风热上冲。头目眩。热肿及胸中不利。

川芎　槐子各一两

右细末三钱。如胸中气滞不利。生姜汤调。目疾茶调。风热上攻。㕮咀一两。水煎。食后服。

刘守真宣明论方　瓜蒂神妙散。治头目昏眩。偏正头痛等。

焰硝　雄黄　川芎　薄荷叶　道人头　藜芦各一分　天竺黄一钱半如无以郁金代之

右为末。研细。含水。鼻中嗃一字。神验。

清风散。治头目昏眩。咽膈不利。痰涎壅塞。

石绿一钱　朱砂　牙硝　雄黄各三字　龙脑一字　瓜蒂二钱　滑石　赤小豆各半钱　皂角一字去皮炙黄取末

右为极细末。每服半钱。新汲水调下。如噤不省人事。滴水鼻中。或嚏者可治。为验。

新补薄荷白檀汤。治风壅头目眩。鼻塞烦闷。精神不爽。消化风痰。清头目。

白檀一两　荆芥穗二两　薄荷叶四两　瓜蒌根二两　甘草四两炙　白芷二两　盐四两　缩砂仁半两

右为末。每服一钱。百沸汤点。食后临卧。稍热温服。

新补菊叶汤。治一切风。头目昏眩。呕吐。面目浮肿者。

菊花去梗　羌活　独活　旋覆花　牛蒡子　甘草各等分

右为末。每服二钱。水一盏。生姜三片。同煎至七分。去滓。温服。食后。

张子和儒门事亲　芎黄汤。治头目眩运。

大黄　荆芥穗　贯芎　防风以上各等分

右为粗末。大作剂料。水煎。去滓服之。以利为度。

李东垣兰室秘藏　川芎散。治头目不清利。

川芎三分　柴胡七分　羌活　防风　藁本　生甘草　升麻以上各一钱　熟甘草　酒生地黄各二钱　酒黄连炒　酒黄芩以上各四钱五分

右为细末。每服一钱或二三钱。食后茶清调下。忌酒湿面。

羌活清空膏。

蔓荆子一钱　黄连三钱　羌活　防风　甘草以上各四钱　黄芩一两

右为细末。每服一钱。茶清调下。食后临卧。

羌活汤。治风热壅盛上攻。头目昏眩。

炙甘草七分　泽泻三钱　酒洗瓜蒌根　白茯苓　酒黄柏以上各五钱　柴胡七钱　防风　细黄芩酒洗　酒黄连　羌活以上各一两

右为细末。每服五钱重。水二盏煎至一盏。取清。食后临卧。通口热服之。

罗谦甫卫生宝鉴　茯苓半夏汤。治风热痰逆呕吐。或眩运头痛。

赤茯苓去皮　黄芩　橘皮去白各一分　甘草一钱　半夏三个大者水煮三沸各切三四片焙

右㕮咀作一服。水二盏。姜三片。煎至一盏。去滓。分三服一日。以效为度。

阮霖经验良方　大芎犀丸。治风虚。头目昏眩。肢节烦倦。痰涎壅盛。意识昏倦。或头痛。服多效。

川芎二两　生犀屑三分　防风半两　白菊花邓州者三两　香白芷略炒半两蔡州者剉细　细辛华

茵者去苗一分　甘草炙一分　龙脑研一钱

右为末。炼蜜为丸。如半弹子大。朱砂为衣。每服一丸。细嚼。煎荆芥汤下。食后服。清头目化痰尤妙。

艾元英如宜方　人参顺气散。治风上攻。头目昏痛。耳鸣目眩。鼻塞。肉瞤拘急。

麻黄去节一两半　干葛　甘草炙　白术　人参　桔梗去芦　香白芷各一两　干姜炮片半两

右为末。每服三钱。水一盏。姜三片、葱白二寸同煎。连进取汗。

治诸风热痰。头目眩晕。

南星四两　防风二两　甘草一两

右㕮咀。每服五钱。水一盏半。姜十片煎服。面上如虫行。加全蝎。

危亦林得效方　川芎散。治眩晕。恶风自汗。或身体不仁。气上冲胸。战摇如在舟船之上。

川芎一两　北细辛三分　白茯苓一两　白术一两　粉草半两　桂枝三分

右剉散。每服四钱。水一盏半。生姜三片煎。不拘时候。有痰兼服青州白圆子。

三五七散。治阳虚眩晕。头痛恶寒。耳鸣或耳聋。

人参　附子　北细辛各三钱　甘草　干姜　山茱萸　防风　山药各五钱

右剉散。每服四钱。生姜五片、枣二枚煎。食前服。中寒眩晕欲倒。服姜附汤。

消暑圆。治冒暑眩晕。烦闷不苏。用香薷散。生姜煎吞下。每服七十圆。

茯神汤。治喜怒忧思悲恐惊所感。脏气不行。郁而生涎。结为饮。随气上厥。伏留阳经。心中松悸。四肢缓弱。翕然面热。头目眩冒。如欲摇动。

人参　麦门冬去心　山药各二两　前胡　熟地黄洗酒拌炒各一两　枳壳去穰麸炒三分　远志甘草水煮去心姜汁拌炒三分　白茯苓　茯神各一两半　半夏汤洗七次　黄芪炙各一两　甘草半两

右剉散。每服四钱。流水盏半。姜五片、秫米一撮煎。食前服。

加味二陈汤。治痰晕。或因冷食所伤。

陈皮　半夏　白茯苓各一两　甘草五钱　丁香　胡椒各三钱

右剉散。每服四钱。姜三片、乌梅一个同煎。不拘时热服。体虚甚者顺元散。

增损黑锡丹。治阴阳不升降。上热下冷。头目眩晕。病至危笃。或暖药。上僭愈甚者。

黑锡丹头二两　川楝子　阳起石　木香　沉香　青皮炒各半两　肉豆蔻　茴香　官桂去粗皮不见火　绵附炮去皮脐　葫芦巴　破故纸炒各一两　乌药去木剉一分　磁石火煅醋淬七次细研水飞

右为末。酒糊圆。如梧子大。每服五十圆。加至七十圆。浓煎人参、茯苓、姜、枣汤。空心吞下。

白薇汤。治平居无苦疾。忽如死人。身不动摇。默默不知人。目闭不能开。口噤不能言。或微知人。恶闻人声。但如眩冒。移时方寤。此由已汗过多。血少气并于血。阳独上而不下。气壅塞而不行。故身如死。气过血还。阴阳复通。故移时方寤。名曰郁冒。亦名血厥。妇人多有之。

白薇　当归各一两　人参去芦半两　甘草一分

右剉。每服五大钱。水二盏。煎至一盏。去滓温服。不拘时。

仓公散。

瓜蒂　藜芦　矾石煅　雄黄各等分

右为末。少许吹入鼻中。得嚏为度。此药能起死人。

永乐大典卷之三百二十二

风 诸风证治二十五

风痱

论

巢元方病源 风痱之状。身体无痛。四肢不收。神志不乱。一臂不随者。风痱也。时能言者可治。不能言者不可治。

圣济总录 论曰。气血虚甚。风邪乘之。内外不得通泄。其病为痱。风痱之状。身体不痛。四肢不收。神志不乱。时能言者是也。字书谓病痱而废。肉非其肉者。以身体无痛。四肢不收而无所用也。若瘖不能言者。渐至于不可治。

张杲医说 风痱者。身无痛也。病在脏。四肢不收。智不乱。一旦臂不随者。风痱也。能言微有知则可治。不能言者不可治。足如履霜。肘如入汤。股胫淫烁。眩闷头痛。时呕短气。汗出。久则悲喜不常。三年死。凡欲治此病。依先后次第。不得乱授汤药。以失机宜。非但杀人。因兹遂为痼疾。当先服竹沥饮子。鸡峰普济方

方

孙思邈千金要方 风痱者。卒不能语。口噤。手足不遂而僵直者是也。治之以伏龙肝五升末。冷水八升。和搅取其汁饮之。能尽为善。肘后此方治心烦恍惚腹中痛满绝而复苏。

自此已下九方。皆是主此风。用之次第。宜细寻之。

论曰。凡欲医此病。知先后次第。不得漫投汤药。以失机宜。非但杀人。因兹遂为痼疾。亦既得之。当进三味竹沥饮。少似有胜于常更进汤也。竹沥饮子患热风者必失。用于此制其热毒。

竹沥汤。治四肢不收。心神恍惚。不知人。不能言。

竹沥二升　生葛汁一升　生姜汁三合

右三味相和。温暖分三服。平旦日晡夜各一服。服讫。觉四体有异似好。次进后汤方。

麻黄　防风各一两半　芎䓖　防己　附子　人参　芍药　黄芩　甘草　桂心各一两　生姜四两　石膏六两　杏仁四十枚　竹沥一升　羚羊角二两　生葛汁五合

右十六味㕮咀。以水七升煮减半。内沥煮取二升五合。分三服取汗。间五日更服一剂。频与三剂。渐觉少损。仍进后方。

竹沥三升　防己　升麻　桂心　芎䓖　羚羊角各二两　麻黄三两　防风二两

右八味㕮咀。以水四升。合竹沥煮取二升半。分三服。两日服一剂。常用加独活三两最佳。此方神良。频进三剂。若手足冷者。加生姜五两、白术二两。若未除。更进后

汤方。

防风　麻黄　芍药各一两半　防己　桂心　黄芩　白术　附子一本作杏仁四十枚　羚羊角　竹沥一升　甘草一本作葛根二两　人参　芎䓖　独活　升麻各一两　生姜　石膏各二两

右十七味㕮咀。以水八升煮减半。内沥煮取二升半。分三服。相去如人行十里更服。若有气者。加橘皮、牛膝、五加皮各一两。

凡风痱服前汤得差讫。可常服散除余风方。

防风　独活　防己　秦艽　黄芪　芍药　人参　白术　茯神　芎䓖　远志　升麻　石斛　牛膝　羚羊角　丹参　甘草　厚朴　天门冬　五加皮　桂心　黄芩千金翼作薯蓣　地骨皮各一两一云各四两　橘皮　生姜　麻黄　干地黄各三两　槟榔千金翼作甘草　藁本千金翼作附子　杜仲千金翼作麦门冬　乌犀角各二两千金翼作山茱萸　薏苡仁一升　石膏六两一云三两

右三十三味捣筛为粗散。和搅令匀。每以水三升。药三两。煮取一升。绵滤去滓。顿服之。取汁。日一服。若觉心中热烦。以竹沥代水煮之。

荆沥方。凡患风。人多热。宜服。

荆沥　竹沥　生姜汁各三合

右三味相和暖之为一服。每日且服煮散。午后服此。平复好差乃止。

独活煮散。治诸风痱。

独活八两　芎䓖　芍药　茯苓　防风　防己　葛根各一两　当归　人参　桂心　羚羊角　石膏　麦门冬各四两　磁石十两　甘草三两　白术三两

右十六味各切如豆。分二十四分。分安生姜、生地黄切一升。杏仁二七枚。以水二升。煮取七合。日晚或夜中服之。日一服。间日服。无所忌。

五补丸。凡风服汤药。多患虚热翕翕然。五补丸除热方。

防风　人参　苁蓉　乾地黄　羚羊角　麦门冬　天门冬各一两半　芍药　独活　乾姜　白术　丹参　食茱萸一本云山茱萸　甘草　茯神　升麻　黄芪　甘菊花　地骨皮　五加皮　石斛　牛膝　薯蓣各三十铢　秦艽　芎䓖　生姜屑　桂心　防己　黄芩各一两　寒水石三两　附子十八铢　石膏三两

右三十二味末之。白蜜和生姜蜜汤服如梧子大二十丸。日三。稍加至三十丸。忌油麪蒜生冷酢滑猪羊鸡鱼等。

论曰。古人立方。皆准病根。冷热治之。今人临急造次。寻之即用。故多不验。所以欲用方者。先定其冷热。乃可检方。用无不效也。汤酒既尔。丸散亦然。凡此风之发也。必由热盛。故有竹沥、葛汁等诸冷药焉。后之学者。不能子细识其方意。故有兹论具而述之。其人无密室者。不得与疗风。疆人居室不密尚中风。况服药人。

西州续命汤。治中风痱。身体不知自收。口不能言语。冒昧不识人。拘急背痛。不得转侧。

麻黄六两　石膏四两　桂心二两　甘草　芎䓖　干姜　黄芩　当归各一两　杏仁三十枚

右九味㕮咀。以水一斗二升煮麻黄。再沸掠去上沫。后下诸药。煮取四升。初服一升。犹能自觉者。勿熟眠也可卧。厚覆小小汗出已。渐减衣勿复大覆。可眠矣。前服不汗者。后服一升。汗后稍稍五合一服。安稳乃服。勿顿服也。汗出则愈。勿复服。饮食如常。无禁忌。勿见风。并治上气咳逆。若面目大肿。但得卧。服之大善。凡服此汤不下者。人口嘘其背。汤则下过矣。病人先患冷汗者。不可服此汤。若虚羸人。但当稍与五合为佳。间有辄行此汤与产妇及羸人。喜而有死者。皆为顿服三升。伤过多且汤浊不清故也。但清澄而稍稍服。微取汗者皆无害也。胡洽方古今录名大续命汤。外台秘要引古今录验。注深师胡洽集验文仲肘后千金同。

太平圣惠方　麻黄散。治风痱。身体不收。不能言语。冒昧不识人。

麻黄三两去根节　汉防己二两　桂心二两　独活一两　秦艽一两去苗　细辛一两　芎䓖一两　干姜半两炮裂剉　黄芩一两　杏仁一两汤浸去皮尖双仁麸炒微黄　当归一两　甘草半两炙微赤剉

右件药。捣罗为散。每服四钱。以水一中盏。煎至六分。去滓。不计时候。稍热频服。以汗出为度。

芎䓖散。治风痱。四肢缓弱无力不收。烦闷语涩。

芎䓖二两　独活二两　赤芍药二两　赤茯苓一两　防风二两去芦头　当归二两　石膏一两　人参一两去芦头　葛根一两剉　桂心一两　羚羊角屑一两　甘草一两炙微赤剉　汉防己二两　麦门冬一两土心　白术一两　磁石二两捣碎水淘去赤汁

右件药。捣筛为散。每服四钱。以水一中盏。入生姜半分。煎至五分。去滓。入生地黄汁半合。更煎一两沸。不计时候。温服。

葛根散。治风痱。言语不转。四肢缓弱。上焦烦壅。心气不利。

葛根一两剉　麻黄一两去根节　赤芍药一两　防风一两去芦头　黄芩一两　汉防己一两　桂心一两　白术一两　人参一两去芦头　独活一两　芎䓖一两　川升麻一两　牛膝一两去苗　石膏二两　陈橘皮一两汤浸去白瓤焙　五加皮一两　羚羊角屑一两

右件药。捣筛为散。每服四钱。以水一中盏。入生姜半分。煎至五分。去滓。入淡竹沥一合。更煎一两沸。不计时候。温服。

独活散。沿风痱。心热烦闷。四肢不仁。

独活三分　汉防己一两　秦艽三分去苗　黄耆半两剉　赤芍药半两　人参半两去芦头　茯神半两　白术半两　芎䓖半两　远志半两去心　石膏一两　川升麻半两　防风三分去芦头　丹参半两　甘草半两炙微赤剉　天门冬半两去心　薏苡仁半两　羚羊角屑三分　五加皮半两　生干地黄三分　麻黄一两去根节　地骨皮半两

右件药。捣筛为散。每服四钱。以水一中盏。入生姜半分。煎至五分。去滓。不计时候。温服。

羚羊角散。治风痱。筋脉缓弱。言语謇涩。

羚羊角屑一两　川升麻半两（一两半）　桂心一两　枳壳一两（一两半）麸炒微黄去瓤　茯神一两　独活一两半　麻黄一两去根节　葛根一两剉　附子一两炮裂去皮脐　当归一两剉微炒　酸枣仁一两　五加皮一两，

右件药。捣粗罗为散。每服四钱。以水一中盏。入生姜半分。煎至五分。去滓。不计时候。温服。

白鲜皮散。治风痱。四肢缓弱。心神烦闷。不能言。

白鲜皮一两　附子一两炮裂去皮脐　麻黄一两去根节　白芷一两　白术一两　防风二（一）两去芦头　葛根一两剉　独活一两　汉防己一两　人参一两去芦头　茯神一两　甘草一两炙微赤剉　当归一两剉微炒　石膏三两　桂心一两　杏仁一两汤浸去皮尖双仁麸炒微黄

右件药。捣粗罗为散。每服四钱。以水一中盏。入生姜半两。煎至五分。去滓。不计时候。温服。

天麻散。治风痱。四肢不收。言语謇涩。不能转动。

天麻二两　蝉壳半两　阿胶一两捣碎炒令黄燥　地骨皮一两　麦门冬一两半去心焙　薏苡仁一两　独活二两　白鲜皮一两　羚羊角屑一两　防风一两去芦头　附子一两炮裂去皮脐　人参一两去芦头　牛蒡子一两微炒　赤芍药一两　甘草一两炙微赤剉　桑根白皮一两剉

右件药。捣细罗为散。每服。不计时候。以温酒调下二钱。

治风痱。卒不能语。手足不能自收方。

伏龙肝三两

右捣罗为细散。以新汲水一大盏。浸良久。澄取清。每服。不计时候。温服二合。

圣济总录　续命汤。治风痱身体不能自收。口不能言。冒昧不知人。不知痛处。或拘急不得转侧。

麻黄去节先煎去抹焙三两　甘草炙　桂去粗皮　当归切焙　人参　石膏碎　干姜炮各二两　芎䓖　杏仁去皮尖双仁麸炒四十枚

右九味。剉如麻豆。每服五钱匕。以水一盏半。煎取八分。去滓温服。当小汗薄复。脊凭机坐。汗出则愈。

防风汤。治风痱四肢不收。言话謇涩。

防风去叉剉　独活去芦头　防己　秦艽去苗土　黄耆　芍药　白术　芎䓖　远志去心各二两　石膏碎三两　升麻二两　石斛去根剉三两　牛膝去苗酒浸切焙二两　丹参二两　陈橘皮汤去白焙一两半　甘草炙剉二两　厚朴去粗皮生姜汁炙五遍二两　天门冬去心焙二两　薏苡仁炒二两半　羚羊角镑屑二两　五加皮二两　熟干地黄焙干一两半　麻黄去节先煎掠去沫焙干一两半　地骨皮二两　人参　茯神去木二两

右二十六味。㕮咀。每以六钱匕。水三盏。煎至一盏半。去滓分温二服。空心夜卧服之。若觉心中烦热。每煎将熟。别入竹沥一合。更煎三沸温服。

麻黄汤。治风痱身体不能自收。不能言语。冒昧不识人。

麻黄去节先煎掠去沫焙干三两　石膏碎二两　桂去粗皮一两　芎䓖　干姜炮　黄芩去黑心各半两　当归切焙干一两　杏仁汤退去皮尖双仁炒四十枚　甘草炙剉一两　附子炮裂去皮脐一枚及半两者

右一十味。剉如麻豆。每六钱匕。水三盏。煎至一盏半。去滓分温二服。空心夜卧各并二服。初服一日。犹能自觉者勿热服。服讫密室卧。厚复微汗出。渐减衣。未汗出。更用热生姜稀粥投。汗出忌触外风。并治上气咳逆。若面目大肿。但得坐不得卧。凡产妇并病人已曾大汗者。不可服。若虚羸人但当少服。

独活散。治风痱言语謇涩。四肢不收。

独活去芦头　天麻各三两　白鲜皮　地骨皮　麦门冬去心焙　薏苡仁　防风去叉　人参　恶实炒　赤芍药　甘草炙各一两　阿胶炙令燥　蝉壳炒　羚羊角屑　附子炮裂去皮脐　桑根白皮剉各半两

右一十六味。捣罗为细散。每服温酒调下二钱匕。不拘时候。

天麻地榆丸。治风痱身体不痛。四肢不收。神智不乱。

天麻　地榆　玄参　金铃子　乌头去皮脐生用　乌药剉　防风去叉　乳香研　麝香研　龙脑研　丹砂研水飞　没药研各一两　自然铜研一复时极细为度半两

右一十三味。除乳香等别研外。余药焙干。捣罗为细末。入前研药拌匀。炼蜜和杵千下。丸如鸡头大。每服三丸至五丸。空心日午临卧。茶酒化下。嚼吃亦得。

保寿丸。治风痱身体不痛。四肢不收。神智不乱。时能言者。

牛黄研　丹砂研　雄黄研　犀角镑屑　天麻　蝉壳去土　干姜炮　白僵蚕炒　半夏汤洗十遍焙　乌蛇酒浸去皮骨炙　天南星炮　白附子炮　当归切焙　麝香研各半两　腻粉一分

右一十五味。捣研为细末。用槐胶三两。以长流水浸三日。取捣令烂。入药末。不语搜和。丸如鸡头大。常服一丸。茶酒嚼下。小有风疾。用槐柳桃葱白各十茎细剉。同盐浆水浓煎下二丸。浴后更服二丸。衣被盖汗出立差。产后中风。或中急风。豆淋酒及梨汁薄荷汁。化下五丸。立效。风痰酒痰偏宜服之。

许叔微普济本事方　太一神精丹。治客忤霍乱。腹痛胀满。尸疰恶风。癫狂鬼语。蛊毒妖魅。癥瘕积聚。温疟积久。百方不差。但是一切恶毒。无所不治。

丹砂元州麻阳大块有墙壁者　雌黄柳州叶子者　雄黄武都水窟通明如鸡冠者先油煎九日九夜三味以酸醋浸之　曾青潼川飞鸟如蚯蚓屎如黄连者佳用好酒铜器渍纸密封曝百日急用五日亦可无日以火暖之　磁石各四两　金牙二两半

右六味。各捣罗如粉。以酸醋拌。使干湿得所。内土釜中。六一泥固济勿令泄气。候干。用铁三脚子用泥作三个柱子亦妙随釜之大小。高不过一尺五寸。其下置炭约三斤。以渐益之。常及五斤。只在合底。不得过口。以五日火不绝为度。火尽。极冷水浸干泥令透。然后出之。药飞凝釜上。白如雪者为最。五色者佳。三色者次。下者一色。药飞不尽。与火同前。以雄鸡翼随多少扫取研匀。枣膏圆如黍粒。平旦空腹浆饮下一圆。病甚加至二圆。口噤者以物斡开。不可开者。琢去两齿。药下即治。男左女右。绛囊带九刀圭。小儿系头上。辟瘴毒恶时气射工。小儿患。若酒和之。涂方寸纸著儿心腹上。土釜。捣好甘土绢筛。水和纸筋作泥。随药多少为釜。阴三十日。暴三十日。日夕番转。内釜糠中。四向土栏拥之。令糠周遍釜上下各七寸。从下焚之五日夜。去灰待冷。取拭令净。醋和黄丹如稀粥。扫其中厚一分。如入药诸大丹。皆用此釜。一具数十回用不动。或用瓦盒两枚。随其大小。用六一泥涂之。六一泥用赤石脂牡蛎滑石矾石黄矾各二两。取酸醋以足为度。先作甘土泥。各别裹五药为团。令勿泄气。火烧三日。出火破团各捣筛。然后与蚯蚓屎卤土各二两。以醋和如稠粥。涂瓦盆中。无卤土以盐代之。指迷方中六一泥法。亦可参用。

黎民寿简易方　太乙神精丹。治风痱尸厥。鬼疰飞尸。

雄黄油煎七日　雌黄　丹砂光莹者　曾青　磁石各一两　金牙石六钱

右各研细。将雌雄二黄、丹砂、醋浸三日。曾青用好酒于铜器中浸。纸封。曝百日。急用七日亦得。如天阴以火焙干。六味同研匀。用砂盒盛。令药满。得三分许。以此准盒子大小。先以赤石脂末固缝。外用六一泥固济讫。须候透干。以晴明六合吉日合。别用泥作三个柱子。高五寸。令平稳如鼎足状。安盒子下。置火三斤逐旋添炭。常令及五斤。只在盒底不得过口。五日为度。放冷水中浸盒子。候泥透剥去泥。将盒子轻手取开。其药精英五色。尽在盖上。亦有三色者。纯白为上。研细枣肉圆如粟米大。每一米饮服。如口噤牙紧。去前两齿灌下即苏。合六一泥法。矾石黄泥裹火烧一伏时研细　蚯蚓粪、咸土、盐、黄矾远看如金丝色精明其色本绿以黄泥裹火烧通赤如血取研各用一两　黄泥一斤。右同为末。以纸筋一处捣和成泥。

风毒

方

孙思邈千金要方　大八风汤。治毒风顽痹𨃍曳。手脚不遂。身体偏枯、或毒弱不任。或风入五藏。恍恍惚惚。多语喜忘。有时恐怖。或肢节疼痛。头眩烦闷。或腰脊僵直。不得俛仰。腹满不食。咳嗽。亦始遇病时。卒倒闷绝。不能语。使失瘖。半身不遂不仁。沉重。皆由体虚。恃少不避风冷所致。

当归一两半　升麻　五味子各一两半　乌头　黄芩　芍药　远志　独活　防风　芎䓖　麻黄　秦艽　石斛　人参　茯苓　石膏　黄芪　紫菀各一两　杏仁四十枚　甘草　桂心　干姜各二两　大豆一升翼云二合

右二十三味㕮咀。以水一斗三升。酒二升。合煮取四升。疆人分四服。羸人分六服。

石膏汤。逐风毒。

石膏鸡子大三枚　麻黄三两　杏仁四十枚　鸡子二钱　甘草一尺

右五味㕮咀。以水三升。破鸡子内水中。烊令相得。内药煮。取一升服之。覆取汗。汗不出。烧石熨取汗出。

排风汤。治诸毒风邪气所中。口噤闷绝不识人。及身体疼烦。面目暴肿手足肿者。

犀角　羚羊角　贝子　升麻各一两

右四味治下筛。为粗散。以水二升半。内四方寸匕。煮取一升。去滓。服五合。杀药者以意增之。若肿。和鸡子傅上。日三。老少以意加减之。神良。亦可多合用之。

王焘外台秘要方　**黄芪丸**。广济治风毒发即眼睛疼。脚纵。中指疼连肘边。牵心里闷。两肋胀。少气力。喘气急欲绝。不能食。

黄芪　黄连各七分　防风　甘草炙五分　五加皮　白鲜皮　枳实炙各四分　升麻　车前子　苦参炙　麦门冬去心　葶苈子熬　巨胜各六分

右十三味捣筛。蜜和丸如梧子。空腹以酒浸大豆下二十丸。渐加至三十丸。日二服。不知增之。忌海藻菘菜猪肉冷水热面炙肉荞麦。并出第一卷中

芍药汤。深师治中毒风肿。心腹痛达背。迫气前后如疰痛。

芍药　细辛　桂心　甘草炙　当归　吴茱萸　独活各二两　干地黄二两　生姜五两　桃仁四十枚去皮两仁尖碎

右十味切。以水九升煮取三升。分为四服。宜利者加大黄二两。忌海藻菘菜生葱芜荑生菜。并出第九卷中

续命汤。备急治毒风。其病喉咽塞气噎。或口不能言。或身体缓纵不能自胜。不知痛处。拘急。腰背强。引头恍恍惚惚。不得卧。转侧绵绝欲死。此毒风所作。

麻黄三两去节　石膏碎绵裹　干姜各二两　防风一两　当归　芎䓖　甘草炙　黄芩　桂心各二分　杏仁二十枚去两仁尖皮碎

右十味切。以水九升煮取三升。分服。小取汗。若口噤不能饮。绞口与汤。不过二三剂。忌海藻菘菜生葱。并出第九卷中

太平圣惠方　**摩风膏**。治一切风毒。筋急。肿硬疼痛。

野驼脂　腊月猪脂　狗脂　鹅脂

以上各二两。一处细切。用清油一斤。于锅子内同煎化。尽滤去滓。

桂心半两　没药半两　骐驎竭半两　白芷半两　白附子半两生用　附子半两生用　天麻半两　吴茱萸半两　青盐半两　马牙硝一分　川朴硝一分

右件药。捣罗为末。入在油锅子内。用慢火。从卯时熬至巳时已来。入黄蜡六两。消尽蜡。倾在合内。入麝香一分。雄黄半两。腻粉半两。三味一处。烂研。入在药合内。用柳枝子搅令匀。每有患者。频摩之。立效。

羊桃淋蘸方。治风毒攻手足。疼痺赤肿。行立不得。皮肤如小虫行。

羊桃　蒴藋　白蒺藜　苍耳　海桐皮　柳树蠹末　商陆　蓖麻茎叶　水荭以上各一斤

右件药。细剉。以水五斗。煎至二斗。去滓。看冷热。淋蘸痛处。

神验摩风毒膏。治风毒。积年。四肢挛急。肌肉顽痹。气脉不宣通。腹中百病。不以老少。

牛膝去苗　赤芍药　当归　白术　白芷　川椒去目　厚朴去粗皮　雷圆　半夏　桔梗去芦头　细辛　吴茱萸　附子生去皮脐　木香　大腹皮　槟榔以上各一两　酥二两　野驼脂　野猪脂各五两

右件药。细剉。以酒浸一宿。先煎猪脂。然后入诸药。从平旦至日入。以慢火煎之。其膏即成。以绵滤去滓。却入铛中。然后下酥。并驼脂。待稍冷。收于瓷器中。每取如枣大。于患处摩之。仍须避风。若腹中有痛。即以酒化如弹子大。空心服之。

摩风白芷膏。治风毒流注。骨节疼痛。筋脉挛急。

白芷半两　防风半两去芦头　附子半两去皮脐　白芍药半两　当归半两　川椒半两去目　羌活半两　独活半两　藁本半两　川乌头半两去皮脐　细辛半两　生姜五两　白僵蚕半两　黄蜡五两　猪脂二（一）斤半水浸二宿逐日一换

右件药。都细剉。先煎猪脂去滓。入诸药。煎白芷色焦赤。以绵滤去滓。澄清。拭铛令净。慢火熬。入蜡消为度。用瓷合盛。每取少许于火畔熁手摩之。

桑枝汤淋蘸方。治风毒攻手足疼痛。或有赤肿。皮肤不仁。

桑枝　柳枝　椒枝　杉枝　槐枝以上各一斤细剉　白矾三（二）两　盐三两

右件药。以水三斗。煎取一斗五升。滤去滓。入白礬及盐。搅令治热得所。淋洗痛处。汤冷更煖过用之。

五枝淋蘸方。治风毒攻。手足疼痛。

槐枝　柳枝　桑枝　椒枝　吴茱萸枝以上各一斤

右件药。细剉。以水五斗。煎至二斗。去滓。稍热避风。淋蘸三五度。差。

附子汤淋蘸方。治风毒攻手足疼痛。或攻皮肤浮肿。

附子半（五）两生去皮脐　生姜五两

右什药。细剉。以水二斗。煮三二十沸。去滓。稍热避风。淋蘸。余滓更煎用之。

川乌头汤。治毒攻手足。疼痛顽麻。

川乌头五两　汉椒二两　生姜二两

右件药。细剉。以水二斗。煎至一斗。去滓。入盐二两。频频淋蘸。以差为度。

又方。

蓖麻茎叶二斤　椒枝一斤

右件药细剉。以水二斗。煎取一斗。去滓。看冷热。避风淋蘸。

又方。

蒴藋二斤细剉

右以水一斗。煮五七沸。去滓。避风淋蘸。

又方。

猪椒根二斤细剉

右以水一斗。煮五七沸。去滓。避风淋蘸。

又方。

葱白一斤　川椒二两

右以水一斗。煎五七沸。去滓。避风淋蘸。

又方。

白杨树皮三斤细剉

右以水二斗。煮取一斗。去滓。稍热淋蘸。

又方。

桑枝一斤　槐皮（枝）一斤

右件药。细剉。以水一斗。煮五七沸。去滓。避风淋蘸。

又方。

赤小豆二斤　盐二两

右件药。以水一斗。煮熟。去滓淋蘸。

和剂局方　磁石圆。治肾脏风毒上攻。头面浮肿。耳鸣眼暗。头皮肿痒。太阳穴痛。鼻塞脑闷。牙齿摇动。项背拘急。浑身瘙痒。瘾疹生疮。百节疼痛。皮肤麻痹。下注脚膝。筋脉拘挛。不能屈伸。脚下隐痛。步履艰难。并宜服之。常服能补益。去风明目。治血驻颜。

磁石烧醋淬二十遍捣罗如粉一十两　牛膝酒浸焙六两　黄踯躅炒八两　川芎　肉桂去粗皮　赤芍药　黑牵牛炒各四两　草乌炮去皮脐十四两

右为细末。酒糊为圆。每服三十圆。煨葱盐酒吞下。煨葱茶下亦得。偏正头疼。生葱茶下。妇人血风。浑身疼痛。头目眩晕。面浮体瘦。淡醋汤下。日进三服。大有神效。

透冰丹。治一切风毒上攻。头面肿痒。痰涎壅塞。心胸不利。口舌干涩。风毒下注。腰脚沉重。肿痛生疮。大便多秘。小便赤涩。及治中风瘫缓。一切风疾。

蔓荆子去白皮　白茯苓去皮　川大黄去粗皮　山栀子去皮　益智子去皮　威灵仙去芦头，洗，焙干　白芷各半两　香墨烧酒淬讫，细研　麝香研各一钱　茯神去木半两　川乌二两用河水浸半月，切作片，焙干，用盐炒　天麻去苗　仙灵脾叶洗，焙各半两

右细末。入药研匀。炼蜜搜和。如麦饭相似。以真酥涂杵臼。捣万杵。如干。旋入蜜令得所。和搜成剂。每服旋圆如梧子大。用薄荷自然汁同温酒化下两圆。如卒中风。涎潮昏塞。煎皂荚白矾汤放温。化四圆灌之。瘫缓风。每日服三五圆。渐觉有效。常服一圆。疏痰利膈。用温酒下。食后服。小儿惊风。入腻粉少许。薄荷汁化下半圆。立效。治瘰疬用葱汤下一圆。忌动风毒物。

四生散。治男子、妇人肝肾风毒上攻。眼赤痒痛。不时羞明多泪。下注。脚膝生疮。及遍身风癣。服药不验。居常多觉两耳中痒。正宜服此。无不取效。

黄芪　川羌活　蒺藜沙苑　白附子各等分生用

右为细末。每服二钱。薄荷酒调下。如肾脏风毒下注生疮。以腰子批开。以药末二钱合定。裹煨香熟。空心。细嚼。以盐酒送下。

王衮博济方　淋渫子散。治风毒气。攻疰脚膝疼痛。

吴茱萸　食茱萸　山茱萸　杜狗脊　木鳖子以上各等分

右同捣为粗末。每用两匙头。于杉木抱桶内以沸汤浸药。以脚杂上面蒸之。渐次淋洗。以物搁起脚指头。勿令浸著。令出风气。淋濯了。干拭。却以衣被盖。勿令风吹。如虫行痒是效。

杨倓家藏方　黑龙圆。治风毒上攻头面。多生赤瘟。

羌活去芦头　独活去芦头　蔓荆子　薄荷叶去土　细松烟墨烧红醋淬以上五味各一两　川芎　白附子炮　甘草炙　山栀子仁　白僵蚕炒去丝嘴　香白芷　防风去芦头　荆芥穗　天南星汤浸一宿炮　草乌头炮去皮尖　川乌头炮去皮脐以上一十一味各半两

右件为细末。炼蜜为圆。每一两作一十圆。每服一圆。细嚼。茶酒任下。食后。

羌活饮子。治风毒上攻。头面发热。颊赤唇焦。眼涩。鼻出热气。项背拘急。兼治肝元虚风等疾。

羌活去芦头　独活去芦头　川芎　柴胡去苗　前胡去芦头　细辛去叶土　白蒺藜炒去刺　麦门冬去心　山药　升麻　紫苏叶　黄芪蜜炙以上一十一味各二钱半　乌梅去核　防风去芦头　枳壳去穰麸炒　蔓荆子　藁本去土　荆芥穗　甘草炙　桑白皮炙以上八味各半两　干葛一两

右件㕮咀。每服三钱。水一盏半。生姜三片。薄荷五叶。煎至八分盏。去滓温服。食后。

本草　孟诜。驴皮和毛煎。令作胶。治一切风毒。骨节痛呻吟不止者。消和酒服良。

孟诜。蒜一升去皮。以乳二升。煮使烂。空腹顿服之。随后饭压之。明目依前进服。下一切冷毒风气。

箧中方。大麻仁酒。治骨髓风毒。疼痛不可运动者。取大麻仁水中浸。取沉者一大升。漉出暴干。于银器中旋旋炒。直须慢火。待香熟。调匀。即入木臼中。令三两人更互捣一二数。令及万杵。看极细如白粉即止。平分为十贴。每用一贴。取家酿无灰酒一大瓷汤碗。以砂盆、柳木槌子点酒研麻粉。旋滤取白酒。直令麻粉尽。余壳即去之。都合酒一处。煎取一半。待冷热得所。空腹顿服。日服一贴。药尽全差。轻者止于四五贴则见效。大抵甚者。不出十贴。必失所苦尔。其效不可胜纪。

日华子。芥子治风毒肿及麻痹。醋研傅之。

食医心镜。治风毒攻心。烦躁恍惚。大豆半升净淘。以水二升。煮取七合。去滓。食后服。

刘守真宣明论方　桃仁丸。治一切风毒。遍身疼痛。四肢拘急。

草乌头生用　五灵脂各三两　桃仁取霜一两

右为末。酒煮面糊丸。如梧桐子大。以青黛为衣。嚼胡桃仁。以温酒下五丸。食后加减。

风秘

论

太平圣惠方　夫大肠风秘涩不通者。是五脏气不调。阴阳偏有虚实。三焦不和。冷热并结也。胃为水谷之海。化谷精之气。流行荣卫。其糟粕传行大肠出焉。五脏三焦既不调和。冷热壅涩。结在肠胃。其肠胃本实。而又冷热气相并。津液枯燥。结聚大肠。胃中干涩。故令大便不通也。

圣济总录　论曰。风秘之病。以大肠秘涩不通。大肠者。肺之府。通行水谷。传道所出。若三焦不和。风热所搏。则肠胃干燥。津液虚少。传导不行。令人心烦腹满。便秘不通也。

方

太平圣惠方　**犀角散**。治大肠风热。秘涩不通。心腹壅闷。

犀角屑三分　白鲜皮三分　防风三分去芦头　麦门冬一两去心　大麻仁一两　木通三分剉　大腹皮三分剉　川大黄一两剉碎微炒　甘草半两炙微赤剉

右件药。捣筛为散。每服五钱。以水一大盏。煎至五分。去滓。食前温服。

秦艽散。治大肠风热。秘涩躁闷。

秦艽三分去苗　防风一两去芦头　枳壳一两麸炒微黄去瓤　大麻仁一两　槟榔一两　川朴硝一两半　羚羊角屑一两　木香三分　甘草半两炙微赤剉

右件药。捣粗罗为散。每服三钱。以水一中盏。入生姜半分。煎至六分。去滓。食前温服。

槟榔散。治大肠风热。秘涩不通。四肢烦闷。

槟榔一（二）两　木香三分　羌活三分　川朴硝二两　牵牛子三两微炒　陈橘皮一两汤浸去白瓤焙　川大黄一两剉碎微炒

右件药。捣细罗为散。每服空腹。以生姜汤调下三钱。以利为度。

麻仁圆。治大肠风热。秘涩。气壅闷。

大麻仁三两　羚羊角屑一两　枳壳一两麸炒微黄去瓤　芎䓖一两　木香一两　龟甲二两半涂醋炙令黄去裙襕　独活二两　槟榔二两　川大黄二两剉碎微炒　郁李仁二两汤浸去皮尖微炒　牵牛子二两半一半微炒一半生用

右件药。捣罗为末。炼蜜和捣三五百杵。圆如梧桐子大。每服食前。以温水下三十圆。以利为度。忌苋菜。

羚羊角圆。治风热壅滞。调气。利大肠。

羚羊角屑三分　人参半两去芦头　诃梨勒皮半两　槟榔半两　川大黄一两剉碎微炒　枳壳三分麸炒微黄去瓤　独活半两　黄耆半两剉　乌蛇一两半酒浸去皮骨炙令微黄　地骨皮三分　大麻仁一两半　郁李仁一两半汤浸去皮尖微炒　赤茯苓三分

右件药。捣罗为末。炼蜜和捣三二百杵。圆如梧桐子大。每服食前。以温水下三十圆。以利为度。

大黄圆。治风壅大肠涩滞。

川大黄一两半剉碎微炒　大麻仁一两半　车前子一两半　菟丝子三分酒浸三日晒干别捣为末　郁李仁一两半汤浸去皮尖微炒　枳壳一两半麸炒微黄去瓤　防风三分去芦头　独活三分　山茱萸三分　薯蓣三分　槟榔一两半　牛膝三分去苗

右件药。捣罗为末。炼蜜和捣三二百杵。圆如梧桐子大。每夜临卧时。以温浆水下三十圆。

杨子建万全护命方　威灵仙散。治老人风气壅盛。大肠秘涩。五六日方大便一次。天阴日盛。头旋目暗。发作无时。宜服此方。

威灵仙酒浸一两切焙　芎䓖　羌活去芦各半两

右为散。每服二钱匕。空心。葱汤调下。不转。第二日再服。

和剂局方　神功圆。治三焦气壅。心腹痞闷。六腑风热。大便不通。腰腿疼痛。肩背重疼。头昏面热。口苦咽干。心胸烦躁。睡卧不安。及治脚气。并素有风人大便结燥。

大麻仁别捣如膏　人参各二两　诃黎勒皮　大黄锦纹者面裹煨各四两

右为细末。入麻仁捣研匀。炼蜜为圆。如梧桐子大。每服二十圆。温水下。温酒米饮皆可服。食后临卧。如大便不通。可倍圆数。以利为度。

麻仁圆。顺三焦。和五脏。润肠胃。除风气。治冷热壅结。津液耗少。令人大便秘难。或闭塞不通。若年高气弱。及有风人大便秘涩。尤宜服之。

枳壳去瓤麸炒　白槟榔煨半生　菟丝子酒浸别末　山蓣　防风去叉枝　山茱萸　车前子　肉桂去粗皮各一两半　木香　羌活各一两　郁李仁去皮别研　大黄半蒸半生　麻仁别捣研各四两

右为细末。入别药研匀。炼蜜和圆。如梧桐子大。每服十五圆至二十圆。温水下。临卧服之。

脾约麻仁圆。治肠胃燥涩。津液耗少。大便坚硬。或秘不通。脐腹胀满。腰背拘急。及有风人大便结燥。又治小便利数。大便因硬而不渴者。谓之脾约。此药主之。

厚朴去粗皮姜汁炒　芍药　枳实麸炒各半斤　大黄蒸焙一斤　杏仁去皮尖炒研　麻仁别研各五两

右味捣筛。蜜和圆如梧桐子。每服二十圆。临卧温水下。以大便通利为度。未利再服。

圣济总录　前胡丸。治风气。润利肠胃。

前胡去芦头二两　大黄剉炒　黄芩去黑心　木通剉　麻子仁　芍药各一两一分

右六味。捣罗为末。炼蜜和丸。如豌豆大。每服十五丸。温水下食前服。

槟榔丸。治风气内结。大肠不通利。及四肢疮疹瘙痒。夜卧不安。

槟榔剉一两　黑牵牛子六两捣取粉三两　麦蘖　防风去叉　何首乌　苦参　大黄各二两并生用　陈橘皮汤浸去白焙三两　木香一两　羌活去芦头一两　皂荚十挺不蛀者以水五升挼取浓汁去滓熬为膏

右一十一味。捣罗为末。以皂荚膏和丸。梧桐子大。每服二十丸至三十丸。盐酒下。

调中丸。治大肠风热秘涩不通。

大黄剉　鳖甲醋炙黄去裙襴　朴硝　桃仁汤浸去皮尖双仁麸炒各四两　皂荚五挺去皮椎碎用水一升挼取汁滤过　莱菔一斤椎碎绞取汁

右六味。将前四味为末。以陈醋一升半。同皂荚莱菔汁。煎五七沸后。入药末同熬得所。丸如梧桐子大。每服二十丸。温米饮下。

木香丸。治肠胃风热。津液燥少。大便秘涩。

木香半两　槟榔剉　大黄煨剉　麻子仁各二两　牵牛子末　郁李仁汤浸去皮　枳壳去瓤麸炒

各一两

右七味。捣罗为末。炼蜜和丸。如梧桐子大。每服二十丸。临卧温米饮下。

搜风丸。治大肠风秘不通。

木香　恶实各一分　青橘皮汤浸去白焙　牵牛子炒　旋覆花炒各一两　槟榔煨剉二枚　皂荚五挺用浆水五升浸两宿挼汁去滓入蜜四两银石器内慢火熬成膏

右七味。将六味捣罗为末。以皂荚膏和丸。如梧桐子大。每服十五丸。温酒下不拘时。

蜜腻散。治风热气盛。大小肠秘涩。

大黄微剉捣末　牵牛子生杵为末　甘遂炒微黄捣为末

右三味。秤大黄牵牛末各三钱。甘遂末一钱。入腻粉半钱。同研匀。每服二钱匕。浓煎蜜汤调下。食前服。

芎藭丸太平圣惠方名威灵仙圆。治大肠风热。结涩不通。

芎藭　独活去芦头　槟榔剉各一两　牵牛子捣取粉二钱　威灵仙　大黄剉炒各二两

右六味。捣罗为末。炼蜜和丸。梧桐子大。每服三十丸。食前温熟水下。

羌活丸。治风气大肠秘涩。

羌活去芦头　槟榔剉　木香　桂去粗皮　陈橘皮汤浸去白焙各一两　大黄煨熟二两　牵牛子半斤捣取粉四两

右七味。捣罗为末，更研令匀。炼蜜和丸。梧桐子大。每服十五丸至二十丸。生姜紫苏汤下。渐加至三十丸。此药不搜搅人藏府。年高大肠风秘。服之自然通利。兼不转泻。

香枳散。治大肠秘涩。袪风顺气。

枳壳去瓤麸炒　防风去叉各一两剉　甘草炙剉半两

右三味。捣罗为散。每服二钱匕。沸汤点服。空心食前各一。

槟榔散。治风秘肠胃否塞不通。导气。

槟榔剉一两　木香　木通剉　桑根白皮炙剉各半两　牵牛子二两一半生一半熟同捣取末一两用　郁李仁麸炒去皮一两别研如膏　大黄半两湿纸裹煨

右七味。除研膏外。捣罗为散。入研膏和匀。每服二钱匕。入牛黄龙脑各少许。温蜜汤调下。空心服。

青橘丸。治风气壅滞。大便秘涩。

青橘皮去白焙　槟榔剉　郁李仁麸炒去皮各一两　木香　羌活去芦头　半夏汤洗七遍各半两　牵牛子半斤捣取粉四两　陈橘皮汤浸去白焙四两

右八味。捣罗为末。炼蜜和丸。梧桐子大。每服二十丸。临卧生姜汤下。

搜风散。治风气中脘不利。大便秘涩。

牵牛子二两一两生一两炒　大黄剉半两　郁李仁去皮半两　枳壳去瓤麸炒一两　芎藭一两　青橘皮汤浸去白焙一分　麻子仁一分　槟榔剉一枚　木香一分　旋覆花　防风去叉各一两

右一十一味。捣罗为散。每服二钱匕。临卧生姜茶调。老小加减服。

大黄丸。治风气大肠涩结。宽胸膈。消壅滞。

大黄剉炒一两　郁李仁汤去皮二两　牵牛子生用二两　木香一分

右四味。捣罗为末。炼蜜和捣数百下。丸如梧桐子大。每服二十丸。茶清下。度病人藏府虚实。临时加减。

香桂丸。治风秘肠胃不宣利。令人壅闷。

木香一分　桂去粗皮　大黄湿纸裹煨剉　郁李仁　羌活去芦头　槟榔剉各半两　黑牵牛子炒一两

右七味。捣罗为细末。炼蜜和丸。如梧桐子大。每服二十丸至三十丸。茶酒下。

导秘丸。治风热大肠秘涩不通。心烦腹满。体热引饮。

槟榔剉　木香　芎䓖　羌活去芦头　桂去粗皮各二两　大黄湿纸裹煨　郁李仁汤浸去皮尖焙各四两

右七味。捣罗为细末。炼蜜和丸。如梧桐子大。每服二十丸。浆水下。茶汤亦得。一方加枳壳麻仁各四两名麻仁丸又一方加甘菊诃黎勒生干地黄山芋各二两名如圣丸。

搜风丸。治肠胃风壅。大便秘涩。

牵牛子半斤半生半炒　枳壳去瓤麸炒　青橘皮汤浸去白焙　桂去粗皮　芎䓖　郁李仁　白芷　羌活去芦头　防风去叉各二两　大黄剉炒　麻仁各六两

右一十一味。捣罗为末。炼蜜和丸。如梧桐子大。食前茶清下十丸。如大便秘滞。食后临卧。荆芥汤下三十丸。加减服。

清利丸。治荣卫凝涩。风热秘结。气壅引饮。

皂荚不蚛者刮去黑皮涂酥炙焦四两　槟榔剉一两半　青橘皮汤浸去白焙　干姜炮　半夏汤洗七遍焙干　羌活去芦头各一两　黑牵牛半斤生熟各一半捣取细末四两

右七味。捣罗为细末。用酒煮面糊。和丸如梧桐子大。每服二十丸。生姜汤下。

大圣丸。治三焦风热。气不调顺。大肠结燥。不得宣通。

木香　白槟榔剉　枳壳去瓤麸炒　大黄剉　羌活去芦头　芎䓖　桂去粗皮　郁李仁去皮研各一两

右八味。捣研为末。炼蜜丸如梧桐子大。每服三十丸。温熟水下。早晚食前服。以利为度。

郁李仁散。治风热气秘。

郁李仁去皮尖炒　陈橘皮去白酒一盏煮干　京三棱炮剉各一两

右三味。捣罗为散。每服三钱匕。空心煎熟水调下。

槟榔丸。治风秘大便不通。发躁引饮。

槟榔剉两枚为细末　黑牵牛子四两捣取末二两

右二味。拌匀。炼蜜和丸。如梧桐子大。每服二十丸。温生姜汤下。不计时服。更看藏府虚实加减。

杨倓家藏方　通秘散。治风秘。大便秘涩。

香白芷不以多少焙干

右为细末。每服二钱。蜜少许。温米饮调下。连进二服即通。食前。

杨仁斋直指方　疏风散。治风毒秘结。

枳壳制半两　防风　羌活　独活　槟榔　白芷　威灵仙　蒺藜炒赤去刺　麻仁　杏仁　甘草炙各一分

右粗末。每二钱半。姜五片。蜜一匙。慢火煎服。

王璆百一选方　治风秘。钱知阁传。王嗣康方。

阿胶麸炒。研为细末。煎服三钱。气实者加木香。最宜老人。

治风秘。攒宫有一老人。患八九日不通。有木匠授以此方。只一服便见效。

不蛀皂角。当中取一寸许。去黑皮。以沸汤半盏泡。上用盏盖定。候通口服之。先办少粥。通后即食。

严用和济生方论　枳壳丸。治肠胃气壅风盛。大便秘实。

皂角去皮弦子炙　枳壳炒去瓤　大黄剉微炒　羌活去芦　木香不见火　橘红　桑白皮蜜水炙　香白芷各等分

右为末。炼蜜丸如梧桐子大。每服七十丸。空心服。米饮或姜汤下。

本草　经验后方。治心风秘。水银一两、藕节八个。先研藕节令细，次入水银同研成砂子。丸如鸡头子大。每服二丸。磨刀水下。一二服差。

济生拔粹方　三化汤。凡中风外有六经之形证。先以加减续命汤随证治之。内有便溺之阻隔。复以三化汤导之。

厚朴姜制　大黄　枳实　羌活各等分

右四味㕮咀。每服三两。水三升。煎至一升半。终日服。以微利则已。若内邪已除。外邪已尽。当服愈风汤。以行中道，久服大风悉去。纵有微邪。只从愈风汤加减治之。然治病之法。不可失于通塞。或一气之微汗。或一旬之通利。如此乃常治之法也。久之清浊自分。荣卫自知矣。

麻仁丸。治风秘。大便不通。

枳壳麸炒去壳　川芎各等分　麻仁泥子两半

右为细末。炼蜜为丸。桐子大。温水下。食前。

赵素风科集验方　治风秘。

用阿胶麸炒。研为细末。煎服三钱匕。气实者。木香最宜老年人服。一方阿胶一斤。煎葱白汤下。

危亦林得效方　皂角圆。专治有风人脏腑秘涩。大效。

猪牙皂角　厚枳壳去穰　羌活　桑白皮　槟榔　杏仁制同下另研　麻仁别研　防风　川白芷　陈皮去白

右等分。为末。蜜丸如梧子大。每服三十五圆。温水吞下。蜜汤亦可。

皂角圆。治大肠有风。大便秘结。尊年之人宜服。

皂角炙去子　枳壳去穰麸炒

右等分。为末。炼蜜圆如梧子大。每服七十圆。空心食前。米饮送下。出严氏济生续方

二仁圆。专治虚人老人风秘。不可服大黄药者。

杏仁去皮尖麸炒黄　麻仁各另研　枳壳去穰麸炒赤　诃子慢火炒捶去核

右等分。末。炼蜜圆如梧子大。每服三十圆。温水下。

永乐大典卷之三百二十三

风 诸风证治二十六

贼风

论

灵枢 贼风篇。黄帝曰。夫子言贼风邪气之伤人也。令人病焉。今有其不离屏蔽。不出空穴之中。卒然病者。非不离贼风邪气。其故何也。岐伯曰。此皆尝有所伤于湿气。藏于血脉之中。分肉之间。久留而不去。若有所堕坠。恶血在内而不去。卒然喜怒不节。饮食不适。寒温不时。腠理闭而不通。其开而遇风寒。则血气凝结。与故邪相袭。则为寒痹。其有热则汗出。汗出则受风。虽不遇贼风邪气。必有因加而发焉。黄帝曰。今夫子之所言者。皆病人之所自知也。其毋所遇邪气。又毋怵惕之所志。卒然而病者。其故何也。唯有因鬼之事乎。岐伯曰。此亦有故邪留而未发。因而志有所恶。及有所慕。血气内乱。两气相搏。其所从来者微。视之不见。听而不闻。故似鬼神。黄帝曰。其视而已者。其故何也。岐伯曰。先巫者。因知百病之胜。先知其病之所从生者。可祝而已也。

巢元方病源 贼风者。谓冬至之日。有疾风从南方来。名曰虚风。此风至能伤害于人。故言贼风也。其伤人也。但痛不可得按抑。不可得转动。痛处体平无热。伤风冷则骨解深痛。按之乃应骨痛也。但觉身内索索冷。欲得热物熨痛处。即小宽。时有汗。久不去。重遇冷气相搏。乃结成瘰疬及偏枯。遇风热气相搏。乃变附骨疽也。

圣济总录 论曰。邪之中人有四。从所不胜来者。谓之贼邪。与冬至之日。疾风南来。名曰贼风。其义一也。圣人于虚邪贼风。避之有时。以邪从所不胜来。故谓之虚邪。以其窃害中和之气。故谓之贼风。其证痛而不热。痛则不能按抑转动。不热则身内索冷。欲得热熨。即小宽也。加以风冷。则骨解深痛。按之彻骨。或遇冷气相薄。则结瘰疬或偏枯。风热相搏。则变附骨疽。

方

孙思邈千金要方 **大岩蜜汤**。治贼风。腹中绞痛。并飞尸遁注。发作无时。发即抢心胀满。胁下如锥刀刺。并治少阴伤寒。

栀子十五枚 甘草 干地黄 细辛 羊脂青羊角亦得 茯苓 吴茱萸 芍药小品用芎藭 干姜 当归 桂心各一两

右十一味㕮咀。以水八升煮取三升。去滓。内脂令烊温。分三服。相去如人行十里顷。若痛甚者加羊脂三两、当归、芍药、人参各一两。心腹胀满坚急者。加大黄三两。胡洽不用栀子羊脂茯苓桂心名岩蜜汤。外台注。深师同小品。治中恶。一方无桂心、有防风。

治贼风所中。腹内挛急。

麻黄四两　甘草一尺　石膏鸡子大　鬼箭羽鸡子大

右四味㕮咀。以东流水二升煮取一升。顿服之。

乌头汤。治寒疝。腹中绞痛。贼风入腹攻五藏。拘急不得转侧。叫呼发作。有时使人阴缩。手足厥逆。

乌头十五枚要略用五枚　芍药四两　甘草二两　大枣十枚　老姜一斤　桂心六两

右六味㕮咀。以水七升。煮五物取三升。去滓。别取乌头去皮四破。蜜二升微火煎。令减五六合。内汤中煮两小沸。去滓。服一合。日三。间食疆人三合。以如醉状为知。不知增之。外台注。深师同。

仓公当归汤。治贼风口噤。角弓反张痉者。

当归　防风各十八铢　独活一两半　麻黄三十铢　附子一枚　细辛半两

右六味㕮咀。以酒五升。水三升。煮取三升。服一升。口不开者。格口内汤一服当苏。二服小汗。三服大汗。外台注。广济同。并出第八卷中

王焘外台秘要方　深师疗贼风入腹。五脏四肢心胸急痛。背反寒。咽干口噤。戴眼。此故是大续命汤药分量不同

麻黄三两去节　石膏碎绵裹　当归　芎䓖　甘草炙　干姜　桂心各二两　黄芩一两　杏仁三十枚去两仁皮尖

右九味㕮咀。以水酒各五升。合煮取四升。分为四服。忌海藻菘菜生葱。

又。**秦艽汤**。疗贼风入腹。抢心拘急。四肢不随。腹满欲死。

桂心　防风　黄芩　干姜　茱萸　秦艽　甘草各一两炙

右七味切。以水五升煮取一升半。再服。汤令热。不差更作。忌海藻菘菜生葱。

又。**竹沥汤**。疗大虚挟风。及贼风入腹。腹中拘痛。烦乱恍惚。妄语迷惑不知人。口噤不开。手足缓纵。饮食不作肉。卧惊。见屋中光。口干、恶风。时时失精。梦寤沉重。及妇人产后余病。体虚受风。躁愦欲死。

秦艽　甘草炙　防风　当归各二两　茵芋　乌头炮　干姜　细辛　人参　黄芩　桂心　天雄炮　木防己　茯苓　白术各一两

右十五味切。以竹沥一斗半煮取五升。随病加后药。胸逆满加前胡二两半、半夏二两、洗术附子炮各一两。腹中痛加芍药二两、椒一两。汗烦加知母一两。口干加麦门冬一两去心。体痹加麻黄二两去节。有方不用术、附子。用半夏二两。忌海藻菘菜猪肉冷水生葱生菜桃李雀肉酢物等。

又。**大续命汤**。疗毒风贼风。身体不能自收。不知痛处。咽中卒不得语。拘急腰痛。引颈目眩。不得见风。坐欲却倒。觉即反张。脊不著席。脉动不安。恍惚恐惧。欲啼。上气呕逆。面肿。

杏仁三十枚去双仁皮尖碎　芎䓖　石膏碎绵裹　甘草炙　桂心　当归　麻黄去节　黄芩各一两　干姜一两

右九味切。以水六升。酒三升合煮取三升。分为四服。取微汗。汗出粉之。勿见风。忌海藻菘菜生葱。

又。**茵芋酒**。疗贼风湿痹。身体不能自动。四肢偏枯。火炙不热。骨节皆疼。手足不仁。皮中淫淫如有虫行。搔之生疮瘾疹。起手不得上头。头眩瞑甚者。狂走。历节肿。及诸恶风悉主之。

茵芋　乌头炮　天雄炮　石南　女葳　附子炮　踯躅花熬　秦艽　木防己　防风各二两

右十味㕮咀。以绢囊盛之。清酒三斗渍之。夏三日、春秋五日、冬七日。平旦服一合。不知。稍增之可至二合。以意消息。忌如常法。

又。**甘草汤**。疗心腹绞痛。贼风入腹。胀满拘急。不得气息。并转筋。寒中下重。温中止痛。利大小便。

甘草炙　防风各一两半　吴茱萸　干地黄　芍药　当归　细辛　干姜各一两

右八味㕮咀。以水五升煮取三升。分再服。良。忌海藻菘菜生葱菜芜荑。

又。**乌头膏**。疗贼风。身体不随偏枯。口㖞僻。及伤风寒。身彊直。

乌头炮　野葛各五两去心　莽草一斤

右三味㕮咀。以好酒渍。令淹渐再宿。三日渍之。以不中水猪肪五斤煎成膏作药。东向灶。以苇薪煎之。三上三下。药成。去滓。有病者向火摩三千过。汗出即愈。若触露。鼻中塞。对火摩头顶。鼻中即通。药不可令入口服也。并出第九卷中

续命汤。古今录验疗中风。贼风入腹。角弓反张。口噤舌。不停。目视不见。不能语。举身不仁。或心腹绞痛。

甘草炙　黄芩各二两　防风一两半　生姜五两　人参　芎䓖　芍药　麻黄去节　木防己各一两　大附子一枚炮

右十味切。以水一斗二升煮取三升。分为三服。一日令汗可服三剂。不令人虚。本方有十三味。见药止有十味。忌海藻猪肉菘菜冷水鱼等物。出第十卷中

太平圣惠方　麻黄散。治贼风。身体及心腹疼痛。四肢不利。

麻黄一两半去根节　当归一两剉微炒　芎䓖半两　茵芋半两　桂心一两　萆薢半两剉　干姜半两炮裂剉　黄芩三分　甘草三分炙微赤剉

右件药。捣粗罗为散。每服三钱。以水六分。煎至三分。次入酒四分。更煎三两沸。去滓。不计时候。温服。

桂心散。治贼风。心腹拘急。四肢疼痛。腹满欲死。

桂心三分　防风三分去芦头　芎䓖三分　干姜半两炮裂剉　吴茱萸半两汤浸七遍焙干微炒　秦艽一两去苗　甘草三分炙微赤剉　槟榔三分　枳壳半两麸炒微黄去瓤

右件药。捣粗罗为散。每服四钱。以水一中盏。煎至六分。去滓。不计时候。温服。

茵芋散。治贼风入腹。腹中拘急。烦乱恍惚。迷惑不知人事。口噤不开。手足缓弱。卧即惊恐。口干。身体沉重。

茵芋半两　川乌头半两炮裂去皮脐　干姜半两炮裂剉　细辛半两　黄芩半两　桂心半两　天雄半两炮裂去皮脐　汉防己三分　秦艽一两去苗　赤茯苓三分　防风一两去芦头　当归三分剉炒　甘草三分炙微赤剉

右件药。捣粗罗为散。每服三钱。以水一中盏。煎至五分。去滓。入竹沥一合。更煎一两沸。不计时候。温服。

汉防己散。治贼风。身体拘急。舌强难言。手足不遂。

汉防己一两　麻黄一两半去根节　赤芍药三分　芎䓖三分　黄芩一两　防风三分去芦头　羌活三分　附子三分炮裂去皮脐　当归三分剉微炒　石膏一两半　杏仁半两汤浸去皮尖双仁麸炒微黄　白术半两

右件药。捣粗罗为散。每服三钱。以水一中盏。入生姜半分。煎至六分。去滓。不计

时候。温服。

羚羊角散。治贼风。身体缓弱。手足不遂。言语謇涩。精神恍惚。

羚羊角屑一两　石膏一两　人参半两去芦头　赤芍药半两　芎䓖三分　汉防已三分　桂心三分　附子三分炮裂去皮脐　防风三分去芦头　杏仁一两汤浸去皮尖双仁麸炒微黄　麻黄一两去根节

右件药。捣粗罗为散。每服三钱。以水一中盏。煎至六分。去滓。不计时候。温服。

秦艽散。治贼风入腹。短气。心下烦热。手足疼痛。四肢不举。口噤不能语。

秦艽一两去苗　羚羊角屑三分　防风三分去芦头　葛根三分剉　当归半两剉微炒　人参半两去芦头　赤芍药三分　汉防已三分　附子三分炮裂去皮脐　甘草半两炙微赤剉　细辛三分　木通半两剉　赤茯苓三分　桂心半两　白术半两

右件药。捣粗罗为散。每服四钱。以水一中盏。煎至五分。去滓。取竹沥一合。更煎一两沸。不计时候。温服。

侧子散。治贼风。毒气攻注。四肢疼痛。发动不可忍。

侧子一两炮裂去皮脐　当归一两剉微炒　桂心一两　赤芍药一两　附子一两炮裂去皮脐　防风二两去芦头　槟榔一两　甘草一两炙微赤剉　麻黄二两去根节

右件药。捣粗罗为散。每服四钱。以水一中盏。入生姜半分。煎至六分。去滓。不计时候。温服。

大续命汤。治贼风。攻身体及入五脏。言语謇涩。神思冒昧。眉背拘急。转侧不得。

麻黄三两去根节　石膏一两半　桂心三分　甘草三分炙微赤剉　芎䓖三分　干姜三分炮裂剉　当归三分剉微炒　黄芩三分　杏仁三分汤浸去皮尖双仁麸炒微黄

右件药。捣筛为做。每服四钱。以水一中盏。煎至六分。去滓。不计时候。稍热频服。以汗出为度。

小续命汤。治贼风入脏。身体缓急不遂。及不能语者。

麻黄一两半去根节　甘草三分炙微赤剉　人参三分去芦头　赤芍药三分　芎䓖三分　黄芩三分　白术三分　汉防已三分　防风三分去芦头　桂心一两　附子一两炮裂去皮脐

右件药。捣筛为散。每服四钱。以水一中盏。入生姜半分。煎至六分。去滓。不计时候。稍热服。以汗出为度。

追风散。治贼风。口噤昏沉。半身不遂。风毒入脏。口面㖞斜。

天南星一两炮裂　白附子一两炮裂　干蝎三分微炒　羌活三分　防风三分去芦头　半夏三分汤洗七遍去滑　乌蛇肉一两酒浸炙微黄　蛇床子三分　藁本三分　白芷三分　天麻一两　蔓荆子三分　牛黄半两细研　附子一两炮裂去皮脐　威灵仙半两　麝香三分细研　麻黄一两半去根节　白僵蚕一两微炒　犀角屑三分

右件药。捣细罗为散。入研了药。令都研匀。每服。不计时候。以温酒调下一钱。

圣济总录　大续命汤。治中贼风。急强大呼身体疼痛。

麻黄去根节煎掠去沫焙三两　石膏碎　防风去叉各二两　干姜炮一两半　黄芩去黑心　芎䓖　甘草炙　白术　远志去心　独活去芦头各一两　紫石英半两　杏仁三十五枚去皮尖双仁炒

右一十二味。粗捣筛。每服五钱匕。水一盏半。煎至一盏。去滓温服不拘时。良久再服。

麻黄汤。治中贼风急强大呼不自觉知。身体尽痛。

麻黄去根节煎掠去沫焙　黄芩去黑心　芎䓖　当归切焙　紫石英　甘草炙剉　桂去粗皮　远

志去心　独活去芦头　桔梗炒各一两　防风去叉　石膏碎各二两　干姜炮一两半　杏仁二十五枚去皮尖双仁炒

右一十四味。粗捣筛。每服五钱匕。水一盏半。煎至八分。去滓温服。不拘时。日三夜一。

桂枝汤。治中贼风急强大呼不自觉知。身体强直。

桂去粗皮　干姜炮　黄芩去黑心　芎䓖　远志去心　独活去芦头　防风去叉　紫石英　甘草炙各一两　麻黄去根节煎掠去沫焙三两　杏仁二十五枚去皮尖双仁炒　石膏二两

右一十二味。粗捣筛。每服五钱匕。水二盏。煎至一盏。去滓温服。日三夜一。

葛根汤。治中贼风。半身不遂。口面㖞僻。言语不便。

生葛根切　半夏汤洗七遍各四两　生姜五两与半夏同捣炒干　独活去芦头二两　桂去粗皮二两半　防风去叉　当归切焙　芍药　甘草炙各一两　附子炮裂去皮脐半两

右一十味。㕮如麻豆。每服五钱匕。水一盏半。入生姜一枣大拍碎。煎至八分去滓，温服日二夜一。

甘草饮。治贼风入腹。角弓反张。口噤舌强。目视不明。不能言语。举体不仁。心腹㽲痛。

甘草炙　黄芩去黑心各二两　附子一枚炮裂去皮脐　人参　芎䓖　防风去叉　麻黄去根节　防己各一两

右八味。㕮如麻豆。每服五钱匕。水一盏半。入生姜三片。煎至八分去滓。空心食前温服。

麻黄饮。治贼风入五藏。四肢心胁急痛。咽干口噤。

麻黄去根节二两　当归切焙　芎䓖　甘草炙　干姜炮各二两　黄芩去黑心一两　杏仁三十枚去皮尖双仁炒

右七味。粗捣筛。每服五钱匕。酒半盏。水一盏。煎至一盏。去滓空心温服。

杏仁饮。治中贼风。肢体不收。不知痛处。卒语不得。手足拘急。腰痛引颈。目眩欲倒。卧即反张。脊不著席。脉动不安。恍惚恐惧。上气呕逆。

杏仁三十枚去皮尖双仁炒　芎䓖　石膏碎　桂去粗皮　当归焙　麻黄去根节　干姜炮　黄芩去黑心　甘草炙各一两

右九味。粗捣筛。每服五钱匕。水一盏半。煎至八分。去滓空心温服。日再。

当归饮。治贼风口噤。角弓反张。

当归焙　防风去叉各三两　独活去芦头　麻黄去根节煎掠去沫各一两半　细辛去苗叶一两　附子一枚炮裂去皮脐

右六味，㕮如麻豆。每服五钱匕。酒半盏。水一盏。入生姜一枣大。拍碎煎至八分。去滓空心温服。

陈无择三因方　仓公当归酒。治贼风口噤。角弓反张痓者。

当归　防风各三分　独活一两半　麻黄去节两一分　细辛去苗五钱　附子一枚六钱重炮去皮脐

右㕮散。每服四钱。水酒各半盏煎七分。去滓。口不开者。抉开口细灌。一服苏。二服少汗。三服大汗愈。

史载之指南方　防风散。治贼风口㖞。

防风一两　羌活半两　甘草一分

右为粗末。每服五钱。水二盏。煎一盏。去滓。入麝香一字。温服。

本草 陈藏器云。劳铁。主贼风。烧赤投酒中。热服之。劳铁经用辛苦者。铁是也。

熬赤铜屑使极热。投酒中。服五合。日三。主贼风反折。又烧赤铜五斤。内酒二斗中。百遍。服同前。主贼风甚验。

唐本注云。鸡屎和黑豆炒。浸酒。主贼风、风痹、破血。

食疗。中贼风。口偏不语者。取食茱萸子一升。美豉三升。以好酒五升。和煮四五沸。冷服半升。日三四服。得汗便差。

陈藏器云。稆豆。炒令黑。及热投酒中。渐渐饮之。去贼风风痹。妇人产后冷血。

蛊风

论

巢元方病源 蛊风者。由体虚受风。其风在于皮肤。淫淫跃跃。若画若刺。一身尽痛。侵伤气血。其动作状如蛊毒。故名蛊风也。

圣济总录 论曰。蛊风之状。在皮肤间。一身尽痛。若划若刺。淫淫跃跃。如中蛊毒。故名蛊风。皆由体虚受风侵伤正气也。

方

圣济总录 **薏苡仁汤**。治体虚风邪所中。攻走皮肤。状如刺划。

薏苡仁二两　独活去芦头　茵芋　细辛去苗叶　桂去粗皮　侧子炮裂去皮脐　防风去叉　酸枣仁微炒　麻黄去根节先煮去沫焙　五加皮　羚羊角镑各一两　甘草炙剉半两

右一十二味。剉如麻豆。每服四钱匕。水一盏。入生姜半分拍破。煎至七分。去滓温服。不计时候。

天麻丸。治蛊风皮肤如刺划。

天麻剉焙　踯躅花　独活去芦头　附子炮裂去皮脐　白附子炮　原蚕蛾炒　防风去叉　苍耳　蒺藜子炒去角　桂去粗皮　当归切焙　乌头炮裂去皮脐各一两　麻黄去根节　乌蛇肉酒浸去皮骨炙各二两　麝香研半两

右一十五味。除研者外。捣罗为末。入麝香再研匀。炼蜜和捣三二百下。丸如梧桐子大。每服二十丸。温酒下。不拘时候。如有汗出。即宜避风。

四白散。治蛊风。

白花蛇酒浸去皮骨炙一两半　白附子炮　白僵蚕微炒　白蒺藜炒去角各一两

右四味。捣罗为散。空心温酒调下二钱匕。晚食前再服。

石南汤。治六十四种风。注走入皮肤中如虫行。痛如刺划。状似蛊毒。及卒风面目肿起。手不及头。口噤不能言。

石南　干姜炮　黄芩去黑心　细辛去苗叶　人参各一两　桂去粗皮　麻黄去根节　当归切焙　芎䓖各一两半　干地黄三分　甘草炙二两　食茱萸一两一分

右一十二味。㕮咀如麻豆大。每服六钱匕。以水一盏。酒一盏。煎至一盏。去滓温服。得汗为度。

白花蛇煎。治蛊风身痛如刀划。

白花蛇　乌蛇并用酒浸皮去骨焙干各二两　白蜜三十两　生姜汁六两　薄荷汁六两　白僵蚕炒　干蝎去土炒　苦参各一两　白附子炮三分

右九味。捣罗六味为末。先下蜜。并生姜汁薄荷汁。次下诸药末拌和匀。银器中重汤熬成煎。以无灰酒调下半匙匕。久服身体滑腻。

何首乌散。治蛊风。

何首乌去黑皮　威灵仙去土各一两　苦参半两　麒麟竭一分

右四味。并生捣罗为散。入乳钵内研三五百遍。每服一钱匕。用荆芥汤调下。每日三服。酒服尤妙。

茵芋酒。治蛊风皮肤尽痛。淫淫如有益啄。搔之生疮。甚者如刀划。

茵芋　乌头炮裂去皮脐　石南　防风去叉　女葳　蜀椒去目及合口者炒出汗　附子炮裂去皮脐　细辛去苗叶　独活去芦头　卷柏　桂去粗皮　天雄炮裂去皮脐　秦艽去苗土　防己各一两　踯躅二两

右一十五味。㕮咀如麻豆大。少壮人无用熬。虚老人薄熬之。清酒二斗渍。冬七日。夏三日。春秋五日。初服一合。不知加至二合。

薄荷丸。治蛊风皮肤尽痛。如刀划状。及头目不利。风痰等疾。

干薄荷叶一斤　天麻四两　威灵仙去苗土三两　羌活去芦头四两　山栀子仁二两　蔓荆实去白皮三两　白芷　桔梗炒　防风去叉各二两　大黄湿纸裹煨令纸干一两　人参　赤茯苓去黑皮各三两　龙脑研半两

右一十三味。捣研为末。再和匀炼蜜。丸如鸡头实大。每服一丸。食后细嚼。茶酒任下。

乌头五灵脂丸。治蛊风皮肤尽痛。身体若划、若刺。

马头生去皮脐　五灵脂各五两　附子炮裂去皮脐二两　狼毒炮一两　防风去叉　地龙不去土　桂去粗皮　虎骨沙瓶中盐泥固济煅存性　海桐皮剉　自然铜煅醋淬三五遍各二两　乳香研　没药研各一两　麝香研三分　龙脑研一钱　乱发存性烧灰　好墨煅过各半两

右一十六味。各剉研。日中暴七日。捣罗为末。以生姜自然汁和。捣熟为丸。如弹子大。每一丸分作四服。用温酒入生姜汁少许磨化服。此药亦治摊缓急慢中风。痰涎壅塞。胸中不利。眼口㖞斜。半身不遂。神昏恍惚。及血风走注。并依前汤使日二三服。偏正头疼。夹脑风疾。以腊茶清和少姜汁磨下。即枕卧少时。肿痛处磨一丸涂之。产后诸疾备急。用姜汁磨化。入童子小便并酒各半盏。稍热服。血风劳、及败血攻四肢。或攻刺腹肋痛。用当归酒下。颠扑损伤。乳香酒下。病深者三丸取效。合时不得见鸡猫犬及妇女孝服人。

刺风

论

巢元方病源　刺风者。由体虚肤腠开。为风所侵也。其状。风邪走遍于身。而皮肤淫跃。邪气与正气交争。风邪击搏。如锥刀所刺。故名刺风也。养生方云。触寒来者。寒未解。食热物。亦成刺风。

太平圣惠方　夫刺风者。由体虚之人。肤腠开张。为风邪侵也。其风邪走于遍身。而皮肤淫浊。邪气与正气交争。风邪击搏。如锥刀所刺。故名刺风也。

圣济总录 论曰。刺风者。以气血为风塞所侵。不得宣利。则蕴滞而生热。寒热相搏于皮肤之间。淫跃不能发泄。故遍身如刺也。其痛甚若刀划者。谓之蛊风。与刺风相似。不可不辨也。

方

孙思邈千金要方 治湿风。体痛欲折。肉如锥刀所刺。

附子 干姜 芍药 茯苓 人参 甘草 桂心各三两 白术四两

右八味㕮咀。以水八升煮取三升。日三服。一方去桂用干地黄二两。

太平圣惠方 **大麻仁散**。治大风。周身皮肤肌体之内。如针所刺。精神昏昧。

大麻仁三两 防风一两去芦头 麻黄二两去根节 陈橘皮一两汤浸去白瓤焙 桂心二两 独活二两 石膏二两 附子一两炮裂去皮脐 白蒺藜一两微炒去刺

右件药。捣粗罗为散。每服四钱。以水一中盏。入生姜半分。煎至六分。去滓。不计时候温服。忌猪鸡肉生冷油腻。

薏苡仁散。治体虚。风邪所中。攻走皮肤。状如针刺。四肢不仁。筋脉拘急。

薏苡仁二两 独活一两 茵芋一两 细辛一两 桂心一两 侧子一两炮裂去皮脐 防风一两夫芦头 酸枣仁一两微炒 麻黄一两去根节 五加皮一两 羚羊角屑一两 甘草半两炙微赤剉

右件药。捣粗罗为散。每服四钱。以水一中盏。入生姜半分。煎至六分。去滓。不计时候。温服。

羌活散。治刺风。皮肤顽痹。

羌活一两 白蒺藜一两微炒去刺 白鲜皮一两 枫香三分 乌蛇肉一两酒浸炙令黄 当归一两 防风一两去芦头 肉桂一两去皱皮 茵芋一两 附子一两炮裂去皮脐 芎䓖一两 酸枣仁一两微炒 海桐皮一两剉 麻黄二两去根节 麝香一分细研

右件药。捣细罗为散。每服食前。以温酒调下二钱。忌生冷油腻湿面毒滑鱼肉。

天麻圆。治刺风。皮肤如针刺。或顽痹不仁。

天麻一两 踯镯花一两 独活一两 麻黄二两去根节 附子一两炮裂皮脐 白附子一两炮裂 晚蚕蛾一两 乌蛇肉二两酒浸炙令黄 防风一两去芦头 道人头一两 白蒺藜一两微炒去刺 麝香半两细研 桂心一两 当归一两 川乌头一两炮裂去皮脐

右件药。捣罗为末。入麝香。都研令匀。炼蜜和捣三二百杵。圆如梧桐子大。每服。不计时候。以温酒下二十圆。如有汗出。切宜避风。

白蒺藜圆。治刺风。偏身如针刺。肩背四肢拘急。筋骨疼痛。

白蒺藜一两微炒去刺 茵芋一两 羌活一两 木香一两 羚羊角屑一两 附子一两炮裂去皮脐 白花蛇肉二两酒浸炙微黄 白附子一两炮裂 当归一两剉微炒 干蝎一两微炒 薏苡仁三分 槟榔半两 牛膝一两去苗 芎䓖一两 牛黄一分细研 麝香一分细研 杏仁一两汤浸去皮尖双仁别研如膏 防风三分去芦头 酸枣仁一两微炒

右件药。捣罗为末。入杏仁膏。相和令匀。炼蜜和捣五七百杵。圆如梧桐子大。每服。不计时候。以温酒下二十圆。忌生冷油腻毒滑鱼肉。

圣济总录 **天麻散**。治体虚腠开、为风邪所中。遍身淫跃如针刺。

天麻 白花蛇酒浸去皮骨炙 槐实子微炒 羌活去芦头 防风去叉 蔓荆实 白鲜皮 晚

蚕砂微炒　枳壳去瓤麸炒　威灵仙去苗土　甘草炙各一两

右一十一味。捣罗为散。每服二钱匕。温酒调下。不计时候。

防风丸。治气血不和。为风寒所侵。不得宣泄。蕴结皮肤间。寒热相搏。如针刺。

防风去叉二两　酸枣仁炒一两　槟榔煨过一两半　薏苡仁炒熟二两　独活去芦头　甘菊花　芎䓖各一两　藁本去苗土二两　大麻仁别研如粉一两半

右九味。捣罗八味为末。和大麻仁粉。重罗炼蜜。丸梧桐子大。每服二十丸。温酒下。不计时候。

何首乌散。治体虚受风。侵伤气血。遍身刺痛。或因寒邪未解。食热物亦能致此。

何首乌三两　蔓荆实　威灵仙去土　菖蒲九节者　苦参　荆芥穗　蒺藜子炒去尖各一两　甘草炙半两

右八味。捣罗为散。每服二钱匕。薄荷茶或酒调下。不计时候。

恶实根酒。治刺风游风。

恶实根洗去土控干　生蒴藋根洗去土控干各一斤

右二味。细剉。以酒一斗浸七日后。每温饮一盏。日三四饮。

枳壳酒。治刺风。

枳壳去瓤麸炒　枯白皮各半斤　五叶草一斤

右三味。细剉。生绢袋盛。以酒一斗浸七日。每温饮一盏。并服不妨。常令有酒力佳。

牛膝散。治刺风遍身刺痛。及中风破伤风等疾。

牛膝酒浸切焙　白芷　当归切焙　芎䓖　甘草微炙剉　生干地黄焙　槐子炒　厚朴去粗皮生姜汁炙　漏芦去芦头　青橘皮汤浸去白焙各半两　何首乌去黑皮　没药　防风去叉　虎胫骨酒浸一宿炙各一两　芍药四两　墨烧令赤酒内蘸三遍半两

右一十六味。捣罗为散。每服二钱匕。温酒调下。破伤骨不折。以童子小便和酒调服。妇人血风肢节疼痛。薄荷酒调下。

乳香犀角丸。治刺风遍身如针刺。

乳香研　犀角生镑屑　自然铜煅醋淬　附子生去皮脐各一分　没药研　蔓荆实　草乌头略炮去皮尖　木香　人参　针沙水洗十遍用醋一小盏煮干铫内火出烟尽即倾出　丹砂研　莎草根去毛炒各半分

右一十二味。捣研为末。再同和研匀。用酒糊杵为丸。如梧桐子大。每服十五丸。米饮下。临卧服。

黄耆丸。治气血内虚。风寒蕴滞。寒热相搏。遍身如针刺。名曰刺风。

黄耆细剉　怀香子　乌头生用去皮脐　乌药剉　楝实剉炒　防风去叉　蒺藜炒去角　赤小豆拣　地龙去土以上各一两

右九味。捣罗为细末。煮面糊和丸。如梧桐子大。每服十丸。至十五丸。空心临卧。温酒或盐汤下。

芎枳丸。治刺风遍身刺痛。

芎䓖米泔浸一宿剉焙　枳壳米泔浸三宿逐日换水去瓤再浸一宿控干麸炒各四两

右二味捣罗为末。炼蜜和丸。如梧桐子大，每服三十丸。温熟水下。食后服。至月余见效。

漏风

论

素问 风论篇。饮酒中风。则为漏风。又曰。漏风之状。或多汗。常不可单衣。食则汗出，甚则身汗。喘息恶风。衣常濡。口干善渴。不能劳事。

孙思邈千金要方 因醉取风为漏风。其状恶风。多汗少气。口干善渴。近衣则身如火烧。临食则汗流如雨。骨节懈隋。不欲自劳。

太平圣惠方 夫人䐃肉不生。而无分理。粗而皮不緻者。腠理疏也。此则易生于风。风入于阳。阳虚则汗出也。若少气口干而渴。近衣则身热如火。临食则汗流如雨。骨节懈惰。不欲自营。此为漏风。由酒醉当风之所致也。

圣济总录 论曰。内经曰。饮酒中风。则为漏风。漏风之状。或多汗。常不可单衣。食则汗出。甚则身寒。喘息恶风。衣常濡。口干善渴。不能劳事。又曰。身热懈惰。汗出如浴。恶风少气。病名酒风。夫酒所以养阳。酒入于胃。与谷气相搏。热盛于中。其气慓悍。与阳气俱泄。使人腠理虚而中风。故其证多汗恶风。不可单衣。其喘息而少气者。热熏于肺。风客于皮毛故也。口干善渴者。汗出多而亡津液故也。懈惰而不能劳事者。精气耗竭。不能营其四肢故也。谓之漏风者。汗出不止。若器之漏。久而不治。转为消渴。

类用方药

素问 病能论篇。帝曰。有病身热懈惰。汗出如浴。恶风少气。此为何病。岐伯曰。病名曰酒风。帝曰。治之奈何。岐伯曰。以泽泻、术各十分。麋衔五分合。以三指撮为后饭。

方

太平圣惠方 **防风散**。治风虚多汗。恶风寒颤。

防风一两去芦头 泽泻一两 牡蛎一两烧为粉 苍术一两剉炒微黄 桂心三分

右件药。捣细罗为散。每服。不计时候。以温粥饮调下二钱。忌炙煿热面。

牡蛎散。治风虚汗出。少气。

牡蛎一两烧为粉 白术一两 防风一两去芦头

右件药。捣细罗为散。每服不计时候。以温水调下二钱。恶风倍防风。少气倍白术。汗多出面肿倍牡蛎。圣济总录名牡蛎白术散。

石膏散。治风虚汗出不止。

石膏一两研 甘草一两炙微赤剉 苍术一两剉炒微黄 麻黄根一两

右件药。捣细罗为散。每服不计时候。以温浆水调下二钱。

秦艽散。治风虚汗出不止。恶风头痛。

秦艽三分去苗 附子一两炮裂去皮脐 石膏一两 菖蒲一两 麻黄根二两 苍术二两剉碎炒微黄 桂心一两 防风二两去芦头

右件药。捣细罗为散。每服不计时候。以温水调下二钱。

石斛散。治风虚汗出不止。

石斛三分去根剉　附子三分炮裂去皮脐　白术三分　桂心　秦艽　黄耆三分剉

右件药。捣细罗为散。每服。不计时候。以温水调下一（二）钱。

人参散。治风虚汗出。热闷甚者。

人参二两去芦头　牡蛎一两半烧为粉　石膏三两　甘草一两炙微赤剉

右件药。捣细罗为散。每服不计时候。以温水调下二钱。

治风虚汗出不止。宜傅**麻黄根散方**。

麻黄根二两　附子一两炮裂去皮脐　牡蛎二两烧为粉

右件药。捣细罗为散。以药末一两。和白米粉一升拌令匀。以粉汗上即止。

圣济总录　泽泻散。治酒风身热懈惰。汗出如浴。恶风少气。

泽泻　白术各二两半　糜衔剉一两一分

右三味。捣罗为散。每服二钱匕。沸汤调食后服。

秦艽散。治风虚汗出不止。

秦艽去苗土　附子炮裂去皮脐　石斛去根　菖蒲　白术　桂去粗皮各三分　麻黄根　防风去叉各五分

右八味。捣罗为细散。每服一钱匕。温酒下日三。

黄耆汤。治风虚多汗。夜卧尤甚。床席衣被尽湿。

黄耆剉　人参各二两　麻黄根　牡蛎煅赤各三两　枸杞根白皮二两半　龙骨四两

右六味。粗捣筛。每服三钱匕。水一盏。大枣一枚劈破同煎。去滓取六分。空心服日三。

防风散。治风虚多汗恶风。

防风去叉一两一分　泽泻　牡蛎煅赤　桂去粗皮各三分

右四味。捣罗为细散。每服二钱匕。温酒调下。空心服日再。

桂心散。治风虚汗出不止。

桂去粗皮　白术　秦艽去苗土　石斛去根　附子炮裂去皮脐各三分

右五味。捣罗为细散。每服二钱匕。温酒调下。空心服。

泽泻散。治风虚多汗。恶风寒颤。

泽泻　防风去叉　牡蛎煅赤　苍术米泔浸去皮炒各一两　桂去粗皮三分

右五味。捣罗为细散。每服二钱匕。温粥饮调下。不计时。

石膏散。治风虚汗出不止。

石膏碎　甘草炙剉　苍术米泔浸去皮剉炒微黄　麻黄根各一两

右四味。捣为细散。每服二钱匕。以浆水调下。食前服。日三夜再。

杜仲散。治风虚多汗。夜卧尤甚。

杜仲去粗皮炙剉二两　黄耆剉　牡蛎煅赤各三两　麻黄根五两

右四味。捣罗为细散。每服二钱匕。煎败扇汤调下。食后服日二。

麻黄根散粉。治大虚汗出欲死。若自汗不止。

麻黄根　附子炮裂去皮脐　牡蛎煅赤各等分

右三味。捣罗为细散。每用一两。以白粟米粉一升。拌和令匀。以粉汗处。

牡蛎散粉。治风虚多汗。

牡蛎煅赤二两　麻黄根三两

右二味。捣罗为细散。以绢袋盛之粉身。日三五次。有汗即粉。无汗即止。

麻黄根散。治虚汗。

麻黄根一两半　故败扇烧灰半两

右二味。捣罗为细散。每服三钱匕。以牛乳调下。食后服。

附子汤。治漏风汗出不止。

附子一两半炮裂去皮脐　蜀椒去目并闭口炒出汗半两　杏仁去皮尖双仁炒出汗半两　白术二两

右四味。剉如麻豆。以水五升。煮至二升去滓。分温四服。日三夜一。

四神散。治漏风汗出不止。

附子一枚炮裂去皮脐　干姜炮半两　桂去粗皮一分　甘草半两半生半炙

右四味。捣罗为散拌匀。以热酒一升投之。旋旋温服令尽。可均作一日服。如饮酒不得。用沸汤服之亦得。

陈无择三因方　麋衔汤。治因醉中风。多汗恶风。少气。

口干善渴。近衣则身热如火。临食则汗出如浴。骨节懈怠。不欲自劳。各曰漏风。又曰酒风。

泽泻　白术各一钱　麋衔草五钱

右共为末。每服二钱。酒饮任调下。空心服。

本草　孙用和。不二散。治虚风。腻粉一两。用汤煎五度如茶脚。慢火上焙干。麝香半两。细研如粉。每服一字。温水调。但是风临时。服半钱或一钱匕。看虚实加减。

刘守真宣明论方　牡蛎白术散。治漏不久。虚风多汗。食之汗出如洗。少者痿劣。

牡蛎二钱焙赤　白术一两一分　防风二两半

右为末。每服一钱。温水调下。不计时。如恶风。倍防风、白术。如汗多面肿。倍牡蛎。

危亦林得效方　豮肝圆。治四肢挛缩不伸等证。曾有人自幼年酒多。长而风痰。为酒使痰注骨节。四肢不能运动。服此有效。

茯神心木　白茯苓去皮　姜黄　白术炒　黄芪　羌活　五加皮　川乌炮去皮脐　薏苡仁　木瓜去皮穰　半夏曲　神曲炒　天雄炮去皮　白芍药　乳香别研　没药研　防风　独活　当归　延胡索　桑寄生　海桐皮去粗皮　木香　陈皮去白　枳壳炮去穰　南星炮　地龙捶去土　荆芥穗各五钱　麝香一钱

右用豮肝一具。洗净。煮存性。研烂。同酒面为糊。圆如梧桐子大。每服三十圆。温酒吞下。不饮。木瓜汤下。

劳风

论

素问　评热病论篇。帝曰。劳风为病何如。岐伯曰。劳风法在肺下。其为病也。使人强上冥视。唾出若涕。恶风而振寒。此为劳风之病。帝曰。治之奈何。岐伯曰。以救俯仰。巨阳引精者三日。中年者五日。不精者七日。咳出青黄涕。其状如脓。大如弹丸。从口中若鼻中出。不出则伤肺。伤肺则死也。

圣济总录　论曰。内经曰。劳风法在肺下。其为病也。使人强上冥视。唾出若涕。恶风而振寒。夫劳风之病。肾劳则根虚于下。经所谓弱则茎叶枯矣。故目视不明。而背反强也。然肾之脉入肺中。故因皮毛感风而振栗也。肾主唾。故津液凝结。唾如涎涕。治之以救其俯仰者。所以谓之劳风者如此。

方

孙思邈千金要方　麻子酒。治虚劳百病。伤寒风湿。及妇人带下。月水往来不调。手足疼痹著床。服之令人肥健。

麻子一石　法曲一斗

右二味。先捣麻子成末。以水两名著釜中。蒸麻子极熟。炊一石米。须出滓。随汁多少。如家醖法。候熟。取清酒随性饮之。

圣济总录　麻黄汤。治劳风胸膈不利。涕唾稠黏。上焦壅滞。喉中不快。

麻黄去根节　荆芥穗　杏仁去皮尖及双仁麸炒　木香　当归切焙　黄芩去黑心　羌活去芦头　芍药　柴胡去苗　大黄炮熟各一分　半夏汤洗去滑七遍一钱　牵牛子半两

右一十二味。粗捣筛。每服二钱匕。水一盏。生姜一片。同煎取八分。去滓食后温服。

芎枳丸。治劳风强上冥视。

芎䓖一两　枳壳去瓤麸炒半两

右二味。捣罗为末。炼蜜丸如梧桐子大。每服十丸。食后温水下。

萎蕤饮。治劳风项强急痛。四肢烦热。

萎蕤三两　人参　羚羊角镑各二两

右三味。粗捣筛。每半两入豆豉三合。葱白一握。以水五盏，煎取二盏去滓。分温空腹二服。

黄连丸。治劳风发热烦闷。不能食。兼数欠，眠睡不安。

黄连去须三两　人参　生姜薄切焙干　茯神去木各一两半　萎蕤一两　豉一合炒

右六味。捣罗为末。炼蜜丸如梧桐子大。食后米饮下二十丸。日二服。

地骨皮汤。治劳风上膈壅痰实。利头目。

地骨皮五两　知母一两半　桔梗去芦头炒　甘草炙各一两　前胡去芦三两

右五味。粗捣筛。每服三钱匕。以水一盏。煎至七分去滓。食后临卧温服。

防风汤。治劳风壅滞。多痰逆头昏。

防风去叉　独活去芦头　羌活去芦头　柴胡去苗　白术　甘草炙　麻黄去节各一两　芎䓖二两　荆芥穗　菊花各半两

右一十味。粗捣筛。每服三钱匕。以水一盏。煎至七分去滓。食后温服。

龙齿饮。治劳风肺热气壅。卧即多惊。时复头旋。

龙齿碎二两半　黄芩去黑心　防风去叉　赤芍药　白茯苓去黑皮各一两半　升麻一两　大青三分　大腹皮剉二两

右八味。粗捣筛。每服五钱匕。以水一盏半。入生姜两枣大拍碎。竹沥半合。银半两许。同煎至八分。去滓食后温服。

皂荚丸。治劳风心脾壅滞。痰涎多。喉内隘塞。吐逆不思饮食。或时昏愦。

皂荚木白皮去粗皮酥炙令黄　天南星炮　白附子炮　半夏汤洗去滑七遍焙　白矾细研熬令汁尽

各一两

右五味。捣罗为末。以生姜汁煮面糊。丸如梧桐子大。以温水下十丸。不拘时候。

枳壳汤。治劳风涕唾稠黏。

枳壳去瓤麸炒二两　人参　赤茯苓去黑皮各一两

右三味。粗捣筛。每服三钱匕。水一盏。煎至六分。去滓温服。

史载之指南方　高良姜汤。治劳风。

良姜五两　厚朴去皮姜汁制　当归切焙　桂心各三两

右为散。每服五钱。水二盏煎一盏。去滓服。

芍药黄芪散。治劳风。

芍药　黄芪　川芎各三分

右为粗末。每服五钱。水二盏。姜三片。枣二个。同煎至一盏。去滓。温服。

草乌头汤。治劳风。

草乌头去皮尖生用　细辛去苗　茶牙等分

右为散。每服三钱。水三盏煎一盏。去滓服。不计时候。

本草　日华子。蚕蛹子。食。治风及劳瘦。

弥猴肉。治诸风劳。酿酒弥佳。

图经曰。九牛草。解风劳。治身体痛。五月采。与甘草同煎服。不入众药用。

刘守真宣明论方　芎枳丸。治劳风。强上冥视。肺热上壅。唾稠。喉中不利。头目昏眩。

川芎　枳壳麸炒去穰各等分

右炼蜜为丸。如梧子大。每服十丸。温水送下。食后。日三服。

罗谦甫卫生宝鉴　皂角化痰丸。治劳风。心脾壅滞。痰涎盛多。喉中不利。涕唾稠黏。嗌塞吐逆。不思饮食。或时昏愦。

人参去芦　赤茯苓去皮　白矾枯　半夏炮七次　白附子炮　南星炮各一两　枳壳炒二两　皂角水白皮酥炙一两

右为末。生姜自然汁打糊为丸。如桐子大。每服二十丸。姜汤送下。不拘时候。

内风

论

素问　风论篇。入房汗出中风。则为内风。

孙思邈千金要方　新房室竟取风。为内风。其状恶风。汗流沾衣。

陈无择三因方　入房中风曰内风。又曰劳风。

方

孙思邈千金要方　附子汤。治房室竟中风。恶风多汗。汗出沾衣。口干不能劳事。身体尽痛。名曰内风。

附子生去皮脐　人参各半两　茴香炒　茯苓一分　山药一分　甘草炙　干姜炮各三分

右㕮为散。每服四大钱。水二盏。姜三片。盐少许。煎至七分。去滓。食前服之。

永乐大典卷之三百二十四

风 诸风证治二十七

肌肉瞤动

论

孙思邈千金要方 夫眼瞤动。口唇动偏喎。皆风入脉。故须急服小续命汤。将八风散。摩神明白膏丹。参。亦依经针灸之。

圣济总录 论曰。肌肉瞤动。命曰微风。盖邪搏分肉。卫气不通。阳气内鼓。故肌肉瞤动。然风之入脉。善行数变。亦为口眼瞤动偏喎之病也。

方

圣济总录 **八风散**。治八风十二痹。腰腿半身不遂。历节疼痛。肌肉枯燥。皮肤瞤动。或筋缓急痛。不在一处。卒起目弦。失心恍惚。妄言倒错。身生瘖瘟。面上疱起。或黄汁出。更相染渍。或燥或湿。颜色赤白青黑无定。角弓反张。乍寒乍热。

麻黄去根节　白术各一斤　栝楼根去土　甘草炙　栾荆　天雄炮裂去皮脐　白芷　防风去叉　芍药　石膏碎研　天门冬去心各十两　羌活去芦头二斤　茵芋去粗茎十四两　黄芩去黑心一斤五两　附子三十两炮裂去皮脐　大黄剉炒半斤　细辛去苗叶　干姜炮　桂去粗皮各五两　雄黄研　丹砂研　丹参各六两　山茱萸炒　食茱萸炒　羊踯躅各五升

右二十五味。捣罗为细散。酒服二钱匕。日一。三十日后日再。五十日知。百日差。一年平复。

虎骨丸。治风虚肌肉瞤动。手足颤掉。

虎胫骨酥炙　松节剉酒炒　天麻　牛膝酒浸切焙　赤箭　海桐皮炒　独活去芦头　石斛去根　防风去叉　乌蛇酒浸去皮骨炙　酸枣仁　当归切焙　仙灵脾　甜瓜子洗焙　乳香研　五加皮各一两

右一十六味。先以十五味。捣罗为细末。入研者乳香。再同研匀。酒煮面糊。丸如梧桐子大。每服十五丸至二十丸。荆芥汤或茶酒任下。不拘时。

犀角丸。治风肌肉瞤动。头目昏眩。肢节麻痹。瘙痒疼痛。

犀角镑半两　防风去叉　白花蛇酒浸去皮骨炙　丁香　木香各一两　桂去粗皮半两　独活去芦头一两　丹砂研二两　麝香研一分　龙脑研一分　天麻　人参各一两　天南星炮二两

右一十三味。先以十味。捣罗为细末。入研者药。和匀炼蜜。丸如鸡头实大。每服一丸细嚼。荆芥茶或温酒下。不拘时。

生犀丸。治风虚肉瞤。头目昏眩。四肢拘急。或时麻痹。旋运多痰。牙关紧痛。欠伸倦怠。

犀角镑屑　芎䓖　羌活去芦头各一两　白僵蚕炒　防风去叉　荆芥穗各半两　干蝎炒　白芷　藁本去土　龙脑研　麝香研　牛黄研各一分　鸡苏叶二两　天麻酒浸一宿切焙二两别捣为细末

右一十四味。除天麻别捣外。先以十味。捣罗为细末。再入三味研者药。炼蜜半斤。入天麻末。更入河水。并真酥各少许。置于重汤内。煎炼成膏。候冷和搜成剂。入臼内。杵数百下。丸如鸡头实大。每服一丸细嚼。腊茶清下。不拘时。

牛黄天南星丸。治风热相搏。肌肉瞤动。头目旋眩。筋脉拘急。涎潮发搐。精神昏昧。舌强语涩。肢节烦疼。心胸不利。凡病风气悉主之。

天南星以牛胆制者用二两如无即用姜水煮透软切作片焙干　天麻二两　独活去芦头　白附子炮　白僵蚕炒　人参　丹砂研各一两　当归洗切焙　桑螵蛸炒　干蝎炒去土　甘草生用各三分　羚羊角镑屑　犀角镑屑　麝香研　牛黄研　雄黄研　龙脑研各半两　桂去粗皮一分

右一十八味。先以十三味。捣罗为细末。再入研药五味。和匀、炼蜜。丸如酸枣大。每服一九。不计时。细嚼、温酒下。或以鸡苏汤下。

乳香丸。治风虚气闭。口眼瞤动。偏正头痛。

乳香研二分　天麻　麻黄去根节　防风去叉　半夏　乌头去皮脐　天南星　芎䓖各一两　地龙去土三分

右九味并生用。捣罗八味为细末，入乳香和匀。用酒煮面糊。丸如梧桐子大。每服十五丸。荆芥茶下。空心食前服。

天麻丸。治风循经络。肌肉瞤动。头目昏眩。手足麻痹。

天麻　芎䓖各一两　荆芥穗　鸡苏叶各二两　白附子炮　甘草炙各半两

右六味。捣罗为细末。炼蜜丸如樱桃大。每服一丸。嚼破茶酒任下。

芎犀丸。治头目运眩。欲倒。痰逆恶心。偏正头痛。眉骨痛。肢体倦怠。鼻塞气道不通。或面上游风目瞤。常服治风化痰。清神志。

犀角镑屑一分　芎䓖三两　桔梗剉炒一分　甘草炙一分　鸡苏叶罗去土三两　丹砂别研水飞半两　细辛去苗叶一分　天麻半两　白芷一分　防风去叉一分剉

右一十味。除丹砂研外。九味捣罗为细末。和匀炼蜜。丸如樱桃大，每服一丸。食后细嚼、茶酒任下。

荆芥汤。治风气肌肉瞤动。头目昏眩。四肢烦疼。

荆芥穗　旋覆花各四两　前胡去芦头　甘草炙　麻黄去根节　芍药　芎䓖　半夏汤洗七遍各一两

右八味。粗捣筛。每服三钱匕。水一盏。入葱白三寸。鸡苏三叶。同煎至七分。去滓温服。

化风丸。治风气肌肉瞤动。头目昏眩。利胸膈。

鸡苏叶二两　羌活去芦头一两半　芎䓖一两半　羚羊角镑屑一两　防风去叉一两　天麻一两　人参一两　干蝎炒四钱　天南星炮半两　白僵蚕炒一两　龙脑研　麝香研各五钱

右一十二味。先以十味捣罗为末。入研者龙脑麝香。再同研。炼蜜丸如鸡头大。以丹砂为衣。每服一丸或二丸。茶酒任下。不拘时。

杨倓家藏方　芎辛煎。治风热上攻。肌肉瞤动。头昏旋运。鼻塞声重。

桔梗二两微炒　川芎一两半　甘草七钱微炒　防风去芦头半两　细辛去叶土一钱　麝香半钱别研

右件为细末。入麝香研匀。炼蜜为圆。每一两作一十圆。朱砂为衣。每服一圆。细嚼。温酒或茶清送下。食后。

肉苛

论

素问 逆调论篇。人之肉苛者。虽近衣絮。犹尚苛也。是谓何疾。岐伯曰。荣气虚。卫气实也。荣气虚及不仁。卫气虚则不用。荣卫俱虚则不仁不用。肉如故也。人身与志不相有。曰死。

圣济总录 论曰。内经谓人之肉苛者。最近衣絮。犹尚苛也。以荣气虚。卫气实。夫血为荣、气为卫。气血均得流通。则肌肉无不仁之疾。及荣气虚卫气实。则血脉凝涩。肉虽如故。而其证痹重为苛也。

方

圣济总录 **白僵蚕丸**。治荣虚卫实。肌肉不仁。病名肉苛。

白僵蚕炒半两　天南星炮裂汤洗半两　附子炮裂去皮脐半两　白附子炮裂汤洗一两　干姜炮裂切一分　腻粉半两　麝香一分与腻粉同研为细末

右七味。捣研为细末。炼蜜为丸。如梧桐子大。每服空心温酒下三丸至五丸。

苦参丸。治荣虚卫实。肌肉不仁。病名肉苛。

苦参二两剉捣取粉　丹参去土微炙　沙参去尘土　人参一两　五加皮剉　防风去叉剉　蒺藜子炒角黄　乌蛇酒炙用肉　败龟涂酥炙令黄　虎骨涂酥炙令黄　玄参坚者各一两

右一十二味。捣罗为末。别以不蛀皂荚一斤。以水三升。挼取汁去滓。于无油铁器内。煎成膏。炼蜜四两。拌和为丸。如梧桐子大。每食后良久。及夜卧。共三服。各用荆芥薄荷酒下十五丸。至二十丸。

羌活散。治荣虚卫实。肌肉不仁。遍身痹麻。

羌活去芦头　独活去芦头　防风去叉　蔓荆实去白皮　人参　蒺藜子炒去角　白茯苓去黑皮　芍药　枳壳去瓤麸炒　芎䓖　木天蓼　阿胶炙令燥　威灵仙去苗土各半两

右一十三味。捣罗极细。每服二钱匕。空心豆淋酒调下。温酒亦得。或炼蜜丸如梧桐子大。豆淋薄荷酒下十五丸。至二十丸。

白花蛇丸。治荣虚卫实。血脉凝涩。肌肉不仁。

白花蛇酒浸去皮骨炙　干蝎去土炒　仙灵脾　天雄炮裂去皮脐　天麻　桂去粗皮　麻黄去根节　鹿角胶炙令燥　萆薢各一两　桑螵蛸炒　茵芋　乌头炮裂去皮脐　天南星炮各半两　雄黄研　麝香研各一分

右一十五味。为细末外。又用大麻仁三两为细末。入无灰酒浸。火熬成膏。与前末和捣五百杵。丸如梧桐子大。每服二十丸。薄荷酒下。不拘时。

牛膝天麻丸。治荣虚卫实。肌肉不仁。遍身痹重。

牛膝酒浸切焙一两　天麻酒浸切焙一两半　麝香研　桂去粗皮各一分　干蝎炒去土　白花蛇肉酒炙各半两　槟榔剉　独活去芦头各三分　防风去叉一两

右九味。为末。炼蜜和丸。如梧桐子大。每服十五丸。薄荷酒下。荆芥汤亦得。不拘时。

升麻汤。治肉苛肌肉不仁。

升麻　秦艽去土　连翘　芍药　防风去叉　羚羊角镑　木香　枳壳去瓤麸炒　薏苡仁各半两

右九味。细剉。分为十服。每服以水二盏。生姜五片。煎取一盏。去滓徐徐温服。

独活酒。治肉苛肌肉不仁。遍身痛重。

独活去芦头一斤　金牙　细辛去苗叶　地肤子　莽草　熟干地黄切焙　蒴藋根　防风去叉　附子炮裂去皮脐　续断　蜀椒去目并闭口炒出汗各四两

右一十一味。除金牙外。并细剉。盛以绢囊。清酒五升渍之。密泥器口。夏三宿。冬五宿酒成。温二合服。日三渐增之。其金牙别捣为末。别以练囊盛。内大囊中。

防风酒。治荣虚卫实。肌肉不仁。病名肉苛。

防风去叉二两　白术一两半　山茱萸并子用一两半　山芋干者一两半　附子炮裂去皮脐一两半　天雄炮裂去皮脐一两半　细辛去须叶轻炒一两半　独活去芦头一两半　秦艽去土一两半　茵芋去粗茎一两半　杏仁汤浸退去皮尖双仁炒一两半　紫巴戟去心二两　桂去粗皮二两　麻黄去节先煎去沫焙干用二两　生姜切焙二两　磁石生捶碎如大豆粒浸去赤汁半斤　薏苡仁炒三两　生地黄净洗细切焙二两半

右一十八味。剉如麻豆。生绢囊盛。以无灰清酒三斗。浸六七日。空心温饮四合至五合。以知为度。

五味子酒。治荣虚卫实。肌肉不仁。病名肉苛。

五味子一两　防风去叉一两　枸杞子用根白皮剉一两　牛膝一两　牡丹去心一两　肉苁蓉切炒一两　黄芩去黑心一两　白术一两　丹参去土苗微炙一两　当归切焙一两　甘草炙剉一两　枳壳麸炒去瓤一两　桂去粗皮一两　厚朴去粗皮涂姜汁炙五遍一两　五加皮剉一两　泽泻一两　知母焙一两　细辛去须叶轻炒一两　白芷炒一两

右一十九味。剉如麻豆。生绢囊盛。用好酒二斗。密封浸。经七日。每空心午时夜卧。各温服五合。久服渐加至七合一升。勿令醉吐。

前胡膏。治荣虚卫实。肌肉不仁。病名肉苛。

前胡去芦头三两　白术生用三两　白芷剉三两留一枚不剉以验膏成　芎藭三两　椒去目并闭口生用二两　吴茱萸汤洗焙干炒二两　附子去脐皮生用五两　当归细切五两　细辛去苗叶三两　桂去粗皮三两

右一十味。剉捣。别以苦酒三升。匀拌同窨一宿。以炼成猪膏五斤。入药微煎之。候白芷黄紫色。去滓膏成。病在外摩之。病在内以热酒调化服樱桃大。疥癣疮痍皆疗之。并去诸风痹麻疼痛神效。伤折及坠堕损。外摩内服。

刘守真宣明论方　前胡散。治荣虚卫实。肌肉不仁。致令痛重。名曰肉痾。虚其气。

前胡去苗　白芷剉　细辛去苗　官桂　白术　川芎各三两　川椒去目闭口者生用二钱　吴茱萸汤洗炒　附子炮　当归去苗各二两

右剉捣。以茶酒三升匀拌。同窨一宿。以炼成猪脂膏五斤。入药微煎。候白芷黄紫色。漉出滓。成膏。病在处摩之。病以热。调此药樱桃大。癓瘕疮痍皆治。并去诸风疮痒疼痛。伤折坠损。故摩内皆可用之。

疬疡风

论

太平圣惠方 夫风邪积热。居于肺腑。久而不散。流溢皮肤。令人颈边胸前腋下。自然斑驳。点点相连。色微白而圆。亦有紫色者。亦无痛痒。谓之疬疡风也。此皆风之与热伏留肌腠之间。气血不和。乃生斯疾也。

圣济总录 论曰。疬疡之病。其状斑驳。点点相连而圆。大概似白驳而稍微也。皆由风邪热气。搏于脾肺经。流散肌肉使然也。

方

孙思邈千金要方 治疬易方。以三年醋磨乌贼骨。先布磨肉赤。傅之。

又方。醋磨硫磺涂之。最上。集验又磨附子硫磺上使熟将卧以布拭病上乃以药傅之。

又方。取涂中先死蜣螂。捣烂涂之。当揩令热。封之。一宿差。

又方。

白蔹 薰陆香

右二味。揩上。作末水服。差。

又方。

硫磺 水银 槲皮烧 蛇蜕一具

右四味各等分。捣筛。以清漆合和之。薄涂白处。欲涂时。以巴豆半截拭白处。皮微破。然后傅之。不过三两度。

王焘外台秘要方 广济疗疬疡风方。

石硫磺三两研 雄黄一两研 硇砂 附子生用各二两

右四味捣筛为散。以若酒和为泥涂病处。干即更涂。以差为度。出第五卷中

集验疗疬疡方。

苦酒于瓦瓯底磨硫磺令如泥。又取附子截一头。又磨硫磺上使熟。将卧。先以布拭疡上数过。乃以药傅之即愈。深师处文仲范汪延年同

又方。硫磺研 矾石研 水银别研入 灶墨

右四味等分。捣下筛。内碗子中。以葱叶涕和研之。临卧以傅病上。肘后同并出第九卷中

删繁疗疬疡方。

取五月五日车辙中水。并牛蹄中水。浴。甚良。出第九卷中

崔氏疗疬疡方。

取茵陈蒿两握。以水一斗五升。煮取七升。以皂角汤先洗疬疡令伤。然后以汤洗之。汤冷更温洗。可作三四度洗。隔日作佳。不然恐痛难忍。出第四卷中

救急疗疬疡方。

取青胡桃皮捣之。并少许酱清和硇砂。令相入如煎饼面。先以泔清洗之。然后傅药。

又方。以酱汁研石硫磺作泥。以生布揩破。以傅疡上。

又方。以石硫磺薰之。令汗出佳。并出第五卷中

女葳膏。古今录验疗身体疬疡斑驳。

女葳一分　附子一枚炮　鸡舌香　青木香各二分　麝香方寸匕　白芷一分

右六味㕮咀。以腊月独膏七合煎。内五物微火煎令小沸。急下去滓。内麝香搅调。复三上三下。膏成。以浮石摩令小伤。以傅之。

又。蜀水花膏。疗疬疡。

蜀水花　白附子　麝香　白蔹　商陆　鹰屎白各二两

右六味切。以猪膏二升合煎之。沸三上二下。膏成。以傅上。并出第十卷中

太平圣惠方　乌蛇散。治疬疡风。斑驳如白瘢。

乌蛇三两酒浸去皮骨炙令微黄　秦艽一两去苗　芎䓖三（一）两　桂心一两　防风一（二）两去芦头　人参一两去芦头　栀子仁一两　白鲜皮一两　丹参一两　沙参一两去芦头　玄参一两　苦参二两剉　川升麻一两　犀角屑一两　通草一两剉　枳壳一两麸炒微黄去瓤　黄芩一两　白蒺藜一两微黄去刺　羌活二两

右件药。捣细罗为散。每于食后。良久。以温酒调下二钱。忌鸡猪鱼蒜热面等。

又方。

附子半两去皮脐　硫磺半两细研　苍耳一握阴干

右件药。捣同研为细散。用米醋调。先以布揩其上赤。即以药涂之。干即更涂之。

女葳膏。治身体疬疡斑驳。

女葳半两　附子半两去皮脐　鸡舌香半两　木香半两　麝香一钱别研　白芷半两

右件药细剉。以腊月猪膏半斤。煎药看黄焦。便去滓。内入麝香搅令匀。放凝。先以物磨疬疡上。小伤便傅之。

蜀水花膏。治疬疡。

蜀水花一两　白附子一两　白蔹一两　当归一两　鹰粪白一两　麝香一分别研

右件药。细剉和匀。以猪脂一斤。合煎诸药。焦黄去滓。候冷。入麝香搅令匀。于瓷合中盛。用摩疬疡。以差为度。

又方。

硫磺一两细研　白矾一两细研　水银一两　灶墨一两细研

右件药。都入葱涕和研。令水银星尽。每夜临卧时涂之。

炊箅散。治面及项忽生白驳。状如白癣。名之疬疡。

故炊箅半两　甑带半两　履底半两　蛇蜕皮半两

右件药。四味。以月蚀夜。伺候正蚀时。都烧之成灰。研令细。每服。不计时候。以温酒调服二钱。仍以醋调药如膏。以涂傅驳上即消。

又方。

硫磺三两细研　附子一两去皮脐　铁精一两细研

右件药捣。同研为散。以三年米醋和。内瓷合中盛。密封七日。先以醋泔净洗。上拭干涂之。三两日慎风。

治身疬疡风斑驳方。

蒴藋二斤　木防己半斤

右件药。并烧灰。以水淋取酽汁。洗疬疡吃后。别用醋研木防己涂之。即愈。

又方。

附子半两去皮脐　硫磺半两细研

右件药。捣同研为散。用米醋调如膏。先以布揩疬疡上。令赤痛。即涂之。

又方。

硫磺半两　臭黄一分

右都细研令匀。以生姜汁调涂。日三两度用之。

苍耳圆。治疬疡风。

苍耳叶不计多少阴干

右件药。捣罗为末。用五两。取粟米二合。煮作粥。即研粥如膏。即用莨菪子。淘去浮者。炒令黄黑色。捣细罗为末。用一两。都相和令匀。圆如绿豆大。每日空心。以温酒下二十圆。晚食前再服。

又方。

羊蹄草根

右件药。于生铁上酽醋磨。旋旋刮取。涂于患上。未差。更入硫磺少许。同磨涂之。

又方。

青胡桃皮三个　硫磺一分细研

右件药。烂捣研之。入少许酱汁。调令相入。先以泔清洗之。然后涂于患上。

又方。

乌贼鱼骨

右件药。以三年醋研磨如糊。先将生布揩肉赤。即涂于上。

治疬疡风方。乌蛇一条酒浸去皮骨炙微黄

右捣细罗为散。每服。以热豆淋酒调下二钱。日三服。

又方。

五月收赤足蜈蚣烧灰。醋调涂之。

又方。

用自死蜣螂捣为末。先以布揩疡上。热傅之。一宿差。

圣济总录　乌蛇散。治疬疡风。颈面斑驳。

乌蛇酒浸去皮骨炙二两　秦艽去苗土　芎䓖各一两半　桂去粗皮　羌活去芦头　人参　山栀子　枳壳去瓤麸炒　丹参　沙参　玄参　犀角镑各一两　升麻　防风去叉　木通剉　白鲜皮　黄芩去黑心　蒺藜子炒去角各一两二钱　苦参二两

右一十九味。捣罗为散。每日温酒调下三钱匕。食后临卧服。

雄黄散。治疬疡风。面颔颈项。忽生斑驳。其状如癣。

雄黄　硫磺　白矾并研如粉各一分

右三味。合令匀。以炼成猪脂调和。涂疮上。

硫磺散。治疬疡风。及赤白癜风。

硫磺研半两　砒霜研　腻粉各一分　苍耳实一合为末

右四味细研。入生姜汁半合。调令匀。少少涂之。匀令近口。

附子散。治疬疡风。身体斑驳。

附子一枚大者去皮生用　硫磺研半两　苍耳苗一握干者

右三味。捣研为末。以米醋调。先以布巾揩疡上。即以药涂之。干更涂。

乌蛇散。治疬疡风。状似白癜。

乌蛇一条酒浸去皮骨炙

右一味。捣罗为散。炒黑豆半合。以无灰酒浸去滓。取豆酒调服三钱匕。空心食前服。

油麻酒。治疬疡风。

油麻不拘多少净择生用

右一味。取半合。生细嚼。用热酒三合至五合下。每空心午时夜卧。各一服。渐加至一合。服一百日疾愈。

巴豆涂方。治疬疡风。面颊颈项。忽生斑驳如癣。

巴豆去皮生用一分　酽醋一合

右二味。先以新布揩令赤。于故沙盆内。用醋磨巴豆如稀膏。涂于患上。

女葳膏摩方。治疬疡遍身斑驳。

女葳一分　附子一枚去皮脐生用　鸡舌香研半两　木香半两　白芷一分

右五味。捣研极细和匀。以腊月猪膏七合。于微火上煎熔。去滓投前药末，煎三四沸，入研麝香一分。搅调复煎三上三下。膏成瓷器收贮。每用少许摩之。

硫磺涂方。治疬疡风。

硫磺一两半　雄黄半两　硇砂研　附子生各一两

右四味捣研为细末。以苦酒调涂之。干即易。

风痞瘰

论

巢元方病源　夫人阳气外虚则多汗。汗出当风。风气搏于肌肉。与热气并。则主痞瘰。状如麻豆。甚者渐大。搔之成疮。

圣济总录　论曰。风痞瘟者。由腠理不密。阳气外泄。发而为汗。汗出未已。为风邪所搏。风热相并。不得流行。故结为痞瘟。状如麻豆。甚者渐长。搔之成疮。

方

太平圣惠方　**羚羊散**。治风热。皮肤生痞瘟。痒痛。

羚羊角屑一两　防风三分去芦头　枳壳半两麸炒微黄去瓤　白蒺藜半两微炒去刺　川大黄一两剉碎微炒　玄参一两　乌蛇皮一两酒浸微炒　甘草半两炙微赤剉　秦艽三分去苗

右件药。捣筛为散。每服三钱。以水一中盏。煎至五分。去滓。入牛蒡根汁半合。更煎一两沸。不计时候温服。

治风热。毒气客于皮肤。遍身生痞瘟。状如麻豆方。

秦艽一两去苗　防风半两去芦头　黄芩半两　麻黄半两去根节　枳壳三分麸炒微黄去瓤　牛蒡子三分微炒　犀角屑半两　黄耆三分剉　玄参半两　川升麻三分　甘草半两炙微赤剉

右件药。捣粗罗为散。每服三钱。以水一中盏。煎至六分。去滓。不计时候温服。

枳壳散。治脾肺风热。攻皮肤。生痞瘟。瘙痒不止。差而复发。

枳壳三分麸炒微黄去瓤　防风半两头芦头　川升麻半两　白鲜皮半两　麦门冬一两去心焙　白蒺藜三分微炒去刺　羚羊角屑三分　羌活三分　桑根白皮三两（分）剉　麻黄半（一）两去根节

甘草半两炙微赤剉

右件药。捣粗罗为散。每服四钱。以水一中盏。煎至六分。去滓。不计时候温服。

乌蛇散。治风熟。遍身生痦瘟。瘙痒。

乌蛇二两酒浸去皮骨炙微黄　天麻二（三）分　羌活半两　白鲜皮半两　桂心半两　麻黄三分去根节　秦艽三分去苗　牛蒡子三分微炒　甘草半两炙微赤剉　枳壳半两麸炒微黄去瓤　蒲黄半两　蔓荆子半两　芎䓖半两　当归半两　藁本三分　白僵蚕二分微炒

右件药。捣细罗为散。每服不计时候。以温酒调下二钱。

荆芥散。治风热皮肤瘙痒。生痦瘟。

荆芥一两　牛蒡子三分微炒　蔓荆子半两　天麻半两　人参半两去芦头　黄芩三分　防风半两去芦头　乌蛇肉二两酒浸微炒　独活半两　赤茯苓一两　苦参一两剉　枳壳半两麸炒微黄去瓤

右件药。捣细罗为散。每服不计时候。用温酒调下二钱。

沙参散。治风热。皮肤生痦瘟。搔之痒痛。

沙参三分去芦头　白蒺藜三分微炒去刺　枳壳三分麸炒微黄去瓤　白附子半两炮裂　白鲜皮半两　天麻半两　犀角屑半两　丹参三分　川大黄半两剉碎微炒

右件药。捣细罗为散。每服不计时候。以温酒调下一钱。

枳壳圆。治风热。头面皮肤瘙痒。烦闷。生痦瘟。

枳壳三两麸炒微黄去瓤　天门冬一两半去心焙　独活一两半　白蒺藜一两半微炒去刺　牛蒡子一两　薏苡仁一两

右件药。捣罗为末。炼蜜和捣一二百杵。圆如梧桐子大。每于食后。以温水下三十圆。

蒺藜圆。治风瘙痒生痦瘟。

白蒺藜一两微炒去刺　秦艽一两去苗　羌活半两　苦参半两剉　黄芩半两　赤茯苓一两　细辛半两　枳壳三分麸炒微黄去瓤　乌蛇三两酒浸去皮骨炙微黄

右件药。捣罗为末。炼蜜和捣。圆如梧桐子大。每服不计时候。以温蜜汤下三十圆。

苦参圆。治风热皮肤生痦瘟。

苦参二两剉　川芒硝二两　牛蒡子二两微炒

右件药。捣罗为末。炼蜜和圆。如梧桐子大。每于食后。以温酒下三十圆。

又方。

皂荚不蚛者三两去皮涂酥炙黄焦去子　荆芥二两　凌霄花四两

右作药。捣罗为末。以精羊肉八两。细切。和研。捣五七百柞。圆如梧桐子大。每服不计时候。以温水下二十圆。

垂柳汤浴。治皮肤风热。生疮痦瘟。或痒痛。

倒垂柳二斤剉　白矾二两生使　杏仁三两

右件药。以水一斗五升。煎至一斗。去滓。于无风处洗浴。极妙。

治风瘙痒。皮肤生痦瘟。搔之生疮。宜用此粉身方。

芎䓖二（三）两　麻黄根三两　白芷三两　藿香二两　藜芦一两半　雷圆五两

右件药。捣罗为散。入英粉五两。相和令匀。逐日粉身上。

治风热。皮肤瘙痒。搔之生痦瘟方。

麻黄根五两　蛇床子四两　白蒺藜二两　白矾二两　白米粉二升

右件药。捣罗为细散。以生绢袋盛。痒即粉身。

又方。

白术二两　蒴藋五两　黄连二两　白矾半两　黄芩二两　细辛一两　芎䓖一两　茵芋一两

右件药。细剉。以水二斗。煮取一斗。去滓。旋旋分暖二升洗之。日二三上。

治风瘙痒。皮肤生瘖瘟。体肿疼痛。宜用莽草膏方。

莽草一两　当归二两　芎䓖二两　大戟二两　川椒一（二）两　附子二两去皮脐　细辛二两　赤芍药二两　芫化二两　踯躅花二两　蒴藋二两

右件药。细剉。以醋三分。浸一宿。用猪脂三升（斤）都煎。令附子色黄为度。绵滤去滓。每取摩病处。日二三上。

丹参汤洗方。治风热。皮肤生瘖瘟。苦痒成疥。

丹参四两剉　苦参四两剉　蛇床子三合生用

右件药。以水一斗五升。煎至七升。去滓。乘热洗之。

柳枝汤洗方。治风瘙皮肤生瘖瘟。搔之肿痒。

嫩柳枝半（五）南　茵陈三两　苦参五两　狼牙草三两　青葙叶三两　桃枝五两　槐白皮四两　蒴藋五两　麻黄三两去根节

右件药。细剉和匀。每取一斤。以水五斗。煮取四斗。去滓。更入盐及朴硝各二两。搅匀。看冶热。于温室中洗浴。洗罢衣覆汗出差。切慎外风。

治风瘖瘟方。

牛膝捣细罗为散。每服食前。以温酒调下一钱。兼治骨疽风癞皆效。

圣济总录　独活丸。治风瘾疹瘖瘟肿起。时痒时痛。

独活去芦头　天门冬去心焙　防风去叉　蒺藜子炒去角　桔梗去芦头炒各一两一分　薏苡仁炒　黄连去须各一两　桂去粗皮半两　枳实去瓤麸炒一两半

右九味。捣罗为细末。炼蜜和丸。如梧桐子大。每服二十丸。空心临卧菊花汤下。

蒺藜子丸。治风热相并。体生瘖瘟。发即攻冲。头面赤热。皮肤瘙痒。盛则成疮。不欲饮食。

蒺藜子沙苑者酒浸令软研作膏　枳实去瓤麸炒各一两半　独活去芦头　天门冬去心焙　桂去粗皮各三分　白术　人参各一两

右七味。捣研极细。拌匀炼蜜和丸。梧桐子大。每服二十丸。用薄荷酒下。空心日午临卧。各一服。

天门冬丸。治肺脏风热。皮肤结成瘾疹瘖瘟。搔之痒痛成疮。

天门冬去心焙二两　枳壳去瓤麸炒　白术　人参各一两半　苦参剉　独活去芦头各一两一分

右六味。为细末。炼蜜和丸。梧桐子大。每服二十丸。温酒或米次下。日三夜一。

金牙酒。治风不仁。不能行步。

金牙　细辛去苗叶　地肤子　莽草　生干地黄切焙　蒴藋根　防风去叉　附子炮裂去皮脐　续断　蜀椒去目并闭口炒出汗各四两　独活去芦头一斤

右一十一味。除金牙外。并细剉。盛以绢袋。清酒四升渍之。密泥器口。夏三宿。冬五宿。酒成温服二合。日三。渐增之。其金牙别捣为末。别以练囊盛。内大囊中。

景天花散。治脾肺风毒。遍身发瘖瘟。瘙痒烦躁。

景天花慢火焙干一钱俗谓慎火草　红曲拣半两　朴硝三钱

右三味　同入乳钵。研为细散。每服二钱匕。食后临卧。温酒调下。

丹参汤。治风热头面生瘖瘰痒痛。

丹参剉　紫参　蒺藜子炒去角　黄芩去黑心　防风去叉　黄耆剉　羌活去芦头各一两　白鲜皮　连翘各三分　甘草炙半两

右一十味。粗捣筛。每服三钱匕。水一盏。煎至七分去滓。食后温服。

犀角防风散。治风瘙痒或生瘖瘰。赤肿疼痛。

犀角镑　防风去叉　藁本去苗土　蒺藜子炒　枳壳去瓤麸炒各一两　羌活去芦头　丹参　甘草炙各半两

右八味。捣罗为散。每服二钱匕。温酒或荆芥茶调下。不拘时。

胡麻散。治脾肺风毒攻注。皮肤瘙痒。手足生疮。及遍身瘖瘰。发亦黑靥。肌热疼痛。

胡麻炒令香熟　枳壳去瓤麸爆各二两　防风去叉　蔓荆实　威灵仙去土　苦参　何首乌米泔浸透出黑皮切麸炒干　芎䓖　荆芥穗　甘草炙各一两　薄荷用叶半两

右一十一味。捣罗为散。每服二钱匕。温酒调下。或炼蜜丸如梧桐子大。每服三十丸。温酒下亦得。

防风散。治风毒面生瘖瘰。遍体瘙痒。

防风去叉　杏仁去皮尖双仁炒黄色　白僵蚕炒各二两　甘草炙剉一分

右四味。捣罗为散。每服三钱匕。空心蜜酒调下。

枳壳浸酒。治风瘙瘾疹。皮肤生瘖瘰。或如虫行。

枳壳去瓤麸炒三两　秦艽去苗土　独活去芦头　肉苁蓉各四两　丹参　蒴藋各五两　松叶细切二斗

右七味。剉如麻豆。用生绢袋贮。以清酒二斗。浸六宿。每服半盏。日三夜一。渐加至一盏。

蒺藜浴汤。治风毒瘙痒瘾疹。渐成瘖瘰。

蒺藜子炒　茺蔚子　羊桃剉　蒴藋根苗切　漏芦去芦头　苦参剉各半斤　盐四两

右七味。粗捣筛。每全料以水三石。煮取二石五斗去滓。于温室中淋浴。仍先饱食即入浴。久浸最良。可隔夜一浴。浴讫衣复取汗。慎外风。

桃仁涂方。治风毒赤胗。浮肿成瘖瘰。

桃仁去皮尖双仁炒生用　杏仁去皮尖生研各三两　胡麻生研　凝水石研如粉各二两

右四味。各研细。别研芸薹菜绞取汁。和以白蜜。入前研药。搅为稀膏。用涂患处。干即易之。

野葛膏。治风瘙瘾疹肿痒。状如瘖瘰。或如茧粟。

野葛三两　牛李子并根共一斤　附子去皮脐留半枚不剉验膏

右三味。并生用剉。以醋拌。浸泡一宿。用炼成猪脂三斤半。同药慢火煎。待不剉附子黄赤色。去火滤去滓。倾入瓷合中收贮。频用摩所患处。每洗宜用黑豆洗之。

风瘙痒

论

巢元方病源风痒候　邪气客于肌肉。则令肌肉虚。真气散去。又被寒搏皮肤。外发腠理。闭毫毛。淫邪与卫气相搏。阳盛则热。阴盛则寒。寒则表虚。虚则邪气往来。故肉痒也。凡痹之类。逢热则痒。逢寒则痛。风瘙痒候此由游风在于皮肤。逢寒则身体疼痛。遇热则瘙痒。

太平圣惠方　夫风瘙痒者。由风邪气客于肌肉。则令肌肉虚。真气散。寒气搏于皮肤。外发腠理。淫邪与卫气相搏。阳胜则热。阴盛则寒。寒则表虚。虚则邪气往来。故多瘙痒也。

圣济总录　论曰。风瘙痒者。表虚卫气不足。风邪乘之。血脉留滞。中外鼓作。变而生热。热则瘙痒。久不差。淫邪散溢。搔之则成疮。

方

孙思邈千金要方　治举体痛痒。如虫啮。痒而搔之。皮便脱落作疮。

蒺藜子三升　蛇床子　茺蔚子各二升　防风五两　大戟一斤　大黄二两　矾石三两

右七味㕮咀。酒四升。水七升。煮取四升去滓。内矾石。帛染拭之。

治风痒肿疮。痒在头面。大黄拓洗方。

大黄　芒硝各四分　莽草二分一作甘草三两　黄连六分　黄芩八分　蒺藜子五合

右六味㕮咀。以水七升煮取三升。去滓下消。以帛染拓之。日一度。勿近目。

治瘙痒。皮中风虚。

枳实三升　独活　苁蓉　黄芪　秦艽各四两　丹参　蒴藋各五两　松叶切一升

右八味㕮咀。以酒二斗浸六宿。每服二合。日二。稍稍加之。

太平圣惠方　治面上皮起。及身体瘙痒方。

芎䓖三两　白术三两　山茱萸三两　防风三两去芦头　羌活三两　枳壳三两麸炒微黄去瓤　麻黄二两去根节　薯蓣二两　乌喙二两炮裂去皮脐　干姜一两炮裂剉　白蒺藜三（一）两微炒去刺　甘草一两炙微赤剉

右件药。捣粗罗为散。每服四钱。以水一中盏。煎至六分。去滓。温服。日三服。忌热面鸡猪鱼蒜。

治风毒攻皮肤。瘙痒方。

枳壳二两麸炒微黄去瓤　防风二两去芦头　黄耆二两剉　白蒺藜二两微炒去刺　漏芦二两　秦艽二两去苗　乌蛇三两酒浸去皮骨微炒　川芒硝一（二）两　犀角屑二两

右件药。捣粗罗为散。每服五钱。以水一大盏。煎至五分。去滓。每于食后温服。

天麻散。治风瘙。身体无处不痒。或生疮肿。

天麻半两　防风半两去芦头　枳壳三分麸炒微黄去瓤　茺蔚子三分　白僵蚕半两微炒　白蒺藜一两微炒去刺　凌霄花半两微炒　踯躅花半两微炒

右件药。捣细罗为散。每于食前。用荆芥汤调下三（二）钱。

乌蛇散。治风热客于皮肤。偏身瘙痒。

乌蛇二两酒浸去皮骨微炙　干蝎半两微炒　玄参一两　秦艽一两去苗　赤箭一两　麻黄半两去根节　猪牙皂荚半两炙黄　枳壳半两麸炒微黄去瓤

右件药。捣细罗为散。每服。不计时候。以温酒调下二钱。

苦参散。治偏身风瘙痒不可止。

苦参一两剉　苍耳苗一两　蔓荆子一两　牡荆子一两　晚蚕砂一两　白蒺藜一两微炒去刺　晚蚕蛾半两　玄参一两　胡麻子一两　蛇床子一两　天麻一两　乳香半两

右件药。捣细罗为散。每服。不计时候。以紫笋茶调下二钱。

乌金圆。治风毒攻注皮肤。偏身瘙痒。烦热多汗。

槐鹅半斤　羌活二两　白附子二两　天麻三两　枳壳一两去瓤　皂荚三十梃肥者　踯躅花一两　麻黄二（一）两去根节　胡桃瓤一两　乌蛇一条重三两　腊月鸡一只去足　腊月狐肝一具

右件药。并细剉。以一固济了大瓷瓶。先内乌蛇及鸡狐肝等。歇口烧欲熟。过后下诸药。以大火煅令通赤。待冷取出。入麝香半两同研令细。以槐胶烂煮。捣和圆如梧桐子大。每服食后。以荆芥汤下二十圆。

枳壳浸酒。治风瘙痒。皮中如虫行之状。

枳壳五两麸炒微黄去瓤　秦艽四两去苗　独活四两　肉苁蓉四两　丹参五两　蒴藋五两　松叶切一升

右件药。细剉。用生绢袋贮。以清酒二斗五升。浸五七宿后。每服。不计时候。暖一小盏服。

防风浴汤。治风瘙痒不可止。

防风三两　蒴藋切一升　羊桃根三两　石南一两　秦艽一两　川升麻一两　苦参三两　茵芋一两　白蒺藜一两　蛇床子一两　白矾一两　枳壳一两

右件药。细剉。都以水七斗。煎至五斗。去滓。于暖室中洗浴。令汗出避风治。

治风瘙痒不可忍方。

乌蛇二两酒浸去皮骨炙微黄　枳壳三分麸炒微黄去瓤　干荷叶半两

右件药。捣细罗为散。每服。不计时候。用温蜜酒调下二钱。

圣济总录　藁本散。治遍身发痒如虫行。

藁本去苗土　蒺藜子炒土角　人参　白花蛇酒浸去皮骨炙各三分　枳壳去瓤麸炒　防风去叉　威灵仙各半两　防己一分

右八味。捣罗为细散。每服一钱匕。食后温酒或荆芥汤调下。

威灵仙散。治脾肺风毒攻皮肤瘙痒。或生疮癣。

威灵仙去土　防风去叉　羌活去芦头　甘草炙各一两　紫参半两　荆芥穗一分

右六味。捣罗为细散。每服二钱匕。蜜汤调下。不拘时。

五白散。治皮肤风痒。昼夜不止。

白附子炮　白僵蚕炒　白蒺藜炒　白鲜皮各一两　白花蛇酒浸去皮骨炙三两

右五味。捣罗为细散。每服一钱匕。空心临卧。温酒调下。

天麻丸。治风客皮肤。瘙痒麻痹。

天麻　附子炮裂去皮脐　芎䓖　乌药　白附子生用各一两　荆芥穗八两　龙脑别研　麝香别研各一钱

右八味。除别研外。捣罗为细末。拌匀炼蜜。丸如鸡头大。每服壹丸。空心临卧温酒嚼下。

四生丸。治皮肤风痒。疮癣痹麻。冷痹热毒痈疖。

草乌头半两　白僵蚕　苦参　黑牵牛各一两并生用

右四味。捣罗为细末。酒煮面糊。丸如梧桐子大。每服十五丸。温酒下日三。

枳壳散。治风皮肤瘙痒麻痹。

枳壳去瓤麸炒二两　苦参　蒺藜子炒去角　蔓荆实各一两

右四味。为细散。每服二钱匕。温酒调下。不拘时。

荆芥散。治风瘙痒搔之成疮。

荆芥穗　麻黄去根节汤煮掠去沫焙　羌活去芦头　独活去芦头各等分

右四味。捣罗为细散。每服二钱匕。腊茶或温酒调下。食后临卧服。

丹参丸。治风疮痒。搔之成疮。

丹参　苦参　升麻各一两　黄芩去黑心　防风去叉各半两　枳壳去瓤麸炒　乌头炮裂去皮脐各一两

右七味。捣罗为细末。炼蜜丸如梧桐子大。每服三十丸。食后温浆水下。

苦参丸。治肺风皮肤瘙痒。或生瘾疹疥癣。

苦参一斤　皂荚去皮并子椎碎二斤以水一斗浸揉取浓汁滤去滓熬成膏

右二味。捣苦参为细末。皂荚膏和丸。如梧桐子大。每服三十丸。荆芥薄荷酒下。

枳壳汤。治风瘙痒。

枳壳去瓤麸炒三两

右一味。粗捣筛。每服三钱匕。水一盏。煎至七分。去滓温服。

秦艽丸。治肺风热。皮肤疮癣瘙痒。

秦艽　乌蛇酒浸去皮骨炙　苦参　升麻　枳壳去瓤麸炒　黄芩去黑心　防风去叉各一两半　恶实二合　大黄剉炒二两

右九味。捣罗为细末。炼蜜和丸。如梧桐子大。每服三十丸。食后以温浆水下。

天麻散。治热毒风攻。遍体瘙痒瘾疹。皮肤痹痹。肢节疼痛。大肠不利。

天麻　防风去叉　羌活去芦头　甘菊花　杏仁去皮尖双仁炒令黄各二两　甘草炙剉一两

右六味。捣罗为散。每服三钱匕。空心蜜酒调下。日再服。

天门冬丸。治风热皮肤瘙痒。瘾疹生疮。如水疥。或如粟粒。

天门冬去心焙二两　枳壳去瓤麸炒三两　白术剉　人参各一两半　独活去芦头　苦参各一两一分

右六味。捣罗为末。炼蜜丸如梧桐子大。每食后米饮下三十丸。日二服。

八味散。治遍身疮疥。皮破肉痛。或瘙痒脓水。

蜀椒去目　吴茱萸汤洗焙干炒　青盐研　石硫磺研　腻粉研　白僵蚕炒　蘖皮各一两　麝香少许研

右八味。捣研为散。猪胆汁调涂之。湿则干傅。

防风汤。治风瘙痒如虫行。或痹痹不仁。

防风去叉　益母草　苦参各三两　蒺藜子炒五两　荆芥穗　蔓荆实　枳壳去瓤麸炒二两

右七味。粗捣筛。每用三两水一斗。煎至八升。乘热淋洗患处。

莽草汤。治风皮肤痹麻。疼痛瘙痒。

莽草　藁本去土　桔梗去芦头炒　地榆　谷精草　生干地黄　枳壳去瓤麸炒各一两　蜂窝一

枚大者细剉

右八味。粗捣筛。每用三两水一斗。煎至八升。乘热淋患处。

本草 集验方。治风气客于皮肤。瘙痒不已。蜂房炙过。蝉蜕等分。为末。酒调一钱匕。日三二服。又。蝉蜕、薄荷叶等分。为末。酒调一钱匕。日三服。

孟诜云。患风瘙痒痛者。取茱萸一升。清酒五升。和煮。取一升半去滓。以汁暖洗。

千金方。治遍身风痒。生疮疥。茵陈不计多少。煮浓汁洗之。立差。又。以蒺藜子苗煮汤洗之。立差。千金翼同。

赵素风科集验方 **苦参丸**。治肺风。皮肤瘙痒。或生瘾疹疥癣。寇宗奭云。有人遍身热。细疹痒痛不可任者。连胸胫脐腹及近隐皆然。涎痰亦多。夜不得睡。

苦参一斤 皂荚去皮及子搥碎二斤以水一汁浸揉取浓汁滤去滓熬成膏

右捣苦参为细末。皂荚膏和丸。如梧桐子大。每服三十丸。荆芥薄荷酒下。一方无荆芥薄荷酒下。治遍身风热。细疹痒痛。

风身体如虫行

论

巢元方病源 夫人虚。风邪中于荣卫。溢于皮肤之间。与虚热并。故游奕遍体。状若虫行也。

方

孙思邈千金要方 **石南汤**。治六十四种风。淫液走人皮中。如虫行。腰脊强直。五缓六急。手足拘挛。瘾疹搔之作疮。风尸身痒。卒面目肿起。手不得上头。口噤不得言。此方但是瘾疹宜服之差。

天雄 牛膝 桂心 知母各四分 防风六分 干姜 细辛各三分 人参二分 栝楼根 白术各五分

右十味治下筛。酒服半钱匕。加至一匕为度。

王焘外台秘要方 **蒺藜子丸**。延年疗热风冲头面。痒如虫行。身上时有风疹出。除风热消疹。兼补益。坚筋骨。倍气力充实方。

蒺藜子六分 黄芪 独活 白芷 防风 薯蓣各三分 枳实炙 人参 黄连各四分 葳蕤 地骨白皮各二分 桂心一分

右十二味捣筛。蜜和丸如梧子。一服十丸。酒下。日二服。加至十五丸。中间欲服白术煎及黄连丸。并无妨。忌猪肉生葱。张文仲处出第三卷中

太平圣惠方 **莽草散**。治风身体如虫行。

莽草一两微炙 细辛三分 人参三分去芦头 麻黄半两去根节 杏仁一两汤浸去皮尖双仁麸炒微黄 芎䓖三合 甘草三分炙微赤剉 黄耆一两剉 天麻一两半 防风一两去芦头 凌霄花三分 白蒺藜三分微炒去刺 当归三分

右件药。捣筛为散。每用药一分。水一大盏。煎至五分。去滓。不计时候温服。又取此药二两。用苦参五两。白矾五两。桃柳枝各五两。水一硕二斗。同煎至七斗。布滤去滓。暖室中浴。浴后宜服前散。

柏子仁散。治风偏身如虫行。

柏子仁半两　附子一两炮裂去皮脐　莽草一两微炙　石斛一两去根节剉　牛膝一两去苗　萆薢半两剉　赤芍药半两　防风半两去芦头　桂心半两　山茱萸半两　细辛半两　白术半两　芎䓖半两　羌活一两　天麻一两　麻黄一两去根　甘草一两炙微赤剉

右件药。捣细罗为散。每于食前。以温酒调下二钱。

防风散。治风在头面眉间。如虫行。或头眩。目中泪出。

防风一两去芦头　桂心半两　天雄半两炮裂去皮脐　细辛半两　乌头半两炮制去皮脐　朱砂半两细研　干姜半两炮裂　莽草半两微炙　白蒺藜半两微炒去刺　附子半两炮裂去皮脐　人参半两去芦头　当归半两

右件药。捣细罗为散。每服不计时候。以温酒调下一钱。

莽草圆。治风皮肤瘙痒如虫行。头目旋闷。

莽草一（二）两微炙　天麻一两　川升麻一两　乌蛇二两酒浸去皮骨炙微黄　蝉壳一两微炒　细辛一两　赤茯苓一两　蚺蛇半两微炒　附子一两炮裂去皮脐　芎䓖一两　甘草一两炙微赤剉　麝香一分细研

右件药。捣罗为末。入麝香。同研令匀。炼蜜和捣三二百杵。圆如梧桐子大。每服食前。以温酒下十五圆。

白蒺藜圆。治风毒衔头面瘙痒。如虫行身上。时有风疹。心神烦闷。

白蒺藜一两微炒去刺　黄耆三分剉　独活三分　白芷半两　防风半两去芦头　薯蓣三分　枳实一两麸炒微黄去瓤　人参三两去芦头　黄连一两去须　葳蕤半两　地骨皮半两　桂心半两

右件药。捣罗为末。炼蜜和捣三二百杵。圆如梧桐子大。每服不计时候。以温酒下二十圆。

天南星圆。治毒风攻四肢。周身如虫行。搔之不解。

天南星半两　天麻半两　白附子半两炮制　羌活半两　白僵蚕半两微炒　麻黄三分去根节　白花蛇一（二）两酒浸去皮骨炙微黄　犀角屑三分　槐胶半两生用　栀子仁一两　槐实半两微炒

右件药。捣罗为末。别入腻粉一分。研令匀。炼蜜和捣三五百杵。圆如梧桐子大。每服不计时候。以温酒下十五圆。

枳壳圆。治热毒风冲头面。痒如虫行。

枳壳一两半麸炒微黄　天门冬一两半去心焙　独活一两　黄连一两去须　防风一两去芦头　白蒺藜一两微炒去刺　乌蛇二两酒浸去皮骨炙微黄　苦参一两剉　菌桂一两（分）

右件药。捣罗为末。炼蜜和捣二三百杵。圆如梧桐子大。每服不计时候。以温水下三十圆。

治身体痒。瘙之或生瘾疹。如虫行浴方。

茺蔚子五两　白蒺藜五两　羊桃根五两　苦参五两　蒴藋一听　漏芦五两　盐三分（合）　苍耳茎叶一斤　柳蚛末半斤

右件药。剉。以水一硕。煎取七斗。去滓。饱食。看冷煖。浴浸之当汗出。水稍冷便出。宜避风。不过三上效。

治风皮肤痛痒。状如虫行。宜用此方。

蒺藜子二（三）两　蛇床子二两　踯躅花二两　蒴藋根二两　凌霄花二两　苦参二两　大戟一（二）两　川大黄二两　茺蔚子二两　白矾三两

右件药剉。以水五升。酒三升相和。煎取三升。去滓。次入白矾末。更煎三五沸。以瓷器盛之。旋用涂于痒处。

雄黄圆。治风。身体如虫行。

雄黄一两　炼成松脂三两

右件药。同研如粉。炼蜜和圆。如梧桐子大。每日空心。及晚食前。用薄荷汤下十圆。槐胶汤下亦得。

永乐大典卷之三百二十五

风 诸风证治二十八

风瘙瘾疹

论

巢元方病源 风瘙身体瘾疹候邪气客于皮肤。复逢风寒相折。则起风瘙瘾疹。若赤疹者。由凉湿折于肌中之热。热结成赤疹也。得天热则剧。取冷则灭也。白疹者。由风气折于肌中热。热与风相搏所为。白疹得天阴雨冷则剧。出风中亦剧。得晴暖则灭。著衣身暖亦瘥也。脉浮而洪。浮即为风。洪则为气强。风气相搏。瘾疹。身体为痒。养生方云。汗出不可露卧及浴。使人身振、寒热、风疹。口风瘙瘾疹生疮候。人皮肤虚。为风邪所折。则起瘾疹。热多则色赤。风多则色白。甚者痒痛。搔之则成疮。

孙思邈千金要方 素问云。风邪客于肌中。则肌虚真气发散。又被寒搏皮肤。外发腠理。开毫毛。淫气妄行之则为痒也。所以有风疹搔痒皆由于此。又有赤疹者。忽起如蚊蚋啄。烦痒剧者。重沓垄起。搔之逐手起。又有白疹者。亦如此。赤疹热时即发。冷即止。白疹天阴冷即发。白疹宜煮矾石汁拭之。或煮蒴藋。和少酒以浴之。良。姚氏治赤疹。或煮石南汁拭之。良。或水煮鸡屎汁。或煮枳实汁拭之。良。余一切如治丹方法。俗呼为风屎。亦名风尸。

太平圣惠方 夫风瘾疹者。由邪气客于皮肤。复遇风寒相搏。则为瘾疹。

圣济总录 论曰。风瘙瘾疹。其状有二。皆缘肌中有热。若凉湿之气折之。热结不散。则成白疹。若因风邪所折。风热相搏。则成赤疹。赤疹得热则剧。得冷则灭。盖热气郁结于内。故恶热宜冷。白疹得阴雨则甚。得晴暄则消。盖热气散释于外。故恶冷宜热。冷热之证虽异。其为瘾疹则一。盖身体风瘙而痒。瘙之隐隐而起是也。

杨仁斋直指方 风气挟热起于腠理。皮肤不肿不疼。发为瘙痒。谓之瘾疹。此风热之深浅者也。其亦有寒暑湿之气行焉。风热在表。天时炎暄而燥气乘之。则为赤疹。风热在表。天时寒凉而冷气折之。则为白疹。赤者遇凉清而后消。白者遇温暖而后灭。然则用药加减。可无权度于此哉。其有浴后凑风。与夫汗出解脱而得之者。隐隐微黄。似赤似白。凝滞于肌肉之间而四体为之重着。此风热之挟湿外证。又可推矣。如其不知寒暑湿之所由生。概以疗风热等辈索之按图。殆恐痰嗽呕渴杂证交攻。由瘾疹而变为疮疹。

陈无择三因方 世医论瘾疹无不谓是皮肤间风热。然既分冷热。冷热即寒暑之证。又有因浴出凑风冷而得之者。岂非湿也。则知四气备矣。经云。诸痛痒疮皆属于心。心实热则痛。虚寒则痒。又阳明主肌肉。属胃与大肠。亦有冷热分。痛痒不可不审。世人呼白者为婆膜。赤者为风血。名义混淆。当以理晓。内则察其脏腑虚实。外则分其寒暑风湿。随证调之。无不愈矣。

治验

本草 衍义曰。有人病遍身风热细疹。痒痛不可任。连胸颈脐腹及近隐处皆然。涎痰亦多。夜不得睡。以苦参末一两。皂角二两。水一升。揉滤取汁。银石器熬成膏。和苦参末为丸。如梧桐子大。食后温水服二十至三十丸。次日便愈。

方

孙思邈千金要方 治风瘙瘾疹。心迷闷乱。

天雄 牛膝 桂心 知母各四分 防风一分 干姜 细辛各三分 人参二分 栝楼根 白术各五分

右十味治下筛。酒服半钱匕。加至一匕为度。

治风瘙瘾疹方。

大豆三升酒六升。煮四五沸。每服一盏。日三。

又方。牛膝为末。酒下方寸匕。日三。并治骨疽、癞病、及痞瘟。

又方。白术末酒服方寸匕。日三。

又方。芥子末浆水服方寸匕。日三。

又方。

白术三两 戎盐 矾石各半两 黄连 黄芩 细辛 芎䓖 茵芋各一两

右八味㕮咀。以水一斗煮取三升。洗之。良。日五。

又方。

马蔺子 蒴藋 茺蔚子 矾石 蒺藜子 茵芋 羊桃 萹竹各二两

右八味㕮咀。以浆水二斗煮取一斗二升。内矾石洗之。日三。太平圣惠方茵芋三两。圣济总录同。萹竹作萹蓄。

又方。

蒴藋 防风 羊桃 石南 茵芋 芫花 蒺藜 矾石

右八味各一两。㕮咀。以浆水一斗煮取五升。去滓。内矾石令小沸。温浴之。

治瘾疹痒痛方。

大黄 升麻 黄柏 当归 防风 芍药 黄芩 青木香 甘草各二两 枫香五两 芒硝一两 地黄汁一升

右十二味㕮咀。以水一斗煮取三升半。去滓。下芒硝。令消帛染榻病上。一炊久。日四五度。

治风瘙瘾疹方。

蛇床子二升 防风二两 生蒺藜二斤

右三味㕮咀。以水一斗煮取五升。拭病上。日三五遍。

治身体赤瘾疹而痒。搔之随手肿起。圣济总录名莽草膏。

莽草二分 当归 芎䓖 大戟 细辛 芍药 芫花 蜀椒 附子 踯躅各四分 猪膏二升半

右十一味㕮咀。以酒渍药一宿。猪膏煎之。候附子色黄膏成。去滓以傅病上。日三。

青羊脂膏。治风热赤疹。搔之逐手作疮。

青羊脂四两　甘草　芍药各三两　白芷　寒水石　防风　黄芩　白及　黄芪　升麻各四分　石膏一升　竹叶切一升

右十二味㕮咀。先以水八升煮石膏竹叶。取四升去滓。浸诸药。以不中水猪脂二升合煎。膏成傅病上。良。

治风搔瘾疹方。

石灰淋取汁洗之良。

又方。白芷根中煮汁洗之。

又方。酪和盐熟煮摩之。手下即消。良妙。

治瘾疹百疗不差者。

景天一斤。一名慎火草。细捣取汁傅上。热炙手摩之。再三度差。

又方。芒硝八两水一斗。煮取四升。适寒温。绵拭。圣济总录名芒硝汤洗方。

又方。

黄连切　芒硝各五两

右二味。以水六升。煮取半去滓。洗之。日四五。

治风搔瘾疹。心迷闷乱。

巴豆三两。以水七升煮取三升。故帛染汁拭之。大人小儿加减之。

又方。矾石二两末。酒三升渍令消。帛染拭病上。

又方。吴茱萸一升。酒五升。煮取一升半。帛染拭病上。

治暴气在表攻皮上瘾疹作疮。煮槐枝叶洗之。

王焘外台秘要方　深师疗十种疹散方。

鬼箭　甘草炙　白蔹　白术　矾石熬各一两　防风二两

右六味捣筛。以菜米粉五合极拭身。以粉内药中捣合。一服五分匕。日三。中间进食。不知增之。忌海藻菘菜桃李雀肉等。出第十卷中

深师疗风搔瘾疹如漆疮。连心中闷方。

天雄炮　蝭母知母也　牛膝各四分　防风六分　桂心　干姜　细辛　人参各三分　栝楼五分　白术八分

右十叶捣筛。先食服半钱匕。日再。不知稍增之。忌猪肉生葱生菜桃李雀肉等。

又。疗风搔身体瘾疹粉散方。

乌头炮　桔梗　细辛　白术各一两

右四味捣筛。以铅朱为色粉四升和令调以粉身。范汪同并出第十卷中

深师疗风瘾疹。或发疮。甚则胸急短气欲吐方。

茵芋七分泰山者炙　芎䓖　乌头炮　防风　白蔹　干姜各三分　桂心二分

右七味捣下筛为散。服半钱匕。日再。忌猪肉生葱。

又。疗瘾疹烦满。及血不止方。

取新湿马矢绞取汁。服二升。微者一升立愈。若干者。水湿取汁。并出第十卷中

崔氏疗风疹遍身方。

麻黄去节　生姜各三两　防风二两　芎䓖　芍药　当归　蒺藜子　甘草炙　独活　乌喙　人参各一两

右十一味切。以水九升煮取二升八合。绞去滓。分温三服讫。进粥食三日。慎生冷酢

滑猪肉冷水海藻菘菜。出第四卷中

延年涂风疹蒴藋汤。

蒴藋根切　蒺藜子　羊桃切　楮枝切　茺蔚子　石盐各半升　辛荑仁　矾石各三两

右八味切。以水一斗煮取三升。去滓。内盐搅令消涂风疹上下涂之。一方有兔藿

又方。取枳实以醋渍令湿。火炙令热。适寒温用熨上即消。文仲处并出第十卷中

延年蒴藋膏。治身痒风搔瘾疹。

蒴藋根切　蒺藜子各一升　附子　独活　犀角屑　蔷薇根　白芷　防风　苦参　及己　升麻　白蔹　防己各三两　川椒　莽草　青木香　蛇床子　蛇衔草各二两　茺蔚子切一升　枳实五枚炙　茵芋二两半切

右二十一味切。以苦酒渍。令淹匝一宿。明旦铜器中炭火上。用猪膏五升。煎令三上三下。以候白芷色黄。膏成绞去滓。内不津器中。用摩风疹。张文仲同

又。茺蔚浴汤。治身痒风搔。或生瘾疹。

茺蔚　蒺藜　羊桃　蒴藋根苗亦得　漏芦蒿各一斤　盐三斤

右六味切。以水三石煮取二石五斗。去滓。内盐令消。适寒温。先饱食即入浴能良。久浸最好。每至夜即浴。浴讫即卧。慎风如法。并出第十三卷中

延年疗风疹痒闷。搔之汁出生疮洗汤方。

苦参一小斤　漏芦根一小斤　枳实五小两　蒺藜一小斤　楮茎叶一小斤嫩者

右五味切。以清浆水二升煮取一大升。以绵沾拭痒处。日八九度。讫以粉粉拭处差。

又。枳实丸。治风热气发冲头面热。皮肤生风疹。瘙痒盛。生疮。不能多食。

枳实炙　蒺藜子　苦参各六分　人参四分　独活　天门冬去心　茵桂各三分　白术四分

右八味捣筛。蜜和丸如梧子。一服十丸。用薄酒下。日二。加至十五丸。忌蒜热面鲤鱼桃李雀肉生葱。并出第十卷中

又。升麻犀角膏。治诸热风毒气痒。冲出皮肤。搔即瘾疹赤起。兼有黄水出。后结为脓窠疮。悉主之。

升麻　犀角屑　白蔹　漏芦　枳实炙　连翘　生蛇衔草　干姜　芒硝研汤成下各二两　黄芩三两　栀子二十枚擘　蒴藋根四两　玄参三两

右十三味切。以竹沥二升渍一宿。以成炼猪脂五升。煎令竹沥水气尽。绞去滓。内芒硝搅令凝。膏成用摩患处。五六度益佳。文仲同

牡丹膏。延年治项强痛。头风搔疹痒风肿。

牡丹皮　当归　芎䓖　防风　升麻　防己　芒硝各六分　芍药　细辛　干蓝　犀角屑　漏芦　蒴藋　零陵香各四分　杏仁去两人皮尖碎　栀子仁　黄芩　大黄　青木香各三分　竹沥二升

右二十味切。以竹沥渍一宿。醍醐三升半。煎于火上三下三上。候芍药黄膏成。绞去滓。以摩病上。

又。犀角竹沥膏。治发热。发即头项脉掣动急强。及热毒疹痒。

犀角十二分屑　升麻八分　蒴藋根　秦艽　独活　白及　菊花　白术　防己　白芷　当归　防风　芎䓖　青木香　寒水石碎　苦参　漏芦根各四分　蒺藜子二合　莽草二分　枳实二枚四破　栀子仁七枚　竹沥三升　吴蓝一两

右二十三味切。以竹沥渍一宿。明旦于炭火上和猪脂五升。煎令九上九下。以候血芷

色黄膏成。绞去滓。内于不津器中。用摩风处。日三。

肘后枳实丸。治热、风。头面痒。风疹如癞。

枳实六分炙　天门冬去心　独活　蒺藜　防风　桔梗各五分　黄连　薏苡仁各四分　菌桂一分半

右九味捣筛。蜜和丸如梧子。饮服十五丸。日再。如能以酒和饮之益佳。不限食之前后。以意加减。忌鲤鱼生葱猪肉冷水。出第四卷中一方有人参五分

元侍郎希声集疗卒风疹秘验方。

石灰随多少。和醋浆水涂疹上。随手即灭。出第一卷中

近效疗风疹方。

生葱一大束三尺以上围者并根须。盐三大升。以香浆水三石煮取两石。并大斗于溶斛中适冷热浸。虽积年患者。不过三五度。浸必差。

近效疗风热结疹。搔之汁出。痒不可忍。

麻黄根五两　蛇床子四两　蒺藜子　矾石各二两熬　白粉二小升

右五味捣筛。生绢袋盛。痒即粉之。此方甚良。

太平圣惠方　羚羊角散。治风瘾疹。偏身痒痛。心胸满闷。

羚羊角屑一两　白鲜皮一两　黄芩三分　防风一两去芦头　人参三分去芦头　杏仁三分汤浸去皮尖双仁麸炒微黄　麻黄一两去根节　羌活一两　白蒺藜一两微炒去刺　甘草一两炙微赤剉　生干地黄三分　枳壳半两麸炒微黄去瓤

右件药。捣粗罗为散。每服四钱。以水一中盏。煎至五分。去滓。入酒一合。更煎一两沸。不计时候温服。

犀角散。治风瘾疹。心闷。

犀角屑一两　川升麻一两　玄参一两　防风一两去芦头　白鲜皮一两　景天花一两　白蒺藜一两微炒去刺　人参一两去芦头　沙参一两去芦头　甘草半两炙微赤剉　马牙硝　牛黄一分细研

右件药。捣细罗为散。研入牛黄令匀。每服不计时候。以竹叶汤调下二钱。

鬼箭羽散。治风瘾疹。累医不效。

鬼箭羽一两　白蔹一两　白蒺藜一两微炒去刺　白矾一两烧令汁尽　防风二两去芦头　甘草一两炙微赤剉

右件药。捣细罗为散。以粟米粉五合。拭身了。不计时候。以温水调下二钱。圣济总录有白术一两无白蒺藜。

又方。

漏芦一两　防风二两去芦头　川大黄二两剉碎微炒　苦参三两剉　枳壳三两麸炒微黄去瓤　乌蛇二两酒浸去皮骨炙令黄

右件药。捣罗为末。炼蜜和捣三二百杵。圆如梧桐子大。每于食后。以温浆水下三十圆。

枫香圆。治风瘾疹不可忍。

枫香一两　川乌头半两炮去皮脐　藁本半两　白蒺藜一两微炒去刺　仙灵脾半两　小荆子半两　莽草半两微炙　赤箭半两　白鲜皮一两　景天花半两　蛇床子一两　羚羊角屑一两

右件药。捣罗为末。炼蜜和捣三二百杵。圆如梧桐子大。每于食后。以温浆水下三十圆。

乌蛇膏。治风瘾疹结肿。攻卫偏身。发热痒痛。及治筋脉挛急。

乌蛇一两　天麻半两　附子半两　白僵蚕半两　乌喙半两　天南星半两　桂心半两　细辛半两　吴茱萸半两　羌活半两　当归半（一）两　苍术半两　防风半两　牛膝半两　汉椒半两　干蝎半两　木鳖子一两　枳壳一两　大黄一两　白芷半两

右件药。并生用。细剉。以头醋半升。拌浸一宿。用腊月炼成猪脂二升（斤）于铛中入药。以慢火煎。看白芷变黄紫色。下火。滤去滓。令净。入于瓷合中盛之。用摩涂于所患处立效。

蒴藋膏。治风瘙瘾疹。皮肤中苦痒。搔之血出。

蒴藋根二两　白蒺藜一两　附子一两去皮脐　独活一两　犀角屑一两　蔷薇根二两　白芷一两　防风一两　苦参一两　川升麻一两　漏芦一两　汉防己一两　川椒一两　木香一两　蛇衔草一两　茺蔚一两　枳壳一两　莽草一两

右件药。并生用。细剉。以头醋浸令淹一宿。明旦用铜石银锅器中盛。于慢火上。用腊月炼成猪脂二升（斤）半。与药同煎。令白芷赤色。膏成。滤去滓。盛于瓷合中。每取涂摩所患处。累用即差。

野葛膏。治风瘾疹。如墼栗。

野葛一两　附子三两去皮脐　牛李子并根五两

右件药。并生用。剉如大豆许。醋浸淹一宿。用腊门炼成猪脂一斤。下药同于银石锅中。慢火煎。待附子色黄赤。下火滤去滓。入瓷合中收。每用摩于所患处。频用之效。

枫香洗汤。治风瘾疹。

枫香半斤　芎䓖二两　川大黄二两　黄芩二两　苦参三两　当归二两　川升麻二两　甘草二两　射干二两　蛇床子一两

右件药。并生用。捣粗罗为散。每用五两。以水一斗。煮取五升。去滓。看冷热洗病上。日二度用之。

蒴藋根汤洗之方。治风身体生瘾疹。

蒴藋根五两　蒺藜苗五两　景天半（五）两　蛇床子二两　玉屑三两

右件药。都以水一斗五升。煮取一斗。去滓。看冷热。洗所患处。日再用。药水冷即煖用之。

蒴藋煎涂方。治赤白风瘾疹。

蒴藋根五两　白蒺藜　兔藿　羊桃　虎杖各三两　盐　辛荑　白矾各二两

右件药。剉。并生用。都捣筛令匀。每用药五两。以水一斗。煮取二升。去滓。更煎至半升。每用绵蘸药涂于患处。频涂之效。

地骨白皮汤拭之方。治风瘾疹。

地骨白皮半斤　白杨皮半（四）两　盐一两　白矾末一两

右件药。细剉。捣筛和匀。每用药五两。以水九升。煎取二升。去滓。更煎至一升。收瓷器中。用绵蘸拭所患处。五七度差。

淋浴方。治风气壅滞。遍身疮疹。

枳壳三两生用　麻黄根一斤　蒴藋一斤　椒二两去目

右件药。剉。都以水五斗。煎至五七沸。去滓。看冷暖淋浴。汗出宜避风。每日一浴。

治风瘾疹。淋洗方。

蛇床子一升　防风五两　白蒺藜一斤

右件药。以水一斗五升。煮取三升。去滓。渍绵拭之。日四五度差。

又方。

黄连三两　川朴硝三两　凌霄花二两

右件药。以水七升。煮取三升。去滓。浸绵拭之。

杏叶煎揩拭方。治风瘾疹。顽痒。

杏叶切五升　蒴藋根切一斤（升）

右件药。以水一斗中。煮取二升。去滓。用绵浸药汁揩拭所患处。日三两度效。

柳蛀屑浴汤方。治风瘾疹。

柳蛀屑一升　蒴藋根一斤　黄栌木一斤剉　盐二合

右件药。都以水五斗。煎至三斗。去滓。暖室中看治热。洗浴后。宜避风。

治风睡及瘾疹方。

白矾一两　石灰一两

右件药。合和研令匀。以生姜自然汁调。如稀糊。薄涂患处。日二上效。

治风疹入腹。身体肿强。舌干燥硬方。

蔓菁子三两

右捣罗为末。每服。以温酒调下一钱。

治风疹。痒不止方。

芸苔菜三握

右细切研烂。绞取汁。于疹上熟揩之。时上药揩令热彻。又续煎椒汤洗。

又方。

枳壳三两麸炒微黄去瓤

右件药。捣细罗为散。每服三钱。以水一中盏。煎至六分。去滓。不计时候温服。

又方。

白蜜一合　酒二合

右二味和煖。空心服之。

又方。

苦参五两剉

右捣罗为末。炼蜜和圆。如梧桐子大。每于食后。以温水下三十圆。

又方。

用酪五合。盐一两相和。煎过摩瘾疹。随手便效。

又方。

蛇脱皮一条

右以水一升。煎取半升。以鸡翎一茎。汤热时。蘸药揩上即差。

治风瘾疹。百计不差。神效方。

白矾五两

右件药。捣为末。以酒五合。小便一升。煎如稀膏。以绵蘸药于上。轻手揩之。命热彻入皮肤。其风疹须臾消散。

又方。

大戟末五两。以水二斗（升）煮取一升涂之。

又方。

蒴藋茎叶五斤。细剉。以水五斗。煮至三斗。去滓。看冷热。洗浴立差。

又方。

蛇衔草。捣取汁涂之。差。

卷柏散。治风皮肤瘾疹。及风热生毒疮。

卷柏一两　犀角屑半两　天竹黄半两　枳壳一两麸炒微黄去瓤　赤箭半两　藁本五（半）两　羌活一两　防风半两去芦头　芎䓖半两　乌蛇二两酒浸去皮骨炙令黄　五加皮一两　麻黄一两去根节　黄耆半两剉　桑耳半两

右件药。捣细罗为散。每服食前。以薄荷汤调下二钱。忌热面鸡猪鱼蒜等。

丹参散。治风瘙。皮肤瘾疹。赤胦瘙痒。随搔生疮。

丹参一两半　人参一两去芦头　苦参一两剉　雷圆一两　牛膝一两去苗　防风一两去芦头　白附子一两炮裂　白花蛇二两酒浸去皮骨炙微黄

右件药。捣细罗为散。每于食前。煎甘草酒放温。调服二钱。

治风毒热气。上冲头面。及皮肤生瘾疹。搔痒成疮。心神烦燥。不思饮食方。

枳实一两麸炒微黄　白蒺藜三分微炒去刺　苦参一两剉　人参三分去芦头　独活三分　天门冬一两去心焙　桂心半两　白术半两

右件药。捣罗为末。炼蜜和捣三二百杵。圆如梧桐子大。每于食后。以温酒下三十圆。

升麻膏。治诸热风毒。气冲出皮肤。搔即瘾疹赤起生疮。兼有黄水结为脓窠痛。悉主之。

川升麻一两　犀角屑一两　白敛一两　漏芦一两　枳壳一两　连翘一两　蛇衔石一两　蓝叶一两　川芒硝一两　黄芩一两　栀子仁一两　蒴藋根一两　玄参一两　大黄一两

右件药。细剉。以竹沥三升。拌令匀。经一宿。以成炼猪脂二斤。都煎。候白敛色焦黄。绞去滓。令凝。用摩患处。日六度差。

洗汤方。治风疹痒闷。搔之汁出生疮。

苦参五两　漏芦五两　枳壳五两　白蒺藜五两　楮树茎叶五两

右件药。细剉。以水一斗。煎至二升。去滓。以绵蘸拭痒处。日七八度差。

治风瘙瘾疹。偏身皆痒。搔之成疮方。

茵陈五两生用　苦参五两

右细剉。用水一斗。煮取二升。温热得所。蘸绵拭之。日五六度差。

又方。

蚕砂一升

右以水二斗。煮取一斗二升。去滓。温热得所。以洗之。宜避风。

和剂局方　胡麻散。治脾肺风毒攻冲。遍身皮肤瘙痒。或生疮疥。或生瘾疹。用手搔时。浸淫成疮。久而不瘥。愈而复作。面上游风。或如虫行。紫癜、白癜、顽麻等风。或肾脏风攻注。脚膝生疮。并宜服之。

胡麻十二两　荆芥　苦参各八两　何首乌洗，焙十两　甘草炙　威灵仙各六两右为细末。每服二钱。薄荷茶点。食后服。或酒调蜜汤点亦得。服此药后。频频洗浴。贵得汗出而立效。

圣济总录　麻黄汤。治风瘙瘾疹。搔之随手起。痒痛烦闷。

麻黄去根节三两　防风去叉二两　芎䓖　乌喙炮裂去皮脐　独活去芦头　芍药　当归切焙　蒺藜子炒　甘草炙　人参各一两

右一十味。剉如麻豆。每服五钱匕。水一盏半。入生姜三片。煎至八分。去滓温服日再。

防风汤。治风瘙瘾疹。皮肤痒痛。心神烦闷。

防风去叉　黄耆剉　犀角镑　升麻　漏芦去芦头　秦艽去土各一两半　乌蛇酒炙去皮骨　芒硝研　枳壳去瓤麸炒各二两

右九味。粗捣筛。每服五钱匕。水一盏半。煎至一盏。去滓温服。日再。

苦参丸。治风瘙瘾疹。兼皮肤痛痒。

苦参三两　防风去叉　枳壳麸炒去瓤　乌蛇酒浸去皮骨炙各二两　漏芦去芦头一两半　大黄剉炒二两半

右六味。捣罗为末。炼蜜和丸。如梧桐子大。每服二十丸。食后温浆水下日再。

乌蛇丸。治风瘙瘾疹。遍身肿起。或赤或白。痒痛难任。

乌蛇酒浸去皮骨炙焦　干蝎炒去土　白附子炮　天麻　防风去叉　麻黄去根节先煎掠去沫焙各二两　五灵脂炒　白茯苓去黑皮　人参　槟榔生用各一两　肉豆蔻去皮五枚　牛黄别研一分　白僵蚕炒　阿胶炙燥　天南星炮　桂去粗皮各一两半

右一十六味。将一十五味，捣罗为末。入牛黄研匀。炼蜜和丸。如赤小豆大。每服十五丸。食前温酒下。临卧再服。

秦艽丸。治风瘙瘾疹。搔之愈甚。

秦艽去苗土　防己　松脂炼成者各一两半　枳壳去瓤麸炒　蒺藜子炒去角各二两半　苦参　白术　芎䓖　防风去叉　附子炮裂去皮脐　蒴藋　干姜炮各一两

右一十二味。捣罗为末。炼蜜和丸。如梧桐子大。每用二十丸。温酒下。渐加至三十丸。早晚食前各一服。

枳实丸。治风瘙瘾疹。头面肿痒。

枳实去瓤麸炒一两半　天门冬去心焙　独活去芦头　蒺藜子炒　人参　防风去叉　桔梗炒各一两一分　黄连去须　薏苡仁炒各一两　桂去粗皮半两

右一十味。捣罗为末。炼蜜和丸。如梧桐子大。每服十五丸。粟米饮或温酒下。日再不拘时。

雷丸散。治风瘙皮肤瘾疹疼痛。

雷丸　人参　苦参　牛膝酒浸切焙　白附子炮　防风去叉　白花蛇酒浸去皮骨炙　甘草炙剉各二两　丹参一两半

右九味。捣罗为散。每服二钱匕。食前温酒调下。

蔓荆实散。治风瘙瘾疹。手足麻木。

蔓荆实　何首乌各二两　羌活去芦头　威灵仙去土　荆芥穗　防风去叉各一两　苦参一分

右七味。捣罗为散。每服二钱匕。温酒调下。日三不拘时。

紫葳散。治风瘙瘾疹。

紫葳去心瓦上焙一两凌霄花是也　附子炮裂去皮脐半两

右二味。捣罗为散。每服壹钱匕。蜜酒调下。日二。

茵陈蒿。治风瘙瘾疹。皮肤肿痒。

茵陈蒿一两　荷叶半两

右二味。捣罗为散。每服一钱匕。冷蜜水调下。食后服。

醉仙散。治风遍身瘾疹。瘙痒麻木。

胡麻　恶实炒　枸杞子　蔓荆实四味同炒烟出　蒺藜子炒　苦参　栝楼根　防风去叉各半两

右八味。捣罗为细散。入轻粉壹分和匀。每服一钱匕。食前茶清调下。日二夜一。

蒺藜子散。治风瘙皮肤瘾疹痒痛。或有细疮。

蒺藜子炒去角二两　枳壳去瓤麸炒　荆芥穗　羌活去芦头　防风去叉各一两　苍术米泔浸一宿刮皮剉炒四两

右六味。捣罗为散。每服一钱匕。温酒或腊茶调下。不拘时。

石南酒。治风瘾疹。经旬不解。

石南叶去粗茎生用三两

右一味。捣罗为末。每服半钱。至一钱匕。用酒三合。煎一沸。空心温服。

松叶酒。治风瘙瘾疹。三十年不差。

松叶一斤

右一味。细切。以酒一斗。煮取三升。日夜服尽。处温室中。衣复出汗即差。

麻黄汤。治风瘙痒瘾疹。时时发动。

麻黄去根节煎掠去沫焙　桂去粗皮　黄连去须　当归切焙　羌活去芦头　白芷各一两　王不留行　甘草炙　防风去叉　芎䓖　白蒺藜　天雄炮裂去皮脐各一两半　桑根白皮　石膏各二两　红蓝花炒半两

右一十五味。剉如麻豆。每服三钱匕。水一盏。入生姜三片。煎至七分。去滓温服。

蒺藜子汤。治风胗发歇不差。或赤或白。瘙痒至甚。

蒺藜子炒去角二两　仙灵脾　防风去叉　芎䓖　萆薢　白石脂　枳壳去瓤麸炒各一两半　桂去粗皮　黄芩去黑心各半两　白术　麻黄去根节　羌活去芦头　天雄炮裂去皮脐　羚羊角屑　黄连去须各一两　旋覆花炒三分

右一十六味。剉如麻豆大。每服五钱匕。水一盏半。入生姜二片。乌梅肉半枣大。同煎至八分。去滓温服。

石南汤。治皮肤中如虫行，口噤语涩。腰脊强直。手足拘挛。及身体瘾疹。抓之作疮。

石南　干姜炮　黄芩去黑心　细辛去苗土　人参各一两　桂去粗皮　麻黄去根节　当归切焙　芎䓖　食茱萸各一两半　生干地黄三两焙　甘草炙剉二两

右一十二味。粗捣筛。每服五钱匕。水一盏。酒一盏。同煎至一盏去滓。空心热服日二。

天雄丸。治风瘙瘾疹。心中烦闷。

天雄炮裂去皮脐一两　防风去叉一两半　牛膝酒浸切焙　桂去粗皮　干姜炮　细辛去苗叶　人参各三分　栝楼根五分　白术二两

右九味。捣罗为末。炼蜜和丸。如梧桐子大。每服二十丸。空腹米饮下日二。

枳实丸。治风热。头面身体。瘙痒瘾疹。

枳实去瓤麸炒一两半　天门冬去心焙　独活去芦头　黄连去须　防风去叉　蒺藜子炒去角　桔梗炒各一两一分　薏苡仁一两　桂去粗皮一分

右九味捣罗为末。炼蜜和丸。如梧桐子大。每服二十丸。空腹米饮下日二。

小朱散。治风瘾疹久不差。每发或先心腹痛。痰哕麻痹。筋脉不仁。

成块赤土有砂石者不可用　当归切焙

右二味。等分。捣罗为散。冷酒调下二钱匕。兼用涂药方。

慎火草大叶者亦名景天花　生姜和皮不洗等分研　盐量少许

右三味。涂摩痒处。如遍身瘾疹。涂发甚处自消。

蒴藋汤淋洗方。治风瘾疹。

蒴藋一两切

右一味。以水三碗。煎五七沸。冷暖得所。洗患处。

蒴藋膏。治风瘙瘾疹。皮肤苦痒。搔之血出。蒴藋膏方

蒴藋根切　蒺藜子白者　茺蔚草切各一升　附子去皮脐　独活去苗　犀角镑　蔷薇根剉　白芷　防风去叉　苦参剉　升麻　漏芦　防己剉各三两　木香二两　蛇衔草二两　枳壳去瓤五枚　茵芋去粗茎一两半　蜀椒去目并合口者一两

右一十八味。并生用。粗捣筛。以头醋浸令浥浥。一宿。先用铜石或银器。于炭火上。煎猪膏五斤。去滓膜。入药煎令小沸。约自辰至申。待白芷色黄。膏成停温去滓。内不津器中。取摩病处。

芎䓖粉摩方。治风瘾疹。痒痛难忍。

芎䓖　白芷　麻黄根各二两　藿香一两　米粉二升

右五味。捣罗为粉。摩病上。

矾石涂。治风赤白瘾疹。积年不愈。每发遍身肿。久恐入腹伤人。

矾石生捣末三两　清酒三升

右二味。先煮酒令沸。次入矾石末。同煮如稀糊涂之。

枳实熨。治风白疹。

枳实生用八两

右一味。捣碎。以醋浸令浥浥炒热。用熟帛包裹。熨疹上。冷即易。分作两包子。更相炒熨尤佳。

升麻膏。治丹毒瘾疹。

升麻　白薇　漏芦去芦头　连翘　芒硝　黄芩去黑心　蛇御　枳壳去瓤麸炒各三两　山栀子仁四十枚　蒴藋四两

右一十味。细剉。以水三升。猪脂三升煎。候水涸去滓干瓷器中盛。遇有疾涂之。

莽草膏。治身体赤瘾疹起。搔之成疮。

莽草半两　当归剉炒　芎䓖　踯躅花　大戟　细辛去苗叶　赤芍药　芫花　附子炮裂去皮脐　蜀椒去目并合口者炒出汗各一两　猪脂二升

右一十一味。以猪脂煎。候附子色黄。膏成涂之。

白术浴汤。治瘾疹诸疗未差。

白术三两　戎盐　矾石椎碎各半两　黄连去须　黄芩去黑心　细辛去苗叶　芎䓖　茵芋各一两

右八味。细剉。以水二斗。煮取一斗。去滓淋洗。

鬼箭　白蔹　白术　矾石熬令汁枯　甘草剉炙各一两　防风去叉二两

右六味。粗捣筛。每服五钱匕。水一盏半。粟米粉二钱匕。同煎至七分。去滓食后温服。兼用粉身。

乌头粉。治风瘙瘾疹。

乌头炮裂去皮脐　桔梗炒　细辛去苗叶　白术各一两　铅丹研一两半

右五味。捣研极细和匀。时用少许。粉身体瘙痒处。

杨仁斋直指方　惺惺散。治瘾疹。亦治疮疹。

桔梗　细辛　人参　茯苓　白术　瓜蒌根　甘草炙等分

右末。入薄荷煎。要和气添姜钱。可夹和人参羌活散。治瘾疹亦治疮疹。

陈无择三因方　加味羌活饮。治风寒暑湿外搏肌肤。发为瘾疹。憎寒发热。遍体瘙痒。随脏气虚实。或赤或白。心迷闷乱。口苦咽干。

羌活　前胡各一两　人参　桔梗　炙草　枳壳麸炒　川芎　天麻　茯苓各五钱　蝉退去头足　薄荷三分

右为末。每服二大钱。水一盏。姜三片。煎七分。无时服。

加味乌金丸。治瘾疹上攻。头面赤肿瘙痒。搔之。皮使脱落。作疮作痒作痛。淫液走注。有如虫行。

川乌汤洗浸三五次去皮尖焙干秤　荆芥各八分　杜当归水浸三日焙干秤半斤　薄荷五两

右为末。醋煮米粉为丸。桐子大。每服五十丸。温酒清茶下。

曲术丸。治因浴出凑风冷。遍身瘾疹。搔之随手肿突。及眩晕呕哕。

白术一两　神曲二两炒　甘草一分

右为末。每服二钱。米饮调下。一方以土砂研炒。冷酒调下二钱。不饮酒者。以茶调下。

施舍备急方　黄土汤。治赤疹瘙痒。烦躁昏闷。

用伏龙肝。即灶下黄土。研细。每服二钱。生姜蜜汤调下。

本草　斗门方。治瘾疹。楝皮浓煎浴。

梅师方。治风瘾疹方。以水煮蜂房。取二升入芒硝傅上。日五度。即差。

千金方。治风疹遍身。百计治不差者。煅云母粉以清水调服之。看人大小。以意酌量。与之多少服。

御药院。治风疹疼痒不可忍。赤土不计多少研碎。空心温酒调下一钱。赤土即代赭。

陈藏器。治赤白游疹。以物发疹破碎。蛴螬取汁涂之。又。侧子。冷酒调服。治遍身风疹。

衍义曰。枫香兼能治风瘾疹痒毒。水煎。热煠洗。

开宝本草。绿豆。治风疹。生研绞汁服。

唐本注。治风肿痒瘾疹。柳木中虫屑作浴汤。大效。

陈藏器。胡燕窠内上。治风瘙瘾疹。末。以水和傅之。又方。白英。主烦热、风疹、丹毒、疟瘴寒热。小儿结热。煮汁饮之。又方。侧子。冷酒调服。治遍身风疹。

日华子。五加皮叶治皮肤风。可作蔬菜食。

肘后方。治积年久疹腰痛。有时发动。六月、七月取地肤子干末。酒服方寸匕。日五六服。

唐本注。身痒瘾疹不止者。天名精揩之立已。

本草。楮茎。主瘾疹痒。单煮洗浴。又。槐花。治皮肤风并肠风泻血、赤白痢。并炒服。

黎民寿简易方　枳实酒。治遍身白疹瘙痒不止。

用枳实不拘多少。面炒黄。切片去粗皮。每服二大钱。用酒浸少时。去枳实。但饮酒最妙。用水煎枳实。洗患处尤佳。一方醋浸。令浥浥炒热。用绵裹熨疹上。

御药院方　涂擦雄黄膏。治发际内诸痒疮。及肤起瘾疹。痒不可忍。每用少许。临卧涂掺患处。以痒住为度。

猪肪脂三两　天麻　香白芷各三钱　巴豆五个重半钱　轻粉二钱　黄腊　雄黄各五钱　麝香半两

右件以猪脂肪煮天麻、白芷、巴豆黄色。滤去巴豆等不用。澄清。入上项轻粉等四味。和匀。放冷为度。

韩义和烟霞圣效方　柽花散。治遍身风瘙痒。重则昏迷不省。

柽柳花无花用叶无叶用枝然不及用花　蛤粉　当归　甘草各等分

右为末。研匀。每服四钱。温水调下。略睡。良久再服。

赵素风科集验方　治风疹。

杜甫诗有除淡草一篇。蜀中谓之毛薮芒。可畏。触人如蜂虿。择取先者。以此草点之。一身皆失。叶背紫者入药。张果医说

齐给事守缙云。日少气力。风疹继作。服仙茅遂愈。

八九月时采得。竹刀子刮去黑皮。切如绿豆粒。米泔浸两宿。阴干。捣筛。熟蜜丸如梧桐子大。每旦空肚酒饮任便。下二十丸。禁食牛乳。及黑牛肉。大减药力也。续传信方。南唐筠州刺使王绍颜所著。因国书编录。西域婆罗门僧服仙茅方。其方当时甚盛。故今江南但呼此药为婆罗门参。

刘守真病机气宜保命集　桦皮散。治肺脏风毒。遍身疮疥。及瘾疹瘙痒。搔之成疮。又治面风刺及妇人粉刺。

桦皮四两烧灰　荆芥穗二两　甘草半两炙　杏仁二两去皮尖用水一碗于银器内热去水一半放令干　枳壳四两去穰用炭火烧欲灰于湿纸上令冷

右件除杏仁外。余药为末。将杏仁别研令细。次同诸药令匀。磁盒内放之。每服三钱。食后。温酒调下。

王好古医垒元戎　退风散。治痹。肺风攻注。皮肤瘾疹。痛痒。一切肺风。

苦参　白蒺藜

右等分。为细末。酒调。食后服。

危亦林得效方　清肌散。治风寒暑湿外搏。肌肤发为瘾疹。遍身瘙痒。或赤或白。口苦咽干。或作寒热。

败毒散一两半。加天麻、薄荷各三钱。蝉蜕二七个去足翼。分作六服。每服水一盏半。生姜三片煎。温服取效。

胡麻散。治风气挟焦。瘾疹瘙痒。

胡麻子五两　苦参　荆芥穗　何首乌各二两　威灵仙　防风　石菖蒲　牛蒡子炒　菊花　蔓荆子　蒺藜炒去刺　甘草炙各两半

右为末。每服二钱。食后。薄荷汤或好茶清下。

治遍身瘾疹。疼痛成疮。白僵蚕一两。炒黄色。为末。分四抄酒调服。

敷药。明矾、朴硝为末。井水调。鸡羽扫敷。

又方。赤小豆、荆芥穗晒。为末。鸡子清调。薄敷。

洗方。蚕砂。以新水煮。密室温洗。

孙氏仁存方　苍耳散。治风瘾疹。瘙痒不止。

用苍耳花子叶。各等分。以黑豆炒微焦。浸酒在内。去豆。以酒调药二钱。不以时候。此酒名豆淋酒。

永乐大典卷之三百二十六　一东

风　诸风证治二十九

恶风

论

巢氏方病源　凡风病。有四百四种。总而言之。不出五种。即是五风所摄。一曰黄风。二曰青风。三曰赤风。四曰白风。五曰黑风。凡人身中有八万尸虫。共成人身。若无八万尸虫。人身不成不立。复有诸恶横病。诸风生害于人身。所谓五种风生五种虫。能害于人。黑风生黑虫。黄风生黄虫。青风生青虫。赤风生赤虫。白虫生白虫。此五种风。皆是恶风。能坏人身。名曰疾风。入五脏。即与脏食。人虫生。其虫无量。在人身中。乃入骨髓。来去无碍。若食人肝。眉睫堕落。食人肺。鼻柱崩倒。食人脾。语声变散。食人肾。耳鸣啾啾。或如雷声。食人心。心不受触而死。脉来徐去疾。上虚下实。此为恶风。

圣济总录　论曰。恶风者。皆五风厉气所致也。风有青白赤黑黄之异。其毒中人五藏则生虫。亦有五种虫。生息滋蔓。入于骨髓。五藏内伤。形貌外应。故食肝则眉睫堕落。食肺则鼻柱倒塌。食脾则语声变散。食肾则耳鸣如雷鼓之声。心不受食。食心则为不可治。是故谓之恶风。

脉

李仲南永类钤方　其脉来迟去疾。上虚下实。为恶风也。

方

圣济总录　**白术散**。治恶风无问新久。四肢不仁。一身尽痛。头目眩倒。口面喎僻。

白术微炒　人参　秦艽去苗土　当归切焙　天雄炮裂去皮脐各三分　附子炮裂去皮脐　乌头炮裂去皮脐各二两　干姜炮裂一两　蜀椒去目并闭口者炒出汗一两　防风去叉　桂去粗皮　防己剉　草薢炒　白蔹　桔梗去芦头炒　黄耆细剉各二两　山茱萸　麻黄去根节先煮掠去沫焙干用　茵芋去粗茎　甘草炙各三分　细辛去苗叶半两

右二十一味。捣罗为散。每服二钱匕。温酒调下。空心午时各一服。未效渐加服之。觉口唇痛痹。即减服之。

殊圣散。治恶风。

天麻　菖蒲九节者米泔浸焙干　何首乌　乳香研　菊花　蔓荆实　威灵仙去土　地骨皮　仙人骨　胡麻　防风去叉　枳壳去瓤麸炒　益母草　乌蛇酒浸去皮骨炙　小荆子　苍耳　苦参　丹参　沙参　人参　玄参　紫参　荆芥各半两

右二十三味。捣罗为散。每服二钱匕。温酒调下。食前后各一服。隔宿先吃猪靥一枚。早晨并服三服。

胡麻散。治恶风。

胡麻一升去浮者一半煮熟一半生用　天麻　乳香研　何首乌　苍耳　松花　角蒿　款冬花　克颇草　菖蒲　人参　苦参　玄参　沙参　丹参　威灵仙去土各二两　甘菊花三两　蔓荆实　紫参二两

右一十九味。捣罗为散。每服二钱匕。温酒调下。如病深。渐加至三钱匕。服至旬余。若觉遍身疼痛是效。

五参散。治恶风。

人参　沙参　丹参　玄参　苦参　木通剉　蒺藜子炒去角　乌蛇酒浸去皮骨　干蝎去土　天麻　赤箭　何首乌去黑皮　陈橘皮汤浸去白焙各一两　黄芩去黑心半两　原蚕蛾一分

右一十五味。并生用捣罗为散。每服三钱匕。热茶调下。服及半料。即减服二钱匕。初服三日后，先觉头项脊膂身上疼痛。乃药力与病相击也，当安卧两复时许。即无事。如或身上有疮肿。服药一日后。便觉渐减。

天麻散。治恶风。

天麻　防风去叉　细辛去苗叶　附子炮裂去皮脐　藁本去苗　乌蛇酒炙用肉　羌活去芦头　芎䓖　菊花末开者良　桂去粗皮　麻黄去根节先煎掠去沫焙干　干姜炮裂　独活去芦头　甘草炙　阿胶炙令燥　白鲜皮各半两

右一十六味。捣罗为散，每日空腹温酒调服二钱匕。渐加至三钱匕。日二。春夏煎当归酒调下，秋冬煎蒲黄酒调下。

何首乌丸。治脾肺风。并恶风等疾。

何首乌　石菖蒲　荆芥穗　苍耳　胡麻炒各一两　玄参　沙参　苦参　白花蛇酒浸去皮骨炙　乌蛇酒浸去皮骨炙各半两

右一十味。捣罗为末，炼蜜和丸。梧桐子大。每服十丸。茶酒任下。如要作散。每服二钱匕。温酒调下。不计时服。

豆蒸丸。治恶风。

原蚕蛾全者二十八枚炒　羊靥二十八枚批开炙干　猪靥二十八枚如前炙　安息香　犀角屑　没药研　人参　甘草炙剉　何首乌　大黄剉炒　远志去心各一两　角蒿　蒲公草　苍耳　地锦　益母草　土马鬃　枸杞自角蒿以下七味各一两半治净用黑豆盖覆甑中蒸令黑豆软熟不用黑豆将药暴干

右一十八味。捣罗为末。入鹅梨汁。并炼蜜同和丸。如樱桃大。每服一丸。不以时。米饮嚼下。

白花蛇散。治恶风。

白花蛇一条酒浸炙取肉用三两　露蜂房微炙　苦参剉　防风去叉　丹参　栀子仁　山芋各二两半　秦艽去苗土一两一分

右八味。捣罗为散。每日空心。用温酒调下二钱匕。至三钱匕。日再。

威灵仙散。治恶风。

威灵仙去土二两　丹参六两　羌活去芦头一两　独活去芦头一两　苍耳四两　仙灵脾　玄参　人参　沙参各二两　紫参一两　甘草一两生用　黄芩去黑心半两

右一十二味。捣罗为散。食后临卧。用温熟水调下三钱匕。若身体无疮。眼瞳仁不断。鼻梁不塌。服之一月可差。

蔓荆实散。治肺藏风毒发作如癞。变成恶风证。

蔓荆实揉去白皮生用四两　胡麻捣为末炒熟半两　天麻二两　菊花未开者良生用四两　天南星炮裂一两　枸杞生用四两　苦参捣取粉四两

右七味。捣罗为散。每服温酒调下二钱匕。日三夜一。每服宜去食前后稍远。恐药食相犯。

天蓼散。治恶风。

天蓼叶焙干一斤　天麻三两　何首乌去黑皮酒炒　王不留行微炒各二两

右四味。捣罗为散。每服二钱匕。以热浆水调服。日三不计时。

玉粉丸。治恶风。

矾石一两研细　生炊饼剂一枚

右二味。和匀。却作炊饼蒸熟。乘热丸如梧桐子。每服三十丸。食后茶清下。

胜玉散。治恶风。并疗诸风。

角蒿五月采者去根九蒸九暴为末　胡麻九蒸九暴为末

右二味。每一料用角蒿末一斤。胡麻末半斤。更入乳香一两。别研为细末。拌和令匀。每服一钱或二钱匕。茶酒随意调下。

乌蛇胆汁方。治恶风。

乌蛇胆一枚　冬瓜一枚截作五寸许去瓤用　梨一枚

右三味。掘地可深三尺。扫拭令净洁。以物盛冬瓜置其中。次安乌蛇胆梨于其上。以物隔之。用土盖覆。三七日一看。冬瓜未甚坏。则候七七日看。蛇胆梨浑化为汁。在冬瓜皮内。即取汁。每服温一茶脚许。小可风疾。以匙头温过搅酒吃三两服愈。

乳香散。治恶风。

乳香研三钱　胡麻水淘去浮者秤一斤文火炒香　天麻慢火炙令黄色三两

右三味。捣罗为散。每服三钱匕。饭后先抄着口内。煎荆芥茶。旋呷旋咽。服五七日后。觉遍身无力昏闷时勿怪。乃药力也。即于腰眼两边。相去量病人一寸半许。各灸二七壮。如麦粒大。若鼻塌者。用秫黍枝子。去皮中心。通作眼。安在鼻中。身上有肿处。自消。常服即炼蜜搜和为丸。如梧桐子大。温酒下三五丸。

如圣散。治恶风。

胡麻二斤九蒸九暴　天麻一两　乳香研　松脂研　款冬花　旋覆花　苍耳　人参　玄参　沙参　苦参　紫参　丹参　松花　白茯苓去黑皮各半两　木香　丁香　胡麻子花各一分

右一十八味。捣罗为散和匀。每服三钱匕。薄茶调下。日三四服。不计时。服药五日。遍身及百骨节疼痛。起止不得。乃见效也。两三日后。却得安。及一月。身体黑瘦。方渐平复。

防风酒。治恶风癞病。

防风去叉剉碎一斤　天麻剉碎五两　黍米一石　枸杞根刮去皴皮去心剉碎用五斤　好面曲十五斤

右五味。将防风天麻枸杞根三味。用水六斗。煮取三斗去滓。置于不津器中。将黍米依造酒蒸馈。蒸讫入曲末拌。分三酘如常法。又取槐白皮一斤细剉。并用三年纯黑猫儿一个。去皮肠肚外烂煮。同剉槐白皮相和入酒。酒熟压去糟。每服温饮三四合至五合。日二夜一。

杨仁斋直指方　硫磺酒。治恶风。头面肢体瘾疹尪羸。

透明锋芒硫磺

右每服三钱。乳钵内研细。入醇酒再研。空心饮其清者。滓又研细入酒饮之。连日如是。硫磺能杀恶虫。自大便下。

大风癞病

论

巢元方病源　凡癞病。皆是恶风及犯触忌害得之。初觉皮肤不仁。或淫淫苦痒如虫行。或眼前见物如垂丝。或瘾疹辄赤黑。此皆为疾始起。便急治之。断米谷肴鲑。专食胡麻松术辈。最善也。夫病之生。多从风起。当时微发。不将为害。初入皮肤里。不能自觉。或流通四肢。潜于经脉。或在五脏，乍寒乍热。纵横脾肾。蔽诸毛腠理。壅塞难通。因兹气血精髓乖离。久而不治。令人顽痹。或汗不流泄。手足酸疼。针灸不痛。或在面目。习习奕奕。或在胸颈。状如虫行。或身体遍痒。搔之生疮。或身面肿。痛彻骨髓。或顽如钱大。状如蚝毒。或如梳。或如手。锥刺不痛。或青赤黄黑。犹如腐木之形。或痛无常处。流移非一。或如酸枣。或如悬铃。或似绳缚。拘急难以俯仰。手足不能摇动。眼目流肿。内外生疮。小便赤黄。尿有余沥。面无颜色。恍惚多忘。其间变状多端。毒虫若食人肝者。眉睫堕落。食人肺。鼻柱崩倒。或鼻生息肉。孔气不通。若食人脾。语声变散。若食人肾。耳鸣啾啾。或如雷鼓之音。若食人筋脉。肢节堕落。若食人皮肉。顽痹不觉痛痒。或如针锥所刺。名曰刺风。若虫乘风走于皮肉。犹若外有虫行。复有食人皮肉。彻外从头面即起为皰肉。如桃核、小枣。从头面起者。名曰顺风。病从两脚起者。名曰逆风。令人多疮。犹如癣疥。或如鱼鳞。或痒或痛。黄水流出。初起之时。或如榆荚。或如钱孔。或青或白。或黑或黄。变异无定。或起或灭。此等皆病之兆状。又云。风起之由。皆是冷热交通。流于五脏。彻入骨中。虚风因湿。和合虫生。便即作患。论其所犯。多因用力过度。饮食相违。行房太过。毛孔既开。冷热风入五脏。积于寒热。寒热之风。交过通彻。流行诸脉。急者即患。缓者稍远。所食秽杂肉。虫生日久。冷热至甚暴。虫遂多。食人五脏骨髓。及于皮肉筋节。久久皆令坏散。名曰癞风。若其欲治。先与雷丸等散。服之出虫。见其虫形。青赤黑黄白等诸色之虫。与药治者。无有不瘥。然癞名不一。木癞者。初得先当落眉睫。面目痒。如复生疮。三年成大患。急治之愈。不治患成。火癞者。如火烧疮。或断人支节。七年落眉睫。急治可愈。八年成疾难治。金癞者。是天所为也。负功德祟。初得眉落。三年食鼻。鼻柱崩倒。叵治。良医能愈。土癞者。身体块磊。如鸡子弹丸许。此病宜急治之。六年便成大患。十五年不可治。水癞者。先得水病。因即留停。风触发动。落人眉须。不急治之。经年病成，蟋蟀癞者。虫如蟋蟀。在人身体内。百节头皆欲血出。三年叵治。面癞者。虫如西。举体艾白。难治。熏药可愈。多年叵治。雨癞者。斑驳或白或赤。眉须堕落。亦可治。多年难治。麻癞者。状似癣瘙。身体狂痒。十年成大患。可急治之。愈。风癞者。风从体入。或手足刺疮。风冷痹痴。不治。二十年后便成大患。宜急治之。蚼癞者。得之身体沉重。状似风癞。积久成大患。速治之愈。酒癞者。酒醉卧黍穰上。因汗体虚。风从外入。落人眉须。令人惶惧。小治大愈。养生禁忌云。醉酒露卧。不幸生癞。

又云。鱼无鳃。不可食。食之。令人五月发癞。

孙思邈千金要方 论曰。恶疾大风。有多种不同。初得虽遍体无异。而眉须已落。有遍体已坏。而眉须俨然。有诸处不异好人。而四肢腹背有顽处。重者手足十指已有堕落。有患大寒而重衣不暖。有寻常患热。不能暂凉。有身体枯槁者。有津汁常不止者。有身体干痒彻骨。搔之白皮如麸。手下作疮者外台作卒不作疮。有疮痍荼毒。重叠而生。昼夜苦痛不已者。有直置顽纯不知痛痒者。其色亦有多种。有青黄赤白黑。光明枯暗。此候虽种种状貌不同。而难疗易疗。皆在前人。不由医者。何则。此病一著。无问贤愚。皆难与语。何则。口顺心违。不受医教。直希望药力。不能求己。故难疗易疗。属在前人。不关医药。予尝手疗六百余人。瘥者十分有一。莫不一一亲自抚养。所以深细谙委之。且共语看。觉难共语不受入。即不须与疗。终有触损。病既不瘥。乃劳而无功也。又神仙传。有数十人皆因恶疾而致仙道。何者。皆由割弃尘累。怀颍阳之风。所以非止差病。乃因祸而取福也。故余所睹病者。其中颇有士大夫。乃至有异种名人。及遇斯患。皆爱恋妻孥。系著心髓。不能割舍。直望药力。未肯近求诸身。若能绝其嗜欲。断其所好。非但愈疾。因兹亦可自致神仙。余尝问诸病人。皆云自作不仁之行。久久并为极猥之业。于中仍欲更作云。为虽有悔言而无悔心。但能自新。受师教命。飡进药饵。何有不除。余以贞观年中。将一病士入山。教服松脂。欲至百日。须眉皆生。由此观之。惟须求之于己。不可一仰医药者也。然有人数年患身体顽痹。羞见妻子。不告之令知。其后病成。状貌分明。乃云犯药卒患。此皆自误。然斯疾虽大。疗之于微。亦可即差。此疾一得。远者不过十年皆死。近者五六岁而亡。然病者自谓百年不死。深可悲悼。一遇斯疾。即须断盐。常进松脂。一切公私物务。释然皆弃。犹如脱屣。凡百口味。特须断除。渐渐断谷。不交俗事。绝乎庆吊。幽隐岩谷。周年乃差。差后终身慎房。犯之还发。兹疾有吉凶二义，得之修善即吉。若还同俗类。必成凶矣。今略述其由。致以示后之学者。可览而思焉。

太平圣惠方 夫大风癞者。皆是恶风及犯触忌害之所为也。初得病时。觉皮肤不仁。或淫淫苦痒。有似虫行。或瘾疹赤黑。此皆为病之始起也。便急治之。断米谷毒鱼之类。食胡麻松竹之辈。最为善也。大病之生。多从风起。初染之时。不将为害。风毒入于皮肤不能自觉。或流通四肢。或在五脏。则令毛孔腠理壅塞不通。因兹气血乖离。遂致皮肤顽痹。初起状如钱大。或如羊掌。渐渐引阔。犹同朽本。针刺不痛。或在头面。或在胸颈。习习弈弈。状如虫行。流移无常。身体痛痒。搔之成疮。久久则皮肤筋节坏散。故名曰癞。其间变状多端。癞名非一。今举其数种。木癞者。初得眉睫不落。面目痒如生疮。火癞者。生疮如火烧疮。或断人肢节。经久即眉睫堕落。金癞者。初得眉落。经久则虫食于肺。鼻柱崩倒。土癞者。身体生瘖瘟。状如鸡子。或如弹子。渐烂出于脓水。水癞者。先得水病。毒气留停。冒风发动。眉须皆落。又有蟋蟀癞者。有虫如蟋蟀。在人身体之内。百节头皆有血出。面癞者。其虫如面。色白难治。重药可愈。雨癞者。斑驳或白或赤。眉鬓堕落。麻癞者。状似癣瘙。身体狂痒。蚼癞者。得之。身体沉重。状如风癫。酒癞者。因酒醉卧黍穰上。汗出体虚。风从外入。落人眉须。凡诸癞皆须速治之。若多年即不可治也。

圣济总录 论曰。癞者、内经为厉。厉者、荣气热。其气不清。故使其鼻柱坏而色败。皮肤疡溃。其证不同。其始则乍寒乍热。腠理壅塞。血气精髓耗竭。久而不治。令人痛痹。汗不流泄。手足疫疼。面目习习奕奕。胸颈间状如虫行。身体遍痒。搔之成疮。或身体锥刺不痛。青赤黄黑如腐木形。或痛无常处。流移非一。或似绳缚拘急。不可俯仰。

眼目浮肿。小便黄赤余沥。心神恍惚而善忘也。日月浸久。其风化生毒虫。虫既变动。外先食气血。肤革不泽。甚则内食五脏。食肝则眉睫堕落。食肺则鼻柱损坏。食脾则语声散乱。食肾则耳闻雷鼓之音。食心则死。推是癞病。率皆风与虫之为害也。

陈无择三因方 经所载疠风者。即方论中所谓大风恶癞是也。虽名曰风。未必皆因风。大率多是嗜欲劳动气血。热发汗洩。不避邪风冷湿。使淫气与卫气相干。致肌肉愤䐜。气有所凝。则肌肉不仁。荣卫泣浊。则胕热不利。故色败。皮肤烂溃。鼻梁塌坏。千金所谓自作不仁极猥之业。虽有悔言。而无悔心。良得其情。然亦有传染者。又非自致。此则不谨之故。气血相传。岂宿业缘会之所为也。原其所因。皆不内固涉外所因而成也。证候多端。并见于后。又云。大风恶疾。疮痍荼毒。脓汁淋漓。眉须堕落。手足指脱。顽痹痛痒。颜色枯悴。鼻塌眼烂。齿豁唇揭。病症之恶。无越于斯。负此病者。百无一生。犹且爱恋妻拏。复著名利。不仁之行。仍欲更作。死而无悔。深可悲伤。凡遇此疾。切须断盐及一切口味。公私世务。咸宜屏置。能去俗事。绝其庆吊。幽隐林泉。依法治疗。非但愈疾。亦能因是而可以求仙路。所谓因祸而得福者此也。

杨仁斋直指方 癞风即经所载疠风也。癞之名非一。证状多端。不出五处。风生五种虫是尔。黄风生黄虫。青风生青虫。赤风生赤虫。白风生白风。黑风生黑虫。四虫犹可措手。惟黑虫未必有瘳。吁。此恶疾也。疮痍荼毒。乍热乍寒。身体魁瘰。手足指脱。眼烂鼻塌。齿豁唇翻。颜色枯黄。眉鬓堕落。顽痹痛痒。不能屈伸。病证之恶。莫甚乎此。然此虽出于风。必有所致。大率多因嗜欲无度、劳动气血。热发汗出。不避冷湿外风。遂致淫气与荣卫相干。卫气挟邪则肌肉不仁。荣气泣濁则脉络瘀热。故遍身疡溃。变坏人形。千金所谓自作不仁极猥之业。虽有悔言。而无悔心。故应如是。亦有传染触犯而得者。此则不谨之所招也。其虫在于病躯。去来无数。甚入骨髓。食人肝则眉睫脱落。食人肺则鼻柱颓崩。食人脾则语音变散。食人肾则耳鸣如雷。若食其心。则诸痛痒疮。心实司之。心不受触。触则死矣。人有斯疾。切须忌盐及一切口味。幽隐林泉。屏弃世务。蚤蚤救疗。庶为全人。治法以疏风、杀虫、逐恶毒辈为之宣通。谨勿用补。此风从头起而下者顺。从足起而上者逆。顺则易。逆则难。又当识此。余于直指后集历节方论见之。大寒大热不得行淫。多致风癞。或久病尫羸。废其肢体。

张洁古家珍 厉风非止肺藏有之。以其病发于鼻。俗呼为肺风也。鼻准肿赤胀大而为疮。乃血随气化也。气既不施。则血为之聚。血既以聚。则使肉烂而生虫也。生虫者。厥阴主之。以药缓疏之。前局方升麻汤下泻青丸。余病各随经治之。

刘孟荣琐碎录 疔病骨先绝。风病筋先绝。癞病肉先绝。

罗谦甫卫生宝鉴 内经云。脉风成疠。此疾非止肺肾脏有之。以其病发于鼻。俗呼为肺风也、鼻准赤肿胀大。乃血随气化也。气既不施则血聚。血聚则肉烂而生虫。此属厥阴。前痔之论详矣。肉中生虫。鼻准赤大。以药疏之。可用局方升麻汤。下钱氏泻青丸是也。余病各随经而治之。疠风成癞。桦皮散主之。此药出局方。从少至多。服五七日后。灸承浆七壮。疮轻再灸。病愈再灸同上。又曰。内经曰。脉风成疠。又云风气与太阳俱人。行诸脉俞。散于分肉之间。卫气相干。其道不利。故使肉愤䐜而有疡。卫气有所凝而不行。故肌肉不仁也。夫疡风者有荣气热胕。其气不清。故使鼻柱坏而色败。皮肤疡溃。风寒客于脉不去。名曰疠风。或名曰寒热病。大风之病。骨节重。眉鬓堕。名曰大风。刺其肌肉。故汗出百日。刺骨髓。汗出百日。凡二百日。鬓眉生而止针。

王好古医垒元戎　诸风例。风气与太阳俱入。行诸脉俞。散于分肉之间。与卫气相干。其道不利。故使肌肉愤胀而有疡。卫气有所凝而不行。故其肉有不仁也。疠者。有荣卫热附。其气不清。故使其鼻柱坏而色败。皮肤疡溃矣。风寒客于脉而不去。名曰疠风。或者曰寒热癞。本疠风。又云。因而露风。乃生寒热。亦疠风也。

急救仙方　治大风翛然子论。

夫大风者。所犯异证多端。或因嗜欲无度。劳伤血气。或蓄大怒。忧愁惊恐。抑郁不伸。或体虚肤空。或醉酒当风。或热解脱。汗出入水。或浴后迎风。或醉卧露地。或手足破伤。引入风毒。或卒风暴雨。寒水湿障。侵入肌肤。当时感受。以至大风之患病。因以流注经络。传于脏腑。发于四肢内外。薰蒸而成泡癣。夫病之源。有三证五死。一种者水风。二种者传变。三种者自不调摄。五死者。一曰皮死。麻木不仁。二曰肉死。割切不痛。三曰血死。溃烂成脓。四曰筋死。手足脱落。五曰骨死。鼻梁崩塌。眼断唇番。以至声哑不能救治。一风者肺经受证。先落眉毛。二风者肝经受证。面起紫泡。三风者肾经受证。脚底先穿。四风者脾经受证。遍身如癣。五风者心经受证。先损其目。或有坟墓、居址、祖宗、父母、夫妻、家人等递相传者。或在外不谨粪坑、房室、床铺、衣被、桥上、树下歇息去处。命值委死凶星。遭此恶疾。缠污其间。形状所以不同。痛苦难忍。欲求治之。不可得济。或一年半载而死者有之。大凡感此疾者。宜早救疗。则易痊可。当详审区别治疗。或差则毫厘千里矣。柰明医达士。且畏其鄙猥。多不留心。一等无学之人。乱传手法。纵意刀针放血。烧砒艾薰取涎。诸毒草药用油浸身。从其医者。百无一效。亦或有少减。久而再发。若不遇良方妙药。吕（以）至病死。欲求医治。宜别居静室。断酒戒色。涤虑洗心。皈告神明。真诚忏悔。仍忌发风、动气、荤腥、盐酱、生冷之物。勿食。切须耐性宽心。然后可眼众药。随意加减。修制圆散。依法服之。治无不痊。先用泻恶血员药眼饵。如脓溃烂。洗汤熏洗。旬日之内。皆是好肉。臼（旧）有疮痍。渐消不发。耳鼻通炁。皮肤觉快。眉须再生。颜色悦泽。安和五脏。其功效岂能尽笔乎。方具如后。

治验

陈无择三因方　凡治大风。皆推其所因。况因风寒湿热。劳逸饮食。与夫传染。不可混滥。散寒湿风湿。清热。调和气血。显然不同。若例以泻风药治之。则失其机要矣。昔见一僧得病。状如白癞。卒不成疮。但每旦起白皮一升许。如蛇蜕。医者谓多啖炙煿所致。与局方解毒雄黄丸三四服而愈。岂非得其因邪治之。

本草　朝野佥载。泉州卢元钦患大风。唯鼻未倒。五月五日取蚺蛇胆。欲进。或云肉可治风。遂一截蛇肉食之。三五日顿觉渐可。白日平复。又。商州有人患大风。家人恶之。山中为起茅屋。有乌蛇坠酒罂中。病人不知。饮酒渐差。罂底尚有蛇骨。方知其由也。

抱朴子。赵瞿病癞历年。医不差。家乃赍粮弃送于山穴中。瞿自怨不辛。悲叹涕泣经月。有仙人经穴。见之哀之。具问其详。瞿知其异人也。叩头自陈乞命。于是仙人取囊中药赐之。教其服百余日。疮愈。颜色悦。肌肤润。仙人再过视之。瞿谢活命之恩。气遗其方。仙人曰。此是松脂。彼中极多。汝可炼服之。长服身转轻。力百倍。登危涉险。终日不困。年百岁。齿不堕。发不白。夜卧常见有光。大如镜。

刘孟荣琐碎录　大风疾。以花蛇生者。酒浸。顿服。大验。昔有滥酒官患此。一日诣酿酒处遍尝。有一缸酒。气味特胜。以问酒工。答云。昨浸死一蛇。不敢申报。其蛇只在缸后视之有香气。其人知是花蛇也。尽饮此酒。一月而愈。

赵素风科集验方　治大风。释普明齐州人。久止灵岩。晚进五台得风疾。眉发俱堕。百骸腐溃。哀号苦楚。人不忍闻。忽有异人教服长松。明不知识。复告之云。长松生在松下。取根饵之。皮色如荠苨。长三五寸。味微苦。类人参。清香可爱。无毒。服之益人。兼解诸虫毒。明采服不旬日。毛发俱生。颜貌面色如故。今并代间世人多采长松。杂甘草、干山药为汤煎服甚佳。然本草及诸方书皆不载。独释慧祥作清凉传始序之。

张子和儒门事亲　未葛解家病癞疾。求治于戴人。戴人辞之。待五六月间。可治之时也。今春初尚寒。未可服药。我已具行装到宛邱。待五六月制药。朱葛解家以为托辞。后戴人果以六月间到朱葛。乃具大蒜、浮萍等药。使人召解家曰。药已成矣。可来就治。解为他药所惑。竟不至。戴人曰。向日我非托也。以春寒未可发汗。暑日易发汗。内经论治癞疾。自目眉毛再生。针同发汗也。但无药者。用针一汗。可抵千针。故高俱奉采萍歌曰。不在山兮不在岸。采我之时七月半。选甚瘫风与痪风。些小微风都不算。豆淋酒内下三丸。铁幞头上也出汗。噫。文士相轻。医氏相疾。文士不过自损。医氏至于害人。其解家之谓与。阳夏张主簿。病癞十余年。眉须皆落。皮肤皴涩如树皮。戴人断之曰。是有汗者可治之。当大发汗。其汗出当臭。其涎当腥。乃置燠室中。遍塞风隙。以三圣散吐之。汗出周身。如卧水中。其汗果粘臭不可闻。痰皆腥如鱼涎。两足心微有汗。次以舟车丸、浚川散。大下五七行。如此数次乃瘳。

东垣试效方　戊寅岁正月。段库使病厉风。满面连颈极痒。眉毛已脱落。须用热之稍缓。每昼夜须数次。或砭刺亦缓。先师曰。风论中。夫厉风者。荣卫热附。其气不清。故使其鼻柱坏而色败。皮肤疡溃。风寒客于脉而不去。名曰厉风。治之者。当刺其肿上。已刺以锐针。刺其处出其恶气。肿尽乃止。常食。如常食勿食他食。如以药治之。当破血去热。升阳去痒。泻荣。逆辛温散之。甘温升之。行阳明经。泻心火。补肺气。乃治之正也。

李仲南永类钤方　真花蛇散服之效。太山老叟患大风。家人弃之土窖中。得饮。病安。其饮瓮酒。经两月不知有蛇。随其中酒尽。但存蛇骨在瓮中。又曰。崔寨使得疾。遇仙得方。用皂角刺三斤。烧灰。蒸时久。日乾为末。食后浓煎大黄汤调一匕。服之一旬。发再生。肌润目明。后入山。不知所终。

济生拔粹方　疠风者。荣气热附。其气不清。鼻柱坏而色败。皮肤疡溃。风寒客于脉而不去。故名疠风。又曰脉风。俗曰癞。治法刺肌肉百日。汗出百日。凡二百日。须眉生而止。先桦皮散从少至多。服五七日。灸承浆穴七壮。灸疮愈。再灸再愈。三灸之后。服二圣散。泄热祛血之风邪。戒房室。三年病愈。

方

孙思邈千金要方　**九江散**。治白癞风。及二百六十种大风。

当归七分　石南六分　踯躅　秦艽　菊花　干姜　防风　雄黄　麝香　丹砂　斑蝥各四两　蜀椒　鬼箭羽　连翘　石长生　知母各八分　蜈蚣三枚　虻虫　地胆各十枚　附子四两　鬼臼十一分　人参　石斛　天雄　王不留行　乌头　独活　防己　莽草各十二分　水蛭八枚

右三十味。诸虫皆去足翅。熬炙令熟为散。以酒服方寸匕。日再。其病人发令发白。

服之百日愈。发还黑。

茵芋酒。治大风头眩重。目瞀无所见。或仆地气绝。半日乃苏。口喎噤不开。半身偏死。拘急痹痛。不能动摇。历节肿痛。骨中酸疼。手不得上头。足不得屈伸。不能蹑履。行欲倾跛。皮中动淫淫如有虫啄。疹痒搔之生疮。甚者狂走。有此诸病。药皆主之。

茵芋　乌头　石南　防风　蜀椒　女葳　附子　细辛　独活　卷柏　桂心　天雄　秦艽　防风各一两　踯躅二两

右十五味㕮咀。少壮人无所熬炼。虚老人薄熬之。清酒二斗渍之。冬七日。夏三日。春秋五日。初服一合。不知加至三合。宁从少起。日再。以微痹为度。胡洽无蜀椒独活卷柏为十二味

麻子汤。治大风。周身四肢挛急。风行在皮肤。身劳。疆服之不虚人。又主精神蒙昧者。

秋麻子三升净择水渍一宿　防风　桂心　生姜　石膏用绵裹　橘皮各二两　麻黄三两　竹叶一握　葱白一握　香豉一合

右十味㕮咀。先以水二升半煮麻子。令极熟。漉去滓。取九升别煮麻黄两沸。掠去沫。内诸药汁中。煮取三升。去滓。空腹分三服。服讫当微汗。汗出以粉塗身。极重者不过三两剂。轻者一两剂差。有人患大风贼风刺风。加独活三两。此小续命汤准当六七剂。

附子酒。主大风。冷痰癖胀满。诸痹。

大附子一枚。重二两者。亦云二枚。酒五升渍之。春五日。一服一合。日二。以痹为度。

治大风半身不遂。

蚕砂两石熟蒸。作直袋三枚。各受七斗。热盛一袋著患处。如冷即取余袋。一依前法。数数换。百不禁。瘥止。须羊肚酿粳米。葱白、姜、椒、豉等混煮。热吃。日食一枚。拾日止。千金不传。

又方。蒸鼠壤土。袋盛熨之。瘥即止。

岐伯神圣散。治万病。痈疽癞疥癣。风痿骨肉疽败。百节痛。眉毛发落。身体淫淫跃跃痛痒。目痛眥烂。耳聋齿龋。痔漏。

天雄　附子　茵芋引台作茵草　踯躅　细辛　乌头　石南　干姜各一两　蜀椒　防风　菖蒲各二两　白术　独活各三两

右十三味治下筛。酒服方寸匕。日三。勿增之。

狼毒散。治恶疾。

狼毒　秦艽等分

右二味治下筛。酒服方寸匕。日三。五十日愈。

太平圣惠方　朱砂散。治大风。肌肤不仁。头面身体生疮。颜色肿黑。腹内生虫。鼻柱崩倒。

朱砂一两细研水飞过　紫檀一两剉　漏芦一两　雄黄一两细研　雌黄半两细研　白蔹一两　石胆半两细研　紫石英一两细研水飞过　牛黄三分细研　阿魏半两麸裹煨令面熟为度　犀角屑一两　龙骨一两　石膏一两细研水飞过　硝石一两半

右件药。捣细罗为散。入石药末。更同研令匀。每服食前。以温酒调下一钱。如饥。即宜吃小豆饭及枣汤。食勿令过饱。饱即其虫难出。服乐后似淋。即以盆子盛著。当有虫

出。或当日出。或三两日出者。或至七日虫出。见虫即且服药。候虫尽便差。

杏仁圆。治大风。疾初觉。未生疮。肿头面。皮肤顽黑瘙痒。

杏仁一两半汤浸去皮尖双仁麸炒微黄　雷圆一两　贯众一两　木香一两　鸡头实一两去壳　羌活一两半　附子一两半炮裂去皮脐　桂心一两　栀子仁一两　石斛一两去根剉　羚羊角屑一两　白术一两半　诃梨勒皮一两半　安息香一两

右仲药。捣罗为末。炼蜜和捣三二百杵。圆如梧桐子大。每服食前。以温酒下二十圆。

苦参圆。治大风。偏身结聚如桃李核。作疮。

苦参五两剉　生干地黄四两　朱砂二两细研水飞过　薰黄半两　甘草一两炙微赤剉

右件药。捣罗为末。研入朱砂令匀。炼蜜和捣三二百柞。圆如梧桐子大。每服。不计时候。以温水下三十圆。

石柳浸酒方。治大风。头面热毒。皮肤生疮。面上生结。如眉落者。

酸不榴七枚和皮捣烂　甜石榴七枚和皮捣烂　人参二两去芦头　苦参二两剉　沙参二两去芦头　丹参二两　苍耳子二两　羌活二两

右件药。细剉。绵裹。以无灰酒一斗。于一瓷瓶中浸之。密封头。春夏七日。秋冬二七日。每于食前。暖服一中盏。旋添酒。味薄再合。

柳枝煎防风圆。治大风疾。体生疮肿。瘙痒出脓。风毒极甚者。

倒垂柳枝二斤　桑枝二斤　槐枝二斤　天蓼木枝二斤　仙灵脾叶二斤

以上并剉。以水七斗。于大银锅中。煎取一斗。尽滤去滓。用晚蚕砂一升。炒令香。捣罗为末。入药汁中相和。再煎稀稠得所。取出。用瓮合盛。每用酒调下后圆药。

防风一两去芦头　羌活一两　五味子一两　人参一两去芦头　五加皮一两　白蒺藜一两微炒去刺　赤茯苓一两　白鲜皮一两　甘菊花一两　松子一两去壳　乌蛇三两酒浸去皮骨炒令黄　露蜂房一两微炙

右件药。捣罗为末。炼蜜和捣三二百杵。圆如梧桐子大。每服。以温酒一中盏。入煎成药一茶匙调匀。食前下圆药三十圆。

黑虎丹。治大风恶疾。腹内生虫。皮肤疮肿。手足欲墮。

天灵盖三两涂酥炙微黄　蝦蟇一枚去头脚涂酥炙微黄　麝香一分细研　桃仁二两汤浸去皮尖双仁麸炒微黄　雄黄二两细研水飞过　杏仁一两汤浸去皮尖双仁麸炒微黄　人中白二两

右件药。捣罗为末。炼蜜和捣三二百杵。圆如梧桐子大。每服食前。以温粥饮下三十圆。服十日后。当有虫下。即愈。

乌蛇圆。治大风。皮肤生疮肿瘙痒。肢节疼痛。心膈痰壅。

乌蛇酒浸去皮骨炙令黄　玄参　沙参去芦头　人参去芦头　五加皮一两　防风去芦头　苦参剉　虎胫骨涂醋炙微黄　天麻　败龟涂酥炙微黄　羚羊角屑以上各一两

右件药。捣罗为末。用皂荚十梃。以水二升。揉取浓汁。去滓。煎似稀饧。和药末。捣三二百杵。圆加梧桐子大。每服食后。以温水下三十圆。

白花蛇散。治方风疾。皮肉变改。眉髭欲落。

白花蛇五两酒浸去皮骨微炙　露蜂房二两炙黄　苦参一两半剉　防风一两去芦头　丹参一两　栀子仁一两　薯蓣一（二）两　秦艽一两去苗　玄参一两　白蒺藜一两微炒去刺　独活一两

右件药。捣细罗为散。每日空心。用温酒调下二钱。晚食前再服。

乳香散。治大风疾。肌肉欲坏。眼色变改。眉发落。语声散。

乳香三两　天麻末三两　牛黄一两　麝香一两细研　雄黄一两细研　胡麻二斤净水淘四十九遍去浮者取沉者用蒸从卯时蒸至酉时止用黑豆压之次又用一重湿土盖之恐釜内汤少仍须时添热汤至酉时后取出炒令香燥即住候冷捣罗为细散与诸药末同拌令匀。

右件药。捣都研令匀细。每日空心及晚食前。用腊面茶清。调下二钱。初服三日心逆。四日多睡。五日腰脚痛。可如醉人。是其候也。相次渐愈。只须长服此药。四癞必差。

雄黄散。治大风疾。肌肉欲坏。有虫。

雄黄半两细研　雌黄一两（分）细研　雷圆三分　阿魏半两面裹煨令面熟为度　滑石半两　朱砂半两细研　藜芦半两去芦头　白蔹半两　犀角屑半两　紫石英半两细研水飞过

右件药。捣细罗为散。入研了药。都研令匀。取端午日。或三元日。或季日。及六月六日。预合之。每服空心。以暖酒调下二钱。服药后。或觉心逆。不得便吐。吐即药无力。服药后。虫必出。甚验。如未应。次日再服。忌生冷物。野狸肉。

天蓼散。治大风疾。

天蓼　天麻　何首乌　王不留行

右件药。捣细罗为散。每服。不计时候。以热浆水调下二钱。

治大风癞疾方。

金漆五合　乌蛇三两酒浸去皮骨炙微黄　防风三两去芦头　桑鹅三两冬采者　瓜蒌极粉半升　续随子一两半去皮

右件药。先将乌蛇防风桑鹅等三味。捣罗为末。取自醖秫米酒三升。先用一升半。研续随子。绞取汁令尽。即并除酒同内于石锅中。煎三五沸。后将锅离火。乃下漆匀搅。候稍稠。下桑鹅蛇肉等末。不住手搅。待泣泣。入瓜蒌粉溶令匀。和捏作饼子。如钱许大。烈日晒干。每服一片。烂嚼茶下。空心及晚食前服。服一百日。鬓眉并生如常。

赤箭圆。治大风疾。

赤箭五两　赤柽五两　茵芋五两　地骨皮五两　乌蛇五两　白杨皮一（十）两去皴皮

以上药。细剉。以水五升（斗）于釜内煮至一升（斗）滤去滓。澄清。再煎成膏。

防风五两去芦头　天麻五两　青蒿末五两

右件药。捣罗为末。以煎成膏和圆。如梧桐子大。每服食前。以荆芥汤下十圆。

治大风。疮未出。眉毛落方。

生漆二两　生地黄三斤汤洗研绞取汁

以上二味相和。入于银锅中。以重汤煮。用柳木篦搅。候成膏。用和后药。

乌蛇二两酒浸去皮骨炙微黄　白附子一两炮裂　雄黄半两细研如粉

右件药。捣罗为末。更都研令匀。以前膏和圆。如梧桐子大。每夜后。以温酒下七圆。汗出为度。

桂枝浸酒。治大风疾。

桂枝一两　芎䓖一两　独活一两　甘草一两炙微赤　牛膝一两去苗　薯蓣一两　附子一两炮裂去皮脐　防风一两半（一两）去芦头　白茯苓二两　天雄一两半炮裂去皮脐　茵芋一两半　杜仲一两半去皴皮炙微黄　白术一两半　蒴藋根二两　干姜一两炮裂　踯躅花一两醋拌炒令干　猪椒根皮二两

右件药。细剉。用生绢袋贮。以清酒二斗浸七日。满后。每日空心及夜临卧时。暖一小盏服之。

茵芋酒。治大风疾。

茵芋一两　乌头一两炮裂去皮脐　天雄一两炮裂去皮脐　附子一两炮裂去皮脐　川椒一两去目及闭口者微炒去汗　踯躅花一两醋拌炒令干　干姜一两炮裂　桂心一两　防风一两去芦头　石南叶一两　甘草一两炙微赤剉　莽草一两炙微黄

右件药。细剉。以生绢袋盛。以清酒一斗五升浸三七日满后。每日空心及临卧时。暖一小盏服之。

治大风神验方。

通明乳香二十两　苦参四两肥好者细剉

右先用好酒五升浸苦参。于瓷瓶内。以重汤煮一复时。其锅釜下火亦不用绝猛。但令常小沸为候。经一复时足。即取出。滤去滓。只将酒浸乳香。于银锅内煎如餳即止。入天麻末四两。大麻仁二两别研如膏。入于乳香膏内。研搅令匀。慢火熬之。可圆即圆如梧桐子大。每日空心。及夜饭前。以大麻仁酒下二十圆。

大麻仁酒法。

大麻仁三升　水淘令净。候干。以酒一斗浸一宿后。和酒研取白汁。以生绢滤过。却入瓷瓶中。以重汤煮敷沸即止。每偏取一小盏暖过下药。仍兼服后散。相间服之。

紫茄子根散。服前药后。

紫茄子根切曝干捣罗取末一斤　白药末二两　甘草炙微赤捣罗取末一（二）两

右件药相和令匀。早饭后至晚。常均匀服三服。每服。以温水调下二钱。

百花煎。治大风疾。

白蜜二十两　酸石榴七颗　生姜半斤

右件药。将生姜石榴并皮同捣。绞取汁。更滤令净。入蜜中相和令匀。用一瓷瓶先秤知斤两。然后入药蜜汁后。用三重蜡纸密封瓶头。置于釜中。重汤煮一复时。后时时秤。但除瓶斤两外。得二十两便佳。每服空心。以温酒调下一茶匙。晚食前再服。

乳香煎。治大风。腹脏有虫。令人皮肤生疮。语声变。眉鬓落。

乳香三两细研　雄黄二两细研　预知子二两捣末

右件药。先以香末用水一斗。于银锅内。以慢火煎至五升。入预知子并雄黄。慢火熬成膏。入瓷器中盛。每日空心。以温酒调下一茶匙。后有虫如马尾。随大便出即愈。

治大风疾。神效方。

水银二两　硫磺一两细研　松脂炼成者二两末

右件药。同入铫子内。火上结为砂手。以大乌鸡不损者一支。以湿纸裹七重。又以泥裹作球，候干。大火煨令通赤。候治取出研入砂子及松脂末。都研令细。炼蜜和圆如梧桐子大。每服空心。以温酒下五圆。晚食前再服。

治大风疾。宜服此方。

炼成松脂二两　杏仁一升汤浸去皮尖双仁

右件药。先将杏仁捣碎。渐入水研绞取汁五升。入松脂煎五七沸。乘热滤去滓。内瓷瓶中。更入酒五升。同封一宿。每于食前暖一小盏服之。

摩勒香方。治大风疾。

摩勒香一斤乳头内拣光明者是

右件药。细研。入牛乳五分（升）甘草末四两。于瓷合中盛。都搅令匀。以小桌子抬于庭中。安置卓敛一口。夜于北极下祷祝。去合子盖。露之一夜。来日却合子。入甑中蒸之。炊三斗米熟即止。夜间依前祷祝。露之又蒸。如此三偏。方可服之。每服。抄一茶匙。以温酒调。空心及晚食前服之。如体上有疮者。以麸两硕作一卧槽。令于内卧。服药后倍有恶物出。至三日三夜当愈。

天蓼粥。治大风疾。

右取天蓼。刮去粗皮。碎剉四两。以水一斗。煎取一升。去滓。将汁煮糯米为粥。空心食之。如病在膈上即吐出。在中膈即汗出。在膈下即转出。宜避外风。

治大风癞疾。肌肉顽痺。手足拘挛。久服轻身延年。好颜色不老方。

炼成松脂三升（斤）

右捣研如粉。以夹绢袋盛。每服空心及晚食前。暖无灰酒调下二钱。

皂荚圆。治大风疾。先宜服此宣泻。

皂荚二十梃以十梃去黑皮涂酥炙令黄焦去子捣罗为末以十梃去皮子搥碎

右以水五升。煎碎荚至一升后。以生布裹。挼滤去滓。重煎成膏。和前皂荚末。圆如梧桐子大。每服空心。以温酒下二十圆。得利后。方可别服治大风圆散。即可见效。

千金散。治大风癞。并万病瘫疽疥癣。赤白风癞。骨肉疎败。百节烦疼。眉鬓发落。身体淫跃。痛痒无时。目痛耳聋。口疮龋齿。

天雄半两炮裂去皮脐　细辛半两　川乌头半两炮裂去皮脐　莽草半两微炙　干姜半两炮裂剉　石南叶一两　石菖蒲一两　防风一两去芦头　白术一两　独活一两半

右件药。捣细罗为散。每于食前。用温酒调服二钱。

治大风癞。顽麻风。紫点白癜。

乳香五两黄明者炒令软冷捣　白胶香五两光明好者　松脂五两上好者　龙脑三两（分）

右件药。将上三味同捣。入于银锅或石锅中。以水一斗五升。煮药二十沸。专看火候。勿使溢出。即泻入冷水中。滤取药。又依前以水一斗五升。又炼。一依前法。如此三十遍。泻入冷水中。滤出曝干。细研如粉。入龙脑同研令匀。每日空心。及晚食前。以冷酒调下一钱。

白僵蚕圆。治大风癞疾。

白僵蚕半两微炒　蛇脱皮灰半两　皂荚刺灰半两　蝦蟇灰半两　防风半两去芦头　薄荷根半两　茵陈根半两　兰香根半两　蜥蜴半两炙微黄　腰带皮灰半两　皮巾子灰半两

右件药。捣罗为末。用乌蛇卵和圆。如梧桐户大。每日空心及晚食前。以温酒下二十圆。

苦参圆。治大风癞。偏身瘾疹。如半覆。烂如桃杏大作疮。连年转甚者。

苦参十斤细剉捣罗为末　生干地黄五两　朱砂二两细研水飞过　薰陆香二两

右件药。捣罗为末。炼蜜和圆。如梧桐子大。每日空心及晚食前。以温水下三十圆。

丹砂圆。治大风癞病。

朱砂半两细研　水银半两以少枣瓤研令星尽　桂心半两　干姜半两炮裂剉　乌头半两炮裂去皮脐　石菖蒲半两　柏子仁半两　川椒半两去目及闭口者微炒去汗　藜芦半两去芦头

右件药。捣罗为末。入朱砂水银研令匀。取酒二升。先煎取五合。停温。入淳漆五合。熬搅令匀。次入诸药。可圆。即圆如梧桐子大。阴干。每日空心及晚食前。用荆芥槐白皮汤下二圆。

苦参酿酒方。治偏身白屑。搔之则痛。变作大风癞。

苦参五斤　露蜂房五两　蝟皮一枚　麹半（三）斤

右件药。细剉。以水五斗。合药浸四日。炊米五斗并药麹。同酿酒如常法。熟。即每服暖饮一中盏。日三服。

白艾蒿酿酒方。治大风癞。身体面目有疮。

用白艾蒿十束。每束如斗。粗剉。以水一硕。煮取汁五斗。以麹十五斤。糯米一硕。如常法酿酒。热。即每服暖一中盏。服。日三服。

治大风癞。恶疮至甚者。服黑豆方。

小粒黑豆。拣取一升。四月采天雄乌头。净去土勿洗。捣绞取汁二升。渍豆一宿。早晨滤出曝干。如此七度止。每服取豆二（三）粒。以温酒下。渐加至六粒。日三服。

何首乌散。治大风癞恶疾。

何首乌一斤入白米泔浸七日夏月逐日换水用竹刀子刮令碎九蒸九曝　胡麻子四两九蒸九曝

右件药。捣细罗为散。每服食前。以温酒调下三（二）钱。荆芥薄荷汤。茶调下亦得。

松脂圆。治中大风癞疾。

炼成松脂白色者不计多少

右件药。捣熟研。炼蜜和圆。如梧桐子大。每服食前。以蜜汤下二十圆。服一日后大效。

桃枝汤浸浴方。治五脏大风癞。并赤白诸癞。毒疮偏身痛。

桃枝一斤　枫枝一斤　槐枝一斤　柳枝一斤　杉枝一斤　松枝一斤　桑枝一斤　苦参半斤　蒴藋半斤　牛蒡根半斤　枸杞根半斤　秦艽半斤　丹参半斤　莽草半斤

右件药。细剉和匀。分为四度。每度以东流水一硕。煎取七斗。去滓。看冷热。于暖室内浸洗后。衣盖卧避风。

永乐大典卷之三百二十七　一东

风　诸风证治三十

圣济总录　**羚羊角散**。治大风癞疾。

羚羊角镑　犀角镑　吴茱萸汤洗焙干炒各一分　羌活去芦头　独活去芦头各半两　麻黄去根节煎掠去沫焙　乌蛇酒浸去皮骨炙　蔓荆实去白皮　当归切焙　黄芪剉　防风去叉　附子炮裂去皮脐　杏仁汤浸去皮尖双仁炒　蒺藜子炒去角各半两

右一十四味。捣罗为散。每服一钱匕。空心食前。温酒调下。

乌蛇丸。治大风癞疾。若眼脉断。指节零落。脚下有疮。语声嗄为不可治。如未有此证。宜服。

乌蛇一条酒浸去皮骨头尾取三两　檀香剉　丁香　茜根剉　紫葛剉　防风去叉　苦参　独活去芦头　沙参去芦头　栀子仁　酸枣仁生用　槐子炒　白芷　附子炮裂去皮脐　藁本去苗土　羚羊角镑　苍术剉醋炒　犀角镑　羚羊角镑　防己　桃胶生用　萆薢炒　芜荑仁炒　栝楼根剉　秦艽去苗土　乌药剉各三分　桑白皮根剉三两　木通剉一两半

右二十八味。捣罗为末。炼蜜丸如赤小豆大。每服空心温酒下十丸至十五丸、日二。不饮酒薄荷槐白皮汤下。如要速差。宜用后汤下药。

桑枝汤。治大风癞疾。

桑枝　柳枝　槐枝　枸杞根　黄荆根　羚羊角镑各一两

右六味。并生用。剉如麻豆大。每用药五钱匕。以水一盏半。煎取七分去滓。下前丸药。服一月。必觉四体皮肤痒痛不可忍。但宜饮酒睡。不得搔抓。仍频饭食。避外风。如有汗。必腥臭。及有虫从皮肤中出。如面尘。或如马尾头发尖。或如线丝尖。或如麸片。头黑身白。形色不定。但痒之后。仔细看之。或从小便中出。或从泄利中出者大效。此疾稍退。终身禁房事。及忌动风物。时以苦参汤洗浴。须换新衣。其旧衣并床荐等。并焚之。

黑龙丹。治大风癞。

石硫磺别研　雄黄别研　丹砂别研　曾青别研　白石英别研　紫石英别研　水银七味各半两将丹砂硫磺雄黄末点醋与水银同研令水银星尽　金薄三十片与前七味同研匀　太阴玄精石　硝石入细桑枝三二寸同熬为汁冷用　马牙硝熬干用　白矾烧令汁尽　铅丹　胡粉自玄精石以下至此同研各半两以上一十四味入药瓶内依后法烧　天南星酒煮切炒　白花蛇酒浸去皮骨炙　白附子酒炙切炒　白僵蚕炒　蝎梢炒　天竺黄别研　天麻酒煮切焙　麻黄去根节煎掠去沫焙　鹿胎　虎骨酥炙　败龟醋炙　蝉蜕微炙　羚羊角镑　犀角镑　木香　曲碎炒　麦蘖炒　轻粉　麝香研各半两

右三十三味。除天南星以下一十九味捣罗为末外。前硫磺以下十四味。用烧药瓷罐子一枚。六一泥固济火干。以先研玄精石至胡粉六味末。平分一半。布在罐子内。次入硫磺至金薄八味在中。又尽玄精石等末在上。别入金薄二十片。药上盖定后。以六一泥周济。

留半寸许。不要泥合缝。就净室中掘地坑。面广二尺二寸。深如药罐子二寸。又于炉中心掘一孔。入一大罐满著水。坐药罐在上。不得令水蘸湿。用火一斤。去罐五寸垂胎养三复时毕。出药罐方始泥合缝。又加火至三斤。仍旧去罐远近。亦三复时。至满日平明。用火五斤。簇药罐子。烧令通赤。一食顷便去火。用灰培罐子上。次用湿土罯盖令实。至来日平明。取出药细研。用重熟帛带湿包裹药。置于净新湿土内。培罯三复肘。每日夜三次细洒水于土上。常以大盆合盖。俟出火毒日足。别密缝一夹绢袋贮药。于银石器中。用水二斗。甘草一斤。捣为末。上垂药袋。不得到底。煮一复时。取出焙干。再研如粉。与后十九味草药末同研匀。用蒸枣肉丸如樱桃大。每服一丸。用苦参黄连浸酒三合磨下。治一切毒风。豆淋酒下半丸。日二夜一。其煮药甘草水。有疮痍疥癣风热毒聚。淋洗即差。一应摊缓角弓反张身有痛痹急风浑身瘙痒走注疼痛破伤等风。服讫盖覆出汗。遍身痛肿不散。桦皮灰酒。惊痫煎金银汤。肠风泻血煎荆芥汤。小儿天瘹。煎薄荷汤。酒相解磨一丸。分五服。小儿夜啼惊悸。研丹砂水磨一丸。分八服。仍以半丸入绯袋与男左女右。系在臂上。唐新录云。天台老人。付此方于金仙道士。进明皇帝。至咸通时。始传于世。

神效桑柳煎丸。治大风癞。

东引桑枝十二月采　东引柳枝正月采各二斤　干槐子十月采一斤各剉如豆粒大

右三味。用童子小便二斗。春秋夏浸经两日。冬浸七日。别用长流水五斗。泉水二斗。同煎至一斗。绞取汁。更煎至五升。入白蜜五合。又煎如稠饧。以瓷合盛。经一宿后服。余药滓阴干。入熟绢袋收。取桃仁吴茱萸各二两生用。与药滓三两半。同入锅内炒黄。乘热入瓷瓶。重纸盖口紧系。一复时择去桃仁茱萸不用。只用煎滓三两。却加原蚕砂干白椹仙灵脾牛膝防风各三两。同捣罗为末。炼蜜丸如梧桐子大。每服取前煎三钱至五钱匕。用热酒五合调化下二十丸。空心食前夜卧各一服。别更入红雪或经火朴硝。尤佳。

麋角散。治大风恶疾。滑泄精气。

麋角半斤先用桑柴灰二斗煎汤淋取汁三斗次截麋角入灰汁中慢火煮尽汁为度候干取四两用　芦荟　赤箭　蝎梢酒炒　麝香研　附子炮裂去皮脐各半两　干姜炮一分

右七味。捣研为散。每用五钱匕。入好腊茶末七钱匕和匀。凡患此疾。鼻梁未倒。语声未转。精气滑泄者。取药末一钱匕。用荆芥薄荷汤。如茶点热服。觉药力紧。每点入盐少许。要出汗即热服。厚衣复出汗。慎外风。

石斛散。治大风疾。四肢不收。不能反复。两眉中疼痛。身重脑急。筋挛不可行履。时发寒热。足踹似锥刀所刺。此皆饮酒露卧。伤于风湿。从下上冲。腹背强直痛痹。荣卫不足。精气虚弱。血脉壅塞。怵惕不乐。囊下冷湿。

石斛去根二两半　萆薢炒　柏子仁各三分　附子炮裂去皮脐一两　石龙芮炙　杜仲去粗皮炙　泽泻　牛膝去苗酒浸切焙　芍药　云母粉　防风去叉　山茱萸　细辛去苗叶各三分　菟丝子酒浸别捣一两一分　桂去粗皮一两半

右一十五味。捣罗为散。每服一钱至二钱匕。空腹食前。用温酒下。

天麻丸。治大风癞。

天麻　白茯苓去黑皮各二两　白附子炮一两半　白芷　芎䓖各二两　附子炮裂去皮脐一两　防风去叉二两　细辛去苗叶半两　独活去芦头　白僵蚕炒　桔梗炒　马牙硝研各一两　丹砂研三分　白龙骨一两　牛黄研一分　麝香研半两

右一十六味。除研外。捣罗为末。次将别研药和匀。炼蜜为丸。如梧桐子大。每服七丸至十丸。温酒下。空心日午临卧服。治一切风要出汗。即炒豆淋酒下。厚衣盖覆。

黄耆丸。治大风癞。面上生疮。身多盗汗腹痛。

黄耆剉　防风去叉　丹参去苗土　白术　白茯苓去黑皮　芎藭　枳壳去瓤麸炒　山栀子去皮　蒺藜子炒去角　赤芍药　知母焙　地骨皮　黄芩去黑心　柴胡去苗　苦参　生干地黄焙各三两

右一十六味。捣罗为末。炼蜜为丸。如梧桐子大。每服二十丸。空心日午夜卧。用温水下。

白僵蚕丸。治大风癞。

白僵蚕炒　蛇蜕烧灰　皂荚刺烧灰　虾蟆烧灰　防风去叉　薄荷根剉　茵陈根剉　兰香根剉　蜥蜴炙　腰带皮灰　皮巾子灰各半两

右一十一味。除为灰五味外。捣罗为末。拌和令匀。用乌蛇卵为丸。如梧桐子大。每服二十丸。空腹酒下。无蛇卵。用乌蛇肉为末。酒煎如糊为丸亦得。

乌麻子丸。治大风癞病。

乌麻子一斗九蒸九暴别捣　天麻去苗二两　丁香　乳香别研各一两　苏枋木　黄栌木各五两内黄栌木细剉以新汲水一斗瓷瓮内浸二七日漉出焙其浸木水留之

右六味。捣研为末拌匀。用赤黍米一升净淘。以浸木水煮为稠粥。研膏熟杵为丸。如梧桐子大。每服二十丸至三十丸。食后用浆水下。日二夜一。

还肌煎。治大风耳穴鼻梁倒坏。

杜落崖一秤亦名克颇草　无灰酒五斗

右二味、和根茎叶细剉置锅内。旋入酒煮令稠。滤去滓。再熬成膏。入新瓷器盛。更取桑东南根汁。别收之。有患者。与前膏各一匙许。以无灰热酒调下。厚衣被盖出汗。仍于密室内服药。至醉醒后。以温桑枝水洗其坏肉。著绵衣。勿令当风。

苦参丸。治大风癞。及热毒风㾦疮疥癞。

苦参于九月末旬掘出根去黑皮暴干用粉一斤　枳壳去瓤麸炒六两

右二味。捣罗为末。炼蜜为丸。如梧桐子大。每服三十丸。患冷者以温酒下。余以粟米饮。或淡浆水下。食后服。日二夜一。若苦参根皮薄者。即连皮用。但细剉捣取粉。弃滓不可用。

胡麻续肌散。治大风癞疾。

胡麻半升　天麻二两　乳香三分别研

右三味。捣罗二味为细散。入乳香和匀。每服二钱匕。用荆芥腊茶调下。慎房室盐酒一百日。服药半月后。两腰眼中灸二七壮。次常服补药。

神虎丸。治大风癞病。

乌头生去皮脐　莨菪子　吴茱萸汤洗七遍　黑豆生去皮等分

右四味。捣罗为末。滴水为丸。如梧桐子大。每服十五丸。冷水下日三。如疮脓血溃烂甚者。更用后药蛇床子散。

蛇床子散。治大风癞病。

蛇床子　莨菪子等分

右二味。捣罗为散。每量多少。浓煎汁洗疮。逐日服神虎丸。十日疮渐干。半月后须眉渐生。如风癞眼不见物。病退更服后千金散。

千金散。治大风癞病。

皂荚刺烧灰　大黄九蒸九暴干

右二味。各为散。每用大黄末一钱匕。以水七分煎令沸。调皂荚刺灰二钱匕。食后临卧服日三。鼻坏指落者亦治。

癞鲎鱼胆散。治大风。

鲎鱼胆　白矾　绿矾各生用　腻粉　水银　麝香各半两

右六味。一处细研。时点少许水。研水银星尽为度。每服一钱至二钱匕。井华水空心调下。至午未时腹空。更一服。后咳出稠黏涕唾。或泻下五色毒涎为效。一月内可三度服。若牙疼齿缝中涎出乃愈。更量人虚实用之。

黑豆方。治大风癞疾。

黑豆二升细粒者　天雄去皮脐生用五两　乌头去皮脐生用七两

右三味。剉乌头天雄如豆粒大。用水二斗。慢火煎至七升。去滓浸黑豆二升。一复时漉出暴干。更浸更暴。以渗尽汁为度。暴取干。每服三枚至七枚。空心食前。用酒下日二服。唇口不痹。即夜深更一服。

艾蒿温酒。治大风癞病。身体面目。俱有疮痍。恶汁自出。

白艾蒿十束每束如升许大净择水洗细剉

右一味。煮取浓汁。拌曲米。一如常酝法。酒熟去糟取清酒。稍稍饮之。令常醺醺然。

天门冬丸。治大风癞病。

天门冬去心生用五斗研绞取汁

右一味。内瓷器中。密盖口。以腊封。勿走药气。于净室中经一年。取开其色赤如沙糖。即入少苦参粉。及干地黄末。为丸如梧桐子大。每服十丸。温熟水下。食后服。

百花煎。治大风癞疾。

白蜜二十两　石榴七颗甜者并皮用　生姜去皮细切八两

右三味。先研生姜石榴。绞取自然汁。更滤令净入蜜。盛于瓷瓶。以蜡纸封口。勿令通气。垂系于釜中。勿到底。以重汤煎一复时成煎。空心酒调二钱匕。渐加至三钱匕。日二夜一。旬日内有恶物随便而出。是病根散矣。

黄精煎。治大风癞病。面赤胗起。手足挛急。身发疮痍。及指节已落者。

黄精生者十二斤　白蜜五斤　生地黄肥者五斤

右三味。先将黄精生地黄洗净细剉。以木石杵臼。捣熟复研烂。入水三斗。绞取汁。置银铜器中。和蜜搅匀煎之。成稠煎为度。每用温酒。调化二钱匕。至三钱匕。日三夜一。久服风癞痊平。面如童子。延年不老。

治大风疾鼻坏者神效方。

蓖麻子去皮切为两片　黄连去须剉各五两

右二味。用水一处浸。七宿后。空心日午临卧。只用浸药水。吞下蓖麻一片子。水尽旋添。勿令干。

圣效散。治大风癞疾。

马棘叶三斤

右一味。捣为细末。夏月取马棘青叶。与干末同捣。捏作饼子。暴干再为细末。每用三两。水十五碗煎取沸。滤入大盆。淋渫遍身。及偏渫肉损烂处。日三次。不过半月。肌体复完。

诸石丸。治大风疾取五色虫。

金星石　银星石　云母石　禹余粮石　滑石　自然铜　磁石　生干地黄　龙仙石出齐州又名龙涎石　阳起石　密陀僧　凝水石各一两

右一十二味。捣碎。以罐子盛。用炭火十斤煅。以火尽为度。取出捣研为末。醋煎面糊为丸。如小豆大。每服十五丸。用后补药下。

茯苓散。补药。

白茯苓去黑皮　人参　天麻苗　木香　枸杞根　狗脊去毛　天麻　芎䓖　蓬莪茂　景天护火草是也　青葙子　海桐皮各一两剉

右一十二味各生用。捣罗为散。每服二钱匕。白花蛇酒调。下前丸药。日三服。忌鸡猪鱼蒜一百日。当见大效。

愈风丸。治大风疾。

白牵牛半生半炒　虎骨炙醋淬各一两　山栀子仁　甘菊花　当归切焙　骨碎补　白芥子各半两　草乌头三两内一两童子小便浸三日余二两以桑柴烧为灰　地龙去土　硇砂研各一分　牛膝酒浸切焙　肉苁蓉酒浸切焙　麻黄去根节　自然铜煅醋淬七遍　萆薢　地骨皮各一两　乌头炮裂去皮脐　枫香脂炒　葫芦巴炒各半两

右一十九味。捣研为末。醋煮面糊和丸。如梧桐子大。每服三十丸。温酒下。空心日中临卧各一服。加至五十丸。第三日用淋渫药。

淋渫药方。

干茄子茎　黍穰　艾叶各一两

右三味细剉。浓煎汤淋渫。三日一次。并常服坠涎丸。

坠涎丸。

水银半两　腻粉七钱匕　巴豆去皮膜出油二七枚　硇砂研一分　半夏汤洗七遍　白矾并半夏生姜二两一处捣烂阴干用　五灵脂各一两　羌活去芦头半两　木鳖子去壳　大黄煨熟剉各一两　茴香一分　马牙硝研二两　丹砂研一钱

右一十三味。捣研为末。水浸蒸饼。丸如绿豆大。每服五七丸。茶酒下。日三服。

六神散。治癞病。

蝼蛄一枚去肚肠　蜜蜂七枚二味用泥半指厚裹遍以熟火一斤煨候泥干通红去火放冷取出于乳钵内细研不罗　商陆根汁半盏　生姜汁三分　生蜜三分　绿豆末一钱匕

右六味。一处和匀。更用温酒调下。只作一服。约半日许。发动恶心涕唾汗出仍吐出涎。渴时频与温米汤吃。若是吐多泻多，或更有血勿疑。是病出也。切忌出风中。如吐泻后腹痛。取下一块大小如鸡子。有诸般颜色者。此是病根也。如不思食。以甘草二寸。黄连二条。水一盏、煎至半盏温吃。其药即不以老少强弱。都作一服。若是半日已来未发动。即更服樟柳根等汁投之。尚未觉。更与吃无妨。面上如有紫痞瘟未消者。用干斑猫末。以生油调成膏。傅患上。约半日许。痞瘟胀起。以软帛子揩拭去药。以棘针挑破近下。令水出自干。即不得剥其疮皮。斑猫不得令入口眼。若面上有小尖痞瘟子者。不用斑猫。却以熟艾入胆矾少许。纸杵作钗股大小艾炷、灸之，每个灸一炷。如手脚上下有疮未差。煎甘草热汤淋洗。更以白药子三两。甘草一分。荆芥十穗。一处捣罗为末。干贴。如澡豆使之亦好。切忌房室事。动风发气盐醋料物等物。只得吃淡粥。过一百日。

涂傅方。治大风疾。

磁石煅醋淬　玄精石研　禹余粮煅醋淬　阳起石研　礜石研　代赭煅研　金星石研　银星研各一两以上八味并用盐泥固济以四斤熟火簇定候通赤取出去泥乘热杵碎为末　水银　腻粉二味同于漆碗内研令无星子各半两

右一十味。每用前药末二钱匕。及水银腻粉二钱匕。研大麻子三合。麻油一两半。生绢取汁。调涂身体。以药末尽为度。铺油单衬卧。以被复出汗。及转下恶物为度。未转再涂。转即服补药。在后。

凝水石涂方。治大风癞病。

凝水石研为细末四两　水银四两　腻粉一两

右三味滴水。研如薄泥。卧病人于密室。先将一半药遍身涂之。除咽喉心上不涂。以两手摩令极热。次夜更将余药准前涂摩。或当夜。或次日。藏府取下恶物。但吃温补药。忌一切动风物。一月皮肤复旧。两月眉睫生。甚者半岁必再发。准前用药。则永安也。

异功散。治大风疾涂药后转服补药。

天麻酒渍焙　赤箭　松黄　鬼臼　安息香研　羌活去芦头　款冬花　枫香脂研　天蓼花　侧柏叶　苍耳各一两　苦参一两半　何首乌炮去黑皮　细辛去苗叶　防风去叉　蔓荆实去浮皮　藁本去苗土　牛膝切焙　地骨皮去土　甘草炙剉　乳香研　天门冬去心焙　麦门冬去心焙　丹砂研　萆薢　木香　虎骨酒炙　当归切焙　天南星炮　干蝎炒　乌蛇酒浸去皮骨炙　白花蛇酒浸去皮骨炙　麻黄去根节　雄黄研　附子炮裂去皮脐　芎䓖　白僵蚕直者炒　桂去粗皮　鸡舌香研各半两

右三十九味。捣研为散。入云母粉六两研、和匀。每服一钱半匕。腊茶或米饮调下。日三服。

娄金丸。治大风癞病。

金箔五十斤研　牛黄研　麝香研　龙脑研　白附子炮　天竺黄各半两　人参　白芷　细辛去苗叶　芎䓖　天南星生用各三分　天麻　白花蛇酒浸取肉炙　防风去叉各一两半　黄耆剉　白僵蚕　藁本去苗土　羌活去芦头　麻黄去根节　白茯苓去黑皮　犀角错　羚羊角错　芍药　甘草炙各一两　甘菊三两

右二十五味。捣研为细末。别用生地黄自然汁二升。蜜半斤。酒一升。酥三分。慢火同煎成膏。放冷和药末令匀。丸如鸡头大。每服三丸细嚼。茶酒任下。

茯苓丸。治诸癞脓溃。体虚气热。荣卫不清。风鼓于脉。

白茯苓去黑皮　石斛各一两半　人参　蒺藜子炒去角　羚羊角镑屑　枳壳去瓤麸炒　五加皮各一两　酸枣仁　五味子各一两半　菟丝子酒浸一宿别捣焙三两　云母粉二两　黄耆细剉　防风去叉　细辛去苗叶　独活去芦头　杜仲去粗皮炙剉二两　鹿角胶炙燥二两　槟榔煨剉二两　天雄炮裂去皮脐一枚　续断剉焙二两　泽泻　当归剉焙一两半　熟干地黄焙三两　甘草炙一两　肉苁蓉酒浸去皴皮一两半

右二十五味。捣罗为末。炼蜜丸如梧桐子大。每服三十丸。空腹煎枣汤下。日二服。

神应酒。治大风疾及诸风疾。

茵芋炙　附子　天雄并生用去皮脐　丹参　蜀椒去目并闭口炒出汗　踯躅花　甘草炙　石菖蒲　桂去粗皮　干姜生用　乌头生用去皮脐　独活去芦头　地骨皮　秦艽去苗土　防风去叉　芎䓖　人参　当归　白芷　藁本去苗土　生干地黄各二两　白鲜皮　栾荆炙各二两

右二十三味。并细剉。以无灰酒二斗。密器中浸。经七日成。每日空腹饮半盏。渐渐加饮。每饮了。以饭三两匙压之。每饮一盏。即添一盏浸药。药味尽即止。忌热肉面鸡鱼牛肉油腻果子陈臭豉汁等物。

紫参散。治脾肺风毒攻头面。皮肤生疮。成大风疾。

紫参　防风去叉　怀香子微炒　苦参　何首乌炒去黑皮　威灵仙去苗土　天麻各一两　乌蛇　白花蛇二蛇同酒浸七日和骨炙用各三两　丹参　卷柏各一两　苍术去皮炒三斤

右一十二味。捣罗为散，更用胡麻子不计多少。先蒸熟。后入锅炒焦为末。每胡麻子末一斤。入药末三两。一处拌匀。每服三钱匕。温蜜水调下。日三服。吃。药三日后。觉浑身疼是效。及起止不得为验。仍不得住药。日三服。

犀角丸。治一切大风。疮化为水。

乌犀角屑一两　升麻　黄芩去黑心　防风去叉　人参　当归切焙　黄耆剉　干姜炮　黄连去须　甘草剉　栀子仁各半两　大黄煨剉二两　巴豆去皮心炒研三十一枚

右一十三味。捣研为末。炼蜜和杵二三百下。丸如梧桐子大。每服三丸。温汤下。以利三两行为度。不利以意加之。

治癞疾神效丸方。

芎䓖　羌活去芦头各二两　猪牙皂荚五挺半生半炙　何首乌炒去黑皮四两　杏仁汤浸去尖双仁和皮研五十枚

右五味。除杏仁外。捣罗为末。腻粉半两。此粉须是得水银真粉则效寻常卖者多是矾粉与杏仁同研极细。用白羯羊肉四两。薄切作大片。先铺线子。次铺肉。将上件药裹了。用线紧系定。入银器内煮。不可犯铁器约用水一大碗。于药四面各余两指许水。方可用碗合定。煮候泣尽水。去线子不用。和肉杵三五千下。丸如梧桐子大。每服五丸。黑参汤下。日三服。初服五丸。后逐日每服加五丸。加至五十丸。却逐日每服减五丸。减至五丸止。次服补药。初服药至第五七日。头痛牙缝中出涎。是效。服药后。只得吃淡粥。候服补药。以次吃淡饭。须是忌房室半年。

地骨皮散。补药。

地骨皮去土　白蒺藜炒　苦参　苍耳　原蚕砂微炒黄　人参　细辛去苗叶　白茯苓去黑皮　山栀子炒香　山茱萸汤浸去浮者微炒　小荆子各半两　卷柏一两　蔓荆实一两　丁香三钱　木香三钱

右一十五味。捣罗为散。每服一钱匕，煎水调下。如人行十里一服。欲治此病。须先择密室不透风者。然后服此药。服至五七日。头不痛无动静者。不可疗。若服此药。头痛以次浑身疼痛。则必愈之兆。以次齿缝中涎出。则牙齿俱动。须是服粥。不可食鞕物。至四十五日。可痊愈也。若涎出则从足小指病退。渐渐至身俱病退。如是涎出。大便必秘。秘则可服大黄之类药疏之也。其补药若服尽一料。可更服一料无妨。既服药。亦须令人常看。人性急。嫌牙缝中涎浊妨饮食。及浑身疼痛不能忍耐。乃自残者也。欲治此病。必须自九月已后。二月已前可也。

天雄散。治大风癞疾痈疽。骨肉脱败。百节疼。眉落。身体瘖瘖痛痒。目痛烦躁。耳聋齿龋痔瘘。

天雄炮裂去皮脐　细辛去苗土　乌头炮裂去皮脐　莽草炙　干姜炮各一两　石南炙　菖蒲　防风去叉各二两　白术　独活去芦头各三两

右一十味。捣罗为散。空腹温酒调下三钱匕。日一服。

黄灵先生天真百畏丸。治一切癞病。

丹砂研　水银　桂末　干姜末　乌头末　菖蒲末　蜀椒末　藜芦末　柏子仁研膏各一两

右九味。再同研匀。先用醇酒二升。于铜器中。熬令减半。次下诸药末。并膏。更添醇酒二升。搅令得所。丸如梧桐子大。每服三十丸。薄荷茶下。日三服。渐加丸数。三十日眉毛复生。又三十日复本也。

百神散。治一切癞病。风瘙疮癣。遍身瘙痒。百节疼痛。眉毛堕落。眦烂耳聋。四肢痛痹。

天雄炮裂去皮脐　附子炮裂去皮脐　茵芋炙　踯躅　细辛去苗叶　乌头炮裂去皮脐　干姜炮　菖蒲　甘草炙　石南叶各一两　防风去叉　白术　独活去芦头各二两

右一十三味。捣罗为散。每日空心。温酒下四钱匕。日再服。

黄耆丸。治大风癞疾。

黄耆剉　防风去叉　丹参　白术　白茯苓去黑皮　芎䓖　山栀子　赤芍药　枳壳去瓤麸炒　细辛去苗叶各一两半　大腹剉一两三分　升麻　秦艽去苗土各二两　蒺藜子炒去角　独活去芦头　苦参各三两

右一十六味。捣罗为末。炼蜜和丸。如梧桐子大。空腹煎枳壳汤下二十丸。日再。

丹参散。治大风癞疾。

丹参剉炒令黑黄六两　苍耳剉四两　威灵仙去苗土　仙灵脾　玄参　人参各二两　沙参　紫参　甘草一两生剉　羌活去芦头三分　独活去芦头各一两　黄芩去黑心半两

右一十二味。捣罗为散。食后温熟水。调服三钱匕。临卧时再服。若五心无疮。目不断瞳人在。鼻梁不塌。服之一月便差。

服黄精法。治荣气不清。久风入脉。因而成癞。鼻坏色败。皮肤痒溃。

黄精根去皮洗净二斤

右一味。日中暴令软。内粟米饭甑中同蒸之。二斗米熟为度。不拘时服。

蓖麻煎丸。治大风疾。

蓖麻子去皮十两　黄连去须五两二味细剉以水一斗同煮令水尽控干不用黄连将蓖麻子细研为膏　九节菖蒲三两　白附子一两

右四味。除前膏外。捣罗为末。入蓖麻膏中拌匀。炼蜜和丸。如梧桐子大。每服三十丸。薄荷茶下。日三服。

摩风膏。治风疾差后。肌肉痛痹。遍体疮癣。或瘾疹瘙痒。

防风去叉　羌活去芦头　芎䓖　白蔹　细辛去苗叶　蜀椒去目并合口者炒出汗　当归切焙　踯躅花各三分　白及　丹参　苦参　玄参　桂去粗皮　附子去皮脐　乌头去皮脐　杏仁去皮尖双仁　皂荚去黑皮　莽草各一分

右一十八味。细剉。以米醋一升拌匀。三宿后。以火微炒令干。用腊月猪脂二斤。再以文武火煎一日。常小沸。莫令火急。以绵滤去滓。于瓷瓶内盛。勿令水污。如腊月煎可留十年。每用以少许点于手上。于患处摩令热透。

浸洗方。治一切热毒风。恶疮遍体。脓水臭烂。渐成大风。

生地黄剉十五斤　黄连剉一斤　苦参剉二斤　甘草剉一斤

右四味。于大锅内。用水七石。煎取四石去滓。以浴斛盛。周回以煻灰火暖。莫令冷。从朝服治风丸散。及饱饭后。入斛内浑身浸之。至日晚即出。洗身上疮脓水令净。才出便须以摩风膏揩摩。甚者只一两度浸差。

洗浴方。治大风疾。

浮萍草

右一味。浓煎汤。洗浴。日再。

又方

右以葛葎蔓一束许。浓煮汁洗。

许叔微普济本事方　柏叶散。治厉风。

柏叶　麻黄去根节　山栀子去皮　枳壳去穰剉麸炒　羌活去芦　羊胆石　白蒺藜炒去角　升麻　子芩去皮　防风去钗股　牛蒡子隔纸炒　荆芥穗　茺蔚子　大黄湿纸裹甑上蒸各半两　苦参一两　乌蛇一条酒浸去皮骨焙干

右为细末。每服二钱。温水调下。日七八服。庞老方。

神效追命散。治大风。

川大黄实者　皂角刺各半斤　川郁金五两

右三味为细末。每服三大钱。用真大风油入无灰酒温调药末。卧睡时服。脏腑转时。只就地上取下虫。如疾多年。其虫色黑。日近者其虫色赤。隔三两日再服。直候无虫。方是病瘥即止其药。只服平常风药及诸补药。大有奇效。下药切不可使病人知。恐虫藏匿则病难愈。六十日内用清斋。戒房色。歇却一切俗念。亦不可嗔怒。

杨倓家藏方　活血散。治大风疾。并诸风浑身顽麻。瘙痒成疮。

白花蛇五两头紧细者　草乌头一十两　川乌头五两　防风二两半

以上四味。用水同煮香熟为度。漉出。先去防风不用。次将白花蛇去皮骨。炙干。次将草乌头去皮脐。焙。秤取五两。又次将川乌头去皮脐。秤取二两半。一处为细末。入后药二味　血竭一两别研　麝香半钱别研　右件和匀。临服药时。先于食后。将真大风油一钱并麝香少许。用茶清或酒调服。续将活血散每服一字。浓煎贯众汤。点茶清调下。更量疾势加减服。切忌鸡肉。

换肌散。治大风毒气壅积。攻冲疡溃。以下系大风方内前三方是一宗药

胡麻子　蔓荆子　枸杞子　牛蒡子四味各半两并炒熟　防风去芦头　苦参　白蒺藜　栝楼根四味各半两并生用　轻粉四两别研

右件为细末。和匀。每服二钱。用淡茶清调下。煎甘草、贯众汤漱口。日三服。不拘时候。

五仙浴汤。淋洗大风毒气。杂五虫。敛疮口。

雄黄　荆芥　何首乌　苦参　朴硝四味各二钱

右件为粗末。用水五升。先浸药三日。次煎数十沸。用如浴汤法。其出当洗下。将药汤泼弃无人处。却换新衣服著。切忌房室。如已肉坏生疮者。炒槐花为末。干掺疮口。其疮自然长肉也。

苦参大圆。治大风癞疾。肌肉疡溃。鼻柱蚀烂。

胡麻子二斤炒至三分热旋滴水炒令黑色　防风去芦头　苦参　苍耳子　何首乌　石菖蒲　桑白皮　白蒺藜去刺　细辛去叶土　黄荆子　蔓荆子　枸杞子　牛蒡子以上一十二味各一两并剉碎炒　禹余粮一两生用

右件为细末。炼蜜为圆。每一两作一十圆。每服一圆。细嚼。荆芥茶下。不拘时候。忌食鱼肉面油盐等。

夏德卫生十金方　治大风皮肉脱落。众药不效者。

萱草根捣取汁一盏　冬瓜取汁半盏

右将二汁和匀。入虢丹一两。轻粉半钱。以鸡羽刷皮肉上即愈。

治大风皮肉脱落。

羌活　独活　白蒺藜炒去刺各半两　人参去芦一两　仙灵脾二两　防风二两叉尾者不用　苦参二两

右并为细末。食后片时。荆芥五穗。煎汤调二钱匕服。若鼻梁不塌。眼不断瞳人。一月便愈。

杨仁斋直指方　雄朱散。治大风。

雄黄　朱砂　滑石　阿魏　雌黄　雷圆炒　藜芦炒　硫磺　生犀角屑各三钱半　芫青虫斑蝥虫各去翅足糯炒透各用二十四个　黑皂荚刺焙七钱半

右细末。每服三钱。天明温酒调下。明日再服。

通天再造散。治大风诸癞。

川郁金半两　绵锦纹皱大黄一两微焙　白牵牛半生半炒取仁半两　黑色大皂荚刺一两半焙

右细末。每服三钱。半月首五更面东。好酒调下。重者泄出黑头小虫。轻者泄如鱼肠烂肉极臭。服药至无虫则瘥。四个月绝口味。但吃白粥白饭。惩忿窒欲。永断牛马鹅鸭等物。下药倏至。勿令病人知。恐虫匿也。

本事神效追命散。治大风。

北大黄七钱半　大皂荚刺一两　川郁金半两

右细末。每二钱用真大风油入好酒温调。卧睡服。隔两日再服。直候泄下无虫方瘥。

皂棘汤。治大风。

皂荚刺烧半生半灰二钱　北大黄一钱　轻粉半钱

右末。酒调。空心服。取下恶物。服药数日。齿出毒血。甚臭。

皂角圆。治大风诸癞。

肥长皂角二十条先炙透后去皮弦其核自脱

右以皂角肉。多用酒慢火煎得。稠黏滤出清稠者。候冷入雪糕。杵为圆。桐子大。每五十圆。不饥饱酒送下。

黑虎丹。治大风诸癞。恶虫内蚀。形骸变坏。

天灵盖三两　虾蟆二十个去头足烧存半生　生人中白　桃仁浸去皮各二两　麝香一钱　硫磺雄黄各一两　穿山甲热灰插焦。老皂荚刺烧存半生各半两　轻粉二钱半

右末。炼蜜圆。桐子大。每三十圆。月首五更米饮连日服。取虫尽则愈。杀瘵虫通用。

乌蛇圆。治风癞。杀五虫。

胡麻子四两　乌蛇肉酒浸焙　干蜂房炙各两半　苦参　槟榔　独活　桃仁浸去皮日干　白蒺藜炒杵去刺各一两　皂荚刺炒焦　贯众各七钱半　芜荑　雷圆　雄黄　硫磺各半两　朱砂二钱半虾蟆二个去头足炙焦

右细末。以长皂角十条。水三升。挼取浓汁。去滓。煎成膏。和药末。圆如桐子。每

三十圆。空心温酒下。

雷圆散。风癞取虫。

水银　硫磺　雄黄各二钱半用乳钵入点醋同研令星尽为度　雷圆　阿魏　贯众末各二钱半　麝香

右研极细。每一钱。天明温酒调下。明日又服。

虾蟆圆。治大风。杀五虫。

干虾蟆一两炙黄　肥长皂角一条先炙透后去皮弦核蘸酒再炙

右为末。以竹管引入羊肠内。系两头。用麸二升铺甑内。置麸上蒸熟。去麸。入麝半钱同捣。圆如梧子。每二十一粒。空心温酒下。

蔓荆圆。治大风。

蔓荆子　苍耳即鼠粘子　枸杞子　牛蒡子炒　黑牵牛炒　胡麻　白芷　何首乌　威灵仙　荆芥穗　独活　蒺藜炒杵去刺　华阴细辛去苗叶土　白僵蚕炒去丝　道人头去刺取仁晒各半两　皂荚刺炒焦　苦参　大草乌去皮尖生各一两

右细末。油和圆桐子大。每二十四圆。食前茶清下。

返魂追命再造散。治大风厉风。

川大黄锦纹皱者一两　独生皂角刺一两半

右末。每服二钱。临夜冷酒调下。以净桶伺候泄虫。如虫口黑色。乃是多年虫。口赤色是方近。三数日又进一服。直候无虫则绝根也。

陈无择三因方　第一浴法。

麻黄根　地骨皮　草乌头各二两

右为剉散。研朴硝二两和匀。每用药二两。水一桶。椒一合。葱三十茎。艾叶一两。同煎十沸。入米醋一盏。打匀去滓。坐温室中。且用手巾搭四肢。候汤可浴即浴。令汗透面上如珠流。更坐室中。或睡片时尤佳。候汗解。方着衣。避风而出。五日再浴。如此两三次。便服换骨丹。

换骨丹。

九肋鳖甲去裙　海蜈蚣细剉各半两

右以盐泥固济。候干。火煅存性。为末。巴豆五钱去皮膜。顺手研。青州枣七个去核。入巴豆膏在枣中。火煨令焦。存巴豆五分性。将枣巴豆烂研如泥。入前二味末同研匀。以醋煮糊为丸。如绿豆大。每服七丸。虚者四五丸。用湿薤汁下。候利恶物如脓血烂鱼肠即止。即此两三服。未利。更服二二丸。次进遇仙丹。

遇仙丹。

人参　紫参各一两　苦参　白僵蚕去嘴各二两

右为末。白面糊丸桐子大。每服三十丸。盐汤吞下。空心。日二。次服疏风散。

疏风散。

栀子一两半　大黄　滑石　熟地　悬豆酥炙焦黄各二两

右为末。入朴硝五钱。令匀。每服一钱。食后淡茶清调下。次以佛手膏去疮。

佛手膏。去黑紫疮核。

斑猫七个去翅足　巴豆七粒去皮　杏仁二十七粒去皮尖　红娘子二十七个去翅足　砒一钱另研　盆硝一钱　黄腊　韶粉　沥青研各五钱　硫磺　黄丹各三钱　腻粉炒一两　绿豆一合　槐角三条

麻油四两　乱发一两

右用油煎令发化。次下红娘子。次下巴豆、槐角等。逐味下。焦者漉出。方下硫磺、盆硝及丹粉等。以篦子不住手搅令匀。滴水成珠为度。用时先将针轻手刺疮核。用药一粟米大。放针处。次日挤疮有黑臭脓血。三两日血渐少。次服去毒丹。

去毒丹。

赤芍药　甘草　滑石各五钱　巴豆去皮炒别研后人　黑牵牛一两半生半炒　大黄　朴硝各一分

右为末。面糊丸绿豆大。临卧时服十五丸。金银花薄荷汤下。加至二三十丸。次服甘草散。

甘草散。

炙草　滑石各五钱　山豆根一两生　大黄一钱半

右为末。每服一钱。蜜熟水调下。日二服。次服解毒丸。

解毒丸。

瓜蒌根三两　甘草五钱炒　大黄一分生　朴硝一分另研

右为末。面糊为丸。如绿豆大。每服二十丸至三十丸。白汤下。次服神种丹。

福种丹。

诃子四个炮　巴戟炒　黑牵牛各五钱　甘遂三钱生　赤小豆四十九粒

右为末。面糊丸如绿豆大。每服十丸至十五丸。薄荷汤下。次用水膏药。

水膏药。敷贴破处及足面。足上疮。令生肌。

陈皮去灰土半斤炒紫色　陈米半斤炒紫　藿香　马蹄香各一两　麝香一钱另研

右同为末。入麝香。用冷水调。扫敷疮上有脓处。如损破。即煎槐枝汤洗。再上药。此十方倪处士所传。甚验。大要病人须能如法将息理会。敬而信之。

通天再造散。治大风恶疾。

郁金五钱生　大黄一两炮　白牵牛六钱半生半炒　皂角刺一两炮经年黑大者

右为末。每服五钱。日未出。面东。以无灰酒下。尽量为度。晚利黑头小虫。病稍轻者。止利如鱼肠臭恶物。忌毒半月。但食稠粥软饭。渐生眉毛。皮肤如常。甚者不过三两次。须将理不可妄用劳动。及终身不得食马驴骡等肉。犯者死不救。

三济丸。治如前。

当归　熟地　川芎　荆芥各二两　防风　细辛各一两　桂心一分

右㕮咀。先以醋一升浸一宿。漉出焙干。再以生地黄一斤。捣汁浸一宿焙干。浸一升浸一宿。旋入乳香五钱。以余酒、醋、地黄汁释蒸饼为丸。如桐子大。用川乌一个。炮裂剉。荆芥穗五钱。浸酒三升。旋温下药五十丸。

八叶汤。淋漓大风。洗之甚效。

桑叶　薄荷叶　地黄叶　蒴叶　苍耳叶　蒲叶　何首乌叶　皂角叶

右等分晒干。烧存性。为末。煮汤洗手面。如洗用药。洗身体手面。

十便良方　上真散。治患癞大风疾。鸡峰方

用浮萍草。三月采。不拘多少。净淘三五次。窨三五日。焙干为细末。不得见日。食前空心二钱。温酒调。十服病退。忌猪鸡鱼蒜。

通天再造散。治大风。家藏方

锦纹大黄一两湿纸裹煨熟片切焙干　皂荚刺一两去其皮取其茎者秤碎剉炒

右件药为细末。每服十钱。空心冷酒下。一方寸匕。至午时取下毒物如鱼脑胶之类。如未取。再取五钱。即取下如乳发之虫。恶物取尽。然后服补药雄黄膏

雄黄一两水飞　白花蛇全者一条五寸许剪酒浸一宿去骨炙干为细末　白沙蜜一斤　杏仁一斤去皮尖烂研

右将雄黄白花蛇末入在蜜杏仁内。同炼为膏。每服一钱。温酒调服。日进三服。久服绝根本。

乳香散。治大风疾。肌肉欲坏。眼色变改。眉发落。语言散。鸡峰方

胡麻二斤净水淘四十九遍去净者从卯时恐釜内汤少仍添热汤至酉时取出炒香燥即住候冷为末入诸药、乳香三两　天麻末三两　麝香一两　雄黄一两

右每日空心。腊面茶清调二钱。初服三日心逆。四日多睡。五日腰脚痛。可如醉人。是其效也。

王璆百一选方　治大风。小四侄传。

乌梢蛇三条事治令净。蒸煮熟。去骨取肉。焙干为细末。用宿蒸饼为圆。如米粒大。以喂乌鸡。食尽蛇三条。然后烹鸡取肉为末。或圆或散酒服之。圆时仍用宿蒸饼。每服三五十圆。甚者不过三鸡即愈。

神仙退风丹。治大风。华宫使方。续添

知母　贝母　乌梅肉　海桐皮　金毛狗脊去毛

右等分为细末。炼蜜圆如梧桐子大。每日空腹日中、临卧各服三十圆。又每夜第一次睡觉时。急于头边取三十圆便服。并用羊蹄根自然汁下。大忌酒及房事。一切发风之物。只吃淡粥一百日。皮肉渐皆复旧。半年后无所忌。服药时须每夜专令一二谨信人就病人睡处坐守。才候第一次睡觉时。便扶起吃一服。妙处在此。化宫使亲见林承务名去疾。服之取效。治大风无如此神妙者。若不能禁忌。恐无益也。

治大风。汉阳水军王统领方。

苦参　地龙去土

右等分为细末。看病浅深多少。随意服。茶酒任下。不拘时候。皮肤有破处。用五灵脂细末。以清麻油调涂之。

温大明隐居方　疮毒年深变癞风。眼圆鼻陷遍身红。风油要使乌沉和。两月调停有大功。切详大风。或年深疮疾。或鼻梁崩倒。头面生疮。不能已者。局方乌沉汤五贴。真大风油一两半。用微火化。夫风油成汁和乌沉汤。又用厚面糊为丸。如梧桐子大。每服三十丸至四十丸。食后茶清调下。空心临睡服之。一月二月必见神效。

卫生家宝　地龙丸。治大风。一切风毒生疮。

全蝎　地龙去土　蛇蜕酒炒　香附子　防风　胡麻子别研以上各一两　川乌去皮尖　蚕砂　荆芥以上各二两　苍术二两半米泔水浸

右碾为细末。用醋糊为丸。如梧桐子大。朱砂为衣。每服二十丸至三十丸。茶酒任下。不拘时候。

本草　孟诜云。驴头焬去毛。煮汁以渍曲酿酒。去大风。

陈藏器云。宣城间山人。取蝮蛇一条。活著器中。以醇酒一斗投之。埋于马溺处。周年以后开取。酒味犹存。蛇已消化。有患大风及诸恶风、恶疮瘰疬。皮肤顽麻、半身枯死。皮肤手足脏腑间重疾并主之。不过服一升已来。当觉举身习习。服讫。服他药不复得

力。亦有小毒。不可顿服。又主癞。取一枚及他蛇亦得。烧坐上。当有赤虫如马尾出。仍取蛇肉塞鼻中。

药性论云。蛇床子主大风身痒。煎汤浴之差。

经验后方。绿云散。治肺毒疮如大风疾。以桑叶好者。净洗过。熟蒸一宿。候日干暴为末。水调二钱匕服。

图经曰。古今方用苦参治疮疹最多。亦可治癞疾。其法用苦参五斤切。以好酒三斗渍三十日。每饮一合。日三。常服不绝。若觉痹即差。取根皮末服之亦良。

图经曰。艾叶治癞。取干艾。随多少以浸面。酿酒如常法。饮之。觉痹即差。

韦宙独行方。葎草治癞遍体皆疮者。用葎草一担。以水二石。煮取一石以渍疮。不过三作乃愈。

食疗。治癞。可取白蜜一斤。生姜二斤捣取汁。先秤铜铛。令知斤两。即下蜜于铛中消之。又秤。知斤两。下姜汁于蜜中。微火煎。令姜汁尽。秤蜜。斤两在即休。药已成矣。患三十年癞者。平旦服枣许大一丸。一日三次。酒饮任下。忌生冷醋滑臭物。

唐本注云。龟。取以酿酒。治大风缓急。四肢拘挛。或久瘫痪不收摄。皆差。

抱朴子。赵瞿病癞历年。医不差。家乃賫粮弃送于山穴中，瞿自怒不幸。悲叹涕泣经月。有仙人经穴。见之哀之。具问其详。瞿知其异人也。叩头自陈。乞命。于是仙人取囊中药赐之。教其服百余日。疮愈。颜色悦。肌肤润。仙人再过视之。瞿谢活命之恩。迄遗其方。仙人曰。此是松脂。彼中极多。汝可炼服之。长服身转轻。力百倍。登危涉险。终日不困。年百岁。齿不堕。发不白。夜卧常见有光。大如镜。

萨德弥实瑞竹堂经验方　白花蛇造酒方。治大风。

每白花蛇一条。蒸米一斗。缸底先用酒曲。次将蛇用绢袋盛之。顿于面上。后蒸饭和匀。顿于蛇上。用纸封缸口。候三七日。开缸取酒。将蛇去皮骨为末。每服酒一盏。温服蛇末少许。仍将酒脚并糟做饼食之尤佳。

济生拔粹方　如圣散。治大风疾洗疮药。大有神效。

顽荆子　苦参　玄参　厚朴　荆芥穗　紫参　陈皮　沙参　麻黄去节以上各一两　蔓荆子　防风　白芷　威灵仙各二两

右为细末。用药三钱。柳桃枝各一把。水五升。同煎。临卧热洗。忌五辛物。

二圣散。治大风疠疾。

将皂角刺一二斤。烧灰研细。煎大黄半两。调下二钱。早服桦皮散。中煎升麻汤。下泄青丸。晚服二圣散。此数等之药。皆为缓疏。泄血中之风热也。

御药院方　胡麻丸。治大风。

天麻　白附子炮　人参　细辛　川芎　定风草　蓩贼　川山甲黄土炒黄色　丹参　升麻　玄参　何首乌酒浸　紫参　蔓荆子　威灵仙　防风以上各一两　全蜈蚣一对

右为细末。每用二两。用胡麻一斤。炒香为末。拌匀入蜜和丸。都分为九十丸。每服一丸。细嚼。温浆水下。日进三服。不拘时候。淡白粥服一百二十日。再不。再发次服。

八仙丹。治大癞病。

白附子　天麻　升麻　丹参　威灵仙　细辛　赤箭各一两　蜈蚣一对酥炙去头足

右件八味同为细末。每用一两八钱药末。用胡麻子淘净一升。重五两。炒令香熟。入药末同捣极细。炼蜜为丸。分作十丸。每日食后米饮瀋下一丸。日进三服。服之十日或一月至两月。筋骨疼痛是其验也。比至有验。且忌出入行动。

韩义和烟霞圣效方　苦参丸。治婆罗风疾。一切癞病。

苦参二斤　皂角半片去皮子核酒浸软为用

右苦参为末。皂角捶碎。水内揉磋。绝尽去滓。熬成膏子。滴水不散。就前末和丸。如桐子大。每服三二十圆。温酒下。忌油腻酸辛物。

赵素风科集验方　治大风疾。并压丹石热毒热风。手脚不遂。

硝石一大两　生乌麻油二大斤

右合内铛中以盖口。以纸泥封固济。匀令气出。细进火煎之。其药未熟时气腥。候香气发即熟。更以生麻油二斤和合。又微火煎之。以意酌量得所。即内不津器中。服法。患大麻风者。用大火为使。在室中重作小纸屋子。外烧火。令患人在纸屋中发汗。日服一大合。病人力壮。日二服。服之三七日。头面疱疮即减。若诸丹石药热发。不得食热物。著厚衣。若丹石药发。即不用此法。但取一匙于口内。待消咽汁。热除。忌如药法。

张子和儒门事亲　五九散。治癞。

地龙去土　蝉壳　白僵蚕　凌霄　全蝎以上各等九个

右同为末。只作一服。热酒调下。浴室中汗出粘臭气为效。

苦参散。治疠风。

苦参取头末秤二两　猪肚一个去脂

右以苦参末掺猪肚内。用线缝合。隔宿煮软。取出洗去元药。先不吃饭五顿。至第二日，先饮新水一盏。后将猪肚食之。如吐了。再食之。食罢。待一二时。用肉汤调无忧散五七钱。取出小虫一二万为效。后用皂角一斤。不蛀者。去皮弦及子。捶碎。用水四碗。煮至一碗。用生绢滤去滓。再用苦参末搅。熟稀面糊膏子相似。取出放冷。后入余药相和。药附后。何首乌二两　防风一两半　芍药五钱　人参三钱　当归一两焙　右为细末。入皂角膏子为丸。如桐子大。每服三五十丸。温酒或茶清送下。不拘时候。日进三服。后用苦参、荆芥、麻黄。煎汤洗冷。

张洁古家珍　凌霄散。治疠风。

蝉壳　地龙炒　白僵蚕　全蝎各七个　凌霄花半两

右为极细末。每服二钱。酒调下。于浴室内常在汤中住一时许。服药效。

李东垣试效方　补气泻荣汤。

升麻　连翘各六分　苏木　当归　全蝎　黄连　地龙　黄芪以上各三分　生黄芩四分　甘草一钱半　人参　白豆蔻各二分　生地黄四分　桃仁三个　桔梗半钱　麝香少许　梧桐泪一分　虻虫去翅足微炒二个　水蛭炒令烟尽二个

右件剉如麻豆大。除连翘另剉。梧桐泪研。白豆蔻二分为细末。二味另放。麝香、虻虫、水蛭三味为细末另放外。都作一服。水二大盏。酒一匙。入连翘。煎至一盏六分。再入白豆蔻二味并麝香等三味，再上火煎一二沸。去滓。稍热。饭前服。忌酒湿面生冷硬物。

释继洪澹寮方　苦参丸。治肺肾先受风邪。腠理发作。遍身成疮片片。皮肤燥涩。痒痛不已。大风癞发。眉发不存。亦可服之。

苦参　香白芷　荆芥　苍耳子无则以茎叶代之　蔓荆子　香附子　抚芎各三两

右吹咀。于甑内蒸过。三蒸三曝。为细末。用猪脂十五两。略熬令成油。入宿蒸饼五七个同捣成膏。可丸即丸。如不可。则添入白糖一处为膏。丸如梧桐子大。每服二三十丸。荆芥汤下。

苦参丸。治心肺积热。肾脏风毒攻于皮肤。时生疥癞燥痒难忍。时出黄水。及大风手足坏烂。眉毛脱落。一切风疾。

苦参二十两　荆芥去梗十六两

右为末水糊丸。如梧桐子大。每服三十丸。好茶吞下。或荆芥汤。食后。一方有热者。宜荆芥大黄通利之即愈。

罗谦甫卫生宝鉴　桦皮散。治肺壅风毒。遍身疮疥。及瘾疹瘙痒。

杏仁去皮尖用水一碗煎令减半取出令干另研　荆芥穗各二两　枳壳去穰用炭火烧存性　桦皮烧存性各四两　甘草炙半两

右五味为末。每服二钱。食后温酒调下。日进三服。

四圣保命丹。

大黄半两　黄柏半斤　苦参　荆芥各四两　虾蟆一个烧灰

右为末。蜜和匀。分作一百二十丸。每服一丸。温酒送下。食远。日三服。忌肉酱。

祛风散。

大蚕砂五升筛净水淘二遍控干　东行蝎虎一条焙干白面四斤或五斤拌沙为络索晒干

右为末。每服一二合。熬柏叶汤调服。食前。日三服。

柏叶汤。东南枝上摘柏叶一秤。水一桶。煮三沸。去柤。甕盛起。旋熬蚕砂调服。初服苦涩。三五日后甜。十日四肢沉重。便赤白痢。一月后发出疮疙瘩。四十日后疮破。用**乌龙散**。倒悬青灰二钱。乌鸡子皮。用柏油调搽于破疮疙瘩上。

神效天麻汤。治疠风。

胡麻半斤研　天麻二两　乳香七钱半研

右为末。每服五钱匕。腊茶调下。日三服。服半月。两腰眼灸四十壮。忌动风物。

换肌散。治大风年深久不愈。以至眉毛堕落。鼻梁崩塌。额颅肿破。

白花蛇　黑乌蛇各酒浸一宿　地龙去土　蔓荆子　威灵仙　荆芥　甘菊花　沙苑蒺藜　苦参　紫参　沙参　甘草炙　不灰木　木贼　九节菖蒲　天门冬　赤芍药　定风草　何首乌　胡麻子炒黄　木鳖子　草乌去皮　苍术　川芎以上二十四味各三两　天麻二两　细辛　当归　白芷各一两

右二十八味为末。每服五钱匕。温酒调下。食后。酒多为妙。服至逾月。取效如神。

醉仙散。治大风疾。遍身瘾疹。瘙痒麻木。

胡麻子　蔓荆子　牛蒡子　枸杞子各一两一处同炒　白蒺藜　苦参　瓜蒌根　防风各半两　轻粉少许

右为末。每服一钱。茶清一盏调下。空心。日午临卧各一服。服后五七日。先于牙缝内出臭黄涎。浑身疼痛。次后便利脓血。病根乃去。

加减何首乌散。治紫白癜风。筋骨疼痛。四肢少力。眼断白人。鼻梁崩塌。皮肤疮麻。及手足皴裂。睡卧不稳。步履艰辛。

何首乌　蔓荆子　石菖蒲　荆芥穗　甘菊花　枸杞子　威灵仙　苦参各半两

右为末。每服三钱。蜜茶调下。无时。

大风癞病

方

王好古医垒元戎 易老祛风丸。治疥癞。经云。风中血脉而成疠风。疠风即癞也。

黄芪 枳壳 防风 芍药 甘草 生地黄 熟地黄 地骨皮 枸杞子

右九味。木臼杵为细末。炼蜜丸桐子大。空心白汤下五十丸。此药与摩风膏子外治相表里。

御方祛风丸。

生地黄 熟地黄 防风 甘草 枳壳 芍药 枸杞子 地骨皮

右细末。炼蜜丸桐子大。每服三十五丸。温酒下。

乌白散。治大风。遍身生疮。累医不效者。

白花蛇 乌梢蛇各酒浸焙乾各三两 地龙去土 荆芥各三两 细辛去土 天麻 当归各一两 白芷 蔓荆子 苦参 杜蒺藜 木鳖子去皮油 羌活 草乌头 不灰木 菖蒲 天门冬去心 红芍药 定风草 川芎 胡麻子炒 何首乌 苍术制 威灵仙去土 甘菊花 沙苑蒺藜 木贼 甘草 沙参 紫参已上各二两

右细末。每用二三钱。温酒调服。日二三服。忌动风之物并房事。

大偻方。阳气者。精则养神。气则养筋。开阖不得。寒气从之。乃生大偻。

羌活 防风 细辛 附子 当归 甘草 川芎 续断 白芍药 桂 白术 麻黄 黄芪 熟地黄 此药当于鲁山骨碎补丸相表里。仲景旋覆花条下注痓痱二证。

紫菀丸。治五种风癞之疾。

紫团参 人参 沙参 玄参 槟榔 黄连 川芎 山栀子 海桐皮 紫菀 防风 赤芍药 羌活 赤茯苓 生地黄 天仙子 地骨皮 白蒺藜 天麻 乳香各等分

右二十味细末。蜜丸桐子大。每服三十丸。清米汤下。日三。忌动风发气物。

脱蜕丸。治癞风。遍身脓血。及诸恶疮疥癣等。经云。厉风成癞。

苦丁香 白丁香等分 皂角去皮弦子熬成膏

右与上药米为丸。桐子大。先十丸至十五。渐至二十丸。温水下。疾退为止。不可使多。恐致恶心。从少至多。乃其法。

定风丹。治大风癞疾。鼻崩塌。眉须脱落。遍身疙瘩。或疮疥等证。

升麻 细辛根 川芎 穿山甲炙 天麻 防风 定风草 白附子 丹参 人参 苦参 玄参 紫参 蔓荆子 威灵仙各一两 蜈蚣一对酥炙 何首乌木臼中取米一两

右细末。每二两。用胡麻一升。淘净。炒香为末。和匀。蜜丸弹子大。每用一丸。细嚼。温浆水下。日三。初服时或呕吐。勿怪。或亦不吐。

治风疾癞病。遍身生疮者。

天麻七钱半 荆芥二钱半 薄荷叶二钱半 白花蛇四两酒浸

右四物为细末。好酒二升。蜜四两。石器中蒸成膏子。每服一盏。温服。日三。煎饼在下。急于暖处令汗出。十日见效。

神仙经进透骨膏。治大风疾。遍身生疮。变成顽麻。不痛不痒。眉发脱落。鼻梁崩塌。目断白仁。

海金沙半两　草乌头一两　丝矾　靛花　瓦松　盆硝　胆矾　鹅管石　朱砂　雄黄另研　磁石　杏仁各一两　黄柏　雌黄　蓖麻　砒霜另研各一两　硇砂二钱　木贼六两　木鳖子二十个　寒水石六两　僧袛黄半两　斑猫十个　巴豆二十粒　川乌头半两　石燕子一对　蛤粉半两　天仙子四两　黄松脂一两　粉霜二钱　乳香一钱　麝香半钱　硫磺半两　小油一个六两　腻粉二钱

右将剉细末。油匀和。新坩瓶子一个。埋于地下。止用新瓦瓶子一只于地上。钻数十孔。盐泥固济。盛药在内。用碗一只合定。亦固济。勿令透烟。坐在坩瓶子口上。稳放木炭火八秤。看紧慢烧灰尽为度。其药滴在坩瓶子内。孩儿胎发一块。细剪。药内搅匀。入后药信霜、雄黄、僧袛黄、粉霜、轻粉、乳、麝等。细不在烧数。

渫洗药。

何首乌　荆芥　防风　马鞭草　蔓荆子

右粗末二两。水二斗。煎十数沸得药力。无风处。渫洗后。涂前药。

神效膏。

当归半两　杏仁半两　木鳖子半两　好油一斤　黄丹三两　油发二两　乳香三钱　苦参二钱　没药二钱　人参二钱

右除丹外。剉细。油煮褐色。与丹一处熬成膏。涂病处。

又治鼻梁崩塌。喘息不快者。

雄黄　黄连　没药　川芎　盆硝各一两　脑子半钱　麝香一字

右细末搐之。日三次。

李仲南永类钤方　广山胡以方尝患此。在北方收效。传方用杏仁、铁屑、夜明沙、朴硝、枸杞根即真地骨皮。右等分为末。入柏子油煎三两沸。去滓。用油搽。南方少得柏子油。以老柏节有油者烧沥亦可。并治疥疮诸恶疮。

袁高致传来以方本云。以田菜子根为同枸杞根等分。皆同效。外有服药并洗药。

苍术二两半　白芷一两　天麻一两　白蛇　净远志肉　全蝎　自然铜　牵牛净　北细辛　白术　地龙　甘草　姜蚕　狗脊　青皮　陈皮各一两　南木香　草乌　麻黄　苦参各半两　薄荷　当归　京芥　川乌　防风　藁本各一两半　乳香　没药各三钱　川山甲　川芎　人参各二两　乌蛇三两　麝香二钱　龙脑一钱二味别研

为末。蜜炼元梧子大。不拘时。四十元服。

洗药。

苍术、防风、荆芥、细辛、川乌、苦参、麻黄、地骨皮、何首乌、百草泽各二两。剉散煎。常洗。搽药当用瓦罐熬半个时。

治癞病。炼松脂和好雄黄作丸服。抱朴子载癞病炼松脂服之。久服夜卧常见有光。大如镜。奇效。

选奇神效散。黄柏三钱为末。皂角刺灰三钱。二味研匀。作一服。温酒调下。晚勿食。空心服。至二更取下虫。并不损人。利后三两日但准进白粥及补气药。忌猪鸡面动风物。

阮霖经验良方　治大风疮。

用大枫子不拘多少。烧存性。研细罗过。与轻粉等分。用麻油调傅疮上。极妙。如湿只干糁之。经验方云。昔赣有鼓角匠。面生肉瘰。因诘之。云旧害大风。得道人传此药。今遂愈矣。

孙氏仁存方　苦参大丸。治大风癞疾疡溃。鼻柱蚀烂。

胡麻二斤炒至三分熟旋滴水炒令黑色为度　防风　苦参　苍耳子　何首乌　石菖蒲　桑白皮　白蒺藜　细辛　黄荆子　蔓荆子　枸杞子　牛蒡子

右等分。各一两并剉。炒禹余粮一两。生同为末。炼蜜为丸。每一两作十丸。每服一丸。细嚼。荆芥茶下。不拘时。忌食鱼面油盐等物。切忌房事。

蓖麻法。治疠风。手指挛曲。节间疼痛不可忍。渐至断落。及鼻坏者。亦治风疾。

蓖麻去壳　黄连剉各二两

右以小瓶子。入水一升浸。春夏三日。秋冬五日后。每用蓖麻一粒擘破。面东以浸药水吞下。平旦服。渐加至四五粒。微利不妨。水尽更添。一方云。服两月后。吃大蒜、猪肉试验。如不发。依前法再服。如腿肿用针出毒物。乃有神效。

神效散。治大风癞疾。肌肉疡溃。鼻柱蚀烂。

黄柏三钱　皂角刺烧灰三钱

右研匀。作一服。用温酒调。空心服。晚勿饮此药。至二更后取下虫。或大小长短如黑。颜色不一。约一二升。其病愈。利下惟是虫更无别物。并不损人。利后三两日内。惟进白粥。及补气血药。忌食面猪鸡动风等物。如四肢肿。用针刺出水。再服之。

危亦林得效方　得效第一方。治疠风。即大风恶疾。癞是也。虽名曰风。未必皆因风。大率多是嗜欲劳动气血。热发汗泄。不避邪风。使淫气与卫气相干。则肌肉不仁。劳气泣浊。则胕热不利。故色败。皮肤疡溃。鼻梁塌坏。或自作不仁。极猥之业所致。久则或遍身白皮脱落。如蛇蜕状。

右用桑枝灰一斗。热汤淋取汁。洗头面。次用大豆及绿豆浆添熟水。三日一浴。一日一洗面。却用侧柏叶蒸曝干、白胶香各等分为末。蜜圆。温水下三七粒。日三服。

仙方。治大风恶疾。双眼昏。咫尺不辨人物。发眉自落。鼻梁崩倒。肌肤疮如苔藓。势若不可救。此方特效。

右用皂角刺三斤。炭火蒸久。晒干。为末。浓煎大黄汤下一匕。服旬日间。眉发再生。肌肤悦润。眼目愈明。

解毒雄黄圆。治多痰炙焫。成此疠风。

雄黄研飞　川郁金各一分　巴豆十四个去油

右为末。稀水面糊圆。或水圆如麻子大。每服五圆。加至七圆。

急救仙方　消风散。第一日服。

香白芷一两　全蝎一两。去尖　人参一两

右为末。每服二钱。仲午间止吃粥。忌生姜、胡椒、一切性热之物。晚间不吃夜饭。次日空心温酒调下。早饭放迟吃。身上微燥为妙。

追风散。泻血药。第二日服。

大黄六两　川蝉肚即郁金一两八钱仲，用少者，炒　皂角刺一两

右为末。初服六钱。或七钱。或五钱仲。入大枫油二钱半仲。净朴硝少许。用好煮酒一碗调化。不可热。微温服。晚粥不食。直待戌时。放温水一碗。于卓上盆内。更以糖煎或蜜煎少许。安放盘中，不得令患者先见药。服药了。放碗即用水盥漱毕。以蜜煎过口。切不可卧。令人伴坐良久。肚腹大痛最妙。泻十数次不妨。过毕用薄粥补之。此过药，大凡老弱不可治矣。五十以下可治。精壮者，十日内三服。谓如正月初一日服消风散，初二

日服追风散。初三日服磨风元。初四日又服消风散。初五日又服追风散。初六日又服磨风元。瘦弱者十日内一服，稍痊如壮健人，十日内一服。服到两月后。二十日一眼。切须记其日数。

磨风圆。第三日服。日进二服。

川当归　羌活　独活　川芎小者　明天麻细辛　防风　荆芥　威灵仙　麻黄去节　何首乌　石京子　牛蒡子　虾蟆叶　苍耳草　皱面草即地松

右十六味。各一两仲。晒干为末。不可见火，好酒煮米糊九。如桐子大，每眼三十丸，食前食后皆可。日二服。

洗药。

地骨皮　荆芥　苦参　细辛各三两仲

右锉碎和匀。每次用二两。以河水煎。熏洗遍身。出血为效。如洗必用大浴桶或缸内。要汤宽。浸通身良久妙。

敷药。治疮大烂。遍身涂之。第四日傅。

黑狗脊即杜仲坚者，二两　蛇床子四两　寒水石二两　硫磺六钱　白矾枯，二两　朴硝少许，临付入

右为细末。用腊猪油或香油调傅妙。

如疮未烂。不必傅洗。

增添别本治一切风疾。肌肉顽麻。皮肤瘙痒。遍身疥癞，风癣。诸般疮疾瘾疹。面上游风。或如虫行。紫白癜风。或肾脏风。攻注腿脚生疮。并皆治之。

光乌二两　当归一两　何首乌三两　白芷二两　苦参二两　威灵仙去芦头，三两　蔓荆子一两半　独活一两　芎须一两　防风　荆芥穗各二两　羌活　赤芍　白蒺藜去刺炒　白附子　山栀子各一两　地龙去土，三两　乌蛇一条，用好酒浸，煮干，去骨取肉，晒干或焙

右前件俱为末。却入后二味。

胡麻炒，二两　大风子去壳，三两　二味一处为末。同前和匀，以酒煮米糊丸。梧桐子大。每服三四十丸。茶酒任下。

又方。

威灵　何首乌　地松　防风　蔓荆子　荆芥　虾蟆草　细辛　牛蒡子酒浸　猪牙皂　当归　苍耳　天麻　甘草炙　羌活　独活　麻黄去节　泽兰　川芎　苦参

右等分为末。同前期丸。梧子大。每服四五十丸。茶酒任下。

永乐大典卷之三百二十八　一东

风　诸风证治三十一

白癞

论

巢元方病源　凡癞病。语声嘶破。目视不明。四肢顽痹。支节火燃。心里懊热。手足俱缓。背膂至急。肉如遭劈。身体手足瘾疹起。往往正白在肉里。鼻有息肉。目生白珠当瞳子。视无所见。此名白癞。

太平圣惠方　夫白癞病者。其语声嘶嗄。目视不明。四肢顽疼。身体大热。心中懊憹。手足缓纵。背膂拘急。肉如针刺。或生瘾疹。而起往往正白。在皮肉里。鼻有息肉。目生白珠。当于瞳子。视无所见。此名白癞也。

圣济总录　论曰。白癞之候。语言嘶嗄。目视不明。四肢痹痹。关节热痛如火燔灼。脊膂拘急。肉如刀劈。手足缓弱。身体瘾疹。鼻生息肉。目生白珠。肉色斑白。故谓之白癞也。

方

太平圣惠方　鲮鲤甲圆。治白癞。

鲮鲤甲三片炙微黄　蝮蛇半条酒浸炙微黄　斑猫二枚糯米拌炒微黄去翅足　蜈蚣一枚炙微黄去足　魁蛤半两（枚）　蝱虫二枚炒微苗　水蛭二枚生　蜘蛛二枚生干者　蛴螬三枚生　附子二枚（两）炮裂去皮脐　雷圆十枚　水银半两与滑石点猪汁研令星尽　硝石半两　川大黄半两剉碎微炒　石膏一两细研水飞过　巴豆十五枚去皮心研纸裹压去油　桂心半两　川椒一分去目及闭口者微炒去汗　川芒硝半两　射罔半两　龙骨半两　礬石灰半两　黄连半两去鬚　滑石半两

右件药。捣罗为末。炼蜜和圆。如梧桐子大。每服空心。及晚食前。以温水下两圆。

苦参醞酒。治周身白点。如脂如榆荚。搔之白屑落。或痒或痛。色白渐展。世呼为白癞。

苦参五斤　露蜂房五两　蝟皮一具

右件药。细剉。以水三斗。煮取一斗。去滓。浸细面五斤。炊秫米三斗拌如常醞法。酒熟。压去滓糟。每于食前。暖饮一小盏。

天麻煎。治白癞风。

天麻一斤　天蓼木三斤

右件药。剉如大豆粒。用水三斗。入银锅或石锅中。煎至一斗二升。滤去滓。却于慢火上。煎如稀饧。每于食前。用荆芥薄荷酒调下半匙。圣济总录。荆芥薄荷酒调下。不拘时。日二夜一。一月见效。

治白癞方。

斑猫二七枚與糯米同炒令黄　大腹蛇一条干者拌豆尾全者用炙微黄

右件药。以酒七升。入瓷瓶中。用糠火煨酒及一升。滤去滓。收瓷合中。每取薄涂于白癞上。

又方。

马鞭草不限计多少

右捣细罗为散。每于食前。用荆芥薄荷汤调下一钱。

圣济总录　蝮蛇头丸。治白癞。

蝮蛇头炙焦　猬皮炙焦　魁蛤炙　蛴螬生用各一枚　水蛭生用　蝱虫去翅足生用　葛上亭长去翅足生用各七枚　蜈蚣炙二枚　大蜘蛛炒三枚　䗪虫炙四枚　雷丸炮四十枚　附子炮裂去皮脐三枚　水银　丹砂各一两　硝石一分与水银丹砂同研水银星尽滴醋炒　大黄剉炒　桂去粗皮　滑石研如粉　甘遂与脂麻同炒不用脂麻　射罔各一两　石膏研如粉二两　蜀椒去目并闭口者炒出汗　芒硝研如粉各半两　巴豆去皮心炒十五粒　龙骨研二分　矾石枯研如粉　黄连去须各一分　鲮鲤甲炙用七片

右二十八味。捣研极细。同罗为末。炼蜜和丸。如梧桐子大。每服二丸。空心临卧温酒下。加至三丸。未觉小便涩痛。更加一丸至二丸。以知为度。

苦参酒。治白癞。

苦参去土皮七剉二斤　露蜂房剉五两

右二味。用水三斗。煮取一斗五升。去滓浸法曲三斤。经三宿。炊黍米二斗。酝如常法。酒熟每食后。饮一合。日二夜一。加至三合。以差为度。

商陆酒方。治白癞大风。眉须堕落。八风十二痹。筋脉拘急。肢节缓弱。手足痹痛。

商陆根前去皮剉二十五斤

右一味。用水一石五斗。煮取八斗。去滓浸细曲十五斤。炊黍米一石。酝如常法。酒熟每温饮三合至五合。日二夜一。重者服至三斗。稍轻者至二斗。若得药发吐下为佳。唯宜食鹿肉羹。

艾叶酒。治白癞

干艾叶浓煮取汁每一斗米曲用艾叶五两

右一味。随曲米多少。用煎浓汁拌浸。酝如常法。酒熟不拘时稍稍饮之。常令酒势相接醺醺然。

涂方。治白癞。

葛上亭长四七枚去翅足与糯米同炒米熟为度不用米　干蝮蛇一枚头尾全者炙黄去鳞及腹中物

右二味。捣罗。生绢袋贮。以酒五升。瓷瓶中慢火煨煮。酒及一升以下。将绵囊蘸药汁。摩涂癞上。日二夜一。如不急痛。日夜可五七次涂之。

乌蛇散。治白癞。语声嘶败。四肢痛痹。瘙痒生疮。

乌蛇酒浸去皮骨炙　葛根剉各一两一分　苦参　紫参　沙参　人参　芎䓖　天麻酒浸切焙　黄芩去黑心　木通剉　地骨皮　防风去叉　防己　莽草叶　白术　蒴藋　木兰皮去粗皮　黄连去须　附子炮裂去皮脐　乌头炮裂去皮脐　牛膝去苗　槟榔煨剉　熟干地黄切焙　萎蕤　芍药　桂去粗皮　玄参坚者　龙骨研　石膏研如粉　升麻　菊花未开者微炒　蒺藜子炒去角　秦艽去苗土　细辛去苗叶　天雄炮裂去皮脐各一两　当归切焙　甘草炙剉　远志去心　巴戟天去心　苍耳花炒干各三分　吴茱萸汤洗焙炒　麝香研各半两

右四十二味。捣研细罗为散。每服二钱匕。空腹温酒调下。渐加至三钱匕。晡时再服。

白花蛇散。治白癞。语声嘶嗄。目视不明。四肢痛痹。关节热痛。身体瘾疹。鼻生息肉。

白花蛇酒浸去皮骨炙二两　天麻　槐子微炒　羌活去芦头　防风去叉　晚蚕砂微炒　蔓荆实　白鲜皮　威灵仙去土　枳壳去瓤麸炒各一两　甘草炙剉半两

右一十一味。捣罗为散。每服一钱匕。温酒调下。不计时候。

本草　肘后方。大腹蛇一条。勿令伤。以酒渍之。大者一斗。小者五升。以糠火温令稍稍热。取蛇一寸许。以腊月猪脂和傅上。

乌癞

论

巢元方病源　凡癞病。皆是恶风及犯触忌害所得。初觉皮毛变异。或淫淫苦痒如虫行。或眼前见物如垂丝。言语无定。心常惊恐。皮肉中或如桃李子。瘾疹赤黑。手足顽痹。针刺不痛。脚下不得蹋地。凡食之时。开口而鸣。语亦如是。身体疮痛。两肘如绳缚。此名黑癞。

太平圣惠方　夫乌癞。初觉皮肉变异。肌腠之间。淫淫跃跃。如虫行动。眼前有物如丝悬布。时发惊恐。言语错乱。皮肉瘾疹如桃李实。或赤或黑。手足痛痹。不知痛所。或脚下痛不可践地。凡食之时。开口取气而鸣。语亦如是。身体生疮。两肘如缚。此名黑癞。皆由恶风日渐伤损。血气不荣所致也。

方

太平圣惠方　**蝟皮圆**。治乌癞。

蝟皮一枚炙黄焦　魁蛤一枚　蚺蛇头一枚涂酥炙微黄　蝱蟲三枚炒微黄　蛴螬三枚炙微黄　鲮鲤甲三片炙黄　葛上亭长三枚炙微黄　斑猫三枚糯米拌炒令米黄　蜈蚣一枚半炙微黄去足　附子二枚炮裂去皮脐　蜘蛛三枚微炙　水蛭三枚炒微黄　巴豆十五枚去皮心研纸裹压去油　雷圆十五枚　水银半两以少枣瓤研令星尽　川大黄半两碎微炒　朱砂半两细研　桂心半两　射肉半两　黄连半两去鬚　石膏一两细研水飞过　川芒硝一两　龙骨半两　川椒半两去目及闭口者微炒去汗　甘遂一分与胡麻同炒胡麻熟为度　白礬灰一分　滑石一分

右件药。捣罗为末。入研了药令匀。炼蜜和圆。如小豆大。每服以温水下一圆。空心临卧各一服。未觉。每服加一圆。如小便茎中痛。即有蟲下。皆已死也。细观形形。痛多即减至一圆。痛少即却加至二圆。以差为度。

雄黄涂药方。治乌癞。皮肤变黑。生疮肿痛。杀虫。

雄黄一两　白矾一两　紫石英一两　白石英一两　马牙硝一两　太阴玄精一两　金星礜石一两　银星礜石一两

右件药。捣研为末。入瓷合中。用白土泥固济。候干。用炭火五斤。烧令通赤即止。以土盖奄药合。候来日取出。于湿地上纸衬盆盖出火毒。三复时。再研如粉。取枫树胶煮汁和调。每日用涂之。以差为度。

硫磺散。治乌癞。疮久不差。

硫磺　水浮石　槐白皮　寒水石　白矾　不灰木　蜗牛子　牡蛎　金星礜行　银星礜石　蝉壳　握雪礜石　密陀僧　马牙硝　麝香　雄黄　雌黄　乱发灰　蜂窝灰

右件药。各一钱。唯白矾五钱。捣研为末。同水银半两。以津唾杀研如泥。别人腻粉一分。以生麻油四两。都调令匀。每于患处偏涂之效。

大黑神膏。治乌癞。及诸癞偏身生疮。及多脓血。

川乌头半两　芎䓖半两　雄黄半两研后入　胡粉半两研后入　巴豆十四枚去皮　川升麻半两　木防己半两　杏仁十四枚去皮　雌黄半两研后入　黄连半两去鬚　白矾半两　藜芦半两　松脂如鸡子大　黄蘖半两　乱发如鸡子大

右件药。细剉如大豆粒。以猪脂二升。并药同煎。以乱发消尽。滤去滓。后入雄黄雌黄胡粉。调搅令匀。收于瓷合中。每取涂于疮上。一日至夜。三度涂之。每度以热盐汤洗过。然后更涂之。勿令入口眼。

蜂房醴酒。治乌癞。

露蜂房五两　苦参四斤

右件药。细剉。用水三斗。煮取一斗二升。去滓。用浸麴四斤半。炊秫米三斗。入麴药浃拌。如常醖法。酒熟。压去糟。每于食前暖一小盏服之。

杀虫方。治乌癞疮。

雌黄不限多少

右件药。细研如粉。以醋并鸡子黄和令匀。涂于疮上。干即更涂。

圣济总录　马先蒿散。治乌癞。

马先蒿不计多少一名马矢蒿一名烂石草细切焙干用

右一味。捣罗为散。每服一钱匕。用荆芥薄荷汤调下。

浸酒方。治乌癞

苦参根白皮五斤

右一味。细剉如麻豆。生绢袋贮。好酒三斗。冬浸七日。夏浸四日。每温饮二合至三合。日二夜二。渐加至五七合。

葛葎草浴。治乌癞。

葛葎草二秤剉细淘　益母草一秤剉细淘

右二味。葛葎取篱垣上者。益母取近屋者。用水二石五斗。煮取一石五斗。漉去滓。盆瓮中浸浴一时辰久。方出著旧布袍。用被衣复之。又再暖令热。复浸浴一时辰久。方出入温室。著旧布袍。被衣盖复汗出。勿令见风。明日复作。如入汤后。举身瘙痒不可忍。令傍人捉手。不令搔动。食顷渐定。后隔三日一浴。其药水经浴两次。即弃之。

雌黄散。治乌癞。

雌黄半两研

右一味。以米醋和鸡子清如膏。涂疮上，干即更涂。

大腹子膏傅方。治乌癞。

大腹生者二枚如无生者干者亦得

右一味。用皮全者。勿令伤动。以酒一升浸。缓火熬。令酒尽药干。捣罗为末。炼腊月猪膏。调和如膏傅之。

卫生家宝　乌头丸。治宿患风癞。遍身黑色。肌体如木。皮肤粗涩。及四肢麻痹。

用草乌头一斤。放竹箩内。以水浸。将瓦子于箩内。就水中砻洗之。如打菱角法。直候砻洗去黑皮及尖。捞起令干。用麻油四两。盐四两。入铫锅内同炒黄色。倾去油。只留盐并草乌头。再炒令黑色烟出为度。取一枚劈破。心内如米一点白恰好也。如白多再炒。趁热杵罗为末。用醋糊为丸。如梧桐子大。干之。每服三丸。空心食前温酒下。

大风眉发脱落

论

巢元方病源　大风病须眉堕落者。皆从风湿冷得之。或因汗出入水得之。或冷水入肌体得之。或饮酒卧湿地得之。或当风冲坐卧树下及湿草上得之。或体痒搔之。渐渐生疮。经年不瘥。即成风疾。八方之风。皆能为邪。邪客于经络。久而不去。与血气相干。则使荣卫不和。淫邪散溢。故面色败。皮肤伤。鼻柱坏。须眉落。西北方干为老公。名曰金风。一曰黑风。二曰旋风。三曰惕风。其状似疾。此风奄奄忽忽。不觉得时。以经七年。眉睫堕落。东方震为长男。名曰青风。一曰终风。二曰冲风。三曰行龙风。其状似疾。此风手脚生疮。来去有时。朝发夕发。以经五年。眉睫堕落。东北方艮为小男。名曰石风。一曰春风。二曰游风。三曰乱风。其状似疾。此风体肉顽。斑白如癞。以经十年。眉睫堕落。北方坎为中男。名曰水风。一曰面风。二曰瓦风。三曰敖风。其状似疾。春秋生疮。淫淫习习。类如虫行。走作无常。以经十年。眉睫堕落。西南方坤为老母。名曰穴风。一曰吟风。二曰胪风。三曰脑风。其状似疾。不觉痛痒。体不生疮。真似白癞。以经十年。眉睫堕落。东南方巽为长女。名曰角风。一曰因风。二曰历节风。三曰膀胱风。其状似疾。以此风有虫三色。头赤腹白尾黑。以经三年。眉睫堕落。虫出可治。南方离为中女。名曰赤风。一曰水风。二曰摇风。三曰奸风。其状似疾。此风身体游游奕奕。心不肯定。肉色变异。以经十年。眉睫堕落。西方兑为少女。名曰淫风。一曰缺风。二曰明风。三曰青风。其状似疾。此风已经百日。体内蒸热。眉发堕落。

太平圣惠方　夫大风病鬓眉堕落者。皆从风湿冷得之。或冷水入肌体得之。或饮酒卧湿地得之。或当风坐卧树下及湿草上得之。或体痒搔之。渐渐生疮。经年不差。即为风疾。八方之风。皆能为患。客于经络。久而不去。与血气相干。则使荣卫不利。淫邪散逸。故面色败。皮肤伤。鼻柱坏。鬓眉落也。

圣济总录　论曰。大风眉须堕落者。盖癞病也。皆由恶风染著。荣气不清。风湿毒气。浸渍肌肉。致淫邪散溢。痒搔成疮。皮肤疡溃。鼻柱倒塌。须眉堕落。

治验

本草　感应神仙传。崔言者。职隶左亲骑军。一旦得疾。双眼昏。咫尺不辨人物。眉发自落。鼻梁崩倒。肌肤有疮如癣。皆为恶疾。势不可救。因为洋州骆谷子归寨使。遇一道流。自谷中出。不言名姓。授其方曰。皂角刺一二斤为灰。蒸久晒研为末。食上浓煎大黄汤调一钱匕。服。一旬鬓发再生。肌肤悦润。愈。眼目倍常明。得此方后却入山。不知所之。

方

孙思邈千金要方　石灰酒。主生毛发眉须。去大风。

石灰一石拌水和湿蒸令气足　松脂成炼十斤末之　上曲一斗二升　黍米一石

右四味。先于大鎗内炒石灰。以木札著灰中。火出为度。以枸杞根剉五斗。水一石五升。煮取九斗去滓。以淋石灰三遍。澄清。以石灰汁和渍曲。用汁多少一如酿酒法。讫。封四七日开服。恒令酒气相及为度。百无所忌。不得触风。其米泔及饭糟一事。已上不得使人畜犬鼠食之。皆令深埋却。此酒九月作二月止。恐热。隔上热者。服后进三五口冷饭压之。妇人不能食饮。黄瘦积年及蓐风。不过一石即差。其松脂末初酘酿酒摊饭时。均散著饭上。待饭冷乃投之。此酒饮宜冷。不尔即醋。宜知之。

太平圣惠方　雷圆散。治大风疾神效方。其风有五种。象五行金木水火土。黑虫者是业报之病。不可治也。余四种虫。但服此药无不差者。此方是圣人之法。非凡俗所解。凡青黄赤白黑虫。在人身体之中。往来无碍。若蚀人肝。则眉鬓先堕。若蚀人肺。则鼻柱崩折。不闻香臭。若蚀人脾。语声变散。若蚀人肾。则耳鸣啾啾。心不受病。故不言之。若蚀人筋。则肢节堕落。若蚀人肌。则顽痹不知痛痒。身上似有虫行。或有皰肉起似桃李小枣。或多生疮癣。或状如鱼鳞。或形似榆荚。青黄赤黑变易不定。从头起者名曰顺。从足起者名曰逆。风起之由。皆因冷热交通。流于五藏。彻入于骨髓。气血内虚。风湿相搏。即便生虫。又因用力过度。食饮相违。酒后行房。汗入骨髓。亦患斯疾。若治者先服此散。出虫为验。见青黄赤白便可治之。皆得除愈。若黑虫出者。此病无方对治也。其四般蟲。肌肉欲坏。眉发堕落。皆可服雷圆散方。

雷圆一两　雄黄三分细研　硝石一两细研　雌黄三分细研　朱砂一两细研水飞过　阿魏一两面裹煨以面热为度　藜芦半两去芦头　犀角屑半两　紫石英半两细研水飞过　斑猫二十枚　芫青二十枚與斑猫用油麻小合同炒麻熟为度取出

右件药。捣细罗为散。又用苦参五两。硝石四两。捣碎。以生绢袋盛。入瓷瓶中。以无灰酒一斗。浸七日。密封头。每取一中盏暖过。于食前调下散二钱。

莽草散。治十年大风。毛发秃落。瘾疹生疮。气脉不过。抓搔不觉痛痒。

莽草三两微炒　附子二两炮裂去皮脐　干姜二两炮裂剉　石斛二两去根剉　天雄二两炮裂去皮脐　细辛二两　踯躅花半（二）两酒拌炒令干　白蔹二两　川乌头二两炮裂去皮脐　石南一（二）两　川椒一两去目及闭口者微炒去汗　桂心二两

右件药。捣细罗为散。每服。以温酒调下三钱。后以羊脯下药。日再服。勿大饱食。

治大风。眉鬓已落。却令再生方。

乌麻油一升　丁香一两　生姜汁一合　铁生末一合　附子三分　木香三分　诃梨勒皮三分　羊粪三十枚　垣衣三分

右件药。捣细罗为散。入油及生姜汁中。以不津器盛。于马粪中埋三七日药成。涂药法。以中指点于生铁器内。摩三（十）下。即涂要生处。熟揩之。以干为度。十五日内眉鬓皆生。

乳香圆。治大风疾。卒无眉鬓者。

乳香　人参去芦头　紫参　沙参去芦头　玄参　苦参剉　天麻　甘菊花　枳壳各半两

右件药。并生用。捣罗为末。炼蜜和圆。如梧桐子大。每服食后。以温酒下二十圆。

百日内好转六十日内。两鼻内出血不怪。是差候也。

青盐散。治大风疾。眉鬓堕落。偏身结肿。皮肉顽痹。

青盐一斤　禹余粮二斤　白礬一斤

右件药。捣细罗为散。更研令匀。入瓷罐子内盛。瓦子盖头。固济。初用炭火二斤烧。渐渐添火。至一秤已来。从早晨烧至夜。常须添炭。至一秤火尽为度。隔宿候冷。取之细研如粉。用火熟帛包裹。取一生净土。水拌令浥浥。中心培药。两日出火毒。又别取胡麻子六斤。拣簸净洁。秤之。九蒸九曝毕。炒令香熟。捣罗为末。每三两胡麻末。管一两烧者药末相和令匀。每服。用荆芥茶调下二钱。空心及晚食前服。其效不可具述。

商陆酿酒。治大风。眉鬓堕落。皮肉顽痹。筋脉不利。

商陆二十五斤切　麴十五斤捣碎

右件药。以水二斛。拌渍炊黍米一硕。酿如常法。三醖吃。封七日开看酒熟澄清。随性温服之。病重者服至三斗。轻者二斗。药发得吐下佳。宜吃鹿肉羹臛。

松菜浸酒方。治大风疾

猪鬃松叶二斤切　麻黄五两去根节

右件药。细剉。以生绢袋盛。以清酒二斗浸。秋冬七日。春夏五日。日满开取。每服。温一小盏服。常令醺醺。以效为度。

侧柏叶圆。治大风疾。令眉鬓再生。

侧柏叶不计多少

右件药。九蒸九曝。捣罗为末。炼蜜和圆。如梧桐子大。每日三服。夜一服。以热水下五十圆。百日即生。

治大风疾。头面生疮。眉发髭脱落。宜用此沐浴方。

桑柴灰热汤淋取汁

右用洗头面。以大豆水研取浆。解释灰味弥佳。次用热水入绿豆面濯之取净。甚良。不过十度大效。三日一沐头。一日一洗面。甚良。

治大风癞疾。骨肉疽败。百节酸痛。眉鬓堕落。身体瘖瘖痒痛者。宜服此方。

马薪蒿。不问多少一名马矢蒿一名爛石草

右件药。细剿。炒干。捣细罗为散。每日空心及晚食前。以温酒调下二钱。

百灵藤粥方。治大风疾。

百灵藤　四两

右以水一斗。煎至二升。去滓。入粳米四合。煮作粥。于温室中澡浴了。服之。衣覆取汗。汗后皮肤。风退如麸片。每隔日一服。五六十日后渐愈。毛发即生。

圣济总录　枳壳散。治大风癞病。眉发堕落。热毒风入五藏。身体头面生疮。

枳壳去瓤麸炒　黄耆炙剉　苍耳炒经　白术微炒　蒴藋剉　白蒺藜炒　防风去叉生用　升麻生用　栀子仁各三分　漏芦去芦头　黄连去须　人参　天门冬去心焙　防己　干姜炮　芎䓖　丹参去苗土炙　麻黄去根节煎掠去沫焙　白芷微炒　甘草炙剉　葛根剉各半两　玄参坚者三两　乌蛇酒浸去皮骨炙一两

右二十三味。捣罗为散。温酒调下二钱匕。加至三钱匕。空心夜卧服。

白蒺藜散。治大风恶疾。或二年三年。眉须堕落。手足疼闷。骨节烦肿。面色黑。皮肉渐变。

白蒺藜炒　芎䓖各二两　山栀子去皮　防风去叉各一两三分　萆薢炒　羌活去芦头　白芷炒　升麻各二两　白茯苓去黑皮二两半　远志去心　菖蒲九节者米泔浸切焙干　蔓荆实　细辛去苗叶轻炒　茵芋去粗茎　芍药　麻黄去根节煎掠沫焙干　龙骨刮去土　人参　当归切焙　桂去粗皮各一两一分　白术微炒一两　附子炮裂去脐皮二两　甘草炙剉　桔梗切焙各一两半

右二十四味。捣罗为散。每用温酒调下二钱匕。至三钱匕。空心午食前各一服。如口干。舌涩。喉里烟生。鼻中辛痛。是佳应也。甚即煎少许甘豆汤解之。

皂荚丸。治大风。眉须堕落等疾。

大皂荚二斤不蚛者酥炙过银器中入水揉碎煎成膏入后药　羌活去芦头三两　木香　萆薢各二两　附子炮裂去皮脐半两　白牵牛麸炒　郁李仁去皮尖研　独活去芦头　槟榔用鸡心者煨　大黄剉炒　青橘皮去白焙　何首乌去黑皮各二两

右一十二味。捣罗十一味为末。入皂荚膏搜和匀。捣二千杵。丸如梧桐子大。暴干。常服生姜汤下二十丸。加至三十丸。病甚者稍增之。

何首乌丸。治风气留滞。皮肤不仁。须眉堕落。多生疮癣。身体瘙痒等。

何首乌刮去黑皮十二两　白牵牛拣　干薄荷各三两　肥皂荚三斤一斤去皮子椎碎用法酒三升浸两宿揉浓汁去滓银石器中熬成膏一斤炭火烧令烟尽收放湿纸上盆复之候冷用一斤去皮酥炙令焦捣罗为末

右四味。捣罗三味为末。用皂荚膏和剂。使膏尽为度。熟捣丸如梧桐子大。每服十五丸。加至二十丸。不计时候。温酒下。日三服。

苏木煎丸。治大风眉须堕落。退皮去爪甲换骨。

苏枋木三两椎碎以法酒一斗煎至一碗去滓　附子一枚炮裂去皮脐　乌头一枚炮裂去皮脐　天麻酒浸焙一两　草乌头半两用盐水浸　干蝎去土酒浸一分　乳香研　没药研各半两　雄黄水飞过半两

右九味。除苏枋木外。捣罗为末。将苏枋木酒和药末为丸。如黑豆大。每服五丸至七丸。用淡豉汤下。衣被盖出汗。妇人用红花酒下。

白花蛇散。治大风疾须眉堕落。皮肉已烂成疮者。

白花蛇去皮骨酒炙　乌蛇去皮骨酒炙　干蝎全者去土炒　白僵蚕炒各一两　地龙去土炒半两　雄黄醋熬研一分　蜈蚣十五条赤足全者炒　蝎虎十五枚全者炒　蜜蜂炒一分　丹砂研一两　黄蜂炒一分　胡蜂炒一分　龙脑研半钱

右一十三味。捣罗为散。每服一钱匕。温蜜水调下。日三五服。

茵芋散。治大风癞。并痈疽疥癞。骨肉疽败。百节烦痛。眉须凋落。身体苦痒。眦烂耳聋。风疳龋齿。

茵芋去粗茎　附子炮裂去皮脐　天雄炮裂去皮脐　踯躅花炒微黄色　细辛去苗叶轻炒　乌头炮裂去皮脐　石南酒洒　微炒　干姜炮各半两　独活去芦头一两半　白术灰炒　防风去叉　菖蒲九节者用米泔浸后切焙干　蜀椒去目及闭口者炒出汗各一两

右一十三味。捣罗为散。每用温酒。调一钱匕。日二夜一。心腹稍空时服勿更增。唇麻痹甚。啜少许。温甘豆汤止之。

山栀子散。治大风癞疾。眉须堕落。遍身痛痹。手足挛缩。

山栀子去皮二两半　芎䓖一两半　藁本去苗土三分　当归切焙　蔓荆实各一两　桔梗剉炒一两三分　羌活去芦头　白蒺藜炒　白茯苓去黑皮　防风去叉各一两一分　侧子炮裂去皮脐　天麻各半两

右一十二味。捣罗为散。每日空腹。温酒调下二钱匕。加至三钱匕。夜卧时再服。服至一料。须眉再生。

苦参丸。治大风癞。遍身瘾疹。如烂桃李大作疮。经年不愈。重者毛发脱落。

苦参十六两剉捣取粉八两　生干地黄焙干捣末五两半　乳香半两炒软放冷研再与丹砂末同研　丹砂研一两一分

右四味。研匀。炼蜜和丸。如梧桐子大。每日空腹夜卧。以温水下二十丸。渐加三十丸。

防己散。治大风癞。眉须堕落。及身面瘙痒。腹中烦热。身上瘾疹。起如枣核。疼痛生疮。

防己剉一两半　乌蛇酒浸去皮骨炙三两　独活去芦头　秦艽去苗土　黄耆剉炙　丹参去苗土微炙　乌头炮裂去皮脐　松脂炼过放冷研　人参　苦参剉　白术炒　桂去粗皮　芍药各一两一分　芎䓖　黄连去须　蒺藜子炒去角　白茯苓去黑皮　天门冬去心焙　葛根剉各一两半　干姜炮　蜀椒炒出汗去闭口者并子各一两　玄参二两

右二十二味。捣罗为散。每空心食前夜卧。温酒调下二钱匕。渐加至三钱匕。

羚羊角饮。治大风癞。身上生疮。并面部浮肿。眉鬓堕落。四肢痛痹。

羚羊角镑　甘草炙剉各三分　独活去芦头　山栀子仁各一两半　防风去叉一两　枳壳去瓤麸炒　黄耆炙剉　蒺藜子炒　丹参去苗土微炙　玄参　木通剉各一两一分

右一十一味。粗捣筛。每服五钱匕。以水一盏。煎取七分。去滓温服。每日早食后及夜卧。各一服。

漏芦汤。治大风癞。身体成疮。眉鬓堕落。瘖瘟搔痒。搔之黄水出者。

漏芦去芦头　乌蛇去皮骨酒炙　独活去芦头　黄耆炙　白蔹　白茯苓去黑皮　生姜切炒　大黄剉碎醋炒各一两　升麻生用　麻黄去根节煎去沫焙　枳实去瓤麸炒　芍药　防己　玄参　甘草炙　附子炮裂去脐皮各三分　栀子仁一两一分　石膏碎一两半

右一十八味。剉如麻豆。每服五钱匕。以水一盏半。煎取一盏。去滓温服。要利、空心临卧各并二服。

侧子丸。治大风癞。眉须堕落。身上有疮。手足胀闷。痛痹挛缩。鼻梁未坏者。

侧子炮裂去皮脐一两三分　白芷微炒　附子炮裂去皮脐　天麻酒浸切焙　龙骨　防风去叉制各一两一分　蔓荆实一两半　白蒺藜炒二两　白术炒一两　人参　山芋　生干地黄焙　当归切焙各三分。

右一十三味。捣罗为末。炼蜜和丸。如梧桐子大。空心温酒下三十丸。日再服。渐加至五十丸。唇舌微痹为效。慎避外风。

法制蓖麻方。治大风疾。眉毛脱落。

蓖麻子不计多少去皮。黄连水浸七日。每服四粒。空心用黄连水下。服至一月。觉四肢肿。用针刺出水。再服一月。永除根。

柏脂酝酒。治大风癞。生发坚眉鬓。

炼成柏脂十斤研为末炼如松脂法　糯米一石　细曲十五斤　石灰一石

右四味。先炒石灰。以木札著灰中试之。火出为度。以地骨皮剉五斗。以水一石五斗。煮取九斗半去滓。以淋石灰三遍澄。以灰汁和曲与柏脂粉拌米。用汁米曲柏脂粉多少。一如常酝法。次于净器。著曲米汁粉在内。密封四七日。开压去滓取清酒。每服五合至七合。常令酒气相接取效。忌触外风冷。其米泔及糟。不得令豕畜食之。

松脂酝酒。治大风癞、皮肤瘙痒。搔之落如麸片。宜安府藏。去胃中伏热。解咽干舌涩。除风痹虚羸。治眉须堕落。久服轻身延年不老。

松脂二斗五升太山川谷者六月采　黍米二斗五升　细曲一十五斤半　糯米五斗

右四味。以水一石。煎松脂浮上。掠取入冷水中。却又入汤。如此四五十度。每伍度煮。即须换汤暴干。捣研作粉。得一斗一升二合半。炼松脂初酝法。用水四斗浸曲。曲发黍米一斗五升。以松脂粉拌饭。一如常酝法。相次成料。每曲随常酝法。入更炊一斗黍米。拌松粉下第一料。又相次更炊糯米三斗。入松粉和酘。又相次更炊糯米二斗。同松粉拌和匀。取其松脂粉。并须和饭用尽。每一斗米。入松脂扮一升五合相拌。入酘后压去滓。取清酒。每服五合细饮。日夜可四五服。渐渐加至一升。温任性饮之。常令醺醺。酒势相接。又一方、加杏仁五升。去皮及双仁者。随料均分。汤退去皮。捣破研如膏、入之佳。

杨倓家藏方　乌金圆。治大风疾。眉须堕落。鼻柱崩倒。语言不利。

坯子胭脂别研　朱砂别研　人参去芦头　乳香别研　藕节　羊蹄根　青竹茹　乌贼鱼骨　甘草炙　细松烟墨烧　川芎以上一十一味各三钱　草乌头炮去皮脐尖二钱

右件为细末。酒煮面糊为圆。每一两作一十圆。细嚼。茶清下。不拘时候。

张子和儒门事亲　治癞涂眉法。

半夏生用　羊粪烧以上各等分

右为末。生姜自然汁调涂。

王好古医垒元戎　生眉散。

桑寄生　天南星　半夏　没药

右各一钱为细末。生姜自然汁调成膏子。先用自然铜擦过。次以膏涂之。

急救仙方　生眉毛药。

皂角刺焙干　鹿角烧灰存性

右等分为细末。生姜汁调涂眉上。一日一次。则眉毛自然生矣。

大风出虫

论

太平圣惠方　夫五脏生五虫。则成五癞。其虫各随五脏之色。四虫可疗。一虫黑者不可疗。亦有专心医治。时有差者。今以药出具虫。以验可疗不可疗也。

圣济总录　论曰。虫。动物也。皆风之所化。风入五藏。化生五虫。则成五癞。入肝其虫青。入心其虫赤。入脾其虫黄。入肺其虫白。入肾其虫黑。四虫皆可治。惟黑虫为难疗。或所伤未深。专意治之。亦有差者。

方

太平圣惠方　阿魏雷圆散。治大风出五虫癞。四色可治。唯黑虫不可治。宜先服。

阿魏一分生用　雷圆半两　雄黄半两细研　朱砂半两细研　滑石半两　石胆一分细研　滑石半两细研　白蔹一分　犀角屑半两　牛黄半两细研　紫石英半两细研水飞过　斑猫二十枚糯米拌炒米黄去翅足　芫菁二十枚糯米拌炒米黄去翅足

右件药。捣细罗为散。入研了药。都研令匀。每日空心。以清酒调下一钱。饥即食小豆羹饭为良。切忌多食。食饱虫即出。迟日西腹空。更服一钱。若觉小便似淋痛。不问早晚。即更服一钱。若觉欲小便如似痛涩。即就一瓷器中尿。尿出看之。其虫或如烂筋状。各逐其臟。辨虫之颜色也。

朱砂散。治大风。肌肤不仁。头面身上疮。颜色肿黑。腹内生虫。鼻柱崩倒。

朱砂一两细研水飞过　紫檀一两　漏芦一两　雄黄一两细研　雌黄半两细研　白蔹一两　石胆半两细研　紫石英一两细研水飞过　阿魏半两　生使　牛黄一分细研　犀角屑一两　龙骨一两　石膏一两细研水飞过　硝石一两半

右件药。捣细罗为散。入石药末。更同研令匀。每于食前。以温酒调下一钱。如饥。即宜吃小豆饭及枣汤。食勿令过饱。饱即其虫难出。服药后。小便似淋。即以盆子盛看。当有虫出。或当日便出。或三五日方出者。或虫出即且服药。候虫尽便差。

水银雷圆散。治大风癞疾。眉鬓或落。鼻柱崩倒。肌肉变坏。宜服出虫治法。或下黑虫不可疗。余四色虫并可治也。

水银一分与雄黄硫磺点醋用乳钵木槌同研令星尽　雷圆一分末　阿魏一分生用　雄黄一分　硫磺一分　萆薢一分微炒捣为末　麝香一钱细研

右件药。都研令细。每服食前。以温酒调下一钱。晚食前再服。或有虫下。看其颜色。唯黑不可治也。

独活散。治大风癞出五虫。

独活三分　雄黄半两细研　麻黄半两去银节　青黛一分　水银一分舆朱砂雄黄同点醋研晒尽水银　阿魏一分生用　朱砂半两细研　滑石半两细研　石胆一分细研　牛黄一分细研　紫石英一分细研　斑猫四十枚糯米拌炒微黄去翅足　芫菁四十枚糯米拌炒微黄去翅足　雷圆半两

右件药。捣罗为末。入研了药。都研令匀。每日空心及晚食前。用温酒调下一钱。每食。宜吃豆饭。不得令饱。饱即其虫难出。虫出黑者不堪治。余者并可疗。

治大风癞。熏出虫方。

艾叶一两末　砒霜一两　水银一两并硫磺焙为砂子　腻粉一两　硫磺一两　朱砂一两　麝香半两　阿魏一两　猪牙皂荚一斤末　附子一两去皮脐　雄黄一两

右件药。并生使。都研为末。用纸四张。先布艾。次下掺皂荚末。次掺诸药末尽。却以刀切似饼焰子。安火碗内烧。安曲膝下熏。以衣桃遮拥定。不令透出气。热闷即虫出。

治大风。偏身生疮。腹脏有虫。眉鬓半落。语声欲破。宜服此下虫方。

干虾墓头一两炙令黄为末　皂荚一梃去皮涂酥炙微黄去子杵末

右件药。研令匀。以竹筒引入羊肠内。抵可一尺。系定两头。用麸二升。裹于饭甑中蒸熟。去麸入麝香一钱。和捣圆如梧桐子大。强壮者空心温酒下三十圆。劣弱者服二十圆。任意饮酒。取醉为度。专看大肠内有虫下即差。

圣济总录　治大风疾。五藏生五虫。五虫者。各随五藏之色。惟黑虫为难治。当先服药出虫。以验其色。

阿魏生研一分　雷丸生用三分　雄黄研半两　丹砂研　滑石研　石胆研各一分　硝石研半两　白蔹剉　犀角镑各一分　牛黄研半两　斑猫　芫青各二十枚与糯米同炒去翅足不用米　紫石英研半两

右一十三味。捣罗为散。每服一钱匕。空腹温酒调下。饥即食小豆羹饭为良。慎勿多食。但半饱即止。常宜觉饥。若食饱虫出迟也。日哺腹空时。更服一钱。若觉小便似淋痛。不问早晚。即更服一钱。大饥即食。若觉欲小便似痛涩。即就一器中尿。尿出看之。

其虫或如烂筋状。各逐其藏。辨虫色也。

雄黄散。治大风癞。于疮内取风毒涎。杀诸癞虫。涂傅。

雄黄　白矾　紫石英　白石英　马牙硝　大阴玄精石　金星石　银星石各一两

以上八味。同捣研为细末。入瓷合中。用白土纸筋泥固济。火烧通赤。以湿土盖罯。来日取出。于净湿地上用纸衬瓷合。出火毒三复时。时洒地上令湿后。再研。以生麻油调涂患处。

麦饭石散。治大风癞杀虫。

麦饭石　阳起石　禹余粮石　红皮石　密陀僧　不灰木各一两　蒲黄微炒　石灰风化者　定州细瓷末各半两　砒霜一钱研　铅丹研　青盐研　乱发灰各一两　水银　腻粉各三钱

右一十五味。同研令细。以不见水银星子为度。每以生麻油调涂患上。有风毒胶涎出为度。不过一月效。

熟艾方。治大风癞熏出虫。

艾叶别揉令熟　砒霜研　水银与雄黄同研　腻粉研　硫磺研　丹砂研　阿魏酒化去沙石面和作饼炙　附子炮裂去皮脐捣　雄黄研细入水银点醋再研令星子尽始入腻粉砒霜硫磺丹砂同研各一两　麝香研半两　猪牙皂荚一斤去皮子别为末

右一十一味。除艾叶皂荚别捣为末外。并合和细研。用纸四张。先布艾。次渗皂荚末。又次渗诸药末。卷刀切如饼饺。著碗内烧。以小木甑子笼碗。以衣衬四边。坐于上熏。以衣被遮壅定。不令透出气。热闷即俯伏。

独活散方。治大风癞。出五虫。

独活去芦头三分　雄黄研半两　青黛研一分　麻黄去节先煎掠去沫焙干半两　水银一分与丹砂雄黄点醋同研以水银星子尽为度　阿魏生研入一分　雷丸炮　丹砂研　滑石捣研各半两　石胆研　牛黄研　紫石英研各一分　斑猫四十枚与糯米同炒去翅足米不用　芫青四十枚与糯米同炒热去翅足米不用

右一十四味。捣研为细散。每服一钱匕。空心温酒调下。不得饱食。晚更服。当有虫从小便中出。或当日。或三四日至十日方出。若泻出赤虫。如烂樱桃。或如豆麦。或泻出黄虫似黄涕。青虫似青菜汁。白虫似马尾。虫遇药气即死。或随大便下。唯黑虫如豆豉汁。此为难治。

黑虎丸。治大风癞疾。下癞虫。

天灵盖涂酥炙三两　虾蟆去腹中物炙干涂酥再炙一枚　麝香研一分　桃仁汤去皮尖双仁炒三两　雄黄研二两　人中白研二两　杏仁汤去皮尖双仁炒六两

右七味。捣研为末。再研匀。炼蜜为丸。如梧桐子大。空心日午用芜荑汤下二十丸。至三十丸。

通神散。治大风癞疾。凡是鼻梁未折。服之虫出无不愈。

皂荚树上独生刺无杈牙者　大黄剉

右二味。生用等分。捣罗为细散。每临卧冷酒调服三钱匕。候来晨令病人于净地上登溷。当取下黑身亦头虫。次服温补风药。俟气完复。再依前法更进。直俟无虫。即病根已除。不须服也。服药时。慎勿语病人能取虫。若知之则无验。

杨仁斋直指方　硫磺汤。熬癞风虫。

明硫磺乳钵研细

右入酒调。空心饮清汁。明日添硫磺再研。入酒如前。或添大风油更好。

白癜风

论

太平圣惠方 夫肺有壅热。又风气外伤于肌肉。热与风交并。邪毒之气。伏留于腠理。与卫气相搏。不能消散。令皮肤皱起生白斑点。故名白癜风也。

圣济总录 论曰。白癜风之状。皮肤皱起。生白斑点是也。由肺藏壅热。风邪乘之。风热相并。传流荣卫。壅滞肌肉。久不消散故成此也。

方

孙思邈千金要方 治白癜风。

天雄 白蔹 黄芩各三两 干姜四两 附子一两 商陆 踯躅各一升

右七味治下筛。酒服五分匕。日三。

治白癜方。

矾石 硫磺

右二味各等分为末。酢和傅之。

又方。平旦以手掉取韭头露涂之。极效。

又方。以酒服胡麻油一合。日三。稍稍加至五合。慎生肉猪鸡鱼蒜等。百日服五斗差。

又方。罗摩草煮以拭之。亦揩令伤。滴白汁涂之。

又方。以蛇蜕皮熬。摩之数百过。弃置草中。

又方。树空中水洗桂末。唾和塗之。日三。

又方。以水银拭之。令热即消。数数拭之。差乃止。

王焘外台秘要方 广济疗白癜风方。

苦参三斤 露蜂房炙 松脂 附子炮 防风各三两 栀子仁五两 乌蛇脯六两炙 木兰皮

右八味捣筛为散。一服一匕。以酒下。宜常吃萝卜菜。勿食鸡肉猪肉冷水热面生菜。文仲同

又方。

黑油麻一大升 生地黄五大两 桃仁去两仁皮尖三十枚熬

右三味。先退去油麻皮。蒸之。日暴干。又蒸之。如此九度讫。又暴取干。捣令极碎。然后捣地黄桃仁罗之。即总相和。加少蜜令相著。一服一匙。日再服。和酒吃。空吃亦得。兼食诸肺尤妙。忌芜荑热面猪蒜油腻等。

又方。

矾石研 硫磺研

右二味等分。酢和傅之。并出第五卷中

崔氏疗白癜风神效方。刘秘监录送

雌黄七分细研 木兰皮 白术各八分 苦参 芎穷 麻黄去节 山茱萸 甘草炙 狗脊 枳实炙各四分 秦艽 沙参 细辛 牛膝 白蔹 人参 当归 薯蓣 白芷各五分 防风 附子炮 苍耳子各六分

右二十二味捣筛为散。酒服方寸匕。日再。渐渐加至二匕。忌生葱菜海藻菘菜猪肉桃李雀肉等。出第四卷中

商陆散。古今录验疗疱白癜风。

生商陆根切一分　白蔹　天雄炮　黄芩各三两　干姜四两　附子炮　踯躅花一升

右七味捣筛。酒服五分匕。日三。忌猪肉冷水。千金同亦主疬疡

又。附子膏疗白癜风。

附子炮　天雄炮　乌头炮各三两　防风二两

右四味切。以猪膏三升合煎之。先服散。白癜上以膏傅之。一方无防风

又方。

萝摩草者。以拭之。取差。并出第八卷中

太平圣惠方　苦参散。治肺脏久积风毒。皮肤生白癜不止。

苦参三两剉　露蜂房二两微炒　松脂二两　附子二两炮裂去皮脐　栀子仁二两　乌蛇三两酒浸去皮骨炙微黄　木兰皮二两

右件药。捣细罗为散。每服不计时候。以温酒调下二钱。宜常吃萝卜菜。勿食鸡雀肉。忌猪鱼大蒜湿面等。

乌蛇散。治身体顽麻。及生白癜风。

乌蛇三两酒浸去皮骨炙微黄　白僵蚕二两微炒　桂心半两　独活二两　天麻　川乌头半两炮裂上皮脐　细辛半两　防风半两去芦头　胡麻子二两　枳实半两麸炒微黄　蝉壳半两　白附子半两炮裂　天南星一分炮裂

右件药。捣细罗为散。每服不计时候。以温酒调下二钱。

白蔹散。治白癞风。遍身斑点瘙痒。

白蔹三两　天雄三两炮裂去皮脐　商陆一两　黄芩二两　干姜二两炮裂剉　踯躅花一两酒拌炒令干

右件药。捣罗为细散。每于食前。以温酒调下二钱。

又方。

附子二两去皮脐　凌霄花一两　川乌头二两去皮脐　防风二两去芦头　露蜂房一两　踯躅花一两

右件药。细剉。以猪脂三升（斤）煎炼看药黄焦去滓。候冷。于瓷合中盛。用摩风癜上。以差为度。

又方。

黑油麻二升九蒸儿曝去皮　桃仁五两汤浸去皮尖双仁麸炒微黄　生干地黄五两

右件药。捣细罗为散。每服。以蜜水调下三钱。日再服。

又方。圣济总录名玉粉膏。

白矾半两　硫磺半两

右件药同研如粉。以醋调和涂之。即差。

治白癜风如雪色方。

硫磺一两半　香墨一两半

右件药。同研如粉。以生布揩癜上微伤。用醋和如膏涂之。作疮。未差。更涂之。

又方。

附子二两去皮脐生用　天雄二两去皮脐生用　川乌头三（二）两去皮脐生用

右件药。细剉。以猪脂二斤。煎令附子色焦黄。去滓。候冷。于瓷合中盛。用摩风癫上。以差为度。

治白癫风方。

鸡子两枚和壳以米醋一斗浸经七日看壳软即取出鸡子白用调后药　硫磺半两细研　附子一枚去皮脐生用

右件药。捣罗令细。用米粉一分。更相和。研令匀细。用鸡子白调涂之。

治白癫风方。

红灰藋五斤　茄子根茎三斤　苍耳根茎五斤

右件药。并晒干一处。烧灰。以水一斗。煎汤淋取汁。却于铛内煎成膏。以瓷合盛。别用好通明乳香半两。生研。又入铅霜一分。腻粉一分相和。入于膏内。别用炼成黄牛脂二合（两）入膏内调搅令匀。每取涂摩所患处。日三用之。

胡桃涂方。治白癫风。

初生青胡桃五颗　硫磺半两细研　白矾一分细研

右件药。都研为膏。日三两上涂之。差。

又方。

生胡桃油

右一味。每服。以温酒调半合服。日二服。

又方。

楸木白皮五斤

右细剉。以水五斗。煎取五升。滤去滓。却于慢火上再煎如糊膏。用不津器收。每取膏摩于所患处。日二三上效。

又方。

驴尿　生姜汁

右件药。等分相和。洗拭所患处。

又方。

桑柴灰二斗

右件药。于大甑内。蒸使气溜。取釜中汤淋汁。热洗。不过五六度差。

乌蛇浸酒方。治风及白癫紫癫。

乌蛇六两酒浸去皮骨炙微黄　防风二两去芦头　桂心二两　白蒺藜二两炒去刺　天麻三两　五加皮一两　羌活三两　牛膝二两去苗　枳壳三两麸炒微黄去瓤　熟干地黄四两

右件药。细剉。以生绢袋盛。以无灰酒二斗。于瓷瓶中浸。密封七日后开。每日三度。温饮一小盏。忌毒滑物猪鸡肉。

圣济总录　乌蛇散。治白癫风。身体痹麻。

乌蛇酒浸去皮骨炙三两　白僵蚕微炒　胡麻子　独活去芦头　天麻各二两　乌头炮裂去皮脐　细辛去苗叶　防风去叉　桂去粗皮　枳实去瓤麸炒　蝉蜕去土　白附子炮各半两　天南星炮一分

右一十三味。捣罗为细散。每服温酒调下二钱匕。不计时候。

防风汤。治肺热熏蒸。皮肤白癫。

防风去叉　地骨皮　王不留行　山栀子仁微炒　荆芥穗　恶实炒各一两　甘草炙三分　人

参　生干地黄焙各半两

右九味。粗捣筛。每服三钱匕。水一盏。入恶实根二寸。同煎至七分。去滓温服。不计时候。

治白癜风方

杏仁去双仁不去皮尖生用

右一味。每日晨烂嚼二七粒。于白点处揩。夜卧再用。

治白癜风方

鸡子两枚和壳以米醋三升浸七日取白　石硫磺研半两　附子去皮脐生用一枚重半两者　粟米二钱

右四味，将后三味捣罗为末。以前鸡子白。调如稀糊，临用药。先以葛布揩患处令赤涂之。

苦参膏。治白癜风。

苦参　盐各一分

右二味捣罗为末。先以酒一升。煎至四合。入药二味搅匀。慢火再煎成膏。每用先以生布揩患处令赤。涂之。

杨仁斋直指方　癫风方。

鸡子一枚。用酸醋浸一宿。

右以针刺小穿。沥清汁。入砒末并绿豆末少许夹和。先以石扎擦破。次用青布蘸擦妙。

治赤癜白癜风。

硫磺　明白矾并生

右为末。姜汁调。茄蒂蘸擦两三次。

癜风方。

雄黄　硫磺　黄骨丹　密陀僧　大南星

右等分为末。先用姜汁擦患处。次用姜蘸药末擦。擦后渐黑。次日再擦。黑散则无事矣。

王璆百一选方　治紫白癜风。

用生硫磺末。以生姜蘸擦之。随手去。

又方。生硫磺为末。生姜自然汁数点调润。以生附子或生乌头截作两段。蘸药擦之。浴时。先以生布之类擦动使药。

又方。白矾　硫磺等分

右为细末。以糟茄蒂蘸药擦患处。须浴时使用。

治白癜风不拘远近。用乌鸡卵一枚取清。先用硫磺碾为末。以鸡子清调匀。用生布一片。将药刷在布上。日中曝。反复刷三四次。钉布子在板上。令不皱。候干收起。遇浴罢或动作劳苦。汗出之时。将布子于患处擦之即愈。

四神散。治紫白癜风。

雄黄　雌黄　硫磺　白矾并透明者

右等分研为末。每用时先浴。令通身汗出。次以生姜蘸药擦患处。良久。以热汤淋洗。当日色淡。五日除根。

治白癜风。

草乌半两　巴豆一分并细切

右用米醋和湿。以布裹。浴罢擦之。濒浴为佳。

治紫白癜风。

生砒霜　白矾　泥矾各一钱

右为极细末重罗。用生茄子蒂擦患处。先浴后擦。

治皮风、紫白癜风。

赤芍药　当归　苦参各半两　赤土一两

右为细末。生猪脂二两熬油去滓。同蜜一两作一处调药。隔一宿。每服一大匙。热酒调下。空心、食后各一服。二药并忌鸡鸭无鳞鱼豆腐等。刀镊张仲友方。

本草　唐本注云。雄鸡胁血涂白癜风、疬疡风。

新补。白癜，疬疡风。白鸽屎。炒。酒服。

陈藏器余。自然灰。主白癜风、疬疡。重淋取汁。和醋。先以布揩白癜风破傅之。当为创勿怪。

图经曰。烧女贞枝叶为灰。淋汁涂白癜风。亦可作煎傅之。

孙真人食忌。治白癜风。以白蒺藜子生捣为末。作汤服之。

王好古医垒元戎　龙蛇散。治风虚顽麻。遍身白癜紫癜、瘾疹痒痛者。

白花蛇去骨炒　乌梢蛇去骨炒　萆薢　天麻　骨碎补　金毛狗脊　自然铜淬　黄芪　枫香研　地龙去土　草乌头盐水浸剉各一两　乳香　没药各三钱　麝香二钱

右细末。酒糊丸桐子大。每服一十五丸。食后酒下。为细末。酒调下亦得。内有佐经丸亦可。例草乌后。

复肌丸。治肺气赤白癜瘙痒。耳鸣。瘫痪。口眼㖞斜。

白花蛇　乌梢蛇各酒浸去骨　天麻　牛膝酒浸　白芷各一两　白附子炮　白僵蚕各一两半

右为细末。炼蜜丸桐子大。朱砂为衣。每服二十丸。温酒下。

萨里弥实瑞竹堂经验方　追风丹。前大军库张提领。患白癜风。服之愈。

苍术米泔浸一宿焙　何首乌　荆芥穗　苦参以上各等分

右件为细末。好肥皂角三斤。去皮弦。于瓷器内熬为膏。和为丸。如梧桐子大。每服三五十丸。空心酒茶任下。忌一切动风之物。

危亦林得效方　何首乌散。治肌肉顽麻。紫癜、白癜风。

荆芥穗　蔓荆子去皮　蚵蚾草去土　威灵仙洗　何首乌　防风去芦　甘草炙各等分

右为末。每服二钱。食后。温酒调下。蚵蚾草即车前子。

如圣膏。治癜风。诗曰。紫癜白癜两般风。附子硫磺最有功。姜汁调匀茄蒂蘸。擦来两度更无踪。先以布擦其疮令损。却以茄蒂蘸药擦。一说。白癜风用白茄蒂。紫癜风用紫茄蒂。

又方。硫磺一两。米醋煮一日。海螵蛸二个。并为末。浴后以生姜蘸药热擦。避风少时。数度绝根。

李宪德生堂经验方　治白癜风。

诗曰。紫癜白癜一般风。水银轻粉最成功。捣取生姜自然汁。只消一搽便无踪。

又方。贝母　干姜

右等分为末。入浴堂内。如澡头洗搽患处甚妙。

又方。舶上硫磺一钱　轻粉一钱

右为细末。嚼胡桃仁搽患处。后蘸药频搽即愈。

又方。白附子　雄黄

右等分为末。用巴豆先搽患处。湿后蘸药搽之。

又方。驴尿　生姜汁

右等分相和。洗拭所患处。

紫癜风

论

太平圣惠方　夫紫癜风者。由皮肤生紫点。搔之皮起。而不痒痛者是也。此皆风湿邪气客于腠理。与血气相搏。致荣卫否塞。风冷在于肌肉之间。故令色紫也。

圣济总录　论曰。紫癜风之状。皮肤生紫点。搔之皮起而不痒痛是也。此由风邪挟湿。客在腠理。荣卫壅滞。不得宣流。蕴瘀皮肤。致令色紫。故名紫癜风。

方

太平圣惠方　**白花蛇散**。治紫癜风。

白花蛇二两酒浸去皮骨炙令微黄　麻黄半两去根节　天麻半两　何首乌半两　天南星半两炮裂　白附子半两炮裂　桂心半两　萆薢半两剉　白鲜皮半两　羌活半两　蔓荆子半两　白僵蚕半两微炒　晚蚕蛾一分　防风半两去芦头　乌犀角屑半两　磁石一两烧醋淬七遍捣碎细研水飞过

右件药。捣细罗为散。研入磁石令匀。每于食前。以温酒调下二钱。忌热面鸡猪鱼蒜等。

经效醋石榴子方。治紫癜风。

酸石榴七颗去皮置于一瓷盆子内盛随炊饭甑上蒸之令烂即绞取汁　冬消梨二十颗去皮核研绞取汁　羌活一两　犀角屑半两　防风一两去芦头　干薄荷叶一两　茺蔚子半两　白附子半两炮裂　苦参半两剉　人参一两去芦头　乌喙半两炮裂去皮脐

右件药。除汁外。捣罗为末。取前二味。煎如膏。和圆。如梧桐子大。每服不计时候。以温酒调下二十圆。

代赭圆。治紫癜风。去根源。

代赭一两　铁粉一两细研　金箔四十片细研　朱砂半两细研　当归二两　香墨半两　白矾一两生用

右件药。捣研令匀细。以水浸蒸饼和圆。如绿豆大。每服不计时候。用温蜜酒下二十圆。以蜜汤下之亦得。

硫磺膏。治紫癜风。

硫磺一两细研　雄黄三分细研　白矾一两细研　硇砂半两　白附子半两　附子三分去皮脐　蛇蜕皮一条

右件药。捣罗为末。入研了药分匀。用油四两。黄蜡二两。先煎油三五沸。下蜡。后入药末。调煎成膏。每取涂摩所患处。日三度用之。

又方。

雄黄三分　硫磺三分　白矾一两

右件药。都研如粉。以猪脂调令匀。每取涂于患处。日三度用之。

桑枝煎。治紫癜风。

桑枝十斤剉　益母草三斤剉

右件药。以水五斗。慢火煮至五升。滤去滓。入小铛内。熬为膏。每夜卧时。用温酒调服半合。

治紫癜风方。

硫磺二两细研

右先以粗布。揩患处令伤。用面脂调硫磺末如膏。日三度涂。

圣济总录　乌蛇散。治痹麻紫癜风。

乌蛇酒浸去皮骨炙　防风去叉　羌活去芦头　人参　玄参　沙参　苦参　丹参　白附子炮　蒺藜子炒去角各一两

右一十味。捣罗为散。每服一钱匕。温酒调下。

防风散。治紫癜风。

防风去叉　蝎梢炒各一两　白花蛇头二枚酒浸炙

右三味。捣罗为散。每服一钱匕。温酒调下。

硫磺膏。治紫癜风。

石硫磺不拘多少

右一味。研末。用生姜自然汁。同煎成膏。每浴罢。以药揩之令热。

五倍子膏。治紫癜风点点相连。

五倍子一分捣为细末　腻粉二钱　砒霜研细半钱

右三味。同研匀细。以醋调为膏。盛以瓷合。每浴罢。匀揩患处。速著衣慎风。仍便洗手。

附子硫磺散。治紫癜风斑点。

附子生用去皮脐一枚　石硫磺别研半两

右二味。捣研为细散。入胡粉一分。腻粉少许。同繁柳汁和匀。临卧揩三五遍。早晨温浆洗去。不过三五夜差。

牡蛎散。治紫癜风。

牡蛎　胆矾各半两

右二味。生用为散。酽醋调摩患处。

灰藋涂方。治紫癜风。

灰藋不拘多少烧用纸衬淋取汁炼令如膏约两匙许　雄黄　丹砂　腻粉　麝香　虾蟆灰　石硫磺　矾石各一钱

右八味。将七味同研如粉。与炼了灰藋浓汁。搅煎如膏涂之。干即易膏。鞭以醋润之。

羊蹄根涂方。治紫癜风。

羊蹄根捣绞自然汁半合　生姜研绞自然汁半合　石硫磺四钱研如粉

右三味。将二汁与硫磺末同研令粘。涂患处。一日不得洗。不过两上差。

萨德弥实瑞竹堂经验方　治紫癜风。

用舶上硫磺。不以多少。用米醋化开。将茄蒂蘸硫磺醋。摩擦癜风处。

治诸般癜风。

用猪牙皂角。不以多少。用炭上烧成灰。每服一钱。空心好酒调服。

白驳

论

太平圣惠方 夫白驳者。是肺风流注皮肤之间。久而不去之所致也。多生于项面。点点斑白。但无疮。及不瘙痒。不能早疗。即使浸淫也。

圣济总录 论曰。白驳之病。其状斑斑如癣。过于疬疡。但不成疮尔。皆由风热搏于肤腠。脾肺二经不利也。

方

王焘外台秘要方 集验疗颈项及头面上白驳浸淫渐长。有似癣。但无疮。可疗之方。

干鳗鲡鱼脂以涂之。先洗拭驳上。外把刮之。使砂痛拭燥。然后以鱼脂涂之。一涂便愈。难者不过三涂之。深师千金同

又方。

取蛇蜕皮热摩之。数百过。弃皮置草中。深师千金同。圣济总录同。圣惠方烧灰醋调涂上甚佳。

又疗身体白驳方。

取木空中水洗之。捣桂屑唾和。傅驳上。日三。千金文仲同出第七卷中

古今录验疗百白驳方。出徐王

弊帛　蝉颈　箄　甑带　脯腊　履底　蛇皮

右七味等分。以月蚀之夕。盛蚀时。合烧之。捣筛。以酒服方寸匕。日二。二服止。以淳苦酒和涂白上。一抍除之。

又方。

茶叶裹鲊。合时相和。更裹。令大臭烂。先拭令热。傅之。即差。二公主方。

又。菖蒲酒方。疗举体苦白驳。经年不差。此风虚生。

陆地菖蒲细切一石别煮　天门冬一斤去心　干漆　干地黄　远志去心各三两　露蜂房五两　苦参一斤　黄芪半斤　独活　石斛各五两　柏子仁二升　蛇皮长三尺　大蓼子一升

右十六味㕮咀之。以绢囊盛著。先以水二斛五斗。煮菖蒲根。取八斗。以酿一斛五斗米。许用七月七日造。冬月酒成。漉糟停药。著器中下消减。令人延年益寿。耳目聪明。气力兼倍。一剂不觉。更作尤妙。当以差为期。更重煮菖蒲。去滓取汁。以渍洗。悉益佳。禁食羊肉饧鲤鱼猪肉芜荑鸡犬生冷。十日酒定熟。须去滓。佳。并出第八卷中

太平圣惠方 治面上白驳方。

弊帛一两　蝉头一两　苕蒂一两　甑带一两　脯醋一两　故麻鞋底一两　蛇蜕皮一两

右中药。以月蚀之夜。盛蚀时。合烧细研为散。每服以温酒调下一钱。日三服。更用醋调此散。涂之亦妙。忌鸡鱼猪肉大蒜等。

治白驳方。

硫磺一两研入　蛇蜕皮一条烧灰　草决明一两生用　半夏一两生用　槲树皮一两烧灰

右件药。捣罗为细散。以清漆和之。薄涂白处。欲涂药时先以巴豆中截。摩白处。令皮微起。然后傅药。二三遍即愈。

又方。

雄黄一两　硫磺一两　附子一两去皮脐生用炮制

右件药。捣罗为细散。研如面。醋调涂之。

又方。

川乌头一两去皮脐　硫磺一两研入

右件药。捣罗为细散。以醋调涂之。

又方。

雌黄一分　硫磺一分　蛇蜕皮灰二条

右件药。捣研令细。用醋调如膏。先以巴豆汁截磨白处。令皮起。然后傅药。三两徧即差。

又方。

取树孔中水。温热洗之。然后捣细辛牡蛎等分为末。以面脂调傅白驳。日三夜一效。

又方。

先以新布揩令赤。用醋摩巴豆涂之效。

又方。

鳗鲤鱼脂

右先洗拭驳上。揩令燥痛。以鱼脂涂。一上便愈。

又方。

用桂心捣罗为末。以唾调涂于驳上。日再涂即愈。

圣济总录　菖蒲酝酒。治白驳举体斑白。经年不差。

菖蒲九节者去须节米泔浸切一斤　天门冬去心一斤　天雄炮裂去皮脐三两　麻子仁一升生用　茵芋去粗茎一两　干漆炒烟出　生干地黄切焙　远志去心各三两　露蜂房微炒一两　苦参一斤　黄耆炙剉八两　独活去芦头　石斛去根各五两　柏子仁生用二升　蛇蜕皮长三尺微炙　天蓼木剉二两

右一十六味。粗捣筛。以水二石五斗。煮菖蒲等取汁一石。以酿一石二斗秫米。蒸酝如常法。用六月六日细曲。于七月七日酿酒。酒成去糟取清。收于净器中密复。每温服四合至五合。日二夜一。更重煮菖蒲并药滓。取汤淋洗所患处佳。

白蔹散。治风头项及面上。白驳渐长如癣。但白红色。

白蔹炮　当归切焙　附子炮裂去皮脐各半两　黄芩去黑心　干姜炮　天雄炮裂去皮脐各一两　羊踯躅半两蒸熟炒干

右七味。捣罗为散。每服半钱。至一钱匕。酒调下日三。

傅方。治白驳。

雌黄　石硫磺各一两研如粉　蛇蜕皮一条大者烧灰

右三味。同研匀细。用醋调成膏。先以巴豆一粒中截。以平处磨令皮起。然后傅药三两遍。即差。

傅方。治头项及面上。白驳。渐长如癣。但不成疮。

桂去粗皮一两

右一味。捣罗为末。每用半钱或一钱匕。以津唾和。傅于白驳上。日三。

傅方。治面项身体白驳。

鲇鱼一头约重半斤去肠肚净洗后一依鲊法用盐椒葱粳米饭匀拌即用青荷叶裹作三包各用蒲片系

右一味。更用荷叶重裹。令大臭烂。先以布拭白驳令赤。次炙鲊包热熨令汗出。以绵衣包。无令风冷所伤。

涂淋方。治面项身体白驳风。

生木树腔中汁柳树为上

右一味。净锅煎热。洗淋之。仍便捣桂牡蛎末。津唾调涂。日三夜一。隔日淋洗。

鳗鲡鱼涂方。治头项及面上白驳。浸淫渐长如癣状。但不成疮。

鳗鲡鱼一头肥者

右一味。炙令脂出。先洗白驳。用物揩拭之。令小痛。然后用熟鱼脂涂。

矾石涂方。治白驳。

矾石　石硫磺各一分

右二味。同研如面。用好醋调和如膏涂之。

大蛇皮涂方。治面项身体白驳风。

蛇蜕皮一条大者烧作灰用　石硫磺研　槲皮烧作灰各二钱

右三味。研令极细。以清熟漆调和。勿令稠鞕。薄涂白驳处。欲涂药时。先以巴豆一粒中截。用平处摩。令皮微起。然后傅药。

永乐大典卷之三百二十九　一东

风　诸风证治三十二

历节风

论

张仲景金匮方论　寸口脉沉而弱。沉即主骨。弱即主筋。沉即为肾。弱即为肝。汗出入水中。如水伤心。历节黄汗出。故曰历节。趺阳脉浮而滑。滑即谷气实。浮则汗自出。少阴脉浮而弱。弱而血不足。浮则为风。风血相搏。即疼痛如掣。盛人脉涩小。短气自汗出。历节疼。不可屈伸。此皆饮酒汗出当风所致。味酸则伤筋。筋伤则缓。名曰泄。咸则伤骨。骨伤则痿。名曰枯。枯泄相搏。名曰断泄。荣气不通。卫不独行。荣卫俱微。三焦无所御。四属断绝。身体羸瘦。独足肿大。黄汗出。胫冷。假令发热。便为历节也。

巢元方病源　历节风之状。短气。白汗出。历节疼痛不可忍。屈伸不得是也。由饮酒腠理开。汗出当风所致也。亦有血气虚。受风邪而得之者。风历关节。与血气相搏交攻击。故疼痛。血气虚。则汗也出。风冷搏于筋。则不可屈伸。为历节风也。

孙思邈千金要方　论曰。夫历节风著人久不治者。令人骨节蹉跌。变成癫病。不可不知。古今已来。无问贵贱。往往苦之。此是风之毒害者也。治之虽有汤药。而并不及松膏松节油。若羁旅、家贫不可急办者。宜服诸汤。犹胜不治。但于痛处灸三七壮佳。

圣济总录　论曰。历节风者。由血气衰弱。为风冷所侵。血气凝涩。不得流通关节。诸筋无以滋养。真邪相薄。所历之节。悉皆疼痛。故谓历节风也。痛甚则传人短气汗出。肢节不可屈伸。

陈无择三因方　夫历节疼痛不可屈伸。身体尪羸。脚肿如脱。其痛如掣。流注骨节。短气自汗。头眩。温温欲吐者。皆以风寒湿相搏而成。其痛如掣者。为寒多。肿满如脱者。为湿多。历节黄汗出者。为风多。顾病源所载。饮酒当风。汗出入水。浴水从汗孔入得之。遂成斯疾。原其所因。虽涉风湿寒。又有饮酒之说。自属不内外因。亦有不能饮酒而患此者。要当推求所因。分其所因先后轻重为治。久而不治。令人骨节蹉跌。变成癫病。不可不知。

方

张仲景金匮方论　**桂枝芍药知母汤**。治诸肢节疼痛。身体尪羸。脚肿如脱。头眩短气。温温欲吐。

桂枝四两　芍药三两　甘草二两　麻黄二两　生姜五两　白术五两　知母四两　防风四两　附子二两炮

右九味。以水七升。煮取二升。温服七合。日三服。

乌头汤。病历节不可屈伸。疼痛。

麻黄　芍药　黄芪各三两　甘草炙　川乌五枚吹咀以蜜二升煎取一升即出乌头

右五味。吹咀四味。以水三升。煮取一升。去滓。内蜜煎中。更煎之。服七合。不知。尽服之。

孙思邈千金要方　防己汤。治风历节。四肢疼痛如槌锻。不可忍者。

防己　茯苓　白术　桂心　生姜各四两　乌头七枚　人参二两　甘草三两

右八味吹咀。以苦酒一升。水一升。煮取三升半。一服八石。日三夜一。当觉焦热痹忽忽然。慎勿怪也。若不觉复合服。以觉乃止。凡用乌头皆去皮熬。令黑乃堪用。不然至毒人。宜慎之。翼不用苦酒

大枣汤。治历节疼痛方。

大枣十五枚　黄芪四两　附子一枚　生姜二两　麻黄五两　甘草一尺

右六味吹咀。以水七升煮取三升。服一升。日三服。

犀角汤。治热毒流入四肢。历节肿痛。

犀角二两　羚羊角一两　前胡　栀子仁　黄芩　射干各三两　大黄　升麻各四两　豉一升

右九味吹咀。以水九升煮取三升。去滓。分三服。

治历节诸风。百节酸痛不可忍。

松脂三十斤炼五十遍。酒煮十遍。不能五十遍。二十遍亦可。炼酥三升。温和松脂三升。熟搅。令极调匀。旦空服以酒服方寸匕。日三。数数食面粥为佳。慎血腥生冷物酢果子。百日已后差。

松节酒。治历节风。四肢疼痛。由如解落。

松节三十斤细剉水四石煮取一石　猪椒叶三十斤剉煮如松节法

右二味澄清。合渍干曲五斤。候发。以糯米四石五斗酿之。依家酿法。四酘勿令伤冷热。第一酘时下后诸药。

柏子仁　天雄　萆薢　芎䓖各五两　防风十两　人参四两　独活十五两　秦艽六两　茵芋四两　磁石十二两末

右十味吹咀。内饭中炊之。如常酘法。酘足讫。封头四七日。押取清。适性服之。勿至醉吐。

治历节风方。

松膏一升。酒三升。浸七日。服一合。日再。数剂愈。

又方。松叶三十斤。酒二石五斗。渍三七。日服一合。日五六度。

王焘外台秘要方　深师大风引汤。治男女历节风大虚。手脚曲戾。或变狂走。或悲笑言语错乱。无所不疗。

茯苓　防风　当归　白前　干姜　甘草炙各二两　大豆一升　生姜　独活各三两　远志去心　附子炮　人参各一两　大枣三十枚

右十三味切。先以水一斗五升煮豆枣。取一斗去滓内诸药。煮取三升。分为五服。忌海藻菘菜猪肉醋物蒜面生菜等物。出第九卷中

延年疗历节风。四肢头面肿。

黄芪十二分　独活八分　生地黄切三升暴干　豆豉一升熬　鼠粘子三升暴干

右五味捣筛为散。一服方寸匕。饮汁下。日二服。加至二三匕。忌芜荑蒜面猪肉。一

方无鼠粘子

又治历节风。流入腰脚。

独活六两　玄参四两　犀角屑　升麻各三两　生地黄切三升暴干　豉三合熬　鼠粘根切三升暴干

右七味捣筛为散。服方寸匕。饮汁下。日二服。加至二三匕。忌芜荑蒜面。并出第十卷中

古今录验防风汤。治身体四肢节解疼痛。如堕脱肿按之皮急一作陷。头眩短气。温温闷乱如欲吐。

防风　桂心　知母各四两　白术　生姜各五两　芍药　甘草各三两炙　附子二枚炮

右八味切。以水一斗煮取三升。分为三服。忌生葱猪肉海藻菘菜桃李雀肉等。出第四卷中千金有半夏杏仁芎䓖为十味无附子

太平圣惠方　桂心散。治历节风。疼痛不可忍。肢节无力。

桂心　丹参　牛膝去心　附子炮裂去皮脐　当归　赤芍药　木香一两　萆薢一两剉　麻黄一两去根节

右件药。捣筛为散。每服三钱。以水一中盏。入生姜半分。煎至五分去滓。每于食前温服。忌猪鸡犬肉生冷油腻。

茯神散。治历节风。手脚曲戾。疼痛。心神闷乱。

茯神一两　防风一两去芦头　当归一两　天雄一两炮裂去皮脐　麻黄一两去根节　甘草一两炙微赤剉　芎䓖一两　独活一两　远志一两去心　丹参一两　桂心一两　酸枣仁一两微炒

右件药。捣筛为散。每服三钱。以水一中盏。入生姜半分。煎至六分。去滓。每于食前温服。

萆薢散。治历节风。四肢疼痛不可忍。

萆薢一两剉　汉防己一两　赤芍药一两　松节一两　桂心一两　丹参一两　当归一两　茵芋一两　五加皮一两　侧子一两炮裂去皮脐　牛膝一两去苗　枳壳半两麸炒微黄去瓤

右件药。捣粗罗为散。每服三钱。以水一中盏。入生姜半分。煎至六分。去滓。食前温服。忌生冷猪鱼鸡犬肉。

赤芍药散。治历节风。骨节疼痛。四肢微肿。行立无力。

赤芍药二两　附子一两炮裂去皮脐　桂心三（二）两　芎䓖一两　当归二两　汉防己一（二）两　萆薢一两剉　桃仁半两汤浸去皮尖双仁麸炒微黄　海桐皮二两

右件药。捣筛为散。每服五钱。以水一大盏。入生姜半分。煎至五分。去滓。于食前温服。

海桐皮散。治历节风。身体四肢无力。骨节疼痛。

海桐皮一两　附子一两炮裂去皮脐　麻黄二两半去根节　天麻二两　牛膝二两去苗　桂心一两　防风一两半去芦头　当归一两　酸枣仁一两微炒

右件药。捣罗为末。每服三钱。以水一中盏。入生姜半分。煎至六分。去滓。于食前温服。

肉桂散。治历节风。四肢疼痛。筋脉不利。

肉桂二两去皴皮　麻黄一两去根节　海桐皮一两剉　川乌头一两炮裂去皮脐　黑豆二两炒熟　五加皮一两　防风一两去芦头　牛膝一两去苗　附子二两炮裂去皮脐　松节一两剉　道人头一两

右件药。捣细罗为散。每服食前。以温酒调下二钱。

酸枣仁散。治历节风疼痛。

酸枣仁一两半微炒　败龟二两涂酥炙令黄　虎胫骨二两涂酥炙令黄　羌活一两　秦艽一两半去苗　防风一两半去芦头　牛膝一两去苗　芎䓖一两半　桂心一两　骨碎补一两　茵芋一两　附子一两炮裂去皮脐　枳壳一两麸炒微黄去瓤　当归一两半剉微炒　木香一两

右件药。捣细罗为散。每服。以温酒调下二钱。空心及晚食前服。

松脂散。治历节风。筋骨胶节疼痛。久不差。

松脂五两桑柴灰汁一斗煮至三升已来倾入冷水内放凝别用浆水一斗再煮至三升已来又倾入冷水内放凝又用清水一斗煮至五升已来又倾入冷水内放凝取出干即同入药用　虎胫骨三两涂酥炙令黄　天雄三两炮裂去皮脐　牛膝三两去苗　酸枣仁二两微炒　薏苡仁三两　羌活三（二）两　白附子二两炮裂　桂心一两　当归一两剉微炒　没药二两　麝香一分细研

右件药。捣细罗为散。入研了药令匀。每服食前。以温酒调下二钱。

虎骨散。治历节风。手足抬举不起。顽痹不仁。

虎胫骨二两涂酥炙令黄　海桐皮一两剉　麻黄一两去根节　羌活一两　天麻一两　白蒺藜一两微炒去刺　桂心一两　天雄一两炮裂去皮脐　道人头一两　牛蒡子一两微炒　仙灵脾二两　牛膝一两去苗

右件药。捣细罗为散。每于食前。以豆淋酒调下二钱。

天雄散。治历节风。流入腰膝疼痛。

天雄一两炮裂去皮脐　独活一两　桂心一两　当归一两　酸枣仁二两微炒　木香一两　干蝎半两微炒　枳壳半两麸炒微黄去瓤　麝香一分细研

右件药。捣细罗为散。研入麝香令匀。每服食前。以温酒调下二钱。忌生冷油腻猪鱼鸡犬肉。

仙灵脾煎。治历节风疼痛。手足顽痹。行步艰难。

仙灵脾二斤　黑豆二斤（升）　茄子根二斤

以上三味。细剉。都以水三斗。煮至一斗。去滓。更煎至五升即止。

桂心一两　羌活一两　芎䓖一两　败龟一两涂酥炙令黄　虎胫骨一两涂酥炙令黄　防风一两去芦头　萆薢一两剉　当归一两　安息香一两　赤箭一两　附子二两炮裂去皮脐　乳香一两

右件药。捣罗为末。入于前三味汁中。以慢火煎。柳木篦搅。勿令住手。可一炊时止。盛于瓷器中。每服食前。以温酒调下一茶匙。忌生冷油腻猪鸡犬肉。

虎骨圆。治历节风疼痛。

虎胫骨六两　硇砂一两先以醋一中盏浸化于虎骨胫上涂炙尽为度　桂心一两　当归一两　芎䓖一两　防风一两去芦头　芸薹子一两　地龙一两半微炒　赤芍药一两　芫花三分醋拌炒令干　海桐皮一两剉　牛膝一两去苗　干蝎三分微炒　侧子一两炮裂去皮脐　羌活一两

右件药。捣罗为末。炼蜜和捣三五百杵。圆如梧桐子大。每服食前。以温酒下二十圆。

雄黄圆。治历节风。骨髓疼痛。挛急。久不差。

雄黄半两细研水飞过　麝香一分细研　天麻二两　乌蛇一两酒浸去皮骨炙令微黄　天雄一两炮裂去皮脐　当归三分　川乌头一两炮裂去皮脐　芎䓖一两　五灵脂一两半　独活二两　虎胫骨一两涂酥炙令黄　天南星一两炮裂　败龟一两涂酥炙令黄　干蝎一两微炒　白僵蚕三分微炒　安息香二两　桂心一两

右件药。捣罗为末。入研了药令细。炼蜜和捣三二百杵。圆如梧桐子大。每服食前。以温酒下十圆。忌猪鸡鱼犬肉。

川乌头圆。治历节风疼痛。发歇不止。

川乌头半两盐拌炒令黄去皮脐　白花蛇肉一两酒浸炙微黄　雄黄半两细研　白僵蚕一两微炒　天南星一两微炒　麝香半两细研　朱砂半两细研　腻粉一分　天麻一两　当归一两　天雄一两炮裂去皮脐　干蝎一两微炒　麻黄半两去根节　蝉壳一分微炒　独活一两　芎䓖半两　地龙半两微炒　乳香半两

右件药。捣罗为末。入研了药。更研令细。炼蜜和捣三五百杵。圆如梧桐子大。每服。以温酒下十五圆。

茵芋圆。治历节风疼痛。皮拆及血出者。

茵芋三分　狗脊三分　麻黄三分去根节　丹参半两　五加皮一两　杜仲一两去粗皮炙微黄　朱砂三分细研水飞过　甘草半两炙微赤剉　侧子一两炮裂去皮脐

右件药。捣罗为末。研入朱砂令匀。炼蜜和圆。如梧桐子大。每服食前。以温酒下十圆。忌羊血。

治历节诸风。百节疼痛。昼夜不可忍方。

松脂十斤以桑柴灰汁炼二十遍后以淡浆水炼十遍候干细研如粉　牛酥二斤炼过者

右件药。相和令匀。每服不计时候。以温酒调下一茶匙。

又方。

虎胫骨一具涂酥炙令黄

右捶碎。以绢袋盛。用清酒二斗。浸五宿。随性多少暖饮之。妙。

圣济总录　羌活汤。治历节风。身体骨节疼痛。不可屈伸。举动不随。

羌活去芦头三两　桂去粗皮　芍药　熟干地黄焙　葛根剉　麻黄去根节煎掠去沫焙各二两　甘草炙剉一两半　防风去叉　当归切焙　芎䓖各一两

右一十味。粗捣筛。每服五钱匕。水一盏半。酒半盏。入生姜一枣大切。同煎至一盏。去滓温服。空心日午夜卧各一。

黄耆汤。治历节风。日夜疼痛。

黄耆四两　防风去叉　附子炮裂去皮脐各一两半　芎䓖一两　麻黄去根节煎掠去沫焙五两　当归焙一两　甘草炙剉半两　芍药一两

右八味。剉如麻豆。每服五钱匕。水一盏半。入枣二枚去核。生姜一分劈碎。煎至一盏。去滓温服。空心日午夜卧各一。

茯苓汤。治历节风。手足曲戾。言语错乱。

赤茯苓去黑皮　防风去叉　当归焙　白前　干姜炮裂　甘草炙剉各二两　独活去芦头三两　远志去心　附子炮裂去皮脐　人参各一两

右一十味。剉如麻豆。每服先用水三盏。黑豆半匙。枣二枚劈破。生姜半分。煎至一盏半。去滓入药末五钱匕。煎至一盏。去滓温服。空心日午夜卧各一。

附子汤。治历节风疼痛。日夜不可忍。

附子炮裂去皮脐一两　黄耆四两　甘草炙剉半两　麻黄去根节煎掠去沫焙五两　防风去叉半两

右五味。剉如麻豆。每服四钱匕。水一盏半。枣二枚去核。生姜一枣大劈碎同煎。至一盏。去滓温服。日二夜一。

紫桂汤。治历节风疼痛不可忍。

桂去粗皮　防己　赤茯苓去黑皮　芍药各四两　人参二两　乌头炮裂去皮脐七枚　白术四两　甘草炙剉五两　防风去叉三分　当归焙一两半

右一十味。剉如麻豆。每服三钱匕。水一盏。酒少许。生姜半分。同煎至七分。七滓温服。空心日午临卧各一。

防己汤。治历节风举体疼痛。

防己　白术各四两　桂去粗皮　赤茯苓去黑皮　人参　甘草炙剉各三两　附子炮裂去皮脐半两

右七味。剉如麻豆。每服四钱匕。水一盏半。生姜半分。煎至一盏。入醋少许搅匀。去滓温服。当觉身热痹。未觉加药末如前法煎。空心并二服。如人行五里再服。用热姜粥投。汗出慎外风。

人参汤。治历节风疼痛。日夜发歇。不可忍。

人参三两　白术四两　桂去粗皮　防己　甘草炙剉各三两　乌头炮裂去皮脐七两　防风去叉三分　赤茯苓去黑皮二两

右八味。剉如麻豆，每服四钱匕。水一盏半。生姜三片。同煎至一盏。入醋少许。更煎三四沸。去滓温服。日二夜一。当觉热痹。未觉加药末并醋如前煎服。觉热痹即止。

治历节风身体四肢。疼痛如脱落或肿。按之皮急。头眩身热闷。欲呕吐。

知母汤方。

知母二两　防风去叉　桂去粗皮各三两　白术五两　芍药　甘草炙剉各三两　附子炮裂去皮脐二两

右七味。剉如麻豆。每服五钱匕。水二盏。生姜三片。煎至一盏。去滓温服。日三夜一。

秦艽汤。治历节风骨节疼痛。日夜不可忍。

秦艽去苗土　防风去叉各二两　黄耆剉三两　附子炮裂去皮脐一两　麻黄去相节煎掠去沫焙四两　当归切焙一两

右六味。剉如麻豆。每服五钱匕。水一盏半。生姜三片。同煎至一盏。去滓温服。空心并二服。临卧并二服。厚复微出汗。慎外风。

白术汤。治历节风四肢疼痛。不可忍。

白术　防己各三两　附子炮裂去皮脐半两　桂去粗皮　人参各三两　甘草炙剉二两半　当归焙　芍药各一两

右八味。剉如麻豆。每服四钱匕。水一盏半。生姜三片。煎至一盏。入醋少许。更煎三四沸。去滓温服。当觉体中热痹。未觉加药末并醋如前煎服。

防风汤。治历节风。周身百节疼痛。腰脚痿弱。

防风去叉二两　白术一两　白鲜皮二两　桂去粗皮一两三分　黄耆剉二两　薏苡仁炒三两

右六味。粗捣筛。每服四钱匕。水一盏半。生姜三片。煎至一盏。去滓温服。日三夜一。

附子汤。治历节风。

附子炮裂去皮脐一两半　黄耆四两　甘草炙半两　麻黄去根节煎掠去沫焙六两　防风去叉半两　小黑豆一两微炒

右六味。剉如麻豆。每服三钱匕。水一盏。生姜三片。大枣一枚劈破。煎至八分。去滓温服。日三夜一。

麝香丸。治历节风疼痛发歇。不可忍。

蛴螬湿纸裹煨熟研三枚　壁虎研三枚　地龙去泥研五条　乳香研一分　草乌头三枚生去皮　木香半两　麝香研一钱　龙脑研半钱

右八味。将草乌头木香。捣罗为末。合研匀为丸。如干入少酒煮面糊。如梧桐子大。每服三十丸。临卧乳香酒下。

乌头丸。治历节风筋挛骨痛。不得屈伸。

乌头烧存性　藿香去梗　缩砂炒去皮　白芷　甘松去土酒浸　干姜炮各二两　芎䓖　天麻　当归切焙各一两　雄黄研一分

右一十味。捣罗为末。炼蜜丸如小弹子大。空心午时临卧。茶酒任嚼下一丸。

没药散。治历节风百骨节疼痛。昼夜不可忍。

没药研半两　虎胫骨酒炙三两

右二味。捣研为末。每服二钱匕。温酒调下。日三服。不计时候。

透关散。治历节风四肢挛急。疼痛难忍。短气汗出。

麻黄根五两　天南星炮　威灵仙去土各半两　萆薢　当归切焙　人参　天麻各一两　赤小豆水浸去皮焙半升

右八味。捣罗为末。每服半钱。或一钱匕。温酒调下。食后临卧服。

古圣散。治历节风筋脉拘挛。骨节疼痛。

漏芦去芦头半两麸炒　地龙去土炒半两

右二味。捣罗为末。先用生姜二两取汁。蜜二两。同煎三五沸。入好酒五合。以瓷器盛。每用七分盏。调药末一钱半匕。温服不拘时。

趁痛丸。治历节风疼痛不可忍。

草乌头不去皮尖三两　生干地黄焙　天南星　半夏与天南星姜汁浸一宿切焙　白僵蚕炒　乌药剉各半两

右六味。捣罗为末。酒煮面糊。丸如梧桐子大暴干。每服五七丸。空心临卧温酒下。如颠扑肿痛。用姜汁和。酒研十数丸涂之。如卒中倒仆。以姜汁茶清研五七丸灌之。即醒。本事方云。大知禅师方。

锡蔺脂丸。治风寒客搏血气。凝涩不通。历节疼痛。甚者短气汗出。肢节不得屈伸。

锡蔺脂　白僵蚕炒　芎䓖　藿香叶　天南星炮　白芷　甘松去土　乳香研　枫香脂研　骨碎补去皮毛各半两　乌头新汲水浸一宿去皮脐切焙干　羌活去芦头　自然铜煅醋淬各一两　糯米炒令黑色二两

右一十四味。捣研为末。煮糯米粥为丸。如梧桐子大。每服五丸至七丸细嚼。炒地黄酒下。食后临卧服。

茯苓汤。治历节风。

白茯苓去黑皮　防风去叉　人参　当归焙　白前　干姜炮　甘草炙剉　远志去心各二两　独活去芦头各三两　附子炮裂去皮脐一两　大豆去皮三合

右一十一味。剉如麻豆。每服五钱匕。水一盏半。入生姜半分切。枣二枚劈破。同煎至七分。去滓空腹温服。

独活散。治历节风。

独活去芦头一两半　玄参一两　生犀角屑二两　升麻三两　恶实根剉半两　豉二合　生干地黄黄剉半两

右七味。捣罗为散。每服三钱匕。空腹煎米饮调下。日二。

乳香大丸。治气血衰弱。风毒攻注。历节疼痛。

乳香研　没药研各一两　五灵脂去砂石四两　乌头炒裂去皮脐一两半

右四味各捣研为末。再同和匀。滴水和丸。如小弹子大。以丹砂为衣。每服一丸。研薄荷酒化下。日三服。

许叔微普济本事方　麻黄散。历节。宜发汗。

麻黄一两一分去根节　羌活一两去芦　黄芩三分去皮　细辛真华阴者去叶　黄芪各半两蜜炙

右为粗末。每服五钱。水二盏。煎至八分。去滓温服。接续三四服。有汗畏风。

茵芋圆。治历节肿满疼痛。

茵芋去梗剉用　朱砂水飞　薏苡仁各一分　牵牛子一两半　郁李仁半两去皮尖微炒

右为细末。炼蜜杵。圆如梧子大。轻粉衮为衣。每服十圆至十五圆至二十圆。五更初温水下。到晚未利。可再一二服。快利为度。白粥将息。

牛蒡子散。治风热成历节。攻手指。作赤肿麻木。甚则攻肩背两膝。遇暑热或大便秘即作。

牛蒡子三两隔纸炒　新豆豉炒　羌活各一两去芦　干生地黄二两半　黄芪一两半蜜炙

右为细末。汤调二钱服。空心食前。日三服。此病多胸膈生痰。久则赤肿。附著肢节。久而不退。遂成厉风。此孙真人所预戒也。宜早治之。历风即怒厉贼风伤于五脏也千金方第八卷贼风第三篇中载皆云五脏虚实厉风所损随其病状各有灸治甚详

麝香圆。治白虎历节。诸风疼痛。游走无定。状如虫啮。昼胸夜剧。及一切手足不测疼痛。

川乌大八角者三个生　全蝎二十一个生　黑豆二十一粒生　地龙半两生

右为细末。入麝香半字。同研匀。糯米糊为圆。如绿豆大。每服七圆。甚者十圆。夜卧令膈空。温酒下。微出冷汗一身。便差。济生方改名蠲痛圆。

杨仁斋直指方　虎骨散。治白虎历节走注。痒痛不得屈伸。

虎胫骨酒炙黄一两半　白花蛇酒浸取肉炙黄　天麻　自然铜用醋淬七次　防风　白附子炮　槟榔　官桂　当归　羌活　牛膝　白芷　川芎　僵蚕炒去丝各一两　全蝎焙　地龙去土　乳香　没药　雄黄各半两　麝香一分

右末。每服二钱。食前。以暖豆淋酒调下。

海桐皮散。治历节走注。骨节疼痛。

独活　萆薢盐水浸焙　川芎　当归各三分　桃仁去皮焙　天麻　辣桂　牛膝　麻黄去节　枳壳剉　海桐皮　白芍药　川乌炮去皮脐　松脂　防风　杜仲盐制　甘草炙各半两　麝香一分　虎胫骨酒炙黄一两

右粗末。每服二钱。姜五片。枣二枚。食前煎服。

雄麝圆。治历节风。骨节疼痛。挛急痹顽。

安息香　五灵脂　天麻各一两半　地龙净　白僵蚕微炒各三分　全蝎微炒　雄黄各半两　麝香一分　乌蛇酒浸取肉炙　天雄炮去皮脐　当归　川乌炮去皮脐　川芎　南星炮　官桂　虎胫骨酒炙黄各一两　川独活二两

右末。炼蜜为圆。桐子大。每服十五圆。食前。温酒下。

必用历节风方。治手指挛曲。骨节间痛甚。

蓖麻子去皮二两　黄连去须剉如豆一两

右用新水二升。于瓷瓶内浸二药。密封七日。取出。逐日侵晨面东。以浸药水吞蓖麻仁一粒。七日后添两粒。微利不妨。以疗大风亦效。

陈无择三因方　独活寄生汤。治历节风。近人用之甚效。亦治腰背痛及脚气流注。

独活　杜仲姜制　细辛　牛膝　秦艽　人参　桑寄生　茯苓　炙草　白芍　川芎　当归　熟地　防风　桂心各三两

每服四钱。空心服。

附子八物汤。治历节风。四肢疼痛如锤锻。不可忍。

附子　干姜　白芍　茯苓　炙草　桂心各三两　人参一两　白术四两

每服四钱。去滓。食前服。一方去桂用地黄二两。

芍药知母汤。治诸肢节疼痛。身体尪羸。脚肿如脱。头眩短气。温温欲吐。

桂心　知母　防风各四两　芍药　炙草　麻黄　附子炮去皮脐

每服四钱。加生姜五片。空心服。一法加白术、川芎、杏仁、半夏。

严用和济生方论　羌活汤。治白虎历节。风毒攻注骨髓。疼痛发作不定。

羌活去芦二两　附子炮去皮脐　秦艽去芦　桂心不见火　木香不见火　川芎　当归去芦　川牛膝　桃仁去皮尖麸炒　骨碎补　防风去芦各一两　甘草炙半两

右㕮咀。每服四钱。水一盏半。姜五片。煎至七分。去滓温服。不拘时候。

本草　图经曰。治历节诸风。骨节疼痛。昼夜不可忍者。没药半两。研。虎胫骨三两涂酥炙黄色。先捣罗为散。与没药同研令细。温酒调二服。日三服。大佳。

圣惠方。松节酒。主历节风。四肢疼痛。如解落。松脂二十斤。酒五斗。渍三七日。服一合。日五六服。

食疗。熊骨煮汤浴之。主历节风。

孟诜云。驴骨煮作汤。浴渍身。治历节风。

北梦琐言。有一朝士。见梁奉御。诊之曰。风疾已深。请速归去。朝士复见鄜州马医赵鄂者。复诊之。言疾危。与梁所说同矣。曰。只有一法。请官人试吃消梨。不限多少。咀龁不及。绞汁而饮。到家旬日。唯吃消梨。顿爽矣。

陈晔家藏经验方　治历节风丸子方。

川牛膝一两去芦　木瓜一两去瓤　防风一两　天麻一两酒浸蒸　没药三钱细研　骨碎补一两去苗　狗脊一两去毛　附子一两炮裂　乳香四钱细研　细辛七分　薏苡仁一两　虎骨一两炙　续断七分　五灵脂一两以好醋煮过使灰池以纸隔倾在纸上滓不可用

右为细末。醋煮薏苡仁粉为丸桐子大。使下件药方浸酒。下五六十丸。专忌笋芋臆腻发脚气之物。一日三服。

松节浸酒方。

当归一两　熟地黄一两　松节一两　列节一两　牛膝一两

右为粗末。以绢袋盛药。用无灰酒二百盏。浸三日方可吃。如药酒一盏。服时即以生酒一盏添入。表弟武东叔。年二十余。患历节风痛不可忍。涪城马东之。以此方疗之。

释继洪澹寮方　定痛圆。

草乌　苍术　晚蚕砂

右为末。酒糊为圆。赤土为衣。

趁痛圆。治走注历节诸风软痛。卒中倒地。跌扑伤损。

草乌头三两　熟地黄或生者　南星　半夏曲　白僵蚕　乌药各半两并日干

右为末。酒糊丸。梧桐子大。晒干。每服五七粒。空心。日午夜卧温酒服。如跌扑伤损痛甚。姜汁和酒。研十数粒。涂伤处。卒中倒。姜汁茶清研五七粒。灌下立醒。本事方谓是大智禅师方。曾有人脚腰筋骨痛。又在舟中为风吹。肿了四肢。服此药。仍用姜汁调此药。傅肿处甚效。

李仲南永类钤方　蠲痛元。治诸风历节。疼痛肿满。易简方

川乌生一个　黑豆七七粒生去皮　全蝎二七个去毒　麝香半钱研　地龙去土半两

细末。酒糊为丸。绿豆大。每服十五元至二十元。临卧冷酒吞下。微汗不妨。

艾元英如宜方　独活寄生汤。治历节走注。彻骨节疼痛。风湿气毒。

桑寄生　独活各三两　白芍药　当归　杜仲制　防风　熟地黄　牛膝　白茯苓　细辛　秦艽　桂心　芎䓖　甘草各二两

右㕮咀。每四钱。水煎。至空心服。

危亦林得效方　神授圆。治白虎历节痛甚。肉理枯虚生虫。游走痒痛。兼治痹疾。半身麻木。杀传尸瘵虫。效。

正川椒色红大者去子并合口以黄秆纸二重托子炉上炒出汗取顿地上用沙盆盖以灰围盆弦约时许

右为末。老酒浸白糕为糊圆。梧桐子大。每服三四十圆。食前。盐汤下。治痹。辣桂煎汤下。腰痛。茴香酒下。肾冷。盐汤下。

摄风酒。治白虎历节风。及诸般风湿。流注四肢。大风鹤膝。一切风疾。四肢拘挛。不能坐立。凡是骨节去处。皆尽浮肿。夜痛号哭。诸药不效。重者服至两料愈矣。

寻风藤一两　五加皮一两半　虎胫骨　乌药　石南叶　苍术各五种　三角尖一两石上生者佳　骨碎补七钱半　青木香　威灵仙　川续断　当归　乳香　川羌活　北细辛各二钱半　青藤根一两　川牛膝四钱　防风五钱　南木香二钱半　石薜荔一两石上生者佳　苏木　甘草节五钱　生姜一两半　大川乌一双分作四分只生用一分

右二十四味剉碎。用无灰酒一坛。将药盛于布袋内放酒坛中。油纸封缚。仍以锅盛水。将坛于锅内用慢火自辰时煮至午时。连坛取出。每时不拘时候。随意温服药酒。如夏月恐停久作酸。只半料。用小坛酒依上煮服。

白虎走注痒痛方。右用三年酽醋五升。热煎三五沸。切葱白三升。煮一沸漉出。布帛热裹。当病处熨之。

又方。用芥菜子为末。鸡子白敷之。

孙氏仁存方　趁痛丸。治走注历节。诸风软痛。卒中倒地。跌扑伤损。

草乌头三两不去皮尖　熟地黄　南星　半夏曲　僵蚕　乌药各二两

右为末。酒糊为丸如梧桐子大。日干。每服十五丸。空心夜卧温酒下。如跌扑损伤。用姜汁和酒研十数粒涂伤处。如卒中倒地。姜汁茶清研十五丸。灌下立醒。

白虎风

论

太平圣惠方　夫白虎风病者。是风寒暑湿之毒。因虚所起。将摄失理。受此风邪。经脉结滞。血气不行。畜于骨节之间。或在四肢。肉色不变。其疾昼静而夜发。即彻骨髓痠疼。其痛如虎之啮。故名曰白虎风病也。

圣济总录　论曰。白虎风之状。或在骨节。或在四肢。其肉色不变。昼静而夜发。发则痛彻骨髓。或妄言妄有所见者是也。盖由风寒暑湿之毒。乘虚而感。播在经脉。留于血气。搐聚不散。遇阳气虚弱。阴气隆盛。则痛如虎啮。故以虎名焉。

杨仁斋直指方　历节风之状。短气自汗。头眩欲吐。手指挛曲。身体魁瘰。其肿如脱。渐至摧落。其痛如掣。不能屈伸。盖由饮酒当风。汗出入水。或体虚肤空。掩护不谨。以致风寒湿之邪。遍历关节。与血气搏。面有斯疾也。其痛如掣者为寒多。其肿如脱者为湿多。肢节间黄汗出者为风多。遍身走痒。彻骨疼痛。昼静夜剧。发如虫啮者。谓之白虎历节。治法当以温药解其风寒湿之毒。或用和平则独活寄生汤辈可也。其白虎历节。游走痒痛。虫实为之。况夫脾主肌肉。虚则为痒。遇痒而进饮食。尚庶几焉。而虫亦餍饫。其间不至于频频食也。书曰。若药弗瞑眩。厥疾弗瘳。似此证候。一名厉风。须当大作汤圆。未可拘以平常浅近之剂。

严用和济生方论　夫白虎历节病者。世有体虚之人。将理失宜。受风寒湿毒之气。使筋脉凝滞。血气不流。蕴于骨节之间。或在四肢。肉色不变。其病昼静夜剧。其痛彻骨。如虎之啮。名曰白虎之病也。痛如掣者为寒多。肿满如脱者为湿多。汗出者为风多。巢氏云。饮酒当风。汗出入水。遂成斯疾。久而不愈。令人骨节蹉跌。为癫病者。诚有此理也。

方

王焘外台秘要方　广济疗白虎方。

犀角屑　当归　芍药各六分　牛膝　沈香　青木香　虎头骨炙各八分　麝香一分研　槲叶脉一握炙

右九味切。以水六升煮取二升六合。去滓。分温三服。如人行四五里进一剂。别如麝香末服之。不利。忌生菜热面荞麦蒜。出第四卷中

苏孝澄疗白虎病云。妇人丈夫皆有此病。妇人因产犯之。丈夫眠卧犯之。为犯白虎尔。其病口噤手拳气不出。方。炙剂中七壮。一云灸膻中七壮

近效疗白虎方。

炭灰五升无炭灰桑灰亦得纱罗罗之一遍　蚯蚓粪一升捣之　红兰花七捻

右三味一处搅和。熬令热。取好酽醋暖之。拌令浥浥。以故布三四重裹。分作四分。更番当所患痛处熨之。数数转勿住手挼之。冷热得所。宁令小热。不得作冷。冷即复熬令热。又熨之。并用后咒法云。青俿皮青毛出。黄俿皮黄毛出。赤俿皮赤毛出。白俿白毛出。黑俿皮黑毛出。急出。吾口神。吾口圣。唾山山崩。唾石石裂。得汝字汝不去斫头斫

头。急急如律令。其咒法先令人唾痛处。以手挼之。不住手便即诵此咒。不限遍数。以瘥即停。当诵咒不得令病人及傍人闻。咒须先净漱口洁净。良效无比。千金勿传。

又疗风毒肿。一切恶肿。白虎病并差方。

取三年酽醋五升。热煎三五沸。切葱白三二升。煮一沸许。即爪篱漉出。布帛热裹。当病上熨之。以差为度。

又疗白虎方。

猪肉三串　大麻子一合　酒半盏

右三味和麻子四含啰上。将猪肉三串手臂。向痛处来去咒曰。相州张如意张得兴。是汝白虎本师。急出。咒讫。将肉安床下差。送头路神验。

太平圣惠方　羌活散。沿白虎风。风毒攻注。骨髓疼痛。发作不定。

羌活一两　侧子一两炮裂去皮脐　秦艽一两去苗　桂心一两　木香一两　芎䓖一两　当归一两　牛膝一两去苗　附子一两炮裂去皮脐　骨碎补一两　桃仁三十枚汤浸去皮尖双仁麸炒微黄。

右件药。捣粗罗为散。每服二（三）钱。以水一中盏。入生姜半分。煎至五分。去滓。不计时候。稍熟服。

虎杖散。治白虎风。血脉结滞。骨髓疼痛。发作无时。

虎杖一两半　桂心一两　当归一两半　赤芍药一两　天雄一两炮裂去皮脐　桃仁一两汤浸去皮尖双仁麸炒微黄　芎䓖一两　枳壳一两微炒微黄　羌活一两　防风一两去芦头　秦艽一两去苗　木香一两

右件药。捣粗罗为散。每服三钱。以水一中盏。入生姜半分。煎至六分。去滓。不计时候。稍热服。

赤芍药散。治白虎风。筋骨疼痛。至夜加甚。四肢懈惰。

赤芍药一两　羌活一两　仙灵脾一两半　虎头骨二两涂酥炙令黄　天雄一两炮裂去皮脐　芎䓖一两　桂心一两

右件药。捣细罗为散。每服。不计时候。以薤白汤调下二钱。

虎骨散。治白虎风。肢节疼痛。发即不可忍。

虎胫骨一两涂酥炙令微黄　白花蛇一两酒浸去皮骨炙令微黄　龙骨一两　天麻一两　防风一两去芦头　干蝎半两微炒　桂心一两　当归一两　羌活一两　麝香一两（分）细研　白僵蚕一两微炒　牛膝一两去苗

右件药。捣细罗为散。研令匀。每服。不计时候。以热豆淋酒调下二钱。

酸枣仁散。治白虎风。痛彻骨髓。尽静夜发。

酸枣仁半两微炒　败龟三分涂酥炙令黄　虎胫骨一两涂酥炙微黄　羌活三分　牛膝三分去苗　桂心三分　附子三分炮裂去皮脐　枳壳三分麸炒微黄去瓤　地龙一两微炒　当归一两　没药半两　乳香半两　补骨脂三分微炒　赤芍药三分

右件药。捣细罗为散。每服。不计时候。以温酒调下二钱。

当归散。治白虎风。疼痛不止。

当归　桂心　地龙　白僵蚕微炒　威灵仙　漏芦　芎䓖　白芷各一两

右件药。捣细罗为散。每服。不计时候。以热酒调下二钱。

没药散。治白虎风。注流筋骨疼痛。

没药一两　独活一两　虎胫骨二两涂酥炙令黄　晚蚕砂一两半微炒　芎䓖一两半　防风一两去芦头　蔓荆子一两　当归一两　赤芍药一两　桂心一两

右件药。捣细罗为散。每服。不计时候。以热酒调下二钱。

白头翁煎。治白虎风。四肢疼痛。至夜转甚不可忍者。

白头翁二两　牛膝三分去苗　附子三分炮裂去皮脐　桂心三分　羌活三分　赤芍药三分　赤茯苓半两　人参半两去芦头　防风三分去芦头　虎胫骨一两涂酥炙微黄　牡丹半两　当归二分　酥　生姜汁

右件药。都捣细罗为散。用好酒五升。都煎如饧。每服。不计时候。以温酒调下一茶匙。服药后仍须炒蚕砂熨之为妙。

麝香圆。治白虎风。不计日月远近。夜加疼痛。走转不定不可忍者。

麝香一分细研　雄黄一分细研　朱砂一分细研　地龙三分微炒　白附子　芫花　斑蝥　狼毒

右件药。捣罗为末。以醋煮面糊和圆。如绿豆大。不计时候。以温酒下五圆。

地龙散。治白虎风。疼痛不可忍。

地龙末一两微炒　好茶末一两　白僵蚕一两微炒

右件药。捣细罗为散。每服。不计时候。以温酒调下二钱。

治白虎风。疼痛。走转不定。宜服此方。

虎胫骨二两涂酥炙令黄　羌活一两　地龙一两微炒

右件药。捣细罗为散。每服。不计时候。以温酒调下二钱。

防风散。治白虎风。走转疼痛。两膝热肿。

防风去芦头微炒　地龙　漏芦各二两

右件药。捣细罗为散。每服。不计时候。以温酒调下二钱。

又方。

虎胫骨一两涂酥炙令黄　附子一两炮裂去皮脐

右件药。捣细罗为散。每服。不计时候。以温酒调下一钱。

又方。

麒麟竭一两　硫磺一两细研

右件药。捣罗为散。研令匀。每服。不计时候。以温酒调下一钱。

又方。

地龙半两微炒　阿魏半分　乳香一分

右件药。捣细罗为散。每服。不计时候。以好茶调下一钱。

雄黄散涂方。治白虎风。疼痛。走转不定。

雄黄一两　莽草一两　藜芦一两去芦头　斑猫二十枚　赤小豆半合　白矾三分　芫荑一（三）分　皂荚三分烧灰　蛇床子三分　吴茱萸三分　硫磺半两细研　附子一两去皮脐生用　巴豆十五枚去皮心

右件药。捣细罗为散。都研令匀。每用散一钱。以生油调。薄涂于痛处。日二易之。

薰药方。治白虎风。疼痛彻骨不可忍。

精猪肉　安息香

右将肉裹香。即用一瓶子内著炭火。火上著一铜片子隔之。即安香于上烧之。以瓶子口就痛处熏之。以衣遮盖。勿令透气。三两上差。

燕窠土圆。治白虎风。寒热发歇。骨节微肿。彻骨疼痛。

燕窠土二两　伏龙肝二两　飞罗钙二两　砒黄一钱　水牛肉脯一两炙令黄别捣罗为末

右件药。捣细罗为散。后入砒黄牛脯末等。和令匀。每将少许。以新汲水和如弹圆大。于痛处摩之。候痛止。即取药抛于热油铛中。

皂荚散。治白虎风疼痛。

皂荚　旅生荞麦　白蒺藜　壳精草　五灵脂　芸苔子以上各半两

右件药。捣细罗为散。用酽醋调涂之效。

圣济总录　沉香汤。治白虎风骨中疼痛不可忍。入夜即甚。走注不定。

沉香半两　虎骨酥炙黄一两　槟榔炮半两　生干地黄剉焙三分　当归切焙一分　芎䓖半两　白芷微炒　鬼箭羽　地龙微炒各一分　芍药　羌活去芦头各半两

右一十一味。粗捣筛。每服六钱匕。水一盏。酒一盏。桃枝七寸。薤白三四茎。同煎至一盏。去滓温服。空心午时各一。疾甚即夜添二服。

羌活汤。治白虎风。痛甚如啮。

羌活去芦头三分　防风去叉一两　秦艽去苗土　芎䓖　当归焙各一两半　牛膝去苗酒浸切焙一两　附子炮裂去皮脐三分　大腹连皮用三枚　桃仁汤浸去皮尖双仁炒二十一枚

右九味。剉如麻豆。每服五钱匕。水二盏。入生姜一枣大拍破。煎至一盏。去滓温服。日二夜一。

酸枣仁汤。治白虎风、历节疼痛。不可忍。

酸枣仁炒半两　败龟酥炙令黄二两　秦艽去苗土一两半　虎骨酒浸令黄二两　羌活去芦头一两　防风去叉一两一分　牛膝去苗酒浸切焙一两　芎䓖一两一分　桂去粗皮　白芷　蒲黄炒　附子炮裂去皮脐各一两　枳壳去瓤麸炒　当归切焙各一两半

右一十四味。捣罗为散。每服温酒调下三钱匕。空心夜卧各一服。

原蚕蛾散。治白虎风昼夜游走疼痛。

原蚕蛾炒一分　白僵蚕炒半两　蝉蜕炒　地龙白色少泥者微炒各一分

右四味。捣罗为散。先用干脯一片炙熟。安病人所卧席底当痛处。不得令知。若其夜痛甚难治。痛缓即易治。来日待病人起后。取脯看必有异。脯色赤、每服用散三钱匕。脯色青黯、每服四钱匕。温酒或米饮调下、空心。服药后更吃酒令小醉。汗出即愈。

附子散。治白虎风。止疼痛。

附子炮裂去皮脐　虎脑骨酥炙令黄各一两　桂去粗皮一分

右三味。捣罗为散。每服温盐酒调一钱至二钱匕。空心午时各一服。

白僵蚕散。治白虎风痛不可忍。

白僵蚕炒　地龙白色少泥者微炒　腊茶炙各一两　甘草炙一分

右四味。捣罗为散。每发时。空心服两钱匕。午后服一钱匕。临卧服两钱匕。并用热酒调下。又先取蜡一两。铫子中熔成水。投桂末半两搅匀。摊于纸上。火炙令热。服第一服药了。即贴向痛处。用熟帛裹之。

地龙散。治白虎风疼痛。游走无定。

地龙白色少泥者微炒　桂去粗皮　白芷炒　白僵蚕炒　威灵仙　漏芦　芎䓖　当归切焙各

半两

右八味。捣罗为散。每服热酒调下一二钱匕。日三夜一。

虎骨散。治白虎风走注疼痛。发歇不定。积年不效者。

虎骨酥炙令黄　乌梅肉　亦茯苓去黑皮剉　肉苁蓉酒浸切焙　人参　鳖甲去裙襕醋浸炙　甘草炙　芍药各一两　当归切焙　前胡去芦头各三分　白术　豉慢火微炒　紫菀去土　黄耆剉焙各一两　常山炒　枳壳去瓤麸炒　犀角镑　知母切焙各一分　升麻　柴胡去苗　桔梗炒　天灵盖酥炙　桂去粗皮　木香各三分　桃仁汤退去皮尖双仁炒四十九枚

右二十五味。捣罗为散。每服温酒调下二钱匕。空心临卧各一。若为丸、即炼蜜和丸。如梧桐子大。每服温酒下二十丸至三十丸。

阿魏散。治白虎风身体疼痛。不可忍。转动不得。

阿魏半钱匕　地龙十五条白色少泥者良微炒　乳香研　好茶末各一钱匕

右四味。捣研细为散。分两服。空心夜食后。并用热酒调下。服药后。更吃热豆淋酒。投及吃热姜稀粥。以衣被复取微汗通体当差。

牛膝散。治白虎风。疼痛难忍。

牛膝去苗酒浸切焙　当归切焙各一两　虎骨酥炙令黄二两　赤芍药一两　芒硝别研半两　桃仁去皮尖双仁炒二两　芎䓖半两

右七味。捣罗为散。每服空心用温酒调下一钱。至二钱匕。

麝香散。治白虎风骨节疼痛。不可忍者。

麝香研半两　没药研　乳香研各一两　虎牙最大长者用一副四个　蜈蚣十条赤足完全者酒浸三日暴干　天麻二两

右六味。捣研为细散和匀。每服二钱匕。温酒调下。不拘时候。日二三服。

蛴螬散。治白虎风疼痛。昼静夜发。

蛴螬七枚研烂　甘草炙末炒五钱　没药研　乳香研各炒一钱

右四味。同研烂。分二服。每服煎酒一盏。二三沸调下。不计时。

抵圣散。治白虎风。骨髓疼痛。至夜转甚。

虎胫骨不计多少打破酒浸蘸酒旋炙令黄脆为度

右一味。为散。每服半钱。入薄荷末一钱七。人参末半钱匕。煎乳香酒调下。

虎骨散。治白虎风疼痛。及走注不定。

虎骨酒炙二两　地龙去土炒　踯躅花酒炒各一两半　牛膝酒浸切焙　硇砂汤煮令枯　没药研　芎䓖　当归切焙　密陀僧研各一两　桂去粗皮　延胡索炒　乳香研各半两

右一十二味。捣研为散拌匀。每服一钱匕。温酒入少童子小便调下。

羌活散。治风寒暑湿毒气攻筋脉。或在骨节。或在四肢。名白虎风者。

羌活去芦头　附子炮裂去皮脐　天麻　防风去叉　牛膝酒浸切焙　蒺藜子炒去角　芎䓖　乌头去皮脐生用　干蝎全者　白附子炮　麻黄去根节等分

右一十一味。捣罗为散。每服一钱匕。温酒调下。初宜服半钱。三日后加。

七神散。治白虎风、昼静夜发。痛彻骨髓。狂言妄见。

防风去叉　羌活去芦头　桂去粗皮　地骨皮去土　芎䓖　细辛去苗叶　虎骨酒浸一宿酥炙黄

右一七味。等分。捣为细散。每服一钱匕。温酒调下。

又方

右取乌蛇一条。洗刷去尘土。用醇酒一斗。浸一七日后。每日煎一盏温服。如吃尽酒。取乌蛇焙干为末。温酒调下一钱匕。

虎骨散。治白虎风走注疼痛不定。

虎胫骨酥炙二两　羌活去芦头　附子炮裂去皮脐　地龙炒各一两

右四味。捣罗为散。每服二钱匕。温酒调下。不拘时候。

乌头散。治白虎风走注疼痛。

乌头炮裂去皮脐　地龙炒　羌活去芦头　虎骨酒炙　延胡索　当归切焙　没药研　防风去叉各一两

右八味。捣罗为散，每服二钱匕。冷酒调下。空心食前日二服。

许叔微普济本事方　麝香圆。治白虎历节。诸风疼痛。游走无定。伏如虫啮。昼静夜剧。及一切手足不测疼痛。

川乌大八角者三个生　全蝎二十一个生　黑豆二十一粒生　地龙半两生

右为细末。入麝香半字。同研匀。糯米糊为圆。如绿豆大。每服七圆。甚者十圆。夜卧令膈空。温酒下。微出冷汗一身。便差。济生方名蠲痛圆。予得此方。凡是历节及不测疼痛。一二服便差。在歙川日。有一贵家妇人。遍身走注疼痛。至夜则发。如虫啮其肌。多作鬼邪治。予曰。此正历节病也。三服愈。

杨仁斋直指方　白虎风走注痒痛方。

鸡子揩患处。咒三遍。愿送粪堆头。盖白虎是粪神。爱吃鸡子。患者下饭用黄脚鸡为妙。亦可把鸡来压之。其痒自止。陈藏器本草云。黄脚鸡。主白虎病。布饭病处。将鸡来食饭。亦可抢鸡来压之。又。白虎病。取鸡子揩病处。咒愿送粪堆头。不过三度差。白虎是粪神。爱吃鸡子。

严用和济生方论　虎骨散。治白虎风。肢节疼痛。发则不可忍。

虎骨酥炙二两　花蛇酒浸取肉　天麻　防风去芦　川牛膝去芦酒浸　白僵蚕炒去丝嘴　川当归去芦酒浸　乳香别研　桂心不见火各一两　甘草炙　全蝎去毒各半两　麝香一钱别研

右为细末。每服二钱。温酒调服或用豆淋酒调服亦可。不拘时候。

御药院方　虎骨木瓜丸。治饮酒过度。寒湿停驻。经络不和。伤败气血。走注筋骨。疼痛昼静夜甚。或雾所伤。亦致筋骨走注。并妇人血风疼痛。并皆治之。

虎骨酥炙　南乳香研　没药各一两　木瓜　天麻　苁蓉　牛膝上项四味各二两用好酒浸十日取出焙干为用

右为细末。将元浸酒作糊和丸。如梧桐子大。每服三十丸至五十丸。温酒送下。空心食前。日进二三服。

鹤膝风

论

和剂局方　夫鹤膝者。病人两膝肿大痛。髀胫枯腊但有皮骨。拘挛倦卧不能屈伸是也。当服大防风汤。使之气血流畅肌肉渐生。自然行履如故也。

杨仁斋直指方　鹤膝风。又名鼓搥风。两大小腿瘦如芦柴。止有膝盖大者。行覆不得。

治验

朱彦修丹溪医按　一男子年近三十。滋味素厚。性多焦怒。秋间于髀枢左右发痛一点。延及膝脾。昼静夜剧。痛处恶寒。口或渴或不渴。或痞。医用风药及补血药。至次年春。膝渐肿。其脉痛甚。其食渐减。形渐羸瘦。至春末。膝渐肿如枕。不可屈伸。诊其脉大颇实不甚。大率皆数。知其小便必数而短。遂作饮食痰积在太阴阳明治之。以酒炒黄柏一两、生甘草梢三钱、生犀屑三钱、苍术盐炒三钱、川芎二钱、陈皮半两、牛膝半两、木通半两、芍药半两。遇热加条芩二钱。为末。第三钱重与姜汁同研细适中。以水荡起。煎令沸。带热食前饮之。一日夜四次。与之半月后。数脉渐减。痛渐轻。去犀角。加牛膝、败龟版半两、当归身尾半两。如前服。与半月后。多肿渐减。食渐增。不恶寒。唯膝痿软。未能久立久行。去苍术、黄芩。时夏月。加炒柏至一两半。余依本方内加牛膝。春夏用茎叶。秋冬用根。惟叶汁用效尤酒（妙）。绝酒、湿面、胡椒。年纪中年加生地黄半两。冬月加桂枝、茱萸。

方

和剂局方　**大防风汤**。祛风顺气。活血脉。壮筋骨。除寒湿。逐冷气。又治患痢后脚痛。痪弱不能行覆。名曰痢风。或两膝肿大痛。髀胫枯腊。但存皮骨。拘挛踡卧。不得屈伸。名曰鹤膝风。服之气血流畅。肌肉渐生。自然行履如故。

川芎抚芎不用　附子炮去皮脐各一两半　熟干地黄洗　白术　防风去芦　当归洗去芦酒浸焙炒　白芍药　黄芪　桂仲去粗皮炒令丝断各二两　羌活去芦　人参去芦　甘草炙　牛膝去芦酒浸切各一两

右为粗末。每服五钱。水一盏半。入姜七片。大枣一枚。同煎八分。去滓。温服。空心。食前。百一选方云。善法寺僧如真师孙遂良。绍熙壬子年患痢之后。足履痪弱。遂成鹤膝风。两膝肿大而痛。髀胫枯腊。但存皮骨而已。拘挛跧卧。不能屈伸。待人抱持而后能起。如此效月。分为废人。淮东赵德远参议之甥。李廿七官人惠以此方。服之。气血流畅。肌肉渐生。遂能良行。不终剂平复如故。真奇方也。前又有人云。煎四物汤下四斤元遂良既安。不曾服也。(四斤元治脚气往来相搏作痛)

圣济总录　**干蝎丸**。治脚膝风。俗名鹤膝风。

干蝎头尾全者炒　桃仁去皮尖双仁生用　白附子炮　阿魏　桂去粗皮　白芷　安息香用胡桃瓤用研各一两　乳香　没药各三分九味捣研匀共用童子小便五升无灰酒二升银器内熬令稠　漏芦　当归切焙　芍药　地骨皮去土　威灵仙去苗土　羌活去芦头六味同为末各一两

右一十五味。同杵为丸。如弹子大。每服一丸。空心暖酒化下。昔有病风注。手足指节肿痛不可忍者。服之悉愈。

苏沈良方　**蛜蝌丸**。治鹤膝风及腰膝风缩。

蛜蝌头尾全者　桃仁生　白附子　阿魏　桂心　白芷　安息香用胡桃瓤研各一两　没药三分已前八物用童便五升无灰酒二升银器内熬令厚　乳香三分　当归　北漏芦　牛膝　芍药　地骨皮去土

威灵仙　羌活各一两

右为丸。如弹子大。空心暖酒化下一丸。胡楚望博士病风痒。手足指甲皆如桃李。痛不可忍。服此悉愈。卫生宝鉴前八味加乳香。同童子小便并酒二升炒热。冷处入余药为末。蜜丸弹子大。空心温酒化下一丸。无时。卫生家宝方同苏沈良方。宣明论方各等分。治腰脚拳挛。鹤膝风筋缩。

杨仁斋直指方　鹤膝风。又名鼓槌风。两大小腿瘦如芦柴。止有膝盖大者。行履不得。

用小续命汤合一料。加萆薢、川楝子、独活、干木瓜。㕮咀。不用生姜。用水煎熬。于碗底先放麝香少许。去滓。入于碗内服之。服至数十服后。加五积散同煎。去滓服瘥。

鹤膝风挛方。真紫金皮老酒煎。候温常服。

永乐大典卷之三百三十　一东

风　诸风证治三十三

破伤风

论

太平圣惠方　夫刀箭所伤。针疮灸烙。踒折筋骨。痈肿疮痍。或新有损伤。或久患疮口未合。不能畏慎。触冒风寒。毒气风邪从外所中。始则伤于血脉。又则攻于脏腑。致身体强直。口噤不开。筋脉拘挛。四肢颤掉。骨髓疼痛。面目㖞斜。如此之间。便致难救。此皆损伤之处。中于风邪。故名破伤风也。

圣济总录　论曰。破伤风因卒暴伤损。风邪袭之。传播经络。使寒热更作。身体反强。口噤不开。甚者邪气入藏。则不可治。诸疮久不差。荣卫虚弱。肌肉不生。疮眼不合者。风邪亦能外入。为破伤风之候。

刘守真病机气宜保命集　破伤风论第十二。论曰。风者。百病之始也。清净则腠理闭拒。虽有大风苛毒。而弗能为害也。故破伤风者。通于表里。同伤寒证治。间阎往往不知者。只知有发表者。不知有攻里者、和解毒。止汗下和三法也。亦同伤寒证。有在表者。有在里者。有半表半里在里者。在里宜下。在表宜发汗。在表里之间宜和解。然汗下亦不可过其法也。又不可妄意处置。各通其脏脉。免汗泄之非宜也。故破伤风者。从外至内。甚于内者。则病也。因此卒暴伤损风袭之间。传播经络。至使寒热更作。身体反强。口噤不开。甚者邪气入脏。则分汗下之治。诸疮不差。荣卫虚。肌肉不生。疮眼不合者。风邪亦能外入于疮。为破伤风之候。故诸不差时。举世皆言著灸为上。是为熟疮。而不知火热客毒。逐经诸变。不可胜数。微则发热。甚则生风而搐。或角弓反张。口噤目斜。皆因疮郁结于荣卫。不得宣通而生。亦有破伤不灸而病此者。疮著白痂。疮口闭塞。气难通泄。故阳热易为郁结。而热甚则生风也。故表脉浮而无力者。太阳也。脉长而有力者。阳明也。脉浮而弦小者。少阳也。太阳宜汗。阳明宜下。少阳宜和解。若明此三法。而治不中病者。未之有也。

罗谦甫卫生宝鉴　四般恶证不可治。第一头目青黑色。第二额上汗珠不流。第三眼小目瞪。第四身上汗出如油。

方

太平圣惠方　**朱砂散**。治一切破伤风急。口噤。四肢抽掣。

朱砂一两细研　麝香半两细研　雄黄一两细研　天南星一两炮裂　白附子一两炮裂　母丁香一两　藿香一两　白花蛇二两酒浸去皮骨炙令微黄　桂心一两　防风一两去芦头　蝉壳一两　芎䓖一两　蔓荆子一两　天麻一两　白僵蚕一两微炒　麻黄一两去根节　川乌头一两炮裂去皮脐

右件药。捣细罗为散。入研了药令匀。每服不计时候。以温酒调下一钱。

羌活散。治破伤风。身体拘急。手足搐掣。牙关急强。

羌活一两　乌蛇肉二两酒浸去皮骨炙令微黄　天麻一两　防风一两　去芦头　白附子一两炮裂　藁本一两　麻黄一两去根节　白芷一两　白僵蚕一两微炒　天南星一两炮裂　芎䓖一两　细辛一两　附子一两炮裂去皮脐　桂心一两　当归一两剉微炒　桑螵蛸半两微炒　干蝎一两微炒　晚蚕蛾半两

右件药。捣细罗为散。每服不计时候。以温酒调下一钱。

赤箭散。治中破伤风。身体反强。牙关拘急。眼目翻张。

赤箭一两　蝉壳半两微炒　干蝎半两微炒　天南星一两炮裂　当归一两　白僵蚕一两微炒　芎䓖一两　白附子一两炮裂　麻黄一两去根节　羌活一两　桂心一两　川乌头一两炮裂去皮脐　朱砂三分细研　麝香一分细研　腻粉三钱

右件药。捣细罗为散。入后朱砂等三味。都研令匀。每服不计时候。以温酒调下一钱。

槐胶散。治破伤风。口眼偏斜。四肢拘急。腰背强硬。

槐胶二两　白花蛇二两酒浸去皮骨炙令微黄　独活一两　白附子一两炮裂　防风一两去芦头　干蝎半两微炒　干姜半两炮裂　天南星半两炮裂　天麻一两　麝香一分细研

右件药。捣细罗为散。入麝香研令匀。每服。研薄荷汁半合。入酒三合。暖令温。调下一钱。不计时候服。

附子散。治破伤风。身体强直。筋脉拘急。口眼偏斜。

附子一两炮制裂皮脐　川乌头一两炮裂去皮脐　乌蛇肉二两酒浸去皮骨炙微黄　干蝎一两微炒　天麻一两　天南星一两炮裂　白附子一两炮裂　防风一两去芦头　白僵蚕一两微炒　蝉壳一两　麻黄一两去根节　藿香一两

右件药。捣细罗为散。每服。不计时候。以温酒调下一钱。

防风散。治破伤风。伤刀中箭。筋脉拘急。疼痛。

防风一两去芦头　麻黄一两去根节　川乌头一两炮裂去皮脐　干姜半两炮裂剉　肉桂一两去皴皮　羌活一两　细辛一两　当归一两　干蝎半两微炒

右件药。捣细罗为散。每服。不计时候。温酒调下一钱。

独活散。治破伤风。四肢不收。口中沫出。及中贼风。并治之。

独活一两　白僵蚕三分微炒　干蝎半两微炒　附子一两炮裂去皮脐　防风三分去芦头　芎䓖一两　当归三分　麻黄一两去根节　桂心一两　赤芍药三分　天麻一两　细辛三分

右件药。捣细罗为散。不计时候。以温酒调下一钱。

天麻散。治破伤风。牙关急硬。腰背强直。四肢拘急。

天麻半两　腻粉半两　干蝎半两微炒　硇砂半两　防风半两去芦头　细辛半两　川乌头半两生用去皮脐　羌活半两　蝉壳一分微炒

右件药。捣细罗为散。入腻粉都研令匀。每服。不计时候。以豆淋酒调下半钱。

追风散。以有破伤处。用此封闭疮口。其风自出。

天雄半两去皮脐　桂心半两　半夏半两　川乌头半两去皮脐　天南星半两　密陀僧半两

右件药。生用捣。细罗为散。每取三钱。封疮口。其中如风雨声便差。

天南星散。治破伤风。及急风。

天南星半两炮裂　附子一分炮裂去皮脐　干姜半两炮裂　半夏半分（两）汤洗七遍去滑　汉防已

半两　天麻一分　甜葶苈半分隔纸炒令紫色　麝香一分细研

右件药。捣细罗为散。每服不计时候。以温酒调下一钱。

阿胶散。治破伤风。角弓反强者。

阿胶捣碎炒令黄燥　白附子炮裂　桂心　羌活各三分　当归　天麻各一两

右件药。捣细罗为散。每服不计时候。以温酒调下二钱。频服。以出汗为效。

牛黄圆。治破伤风及诸风。角弓反张。牙关急硬。言语不得。

牛黄半两细研　龙脑一分细研　麝香一分细研　水银半两以少煮枣肉同研令星尽　朱砂半两细研　硫磺半两细研　硇砂半两细研　腻粉半分　白龙骨三分　天麻三分　牛膝三分去苗　藁本三分　桔梗三分去芦头　白附子三分炮裂　木香三分　白僵蚕三分微炒　肉桂三分去皴皮　当归三分剉微炒　防风三分去芦头　附子三分炮裂去皮脐　天南星三分炮裂　独活三分　麻黄一两去根节　干蝎三分微炒　芎䓖三分　蔓荆子三分　乌蛇肉二两酒浸去皮骨炙令微黄　犀角屑三分　蝉壳三分　羚羊角屑三分　天竹黄三分细研　槟榔三分

右件药。捣罗为末。入研了药令匀。炼蜜和捣三五百杵。圆如梧桐子大。每服。不计时候。以热酒下五圆。并吃三两服。当有汗出为效。

羌活圆。治破伤风。筋脉拘急疼痛。

羌活一两　芎䓖一两　藁本一两　茵芋三分　麻黄一两去根节　白附子三分炮裂　牛膝三分去苗　麝香一分细研　白龙骨三分　木香三分　防风三分去芦头　桂心三分　天麻一两　羚羊角屑一两　干蝎半两微炒　当归一两剉微炒　苍耳喉头一两

右件药。捣罗为末。入研了药令匀。煮枣肉。和捣五七百杵。圆如梧桐子大。每服不计时候。以温酒下十圆。甚者日四五服。以汗出为效。

追风圆。治破伤风。筋脉拘急。腰背强直。牙关急硬。

雀瓮内虫七枚　桑螵蛸七枚　干蝎尾一分　半夏一分　芦荟一分　天南星一分　川乌头一分去皮脐　大蜘蛛二枚干者　乌蛇肉一分

右件药。并生用。捣罗为末。以熟枣瓤和圆。如大豆大。每服以豆淋酒下五圆。更内一圆于疮口中。上用薄纸盖之。当追风出。如吹动纸为验也。

辟宫子圆。治破伤风。身体拘急。口噤。眼亦不开。

辟宫子一条亦名守宫酒浸三日曝干捣罗为末　腻粉半分

右件药。同研合匀。以煮槐胶和圆。如绿豆大。不计时候。拗口开。以温酒灌下七圆。逡巡汗出差。未汗再服。

天南星圆。治破伤中急风。

天南星半两生用　白附子三分生用　腻粉半分　龙脑一分细研　乌蛇肉一两生用　干蝎半两生用　麻黄三分去根节　附子一两去皮脐生用　牛黄一分细研　麝香半两细研　朱砂三分细研

右件药。捣罗为末。都研令匀。以酒煮面糊。和圆如绿豆大。不计时候。以豆淋酒下七圆。

鹿角霜圆。治一切破伤风。角弓反张。及诸风。

鹿角一斤以桑柴火及炭火烧捣罗为末又以浆水和作团再烧如此九遍成霜　蛤粉五两　川乌头半两炮裂去皮脐　麝香一两细研　瓷药七两捣罗为末研令极细

右件药。捣罗为末。更研令极细。煮糯米饭。和捣二三百杵。圆如弹子大。一圆分作两服。不计时候。以温酒磨下。

乌头圆。治破伤风。

川乌头一两炮裂去皮脐　盐半两　桑根白皮一两剉　灶突内煤一两　面半两

右件药。捣罗为末。以浓醋和拌。捣一二百杵。圆如梧桐子大。于破处。用醋研破一两圆封之。如无风。三五日其疮便可。如有风。即出却黄水便差。

治中破伤风。口噤。筋脉拘急。不知人事。宜服此方。

天南星一两炮裂　干蝎一两微炒　水银一两入少枣肉研令星尽　附子半两炮裂去皮脐　干姜半两炮裂剉

右件药。捣罗为末。用枣瓤和圆。如绿豆大。不计时候。温酒下十圆。

治破伤风。如角弓反张。筋脉拘急。口噤。宜服此方。

辟宫子七枚微炙　天南星一两炮裂　腻粉一两　白附子一两炮裂

右件药。捣罗为末。炼蜜相圆。如绿豆大。每服不计时候。以温酒研下七圆。以汗出为效。未汗再服。

和剂局方　急风散。治久新诸疮。破伤中风。项强背直。腰为反折。口噤不语。手足抽掣。眼目上视。喉中沸声。

丹砂一两　草乌头三两一半生用一半以火烧存性于米醋内淬令冷　麝香研　生乌豆同草乌一处为末各一分

右为细末和匀。破伤风。以酒一小盏调半钱神效。如出箭头。先用酒一盏调服半钱。却以药贴箭疮上。

圣济总录　羌活汤。治破伤风身如铁石。或如角弓反张。口噤不开。宜斡齿灌药。

羌活去芦头　防己　羚羊角镑　升麻　黄芩去黑心　蔓荆实去皮各一两半　犀角镑二两　茯神去目　葛根剉　甘草炙各一两一分　防风去叉三分　麻黄去根节煎掠去沫焙干一两

右一十二味。粗捣筛。每服三钱匕。水一盏。入地黄汁半合。薤白白二寸。煎至八分去滓。空心日午临卧温服。如病急不拘时服。盖复汗出即愈。

雄黄丸。治破伤风身体强直。口㖞战掉

雄黄研　羌活去芦头　独活去芦头各一分　腻粉研一钱　人参　芦荟研　乌犀角镑　牛黄研各半两　乌蛇酒浸去皮骨炙　白僵蚕炒　白附子炮　天南星炮　干蝎酒炒　槐胶研　天麻各一两

右一十五味。将十味捣罗为末。入五味研者和匀。以酒煮和根葱二茎。熟后去葱。别入槐胶末一两。煎如稠膏。和药为丸。如绿豆大。每服二丸。空心午时临卧温酒下。渐加至四五丸。

附子丸。治破伤中风

附子炮裂去皮脐　马头炮裂去皮脐　天麻　天南星炮各一两

以上四味。粗捣筛。入绢袋子。以好酒三升浸之。冬二七日。夏一七日。不得透气。日满将袋子绞干。去滓取汁。于瓷石器中。慢火熬成膏。入后诸药

雄黄研　丹砂研　铅霜研　白僵蚕炒捣各一分　蝎梢炒捣　鹿角霜研　鹿胎皮炙焦捣各半两　墨捣一两

以上八味。将四味同捣。四味同研。令极细。

龙脑研　麝香研　生金错为末各一钱　水银一分入坩埚内同金末结沙子

右三项。共一十六味。各捣研同和令匀。炼蜜丸如绿豆大。每服一丸至二丸。空心午时夜卧温酒下。渐加至三五丸。

走马散。治破伤中风。牙关紧急。口面㖞斜。身体或硬或软。小儿惊风。并治之。

天麻　天南星炮　半夏汤洗七遍与生姜半两同捣焙干　白附子炮　附子炮裂去皮脐各半两　丹砂研　雄黄研　牛黄研　麝香研　犀角镑各一分　腻粉研三分

右一十一味。将六味捣罗为末。入五味研者和匀。每服半钱匕。豆淋酒调下。汗出取差。未汗再服一字。良久用热生姜稀粥投。若小儿患每服一字。荆芥汤或熟水调下。要丸即用新炊饼丸如大麻粒大。每服三丸至五丸。吐逆用生姜汤下。出汗用生姜酒下。热粥饮投之。

牛黄散。治破伤中风。

牛黄研　干蝎酒炒　麝香研　雄黄研各三分　白附子炮三两半　天南星炮一两　白僵蚕炒　天麻　半夏汤洗七遍与生姜一两同捣焙干各一两半　丁香　丹砂研　犀角镑　羌活去芦头　羚羊角镑　槟榔生各半两　麻黄去根节先煎掠去沫焙干　附子炮裂去皮脐各一两一分　乌蛇酒浸去皮骨炙　蔓荆实去皮　防风去叉　当归切焙各一两

右二十一味。将十七味。捣罗为散。与研者四味和匀。每服半钱匕。温酒调下。角弓反张。牙关紧急。以豆淋热酒调下一钱匕。衣盖良久。汗出即差。

羚羊角散。治打击破疮。或洗头、挑齿、灸疮、狗咬等中风。

羚羊角镑　石斛去根　芎䓖　知母焙　山茱萸　薏苡仁　白芷　曲棘针生用　甘草炙　芍药　紫菀去土　天雄炮裂去皮脐　防风去叉　牛膝酒浸切焙　枳壳去瓤麸炒　蔓荆实去皮　石南叶酒醋微炒　杏仁汤浸去皮尖双仁炒　麻黄去根节煎掠去沫焙　龙骨去土　黄芩去黑心　防己　白术　萆薢　干蔓菁花炒　赤茯苓去黑皮　葛根　羌活去芦头　苍耳心炒　车前子　桑白皮剉　菊花未开者　酸枣仁炒　当归切焙　藁本去苗土　秦艽去苗土　细辛去苗叶　丹参　乌蛇酒浸去皮骨炙各三分　陈橘皮汤浸去白焙半两

右四十味。捣罗为散。每服一钱半至二钱匕。空心午时夜卧。温酒调下。要丸即炼蜜丸如梧桐子大。每服十丸。豆淋酒下。

莽草散。治破伤中风

莽草浸洗过二两半　石斛去根二两　萆薢　柏子仁生用　石龙芮　泽泻　牛膝酒浸切焙　芍药　防风去叉　山茱萸　菟丝子酒浸别捣　白术　细辛去苗叶　芎䓖各三分　牛黄研　松脂各半两　附子炮裂去皮脐　杜仲去粗皮炙　羌活去芦头　乌蛇酒浸去皮骨炙各一两　桂去粗皮一两半　天麻　麻黄去根节先煎掠去沫焙各二两

右二十三味。将二十一味。捣为细末。与牛黄菟丝末拌匀。每服一钱匕。温酒调下。日二夜一。若中风脚手甲青者。酒调二钱至二钱半匕顿服。盖复良久。以生姜稀粥投之。汗出即差。

大乌犀散。治破伤中风。

犀角镑　羚羊角镑　龙脑研　麝香研　雄黄研　熊胆研　牛黄研　乳香研　阿魏研　丹砂研　水银与丹砂同研慢火搅匀结砂子研　干蝎酒炒　猪牙皂荚酥炙去皮子　乌头炮裂去皮脐　附子炮裂去皮脐　白附子炮　干姜炮各一分　天麻　升麻　独活去芦头　狗脊去土　细辛去苗叶　秦艽去苗土　芎䓖　杜仲去粗皮切炒　当归切焙　厚朴去粗皮生姜汁炙　黄耆剉炙　藁本去土　莨菪子淘去浮者炒　麻黄去根节先煎掠去沫焙　蜀椒去目并闭口炒出汗　白鲜皮剉　防风去叉　天南星炮各一两

右三十五味。将二十六味。捣罗为散。与九味研者拌匀。再罗一遍。每服一钱半匕。

加至二钱匕。豆淋酒调下。生姜酒投。甚者用米醋与水同煎服之。

金乌散。治破伤中风。牙关紧急，四肢强硬。不下饮食。

乌鸦一只去嘴足并毛翅　狐肝一具同乌鸦入罐子内用蚯蚓泥固济烧烟尽用三两捣为末入后药　天麻　白附子　天南星炮　白僵蚕炒　乌蛇酒浸去皮骨炙　藿香叶　桑螵蛸炙各一两

右九味。同捣罗为散。每服一钱匕。温酒调下。昼夜五服。

乳香散。治破伤中风。

乳香炒软候冷研　乌蛇酒浸去皮骨炙　干蝎酒炒　天麻　赤茯苓去黑皮　蛇黄煅醋淬　白附子炮　白芥子炒　白僵蚕炒　白及　半夏汤洗七遍与生姜半两同捣焙干　白蔹各半两

右一十二味。捣罗为散。每服一钱匕。生姜温酒调下。日二夜一。小儿只一字。用薄荷汤调下。

熊胆丸。治破伤中风。

熊胆研　天麻　紫菀去土　防风去叉　丹砂研　牛黄研　麝香研　龙骨各半两

右八味。将四味捣罗为末。与别研四味和匀。炼蜜丸如梧桐子大。每服二十丸。桑槐根汤下。不拘时。

白僵蚕丸。治破伤中风。

白僵蚕炒　麝香研　乌蛇酒浸去皮骨炙　牛黄研　干蝎酒炒　木香　龙骨去土研　蝉蜕炒去土　杜仲去粗皮炙　天麻　原蚕蛾炒　雄黄研各半两

右一十二味。将八味捣罗为末。与别研四味和匀。炼蜜丸如绿豆大。每服二丸。温酒下。甚者三丸并两服。豆淋酒下。汗出如珠颗、眼黄、饮得水者、可治。若汗出如油。直视吐涎水。心烦热闷。头发乱。身不转者。难治。

白丸子。治破伤风。

安息香　胡桃仁与安息香同研各一两　白胶香研　牛黄研　麝香　丹砂研　芎䓖各一分　当归切炒半两　干蝎七枚全者酒炒　巴豆三粒去皮心膜研如膏压去油

右一十味。将三味捣为细末。与别研七味和匀。炼蜜丸如梧桐子大。每服一丸至二丸。温酒下。量力饮之。但令醺醺。勿至大醉。兼理中风手脚挛缩。及半身不遂。日二夜一。不可过多。

麝香丸。治破伤风。

麝香研　牛黄研各一分　防风去叉　乌蛇酒浸去皮骨炙　干姜炮切　桂去粗皮　乌头炮裂去皮脐　丹砂研各半两　天南星炮一两

右一十味。将七味捣罗为末。与别研三味和匀。炼蜜丸如梧桐子大。每服七丸。温酒下。日二夜一。甚者豆淋酒下并二服。良久用热生姜稀粥投。汗出仍避外风。

乌蛇丸。治一切破伤风。

乌蛇酒浸去皮骨炙　山栀子去皮各半两　防风去叉　独活去芦头　枳壳去瓤麸炒　白鲜皮剉　人参　丹参　芎䓖　沙参各一两　苦参　玄参各三分

右一十二味。捣罗为末。炼蜜丸如梧桐子大。每服七丸。温酒下加至二十丸。

天南星丸。治破伤风牙关紧急。口噤不开。口面㖞斜。肢体弛缓。

天南星一枚及三分者炮　地龙五条醋炙　土虺蛇一条去头尾肠皮骨醋炙

右三味。捣罗为末。醋煮面糊、丸。如绿豆大。每服三丸至五丸。生姜酒下。稀葱粥投。汗出即差。

干蝎丸。治破伤风。

干蝎酒炒　天麻各半两　蟾酥二钱汤浸化如稀糊

右三味。将二味捣罗为末。用蟾酥糊丸。如绿豆大。每服一丸至二丸。豆淋酒下。甚者加三丸至五丸。

麝香散。治破伤风。

麝香研　干蝎各一分

右二味。捣罗为末。有疮者传之。令追风速愈。

夺命散。治破伤风。

天南星　防风各一两

右二味。捣罗为末。先用童子小便洗疮口。后以此药末酒调贴之。

定命散。治破伤风。项颈紧硬。身体强直。

蜈蚣一条全者　乌蛇项后取　白花蛇项后取各二寸先酒浸去骨并酒炙

右三味。为细散。每服二钱至三钱匕。煎酒小沸调服。

独圣散。治破伤风。

苏枋木不拘多少

右一味。捣罗为细散。每服三钱匕。酒调服之。立效。

治破伤风。身项强硬。不知人事。必效散方

鳔胶白色者不拘多少炙令焦黄

右一味。捣罗为细散。每服三钱匕。热酒调下。如不醒灌之。

急风散。治破伤风。腰背反折。项强直。牙关紧急。

草乌头不拘多少用酽醋煮十余沸漉出暴干如此十遍为度

右一味。捣罗为细散。每服一字。温酒调下。

赤箭散。治破伤风身体强直。牙关紧急。目直视。

赤箭　天南星炮　当归切焙　白僵蚕炒　芎䓖　白附子炮　麻黄去根节　乌头炮裂去皮脐　羌活去芦头　桂去粗皮各一两　蝉蜕去土　干蝎去土炒各半两　丹砂研　乌蛇肉酒炙各三分　麝香研一分　腻粉研三钱

右一十六味。将十三味捣罗为末。与别研三味和匀。每服一钱匕。温酒调下。不拘时。

六味追风散。治破伤风牙关紧急。失音不语。口吐涎沫。喉中作声。

附子生用　白附子去尖　乌头去尖　天南星　半夏汤洗七遍去滑姜制用各半两　干蝎全者炒一分

右六味。捣罗为散。入腻粉一分研匀。每服一字。至半钱匕。豆淋酒调下。不拘时。疮口用药末干掺封裹。

守宫丸。治破伤风。身如角弓反张。

守宫炙干去足七枚　天南星一两酒浸三日暴干以上二味捣为末　腻粉半分

右三味。同研匀细。薄面糊丸。如绿豆大。每服斡口开。以酒灌下七丸。有顷汗出得解。更与一服。再汗即差。

白僵蚕散。治破伤风身肿。牙关不开。

白僵蚕直者不拘多少

右一味。生研为末。每用生姜自然汁调。以鸡翎于疮口扫之。勿令干。斯须肿塌皮皱为效。仍用生姜汁调半钱匕服。

乌头散。治破伤风发热头痛。恶心烦闷。

草乌头去芦头生用　白矾生用　蜀椒去目并闭口生用各一分

右三味。捣研为细末。疮口未合。以津唾调涂。觉清水出是效。仍服后三味追风散。

乌头生去皮脐一枚　雄黄研一分　麝香研一字

右三味。捣研为细散。每服一钱匕。温酒调下。

黑神丸。治破伤风身体强直。口噤不开。

硫磺研　丹砂研　雄黄研各一两　水银二两以上四味同结砂子　铅丹研　硝石研　定粉研各二两　乌蛇肉　藿香叶　干蝎去土炒　白僵蚕炒　麻黄去根节　天麻　天南星炮去皮　白附子炮　白芷　附子炮裂去皮脐　麝香研各一两

右一十八味。将前四味先结砂子研末。次入铅丹消石定粉三味。同炒黑色住火。次十味并用酒浸一宿焙干。捣罗为末。与前药并后麝香。合研令匀。用头醋煎膏和丸。如皂子大。每服一丸。伤寒生姜葱酒磨下。中风豆淋酒磨下。一切风痰。荆芥薄荷汤磨下。

追风白丸子。治破伤风寒热烦闷。状似伤寒。

蜈蚣赤足者姜汁浸一宿　白花蛇项肉酒浸一宿炙　乳香研　麝香研　附子尖生用各一分

右五味。捣研为末。炼蜜丸如萝卜子大。量人大小。用薄荷熟水研下一丸。至五丸或十丸。要汗出。以桃柳汤浴后。热米饮投。汗出差。

银花散。治破伤风打扑内损。

天南星大者半生半炮　白附子半生半炮　防风去叉等分

右三味。为细散。每服二钱匕。重者童子小便调下。稍轻热酒调下。如外伤用此药贴疮口。仍依法服之。如破伤风先以小便温洗疮口。次用药干贴。追出风毒立愈。势稍恶口噤者。以童子小便周。斡开口灌之。如斗打至死。但心头微暖者。并灌三服即活。常须合下。以备急用。

许叔微普济本事方　玉真散。治破伤风及打扑伤损。

天南星汤洗七次　防风去叉股各等分

右细末。如破伤以药敷贴疮口。然后用温酒调下一钱。如牙关急紧。角弓反张。用药二钱。童子小便调下。或因斗伤相打。内有伤损之人。以药二钱。温酒调下。打伤至死。但心头微温。以童子小便调下二钱。并三服。可救二人性命。王璆百一选方曰。本事、必用两方皆有。但人不知。张叔潜知府云。此方极奇。居官不可阙。予宰清流日。以授直厅。医救欲死者数人。奇甚。天南星为防风所制。服之不麻。

杨倓家藏方　救命丹。治破伤风身体沉重。或角弓反张。搐搦不省人事。百一选方名神应圆。

草乌头生去皮尖三两　半夏二两生　巴豆去皮不出油一两生

右件为细末。用枣肉为圆如樱桃大。每服半圆。甚者一圆。温酒磨下。食后。

王璆百一选方曰。华宫使方。宫使名光祖。向任统制官。尝重伤。服此得效。

太白散。治破伤风垂死不救。虽患人口已噤。但心腹间暖者。灌药入口。下咽即苏。

附子炮去皮脐　草乌头炮去皮尖　天南星炮　藿香叶去土　人参去芦头　当归洗焙以上六味各二两　水银一钱用锡一钱半结作沙子　麝香一钱别研

右件为细末。每服半钱。温酒调下。惟忌冷水。如饮冷水。再发不可疗。不拘时候。

天南星散。治破伤风游入四肢。口不能语及四肢强硬。

蜈蚣一条全者去头足炙黄　天南星生用　防风去芦头生用　草乌头生去皮尖三味各二钱半

右件为细末。每服一钱。热酒调下。不拘时候。

海神散。治破伤风兼治打扑伤损。

鳔胶木匠用者不以多少

右于瓦上用炭火烧成灰。研细。每服三钱。温酒调下。食前。

白散子。治破伤风。止疼痛。生肌肉。灭瘢痕。

牡蛎三两煅过研　寒水石一两半煅过研　天南星炮　白僵蚕炒去丝嘴　龙骨以上三味各一分

右件细研掺疮上。避风将息。勿令着水。

追风散。治破伤风。

蝉蜕去土不以多少

右件为细末。掺在疮口上。毒气自散。

陈无择三因方　防风散。治风自诸疮口入为破伤。项强。牙关。欲绝死者。

防风去叉　天南星汤泡各等分

右为末。每服三钱。童子小便一大盏。煎七分。热服。

牡蛎散。治破伤湿。口噤强直。

右牡蛎取末粉。傅疮口。仍以末二钱煎。甘草汤调下。

香胶散。治破伤风。口噤强直。

右鱼胶烧七分留性。研细。入麝香少许。每服二钱。酒调下。不饮者米汤下。又一方以苏木煎酒下。

十便良方　太白散。治破伤风欲死者。虽患人口已噤。但心腹间暖者。灌茶入口。下咽喉即生。

附子炮去皮脐　草乌炮去皮脐　天南星炮　藿香去土　人参　当归各半两　水银一钱　锡一钱半结作砂子　麝香一钱另研

右为末。每服半钱。温酒调下。惟忌冷水。如饮冷水再发不可疗。不计时候服。一方无锡。

夺命散。治破伤风。胡氏方

防风半两　天南星一两大者

右净洗。一处为末。以半钱先用热小便净洗疮口。然后用绵拭干。以药掺在疮上。良久浑身痒。疮口内出帛赤黄水是效。

王璆百一选方　张弥明知府家传。御医李子厚方。黄腊一块。热酒化服。立差。

旅舍备要方　治破伤风。背急口噤。身强直。

草乌头微炮末　防风末　雄黄研各一分　牛黄　麝香研各半分

右再研匀。每服一字。温酒调下。如口噤以物拗开。热汤调下半钱。神效。

本草　韦宙独行方。治诸疮。中风者。生蜀椒一升。取少面合搜裹椒。勿令漏气。分作两裹。于煻灰火中烧熟。及热出之。刺头作孔。当疮上罯著。使椒气射入疮中。冷则易之。须臾疮中出水。及遍体出汗。即差。

衍义曰。治破伤风及沐发中风。极效。以乱发如鸡子大。无油器中熬焦黑。就研为末。以好酒一盏沃之。何首乌末二钱同匀搅。候温灌之。下咽过一二刻再灌。

外台秘要。治破伤风肿。厚傅杏仁膏。燃烛遥炙。

初虞世。治破伤风入疮强直。防风、天南星等分为末。以醋调作靥贴上。

经验后方。因疮中风。腰脊反张。牙关口噤。四肢强直。鸡矢白一升。大豆五升。和炒令变色。乘热以酒沃之。微煮令豆味出。量性饮之。覆身出汗。慎勿触风。

经验方。治破伤风神效。黑豆四十个。朱砂二十文。同研为末。以酒半盏。以上调一字下。

济生拔粹方　益智汤。治破伤见血。

干生姜四两　杏仁一斤炒　白面三斤炒　甘草七两炒　盐三两炒　益智仁三两　青皮　陈皮各三两　京三棱一两　蓬莪茂一两

右为极细末。白汤调服。

治破伤风见血。

半两当归。蝎二钱。合来搥碎酒同煎。直须软烂连柤吃。一切伤疮保万全。

治破伤风将欲死者。

川乌头生　天南星生　半夏生　天麻去芦各等分

右为细末。每服一钱。豆淋酒调下。稍温服。次用酒二盏投之。若牙噤。斡开灌之。但药得下。无不活者。

施圆端效方　螵蛸一字散。治破伤风。武安张八郎祖传信用方

草乌生去皮脐　麻黄去根节　雄黄　明鳔炮存性　白附子　防风各二钱　桑螵蛸一钱

右为细末。每服一字。温酒调下。食后日进二三服。

小追风散。治破伤。洗头风。口眼项强。潮搐。鹤壁梁仲安

明雄黄一钱　草乌生去皮　蝎尾去毒　蝉壳各一钱　乌蛇酒浸二钱　防风三钱

右为细末。每服一字。热酒调下。食前。日进三服。

刘孟容琐碎录　破伤风方。以草乌头生为末。擦在伤处。候觉痛。以好醋擦之。

又。破伤风浮肿。用蝉蜕不以多少。为末。葱涎调涂破处。即时取去恶水。立效。

又。破伤风。有立殂者。唯以鳔胶一钱匕封之。又酒服一钱匕。则立苏醒。

又。破伤风。如疮肿痛者。急寻路行人粪下土调傅之。立效。

韩义和烟霞圣效方　神应散。治破伤风。

天南星炮　白僵蚕炒　干蝎炒　鳔炮各等分

右件同为细末。每服半钱。酒调灌之。立愈。

神力散。治破伤风。

右一叶草乌头尖。为细末。每服一字。温酒服。立止。

蜈蚣散。

蜈蚣一对　全蝎一对

右为细末。如搐时。每用一字。鼻内搐之。

金花一字散。治破伤风。

草乌头　防风　雄黄各半两　香白芷二钱

右件为细末。每服一字。温酒调下。

鳔蜡丸。

右用鳔。烧灰存性。熔黄腊丸。如桐子。每服十丸。温酒送下。

又方。人手指甲烧灰。酒服立愈。

急救丸。治破伤风。

半夏　草乌头　枣去核以上各一枚

右件同捣成剂。如昏时。温酒化开灌之。如人行五里。吐为效。若醒时。自嚼一半。温酒送下。未痊愈者。再服一半。此药。欲死者可救。

胜金散。治一切破伤风。

斑蝥头　蝎梢尾　草乌头尖　黑附子底以上各等分

右件为细末。每服一字。新水调服。汗出为效。

治破伤风。

巧燕粪微炒不以多少

右为细末。每服一钱。热酒调下。病重者三钱。

又方。乌鸡粪以同前药用之。

刘守真病机气宜保命集　羌活防风汤。治破伤风　邪初传在表。

羌活　防风　川芎　藁本　当归　芍药　甘草各一两　地榆　华细辛各二两

㕮咀，每服五七钱。水一盏半。同煎至七分。去滓。热服。不拘时候。量紧慢加减用之。热则加大黄二两。大便秘则加大黄一两。缓缓令过。

白术防风汤。若服前药之过。有自汗者。宜服此药。

白术一两　防风二两　黄芪一两

右㕮咀。每服五七钱。水一盏半。煎至一盏。去滓。温服。不拘时候。脏腑和而有自汗。可用此药。破伤风。脏腑秘小便赤。自汗不止者。因用热药。汗出不休。故知无寒也。宜速下之。先用芎黄汤三二服。后用大芎黄汤下之。

芎黄汤。

川芎一两　黄芩六钱　甘草二钱

右㕮咀。每服五七钱。水一盏半。同煎至七分。去滓。温服。不拘时候。三服即止。再用下药。

大芎黄汤。

川芎一钱　羌活　黄芩　大黄各一两

右㕮咀，依前煎服，宜利为度。

雄黄散。

雄黄一钱　防风二钱　草乌一钱

右件为细末。每服一字。温酒调下。里和至愈可服。里不和不可服。

蜈蚣散。

蜈蚣一对　鳔五钱　左蟠龙五钱，炒，烟尽为度，野鸽粪是也。

右件为细末。每服一钱。清酒调下。治法依前用。里和至愈可服。但有里证不可服。次当下之。用前蜈蚣散四钱。巴豆霜半钱。烧饭为丸如绿豆大。每服一丸。渐加六七丸。清酒调蜈蚣散少许送下。宜利为度。内外风去。可常服羌活缓缓而治。不拘时候服之。羌活汤者。治半在表半在里也。

羌活汤。

羌活　菊花　麻黄　川芎　石膏　防风　前胡　黄芩　细辛　甘草　枳壳　白茯苓　蔓荆子各一两　薄荷半两　吴白芷半两

右㕮咀。每服五钱。水一盏半。入生姜五片。同煎至一盏。去滓。稍热服。不拘时候。日进二服。

防风汤。治破伤风同伤寒表证。未传入里。宜急服此药。

防风　羌活　独活　川芎各等分

右㕮咀　每服五钱。水一盏半。煎至七分。去滓温服。二三服后。宜调蜈蚣散。大效。

蜈蚣散。

蜈蚣一对　鳔三钱

右为细末，用防风汤调下。如前药解表不已，觉转入里。当服左龙丸微利。看大便硬软。加巴豆霜服之。

左龙丸。

左蟠龙　白僵蚕　鳔各五钱，炒　雄黄一钱

右同为细末。烧饭为丸。如桐子大。每服十五丸。温酒下。如里证不已。当于左龙丸末一半内入巴豆霜半钱。烧饭为丸。如桐子大。每服一丸。同左龙丸一处合服。每服药中加一丸。如此渐加。服至利为度。若利后更服后药。若搐痓不已。亦宜服后药。羌活汤也。

羌活汤。

羌活　独活　防风　地榆各一两

右㕮咀。每服五钱。水一盏半。煎至一盏。去滓。温服。如有热加黄芩。有涎加半夏。若病日久。气血渐虚。邪气入胃。宜养血为度。

养血当归地黄散。

当归　地黄　芍药　川芎　藁本　防风　白芷各一两　细辛五钱

右㕮咀　依前煎服。

雄黄散。治表药。

天南星三钱　半夏　天麻各五钱　雄黄二钱半

右为细末。每服一钱。温酒调下。如有涎。于此药中加大黄。为下药。

地榆防风散。治破伤中风。半在表半在里。头微汗，身无汗。不可发汗。宜表里治之。

地榆　防风　地丁香　马齿苋各等分

右为细末。每服三钱。温米饮调下。

白术汤。治破伤风大汗不止。筋挛搐搦。

白术　葛根各一两　升麻　黄芩各半两　芍药二两　甘草二钱半

右㕮咀。每服一两。水一盏半。煎至一盏。去滓。温服。不拘时候。

江鳔丸。治破伤风惊而发搐。脏腑秘涩。知病在里。可用江鳔丸下之。

江鳔半两，剉，炒　野鸽粪半两，炒　雄黄一钱　白僵蚕半两　蜈蚣一对　天麻一两

右为细末，又将药末作三分。用二分烧饭为丸。如桐子大。朱砂为衣。后将一分入巴

豆霜一钱同和。亦以烧饭为丸。如桐子大。不用朱砂为衣。每服朱砂为衣者二十丸。入巴豆霜者一丸。第二服二丸。加至利为度。再服朱砂为衣药。病愈止。

刘守真宣明论方　灵砂丹。治破伤风。一切诸风等。

威灵仙　黑牵牛　何首乌　苍术各半两　香附子六两　川乌头去尖　朱砂　没药　乳香各三钱　陈皂角四钱炙黄去皮

右为末。把皂角打破。用油二升半。春夏三日。秋冬七日。取汁。打面糊为丸。如桐子大。每服五丸。如破伤风。煎鳔酒下。如牙痛赤眼。捶碎。研三五丸。鼻搐之。

张子和儒门事亲　辰砂夺命丹。

凤凰台　川乌头生以上各二钱　麝香少许　朱砂少许

右为细末。枣肉和为丸。如弹子大。朱砂为衣。鳔酒送下。量病人年甲虚实。加减用之。小儿半丸。以吐为度。不止。用葱白汤解之。

治破伤风。

病人耳塞并爪甲上刮末。唾津调。涂疮口上立效。无疮口者难用。

治破伤风。

乌梢尾一个　两头尖四个　全蝎四个

右三味为细末。另用石灰五升。柴灰五升。沸汤五升。淋灰水澄清。下药熬之。铁锅器内搅成膏子。如稠。用唾津调。先用温浆水洗净疮口。后涂药。即时药行。吐黄水一日。以新水漱口即愈。

又方。天南星半生半熟　防风去芦二味各等分　右为末。清油调。涂疮上。追取黄水为验。

又方。白芷生用　草乌头尖生用去皮二味等分　右为末。每用半钱。冷酒一盏。入葱白少许。同煎服之。如人行十里。以葱白、热粥投之。汗出立愈。甚者不过二服。

蜈蚣散。

蜈蚣头　乌头尖　附子底　蝎梢四味各等分

右为细末。每用一字或半字。热酒调下。如禁了牙关。用此药斡开灌之。

罗谦甫卫生宝鉴　乌梢散。治破伤风及洗头风。

乌梢蛇酒浸一宿去骨六钱　麻黄去节一两　草乌切开内白　蚕姜　黑附炮　川芎　白附　天麻各半两　蝎梢二钱半

右为末。每服一钱。热酒调下。日三服。重者三五日见效。

朱砂丸。治破伤风。目瞪口噤不语。手足搐搦。项筋强急。不能转侧。发则不识人。

朱砂研　半夏洗　川乌各一钱　凤凰台三钱　雄黄五分

右为末。枣肉丸如桐子大。每服一丸或两丸。冷水送下。以吐为度。

天麻丸。治破伤风。神效不可言。

天麻　川乌生去皮各三钱　草乌生　雄黄各一钱

右为末。酒糊丸如桐子大。每服十丸。温酒送下。无时。

孙允贤医方集成　防风散。治破伤疮疡风邪。或身体疼痛。风邪攻疰挛急。及皮肤瘙痒。麻木不仁。头昏闷。牙关紧欲成破伤风者。

防风一两　藁本　羌活　地骨皮　荆芥穗各半两

右为细末。每服三钱。酒调服。

永乐大典卷之三百三十一　一东

风　诸风证治三十四

一切风

方

华佗中藏经　醉仙丹。主偏枯不遂。皮肤不仁。

麻黄一升去节水煮去沫焙干作末　南星七个大者　大附子三个黑者　地龙七条去土

右除麻黄外。先末之。次将麻黄末。用醇酒一方熬成膏。入末。丸如弹子大。每服食后临睡酒化一丸。汗出为度。偏枯不遂。皮肤不仁者。皆由五脏气虚。风寒暑湿之邪蓄积于中。久而不散。乃成疾焉。以前法主之。

葛洪肘后备急方　治偏风及一切风。桑枝锉一大升。用今年新嫩枝。以水一大斗。煎取二大升。夏用井水沉。恐酢坏。每日服一盏。空心服尽。又煎服。终身不患偏风。若预防风。能服一大升。佳。

孙思邈千金要方　续命煮散。主风。轻重皆治之。

麻黄　芎䓖　独活　防己　甘草　杏人各三两　桂心　附子　茯苓　升麻　细辛　人参　防风各二两　石膏五两　白术四两

右十五味粗筛下。以五方寸匕内小绢袋子中。以水四升和生姜三两煮。取二升半。分三服。日日勿绝。慎风冷。大良。吾尝中风。言语謇涩。四肢痑曳。处此方日服四服。十日十夜服之不绝。得愈。

大续命散。主八风十二痹。偏枯不仁。手足拘急。疼痛不得伸屈。头眩不能自举。起止颠倒。或卧苦惊如堕状。盗汗。临事不起。妇人带下无子。风入五藏。甚至恐怖。见鬼来收録。或与鬼神交通。悲愁哭泣。忽忽欲走。

麻黄　乌头　防风　桂心　甘草　蜀椒　杏仁　石膏　人参　芍药　当归　蔄茹千金翼作芎䓖　黄芩　茯苓　干姜各一两

右十五味治下筛。以酒服方寸匕。日再稍加。以知为度。

八风散。主八风十二痹。猥退半身不遂。历节疼痛。肌肉枯燥。皮肤瞤动。或筋缓急痛。不在一处。卒起目眩。失心恍惚。妄言倒错。身上瘖瘰。面上疱起。或黄汗出。更相染渍。或燥或湿。颜色乍赤乍白。或青或黑。角弓反张。乍寒乍热。

麻黄　白术各一斤　栝楼根　甘草　栾荆　天雄　白芷　防风　芍药　石膏　天门冬各十两　羌活二斤　山茱萸　食茱萸　踯躅各五升　茵芋十四两　黄芩一斤五两　附子三十枚　大黄半斤　细辛　干姜　桂心各五两　雄黄　朱砂　丹参各六两

右二十五味治下筛。酒服方寸匕。日一。三十日后。日再服。五十日知。百日差。一年平复。长服不已佳。先食服。

乌头汤。主八风五尸恶气游走胸心。流出四肢。来往不佳。短气欲死。

乌头　芍药　干姜　桂心　细辛　干地黄　当归　吴茱萸各一两　甘草二两

右九味吹咀。以水七升煮取二升半。分三服。

苍耳散。治诸风。当以五月五日午时。干地刈取苍耳叶。洗暴燥捣下筛。酒若浆服方寸匕。日三。作散若吐逆。可蜜和为丸。服十丸。准前计一方寸匕数也。风轻易治者日再服。若身体有风处皆作粟肌出。或如麻豆粒。此为风毒出也。可以铍针刺溃去之。皆黄汁出尽乃止。五月五日多取阴干之。著大甕中。稍取用之。此草辟恶。若欲看病省疾者。便服之。令人无所畏。若时气不和。举家服之。若病胃胀满。心闷发热即服之。并杀三虫肠痔。能进食。一周年服之佳。七月七、九月九皆可采用。

蛮夷酒。治八风十二痹。偏枯不遂。宿食久寒虚冷。五劳七伤及妇人产后余疾。月水不调。皆主之。

矾石　桂心　白术　狼毒　半夏　石南　白石脂　龙胆　续断　芫花　白石英　代赭　蔄茹　石韦　玄参　天雄　防风　山茱萸　桔梗　藜芦　卷柏　细辛　寒水石　乌头　踯躅　蜀椒　白芷　秦艽　菖蒲各一两　矾石　附子　远志各二两　石膏二两半　蜈蚣二枚

右三十四味吹咀。以酒二斗渍四日。服一合。日再。十日后去滓。暴干捣筛为散。酒服方寸匕。日再。以知为度。胡洽四十二味无桂心、细辛、乌头、踯躅、蜀椒。而有芒硝、恒山、黄芩、黄连、大黄、麻黄、地黄、前胡、甘草、菟丝子、芍药、紫菀各一两。杏人二十枚。同捣筛。绢袋盛。用水三斗。面三斤。黍米三斗作饭。依如酒法。以药带（置）酿中。春秋七日。冬十日。夏三日。酒成。服半鸡子壳。日三。并暴药末之。酒服方寸匕。以身体暖为度。

鲁王酒。治风眩心乱。耳聋。目暗泪出。鼻不闻香臭。口烂生疮。风齿瘰疬。喉下生疮。烦热。厥逆上气。胸胁肩胛痛。手不上头。不自带衣。腰脊不能俛仰。脚酸不仁。难以久立。八风十二痹。五缓六急。半身不遂。四肢偏枯。筋挛不可屈伸。贼风。咽喉闭塞。哽哽不利。或如锥刀所刺。行人皮肤中无有常处。久久不治入人五藏。或在心下。或在膏肓。游走四肢。偏有冷处。如风所吹。久寒积聚。风湿。五劳七伤。虚损。百病悉治之。

茵芋　乌头　踯躅各三十铢　天雄　防己　石斛各二十四铢　细辛　柏子仁　牛膝　甘草　通草　桂心　山茱萸　秦艽　黄芩胡洽作黄芪　茵陈　附子　瞿麦　杜仲　泽泻　王不留行胡浴作天门冬千金翼作王荪　石南　防风　远志　干地黄各十八铢

右二十五味吹咀。以酒四斗。渍之十日。一服一合。加至四五合。以知为度。千金翼名此为鲁公酒。有干姜。胡洽无防己。以绢囊盛药。用水二斗。法面二斗。同渍之三四宿出药囊。炊二斗黍米内汁酿之。酒熟饮如鸡子大。日二。稍稍饮之。以知为度。

独活酒。治八风十二痹。

独活　石南各四两　防风三两　附子　乌头　天雄　茵芋各二两

右七味吹咀。以酒二斗渍七日。千金翼渍六日服半合。日三。以知为度。

石南汤。治六十四种风注走入皮肤中如虫行。腰脊疆直。五缓六急。手足拘挛。隐胗搔之作疮。风尸身痒。卒风面目肿起。手不出头。口噤不能言。

石南　干姜　黄芩　细辛　人参各一两　桂心　麻黄　当归　芎䓖各一两半　干地黄十八铢　甘草二两　食茱萸三十铢

右十二味㕮咀。以水六升酒三升煮取三升。分三服。大汗勿怪。

枳茹酒。主诸药不能差者。枳实上青刮取末。欲至心止。得茹五升。微火炒千金翼作熬去湿气。以酒一斗渍。微火暖令得药味。随性饮之。主口僻眼急大验。治缓风急风并佳。肘后以治身直不得屈伸反复者。枳树皮亦得。

治诸风痹方。

防风　甘草　黄芩　桂心　当归　茯苓各一两　秦艽　葛根各三两　生姜五两　大枣三十枚　杏仁五十枚

右十一味㕮咀。以水酒各四升。煮取三升。分三服。取汗。

常山太守马灌酒。除风气。通血脉。益精华。定六腑。明耳目。悦泽颜色。头白更黑。齿落更生。服药二十日。力势倍。六十日。志气充盈。八十日能夜书。百日致神明。房中强壮如三十时。力能引拏。年八十人服之。亦当有子。病在腰膝。药悉主之方。

天雄二两生用　蜀椒　商陆根各一两　乌头一枚大者　桂心　白蔹　茵芋　干姜各一两　附子五枚　踯躅一两

右十味㕮咀。以绢袋盛。酒三斗渍。春夏五日。秋冬七日。去滓。初服半合。稍加至两三合。捣滓为散。酒服方寸匕。日三。以知为度。夏日恐酒酸。以油单覆之下井中。近水令不酸也。千金翼无商陆桂心为八味

蛮夷酒。治久风枯挛。三十年著床。及诸恶风眉毛堕落。

独活　丹参　礜石　干地黄各一两　附子　麦门冬各二两　白芷　乌喙　乌头　人参　狼毒　蜀椒　防风　细辛　矾石　寒水石　牛膝　麻黄　芎䓖　当归　柴胡　芍药　牡蛎　桔梗　狗脊千金翼作枸杞　天雄各半两　苁蓉　茯神千金翼作茯苓　金牙　薯蓣　白术　桂仲　石南　款冬各十八铢　干姜　芫荑各一合　山茱萸　牡荆子各十八铢　芫花　柏子仁各一合　石斛　桂心各六铢　甘遂二两　苏子一升　赤石脂二两半

右四十五味㕮咀。以酒二斗渍。夏三日。春秋六日。冬九日。一服半合。密室中合药。勿令女人六畜见之。三日清斋乃合。千金翼无芎䓖云加大枣四十枚

天门冬酒。通治五藏六腑大风。洞泄虚弱。五劳七伤。癥结滞气。冷热诸风。癫痫恶疾。耳聋头风。四肢拘挛。猥退历节。万病皆主之。久服延年轻身。齿落更生。发白更黑。

天门冬与百部相似。天门冬味甘两头方。百部细长而味苦。令人利。捣绞取汁一斗。渍曲二升。曲发。以糯米二斗。准家法造酒。春夏极冷下饭。秋冬温如人肌酘之。酒熟。取清服一盏。常令酒气相接。勿至醉吐。慎生冷酢滑鸡猪鱼蒜。特慎鲤鱼。亦忌油腻。此是一斗汁法。余一石二石亦准此以为大率。服药十日觉身体隐疹大痒。二十日更大痒。三十日乃渐止。此皆是风气出去故也。四十日即觉身心朗然大快。似有所得。五十日更觉大快。当风坐卧。觉风不著人。身中诸风悉尽。用米法。先净淘米。暴炕令干。临卧欲用时。更别取天门冬汁渍米漉炊之。余汁拌饭。甚宜密封。取天门冬汁法。净洗天门冬。去心皮。干漉去水。切捣压。取汁三四遍。令滓干如草乃止。此酒初熟味酸。仍作臭泔腥气。但依式服之。久停则香美。余酒皆不及也。封四七日佳。凡八月九月即少少合。至十月多合。拟到来年五月三十日以来。相续服之。春三月亦得合。入四月不得合。服酒时若得散服。得力更倍速。散方如左。天门冬去心皮。暴干。捣筛。作末。以上件酒服方寸匕。日三。加至三匕。久服长生。凡酒亦得服。

孙思邈千金翼方　黄芪汤。治八风十二痹。手脚疼痛。气不和。不能食饮。

黄芪　当归　桂心　甘草炙各三两　白术　乌头炮去皮　芎䓖　防风　干地黄各二两　生姜四两切　前胡一两半

右一十一味㕮咀。以水一斗一升煮取三升半。分四服。此汤和而补。有气者加半夏四两。

治三十年风方。

松叶一斤。切。以酒一斗。煮取二升。顿服。取汁出。佳。

王焘外台秘要方　近效薏苡仁汤。疗诸风。

薏苡仁五分　薯蓣　生姜　茯神各三两　生犀角末二两　乌梅七枚　麦门冬去心　竹沥各三合　白蜜一合

右九味以水八升缓煮取二升七合。绞去滓。内竹沥白蜜搅调。细细饮之。不须限以迴数多少。亦不限食前食后。亦不限昼夜冷暖。尽。又合服。亦不限剂数多少。此饮但合服。勿轻尤佳。以防风候。忌食米醋、油脂、陈败难消之物。以前方疗暴风手足瘫废。言语謇涩。神情恍惚。游风散走。或出诸四肢痛痹。有所不稳。似缘风候。即合服之。十日服一剂。甚佳。吴昇处

张文仲疗诸风方九首。元侍郎希声集张文仲方九首。奉勅语张文仲等。诸患风气。医人处方多不同。可共诸名医修一本进来。仍令殿中监王方庆专勾当。臣文仲言。臣准勅诸名医集诸方为一卷。风有一百二十种。气有八十种。风则大体共同。其中有人性各异。或冷热。庸医不识药之行使。或冬药夏用。或秋药冬用。多杀人。唯脚气、头风、大风、上气。此四色常须服药不绝。自余诸患看发。即依方吃药。夫患者但春夏三四月、秋八九月取利一行。甚妙。臣所进此方。不问四时皆得服。轻者服小方。重者服大方。药味虽同。行使殊别。谨上如后。

桑枝煎。疗偏风及一切风。

桑枝剉一大升不用全新嫩枝

右一味。以水一大斗煎取二大升。夏月井中沈。恐酢坏。每日服一盏。空腹服尽。又煎服。若预防风。能服一大升。终身不患偏风。无忌。

又。疗风饮子方。

羌活三两　桂心半两　人参一两　蜀升麻　茯神　防风　生姜合皮切　生犀角屑各二两

右八味切以，水一大升煮取二大合。分温三服。如热下竹沥一盏。一无禁忌。唯忌生葱酢。

又方。仲云四时俱服神方。十九味丸。

防风　羌活　五加皮　芍药　人参　丹参　薏苡仁　玄参　麦门冬去心　干地黄　大黄　青木香各六分　松子仁　磁石各八分研　槟榔子十分　枳实炙八分　牛膝八分　茯神八分　桂心八分

右十九味捣筛。蜜和为丸如梧子。以酒服十五丸。日再服。稍稍加至三十丸为度。忌猪肉鱼蒜生葱酢芜荑。又。疗一切风又偏风。发四肢。口目㖞戾。言语謇涩。其汤不虚人胜于续命汤。故録传之。特宜老人用之方。

生地黄汁　竹沥　荆沥以上三味汁各取一升五合　羌活　防风各二两　蜀附子大者一枚生用去皮八九破重一两者有神

右六味切。内前三沥汁中。宽火煎取一升五合。去滓温分二服。服别相去八九里。风甚。频服五六剂。验不可论。特宜老小等。无问冬夏并同服之。无忌。隔三日服一剂。益佳。忌猪肉芜荑。

又。煮散方。

茯神六两　防风　牛膝　枳实炙　防己　秦艽　玄参　芍药　黄芪　白鲜皮　泽泻　独活各四两　桂心三两　五味子一升碎　人参四两　薏苡仁一升碎　麦门冬一两去心　羚羊角二枚屑　石膏一斤碎绵裹　甘草三两炙　磁石二十四两绵裹

右二十一味切如麻豆。分作二十四贴。每日取一点。

着杏仁十四枚。去尖皮两仁者。以水三升煮取一升。去滓。空腹顿服。每春中夏初服。禁生冷。忌醋生葱海藻生菜。

又。疗一切风。乃至十年二十年不差者。

牛蒡根细切一升　生地黄细切　牛膝细切　枸杞子微碎各三升

右四味。取无灰酒三升渍药。以疎绢袋感之。春夏一七日。秋冬二七日。每服皆须空腹。仍须稍稍令有酒色。

又。寒水石煮散方。

寒水石　石膏　滑石　白石脂　龙骨各八两　桂心　甘草炙　牡蛎各三两热　赤石脂　干姜　大黄各四两　犀角一两屑

右十二味捣。以马尾罗节之。将皮囊盛之。急紧头。掛著高凉处。欲服。以水一升煮五六沸。内方寸一匕药。煮七八沸下火。澄清泻出顿服服之。每日服亦得。百无所忌。小儿服之。即以意斟酌多少。忌生葱海藻菘菜。

又。五粒松酒方冬十日以去服

五粒松叶七斤叶大片　麻黄七两去节　防风　黄芪　独活　秦艽各二两　牛膝四两　生地黄一斤　芎䓖二两

右九味切。以无灰清酒四大斗渍。春七日。冬二十日。夏五日。日别二三度服。服别大合四合。以来。忌如药法。

又。酿酒法。

糯米一升　面一升半　防风半斤切　苍耳子三升

右四味。以水八升煎取六升。米面一时拌于瓷器中威。暖著一周时即热。若须重酿。任情觉冷。加五味子一升。并出上卷中

太平圣惠方　治一切风通用圆药诸方。**灵宝丹。**

夫人之生。禀于五行。皆为五味之所伤也。爰自饮乳至于耄年。莫不因风而损命。或食而伤饱。或不食而太饥。或饮啜太多。或干渴乏水。或食酸咸。或茹辛辣。或冒热冲风。或大寒近火。或庭前看月。或树下乘凉。或刺损肌肤。或扑伤肢体。或冷燥药。或饮甘泉。或久失节宜。或恒多态纵。因此风趋百窍。毒聚一肢。遂使手足不仁。言语謇涩。或痛连骨髓。或痺袭皮肤。瘙痒如虫行。顽痺如铁石。或多痰好睡。或健忘多嗔。血脉不行。肉色干瘦。或久在床枕。起便须人。语涩面虚。唯生不健。或偶萦疾苦。卒暴而终。男子则气引其风。女子则风随其血。未有不因风而损命。世人不能体会。但以药攻其内。安有风在五脏六腑。四肢百脉。而汤散之类。曷能去之。假令相医。而用药乖误。虽有难经素问。三世十全。欲去沉疴。要其必应。弗可得也。夫以养药制烧药。烧药制煮药。煮

药制生药。生药制养药。其药递互相制。递互相使。君臣既具。父子固全。遂得阴阳各获其叙。又阳药制阴以引其阴。阴药制阳以引其阳。此药虽不能龙飞羽化。而致神仙。得之服十豆许。寿限之内。永无疾苦。如患风疾。及扑伤肢节。十年五岁。运动不得者。但依法服之。十粒便效。重者不过三十粒。有人卒中恶暴亡者。但心头未冷。取药五粒。以醋调摩脐中。一千余遍。当从脐四面渐暖。待眼开后。以热醋研下十粒。入口即活。神验不可具载。凡病不问轻重。年月深浅。先以红雪通中散三钱。茶下。良久更以热茶投。令宣泻一两行。便依法煎姜豆汤下三粒。当以他人热手。更摩所患处。良久热彻。常觉肉内有物如火至病所。一二百日及一年内。风疾下床不得者。一服三粒。十服后便可行步。如患至重者。每一利后。隔日服五粒。又住三五日。即更利。服不过三十粒。平复如本。若打扑损多年。天阴即疼痛。动不得者。大验只可五七服。服此药多者。疾去后。药力恒在。此药神验。切非人智能测也。其方如后。

光明沙一两半打如皂荚子大绢袋子盛以荞麦灰汁煮三复时取出研如粉　硫磺一两打如皂荚子大绢袋子盛以无灰酒煮三复时取出研如粉　雄黄一两打如皂荚子大绢袋子盛以米醋煮三复时取出研如粉　自然铜一两先捣碎细研如粉

以上四味。用一有盖瓷瓶子。先以金箔三片。铺于瓶子底上。便入硫磺。又以金箔两片盖之。次入雄黄。又以金箔两片盖之。次入朱砂。又以金箔两片盖之。次入自然铜。又以金箔三片盖之。以瓶子盖合却。不用固济。于灰池内。坐瓶子令稳。以火养三日三夜。第一日用熟炭火半斤。围瓶子。去瓶子三寸。第二日用熟火十两。去瓶子二寸半。第三日用火一斤。去瓶子二寸。以火尽为度。候冷。取药出瓶子。以纸三重裹药。于净湿土中培。至来旦取出。更研令细。

磁石以醋淬二十偏捣罗细研如粉　阳起石研如粉　长理石细研如粉　紫石英细研如粉

以上四味。各三分。用一有盖瓷瓶子。先磁石。次入阳起石。次入长理石。次入紫石英。其所入金箔。一依前法。以盖子合之。其口不固济。用火养三日三夜。第一日用熟炭火一斤。去瓶于三寸。第二日用火三斤。去瓶子二寸。第三日用火半秤。去瓶子三（二）寸。一日至夜。任火自消。候冷取出药。用纸裹入湿土中培。至来旦取出。更研令极细。

牛黄　龙脑　麝香　腽肭脐酒刷微炙　龙齿　虎胫骨涂酒炙令黄

以上六味各一两。捣罗为末。更细研如粉。

钟乳十两以绢袋子盛。先以长流水煮半日。后弃其水。别用水五斗煎取一斗。煮后草药。留钟乳水三合。磨生犀角三分。　远志去心　巴戟　苦参　乌蛇酒浸去皮骨微炙　仙灵脾　天麻以上各一两一分

以上六味。捣粗罗为散。以前钟乳水一斗。煎至七升。用生绢袋。滤去滓。澄清。

木香　肉豆蔻去壳　鹿茸去毛涂酥炙微黄　桂心以上各两半　延胡索　木胡桐泪以上各三分

以上六味。捣粗罗为末。以前钟乳汁四升。煎至四升。以生绢滤去滓。澄清。

半夏汤洗七遍去滑　当归以上各一两

以上二味。捣粗罗为散。以前钟乳汁四升。煎至三外。以生绢滤去滓。澄清。

皂荚子仁一两半捣罗研如粉　川芒硝一两细研　生地黄汁一升　无灰酒　童子小便一升

右件地黄汁等。合前药汁。都计六升。内银锅中。于静室内。以文火养至一升。下金石药末在内。以柳木蓖搅。勿令住手。看稀稠得所。去火。然后入牛黄等六味。搅令极匀。即下皂荚仁末。及磨了犀角水。以绵滤过。入在药内。然后于乳钵内。以乳槌。令力士研三五千下。缘此药极黏如胶。须用力研之。研讫。分为三分。内一分入上件芒硝。别

更研令匀。并圆如绿豆大。其药有三名。一名归命丹。一名返魂丹。入芒硝者名破棺丹。如有中一切风。牙关紧急。及尸厥暴亡者。以热醋研三两圆。灌在口中。下得咽喉即活。如要常服。即空心。以温酒下二圆。

大黑神圆。治一切风。

曾青一两　硫磺一两　水银一两與硫磺结为砂子　朱砂一两　雄黄一两　白石英一两　紫石英一两　白矾一两　黄丹一两半　金箔五十片　银箔五十片　消石一两　定粉一两　太阴玄精一两

以上药。都研令细。入于固济了瓶子中。其瓶子上开一小窾子。用出阴气。初以小火养二日。候阴气出尽。以盐泥塞窾。便以大火。渐令通赤。候冷。以湿沙土培瓶子一复时。出火毒毕。取出药。更研如粉。

白龙脑一两　麝香一两　牛黄一两半　腻粉一两　天竺黄一两　真珠末半两　琥珀半两

以上都细研。与诸药临时合和。

鹿胎一两半　乌蛇二两半去皮骨　狸骨一两　虎胫骨一两半　甘草一两　败龟一两

以上并涂酥炙。捣罗为末。

天南星一两炮裂　白附子一两炮裂　天麻　麻黄一两半去根节　干蝎一两微炒　蝉壳一两　桂心一两　木香一两　槟榔一两　独活一两　细辛一两　白术一两　附子一两炮裂去皮脐　白僵蚕一两微炒　犀角屑一两半　羚羊角屑一两半

右作药。捣罗为末。与诸药同研合匀。炼蜜和捣一二千杵。圆如酸枣大。每服。以豆淋酒研下一圆。忌一切毒滑鱼肉动风物。

神效黑神圆。治一切风。

雄黄　硫磺　水银与硫磺结为砂子研　朱砂　金星礜石　太阴玄精　白石英　紫石英　悉蔺脂　阳起石　曾青　定粉　黄丹　滑石以上各一两

以上药。都细研。入固济了瓶子内。盖上钻一窾子。盖口以六一泥。固济令密。先以文火养一复时。令出阴气尽。以泥塞窾。后以大火烧令通赤。待治。用湿土培瓶子一日。出火毒毕。取出细研。入后药。

乌蛇肉二两酒浸炙微黄　天麻二两　天南星一两炮裂　麻黄二两去根节　犀角屑一两　桂心一两　白附子一两炮裂　干蝎二两微炒　牛黄一两研细　麝香半两细研　白龙脑半两细研

右件药。捣罗为末。都研令匀。炼蜜和捣五七百杵。圆如梧桐（樱桃）子大。每服。以豆淋洒下一圆。忌猪鹅毒滑动风物。

大通圆。治一切风。无不神效。

雄黄二两　雌黄二两　密陀僧一两　紫石英二两　朱砂三两　黄丹五两　定粉一两　曾青三（二）两　铅霜二两　水银二两　金箔五十片　银箔五十片　生金屑一两　生银层一两　磁石一两　滑石半两　绿矾半两　白矾一两　硫磺一两井水银结为砂子

以上药。都细研。入一固济了瓶子中。瓶盖上钻一小窍子。用出阴气。初以火半斤。去瓶子三寸。养三日。便以盐泥寒其上窾子。以火五斤。烧合通赤。便去火放治。于净地上铺纸三重。将药末匀摊在上。以盆盖之。四畔。以土拥闭。经三复时。出火毒毕。研令极细。入后药末。

猪牙皂角三分去黑皮涂酥炙令微焦去子　伏龙肝半两　香墨一两　丁香半两　槟榔半两　木香一两　白僵蚕一两微炒　蝉壳半两　干蝎一两微炒　白花蛇二两酒浸炙微黄　蛇蜕皮半两炙微黄　龙脑半两细研　麝香半两细研

右件药。捣罗为末。入龙脑麝香。并前石药。都研令匀。以面糊和捣五七百杵。圆如楝实大。每服。以薄荷酒研下一圆。忌生血物。

黑星丹。治一切风。

曾青　杨梅青　胡椒青　桃花石　紫石英　白石英以上各半两　硫磺　雄黄　光明砂　黄丹　定粉　水银以下各一两　生金屑　山泽银屑　真珠末一分

以上药。捣罗入水银。都研令细。内瓶子中。密盖头。以盐泥固济。候极干。以慢火养一七日后。用大火煅之。候治取出。用甘草水泼地。以纸衬药。摊于地上。以盆合之。一复时后细研。

龙脑　牛黄　铅霜　麝香以上各一两　光明砂　雄黄　犀角屑以上各一分

右件药。都一处细研。以面糊和圆。如皂荚子大。每服。以热酒下一圆。忌毒滑鱼肉动风物。

抵圣大道圆。治一切风。

硫磺　水银与硫磺结为砂子　自然铜　雄黄　朱砂　铅霜　定粉　黄丹　硝石以上各一两

以上药。都细研。入瓷瓶内。以纸筋盐泥固济。盖上钻一窍子。四边泥令合。候极干。用炭火三斤。渐渐逼出阴气令尽。以泥塞窾子令密。用炭火一十斤已来。烧令通赤。待稍治。便以湿砂土三二斗。盖盖瓶子。勿令透气。一复时取出。向好纸上。于湿地摊。以盆盖一宿。出火毒。研令极细。

天麻二两　白僵蚕二两微炒　羌活二两　桂心一两　犀角屑一两　阿胶一两捣碎方炒令黄燥　芎藭二两　白附子二两炮裂　天南星二两炮裂　附子二两炮裂去皮脐　干蝎一两微炒　麻黄一两去根节　川乌头一两去皮脐剉碎以酒拌炒令黄　白龙脑半两　麝香半两　牛黄半两

右件药。捣罗为末。入前药末及龙脑等。都研令匀细。炼蜜和捣五七百杵。圆如鸡头实大。每服。以温豆淋酒研下一圆。忌猪鸡毒鱼黏滑动风物。

黑神圆。治风。不计急慢。并主之方。

硫磺半两细研　朱砂半两细研　水银半两　雄黄半两细研

以上四味。先用硫磺雄黄。于铫子内消作汁。次下水银朱砂。便搅结为砂子。后用一瓷合子。盖土钻一孔子。似黄米大。即安砂子在内。便用盐泥固济。只留孔子。放干。先用火半斤。去分子四面。四寸已来。至一食间。即八面加火。放黑气出尽。即用湿纸片子。搭合上孔子。纔干。则换。至三十片为度。共药已成。候冷细研。入后药。

麻黄一两去根节　天麻半两　白附子一分炮裂　乌蛇三分酒浸去皮骨炙微黄　白僵蚕一分微炒　桂心一分　干蝎一分微炒　天南星一分炮裂　天雄一分炮裂去皮脐　独活一分　川乌头一分炮裂去皮脐　麝香一分细研

右件药。捣罗为末。每石药一两。管草药二两。入相和令匀。炼蜜和捣三二百杵。圆如豇豆大。每服。以豆淋酒嚼破下三圆。忌动风物。

走马丹法。治一切风。

朱砂一两　雄黄一两　硫磺一两　水银一两

以上四味。同研极细。墨染纸裹。用线系定。取巴豆一斤。和皮都捣黏烂。以瓷合内。巴豆一半铺底。入前四味药。在巴豆中心上。又以巴豆盖之。加法固济。候干。入炉中。用半秤火煅。候火尽取出。并巴豆灰。与四味药。同研极细。更入后药。

木香一分　天麻一分　犀角屑一分　白附子一分炮裂　天南星一分炮裂　丁香一分　肉桂一

分去粗皮　麝香一分细研　龙脑一分细研　白花蛇三分酒浸去皮骨炙微黄　白僵蚕一分微炒　干蝎一分微炒　附子一分炮裂去皮脐　藿香一分

右件药。捣罗为末。与前药同研令匀。用汤浸蒸饼。和捣五七百杵。圆如梧桐子大。每日空心。以温酒下十圆。当取下如鱼油恶物一两碗。便是风之根本。忌动风物。

龙脑圆。治一切风。

龙脑三分细研　麝香半两细研　真珠一分细研　琥珀一分细研　牛黄半两细研　雄黄半两细研　犀角屑三分　人参三分去芦头　白茯苓一分　羌活三分　白花蛇肉一两半酒浸炙令微黄　腻粉一分　白附子半两炮裂　独活半两　晚蚕蛾三分微炒　附子半两炮裂去皮脐　蔓荆子半两　防风三分去芦头　乌蛇肉一两酒浸炙微黄　麻黄半两去根节　白僵蚕半两微炒　干蝎一两微炒　天麻一两半　芎䓖一分　槟榔一分　白蒺藜半分微炒去刺　半夏一分汤洗七遍去滑　零陵香半两　藿香一分　丁香三两　朱砂一分细研　乳香半两细研　羚羊角屑半两　沉香半两　木香半两

右件药。捣罗为末。入研了药都研令匀。炼蜜和捣一二千杵圆如绿豆大。每服。以温酒下五圆。薄荷汤下亦得。忌猪鸡肉毒滑动风物。

雄朱丹。治一切风。

雄黄一分细研　朱砂一两半细研水飞过　天麻一两　白花蛇二两酒浸去皮骨炙微黄　乌蛇二两酒浸去皮骨炙微黄　肉桂一两半去粗皮　芎䓖　蔓荆子　白僵蚕微炒　牛膝去苗　草薢剉　羚羊角屑　白附子炮裂　槟榔　天南星炮裂　当归　藿香　甘菊花以上各半两　地龙微炒　干姜炮裂剉　羌活　独活　人参去芦头　麻黄去根节　天雄炮裂去皮脐　踯躅酒拌炒干　防风去芦头　汉防己　白芷　白茯苓　藁本　干蝎微炒　蝉壳　牛蒡子微炒　龙脑细研　麝香细研　以上各一分

右件药。捣罗为末。入研了药。同研令匀。炼蜜和捣一二千杵。圆如樱桃大。以朱砂末内滚过。合时不得令妇人孝子猫犬等见。每服。以薄荷酒研下一圆。忌生冷猪鸡毒鱼黏滑动风物。

太一丹。治一切风。

川乌头生用去皮脐　干蝎微炒　白僵蚕生用　天麻　天南星生用　羌活　踯躅　朱砂细研　乳香以上各一两　白附子半两生用　附子去皮脐生用　牛黄细研　雄黄细研以上各半两　安息香一两半　麝香一分细研　白花蛇肉二两半酒浸炙微黄　龙脑半分细研

右件药。捣罗为末。入研了药令匀。别以麻黄五两。去根节捣碎。以酒五升。煎至二升。去滓。入糯米粉一两。更熬成膏。次下诸药末。和捣三五百杵。圆加绿豆大。以腻粉内滚过。令干。每服。以温酒下七圆。忌动风物。

牛黄圆。治一切风。通用神效方

牛黄半两细研　龙脑半两　朱砂一两细研水飞过　金箔一百廿片细研　银箔一百廿片细研　麝香半两细研　天麻二两　羌活一两　蔓荆子一两　仙灵脾一两　独活一两　白僵蚕一两微炒　乌蛇二两半酒浸去皮骨炙微黄　麻黄一两去根节　桂心一两　干蝎半两微炒　白附子一两炮裂　天南星一两炮裂　羚羊角屑一两　防风一两去芦头　芎䓖一两　人参一两去芦头　当归一两　阿胶一两捣碎炒令黄燥　白芷一两　细辛一两　附子一两炮裂去皮脐　犀角屑一两　白茯苓一两　蝉壳三分

右件药。捣罗为末。入研了药令匀。炼蜜和捣一二千杵。圆如鸡头实大。每服。以温酒嚼下一圆。

香汗圆。治一切风。

牛黄细研　麝香细研　朱砂细研　龙脑细研　干蝎微炒　鹿角胶捣碎炒令黄燥　白僵蚕微炒以

上各一分　白花蛇肉涂酥炙微黄　白附子炮裂　白蒺藜　天麻　赤茯苓　白芷　羌活　独活　蔓荆子　麻黄去根节　汉防己　木香　乌蛇肉涂酥炙微黄　槟榔　藁本　防风去芦头　芎䓖　当归以上各一两

右件药。捣罗为末。入研了药。更研令匀。炼蜜和捣五七百杵。圆加梧桐子大。每服。以温酒嚼下三圆。服经一月。汗出皆香。经一百日。洗面水自香。凡有风气。随汗而出。如是中风者。薄荷酒研下五圆。合时不得令女人孝子猫犬等见。

乌犀圆。治一切风。

乌犀角屑半两　天麻一两　桂心一两　防风一两去芦头　羌活半两　附子一两炮裂去皮脐　人参一两去芦头　海桐皮一两　当归一两　芎䓖一两　干蝎半两微炒　羚羊角屑一两　萆薢一两剉　藁本半两　蔓荆子半两　麻黄一两去根节　白附子半两炮裂　白僵蚕一两微炒　龙脑一分细研　麝香一分细研

右件药。捣罗为末。入龙脑麝香等。研令匀。炼蜜和捣三五百杵。圆如樱桃大。每服一圆。嚼破。以薄荷酒下。

神效麝香圆。治一切风。及肢节走痛不可忍者。

麝香半两细研　朱砂一两细研水飞过　牛黄半两细研　天麻一两　羌活一两　芎䓖一两　独活半两　防风一两去芦头　干蝎一两微炒　白僵蚕一两微炒　甘菊花一两　天南星三分炮裂　败龟二分涂酥炙微黄　白花蛇三分酒浸去皮骨炙微黄　桂心三分　附子三分炮裂去皮脐　木香三分　蔓荆子一两　人参三分去芦头　地龙一两微炒　海桐皮三分剉　干姜半两炮裂剉　当归三分剉微炒　虎胫骨三分涂酥炙令微黄

右件药。捣罗为末。炼蜜和捣五七百杵。圆如小弹子大。每服。以暖酒或薄荷姜汤。研下一圆。忌生冷毒滑物鸡猪肉。

天麻圆。治一切风。

天麻二两　芎䓖一两　羌活一两　桂心一两　附子一两炮裂去皮脐　藁本一两去苗　防风一两去芦头　细辛一两　干蝎半两微炒　白附子半两炮裂　犀角屑半两　牛黄一分细研　雄黄半两细研　麝香一两（分）细研　朱砂一两细研水飞过　龙脑一分细研

右件药。捣罗为末。入研了药。都研令匀。炼蜜和捣三二百杵。圆如梧桐子大。每服。以温酒或薄荷汤。嚼下十圆。如卒中风不语。口噤不识人迷闷者。研化服之。

白花蛇圆。治一切风。

白花蛇肉三两汤浸炙微黄　晚蚕蛾微炒　天南星炮裂　白僵蚕微炒　当归　桂心　萆薢剉　藁本　附子炮裂头皮脐　白附子炮裂　天麻　羌活　芎䓖　防风去芦头　麻黄去根节　以上各一两

右件药。捣罗为末。炼蜜和捣三二百杵。圆如梧桐子大。每于夜临卧时。以热酒服十圆。以衣被厚盖。勿令通风。要知药力行。即须臾汗出。如无汗。即依前再服。以汗出为度。仍须避风为妙。

龙脑圆。治一切风。

龙脑一分细研　雄黄半两细研　朱砂一分细研　麝香一分细研　阿胶一分捣碎炒令黄燥　丁香一分　天南星一分炮裂　好墨半两　牛黄一分细研　天竺黄一分细研

右件药。捣罗为末。都研令匀。取三月三日。以木蜜和圆。如豇豆大。每服。以热酒研一圆服之。

雄黄圆。治一切风。

雄黄一分细研　牛黄一分细研　龙脑一分细研　麝香半两细研　白僵蚕一两微炒　天南星一两炮制　白花蛇二两酒浸去皮骨炙微黄　天麻一两　白附子一两炮裂　天雄一两炮裂去皮脐　干蝎一两微炒　半夏半两汤洗七遍去滑　蝉壳半两　独活一两　芎䓖一两　腻粉半两　犀角屑半两　槐胶一两

右件药。捣罗为末。炼蜜和捣三二百件。圆如豇豆大。每服。以温酒嚼下五粒。如心烦壅闷。惊风。即以荆芥薄荷汤下。忌动风物。

玄英圆。治一切风。

雄黄一分细研　牛黄一分细研　龙脑半两　白附子一两生用　白花蛇一两酒浸去骨炙微黄　天麻一两　白僵蚕一两微炒　半夏半两汤浸七遍去滑　天南星一两生用　天雄一两去皮脐生用　麝香半分细研　独活一两　干蝎一两微炒　铅霜半两细研　蝉壳一分　芎䓖一两　腻粉一分　犀角屑一分　马牙硝一两烧令通赤放冷出火毒　硫磺半两　水银半两并硫磺结为砂子细研

右件药。捣罗为末。都研令匀。炼蜜和捣三二百杵。圆如豇豆大。每服。以薄荷酒研下七圆。日三四服。或中风四肢缓弱。宜于淋浴后服。厚盖出汗。避风。忌猪鸡毒滑动风物。

狐肝圆。治一切风。

狐肝一只　乌鸦一双去嘴爪肚肠晒干共狐肝一处入瓶烧为灰　天南星半两炮裂　天麻一两　藿香一两　白附子一两炮裂　乌蛇二两酒浸去皮骨炙微黄　桑螵蛸一两微炒　干蝎一两微炒　白僵蚕一两微炒　乌药一两　白蒺藜一两微炒去刺　麝香半两细研　朱砂半两细研水飞过　牛黄一分细研　蝉壳半两

右件药。捣罗为末。炼蜜和捣三五百杵。圆如绿豆大。每服。以温酒下十圆。

神效无比牛黄圆。治一切风。

牛黄半两细研　朱砂一两细研水飞过　麝香一分细研　龙脑一分细研　附子一两半炮裂去皮脐　羌活一两　白僵蚕一两半微炒　白附子一两炮裂　干蝎一两全者微炒　芎䓖一两　天南星一两炮裂　当归一两　桂心一两　木香一两　天麻一（二）两　防风一两去芦头　槟榔一两　独活一两

右件药。捣罗为末。入研了药。同研令匀。炼蜜和捣三五百杵。圆如樱桃大。每服。以薄荷酒研下一圆。薄荷葱茶下亦得。

立效天南星圆。治一切风。

天南星一两炮裂　白花蛇肉一两酒浸炙微黄　附子一两炮裂去皮脐　槟榔一两　肉桂一两半去皴皮　白附子半两炮裂　独活一两　天麻一两　麻黄一两去根节　朱砂半两细研　干蝎一两微炒　腻粉半两

右件药。捣罗为末。炼蜜和圆。如梧桐子大。每服。以温酒下二圆。薄荷汤茶下亦得。忌毒滑鱼肉动风物。

白圆子。治一切风。

附子半炮半生去皮脐　白附子半生半炮　半夏汤洗七遍半生半煨　天南星热水洗半生炮　天麻　干蝎生用　白花蛇肉酥拌炒令黄　甘菊花　羌活　防风去芦头　芎䓖　桂心　白僵蚕生用　白鲜皮　木香以上各半两　巴豆半两去心研纸裹压去油别研入　朱砂一分细研　雄黄一分细研　麝香一分细研

右件药。捣罗为末。入朱砂雄黄麝香等。研令匀。以糯米饭。和捣一二千杵。圆如梧桐子大。用腻粉滚过。每服。以暖酒下三圆。

又方。

天麻一两　干蝎半两生用　天南星半两生用　附子半两生用去皮脐　芎䓖三分　细辛半两　半夏半两生用　川乌头一分生用去皮脐　白附子半两生用　白僵蚕三分生用　麝香一分细研　麻黄半两去很节

右件药。捣罗为末。以枣瓤和捣三五百杵。圆如绿豆大。以腻粉滚过。令干。每服。以温酒下三圆。

又方。

白附子一两炮裂　白僵蚕一两微炒　干蝎一两半微炒　蝉壳半两　天麻一两　羌活一两　防风一两去芦头　侧子一两炮裂去皮脐　麻黄一两去根节

右件药。捣罗为末。炼蜜和圆。如绿豆大。以腻粉滚过。令干。如中风不语重者。以暖酒研下一十圆。当有汗出即差。如常服。即空心温酒下五圆。

又方。

天麻　天南星炮裂　白附子炮裂　白花蛇肉酒浸炙微黄　附子炮裂去皮脐　白僵蚕微炒以上各一两　腻粉一分　麝香一分

右件药。捣罗为末。研入麝香腻粉。炼蜜和捣三二百杵。圆如梧桐子大。以胡粉滚过。每服。以温酒下三圆。忌毒滑物。

又方。

白附子一两炮裂　天麻一两　雄雀粪一两　天南星酒炒令黄　牛黄细研　麝香细研　干蝎微炒　水银以少枣瓤研令星尽　以上各一分

右件药。捣罗为末。研入水银合匀。以枣瓤和圆。如绿豆大。入腻粉中滚过。晒干。每服。以温酒下二（三）圆。

太白丹。治一切风。

鹿角霜半两　瓷药七两烧令通赤候冷罗细研水飞过　蛤粉七两　天南星三分（两）炮裂　白蒺藜三两微炒去刺　蚚蛴三两微炒　麝香一两半细研　川乌头二两生用去皮脐

右件药。捣罗为末。入麝香研令匀。以面糊和捣五七百杵。圆如鸡头实大。每服。以豆淋酒研下一圆。

龙脑圆。治一切风。

龙脑一分细研　麝香一分细研　朱砂半两细研　天南星一分炮裂　白附子一分炮裂　半夏一分汤洗七遍去滑　甘草一分炙微赤剉　附子半两炮裂去皮脐　川乌头一分炮裂去皮脐

右件药。捣罗为末。以糯米粥和圆。如绿豆大。每服。以温酒下三圆。

治一切风通用散药诸方

大排风散。治一切风。

天麻三两　羚羊角屑三分　羌活一两　防风一两去芦头　芎䓖一两　甘菊花三分　山茱萸三分　薯蓣三分　细辛三分　藁本三分　独活一两　秦艽三分去苗　麻黄一两去根节　枳壳一两麸炒微黄去瓤　白蒺藜一两微炒去刺　蔓荆子三分　黄耆三分剉　鹿角胶三分捣碎炒令黄燥　酸枣仁三分微炒　丹参半两　莽草半两微炙　地骨皮半两　白鲜皮半两　汉防己三分　桂心三分　附子三分炮裂去皮脐　牛膝三分去苗　薏苡仁三分　杜仲半两去皴皮炙微黄剉　石南半两　当归三分　生干地黄三分　萆薢半两剉　侧子三分炮裂去皮脐　苍耳苗半两　干姜三分炮裂剉　阿胶三分捣碎炒令黄燥　犀角屑三分　人参三分去芦头　白术三分　川椒三分去目及开口者微炒去汗　白芷三分　茵芋三分

甘草半两炙微赤剉　杏仁半两浸汤去皮尖双仁麸炒微黄

右件药。捣细罗为散。每服食前。以温酒调下二钱。生姜薄荷汤调服亦得。忌生冷鸡猪肉。

小排风散。治一切风。

天麻　防风去芦头　羌活　桂心　附子炮裂去皮脐　白附子炮裂　人参去芦头　草薢剉　白蒺藜微炒去刺　朱砂细研以上各一两　芎䓖　麻黄去根节　当归　白茯苓　木香　威灵仙　白僵蚕微炒　甘菊花　细辛　藁本　白术　槟榔　犀角屑　羚羊角屑　海桐皮剉　白芷　枳壳麸炒微黄去瓤　麝香细研　以上各半两

右件药。捣细罗为散。入朱砂麝香。研合匀。每服。以温酒调下二钱。忌生冷油腻鸡猪肉。

赤箭散。治一切风。

赤箭一两　乌蛇肉二两酒浸炙微黄　犀角屑一两　藿香一两　槟榔一两　麻黄一两去根节　干蝎微炒　晚蚕蛾微炒　蚕蚁微炒　麝香细研　龙脑细研　朱砂细研　牛黄细研　芎䓖　防风去芦头　白术　人参去芦头　茯神　当归　木香　牛膝去苗　蔓荆子　白僵蚕微炒　细辛　蝉壳　麝香　附子炮裂去皮脐　干姜炮制剉　天南星生用　桑螵蛸微炒　白附子生用　以上各半两

右件药。捣细罗为散。入研了药。更研令匀。每服。以薄荷酒调下一钱。忌生冷油腻猪鸡肉。

大莽草散。治一切风。无问新久。服之皆效。

莽草一两半微炙　木香　人参去芦头　白术　半夏汤洗七遍去滑　草薢剉　仙灵脾　柏子仁　石斛去脚　牛膝去苗　石龙芮　细辛　山茱萸　松脂　桂心　白附子炮裂　干蝎微炒　杜仲去皴皮炙微赤剉　赤芍药　防风去芦头　芎䓖以上各三分　龙脑细研　牛黄细研　麝香细研　雄黄细研　铅霜细研　以上各一分　天南星炮裂　牛蒡子微炒　羌活　巴戟　蝉壳　白僵蚕微炒以上各半两　附子一两炮裂去皮脐　天麻一两　麻黄一两去根节　乌蛇肉一两酒浸炙微黄

右件药。捣细罗为散。入研了药。同研令匀。每服。以温酒调下一钱。忌生冷猪鸡肉。

小莽草散。治一切风。

莽草微炙　麻黄去根节　天麻各二两　草薢剉　防风去芦头　芎䓖　羌活　柏子仁　白术　细辛　松脂炼过者　牛膝去苗　山茱萸　泽泻　赤芍药　枳壳麸炒微黄去瓤　附子炮裂去皮脐　白附子炮裂　天南星炮裂　干蝎微炒　乌蛇肉酒浸炙微黄　当归　石龙芮　犀角屑　杜仲去皴皮炙微黄　以上各一两　白僵蚕蚕微炒三分　半夏半两汤洗七遍去滑　铅霜三分细研　牛黄半两细研　麝香半两细研

右件药。捣细罗为散。入研了药。更研令匀。每服。以温酒调下一钱。忌生冷猪鸡毒鱼等。

羌活散。治一切风。

羌活　天麻　麻黄去根节　香附子　人参去芦头　以上各一两　胡麻子　细辛　藿香　牛膝　犀角屑　芎䓖　桂心　当归　天雄炮裂去皮脐　蝉壳　白附子炮裂　地龙微炒　乌蛇肉酒浸炙微黄　以上各半两　晚蚕蛾一分微炒　干蝎一分微炒　麝香一分细研

右件药。捣细罗为散。研入麝香令匀。每服。以温酒调下一钱。薄荷汤调服亦得。忌猪鸡毒鱼等。

天南星散。治一切风。无问缓急。宜服。

天南星剉醋拌炒微黄　白附子炮裂　干蝎微炒　羌活　附子炮裂去皮脐　防风去芦头　萆薢剉　丹参　藁本　天麻　乌蛇肉酒浸炙微黄　桂心　威灵仙　牛膝去苗以上香一两　踯躅半两醋拌炒令干　川乌头半两去皮脐剉酒拌炒微黄　犀角屑半两　麻黄二两去根节　白僵蚕半两微炒　牛黄一分细研　麝香一分细研

右件药。捣细罗为散。入研了药。更研令匀。每服。以豆淋酒调下一钱。

藁本散。治一切风。

藁本　赤箭　羌活　独活　芎䓖　防风去芦头　肉桂去皴皮　附子炮裂去皮脐　续断　五加皮　甘菊花　麻黄去根节　赤芍药　细辛　干蝎微炒以上各一两　当归　牛膝去苗　枳壳麸炒微黄去瓤　甘草微炒赤剉　以上各一两半

右件药。捣细罗为散。每服。以温酒调下一钱。薄荷汤调下亦得。忌生冷猪鸡毒鱼动风物。

龙脑散。治一切风。

龙脑一分细研　犀角屑半两　羚羊角屑半两　人参一两去芦头　防风半两去芦头　白芷半两　独活一两　白僵蚕半两微炒　麻黄一两去根节　芎䓖一两　天麻剉　茯神半两　桂心三（一）两　天门冬一两去心焙　牛膝一两去苗　藿香半两　桑螵蛸半两微炒　甘菊花半两　白附子半两炮裂　干蝎半两微炒　牛黄一分细研　麝香一分细研　朱砂半两细研

右件药。捣细罗为散。入研了药。更研令匀。每服。以温酒调下二钱。忌毒滑动风物等。

白花蛇散。治一切风。

白花蛇肉一两酒浸炙微黄　白僵蚕一两微炒　麝香一分细研　朱砂一两细研　羌活二两　秦艽一两去苗　附子一两炮裂去皮脐　桂心一两　当归一两　牛膝一两去苗　芎䓖一两　萆薢一两剉　干蝎一两微炒　防风一两去芦头

右件药。捣细罗为散。入研了药。更研令匀。每服。以暖酒调下一钱。忌生冷鸡猪肉等。

秦艽散。治一切风。无问新久。

秦艽去苗　人参去芦头　白术　当归　天雄炮裂去皮脐　附子炮裂去皮脐　川乌头炮裂去皮脐　干姜炮裂剉　川椒去目及闭门者微炒去汗　防风去芦头　桂心　汉防已　萆薢剉　白蔹　黄耆剉　桔梗去芦头　麻黄去根节，以上各一两　山茱萸　细辛　莽草微炙　五味子　甘草炙微赤剉　以上各三分

右件药。捣细罗为散。每服。以温酒调下二钱。忌生冷鸡猪肉。

治一切风通用煎药诸方

天麻煎。治一切风。暖藏腑。除风冷。

天麻二两别捣罗为末　附子炮裂去皮脐　桂心　防风去芦头　白附子炮裂　独活　牛膝去苗　石斛去根　鹿角胶捣碎炒令黄燥　补骨脂微炒　萆薢剉　当归　芎䓖　山茱萸　白蒺藜微炒去刺　海桐皮剉　仙灵脾　巴戟　沉香　木香以上各一两　麝香一分细研

右件药。捣罗为末。以无灰酒五升。入白蜜五合。同于银锅中。煎令减半。先下天麻末。煎良久。次下诸药末。以柳木篦搅令稀稠得所。于瓷器中盛。每于食前。以温酒调下一茶匙。忌生冷鸡猪毒滑物。

仙灵脾煎。治一切风。

仙灵脾一斤细剉以酒七升煮至二升滤去滓入后药末　附子二两炮裂去皮脐　肉桂二两去皴皮　赤芍药　牛膝去苗　鹿角胶捣碎炒令微燥　萆薢剉　五加皮　酸枣仁　石斛去根剉　当归　木香　乳香以上各一两

右件药。捣罗为末。于银锅中。入前煎在内。次入白蜜五合。下诸药末。用慢火熬。以柳木篦不住手搅。令稀稠得所。收于药器中盛。每食前以温酒调下一茶匙。忌猪鸡。

五枝煎。治一切风。

花桑枝　槐枝　桃枝　百灵藤枝　柳枝以各一斤并细剉　黑豆三升净拣水淘过曝干

以上药。于釜中。用水三斗。煮至一斗。滤去滓。却以慢火。煎至五升。入后药。

附子炮裂去皮脐　肉桂去皱皮　天麻各二两　羌活　猪脊　牛膝去苗　仙灵脾　天蓼木子　芎䓖　当归　海桐皮剿　威灵仙　安息香　乳香　槟榔各一两

右件药。捣罗为末。入前煎中。次入白蜜一升。以慢火熬。以木篦搅。不得住手。令稀稠得所。于瓷器中贮。每服。以温酒调下一茶匙。空心及晚食前服。忌生冷猪鸡毒滑物。

百灵藤牛膝煎。治一切风。不以远近。服之皆效。

百灵藤五斤细剉以水三斗煎至一斗滤去滓更煎至三升　牛膝去苗　附子去皮脐　赤箭　仙灵脾　何首乌　鹿角胶　乳香以上各二两

右件药。捣细罗为末。入前煎中。别入白蜜五合同熬。以柳木篦搅令匀。如稀饧即止。收于瓷器小。每服。以温酒调下一茶匙。空心及晚食前服。忌毒滑物。

天蓼木煎。治一切风。

天蓼木五斤细剉以水一（二）斗煎至一斗滤去滓却熬取五升　赤箭　独活　防风去芦头　芎䓖　仙灵脾　牛膝去苗　天雄去皮脐　山茱萸　巴戟　萆薢剉　茵芋　海桐皮剉　桂心　沉香以上各一两

右件药。捣罗为末。入白蜜五合相合。于银锅中。慢火熬。以柳木篦搀令稀稠得所。以瓮器盛。每服。以温酒调下二茶匙。空心及晚食前服。

石榴煎。治一切风。

酸石榴五枚大者于木杵臼中捣碎入酒中煎　防风去芦头　羌活　芎䓖　天麻　羚羊角屑　五加皮　仙灵脾　子芩　牛膝去苗　附子去皮脐　薏苡仁　天蓼木子　丹参　桂心　木香以上各一两

右件药十六味。捣罗为末。

竹沥　梨汁　薄荷汁　牛蒡汁　白蜜以上五味各五合

右件药。以无灰酒五升。先煎石榴至三升。滤去滓。次下诸药末。以柳木蓖搅。次下竹沥白蜜等五味。仍不住手搅。令稀稠得所。以瓷器盛。每服。以温酒调下一茶匙。空心及晚食前服。忌生冷猪鸡毒鱼黏滑动风物。

酸枣仁煎。治一切风。

酸枣仁五两半生半炒　萆薢　赤箭　羌活　海桐皮剉　仙灵脾　白蒺藜　石斛去根剉　牛膝去苗　巴戟　附子去皮脐　当归　桂心　丹参　防风去芦头　芎䓖　踯躅　骨碎补　羚羊角屑　木香　杜仲去皱皮剉　狗脊　威灵仙以上各一两

右件药。捣罗为末。以好酒五升。白蜜五合。同于银锅中。以慢火熬。后下诸药末。

用柳木篦。不住手搅。令稀稠得所。入麝香末一钱合匀。于瓷器中盛。每服食前。以温酒调下一茶匙。

花桑枝煎。治一切风。

花桑枝一斤剉　海桐皮半斤　仙灵脾半斤　五加皮半斤　牛蒡根半斤

以上五味。细剉。以水三斗。煮至一斗。滤去滓。却入锅中。慢火熬至五升。

附子去皮脐　牛膝去苗　天麻　羌活　桂心　萆薢剉　羚羊角屑　虎胫骨涂酥炙令黄　酸枣仁　当归　木香　乳香　槟榔以上各一两

右件药。捣罗为末。于前煎小。别入好酒二升。白蜜五合。同入银锅中。熬至三升。然后下诸药末。以柳木蓖搅令匀。看稀稠得所。即以瓷器盛。每服。空心及晚食前。以温酒调下一茶匙。

乌金煎。治一切风。

黑豆五升　桑树东南枝钱眼内穿得过者三斤剉　生姜半斤

以上三味。以水二斗。煮至一斗。滤去滓。放锅中。以慢火养至三升。入后药末。

牛膝去苗　赤箭　附子去皮脐　羌活　桂心　防风去芦头　木香　大麻仁以上各一两

右件药。捣罗为末。入前煎中。用慢火熬。以柳木篦搅令匀。看稀稠得所。于瓷器中盛。每服空心及晚食前。以温酒调下一茶匙。忌生冷猪鸡毒鱼大蒜。

菊花煎。治一切风。其效如神。

甘菊花蒸湿捣如膏　枸杞子　神曲炒微黄捣末　各二斤　生地黄四斤研细　肉苁蓉半斤去皴皮炙令干捣末　桂心半斤捣末

右件药。以无灰酒三斗。与前药汁令匀。以瓷瓶盛之。以瓷碗盖定。用纸筋盐泥固济。待干。入马粪中。埋四十九日。即停。得一年至十年。其色转黑。其味芳香。每服。以暖酒调下一茶匙。日三服。

圣药煎。治一切风。不问远近。

柽叶半斤细剉如无叶枝亦得　荆芥半斤细剉

以上二味。以水五升。煮取二升。滤去滓澄清。

白蜜五合　梨汁五合　竹沥五合

右件药相和。以新瓷瓶盛。用油单子盖聚。至于釜中。以重汤煮。勿令水久。从初五更煮至日出后。即住。每服一小盏。日三服。

柽枝煎。治一切风。

嫩柽枝三斤　牛蒡根五斤

以上二味。细剉。以水五斗。煮待牛蒡根烂。至二斗已来。即去滓。澄滤。用煎后药。

石榴二十颗和皮捣碎如无即用枝二斤代之　生木瓜二颗和皮细切如无生者即用干者倍用代之　桑根白皮五两如无以桑枝细剉代之　羚羊角屑三两　生姜三两细切　乌鸡粪一两

以上六味。以前柽枝汁煎之至五升。泸去滓。入后药末。

乌蛇三两酒浸去皮骨炙微黄　天麻一两　羌活一两　防风一两去芦头　桂心一两　白蒺藜一两　仙灵脾一两　附子一两生去皮脐

右件药。捣细罗为散。入前煎中。别入好酒二升。白蜜一升。以慢火熬。用柳木篦。不住手搅令稀稠得所。以瓷器盛。每服空心及晚食前。以温酒调下一茶匙。忌毒鱼动风物。

神效乌头煎。治一切风。

生乌头五斤以河水浸三日不住换水　黑豆一斗净淘　生姜半斤

右件药。细剉。以水一硕。煎取三斗。去滓。以生绢滤过。复煎如稀饧。以新瓷瓶盛。每日空心。以温酒调下半茶匙。至半月后。渐添至一茶匙。此外不可多服。药瓶常令近火。如人体暖。免令上醭。

百灵藤煎。治一切风。

百灵藤五斤细剉

右以水三斗。慢火煎至五升。去滓。别于净锅中。慢火煎成膏。以瓷器密盛。每服。以温酒调下一茶匙。日三服。

南烛煎。治一切风疾。若能久服。轻健。明目黑髭。驻颜。

南烛树春夏取枝叶秋冬取根及皮拣择细剉五斤

右以水五斗。慢火煎取二斗。去滓。别于净锅中。慢火煎如稀饧。即以瓷瓶䂬。每服。以温酒调下一茶匙。日三服。

治一切风通用浸酒诸方

茄子根浸酒方。治风。利关节。治顽麻。除疼痛。去挛缩。强腰膝。

干茄子根二斤未青霜者细剉饭上蒸一炊时　苍耳子一升微炒捣碎　牛膝一斤去苗　鼠黏子一升微炒捣碎　大麻子一升微炒捣碎　牛蒡根一斤切酥炒黄　防风　萆薢二两　晚蚕砂半斤微炒　枸杞子　败龟二两涂酥炙微黄捣为末　虎胫骨二两涂酥炙微黄捣为末　桔梗一两去芦头　羌活二两　秦艽二两去苗　附子二两炮裂去皮脐

右件药。都细剉。以生绢袋盛。用好酒三斗浸。以瓷瓶盛。密封。经二七日开之。开时不得面对瓶口。每日空心服。日午初夜。量力温服一盏。疾重者不过一剂差。忌毒滑鱼肉等。

海桐皮浸酒方。治风。

海桐皮　五加皮　独活　侧子炮裂去皮脐　天麻　桂心　防风去芦头　枳壳麸炒微黄去瓤　杜仲去皴皮炙微黄　以上各一（二）两　牛膝五两去苗　薏苡仁六两　生地黄半斤

右件药。细剉和匀。以生绢袋盛。用清酒一斗浸之。春夏七日。秋冬二七日。每日随性饮一盏。常合有酒气。不得大醉。

乌鸡酿酒方。治风。

乌鸡一支。其鸡先以笼养。用大麻子五升。与鸡吃。吃尽。即便用鸡。去毛及肠胃。净洗拭干。将其肉碎剉。毛即烧灰。亦同酿酒。　羌活三两　桂心一（二）两　牛膝四两去苗　芎䓖二两　附子三两炮裂去皮脐　防风三分（两）去芦头　萆薢三两　熟干地黄四两　乌蛇六两酒浸去皮骨炙微黄　独活五两　石斛三两去根　虎胫骨五两涂酥炙微黄　当归二两　海桐皮五两　丹参四两　白胶香一（二）两　地骨皮一（十）两　五加皮十两　百灵藤一（十）两　松节十两

右件药。都细剉和匀。以水二硕。煎取五斗。与面末。如常法同酿酒。候熟。即日饮三四盏。忌生冷毒滑动风物。

茯苓菊花浸酒方。治丈夫妇人。骨节酸痛。行步艰难。肩背伛偻。言语謇涩。口㖞面斜。中风失音。半身不遂等疾。

白茯苓五两　甘菊花二两　山茱萸二两　菟丝子三两酒浸三日曝干别捣为末　肉苁蓉二两酒浸

一宿刮去皱皮　栝楼根二两　防风二两去芦头　熟干地黄二两　天雄二两炮裂去皮脐　牡丹二两　人参一两去芦头　白术一两　牡蛎一两为粉　黄耆二两　紫菀一两洗去苗　菖蒲二两　石斛一两去根　柏子仁一升　杜仲二两去粗皮炙微黄　蛇床仁一两　远志二两去心　附子二两炮裂去皮脐　干姜二两炮裂　赤芍药二两　牛膝二两去苗　萆薢二两　狗脊二两　苍耳子二两　虎胫骨一两涂酥炙微黄　鼠黏子一两微炒　桔梗一两去芦头　羌活二两　牛蒡根二两　枸杞子半两　晚蚕砂三两微炒　续断二两

右件药。都细剉和匀。每斤药以生绢袋盛。用酒二斗。于瓷瓮中浸。密封二七日。开封。每日平旦午时近晚。各温饮一盏。常令有酒容。不可过度。每取却一盏。即添一盏。如觉酒淡药力稍减。即取滓阴干。捣罗为末。炼蜜和圆。如梧桐子大。每服空心。以温酒下三十圆。忌生冷油腻猪鸡肉黏滑物。

茵芋浸酒。治八风十二痹。五缓。六急。半身不遂。四肢偏枯。筋脉拘挛。肩髀疼痛。腰脊不能俛仰。胸胁膨胀。心烦。目眩耳聋。咽喉不利。或贼风所中。痛如锥刺。行人皮中。无有常处。或四肢肌体。偏有冷痹。状如风吹。

茵芋一两半　细辛半两　天雄一两炮裂去皮脐　汉防已一两　川乌头一两半炮裂去皮脐　石斛一两去根　踯躅一两微炒　山茱萸　柏子仁　甘草炙微赤　木通　桂心　秦艽去苗　黄耆　干姜炮裂　熟干地黄　莽草微炙　附子炮裂去皮脐　杜仲去粗皮　芎䓖　王孙　泽泻　石南　防风去芦头　远志去心　牛膝去苗　以上各三分

右件药。细剉和匀。用生细袋盛。以酒三斗。浸十日。空心温服一小盏。晚食前再服。以差为度。忌生冷油腻动风物。

金牙浸酒。治积年八风五注。举身亸曳。不得转侧。行步跛躃。不能收摄。又暴中风。口噤失音。语不通利。四肢筋脉皆急。毒风起。流走无常处。

金牙捣碎　细辛　地肤子　干姜炮裂剉　熟干地黄　附子炮裂去皮脐　防风去芦头　茵芋　川椒去目　蒴藋根各四两　羌活一斤

右件药。细剉。以生绢袋盛。用清酒三斗。于瓷瓮中渍之。密泥封。勿泄气。春夏三四日。秋冬六七日。开。每温服一小盏。常令醺醺然。此酒无毒。亦可小醉。不尽一剂。病无不愈。又令人肥健。

天雄浸酒方。治风。及充壮血脉。益精气。明耳目。黑鬓发。悦颜色。除久风湿痹。祛筋脉挛急。强腰膝。倍气力。

天雄三两炮裂去皮脐　川椒三两去目　干姜二两炮裂　茵芋二（三）两　附子二两炮裂去皮脐　肉桂三两去皴皮　牛膝三两去苗　川乌头二两炮裂去皮脐　白蔹半（二）两　踯躅花三两微炒

右件药。细剉。用生绢袋盛。以好酒二斗渍之。春夏五日。秋冬，七日。每服一小盏。后渐渐增之。夏月恐酒酸。以油单裹瓶。悬于井中。近水即不酸也。其药滓曝干。捣细罗为散。每服。以酒调下二钱。空心及晚食前服。忌生冷猪鸡肉豆豉。

牛膝浸酒。治风及偏枯。腰膝疼痛。

牛膝八两去苗　鼠黏子三两微炒　防风二两去芦头　牛蒡根四两　萆薢二两　大麻子三合捣碎　晚蚕砂三合　枸杞子二两　羌活二两　海桐皮二两　秦艽一两去苗　黑豆二合炒熟捣碎　苍耳子二两捣碎　附子二两炮裂去皮脐　五加皮　茄子根八两　虎胫骨二两涂酥炙微黄

右件药。细剉。以生细袋盛。用好酒三斗。密封瓮头。浸经七日。每日空心午时从夜临卧。温饮一小盏。其酒旋添。味淡即换药。忌猪鸡毒鱼黏滑物。

五粒松叶浸酒方。治风。

五粒松叶三斤十月初采　麻黄三两去根节　防风三两去芦头　天雄一两炮裂去皮脐　独活三两　秦艽二两去苗　肉桂三两去皴皮　牛膝四两去苗　生地黄二（一）斤

右件药。细剉和匀。以生绢袋盛。用好酒四斗浸之。春秋七日。冬二七日。夏五日。日满每服温一小盏。日三服。忌毒滑动风物。

独活浸酒方。治八风十二痺。

独活四两　石南四两　防风三两去芦头　茵芋　附子炮裂去皮脐　川乌头炮裂去皮脐　天雄炮裂去皮脐　桂心一两半　牛膝去苗　以上各一两

右件药。细剉。以生绢袋盛。用好酒二斗。渍经七日。每日随性温饮一小盏。勿令大醉。以效为度。

治风。无问新久。及偏枯。顽痹不仁。肢节缓急。宜服此浸酒方。

茵芋　狗脊　川乌头炮裂去皮脐　天麻　附子炮裂去皮脐　以上各二两　独活二两　踯躅一两炒黄　天雄二两炮裂去皮脐　牛膝一两去苗　防风三两去芦头　桂心一两半

右件药。细剉和匀。以生细袋盛。用好酒二斗。浸十日。每服。温饮一小盏。日三服。以效为度。忌生冷毒鱼鸡猪鹅鸭肉。

经效鼠黏根浸酒方。治风。

鼠黏根五斤掘时勿令见风密房内净洗薄切密室内阴干　防风五两去芦头　附子二两炮裂去皮脐　独活五两　汉防己二两　桂心二两　天麻二两　麻黄二两去根节　生地黄八两

右件药。细剉。用生绢袋碍。以无灰酒三斗浸之。密封。春夏七日。秋冬二七日开。每日空腹日午夜临卧。各温饮一小盏。

乌金浸酒方。治风。

黑豆二升紧小者炒熟捣碎　防风去芦头　桂心　附子炮裂去皮脐　羌活以上各二两　熟干地黄三两　乌鸡粪雌者以大麻子煨鸡七日后取粪一两

右件药。细剉和匀。入于生绢袋巾。用好酒二斗。于瓷瓮子中。重汤缓火。煮候药瓮子内有香气即止。每日三度。温饮一小盏。

桑枝浸酒方。治风。

花桑枝一斤　垂柳枝一斤　槐枝一斤　羌活三两　牛膝三两去苗　黑豆一升炒熟　附子三两炮裂去皮脐　桂心三两　熟干地黄三两

右件药。细剉和匀。以生绢袋盛。用好酒五斗。浸经七日后。每日食前后。任性暖饮一二小盏。不得令过度。但醺醺然。长有酒气为妙。忌生冷毒鱼猪肉。

牛蒡子浸酒方。治一切风。

牛蒡子　牛膝去苗　生地黄　枸杞子　干桑椹　大麻子以上各半斤

右件药。细剉。用生绢袋盛。以无灰酒三斗浸之。春夏七日。秋冬二七日开。每饮一小盏。常以酒气相续。日三五度饮之。忌生冷毒滑动风物。

百灵藤酿酒方。治风。

百灵藤十斤以水一石煎取三斗　神曲九两微炒黄色捣末　糯米三斗炊作饭

右候饭治。即熟揉曲末入饭中。并药汁。同入于瓮中。一如醖酒法。经三五日。看沫尽。即更炊一斗糯米饭。候冷。投入瓮中。即熟澄清。更三日后。每日不计早晚。温饮一小盏。服后。觉浑身汗出为效。

天罂木浸酒方。治风。立有奇效。

天蓼木一斤去皮细剉

右以生绢袋盛。以好酒二斗。浸之。春夏七日。秋冬二七日即开。每日空心。日中初夜。各温饮一小盏。老小临时加减。如若长服。只可每朝一盏。

治风。附子浸酒方。

附子半斤大者炮裂去皮脐

右细剉。以生绢袋盛。用好酒一斗。于瓷瓶中。密封浸七日。每服。温饮一小盏。日再服。以差为度。

枳壳浸酒方。治风。口偏眼急。

枳壳刮取上面青末三斤

右以微火炒去湿气。以酒二斗浸之。其药瓶常令近火。微暖。令药味得出。七日后。随性饮之。

治一切风通用摩风膏药诸方

踯躅摩风膏。治风。肢节多疼。肌肉顽痹。或偏体疮癣。或瘾疹风瘙。

踯躅花　羌活　防风去芦头　芎䓖　杏仁汤浸去皮　细辛　当归以上各一两　白蔹　白及　白芷　丹参　苦参　玄参　桂心　附子去皮脐　川乌头去皮脐　皂荚去黑皮　汉椒去目　莽草　川大黄以上各半两

右件药。细剉。以米醋一升。拌令匀。湿经三宿后。以慢火炒令干。用腊月猪脂二斤。以慢火同煎一日。候药味出尽。以新布绞去滓。更以绵滤过。再入锅中煎。以柳木篦。不住手搅成膏。候凝。收于瓷合中。每取一弹子大。摩于痛上。如腊月煎之。经入不坏也。

乌头摩风膏。治风。身体疼痛。手足顽麻。及伤寒身强。

川乌头五两生去皮脐　野葛一斤　莽草一斤

右件药。细剉。用酒拌匀。经三日。以猪脂五斤。与前药内铛中。以草火煎之。以乌头色焦黄为度。用绵滤去滓。收于瓷器中盛。或有患者。近火摩三二千遍。

乌头摩风膏。治风顽痹。腰脚不遂。四肢拘挛。并马坠疼痛不可忍。及白癞诸疮。兼脚气等。

乌头　附子并生用　当归各二两　羌活　细辛　桂心　防风去芦头　白术　川椒　吴茱萸各一两　猪脂一斤腊月者若半得驼脂尤好去脂膜煎化去滓放冷

右件药。并细切如大豆。以头醋微淹之。经一宿。煎猪脂。化去滓。内药缓火煎之。候附子黄色。即膏成。收瓷合中。有患者。频取摩之。宜用衣裹。切避风治。

摩风膏。治一切痛风。

当归三两　白芷一两　附子三两生去皮脐　细辛二两　桂心一两　天雄三两生去皮脐　干姜　芎䓖二两　川乌头二两生去皮脐　朱砂一两细研　雄黄一两细研　醋三升　松脂半斤　生地黄三两捣绞取汁　猪脂五斤炼成者

右件药。细剉。以地黄汁及醋。浸一宿。滤出。入猪脂中。慢火煎之。候白芷色黄。即膏成。绵滤去滓。人丹砂雄黄及松脂等。以柳木篦搅令匀。于瓷器中盛。每取少许。摩于病上。如胁下聚如杯者。摩及涂之即差。又面目黧黑消瘦。是心腹中冷。酒调半匙。日三服。病无不愈。合时勿令妇人鸡犬小儿见之。

雄黄摩风膏。治痛风。及白虎风。脚膝筋脉不利。挛痛抽掣。鬼疰贼风。并骨髓疼痛。

雄黄半两细研　硫磺二两细研　朱砂半两细研　鬼箭羽　犀角屑　侧子生去皮脐　羚羊角屑　鹿角胶　附子生去皮脐　踯躅　川乌头生去皮脐　木香　汉防己　牛膝去苗　细辛以上各一(二)两　虎胫骨六两　石斛去根　败龟　菖蒲以上各五两　熟干地黄　沙参去芦头　薯蓣　巴戟　芎䓖　续断　杜若　当归　秦艽去苗　狗脊　萆薢　茵芋　白蔹　桂心　杜仲去粗皮　川椒去目　天雄生去皮脐　以上各一两

右件药。细剉。以炼了腊月猪脂六斤。内铛中。同诸药。以文火煎。自早至午。候药味尽。用新布绞去滓。更以绵滤。净拭铛。更煎炼。然后入硫磺雄磺朱砂等。以柳木篦搅令匀。候凝。收于瓷器中。但有痛处。先用膏摩三二百遍。后涂膏于故帛上贴之。如内有风毒。即空心。以温酒下如弹子大。

永乐大典卷之三百三十二　一东

风　诸风证治三十五

一切风

方

和剂局方　乌犀圆。治丈夫、妇人卒中诸风。牙关紧急。膈上多痰。或语言謇涩。口眼㖞斜。用薄荷汁与酒各少许。化三圆服之。良久再服。立有大效。又治瘫缓。暗风痫病。手足潮搐。心神不安。遍身烦麻。肠风痔瘘。肾脏风毒。上攻下注。妇人血风。头旋吐逆。皮肤肿痒。遍身疼痛。

白术米泔浸一宿，切，焙干微炒　白芷　干姜炮　枳壳去瓤麸炒　天竺黄细研　虎骨酒醋涂炙令黄　厚朴去粗皮，姜汁涂炙令熟　何首乌米泔浸一宿，煮过，切，焙　败龟酒醋涂炙令黄　桑螵蛸微炒　缩砂仁　蔓荆子去白皮　丁香　晚蚕蛾微炒各三分　萆薢微炙　细辛去苗　藁本去土　槐胶　阿胶杵碎，炒　陈皮去白，微炒　天南星浸洗，生姜自然汁煮软，切，焙干炒黄　羌活去芦　麝香别研　天麻酒洗，切，焙　半夏汤洗七次，姜汁浸三日，炒　茯苓去皮　独活去苗　人参去芦　羚羊角镑　藿香叶去土　槟榔　川乌烧令通赤，留烟少许，入坑内，以盏覆。新上围，食顷出　肉桂去粗皮　沉香　麻黄去根、节　白僵蚕去丝、嘴，微炒　白附子炮　干蝎微炙　防风去芦　白花蛇酒浸一宿，炙熟用肉　乌蛇酒浸一宿，炙，去皮、骨，令熟，用肉　木香各一两　石斛去根　水银　蝉壳去上微炒　川芎　肉豆蔻去壳微炮　硫磺末，用瓷盏盛，慢火养成汁，入前水银，急炒如青泥，细研　附子水浸后，炮去皮，脐　龙脑别研　朱砂研飞　雄黄研飞　牛黄别研各半两　狐肝三具腊月采取，同乌鸦一只，入新瓦罐内，以瓦盆子盖头，用泥固济，用炭火一秤，烧令通赤，待烟尽取山，候冷，研令极细用　乌鸦一只腊月采取，去嘴、翅、足　腻粉别研一分　当归去芦酒浸，焙，炒　乌犀镑各二两

右五十八味。并须如法修事。捣研令细。炼白蜜合和。入酥，再捣五千下。圆如梧子大。常服一圆。不计时。薄荷汤或茶嚼下。

牛黄清心圆。治诸风缓纵不随。语言謇涩，心忪健忘。恍惚去来。头目眩冒，胸中烦郁，痰涎壅塞。精神昏愦。又治心气不足。神志不定。惊恐怕怖。悲忧惨戚。虚烦少睡。喜怒无时。或发狂癫。神情昏乱。

白芍药　麦门冬去心　黄芩　当归去苗　防风去苗　白术各一两半　柴胡　桔梗　芎䓖　白茯苓去皮　杏仁去皮、尖、双仁，麸炒黄，别研各一两二钱半　神曲研　蒲黄炒　人参去芦各二两半　羚羊角末　麝香研　龙脑研各一两　肉桂去粗皮　大豆黄卷碎炒　阿胶碎炒各一两七钱半　白蔹　干姜炮各七钱半　牛黄研一两二钱　犀角末二两　雄黄研飞　八钱　干山药七两　甘草剉，炒五两　金箔一千二百箔内百箔为衣　大枣一百枚　蒸熟去皮、核，研成膏

右除枣、杏仁、金箔、二角末及牛黄、麝香、雄黄、龙脑四味外。为细末。入余药和匀。用炼蜜与枣膏为圆。每两作一十圆。用金箔为衣。每服一圆。温水化下。食后服之。

小儿惊痫，即酌度多少。以竹叶汤温温化下。

龙脑天麻煎。治一切动风及瘫缓风。半身不遂。口眼㖞斜。语涩涎盛。精神昏愦。或筋脉拘挛。遍身麻痹。百节疼痛。手足颤掉。及肾脏风毒上攻。头面虚肿。耳鸣重听。鼻塞口干。痰涎不利。下注腰腿。脚膝缓弱。肿痛生疮。又治妇人血风攻注。身体疼痛。面浮肌瘦。口苦舌干。头旋目眩。昏困多睡。或皮肤瘙痒。瘾疹生疮。暗风夹脑风，偏正头痛。并皆治之。

甜瓜子汤洗令净　浮萍草拣，洗净　川乌炮，去皮、脐　地榆去苗，刮削令净　黑参洗净，焙各五十两　天麻去苗一百两

右六味。为细末。用雪水、白沙蜜各一十五斤零一十两同化开。用绢袋子滤过。银、石器内慢火熬成稠膏。

生龙脑研八两　麝香研四两

右为细末。除龙、麝外。用天麻乌头膏和搜令匀。放冷。入龙、麝再搜令匀。入臼内捣千百杵。搓为挺子。每服一皂荚子大。与薄荷同嚼。茶酒任下。不计时候。治瘫缓风，并服见效。如破伤风。黑豆淋酒下。要发汗。用煨葱。热酒并服三服。常服亦得。

牛黄小乌犀圆。治诸风筋脉拘急。手足麻痹。语言謇涩。口面㖞斜。心怔恍惚。痰涎壅滞。头目昏眩。肢节烦疼。及中风瘫缓。暗风痫病。肾风上攻。面肿耳鸣。下注腰脚。沉重疼痛。妇人血风，头旋吐逆。皮肤肿痒，遍身疼痛。

天麻去苗二十两　川乌炮，去皮、脐　地榆去苗，洗，焙　玄参洗，焙各十两

以上四味，为细末，以水少许化蜜，同于石锅内，慢火熬搅成稠膏，放冷，次入后药。

浮萍草净洗，焙　龙脑薄荷叶去土　甜瓜子各十两　生犀　朱砂研飞各五两　龙脑研　牛黄研　麝香研各一两

右为细末，与前膏子一处搜和，圆如鸡头大。每服一圆，细嚼，荆芥茶下，温酒亦得，不计时候。

娄金圆。治诸风神志不定。恍惚去来。舌强语涩。心怔烦闷。口眼㖞僻。手足亸曳。及风虚眩冒。头门昏痛。或旋运僵仆。涎潮搐搦。卒中急风。不省人事。小儿惊风诸痫。并皆治之。

甘菊去土四两　黄芪去芦头　藁本洗　白僵蚕去丝，嘴，爁　甘草爁　羌活去苗　麻黄去根、节　茯苓去皮　芍药　犀角镑　各二两　白芷洗　南星末，以牛胆汁和作饼，阴干　细辛去苗，洗，焙　人参去芦　防风去芦　川芎各一两半　龙脑研　牛黄研　麝香研　白附子炮　天竺黄各一两　白花蛇酒浸，去皮，骨，炙　天麻去苗各三两　生地黄汁五升入蜜一两，酒二升，酥一两半慢火熬成膏，放冷　金箔一百片为衣

右为细末。以地黄汁膏子搜和。每两作五十丸。以金箔为衣。每服一圆，细嚼。温酒下。若中风涎潮不语。昏塞甚者。加至三圆。用薄荷自然汁同温酒共半盏。化药灌之。常服一圆。浓煎人参汤嚼下，薄荷汤亦得。小儿每服皂荚子大。薄荷汤化下。

龙脑芎犀圆。消风化痰。除心肺邪热。去头面诸风。治偏正头痛。心怔烦郁。面热目瞤。鼻塞脑昏。痰热咳嗽，咽膈不利。

石膏细研　川芎各四两　生龙脑别研　生犀角　山栀子去皮各一两　朱砂研飞四两内一两为衣　人参去芦　茯苓去皮，用白者　细辛去苗　甘草炙各二两　阿胶碎炒一两半　麦门冬去心三两

右除别研、后入外。并捣、罗为细末。炼蜜为圆。每服一圆至二圆。细嚼。茶、酒任下。食后服。

八风丹。治诸风及痰热上攻。头痛面赤。目眩旋运。鼻塞咽干。颈项不利。痰唾稠浊。神情如醉。百节疼痛。耳啸蝉鸣。而上游风。口眼蠕动。

滑石细研　天麻酒浸各一两　龙脑研　麝香研各一分　白僵蚕微炒　白附子炮各半两　半夏白矾制二两　寒水石火烧通赤，细研，水飞半斤

右件药。捣罗为细末。入研者药同研令匀。炼蜜和圆如樱桃大。每服一圆。细嚼。温荆芥汤下。茶清亦得。食后服。

青州白丸子。治男子、妇人半身不遂。手足顽麻。口眼㖞斜。痰涎壅塞，及一切风，他药所不能疗者。小儿惊风。大人头风。洗头风。妇人血风。并宜服之。

半夏白好者，水浸洗过七两生用　川乌头去皮、脐，生用半两　南星生三两　白附子生二两

右捣、罗为细末。以生绢袋盛。用井花水摆。未出者更以手揉令出。如有滓。更研，再入绢袋摆尽为度，放瓷盆中，日中晒。夜露至晓。弃水。别用井花水搅。又晒。至来日早。再换新水搅。如此春五日。夏三日。秋七日。冬十日。去水晒干。候如玉片。碎研。以糯米粉煎粥清为圆。如绿豆大。初服五圆。加至十五圆。生姜汤下。不拘时候。如瘫缓风。以温酒下二十圆。日三服。至三日后。浴当有汗。便能舒展。服经三、五日。呵欠是应。常服十粒已来。永无风痰隔壅之患。小儿惊风。薄荷汤下两、三圆。

皂角圆。治风气攻注。头面肿痒。遍身拘急。痰涎壅滞。胸膈烦闷。头痛目眩。鼻塞口干。皮肤瘙痒。腰脚重痛。大便风秘。小便赤涩。及咳嗽喘满。痰唾稠浊。语涩涎多。手足麻痹，暗风痫病。偏正头痛。夹脑风。妇人血风攻注。遍身疼痛。心怔烦躁。瘾疹瘙痒。并宜服之。

皂角捶碎，以水一十八两六钱揉汁，用蜜一斤，同熬成膏　干薄荷叶　槐角爁各五两　青橘皮去瓤　知母　贝母去心，炒黄　半夏汤洗七次　威灵仙洗　白矾枯过　甘菊去枝各一两　牵牛子爁二两

右为末。以皂角膏搜和为圆。如梧桐子大。每服二十圆，食后。生姜汤下。痰实咳嗽。用蛤粉齑汁下。手足麻痹。用生姜薄荷汤下。语涩涎盛。用荆芥汤下。偏正头疼。夹脑风。用薄荷汤下。

大通圣白花蛇散。大治诸风，无问新久。手足亸曳。腰脚缓弱。行步不正。精神昏冒。口面㖞斜。语言謇涩。痰涎壅盛。或筋脉挛急。肌肉顽痹，皮肤瘙痒。骨节烦疼。或痛无常处。游走不定。从风气上攻。面浮耳鸣。头痛目眩。下注腰脚。腰疼腿重。肿痒生疮。并宜服之。

海桐皮去粗皮　杜仲剉，炒　天麻去苗　干蝎炒　郁李仁　赤箭　当归去芦头，酒浸　厚朴生姜汁制　蔓荆子去白皮　木香　防风去苗　藁本去土　白附子炮　肉桂去粗皮　羌活去芦头　萆薢酒浸一宿　虎骨醋炙　白芷　山药　白花蛇酒浸，炙，去皮，骨，用肉　菊花去枝、梗　牛膝去苗　甘草炙　威灵仙去上各一两

右等分为末。每服一钱至二钱。温酒调下，荆芥汤亦得。空心服之。常服祛逐风气。通行荣卫。久病风入。尤宜常服。轻可中风。不过二十服。平复如故。

清神散。消风壅。化痰涎。治头昏目眩。心忪而热。脑痛耳鸣。鼻塞声重。口眼瞤动。精神昏愦。肢体疼倦。颈项紧急。心膈烦闷。咽嗌不利。

檀香剉　人参去芦　羌活去苗　防风去苗各一十两　薄荷去上　荆芥穗　甘草爁各二十两

石膏研四十两　细辛去苗，洗，焙五两

右为末。每眼二钱。沸汤点服。或入茶末点服亦得。食后服。

乌荆圆。治诸风缓纵。手足不遂。口眼㖞斜。言语謇涩，眉目瞤动。头昏脑闷。筋脉拘挛，不得屈伸。遍身麻痹。百节疼痛。皮肤瘙痒。抓成疮疡。又治妇人血风。浑身痛痒。头疼眼晕。又肠风脏毒。下血不止。服之尤效。久服令人颜色和悦。力强轻健须发不白。

川乌炮，去皮脐一两　荆芥穗二两

右为细末。醋、面糊圆如梧桐子大。每服二十粒，酒或热水下。有疾食空时。日三、四服。无疾早晨一服。有少府郭监丞，少病风挛搐，头颔宽亸不收，手承颔，然后能食，服此六、七服即瘥，遂长服之，已五十余。年七十余，强健，须发无白者。此药疗肠风下血尤妙。屡有人得效。予所目见，下血人服而瘥者，一岁之内，已数人矣。

乳香没药丸。治男子、妇人一切风气。通经络。活血脉。治筋骨疼痛。手足麻痹，半身不遂。暗风头旋。偏正头风。小中急风。手足疼痛。牙关紧急。四肢软弱。肾脏风毒。上攻头面。下注腰脚。生疮，遍体疼痠。并宜服之。

抚芎一百八两　踯躅花炒　木鳖仁　白胶香拣净　藿香拣，炒　白僵蚕洗，焙　五灵脂拣　白芷拣　当归各七十二两　地龙一百四十四两　何首乌二百四十四两　威灵仙洗二百二十二两　草乌头炒六百四十八两

右为末。醋糊圆如梧桐子大。每服五圆。不可多服。食后。用薄荷茶吞下。温酒亦得。有孕妇人不可服。

大圣一粒金丹。治男子、妇人急患中风。左瘫右痪。手足瘈疭。口眼㖞斜。涎潮语涩。遍身疼痛。偏正头风。凡属风疾悉皆疗之。

大黑附子炮，去皮、尖　大川乌头炮，去皮、尖　新罗白附子炮各二两　白蒺藜炒，去尖刺　白僵蚕洗，去丝，微炒　五灵脂研各一两　没药别研　白矾枯，别研　麝香净肉研　细香墨磨汁　朱砂研各半两　金箔二百箔为衣得效方。前三味各一两。余各二钱半。无金箔。

右前六味同为细末。后四味研停合和。用井花水一盏。研墨尽为度。将墨汁搜和，杵臼内捣五百下。丸如弹子大。金箔为衣。窨干。每服一粒。食后、临卧。生姜自然汁磨化。入热酒服。再以热酒随意多少饮之。就无风暖处卧。衣盖被覆。汗出即瘥。病少者每粒分二服。忌发风物。孕妇不可服。洪氏集验方云。张真甫舍人传。得之刘信叔。名一粒金丹。

乳香应痛圆。治一切风气。左瘫右痪。口眼㖞斜。半身不遂。语言謇涩。精神恍惚。痰涎壅塞。筋脉拘挛。或遍身顽痹。走注疼痛。脚膝缓弱。行步艰难。又治打扑伤损。瘀血不散。痛不可忍。或行路劳伤。脚膝浮肿疼痛。或肾脏风毒上攻。面肿耳鸣。下注脚膝沉重。及治偏正头痛。攻注眼目。并皆疗之。

龙骨酒浸一宿，焙干，研粉水飞三度，日干四两半　蜈蚣六条去尾针，以薄荷叶裹，煨熟　赤小豆生用　虎骨酥炙焦各六两　白僵蚕炒。去丝、嘴　草乌头炮，去皮，尖各十二两　白胶香拣净，炼过　天麻去芦，洗　川牛膝酒浸，去芦　川当归去芦，酒浸各三两　全蝎去尾针，微炙七十个　孔香研六钱　木鳖仁七十二只别研

右为细末。用醋糊圆，如梧桐子大。每服五圆至七圆。冷酒吞下。或冷茶清下亦得。不计时候。忌诸热物一时辰久。此药但临睡服尤妙。忌湿面、炙煿、鲊脯、发热、动风等物。

追风散。治年深日近。偏正头痛。又治肝脏久虚。血气衰弱。风毒之气上攻头痛。头眩目晕。心忪烦热。百节痠疼。脑昏目痛。鼻塞声重。项背拘急。皮肤瘙痒。面上游风。状若虫行。及一切头风。兼治妇人血风攻注。头门昏痛，并皆治之。常服清头目。利咽膈。消风壅。化痰涎。又方见后。

川乌炮，去皮、脐，尖　防风去芦，叉　川芎洗　白僵蚕去丝，嘴，微，炒　荆芥去梗　石膏煅烂研　甘草炙各一两　白附子炮　羌活去芦，洗，锉　全蝎去尾针，微炒　白芷　天南星炮　天麻去芦　地龙去土，炙各半两　乳香研　草乌炮，去皮、尖　没药细研　雄黄细研各一分

右为细末。每服半钱。入好茶少许同调。食后及临睡服。

追风散。治证与前追风散同。

白僵蚕去丝、嘴、炒　全蝎微炒　甘草炙　荆芥各二两　川乌炮去皮、脐　防风去芦、叉　石膏研各四两　川芎三两　麝香研一两。

右为细末。每服十钱。好茶调下。食后，临卧服。清头目。利咽膈。消风壅。化痰涎。

乳香圆。治一切风疾。左瘫右痪。口眼㖞斜。半身不遂。语言謇涩。精神恍惚。痰涎壅塞。手足亸曳。筋脉拘挛。或遍身顽痹。走注疼痛。脚膝缓弱。行步艰辛。又治打扑损伤。瘀血不散。痛不可忍。或行路劳伤。脚膝浮肿疼痛。或肾脏风毒。上攻面肿耳鸣。下注脚膝沉重。并皆治之。

糯米炒　川乌头炮，去皮尖　五灵脂去砂土各二两　乳香研　白芷锉　藿香叶洗　天南星炮　没药研　荆芥去枝、梗　赤小豆生　骨碎补去毛　白附子炮各一两　松脂研半两　香墨煅　草乌头炮，去皮，脐各五两

右为细末。酒煮面糊圆。如梧桐子大。每服十圆至十五圆。冷酒吞下。茶清亦得。不拘时。忌热物一时辰。

黑神圆。治男子、女人左瘫右痪。脚手顽麻。腰膝疼痛。走注四肢百节皆痛。并宜服之。

熟干地黄净洗　赤小豆生　干姜炮　藁本洗，去芦　麻黄剉，去节，汤去沫　川芎各六两　羌活不见火　甘松洗去土　当归洗，去芦　各三两　川乌炮，去皮、脐　甘草锉各十八两　藿香洗去土　香墨烧醋淬各半斤　草乌炮，去皮、尖一斤　白芷十二两

右为细末。以水煮面糊圆。如龙眼大。每服一、二粒。细嚼。茶酒任下。如妇人血风。脚手疼痛。打扑损伤。亦宜服之。

至宝丹。疗卒中急风不语。中恶气绝。中诸物毒暗风。中热疫毒。阴阳二毒。山岚瘴气毒。蛊毒水毒。产后血晕。口鼻血出。恶血攻心。烦躁气喘。吐逆。难产闷难（一本作乱）。死胎不下。已上诸疾。并用童子小便一合。生姜自然汁三、五滴。入于小便内温过。化下三圆至五圆。神效。又疗心肺积热。伏热呕吐。邪气攻心。大肠风秘。神魂恍惚。头目昏眩。睡眠不安。唇口干燥。伤寒狂语。并皆疗之。

生乌犀屑研　朱砂研飞　雄黄研飞　生玳瑁屑研　琥珀研各一两　麝香研　龙脑研各一分　金箔半入药半为衣　银箔研各五十片　牛黄研半两　安息香一两半为末，以无灰酒搅澄飞过，滤去沙上，约得净数一两，慢火熬成膏

右将生犀、玳瑁为细末。入余药研匀。将安息香膏重汤煮凝成后。入诸药中和搜成剂。盛不津器中。并旋圆如桐子大。用人参汤化下三圆至五圆。又疗小儿诸痫急惊心热。

卒中客忤。不得眠睡。烦躁风涎搐搦。每二岁儿服二圆。人参汤化下。

和太师牛黄圆。治卒暴中风。眩运倒仆，精神昏塞。不省人事。牙关紧急。目睛直视，胸膈、喉中痰涎壅塞。及诸痫潮发。手足瘈疭。口眼相引。项背强直。并皆治之。

石燕　蛇黄　磁石以上三味，并火烧醋淬九遍，细研　雄黄研飞　辰砂研飞　石绿研飞各一两　牛黄　粉霜研　轻粉细研　麝香细研各半两　银箔研一百片　金箔一百片为衣

右件都研匀细。用酒煮面糊和圆。如鸡头大。每服一圆。煎薄荷酒磨下。老人可服半圆。小儿十岁已下。分为四服。蜜水磨下。四岁已下，分为五服。未满一岁。可分为七服。如牙关紧急。以物斡开灌之。

碧霞丹。治卒中急风。眩运僵仆。痰涎壅塞。心神迷闷。牙关紧急。目睛上视。及五种痫病。涎潮搐搦。

石绿研九度飞十两　附子尖　乌头尖　蝎梢各七十个

右将三味为末。入石绿令匀。面糊为圆。如鸡头大。每服急用薄荷汁半盏化下一圆。更入酒半合温暖服之。须臾吐出痰涎。然后随证治之。如牙关紧急。斡开灌之立验。

大醒风汤。治中风痰厥。涎潮昏运。手足搐搦，半身不遂。及历节痛风。筋脉挛急。并皆治之。

南星生八两　防风生四两　独活生　附子生，去皮，脐　全蝎微炒　甘草生各二两

右㕮咀。每服四钱重。水二大盏。生姜二十片。煎至八分。去滓。温服。不拘时候。日进二服。

七生圆。治丈夫、妇人三十六种风。五般腰疼。打扑伤损。入骨疼痛。背膊拘急。于足顽麻。走注不定，筋脉挛缩。久患风疾。皆疗之。

地龙去上　五灵脂去石　松脂去木　荆芥去枝，梗　川乌炮，去皮、脐　天南星炮各一两　草乌炮，去皮、尖二两

右为细末。醋煮面糊为圆。如梧桐子大。每服五圆至七圆。茶酒任下。孕妇不可服。

追风应痛圆　一切风疾。左瘫右痪。半身不遂。口眼㖞斜。牙关紧急。语言謇涩。筋脉挛急。百骨节痛。上攻下注。游走不定。腰腿沉重，耳鸣重听。脚膝缓弱。不得屈伸。步履艰难。遍身麻痹。皮肤顽厚。又妇人血风攻注。身体疼痛。面浮肌瘦。口苦舌干。头旋目眩。昏困多睡。或皮肤瘙痒，瘾疹生疮。暗风夹脑。偏正头疼。并治之。

威灵仙　狗脊去毛各四两　何首乌　川乌炮，去皮、脐各六两　乳香研一两　五灵脂酒浸，淘去沙石五两半

右为末。酒糊为圆。每服十五圆。加至二十圆。麝香温酒吞下。只温酒亦得。食稍空服。常服轩身体。壮筋骨。通经活络。除湿去风。孕妇不可服。

黑神圆。治一切风疾。及瘫痪风。手足颤掉。浑身麻痹。肩背拘急。骨节疼痛。兼治妇人血风。头旋眼晕。精神困倦。

牡丹皮　白芍药　川芎　麻黄上根，节各四两　赤芍药　甘草各十两　荆芥　草乌炮各六两　乌豆八两　何首乌米泔浸，切，焙十二两

右为细末。水糊为圆。如鸡头大。每服一圆。细嚼。茶酒任下。不计时候。妇人血风流注。用黑豆淋酒下。小儿惊风。煎金银汤下。伤风咳嗽。酒煎麻黄下。头痛。葱茶下。

苦参圆。治心肺积热。肾脏风毒攻于皮肤。时生疥癞。瘙痒难忍。时出黄水。及大风手足烂坏。眉毛脱落。一切风疾。并皆治之。

苦参三十二两　荆芥去梗十六两

右为细末。水糊为丸。如梧桐子大。每服三十圆。好茶吞下。或荆芥汤下。食后服。

乌药顺气散。治男子妇人一切风气。攻注四肢。骨节疼痛。遍身顽麻。头目眩晕。及疗瘫痪。语言謇涩。筋脉拘挛。又治脚气。步履艰难。脚膝软弱。妇人血风。老人冷气。上攻胸臆。两胁刺痛。心腹膨胀。吐泻肠鸣。

麻黄去根节　陈皮去瓤　乌药去木各二两　白僵蚕去丝嘴炒　川芎　枳壳去瓤麸炒　甘草炒　白芷　桔梗各一两　干姜炮半两三因方加薄荷七叶

右为细末。每服三钱。水一盏。姜三片。枣一枚。煎至七分。温服。如四时伤寒。憎寒壮热。头痛肢体倦怠。加葱白三寸。同煎并服。出汗见效。如肉挫身体疼痛。温酒调服。遍身瘙痒。抓之成疮。用薄荷三叶煎服。孕妇不可服。常服疏风顺气。三因方治风气不顺。手足偏枯。流注经络。并湿毒进袭。腰膝变痹。筋骨疼痛。治气去薄荷。用枣肉二枚。

防风圆。治一切风。及痰热上攻。头痛恶心。项背拘急。目眩旋运。心忪烦闷。手足无力。骨节疼痹。言语謇涩。口眼瞤动。神思恍惚。痰涎壅滞。昏愦健忘。虚烦少睡。

防风洗　川芎　天麻去苗，酒浸一宿　甘草炙各二两　朱砂研，为衣半两

右为末。炼蜜为圆。每两作十圆。以朱砂为衣。每服一圆。荆芥汤化服。茶、酒嚼下亦得。不拘时候。

大圣保命丹。治丈夫、女人一切风疾。气血俱虚，阴阳偏发。卒暴中风。僵卧昏塞。涎潮搐搦。脚手颤掉。不省人事。舌强失音。手足亸曳。口眼㖞斜。或瘫痪偏枯，半身不遂。语言謇涩。举止错乱。四肢麻木。又治癫痫倒卧。目瞑不开。涎盛作声。或角弓反张。目睛直视。口禁闷绝。牙关紧急。又治风搏于阳经。目眩头痛。耳作蝉声。皮肤瞤搐。频欠好睡。项强拘急。不能回顾。及肾脏风虚。脚膝疼痛。步履艰辛。偏风流注一边。屈伸不得。无问久新。并皆治之。

方与前大圣一粒金丹同。

右为细末拌匀。用上件墨汁和药。每一两分作六圆。窨干。用金箔为衣。每服一圆。用生姜半两和皮擦取自然汁。将药圆于姜汁内化尽为度。用无灰酒半盏暖热。同浸化。温服。量病人酒性多少。更吃温酒一、二升。投之以助药力。次用衣被盖覆便卧。汗出为度。势轻者。每服半圆。不拘时。如有风疾。常服尤佳。补五脏。固真元。通流关节。祛逐风邪。壮筋骨。活血驻颜。

龙虎丹。治丈夫、妇人新得、久患急、缓风。半身不遂。手脚筋衰。及风毒攻注。遍身疮疥。头风多饶白屑。毒风面上生疮。刺风状如针刺。痫风急倒作声。顽风不忍痛痒。疬风颈生斑驳。暗风头旋眼黑。瘖风面生赤点。肝风鼻闷眼瞤。偏风口眼㖞斜。节风肢节断续。脾风心多呕逆。酒风行步不前。肺风鼻塞项疼。胆风令人不睡。气风肉似虫行。肾风耳内蝉鸣。阴间湿痒。

黑牵牛爁　藿香叶生　天麻去苗　牛膝去苗，酒浸，切，焙微炒　硫磺结沙　天竺黄生研　细辛去苗，洗　半夏汤洗七次，生姜汁制　附子炮，去皮、脐　何首乌去粗皮　羌活去苗，洗，焙　独活去苗　柴胡去苗　川芎洗　桔梗生各二两　寒水石烧通赤，研飞一斤　茴香淘，去土，焙　甘松洗去土，焙　肉桂去粗皮　五灵脂生　白芷生　菊花去土　川乌炮，去皮、脐　白僵蚕去丝、嘴炒　缩砂仁生　各五两　牙硝研　木香生　水银与硫磺用慢火结成沙子　雄黄研飞　麝香研各一两　地龙去土，爁　白干姜炮　朱砂研飞　白蒺藜爁　防风去苗，各三两　乌蛇酒浸，炙，去皮，骨八两　龙脑研

半两

右为细末。炼蜜为剂。每服一圆。如鸡头大。用薄荷酒嚼下。日进一服。重即两服。产后惊风。乳道见物。朱砂酒磨下。产后身多虚肿。血风。频增昏沉。身如针刺。发随梳落。面黄心逆。并煎当归酒嚼下。日进两服。若治伤寒。炒葱、豉。酒嚼下一、二服。盖覆出汗立愈。小儿惊风。薄荷酒化下少许。大人急风。口噤失音等。薄荷酒化灌之。常服茶、酒任下。不拘时候服。

圣济总录　大黄丸方。治三十六种风。

大黄剉　蔓荆实　桂去粗皮　麻黄去根节汤煮掠去沫各一两　羌活去芦头　芎䓖各一两半　防己　白附子炮各二两半　白花蛇酒浸去皮骨炙干三两　雄黄研　空青研各半两　腻粉研　麝香研各半钱

右一十三味捣研为末。炼蜜和丸。如梧桐子大。每服三十丸。温酒下。服讫饮酒三两盏。以衣复出汗如桃膠。后每夜服七丸。四十九日愈。

许叔微普济本事方　续断汤。治一切风。

续断洗剉焙干　杜仲剉如豆炒令黑　肉桂去粗皮不见火　防风去钗股　甘草炙　牛膝洗净剉焙酒浸一宿再焙　白茯苓去皮　细辛去叶　人参去芦　当归洗去芦薄切焙干　白芍药各一两　川芎洗　秦艽去芦洗　川独活黄色如鬼眼者去芦洗焙秤　熟地黄酒洒九蒸九曝焙干秤各三两

右为细末。每服二钱。水一盏。生姜三片。枣一个。同煎至七分。空心食前稍热服。

山蓣圆。治一切风。

山蓣　人参去芦　沙参洗　远志去心剉洗炒黄色　防风去钗股　真珠母去钻真珠研如粉　紫石英研水飞　茯神去木　虎骨各一两酥塗炙焦黄酒或羊脂亦可　虎睛一对酒浸切焙　龙齿粘舌者　五味子拣　丹参洗　石菖蒲去须洗

华阴细辛去叶各一分

右为细末。炼蜜为圆。梧子大。每服三十圆至五十圆。金银薄荷汤下。食后卧服。

独活散。治一切风。

川独活黄色如鬼眼者去芦洗焙秤　白术　白茯苓去皮　秦艽洗去芦　葳蕤洗　柏子仁研　甘草炙各一两　犀角镑　川椒去目并合口微火炒地上出汗　熟干地黄酒洒九蒸九曝焙干秤　枳实汤浸洗去穰薄切麸炒　白芷不见火　官桂去粗皮不见火各半两　人参去芦一分

右为细末。每服二钱。水一盏。生姜三片。枣一个。同煎至七分。不拘时候服。

定风饼子。治风客阳经。邪伤腠理。背膂强直。口眼㖞斜。体热恶寒。痰厥头痛。肉瞤筋惕。辛頞鼻渊。及饮酒过多。呕吐涎沫。头目眩运。如坐车船。常服解五邪伤寒。辟雾露瘴气。爽慧神志。诸风不生。

天麻　川乌去皮尖　南星　半夏　川姜　川芎　白茯苓　甘草各等分并生

右细末。生姜汁为圆。如龙眼大。作饼子。生朱为衣。每服一饼。细嚼。热生姜汤下。不拘时候。熙丰间王承相常服。预防风疾神验。

拒风丹。治一切风。

川芎四两　防风去叉股者一两半　天麻去芦一两　甘草一两炙　细辛去叶三钱半　荜茇半两

右细末。炼蜜和杵。每两作一十圆。每服一粒。细嚼。荆芥汤或温酒下。寻常些小伤风。头痛鼻塞。项强筋急。皆可服。予家常合。老幼所须之药。

许叔微普济本事方　治一切风中及左瘫右痪。口眼㖞斜。一切风疾。

皂角三茎刮去黑皮并子一茎酒浸一茎烧留性一茎炙黄　薄荷三两　黑牵牛三两　何首乌十二两

右先将皂角为末。入水得其中。熬成膏。却入后三味。捣一二千杵。为员如梧桐子大。每服二十员。茶酒任下。

王衮博济方　烧肝散。治三十六种风。二十四般冷。五劳七伤。一切痢疾。脾胃久虚。不思饮食。四肢无力。起止甚难。小便赤涩。累年口疮。久医不差。俱依此法。服之必愈。

茵陈　犀角　石斛　柴胡去苗　白术　芍药各半两　干姜　防风　桔梗　紫苏　白芜荑　人参　胡椒　吴茱萸　官桂去皮各一两

右一十五味同为末。以羊肝一具。如无。即豮猪肝代之。分作三分。洗净。去血脉脂膜。细切。用末五钱。葱白一茎。细切相和。以温纸三五重裹之。后掘地坑。内以火烧。令香熟。每日空心。生姜汤下。大段冷劳。不过三服见效。

藁本散。治一切风。治妇人血风。丈夫筋骨风。肠风痔漏。四肢软弱。及小儿急风。能疗骨节风攻疼痛等。并寸口白虫。解伤寒。若能常服。治诸风气诸疾。

藁本　赤箭　羌活　独活　芎䓖　防风去芦头　肉桂去皱皮　附子炮裂去皮脐　天麻去芦　地龙半两　乳香研　草乌去皮　没药　甘菊花　麻黄去根节　赤芍药　细辛　天蝎微炒已上各一两半　当归　牛膝去苗　枳壳麸炒微黄去瓤　甘草微炒赤剉以上各一两半

右捣罗为散。每服以温酒调下一钱。薄荷汤调下亦得。忌生冷猪鸡毒鱼动风物。一方无干蝎。

双丸子方。治瘫痪。一切风疾伤寒等。

乌蛇酒浸去皮骨炙　天麻　蝎梢全者　天南星炮　原蚕蛾炒　犀角镑　羚羊角屑镑　丹砂研　藿香叶　白檀香　零陵香各一两　天雄尖　麝香研各半两　牛黄研　雄黄研各一两　狐肝一具水煮薄切焙干别研　乌鸦一只去嘴爪肠肚于瓷罐内烧为灰别研罗入诸药末内用

右除别研外。捣罗为末。与别研者和匀。炼蜜和杵三五百下。用瓷器盛。每服二丸。薄荷汤下。大人如白豆。大。小儿如绿豆大。卒患并三服。瘫痪中风。入腻粉少许。水调同药化下。小儿惊风金银薄荷汤下。妇人血风。产后中风。手足拘挛。当归红花酒下。伤寒。豆淋酒下三五丸。

大通丹。治瘫痪并一切风。口眼㖞斜。语言謇涩。手足不便。

雄黄　硫磺　丹砂三味固研　水银　金银二味同水银结成沙子　铅丹　胡粉　硝石　白矾四味研各二两

右共一处和匀，入固济瓷瓶内，瓶子上注一小眼。用火养之。渐渐加火。若窍内有烟出。便用盐泥塞，更养一日。

铅霜二两　龙脑研半两　麝香研一两　玉屑半两　犀角镑半两　乌蛇一条去皮骨炙　白花蛇三两去皮骨炙　附子炮裂去皮脐二两　牛黄研半两　高良姜　蝉蜕　白僵蚕炒各一两　天竺黄　荜澄茄　天麻　白附子炮各二两

右为末。并前十味末再研匀。糯米饭和丸如小弹子大。阴干。若初得患。先洗浴。豆淋酒化下一丸。心膈不烦。津液俱生。如人行十里以来。用稀粥饮投之。须臾汗出便解。三日服一丸。

灵宝丸。治三十六种风疾。服之必愈。

天麻郓州者洗　天南星　独活　白附子新者　白僵蚕　川乌头炮　羌活洗　干蝎全者以上

各一两　牛黄一分细研旋入　麝香半两细研旋入　龙脑一分细研旋入

右件十一味各要上好药。净洗。日内晒干。不用近火。杵为细末。炼蜜为丸如豌豆大。诸色风疾。薄荷温酒下五丸。女人血风更入少当归末。温酒下。如瘫痪风下床不得。先用白矾半两为末。葱十茎煎汤温浴后。用薄荷汁温酒下三十丸。衣披盖出汗。别服补药。如是男子妇人疥癣瘰疬。并须依前法澡浴。服三十丸出汗。当日必瘥。小儿疮疥亦须如常浴。每一岁一丸。并须出汗永瘥。忌熟面、猪肉、鱼毒物。

大羌活丸。疗夹脑风唔风头旋。但是三十六种风疾。皆宜服之大效。

官桂去皮　茯苓　麻黄去节　剑脊乌蛇酒浸去皮骨炙令香　僵蚕　防风　枳壳　酸枣仁　苦参　羌活　独活　郁李仁去皮尖　龙骨　犀角镑细如无即以羚羊角充亦得　乌脂炒过去皮心如无即以乌头半两代之炮裂用　人参各一两

右件一十六味同杵为末。炼蜜为丸如梧桐子大。每服七丸。热酒下。功效繁多。不及一一具述。

治大风疾方。

威灵仙二两洗净　羌活一两　独活一两　丹参六两剉炒令黑黄　苍耳四两　仙灵脾二两　黑参去芦头二两　人参去芦头　沙参各二两　紫参一两　甘草生一两　黄芩一（半）两

右为末。食后临卧用温热水调下三钱。若五心无疮。眼不断瞳人。鼻梁不塌。服之一月便瘥。

神实丹。大治一切风疾。但服此药。无不应效。

自然铜半两（斤）　金星礜石　禹余粮石　石膏以上各一两　先将上件四味药用炭火煅通赤。倾在酽醋内淬。如此凡一七度了。放干后都捣罗为末。入在瓷盆内。以汤淘洗二十度。浮尽上面黑汗出了。只收在底真实药。于瓷器内慢火逼尽水脉。却细研。乃用诸药于后。

蔓荆子　威灵仙　茯茯　天竺黄　白僵蚕　天仙藤　铅白霜　蚆蜥去嘴尖炒　白蒺藜　旋覆花　甘草　半夏汤洗去涎七遍麸炒黄色　犀角镑　藿香以上各一分　桑螵蛸二十个　剑脊乌蛇酒浸去皮骨炙黄用肉一两　槟榔半两半生半熟　人参半两　瓜蒂二十（七）个　真虎骨一两酒浸炙黄　赤小豆四十九粒　白龙砂成白犬先系定将粟米餧三日取其第三日粪淘取粟米焙干用一两　上件药修制捣罗了。次用下项药。

好朱砂一两细研　牛黄　龙脑各一分　麝香　腻粉　乳香各少许

右以六味药研细如尘。用前药搅和令匀。用槐胶水煮面糊和得所。入铁臼捣熟。丸如弹子大。焙干。每一粒作十服。豆淋酒磨下。每五服食后浸皂角水磨下服之。小儿患。斟酌大小以加减与服。用薄荷金银花汤磨下。神效不可具述。

龙脑膏。治大风疾神效。

消梨一颗　乌蛇胆一个　冬瓜一枚截作五寸许去瓤用

右件药三味。掘地可深三尺以来。拂拭令净洁。置冬瓜于其内。以物载之。安蛇胆、消梨其上。即以土隔截盖之。至三七日看一度。冬瓜未甚坏则候七七日。看蛇胆、消梨、瓜肉浑化为汁。在冬瓜皮内取出一茶匙。医大风疾。一人小可风疾。以匙头温过。搅酒吃三两立愈。

杨倓家藏方　草灵宝丹。治一切中风及八风五痹。瘫痪亸曳。口眼㖞斜。眉角牵引。项背拘急。牙关紧急。心中悸闷。神情如醉。遍身发热。骨节烦疼。肌肉麻木。腰膝沉重。皮肤瞤动。壮若虫行。又治阳虚头痛。风寒入脑。目旋运转。似在舟船。耳内蝉鸣有如风之声应。风寒湿痹。脚气缓弱及打扑伤于筋骨。或遇天阴一身尽痛。不得睡卧并皆治之。

川芎　天麻酒浸去苗　当归　白芍药　细辛去土叶　荆芥穗　川楝子肉炒　麻黄去根节　五加皮　白鲜皮　何首乌酒浸　自然铜火烧七遍醋浸七遍　菊花　枳壳炒去穰　白术炒　薄荷叶　石斛炒去根　威灵仙去土　枸杞子　木香　川乌头炮去皮脐尖　甘草炒　附子炮去皮脐　草乌头炮去皮脐尖　香附子炒　车前子酒浸　金毛狗脊去毛　没药别研　人参去芦头　地骨皮去土　防风去芦头　羌活去芦头　香白芷　柴胡去苗　升麻　白牵牛炒　乌药　地龙去土炒　乌梢蛇酒浸去皮骨取肉秤　槐角子炒　大黄炒　风梢蛇酒浸去皮骨取肉秤　白花蛇酒浸去皮骨取肉秤。以上四十三味各四两　麝香肉一两别研一半为衣　乳香二两别研　乌鸦（同鸦）二只腊月者泥固济炭火煅令泥红取出　朱砂二两研同麝香为衣

右件四十七味。除研者药外。并为细末。再入研者药末。和匀。炼蜜为圆。每一两作五圆。朱砂麝香为衣。每服半圆或一圆。热酒化下。并皆治之。

麝香散。治一切风疾。筋脉缓纵。四肢亸曳。口眼㖞斜。足膝不能步履。腰背不能屈伸。及头目旋运。瘙痒顽麻。并宜服之。

牛蒡子一两一分微炒　犀角屑　细辛去叶土　黑参　麻黄去根节　白花蛇酒浸一宿炙去皮骨取肉　丹参　沙参　独活去芦头　人参去芦头　藁本去土　羌活去芦头　防风去芦头　甘菊花　全蝎去毒炒　白僵蚕炒去丝嘴。以上十五味各一两　海桐皮　败龟醋炙。二味各三分　天竺黄　天麻去苗　赤箭　牛膝酒浸一宿焙干　白附子炮　石斛去根　阿胶蛤粉炒成珠子　虎骨酥涂炙黄　槐实　半夏汤洗去滑。以上一十味各半两　槟榔三枚　酸枣仁汤泡去皮　肉桂去粗皮　朱砂别研　麝香别研。以上五味各一分

右件为末。次入研者药。和匀。每服一钱。温酒调下。食前空服。

荆芥圆。治一切风邪。上攻头面。旋运痰多。咽膈不利。口目瞤动。偏正头疼。或伤风头痛。发热。鼻塞声重。

荆芥穗一十二两　天麻去苗　附子炮去皮脐　白附子炮　乌药　当归洗焙　川芎以上六味各一两

右为细末。炼蜜为圆。每一两作一十圆。细嚼。茶酒任下。食后。

神化丹。治一切风瘫痪偏枯。疠风。卒中。瘖哑。神昏志乱。手足不遂。

天麻去苗　附子炮去皮脐　牛膝酒浸一宿　防风去芦头　地龙去土炒　白僵蚕炒去丝嘴　蝎梢去毒炒　羌活去芦头　独活去芦头　肉桂去粗皮　当归洗焙　乌蛇肉酒浸去皮骨取肉焙　干姜炮　败龟醋浸炙黄　虎胫骨醋浸炙黄　半夏生用　天南星生用　黑参　白附子生用以上一十九味各一两

右件为细末。炼蜜为圆。每一两作一十五圆。朱砂为衣。每服一圆。温酒化下。不拘时候。

中丹。补虚损。滋荣卫。治中风瘫痪。元气不足。一切危弱之疾。

砒好盆唇砒四两分作十块先以出山铅八两甘锅子内熔成汁用铁钳逐块钳砒擦铅汁中候化尽以铁杖搅极匀取出锅子放冷打破自然分胎铅不用砒如琥珀色　辰砂四两

右同研匀。入砂合子固济。灰池中顶火四面。养七日七放。候冷。开合取药。再研匀。气袋活火铄成汁。直候砒烟去尽。候冷取药。细研。稀糯米粥圆如鸡头大。每服一粒。空心。温酒盐汤任下。卧服时。将一粒入大火烧红。放冷服。凡老人体中不佳。饮食

不进。服数粒便觉气壮。食美。百病皆愈。

苏沈良方　四味天麻煎方。世传四味五两天麻煎方。盖古方本以四时加减。但传药料耳。春肝旺多风。故倍天麻。夏伏阴。故倍乌头。秋多泻痢。故倍地榆。冬伏阳。故倍元参。依此方常服。不独去病。乃保身延年。与仲景八味丸并驱矣。

通关散。治大人小儿诸风伤寒。

旋德乌头四两皱皮有芦头肌白者　藁本　防风　川芎　当归　天南星　白芷　干姜　雄黄细研　桂心各半两并生勿近火

右为细末。煨葱酒下一字或半钱。瘫痪。加牛黄、麝香。小儿减半。薄荷酒下。此散余日见医数人。今聊记其一二。曾在江南见市门有卧者。问之。久客贩。因病偏风。医之。遂至病困。为邸家所委。时伯氏为令。使人舁到令舍。调药饮之。又与十服。数日。伯氏出。市有一人扶倚床而呼曰。昔日卧者。今能扶榻起。又一吏病疮而挛。逾岁月卧矣。伯氏与散二钱匕。为八服。吏谬以为一服。服已。僵眩呕吐。几困将殆。数日疮挛悉除。大抵中风挛。施治之。须先去涎。去已。乃用续命汤辈汗之。末乃用此为宜。盖风病多挟热。若未发散。便投乌头辈。或不相当也。更消息治之。必验。

杨仁斋直指方　天麻防风丸。治一切诸风。

人参　天麻　防风各一两　全蝎炒半两　朱砂研　雄黄研　甘草炙各五分　白僵蚕炒半两　牛黄一钱　麝香一钱

右为细末。炼蜜丸如梧桐子大。每服二丸。紫苏薄荷汤嚼下。

婆蒿根酒。治风淫湿滞。手足不举。筋节挛疼。先与通关用。

全蝎七个新瓦上微炒末之　麝香一钱

右用酒三盏。空心调作一服。如觉已透则止。未透次日再作一剂。然病未尽除。自后专以婆蒿根洗净切碎。酒煎。日二服。神效。

陈无择三因方　铁弹丸。治男子妇人一切风疾。无问远近瘫痪中风。口眼歪斜。语言謇涩。手足亸曳。难以枚举。或发搐搦。或如虫行。或失音不语。牙关紧急。脚不能行。身体顽麻。百节疼痛。精神不爽。头虚烦梦。夜卧不安。多涎。胸膈不利。口干眼涩。多困少力。如破伤风。身如角弓。口噤不开。汗出如油。及洗头风。脑重眉梁骨痛。卒中不语迷闷。兼白癜风。遍身瘾疹。鼻多清涕。耳内蝉鸣。小儿惊风天吊搐搦。如人血风。手足烦热。夜多虚汗。头旋倒地。并皆治之。

白附　没药另研　虎胫骨酒浸一宿炙干　全蝎　乌头炮去皮脐　麻黄连节　自然铜煅存性醋浸各一两　白花蛇酒浸五钱　辰砂另研一两　五灵脂一分　木鳖子二十个去皮另研不入罗　脑麝一分另研　乳香柳木捶碎

右为末。蜜丸弹子大。用无灰酒一升浸一丸。分三十服。伤风鼻塞分三十服。空心临卧各一服。大风五丸可安。

十便良方　愈风丹。暖风药。鸡峰方

荆芥穗　乌药　天南星　川芎　黑附子　天麻　甘草　当归各一两

右为细末。炼蜜和圆如弹子大。每服一圆。茶清酒任下。一方以防风代甘草甚佳。

荆芥豆淋酒。若忽尔摇头口噤。背强直如发痫之状。此由风邪乘虚客于足太阳之经。诊其脉缓散而迟者。盖其人本虚。风邪留于经络。日久而发。谓之风痉。其脉三部俱洪数者。由蕴热搏于诸阳之经。甚则日夜数十发。上所谓热则生风。亦名曰痓风。指迷方

荆芥穗四两　大豆一升炒令烟出好酒一升沃之去豆不用

右用水三升。并酒同煮至一半。去滓温服。

防风圆。

天麻　甘草　川芎各二两　朱砂一两为衣　防风

右为末。炼蜜为圆。每两分作十圆。朱砂为衣。每服一圆。荆芥汤或茶酒嚼下。不拘时候。

青龙膏。治荣卫不和。阳少阴多。手脚举动不便。鸡峰方

白花蛇不蛀者六两好酒煮去皮骨新瓦上焙干取肉一两　狗脊二两　天麻二两

右为细末。银盂子盛无灰酒一升，入此三药。重汤煮稠如膏。银匙搅。细磨生姜半两取汁。同煮匀。埳罐内收。每服半匙头。好酒半盏搅匀服。或汤亦可。食前或空心饮之。极佳。日二服。

消风散。治一切风攻。偏正头疼。及白屑。痒闷肿痛。眼目昏暗。连眉骨痛。项背紧急。口眼瞤动相引。上膈有痰。眼黑眩运欲倒。四肢拘倦。皮肤瘙痒。抓之血出。成疮热疼。手足麻痹。无力懈堕。塞壅风邪。鸡峰方

芎　羌活　人参　茯苓　甘草　僵蚕　荆芥　藿香　防风各四钱　厚朴　黄橘皮　蝉壳各一分

右为细末。每服二钱。茶清调下。不以时。

魏氏家藏方　何首乌圆。能壮筋骨。乌髭鬓。益血脉。助阳气。又治一切风攻。手足沉重。皮肤不仁。遍身麻痹。及风劳气疾。肠风下血。久服轻身。延年。耳目聪明。

牛膝去芦酒浸　大枣各四两　何首乌用一斤须是雌雄二色者雄色红雌色白用雄三分雌一分以快竹刀削去皮切片日中晒干于水臼内杵粗末　黑豆半斤同枣肉拌和作一重铺在甑底然后以何首乌末尽覆枣豆上蜜闭蒸俟药变黑色气透上下枣豆香与药香相和同取枣豆晒干

右为细末。酒糊为圆如梧桐子大。每服三十圆。空心食前温酒或熟下。

又方。治风活血大补益。

何首乌一斤赤白色者各半米泔浸三宿取出用竹刀刮去皮薄切焙干　赤芍药四两

右为细末。炼蜜为圆。梧桐子大。每服三五十圆。食后温酒或饭饮任下。日进二服。切忌铁器。须精细修合。知怀州李括与一武臣同官。怪其年七十余轻健。面如渥丹。能饮食。叩其术。乃得此方。先是李括盛暑中半体无汗期年。窃自忧之。服此药一年许。汗遂浃体。初不知其能治此也。盖其活血之验。已试之效。可无疑矣。然何首乌不宜久服。颇作欲念。更宜谨之。庶不为药之所使。

灵龙丹。治一切风疾。卒中潮搐。口噤不语。舌强。脚弱。鹤膝瘫痪。半身不遂。偏风。口眼㖞斜。丁知县传

五灵脂去砂七两别研　草乌头生去皮尖半两　木鳖子新者去壳二两别研　白胶香别研　地龙去土　乳香各半两别研　麝香一钱别研

右为细末。入诸别研药拌和。以辰年辰月辰日辰时。承辰方上野水溲做小阿胶片风干。每有患者。以一片分作三服。用酒磨下。卒中急风以白矾一小块研末。用童子小便同酒磨下。或口噤。灌少许入鼻中。待口开。一时灌尽。小儿惊风。分作六服。薄荷汤入酒化下。手足疼痛。薄荷酒下。或姜汁磨涂患处。如治牙疼。以少许塞之。

七生丹。治风邪乘虚入脏。留蓄胞膜。因气所动。冲筑往来若块。妨进食。或游走经

络。时发寒热。上攻头面。时作昏痛。下至足胫不仁。久为伏梁。宜服此方。

白附子　天南星　全蝎　半夏　僵蚕　干姜　川乌头

右等分。并生。为细末。生姜汁煮面为圆。如梧桐子大。每服三十圆。姜薄荷汤下。临卧服。

大祛风丹。王医师传

犀角镑屑　羚羊角镑屑　牛黄真者别研　鹿速脑别研　玳瑁镑屑各三钱　真珠二钱盐汤净洗别研　全蝎新者只用稍尾去身真　白花蛇真蕲州者酒浸取净肉　防风各半两去芦　石膏一方切开用石者　天南星用新大块白者八两入生姜二斤切片慢火煮令姜不辣焙干二两

右为细末。入水飞过朱砂二两。再研和。炼紧蜜为圆。每两分作十二圆。每服一圆。用生姜自然汁化开。热汤浸服。不拘时候。

祛风大圆。治一切风疾。手足麻痹。语言謇涩。痰涎壅盛。头目眩晕。耳鸣忪悸。举动艰难。口眼㖞斜。半身不遂。牙关紧急。不省人事。此乃风证也。但口服此药。诸证悉愈。久服无毒性平。不热服之神妙。切忌食酒面鸡鱼一切海鲜。若不忌口。服之无效。

芎劳　赤芍药　防风去芦　白僵蚕直者炒去丝　天麻　麻黄去节　朱砂研水飞　石膏各一两　龙齿火煅别研　白花蛇好酒浸取肉　甘草各半两　川大黄二钱　蝎梢炙　麝香各三钱别研

右为细末。炼紧密为圆。每两作五圆。每服一圆。用生姜自然汁化开。却用温汤浸。食后服。日进二服。

黄圆子。治丈夫妇人一切诸风。口眼㖞斜。半身不遂。手脚麻痹。肌肉瞤动。头目眩晕。痰涎不利。遍身痒闷。风虚卒中。服之神验。如能常服此药。永无诸般风疾。

甘草炙　华阴细辛　川乌头各三两生　白术炒　川芎　缩砂去壳　羌活各二两　白芷四两　雄黄一两透明者别研水飞

右为细末。炼蜜为圆。如弹子大。每服一圆。细嚼。白汤任下。不拘时候。

延龄汤。治诸风。

甘草一两炙　白术二两炒　荆芥穗三两

右为细末。茶清点服。不拘时候。每服二钱。

驱风散。治诸风。

防风去芦　羌活　人参去芦　附子生去皮脐　甘草各二钱半炙　荆芥穗　白芷　细辛　枳壳各一钱半去穰麸炒

右㕮咀。每服三钱。水一盏。生姜三片。煎至七分。去滓温服。

卫生家宝　仙酒方。治诸风疾。并大风偏风。

牛膝洗净切细　秦艽去裂纹　桔梗去芦　防风去芦　羌活去芦细切　晚蚕砂洗净炒以上各二两　牛蒡根一斤去粗皮细切　枸杞子二升　牛蒡子半升　大麻子一升洗净　苍术一升洗净去粗皮瓷器内蒸熟用

右为末。糯米酒二斗。于瓷器内浸药。封口。第七日开封。勿令面近瓶口。恐药气触犯人眼目。每服一盏。空心服。日进三服。温服之。忌湿面、鱼三月。勅送御药院附灵宝。上方更加天麻半升洗净。枳壳二两揀净。当归三两。地黄二两。同时药浸酒。勿令断绝。常令面有酒色。甚者不过一斗。前监察御史兼西京留守窦文炳。染偏风疾。手足拘挛。半身不遂。累蒙恩医不愈。访求医到奉仙县。有县尉李能。有此方极有神效。名曰仙酒方。依方浸酒一斗。未服药时。令人扶策。不能自动。饮酒二升能舒手。饮酒三升能伸睡瑞竹堂方作腰。饮酒四升五升痊愈。此方不敢私隐。

于仙姑搜风丹。

甘草一两 半夏一两炮洗七次 防风一两并净洗 细辛半两洗净去土 川芎一两 天南星一两炮 川乌头炮一两 白附子半两洗净炮 天麻一两 香白芷一两 草乌头一两炮去皮脐 麻黄去根节一两 干姜四钱 地龙洗净去土半两

右焙干为细末。一两用头面二两半。同药拌匀。再罗过。用新水和得所。丸如鸡头大、晒干。每服一丸至二丸。茶酒嚼下。合此药时须是天晴。

万金丹。治一切风。左瘫右痪。筋脉拘急。遍身生疮及风毒攻疰。妇人血风暗风。夹脑风。偏正头痛等疾。虽积年瘫痪。服此药无不见效。忌热物少时。

藿香叶 踯躅花 天南星炮裂 甘松去土 麻黄不去节 吴白芷 甘草炙 蔓荆子去皮白各一两 川乌 何首乌各三两 草乌头七个生用 五灵脂酒浸一宿去沙石 白胶香细研各一两 麝香二钱 没药三钱研细 蛤粉为衣一两

右件除蛤粉为衣外。十五味并捣罗为末。糯米一盏。好酒一升。煮粥丸如鸡头大。窨干。每服一丸。茶酒任下。若牙关紧急。酒磨灌下。不拘时候。

增减续命汤。治诸风。千金曰。治诸风不以续命汤。则不为治风。斯圣贤之说。

麻黄半两去节根 白芍药 黄芩 人参去芦 大川芎 甘草微炙 汉防己剉 杏仁去皮尖麸炒 当归酒浸剉 天麻蜜炙 官桂不见火以上各一两 防风一两半 附子半两炮裂去皮脐

右件药为粗末。外。将附子、杏仁切令细碎。入药内和匀。每服三钱。水一盏半。姜五片。煎至一盏去滓。稍热食前服。

十生丸。治诸风疾及痰。

干姜 半夏 天南星 白僵蚕 川乌去皮尖 白附子以上各一两 全蝎一分 人参一分 干葛三两取一两 附子七钱重去皮尖

右为细末。生姜自然汁煮糊为丸。如梧桐子大。以蛤粉为衣。每服三十丸。生姜自然汁破汤吞下。不拘时候。忌热物少时。此药治瘫痪神效。

透骨丹。治诸风疼痛。

草乌一（四）两用盐一两和炒焦 甘草半两 黑牵牛一两炒焦

右为末。入麝香一钱和匀。酒糊为丸。如梧桐子大。每服二十丸。温酒送下。不拘时候。

大效小风丹。治一切风疾。

草乌头去皮尖 何首乌以好酒同浸两宿取出净洗

右件各等分为细末。酒糊为丸如梧桐子大。每服七丸。茶酒任下。食后服。

川乌丸。治一切风疾。并脚气等病。

没药半两为细末 川乌四两去皮尖切作片子分两处将一处用雳汁于砂石器内煮腐取腐和没药不用汁如无川乌草乌头亦得 麝香一钱别研

右为末。杵烂川乌为丸。如鸡头子大。以朱砂为衣。每服一丸至二丸。如风疾食后茶酒任下。脚气木瓜煎酒下。腰痛核桃酒下。头风嚼生葱茶下。妇人赤白带下。艾醋汤下。软风金银花煎酒下。早晚进二服。

宿州蔡五经家饼子风药

香白芷一两 藿香一两 零陵香一分 半夏一两半炮七次 苍术半斤米泔浸一宿 草乌头去皮

尖一（六）两

右晒干为末。姜糊为饼子一寸大。一饼分作八眼。茶酒嚼下。

南剑州医僧白龙丸。治诸风。

白芷生　川芎生剉　大甘草生　草乌头用粗瓦片相拌水底挞洗去皮尖白净　细辛洗净生　白僵蚕去丝嘴　薄荷叶生　苍术米泔浸一宿焙干　石膏一半烧通赤一半生用以上各四两

右件生用为末。蒸饼五个。泡糊为丸如弹子大。每服一丸。食后茶酒嚼下。

白大通丸。治一切大风。左瘫右痪。口面呙斜。手脚亸掉。言语謇涩。兼治偏正头风。此虽旧方已载。然后人用以治风痹脚疾。十有九愈。

藿香去土二两　香白芷二两　川芎二两　川乌四两冬去皮尖春不去半生半炮用　鸡苏二两　木瓜二两　天南星二两　甘草四两春炙冬生　官桂二两　荆芥二两　乳香半两别研　白僵蚕二两炒去丝嘴及足　藁本去土二两　羌活二两　桔梗洗二两　甘松二两　牛膝酒浸二两　天麻一两　川当归一两　没药别研一两　麻黄二两春不去节冬去　真细辛洗去苗二两　乌蛇五两水浸去皮骨好酒浸一宿炙　软石膏一斤煅过碾秤四两为衣余者并入众药　甘菊花一两

右为末。糯米糊为丸如弹子大。隔日方焙干。即上石膏衣。每服一丸。薄荷茶酒温嚼下。如肾气疼。炒茴香酒下。

活络丹。　治一切风疾疼痛

五灵脂　破故纸　赤芍药　川乌头　草乌头两项乌头并剉碎用葱切作片子同和匀椀合一宿取出不用葱　山栀子去壳　黑牵牛　白牵牛　何首乌以上各二两　土硃四两

右为细末。酒糊为丸中。如梧桐子大。每服五七丸。打扑伤损。用苏木酒下。脚气木瓜酒下。腰疼。核桃酒下。常服温酒盐汤下。

乳香丸。治一切风疾。

没药一两研　川乌头一（三）两炮裂去皮脐　木香半两生　五灵脂三两研　朱砂一分研　乳香一分研　麝香一钱研

右为细末。薄糊为丸如梧桐子大，每服三两丸。茶酒任下。

杜仲丸　治风疾。及腰肾风虚脚气等疾。

杜仲去粗皮秤用麦麸炒黄色去麦麸不用　牛膝酒浸一宿晒干　菟丝子酒浸一宿控出趁湿润研破晒干　续断酒浸一宿晒干　木瓜切碎晒干秤　萆薢炒黄色为度以上各二两半　金毛狗脊出毛净秤五两半用好米醋于砂铫内煮切片子焙干

右为细末。用好醋煮糊为丸。加梧桐子大。每服三十丸。至五十丸。空心温酒下。日进三服。忌鸡肉。

本草　野人闲话。朱真人灵验篇。有病者。患风疾数年不较。掘坑。令患者解衣坐于坑内。遂以热汤上淋之。良久。复以箪盖之。差。

夏禹神仙经。菖蒲薄切。令日干者三斤。以绢囊盛之。玄水一斗清者玄水者酒也。悬此菖蒲。密封闭一百日。出视之如绿菜色。以一斗熟黍米内封中。十四日间。出饮酒。则一切三十六种风。有不治者。悉较。

陈藏器本草云。络石煮汁服之。主一切风。变白不衰。又云。半天河。在槐树间者主诸风及恶疮。风瘙疥癣。又云。原蚕屎。一名蚕砂。净收。取晒干。炒令黄。袋盛浸酒。去风。缓诸节不随。皮肤顽痹。腹内宿冷。冷血瘀血。腰脚疼冷。又云。千金藤浸酒。治风轻身也。

药性论云。取牛蒡茎叶汁。夏月多浴。去皮间习习如虫行风。洗了。慎风少时。又能拓一切肿毒。用根叶入少许盐花捣。又云。皮毛间习习如虫行。煮牛蒡根汁浴之。夏浴避风。却入其子炒过。末之如茶。煎三七通。通利小便。又云。酸枣仁。主筋骨风。炒末。作酒服之。

治风。以木槿花作汤。代茶吃。

疗风。以兰草煮水疗之。

练鹊治风疾。冬春间取。细剉。炒令香。袋盛于酒中浸。每取酒温服之。

孟诜云。鳝鱼。补五脏。逐十二风邪。患恶气人。常作臛。空腹饱食。便以衣盖卧少顷。当汗出如白胶。汗从腰脚中出。候汗尽。暖五木汤浴。须慎风一日。更三五日一服。并治湿风。又。秫稻根煮作汤。洗风。又云。胡桃。除风。令人能食。不得并。渐渐食之。服法。初日一颗。五日加一颗。至二十颗止之。

治一切风虚羸冷。手足疼挛，无论老幼轻重。小天蓼浸酒及煮汁服之。十许日。觉皮肤间风出如虫行。

张仲景治六十二种风。兼腹内血气刺痛。用红花一大两。分为四分。以酒一大升。煎强半。顿服之。不止。再服。又一方。用红蓝子一升捣碎。以无灰酒一大升八合。拌了暴令干。重捣筛。蜜丸如桐子大。空腹酒下四十丸。

日华子云。狸骨治游风恶疮。头骨最妙。又驴肉酿酒。治一切风。

北梦琐言。有一朝士。见梁奉御。诊之曰。风疾已深。请归归去。朝士复见鄜州马医赵鄂者。复诊之。言疾危。与梁所说同矣。曰。只有一法。请官人试吃消梨。不限多少。咀龁不及。绞汁而饮。到家旬日。唯吃消梨。顿爽矣。

千金翼。延年去风。令光润。桃仁五合去皮。用粳米饭浆研之令细。以浆水杵取汁。令桃仁尽即休。微温。用洗面。极妙。

永乐大典卷之三百三十三　一东

风　诸风证治三十六

一切风

方

黎民寿简易方　资寿黑龙丸。治诸风疾。夫风之为病。半身不遂。口眼㖞斜。手足拘挛。或生亸曳。语言謇涩。心多惊悸。其状多端。各随所中。此由气血俱虚。腠理疏弱。风邪外中。真气失守。邪正相干而生焉。

自然铜一斤好者杵碎用铁铫子内以炭火一秤渐二三焰起闻腥气又闻似硫磺气其药乃成放冷取出如药有五色者即其妙也后安向净黄湿土上着纸先衬其药用盆子合之不得通风一宿出火毒乳钵内研细以水净淘黑汁浓者收取次更细淘又取浓者三五度淘澄定去清水用新瓦盆内将纸衬著令自干如黑粉一同秤六七两用之候炮制后药了当却入　川乌四两略炮　麻黄三两去节　黑附子炮裂　乌蛇酒浸一夕去皮骨炙　厚朴去皮姜汁煮　防风　苍术麸炒　川芎　陈皮　白芷　白术炒黄各二两　芍药一两半　南星半两　吴茱萸一两半

右并为末。舆自然铜拌相和匀。捣细。入炼蜜丸。如梧子大。腊月合甚妙。男女中风瘫痪。半身不遂。起止不能者。空心服。临卧豆淋酒下一粒。六十日内必差。男女患筋骨腰膝疼痛。走疰不定。坐即刺腰。卧即刺背。行即入脚跟。亦用豆淋酒下。须臾以葱粥一盏投之。衣被盖覆出汗。然后更吃一粒必差。如或患五七日间未得汗。亦如前法服。才入口。汗即出便安。依法服二十日定愈。治破伤风。顽麻风。暗风偏风。并用豆淋酒下一粒至二粒。即见功效。丈夫元脏气痛。脐下撮痛不可忍者。以槟榔一个酒磨一半。入生姜自然汁少许。同煎五七沸。研二粒服之。须臾以小麦麸醋拌炒熨脐下。便止。治痃癖气发时。有搐得两膝相就者。用槟榔一个中分破。一半生用。一半炙黄。一处为末。酒一盏。葱白一握。同一处煎。葱熟浸盏内。候酒得所时。先呷两口槟榔酒。将葱白和药一粒。粒嚼。以煎酒咽之。但依法服。立效。须臾间下泄三二十介即便愈。凡些小风疾。即一服差。忌动风有毒物休食。

叶氏方灵宝丹。治一切诸风。瘫痪伤风等疾。

川乌去皮尖略炮　五灵脂各三两　没药一两半　胡椒一两　木香　乳香研　朱砂研　麝香一分和朱砂为衣

右将前五味为细末。择辰日辰时。取东方井花水。入乳香末和煎药末。为丸如豆大。将朱砂、麝香为衣。每服一粒。生姜二片。同嚼。茶酒任下。不拘时。如伤风头痛。则服此。如胎风。荆芥汤下。

萨德弥实瑞竹堂经验方　搐药不卧散。治一切风疾。

藿香　石藿花黄者　人参　藜芦去苗叶取根　芍药　谷精草　苦丁香　石膏研　川芎　甘草

右十一味等分为细末。每用三字。口噙水。左右鼻内搐之。作涕为效。与前方换骨丹见卒中风一对药。

真方白丸子。治风。可常服。永无风疾隔壅之患。吕九山总管家用秘方。

大半夏汤泡七次　白附子洗净略炮　天南星洗净略炮　天麻　川乌头去皮尖略炮　全蝎去毒炒　木香　枳壳各一两去穰炒

右为细末。生姜自然汁打糊为丸。如梧桐子大。每服一二十丸。食后临卧。茶清熟水送下。瘫痪风。温酒送下。日进三服。小儿惊风。薄荷煎汤送下二丸。

愈风丹。治诸般风证。偏正头风。

通圣散　四物汤　黄连解毒汤各一料加后药　羌活　细辛　甘菊　天麻　何首乌　薄荷　独活以上各一两

右为细末。炼蜜为丸如弹子大。每服一丸。细嚼。不拘时候。茶酒任下。

过仙如意丸。治诸风疾病。及患恶疮。妇人月事不见。产后腹中恶物。尽皆治之。大有效验。

白茯苓去皮　陈皮去白　青皮去瓤各一钱　丁香　木香　人参各二钱　白术煨　白豆蔻仁　缩砂仁　官桂去皮　荆三棱炮　石菖蒲炒去毛　远志去心　广茂炮各三钱　干山药半两　甘草去皮少许　香附子五两　牵牛头末将八两研用头末一两六钱

右为细末。好醋糊为丸。如梧桐子大。每服一百二十丸。看老幼虚实加减丸数。临卧温水送下。凡食不可太饱。可食粥五七日。忌生冷、硬物、酒、肉、鱼、面。若风疾病加地骨皮一两。氧蛊水蛊。每服三百丸。一服立消。大效。此药微利三五行。欲要止脏腑。但吃凉水一口便住。利后服甘露散一服即补之。

甘露散出瑞竹堂　服如意之后。便服此药即补。能分阴阳。大有效验。

白滑石六两半　泽泻　甘草各一两　人参　茯苓　白术　木猪苓去黑皮各半两

右为细末。每服三钱。白汤调服。欲分阴阳。蜜和丸如弹子大。每用白汤化开。加稀面糊调服之。

紫萍一粒　治一切风疾。累经效验。

天生灵草无根斡　不在山间不在岸。始因飞絮逐东风。泛梗青青飘水面。神仙一味夫沉疴。采时须是七月半。选甚瘫风与大风。铁幞头上也出汗。右采紫背浮萍草。摊于竹筛内。下着水盆晒干，为细末。炼蜜为丸。如弹子大。每服一丸。用豆淋酒化下。及治脚气打扑伤损。浑身麻痹。

济生拔粹方　羌活愈风汤。初觉风动。服此不致倒仆。此乃治未病之圣药也。

羌活　甘草炙　防风去芦　黄耆去芦　蔓荆子　川芎　细辛去苗　枳壳麸炒去瓤　人参去芦　地骨皮去骨　麻黄去根　知母去皮　甘菊　薄荷去枝　枸杞　当归去芦　柴胡去苗　半夏汤洗姜汁制　独活　白芷　杜仲炒去丝　秦艽去芦　厚朴姜制　熟地黄　防己以上各二两　芍药去皮　黄芩去腐　白茯苓去皮谷二（三）两　石膏四两　生地黄　苍术各四两　桂一两酒浸　前胡二两

右剉。每服一两。水二盏。煎至一盏去滓。温服。如遇天阴。加生姜三片煎服。空心一服。临卧再煎滓服。俱要食远。空心一服嚥下二丹丸。为之重剂。临卧吃下四白丸。为之轻剂。立其法。是动以安神。静以清肺。假令一气而微汗。用愈风汤三两。加麻黄一两。匀作四服。每服加生姜五七片。空心服之。以粥投之。得微汗则佳。如一旬之通利。

用愈风汤三两大黄一两。亦匀作四服。如前煎。临卧服之。得利为妙。如常服之。药不可失四时之辅。如望春大寒之后。加半夏二两。柴胡二两。通四两。人参二两。通四两。谓迎而夺少阳之气也。望夏之月半。加石膏二两。通六两。黄芩二两。通四两。知母二两。通四两。谓迎而夺阳明之气也。季夏之月。加防己二两。通四两。白术二两。茯苓二两。通四两。谓胜脾土之湿也。初秋大暑之后。加厚朴二两。通四两。藿香二两。桂一两。通二两。谓迎而夺太阴之气也。霜降之后望冬。加附子一两。官桂一两。当归二两。通四两。谓胜少阴之气也。保命集治中风证内邪已除。外邪已尽。当服此药。以行导诸经。久服大风恶去。纵有微邪。只从此药加减治之。然治病之法。不可失其通塞。或一气之微汗。或一旬之通利。如此为常治之法也。久则清浊自分。荣卫自和。如初觉风动。服此不致倒仆。又曰。得春减冬。四时类此。虽立法于四时之加减。更宜临病之际。审病之虚实热寒。土地之宜。邪气之多少。此药具七情、六欲、四气。无使五脏偏胜及不动于荣卫。如风秘服之。则永不燥结。如久泻服之。则能自调。初觉风气。便能服此药及天麻丸各一料。相为表里。治未病之圣药也。及已病者。更宜常服。无问男子妇人。及小儿惊、痫、搐、急慢惊风等病服之神效。如解利四时伤风。随四时加减法。又疗脾肾虚。筋弱。语言难。精神昏愦。及治内弱风湿。内弱者。乃风热火先。体重者。乃风湿土余。内弱之为病。或一臂肢体偏枯。或肥而半身不遂。或怒而健忘。喜以多思。故思忘之道。皆情不足也。是以心乱则百病皆生。心静及万病悉去。故此能安心养神。调阴阳无偏胜。及不动荣卫。

防风汤。治风塞汗出肩背痛。中风小便数而欠者。风热乘其肺。使肺气寿甚也。当泻风热以通气。

柴胡　升麻　黄耆各一钱　羌活　防风　橘皮　人参　甘草各半（钱）两　青皮　黄蘗　白豆蔻以上各二分　藁本三两（分）

右㕮咀。都作一服。水二盏。煎至一盏去滓。温服。食后。气盛者宜服。面白脱色气短者。勿服之。小便遗失者。肺气虚也。宜安卧养气。禁劳役。以黄耆、人参之类补之。不愈当责有热。加黄蘗、地黄。肩背痛不可回顾。此手太阳气欝而不行。风药散之。如脊痛项强。腰似折。项似拔。上冲头痛乃足太阳经不行也。以羌活胜湿汤主之。

羌活胜湿汤。

羌活一钱　独活一钱　藁本　防风各半钱　蔓荆子三分　川芎二分　甘草炙五分

右㕮咀。都作一服。水二盏。煎至一盏去滓。温服。食后。如身重腰沉沉然。乃经中有湿热也。更加黄蘗一钱。附子半钱。苍术二钱。如腿脚沉重无力者。加酒洗汉防己半钱。轻则附子。重则川乌头少许。以为引用而行经也。如卧而多惊。小便淋溲者。邪在少阳、厥阴。亦用太阳经药。更加柴胡半钱。如淋加泽泻半钱。此下焦风寒。二经合病也。肾肝之病同一治。为俱在下焦。非风药行经不可也。如大便后有白脓。或只便白脓者。因劳役气虚伤大肠也。以黄耆人参汤补之。如里急频见者血虚也。更加当归。如肺胀膨膨而喘咳。胸高气满。壅盛而上奔者。多加五味子、人参。次之麦门冬。又次之黄连少许。如甚则交两手而瞀者。真气大虚也。若气短加黄耆、五味子、人参。气盛加五味子、人参、黄芩、荆芥穗。冬月去荆芥穗。加草豆蔻仁。如嗌痛颔肿。脉洪大面赤者。加黄芩、桔梗、甘草各半钱。如耳鸣目黄。颊颔。颈肿。肩臑肘臂外后廉痛。面赤脉洪大者。以羌活、防风、甘草、藁本通其经血。加黄芩、黄连消其肿。以人参、黄耆益其原气而泻其火邪。如脉紧者。为寒也。或面白善嚏。或面色恶。皆寒也。亦加羌活等四味。当泻足太阳。不用连芩。少加附子。以通其脉。面色恶多悲恐者。更加桂附。如便白脓少有滑。频见污衣者。气脱加附子皮。甚则加米壳。如气涩者。只有甘药补气。当安卧不语。以养其气。

御药院方　换骨丹。疗血滞而不流。卫气遏而不通。风寒湿气相搏筋血之间。内舍偏虚。发为不遂之病。气感八风。血凝五痹。筋挛骨痛。瘫痪偏枯。一切风证并皆治之。服之神妙。难以言宣。

槐角子黄熟　桑白皮去粗皮，炙　川芎　苍术去皮　白芷　蔓荆子去萼　人参　威灵仙　何首乌　防风以上各二两　苦参　五味子　香附子各一两　麝香半两，别研　麻黄一十斤　朱砂末

右将麻黄去皮根，不去节。用河水三石三斗三升小斗七升是也。熬六斗滤去麻黄。澄清再熬至二升半。入其余药末。每一两三钱作一十丸。朱砂为衣。每服一丸。用酒一盏浸。至晚溶化开。临卧服之。

独活续命汤。治卒暴中风不省人事。渐觉半身不遂。口眼㖞斜。手足战掉。语言謇涩。肢体麻痹。神情昏乱。头目眩重。痰涎并多。筋脉拘挛不能屈伸。骨节烦疼不得转侧。及治诸风。服之皆验。若治脚气缓弱，久服得差。久病风人。每遇天色阴晦。节候变更。宜先服之。以防瘖瘂。

麻黄去节根，一两　人参去芦头，一两　黄芩一两　芍药一两　芎䓖一两　甘草剉温，一两　防己半两　杏仁去皮，炒黄，细切，一两　桂一两　防风去芦头，一两半　附子炮去皮脐，细切，三两　白花蛇肉三钱　独活三钱　干蝎三钱。

右件为粗末。每服三钱匕。水一盏半。入生姜五片。煎取一盏。去滓。稍热食前服。

石膏丸。治诸风痰涎。头痛目眩。旋运欲倒。心松悸动。恍惚不宁。神思昏愦。肢体倦疼。颈项强硬。手足麻痹。常服除偏正头疼。

石膏别研　白附子抱　半夏汤洗七次　川芎　天南星炮　白僵蚕炒去丝　菊花拣净　陈皮去白　旋覆花　天麻以上各一两　全蝎

右件一十一味为细末。生姜汁浸。缸饼为丸。如梧桐子大。每服五十丸。渐加一百丸。食后生姜汤下。忌黏滑生硬等物。

龙麝紫芝煎。善疗一切诸风。半身不遂。口眼㖞斜。头旋耳鸣。鼻塞咽干。四肢麻木疼痛。痰毒下注。腰膝沉重。筋挛骨冷。皮肤瘙痒。昏迷困倦。饮食进退。行步少力。

何首乌　天麻去苗　吴白芷　防风去苗　羌活去苗　甘草炙　黑附子炮　甘松　胡椒　良姜　零陵香　霍香叶　肉桂　川姜炮　白檀半两　麻黄去节。各一两　龙脑二分半　麝香二分半

右为细末。炒米粉四两黄色。糯米粥汁入白蜜二两和就。作铤子一寸半长。每服一铤。细嚼茶酒下。如病重。每服三铤子。日三服。

透空丸。治男子妇人一切诸风。顽麻疼痛。上攻头目。下注腰脚。手背颤动。

香附子　藁本　藿香叶　地龙去土　川芎　白僵蚕炒　干姜炮　甘草炙　干蝎　天麻去苗　天南星生姜裂。各一两　白芷各七分　神曲碎，炒　茴香炒　麦蘖净炒，各二两半　胡椒一两　川乌头炮裂一两二分

右一十七味杵为细末。每药末三两。白面六两。水和就。丸小弹子大，相连排放自

空。夏月新瓦上发。每服一丸。细嚼。茶酒任下。食前。

金砂丹。治中风涎潮。失音不语。面赤。脉大数急。迷闷。口眼㖞斜。但系风热之疾。半身亸曳。或伤寒刚痓瘈疭方。

白花蛇　乌蛇各酒浸，去皮骨取肉　蝎梢炒　白僵蚕炒　犀角屑　玳瑁屑　天麻　人参　白茯神　甘草炙。各一两　龙脑研，一分　麝香研，一分　朱砂研，五两　牛黄研，一分　雄黄研，一分　真珠研，一分　天竺黄研，一分　金箔　银箔各二百三十片　铁粉研，一分

右件为细末。真石脑油和丸。每两作十丸。瓷盒内收。每服取一丸。人参汤化下。或竹叶汤、新汲水亦得。如中风不语。涎潮上管。又治刚痓、柔痓、妇人产后角弓。只一服愈。

百全丸。流行经络。开发郁滞。

何首乌雌雄各半，六两　天南星二两半，用生姜二两半，制　白附子微炮，一两半　黄丹炒，二两，入面内打糊

右除前项黄丹外为细末。入前项黄丹三两　用白面二两半。用醋同调为糊。和有色为度。丸如梧桐子大。每服六七十丸。食后生姜汤下。温酒亦得。

辟风丹。治诸风疾无问新久者。半身不遂。口眼㖞斜。语言謇涩。精神昏愦。痰涎并多。咽嗌不利及风虚头痛目眩。旋运欲倒。或心忪健忘。恍惚不宁。手足麻痹。颤掉无力。筋脉拘急。骨节烦疼。行步艰难。并宜服之。

独活洗去土，焙干　防风去芦头　吴白芷　桂　藁本去土　麻黄去节，微炒　白芍药去皮　天麻已上各一两　川乌头炮制，去皮，捣碎，炒黄，半两　藿香叶去土，半两　川芎七钱　羌活去苗，三钱　甘草剉炒，半两　白花蛇酒浸，去皮骨，半两　白僵蚕炒黄，三钱　全蝎去毒，炒黄色，半两　朱砂为衣，二两　白附子炮制，捣碎，炒微黄，四钱　天南星牛胆酿，炒黄，四钱　远志汤浸，去心，焙，三钱

右件捣罗为细末。炼蜜和丸。每两作十丸。朱砂为衣。每服一丸。细嚼或化服。用生姜汤送下。麝香汤亦得。如破伤风。豆淋酒下。急风痫病。人参汤下。不拘时候。此药功效不可具述。

太白丸。治诸风头旋。额角偏痛。肢体拘倦。痰盛气壅。鼻塞声重。咽膈不利。清爽神志。解利四时邪气。

天麻　芎䓖各一两半　附子炮去皮脐　细辛去苗叶，各二两　天南星二两　白附子五两　半夏一十五两，洗煮焙干　蝎梢一两，炒　寒水石烧熟，五十两　白僵蚕炒，三两　人参半两　阿胶三分，炙令熟燥

右件一十二味同捣罗为末。水面糊为丸。如梧桐子大。每服三十丸。生姜汤下。不拘时候。

太白丹。治诸风头目旋运。偏正头痛。肢体拘倦。痰盛气壅。鼻塞声重。咽膈不利。清爽神志。解利四时邪气。

天南星二十两，炮　细辛去土　附子炮去皮脐，各二两　芎䓖　天麻各二两半　半夏一十五两，汤浸，洗去滑，切作片子，焙干　白附子五两，炮　蝎梢一两，炒　青皮去白　木香各三两　寒水石烧一十两，一半为衣　白僵蚕去丝，炒，三两

右为细末。生姜汁、面糊和丸。如梧桐子大。用寒水石为衣。每服三十丸。生姜汤下。不拘时候。

皂角丸。治风气攻注。头面肿痒。遍身拘急。痰涎壅塞。胸膈烦闷。头眼目眩。鼻塞口干。皮肤瘙痒。腰脚重痛。大便风秘。小便赤涩及咳嗽喘满。痰唾稠浊。语涩涎多。手足麻痹。暗风痫病。偏正头痛。夹脑风。妇人血风攻注，遍身疼痛。心忪烦躁。瘾疹瘙痒。并宜眼之。

半夏汤洗七次　白矾枯过　威灵仙洗　知母　贝母去心，炒黄　青橘皮　甘菊花各一两　牵牛子爁二两　槐角爁　薄荷叶　皂角各五两，将皂角捶碎，以水一十八两六分擦汁，用蜜一斤同熬成膏为用

右为末。以皂角膏子搜和为丸。如梧桐子大。每服二十丸。食后生姜汤下。如治痰实咳嗽。用蛤粉齑汁汤下。手足麻痹。用生姜薄荷汤下。语涩涎盛。用荆芥汤下。偏正头疼、夹脑风。用薄荷汤下。

大辰砂丸　清头目。化痰涎。利咽膈。手足麻木。肢节疼痛。鼻塞声重。头昏目眩。项背拘急。皮肤瘙痒。卒生瘾疹。冒触风寒。并服之。

天麻去苗，一两　防风去芦头，二两　细辛去苗叶、土，一半两　薄荷叶半两　川芎一两　甘草炙，一两　吴白芷一两　朱砂一两，为末

右件七味为细末。炼蜜丸如弹子大。朱砂为衣。每服一丸。细嚼。食后生姜汤下。茶清亦得。

芎䓖天麻丸。清利头目。消风化痰。宽胃利膈。心忪烦闷。旋运欲倒。颈项紧急。肩背拘倦。神昏多睡。肢体烦痛。皮肤瘙痒。偏正头痛。鼻塞声重。面目浮肿，并宜服之。

芎䓖二两　天麻半两

右二味为细末。炼蜜为丸。每一两半作二十九。每服一丸。食后细嚼。茶酒任下。

陈元膏。摩治诸风拘挛疼痛。麻痹不仁。风瘙痒疥癣。腹中疼痛积聚，并可治之。

当归切，三两　朱砂研，飞　细辛去土　川芎各二两　附子一十二铢，剉如指面大　桂去粗皮，一两二铢　天雄二两三铢　干姜三两一十七铢　雄黄三两二铢，研　松脂半斤　大醋二升，即米醋也　生地黄二斤，研取汁　白芷以上并剉细，二两　猪肪脂十斤，去肋膜，切作指大

右以地黄汁、大醋渍九物一宿。并脂合煎之十五沸膏成。新绵滤去滓。入雄朱和令凝。不令小儿、妇人、六畜见之。切须忌也。每用少许。摩擦患处。热彻为度。

太一散。治阳明经虚。风邪客人。令人口眼㖞斜。麻木不仁。及惊风痫窒。手足搐搦。不省人事。

独活去芦头，一两半　续断　杜仲炒，去丝　肉桂去皮　牛膝酒浸一宿　黑附子炮，去皮脐　白茯苓去黑皮　人参去芦头　防风去芦头　白芍药　当归去芦头。以上各一两　川芎　熟干地黄　秦艽去芦头，土　甘草剉，炒。各一两半　细辛去苗叶、土，头、节，一两

右件一十六味为粗末。每服三钱。水一大盏。煎至七分。去滓温服。不计时候。

威灵仙。味咸。温。无毒。主诸风。宣通五脏。去腹内冷滞。心膈痰水久积。癥瘕痃癖气块。膀胱宿脓恶水。腰膝冷疼及疗折伤。一名能消。久服无瘟疫疟。出商州上洛山及华山并平泽。不闻水声者良。生先于众草。茎方数叶相对。花浅紫根。生稠密。岁久益繁。冬月丙丁戊己日采。忌茗。图经云。商州有人重病。足不履地数十年。良医殚技莫能疗。所亲置之道傍。以求医者。一新罗僧见之告曰。此疾一药可活。但不知此土有否。因为之入山求索。果得。乃威灵仙也。使眼之数日能步履，崔元亮海上方著其法云。采得阴干月余。捣筛。温清酒和二钱匕。空心服之。如人本性杀药。可加及六七分匕。利过两行

则减之。病除乃停服。其性甚善。不触诸药，但恶茶及面汤。以甘草、栀子代饮可也。崔氏海上集有云。威灵仙一味。洗焙为末。以好酒和令微湿。入竹筒内。牢塞口。九蒸九暴。如干添酒重洒之。以白蜜和为丸。如梧桐子大。每服二十九至三十九。至五十九。温酒下。

木香保命丹。

治男子妇人体虚。腠开中风。牙齿噤。口眼㖞斜。手足偏枯。四肢拘挛。屈伸不得。麻痹不仁。惊痫等病。遍身瘙痒疼痛。头目昏暗。风入腹内拘急切痛。体如虫行。心神恍惚。伤风瘴疫。偏正头疼，风病。诸般冷气，兼疗男子、妇人脾胃气虚。或伤冷物心腹大痛。脏腑不调。妇人产前产后中风病。壮热体重。头疼旋运欲倒。气闭血涩。月事不行。此药引血调养荣卫。升降阴阳。补益五脏。好饮之人酒煎一服。即发风动气之物不能为患。或中酒痰。作昏倦力乏。饮食减少。一服见效。常服细嚼。温酒、茶清任下。不计时候。如中风加薄荷汤化下。如不能咽者灌之。药下立效。若早晨一服。除诸风。永不患伤寒时气壮热。壮元阳。理筋骨腿膝之患。化风痰快滞气。温脾胃进饮食。小儿急慢惊风。薄荷汤下一皂子大。如人才觉痰涎畜滞。手足急麻。体脚缓弱乃是中风之兆。急服此药。无不立愈之者。

木香　白附子生用　官桂　杜仲去粗皮，炒，去丝　厚朴去皮，生姜汁炒干　藁本去鬚土　独活　羌活生用，去芦头　海桐皮生　白芷　甘菊花去土　牛膝去苗，酒浸一日，焙干　白花蛇酒浸三日，去皮骨，焙干秤　全蝎炒　威灵仙水浸，去土　天麻别捣取末，去土　当归去芦头，水浸去土，干秤　蔓荆子生，去皮　虎骨酒浸焦黄，去油，或酥炙，或用粗心　天南星浆水煮五七遍　大防风去芦头，干秤　山药生用　甘草酥炙微黄　赤箭生用。以上二十四味各一两　麝香三钱真者，别研　朱砂上好者一两半

右件为细末。其药分作十分。将麝香一分拌匀。炼蜜和丸。如弹子大。每服一丸。细嚼酒，下计时候。

乌蛇丸。疗诸风疾。无问久新。半身不遂。手足麻木。精神不爽。咽嗌不利。及风虚头痛。目眩欲倒。心忪健忘。恍惚不宁。心气不得下通。脾气滞而不散。筋脉拘急。骨节烦疼。并皆治之。独活去芦头　防风去芦头　吴白芷　人参去芦头　桂心　藁本去土　麻黄去根节　芍药　天麻去芦头。各一两　川乌头去皮脐，捣碎，炒黄色　藿香叶去土　乌蛇酒浸，去皮骨　全蝎微炒，去毒　甘草炙黄　生犀镑。各半两　川芎七钱　羌活去芦头　白僵蚕微炒　远志去心　牛黄研　天南星牛胆制，微炒。各三钱　白附子四钱，炮裂　龙脑研　朱砂为衣。各二钱

右件为细末，入研药令匀。炼蜜为丸。每一两作一十九。以朱砂为衣。每服一丸。煎荆芥汤化下。或加至二丸。茶酒亦得化下。重身妇人不宜服之。

澡洗药。淋渫一切诸风。

干荷时三十二两　威灵仙去土　藁本去土　藿香叶　零陵　茅香各一十六两　甘松去土　香白芷各八两

右为粗末。每用二两。生绢袋盛。用水二桶。约四斗。煎三沸。放稍热。于无风处淋渫了。避风少时。常用治遍身瘙痒。光腻皮肤。如水少时。更添入熟热水。斟量得所使用。勿令添入冷水。药末不添。

川芎石膏汤。治一切风热上攻。头目昏眩。或痛或闷。或风痰喘嗽。或目疾时发。或生翳膜。或鼻塞口疮烦躁多渴。或便溺淋闭。或疮癣皴揭，并宜服之。清利头目。宣通气

血。并一切风热，或中风偏枯。攓解中外诸邪所伤及调理汗病下之前后。并汗后余热劳复传染等疾。

石膏　防风　连翘　薄荷叶各一两　川芎　山栀子　荆芥穗　当归切，焙　芍药生　大黄　菊花　人参　白术各半两　甘草三两　滑石四两　寒水石　黄芩　桔梗各二两　缩砂仁二分

右为粗末。每服三四钱。水一盏煎至六分。滤汁温服。日进二三服。食后。忌姜、醋、发热诸物。或为极细末。温水调下二三钱。宣明论方治风热上攻头面。目昏眩痛闷。风痰喘嗽。鼻塞口疮。烦渴淋闷。眼生翳膜。清神利头。宣通气血。中风偏枯。解中外诸邪。清理诸病。劳复传染。医方集成引经验方。治风热上攻。头目眩痛。咽干烦渴。防风、黄芩各半两。川芎、山栀子、当归、芍药各三两。缩砂仁三钱。余同。危亦林得效方治风热上攻。头目眩痛。咽干烦渴。痰壅喘嗽。又治中风偏枯。调理劳复诸病。热甚者。为末。冷水下。

灵犀丹。治一切诸风，言语謇涩。心神昏愦。

犀角屑　天麻　防风　川羌活　木香　吴白芷　甘菊　白僵蚕炒　天南星牛胆制　甘草　地骨皮　山药　薄荷叶　川芎　蔓荆子　麻黄去根节　当归　桂去粗皮。各一两　干蝎梢半两　麝香别研，二钱　白花蛇酒浸，去皮骨，焙干，二两

右为细末，炼蜜和丸。每两作八丸。朱砂二两半为衣。每服一丸。不拘时候。细嚼人参汤化下。或茶酒亦得。

浸酒。治诸头目、腰脚、筋骨风。益血添气力。

虎胫骨八两，炙令黄，槌碎如棋子　丹参　天麻各一大两　桂　牛膝　菝葜　人参各一大两　乌豆二升，炒令得所　羚羊角　杜仲　芎藭各六分　薏苡仁八分　南椒半两，择去闭口

右一十三味切剉。吹去末。生绢袋宽盛。沉于三斗酒中浸令没。密封经七日开。空腹量性饮。恒令微有酒气。取一盏添一盏。药味薄则换。

施圆端效方。夺命还真丹。治一切瘫痪。中风癫病。将死不救。洗头风。惊痫吐涎。暗风血风。妇人产前产后血气不调。及诸筋骨节疼痛神效，具述不尽。东岳石碑方。

天麻　人参　木香　白术　菟丝子酒浸　藁本去土　川独活　川芎各一两半　白僵蚕炒　黄芩　全蝎去毒　半夏姜制　熟地黄焙　蔓荆子　甘草炒　桂　生地黄　地骨皮　薄荷叶　黄连净　菊花各一两　防风　茴香炒　知母　杜仲炒丝断　茯苓　柴胡茸　桔梗　陈皮去白　枳壳炒去穰　石膏　当归焙。各二两　羌活三两　白芍药　麻黄去节。各二两半　细辛去叶，半两　蛤蚧一对，炙　金箔四十箔为衣

右为细末，炼蜜为丸。每两作十丸。细嚼，热酒热茶下。不拘时。妇人调血，香附子末。酒调送下。食前。日进三服。大名府路行省冉公传方。

大紫菀丸。治诸风偏枯。风痫暗风。五癞大风。眉发退落。肢体顽痹。五噎五膈。九种心痛。八种痞闷。五邪失心。或歌或哭。如鬼所使。积癖气块。黄疸水肿。妇人经病。脐腹疞痛，疟疾连年不差。一切风痹。不知痛痒。并宜服之。太原段教书。前一十五味局方温白丸。

紫菀茸　吴茱萸汤洗七次，焙　菖蒲　厚朴姜制　柴胡茸　桔梗　皂角去皮子，炒黄　茯苓去皮　官桂　干姜炮　黄连净　蜀椒去目，并闭口者，炒　巴豆霜　人参冬　羌活　苁蓉酒浸，焙　槟榔　川大黄　当归切，焙　陈皮去白　防风　麦门冬去心，焙　熟地黄焙　汉防已　车前子

炒　白术　鳖甲去裙襕，醋炙。各半两　川乌头炮，去皮，二两半

右为细末，入巴豆霜匀。炼蜜为剂，捣千下。油单裹旋丸。如桐子大。每服三丸。温酒下。米饮亦得。

韩义和烟霞圣效方　十物独活汤。疗风半身不遂。口不能言。

独活四两　桂心五两　生葛八两　甘草炙　防风　当归各二两　生姜十两　芍药各一两　半夏一升洗　附子炮

右以水一斗煮取三升。分为三服。日进三服。大效。忌海藻生葱猪羊肉锡。

百嚼丸。治诸风。

川芎　皂角用黑豆一合水一碗同煮豆熟各二两　槐角四两炒　甘菊花　荆芥穗各八两

右为末。炼蜜为丸。弹子丸。每服一丸。细嚼。茶酒任下。

刘守真病机气宜保命集　天麻丸。系新方中。

天麻六两酒浸三日曝干秤　牛膝六两同上浸　杜仲七两炒去丝　萆薢六两别碾为细末秤　玄参六两　羌活十两　当归十两　生地黄十六两　附子一两

右为细末。炼蜜为丸。如桐子大。常服五七十丸。病大至百丸。空心食前。温酒或白汤下。平明服药。至日高饥则止。服药大忌壅塞。失于通利。故服药半月稍觉壅。微以七宣丸轻疏之。使药再为用也。牛膝、萆薢、杜仲治筋骨相著。天麻、羌活和风之胜药。当归、地黄养血。能和荣卫。玄参主用。附子佐之行经也。

张子和儒门事亲　愈风饼子。治诸风疾。

川乌半两炮裂　川芎　甘菊　白芷　防风　细辛　天麻　羌活　荆芥　薄荷　甘草炙各一两

右为细末。水浸征饼为剂。捏作饼子。每服三五饼子。细嚼。茶酒送下。不拘时候。

搜风丸。治诸风疾。一名人参半夏丸。

人参　茯苓　南星各半两　半夏　干生姜　白矾生　凝石水以上各一两　蛤粉二两　薄荷半两　藿香半两

右为细末。与藏用丸末各中停。水丸如豌豆大。每服三十丸。生姜汤送下。

消风散。治诸风疾。

川芎　羌活去芦　人参去芦　白茯苓去皮　白僵蚕炒　蝉壳去土以上各一两　陈皮去白　厚朴去粗皮姜制以上各一两

右为细末。每服二钱。茶清调下。

防风散。治诸风疾。

防风　麻黄　独活　秦艽去芦　黄芩　石膏　当归　白术以上各半两

右为粗末。入半夏片子。令搅匀。每服四钱。水二中盏。入生姜七片。煎至一盏。去滓。取清汁六分。入麝香少许。带热食后服。

通顶散。治诸风疾。

石膏　川芎　瓜蒂以上各等分　藜芦少许

右为细末。鼻内嗃之。

四仙丹。春甲乙采杞叶。夏丙丁采花。秋庚辛采子。冬壬癸采根皮。右为末。以桑椹汁为丸。每服五十丸。茶清酒任下。

阮霖经验良方　四宝丹。治男子妇人一切风疾。

金毛狗脊盐泥固济大煅红去皮用肉出火气锉　萆薢　苏木节　川乌生用

右各等分。为细末。米醋糊为丸。如梧桐子大。每服二十丸。温酒或盐汤下。病在上食后服。病在下空心服。

危亦林得效方　去风丹。治瘫风、痪风、大风、一切诸风。仍治脚气。并跌扑伤折。及破伤风。服过百粒。即为全人。尤能出汗。

紫色浮萍不以多少

右以七月半旬或望日采萍。择净者。先以盆盛水。以竹筛盛萍。于水盆上晒干，研为细末。炼蜜丸如弹子大。每服一粒。豆淋酒空心食前化下。

豆淋酒法。用黑豆半升。拣洗令净。炒令烟出。以无灰酒三升。浸一昼夜。去豆取酒用之。亦可常服。

皂角六一圆。疏风活血。起瘫痪。除脚疾。乌须发。注红颜。肌肉不紧实人生风证。切宜此药。

川乌　草乌各一两　天台乌药　何首乌各二两　猪牙皂角五条汤泡去皮弦　乌梅鳖裙（肉厚）者去核五十个　乌豆一升

右剉如指面大。以冬月无灰酒。好醋各二升。浸一宿。瓦铫内慢火煎干。取出晒焦。拣何首乌一味别为末煮膏。六味焙干为末。以前煮药余酒、醋及何首乌和圆。每服三十圆。酒吞下。出澹寮方

通气驱风汤。治男子妇人血气虚弱。虚风攻注。肌肉颤掉。肩背刺痛。手足拳挛。口眼㖞斜。半身不遂。头目眩晕。痰涎壅盛。语言謇涩。行步艰难。心忪气短。客风所凑。四肢拘急。鼻塞声重。头疼。脾胃不和。心腹刺痛。胸膈不快。少力多困。精神不爽。不思饮食。呕吐恶心。霍乱吐泻。胎前产后。但是气虚百病。皆可服之。

天台乌药五两　桔梗去芦　川白芷　川芎　甘草炙　陈皮去白　白术各三两半　麻黄去根　枳壳麸炒去穰各两半　人参去芦半两

右为末。每服三钱。紫苏、木瓜煎汤调下。去白术。加干姜、僵蚕。名乌药顺气散。卒中风。气不顺。手足偏枯。流注经络。四肢骨节疼痛。或身如板片。举动不得。筋脉拘挛。先宜多服。得手足间微汗为妙。又脚气步履艰难。脚膝软弱。妇人血风。老人冷气。上攻胸臆。两胁刺痛。咳嗽。心腹膨胀。为散。每服四钱。生姜三片。红枣二枚煎服。或闪挫身体。能屈伸。温酒调服。遍身痒抓成疮。薄荷煎服。常服。疏风。通滞气。调荣卫。进饮食。大有神效。一方。每料加天麻一两。沉香五钱。亦效。并不拘时候。

大省风汤。治诸虚风涎潮。痰厥神昏。头晕语涩。手足搐搦。半身不遂。及历节风痛。筋挛急。

川芎　半夏　防风各一两　甘草炙半两　全蝎去毒三个　附子生去皮脐　川乌去皮脐　木香　南星

右剉散。每服四钱。水一盏半。生姜十片煎。温服。不拘时候。气虚加沉香。气逆。紫苏。胸膈不利有痰。倍加半夏、人参。头晕头痛。加天麻半两、全蝎二钱。煎熟入麝香。热风。左瘫右痪。口眼㖞斜。口噤不能言。手足顽麻。于本方中去附子、川乌。

仙桃圆。治丈夫妇人手足麻痹。时发疼痛。腰膝气闭。作痛不止。或冷地冰身。血气不运。打扑闪朒不可忍。及瘫痪等疾。

生川乌三两　五灵脂四两　威灵仙五两

右各烧焙。同研为末。醋糊圆。梧桐子大。每服七粒加至九粒。盐汤吞下。妇人当归醋汤下。空心服。病甚者。加至十五粒。忌茶。立效如神。

李宪德生堂经验方　神效活络丹。治男子妇人卒暴中风不省人事。倒地不能起坐。诸药不效。此药二丸。好酒一大盏。化关灌下。如口眼㖞斜。语言謇涩。身体麻痺。口噤失音不语。痰涎壅盛。筋脉拘挛。手足不能屈伸。骨节疼痛不能转侧。精神昏愦。临卧一丸细嚼。或烂研。好酒咽下便睡。觉有汗受汗。无汗将病手背随即舒拳。至天明起。用人扶策行动。至早饭后依前扶策行动。至日西再服一丸可痊。又治妇人产后暗风。洗头偏头风。旋晕欲倒。用药一丸细嚼。或研开。好酒咽下即愈。破伤风用二丸细嚼。热酒送下。半时不省。再服一丸。汗出为效。又治内外一切伤寒。温酒嚼一丸亦可。以汗出为验。凡人年四十以上者常服。间二三服一丸。永无诸风之证。其药神验。本堂因上都袁少卿雷。医者尝治西京王同知患疾数年不痊。因得此药服后遂安。就得此方。命本堂常修合。溥施于人。及予用此药治风疾。无不致效。今二十余年间。四方求赎此药者日不暇。谨录此方。以广其传。

乌蛇去皮骨半两酒浸　麻黄二两内一半去节　木香二两　白芷二两去土　细辛一两半去土　全蝎新者一两　赤芍药一两　当归一两半去芦　两头尖二两刮去皮一半小油浸微炒　防风二两半去芦　川芎二两　干葛一两半　没药一两另研　血竭一两另研　朱砂水飞一两另研　乌犀末半两镑　地龙半两去土　甘草半（二）两炒去土　丁香净一两　僵蚕一两炒　乳香一两另研　麝香一两另研　片脑二钱半另研　官桂二两　草豆蔻净二（一）两　羌活净二两　天麻二两　香附子一两　玄参二两　人参一两　牛黄二钱半另研　藿香二两去土　威灵仙一两半酒浸　何首乌二两酒浸　沉香一两　天竺黄一两另研　川附子一两炮裂去皮脐

右为细末。炼蜜为丸。匀和得所。于药臼内杵一千余杵。再和匀。每药一两半重。作十丸如弹子大。却用金箔为衣。每服一丸细嚼烂。好酒送下。临卧一丸。早晨空心一丸。有风者常服为佳。

加味匀气散。治诸风疾必先顺气助脾为本。神效。

白芷一两　乌药二两　沉香七钱半　白术四两去芦头　人参一两　陈皮一两　甘草半两

右为细末。每服三钱。用紫苏木瓜熬水调之。不拘时候服之。

疏风顺气丸。顺三焦和五脏。润肠胃除风气。又治冷热壅结。津液耗少令人大便闭塞不通。及年高气弱。及有风入大便闭涩。尤宜服之。

大黄五两半生半熟　车前子二两半　槟榔二两　火麻子三两　山药二两　郁李仁二两　菟丝子酒浸　牛膝酒浸　木香　苁蓉酒浸　白茯苓　续断　防风　枳壳炒　独活　人参　白术　甘草各一两

右为细末。蜜为丸如梧桐子大。每服三十五丸。加至五十丸。温水送下。不拘时候。此方加味补药在内。用之屡验。

防风浸酒方。

防风　秦艽　白茯苓　羌活　牛膝　人参各一两半　夏蚕砂明净者一两　鳖甲炙　西枸杞各三（二）两半　苍耳　当归　松节　虎骨酥炙各一两　茄根四根（两）饭甑上蒸熟

右㕮咀作一服。用生绢袋盛药。以好酒二大瓶浸之。过一十四日后开瓶。每日早午晚各饮一盏。酒尽。以其药滓晒干。再碾为末。酒糊为丸如梧桐子大。每服五十丸。酒下。不拘时。

孙允贤医方集成　大防风汤。祛风顺气。活血脉壮筋骨。除寒湿逐冷气。善法寺僧。如真师孙遂良。绍熙壬子年患痢后。脚疼痪弱不能行履。名曰痢风。或两膝肿大痛。髀胫枯腊。但有皮骨。拘挛跧卧。不能屈伸。名曰鹤膝风。服之气血流畅。肌肉渐生。自然行履如故。真奇方也。

川芎抚芎不用　附子炮去皮脐各一两半　熟干地黄洗净　白术　防风去芦　当归洗去芦酒浸焙干炒　白芍药　黄芪微炙炒　杜仲去粗皮炒令丝断各二两　羌活去芦　人参去芦　甘草炙　牛膝去芦酒浸切微炒各一两

右为粗末。每服五钱。水一盏半。入生姜七片。大枣一枚。同煎八分去滓。温服。空心食前。或云煎四物汤下。四斤丸亦效。

川芎散。治鸡爪风。手口摇动。不能举物。经验方

五加皮　海桐皮　川乌炮　牡丹皮　川芎　赤芍药各五钱　干姜　肉桂各一钱

右为末。每服三钱。水一盏。将古铜钱一个入清油内浸。每煎药入此钱同煎。不拘时。

千金保命丹。治诸风痪痖不能语言。心忪健忘。恍惚去来。头目晕眩。胸中烦郁。痰涎壅塞。抑气攻心。精神昏愦。又治心气不足。神志不定。惊恐怕怖。悲忧惨蹙。虚烦少睡。喜怒无时。或发狂颠。精神昏乱。及小儿惊痫。惊风。抽搐不定。及大人暗风。并羊颠、猪颠、发叫如雷。此药大能治之。徐同知方

朱砂一两　真珠三钱　南星一两　麻黄去根节　白附子炮　雄黄　龙脑各半两　琥珀三钱　姜蚕炒　犀角　门冬子去心　枳壳　地骨皮　神曲　茯神　远地去心　人参　柴胡各一两　金箔一百片　牛黄三钱　天麻半两　胆矾五钱　脑子少许　麝香少许　牙硝四钱　毫车　天竹黄　防风　甘草　桔梗　白术　升麻各一两　蝉蜕各半两　黄芩二两　荆芥二两

右为细末。炼蜜为丸如弹子大。每服一丸。薄荷汤化下。不拘时候。忌猪羊虾核桃动风引痰之物。及诸生血。更加大川乌炮去血脐、半夏、生姜汁浸。白芷、川芎各一两、猪牙皂角一两。右和前药作末为丸。

孙氏仁存方　磁石丸。治一切瘫痪暗风等疾。

磁石一两　蛇含　石燕各一两　石碌半两　并煅醋淬七次　雄黄　轻粉　朱砂　牛黄各半两　麝香二钱

右细研。以好酒瓷器内熬之。可丸则丸。入麝香一处丸如鸡头大。每服一丸。荆芥薄荷酒化下。如是大段风涎暗风。昏迷不醒者。更如轻粉少许。白矾半钱研。用药二丸磨。尽作一服灌下便安。服后有汗出见效。三日一服。小儿一丸分三服。

永乐大典卷之四百八十九　一东

终

素问　诊要经终论篇新校正云。按全元起本在第二卷

黄帝问曰。诊要何如。岐伯对曰。正月二月。天气始方。地气始发。人气在肝。方。正也。言天地气正。发生其万物也。木治东方。王七十二日。犹当三月节后一十二日。是木之用事，以月而取。则正月二月。人气在肝。三月四月。天气正方。地气定发。人气在脾。天气正方。以阳气明盛。地气定发。为万物华而欲实也。然季终土寄而王。土又生于丙。故人气在脾。五月六月。天气盛。地气高。人气在头。天阳赫盛。地焰高升。故言天气盛。地气高。火性炎上。故人气在头也。七月八月。阴气始杀。人气在肺。七月三阴支生。八月阴蛤肃杀。故云阴气始杀也。然阴气肃杀。类合于金。肺气象金。故人气在肺也。九月十月。阴气始冰。地气始闭。人气在心。阴气始凝。地气始闭。随阳而人。故人气在心。十一月十二月。冰复。地气合。人气在肾。阳气深复。故气在肾也。夫气之变也。故发生于木。长茂于土。盛高而上。肃杀于金。避寒于火。伏藏于水。斯皆随顾阴阳气之升沉也。五藏生成篇曰。五藏之象。可以类推。此之谓气类也。故春刺散俞。及与分理。血出而止。散俞。谓间穴。分理。谓肌肉分理。新校正云。按四时刺逆从论云。春气在经脉。此散俞即经脉之俞也。又水热穴论云。春取络脉分肉。甚者传气。间者环也。辨疾气之间甚也。传。谓相传。环。谓循环也。相传则传所不胜。循环则周回于五气也。新校正云。按太素环也作环已。夏刺络俞。见血而止。尽气闭环。痛病必下。尽气。谓出血而尽针下取所病脉盛邪之气也。邪气尽已。穴俞闭密。则经脉循环。而痛病之气必下去矣。以阳气大盛。故为是法刺之。新校正云。按四时刺逆从论云。夏气在孙络。此络俞即孙络之俞也。又水热穴论云。夏取盛经分腠。秋刺皮肤。循理。上下同法。神变而止。循理。谓循肌肉之分理也。上。谓手脉。下。谓足脉。神变。谓脉气变易。与未刺时异也。脉者神之用。故尔言之。新校正云。按四时刺逆从论云。秋气在皮肤。义与此合。又水热穴论云。取俞以泻阴邪。取合以虚阳邪。皇甫士安云。是始秋之治变。冬刺俞窍于分理。甚者直下。间者散下。直下。谓直尔下之。散下。谓散布下之。新校正云。按四时刺逆从论云。冬气在骨髓。此俞窍即骨髓之俞窍也。又水热穴论云。冬取井荥。皇甫士安云。是末冬之治变也。春夏秋冬。各有所刺。法其所在。春刺夏分。脉乱气微。入淫骨髓。病不能愈。令人不嗜食。又且少气。心主脉。故脉乱气微。水受气于夏。肾主骨。故入淫于骨髓也。心火微则胃土不足。故不嗜食而少气也。新校正云。按四时刺逆从论云。春刺络脉。血气外溢。令人少气。春刺秋分。筋挛。逆气环为咳嗽。病不愈。令人时惊。又且哭。木受气于秋。肝主筋。故刺秋分则筋挛也。若气逆环周。则为咳嗽。肝主惊故时惊。肺主气。故气逆又且哭也。新校正云。按四时刺逆从论云。春刺肌肉。血气环逆。令人上气也。春刺冬分。邪气著藏。令人胀。病不愈。又且欲言语。冬主阳气伏藏。故邪气著藏。肾实则胀。故刺冬分。则令人胀也。火受气于冬。心主言。故欲言语也。新校正云。按四时刺逆从论云。春刺筋骨。血气内著。令人腹胀。夏刺春分。病不愈。令人解堕。肝养筋。肝气不足。故筋力解堕。新校正云按四时刺逆从论云。夏刺经脉。血气乃竭。令

人懈惰。夏刺秋分。病不愈。令人心中欲无言。惕惕如人将捕之。肝木为语。伤秋分则肝木虚。故恐如人将捕之。肝不足。故欲无言而复恐也。新校正云。按四时刺逆从论云。夏刺肌肉。血气内却。令人善恐。甲乙经作闷。夏刺冬分。病不愈。令人少气。时欲怒。夏伤于肾。肝肺勃之。志内不足。故令人少气时欲怒也。新校正云。按四时刺逆从论云。夏刺筋骨。血气上逆。令人善怒。秋刺春分。病不已。令人惕然欲有所为，起而忘之。肝虚故也，刺不当也。新校正云。按四时刺逆从论云。秋刺经脉。血气上逆。令人善忘。秋刺夏分。病不已。令人益嗜卧。又且善梦。心气少则脾气孤。故令嗜卧。心主梦。神为之。故令善梦。新校正云。按四时刺逆从论云。秋刺络脉。气不外行。令人卧。不能动。秋刺冬分。病不已，令人洒洒时寒。阴气上干。故时寒也。洒洒，寒貌，新校正云。按四时刺逆从论云。秋刺筋骨。血气内。令人寒慄。冬刺春分。病不已，令人欲卧不能眠。眠而有见。肝气少。故令欲卧不能眠。肝主目。故眠而如见有物之形状也。新校正云。按四时刺逆从论云。冬刺经脉。血气皆脱。令人目不明。冬刺夏分。病不愈。气上。发为诸痹。泄脉气故也。新校正云。按四时刺逆从论云。冬刺络脉。血气外泄。留为大痹。冬刺秋分。病不已。令人善渴。肺气不足。故发渴。新校正云。按四时刺逆从论云。冬刺肌肉。阳气竭绝、令人善渴。凡刺胸腹者。必避五藏。心肺在鬲上，肾肝在鬲下。脾象土而居中。故刺胸腹必避之。五藏者。所以藏精神魂魄意志。损之则五神去，神去则死至。故不可不慎也。中心者环死。气行如环之一周则死也。正谓周十二辰也。新校正云。按刺禁论云。一日死。其动为噫。四时刺逆从论同。此经阙刺中肝死日。刺禁论云。中肝五日死。其动为语。四时刺逆从论。同也。中脾者五日死。土数五也。新校正云。按刺禁论云。中脾十日死。其动为吞。四时刺逆从论同。中肾者七日死。水成数六。水数毕当至七日而死。一云十日死。字之误也。新校正云。按刺禁论云。中肾六日死。其动为嚏。四时刺逆从论云。中肾六日死。其动为嚏欠。中肺者五日死。金生数四。金数毕当至五日而死。一云三日死。亦字误也。新校正云。按刺禁论云。中肺三日死。其动为咳。四时刺逆从论同。王注四时刺逆从论云。此三论皆岐伯之言而不同者。传之误也。中鬲者。皆为伤中。其病虽愈。不过一岁必死。五藏之气。同主一年。鬲伤则五藏之气。互相克伐。故不过一岁必死。刺避五藏者。知逆从也。所谓从者。鬲与脾肾之处。不知者反之。肾著于脊。脾藏居中。鬲连于胁际。知者为顺。不知者反伤其藏。刺胸腹者。必以布憿著之。乃从单布上刺。形定。则不误中于五藏也。新校正云。按别本憿一作帕。又作撤。刺之不愈复刺。要以气至为效也，针经曰。刺之气不至。无问其数。刺之气至。去之勿复针。此之谓也，刺针必肃。肃。谓静肃，所以候气之存亡。刺肿摇针。以出大脓血故。经刺勿摇。经气不欲泄故。此刺之道也。

帝曰。愿闻十二经脉之终奈何。终。谓尽也。岐伯曰。太阳之脉。其终也戴眼反折瘈疭。其色白。绝汗乃出。出则死矣。戴眼。谓睛不转而仰视也。然足太阳脉。起于目内眦。上额交巅上。从巅入络脑。还出别下项。循肩髆内侠脊抵腰中。其支别者。下循足至小指外侧。手太阳脉。起于手小指之端。循臂上肩入缺盆。其支别者。上颊至目内眦。抵足太阳。新校正云。按甲乙经作斜络于颧。又其支别者。从缺盆循颈上颊。至目外眦。新校正云。按甲乙经外作兑。故戴眼反折瘈疭色白绝汗乃出也。绝汗。谓汗暴出如珠而不流。旋复干也。太阳极则汗出。故出则死。少阳终者。耳聋百节皆纵。目睘绝系。绝系一日半死。其死也色先青白。乃死矣。足少阳脉，起于目锐眦。上抵头角。下耳后。其支别者。从耳后入耳中。出走耳前。手少阳脉。其支别者。从耳后亦入耳中。出走耳前。故终则耳聋目睘绝系也。少阳主骨。故气终则百节纵缓。色青白者。金木相薄也。故见死矣。睘。谓直视如惊貌。阳明终者。口目动作。善惊妄言。色黄。其上下经盛。不仁。则终矣。足阳明脉，起于鼻，交頞中。下循鼻外入上齿缝中。还出侠口环唇。下交承浆。却循颐后下廉。出大迎。循颊车。上耳前。过客主人。循发际至额颅。其支别者。从大迎前下人迎。循喉咙入缺盆下鬲。手阳明脉。起于手。循臂至肩。上出于柱骨之会上。下入缺盆络肺。其支别者。从缺盆上颈贯颊。入下齿中。还出挟口交人中。左之右。右之左。上侠鼻鼽。抵足阳明。新校正云。按甲乙经鼽作孔。无抵足阳明四字。故终则口目动作也。口目动作。谓目睒睒而鼓頷也。胃病则恶人与火。闻木音则惕然而惊。又妄言骂詈而不避亲踈。故善惊妄言也。黄者。土色。上。谓手脉。下。谓足脉也。经盛。谓面目颈颔足跗腕胫皆躁盛而动也。不仁，谓不知善恶。如是者。皆气竭之征也。故终矣。少阴终者，面黑齿长而垢。腹胀闭。上下不通而终矣。手少阴气绝则血不流。足少阴气绝则骨不耎。骨硬则龂上宣。故齿长而积垢污。血坏则皮色死，故面色如漆而不赤也。足少阴脉。从肾上贯肝鬲入肺中。手少阴脉。起于心中，出属心系。下鬲络小腹。故其终则腹胀闭。上下不通也。新校正云。详王注云骨不耎骨硬。按难经及甲乙经云。骨不濡则肉弗能著。当作骨不濡。手少阴脉络小腹，甲乙经作络小肠。太阴终者。腹胀闭不得息。善噫善呕。足太阴脉行从股内前廉入腹。属脾络胃。上鬲。手太阴脉。起于中焦。下络大肠。还循胃口。上鬲属肺。故终则如是也。灵枢经曰。足太阴之脉动。则病食则呕。腹胀善噫也。呕则逆。逆则面赤。呕则气逆。故面赤。新校正云。按灵枢经作善噫。噫则呕。呕则逆。不逆则上下不通。不通则面黑皮毛焦而终矣。呕则上通，故但面赤。不呕则下已闭。上复不通。心气外燔。故皮毛焦而终矣。何者。足太阴脉支别者。复从胃别上鬲注心中。由是则皮毛焦。乃心气外燔而生也。厥阴终者。中热嗌干。善溺心烦。甚则舌卷。卵上缩而终矣。足厥阴络。循胫上睾结于茎。其正经入毛中。下过阴器。上抵小腹。侠胃。上循喉咙之后入颃颡。手厥阴脉。起于胸中。出属心包。故终则中热嗌干善溺心烦矣。灵枢经曰。肝者。筋之合也。筋者。聚于阴器而脉络于舌本。故甚则舌卷卵上缩也。又以厥阴之脉过阴器故尔。新校正云按甲乙经睾作罩。过作环。此十二经之所败也。手三阴三阳。足三阴三阳。则十二经也。败。谓气终尽而败坏也。新校正云。详十二经又出灵枢经。与素问重。

灵枢　终始篇法野

凡刺之道。毕于终始。明知终始。五藏为纪。阴阳定矣。阴者主藏。阳者主府。阳受气于四末。阴受气于五藏。故泻者迎之。补者随之。知迎知随、气可令和。和气之方。必通阴阳。五藏为阴。六府为阳。传之后世。以血为盟，敬之者昌，慢之者亡。无道行私。必得夭殃。谨奉天道。请言终始。终始者。经脉为纪。持其脉口人迎。以知阴阳有馀不足。平与不平。天道毕矣。所谓平人者不病。不病者。脉口人迎应四时也。上下相应而俱往来也。六经之脉不结动也。本末之寒温之相守司也。形肉血气必相称也。是谓平人。少气者。脉口人迎俱少而不称尺寸也。如是者。则阴阳俱不足。补阳则阴竭。泻阴则阳脱。如是者。可将以甘药。不可饮以至剂。如此者弗灸。不已者因而泻之。则五藏气坏矣。人迎一盛。病在足少阳。一盛而躁。病在手少阳。人迎二盛，病在足太阳。二盛而躁。病在手太阳。人迎三盛。病在足阳明。三盛而躁。病在手阳明。人迎四盛。且大且数。名曰溢阳。溢阳为外格。脉口一盛。病在足厥阴。厥阴一盛而躁。在手心主。脉口二盛。病在足少阴。二盛而躁，在手少阴。脉口三盛。病在足太阴。三盛而躁。在手太阴。脉口四盛。且大且数者。名曰溢阴。溢阴为内关。内关不通。死不治。人迎与太阴脉口俱盛四倍以上。命曰关格。关格者。与之短期。

人迎一盛。泻足少阳而补足厥阴。二泻一补，日一取之。必切而验之。踈取之上。气和乃止。人迎二盛。泻足太阳。补足少阴。二泻一补。二日一取之。必切而验之。踈取之上。气和乃止。人迎三盛。泻足阳明而补足太阴。二泻一补。日二取之，必切而验之。踈取之上。气和乃止。脉口一盛。泻足厥阴而补足少阳。二补一泻。日一取之。必切而验之。踈而取上。气和乃止。脉口二盛。泻足少阴而补足太阳。二补一泻。二日一取之。必切而验之。踈取之上。气和乃止。脉口三盛。泻足太阴而补足阳明。二补一泻。日二取之。必切而验之。踈而取之上。气和乃止。所以日二取之者。太阳主胃。大富于谷气。故可日二取之也。人迎与脉口俱盛三倍以上。命曰阴阳俱溢。如是者不开。则血脉闭塞。气无所行。流淫于中。五藏内伤。如此者。因而灸之。则变易而为他病矣。

凡刺之道。气调而止。补阴泻阳。音气益彰。耳目聪明。反此者血气不行。所谓气至而有效者。泻则益虚。虚真坚也。夫如其故而不坚者。适虽言快。病未去也。故补则实。泻则虚。实者脉大如其故而益坚也。夫如其故而不坚者，适虽言快。病未去也。故补则实。泻则虚。痛虽不随针。病必衰去。必先通十二经脉之所生病。而后可得传于终始矣。故阴阳不相移。虚实不相倾。取之其经。

凡刺之属。三刺至谷气。邪僻妄合。阴阳易居。逆顺相反。沉浮异处。四时不得。稽留淫泆。须针而去。故一刺则阳邪出。再刺则阴邪出。三刺则谷气至。谷气至而止。所谓谷气至者。已补而实。已泻而虚。故以知谷气至也。邪气独去者。阴与阳未能调。而病知愈也。故曰补则实，泻则虚。痛虽不随针。病必衰去矣。阴盛而阳虚。先补其阳。后泻其阴而和之。阴虚而阳盛。先补其阴。后泻其阳而和之。三脉动于足大指之间。必审其实虚。虚而泻之。是谓重虚，重虚病益甚。凡刺此者。以指按之。脉动而实且疾者疾泻之。虚而徐者则补之。反此者病益甚。其动也。阳明在上。厥阴在中，少阴在下。膺腧中膺。背腧中背。肩膊虚者，取之上。重舌。刺舌柱以铍针也。手屈而不伸者。其病在筋。伸而不屈者。其病在骨。在骨守骨。在筋守筋。补须一方实。深取之。稀按其痏。以极出其邪气。一方虚。浅刺之。以养其脉。疾按其痏。无使邪气得人。邪气来也紧而疾。谷气来也徐而和。脉实者。深刺之。以泄其气。脉虚者。浅刺之。使精气无得出。以养其脉。独出其邪气。刺诸痛者。其脉皆实。故曰。从腰以上者。手太阴阳明皆主之。从腰以下者。足太阴阳明皆主之。病在上者下取之。病在下者高取之。病在头者取之足，病在足者取之腘。病生于头者头重。生于手者臂重。生于足者足重。治病者先刺其病所从生者也。春气在毛。夏气在皮肤。秋气在分肉。冬气在筋骨。刺此病者各以其时为齐。故刺肥人者，以秋冬之齐。刺瘦人者。以春夏之齐。病痛者阴也。痛而以手按之不得者阴也。深刺之。病在上者阳也。病在下者阴也。痒者阳也。浅刺之。病先起阴者。先治其阴而后治其阳。病先起阳者。先治其阳而后治其阴。刺热厥者。留针反为寒。刺寒厥者，留针反为热。刺热厥者。二阴一阳。刺寒厥者。二阳一阴。所谓二阴者。二刺阴也。一阳者。一刺阳也。久病者邪气入深。刺此病者。深内前久留之。间日而复刺之。必先调其左右。去其血脉，刺道毕矣。

凡刺之法。必察其形气。形肉未脱。少气而脉又躁躁厥者。必为缪刺之。散气可收。聚气可布。深居静处。占神往来。闭户塞牖。魂魄不散。专意一神。精气之分。毋闻人声。以收其精。必一其神。令志在针。浅而留之。微而浮之。以移其神。气至乃休。男内女外。坚拒勿出。谨守勿内。是谓得气。

凡刺之禁。新内勿刺。新刺勿内。已醉勿刺。已刺勿醉。新怒勿刺。已刺勿怒。新劳勿刺。已刺勿劳。已饱勿刺。已刺勿饱。已饥勿刺。已刺勿饥。已渴勿刺。已刺勿渴。大惊大恐。必定其气。乃刺之。乘车来者，卧而休之。如食顷乃刺之。出行来者。坐而休之。如行十里顷乃刺之。凡此十二禁者。其脉乱气散。逆其营卫。经气不次。因而刺之。则阳病入于阴。阴病出为阳。则邪气复生。粗工勿察。是谓伐身。形体淫泆、乃消脑髓，津液不化。脱其五味。是谓失气也。

太阳之脉。其终也。戴眼。反折。瘛疭。其色白。绝皮乃绝汗。绝汗则终矣。少阳终者。耳聋。百节尽纵。目系绝。目系绝一日半则死矣。其死也。色青白乃死。阳明终者。口目动作。喜惊妄言。色黄。其上下之经盛而不行则终矣。少阴终者。面黑齿长而垢。腹胀闭塞。上下不通而终矣。厥阴终者。中热嗌干。喜溺心烦。甚则舌卷卵上缩而终矣。太阴终者。腹胀。闭不得息。气噫善呕。呕则逆。逆则面赤。不逆则上下不通。上下不通则面黑皮毛燋而终矣。

缪刺左眉救切　男内女外难经作男外女内　淫泺右述各切　齿长平声

永乐大典卷之五百十五　一东

虫诸虫证治一

九虫

论

巢元方病源　九虫者。一曰伏虫。长四分。二曰蛔虫。长一尺。三曰白虫。长一寸。四曰肉虫。状如烂杏。五曰肺虫。状如蚕。六曰胃虫。状如虾蟆。七曰弱虫。状如瓜瓣。八曰赤虫。状如生肉。九曰蛲虫。至细微。形如菜虫。伏虫。群虫之土也。蛔虫。贯心则杀人。白虫相生。子孙转多。其母转大。长至四五尺。亦能杀人。肉虫令人烦满。肺虫令人咳嗽。胃虫令人呕吐。胃逆喜哕。弱虫乂名膈虫。令人多唾。赤虫令人肠鸣。蛲虫居胴肠。多则为痔。极则为癞。因人疮处以生诸痈疽癣瘘瘑疥。齲虫无所不为。人亦不必尽有。有亦不必尽多。或偏有。或偏无。此诸虫依肠胃之间。若脏腑气实则不为害。若虚则能侵蚀。随其虫之动变。而成诸疾也。

孙思邈千金要方　人腹中有尸虫。此物与人俱生。而为人大害。尸虫之形状。似大马尾。或如薄筋。依脾而居。乃有头尾。皆长二寸。又有九虫。一曰伏虫。长四分。二曰蛔虫。长一尺。三曰白虫。长一寸。四曰肉虫。状如烂杏。五曰肺虫。状如蚕。六曰胃虫。状如蝦蟇。七曰弱虫。状如瓜瓣。八曰赤虫。状如生肉。九曰蛲虫。至细微。形如菜虫状。伏虫则群虫之主也。蛔虫。贯心则杀人。白虫相生。子孙转多。其母转大。长至四五丈。亦能杀人。肉虫令人烦满。肺虫令人咳嗽。胃虫令人呕吐。胃逆喜哕。弱虫又名膈虫。令人多唾。赤虫令人肠鸣。蛲虫居胴肠之间。多则为痔。剧则为癞。因人疮痍即生诸痈疽癣瘘瘑疥。齲虫无所不为。人亦不必尽有。有亦不必尽多。或偏有。或偏无。类妇人常多。其虫凶恶。人之极患也。常以白筵草沫浴佳。根叶皆可用。既是香草。且是尸虫所畏也。论曰。凡欲服补药及治诸病。皆须去诸虫。并痰饮宿滞。醒醒除尽。方可服补药。不尔。必不得药力。

陈无择三因方　古方论列脏腑中九虫。虽未必尽有。亦常备识其名状。若蛔虫。则不待言而知。其它皆由脏虚。杂食甘冷肥腻。节宣不时。腐败凝滞之所生也。又有神志不舒。精魄火守。及五脏劳热。又病余毒。气血积郁而生。或食瓜果。与夫畜兽内脏遗留诸虫子类而生。不可俱载。亦犹生瘕。殆非九数可尽。姑列诸例。为学者备。

杨仁斋直指方　经云。人身中有八万虫。若无。即人身不成不立。尸虫与人俱生。状如马尾。或如薄筋。出则在脾。入则五脏之俞居之。然人亦不必尽有。有亦不必尽多也。古人论脏腑九虫。多寡有无。固未可必。亦当备识其名。曰九虫者何。一曰伏虫。二曰白虫。三曰肉虫。四曰肺虫。五曰胃虫。六曰弱虫。七曰赤虫。八曰蛲虫。九曰蛔虫。蛔虫俗谓之食虫。固不待辩而知矣。其它皆由脏腑不实。脾胃俱虚。杂食生冷。甘肥油腻。咸藏等物。节宣不时。腐败停滞。所以发动。虫之为候。

呕恶吐涎。口出清沫。痛有去来。乍作乍止。

张子和儒门事亲　虫䘌之生湿热为主诀二十八。巢氏之衍九虫三䘌详矣。然虫之变。不可胜穷。要之皆以湿热为主。不可纯归三气虚与食生具。巢氏之衍九虫也。曰伏、蛔、白、肉、肺、胃、弱、赤、蛲。伏虫。长四分。群虫之主也。蛔虫长一尺。亦有长五六寸。其发动则腹中痛。发作肿聚。往来上下。痛有休息。亦攻心痛。口善吐涎。及吐清水。贯伤心则死。诊其脉。腹中痛其脉法当沉弱。今脉反洪大。是蛔虫也。白虫长一寸。相生子孙转大。长四五尺。亦能杀人。寸白虫色白。形扁小。因饮白酒。以桑枝贯牛肉炙食之。并生粟所成。又云。食生鱼后。即饮乳酪亦生。其发动则损人精气。腰脚疼。此虫长一尺。则令人死。肉虫状如烂杏。令人烦满。肺虫状如蚕。令人咳嗽。胃虫状如虾蟆。令人呕逆、吐。喜哕、弱虫状如瓜瓣。又名鬲虫。令人多唾。赤虫状如生肉。动则腹鸣。蛲虫至微。形如菜虫。居肚肠中。多则为痔。极则为癞。因人疮处。以生痈疽、癣、瘘、疠、瘖、疥。龋虫无故不为。人患亦不尽有。有亦不必尽多。或偏无者。此诸虫依肠胃之间。若人脏腑气实。则不为害。虚则侵蚀。随其虫之动。能变成诸疾也。三䘌者。湿䘌由脾胃虚为水湿所乘。腹内虫动。侵蚀成䘌。若上唇生疮。是虫蚀五脏。则心烦懊。若下唇生疮。是虫蚀下部。则肛门烂开。心慝者。因虚而动。攻食心。谓之心䘌。疳䘌者有五。曰白、赤、蛲、䘌、黑。凡五疳。白者轻。赤者次。蛲者又次。䘌者又次。黑者最重。皆从肠里上食咽喉、齿龈。并生疮。下至谷道伤烂。下利脓血。呕逆。手足心热。腰脚痛。嗜卧。秋冬可。春夏甚。巢氏之论虫䘌之病之状固详矣。然虫之变此数者。天地之间。气之所至。百虫争出。如厥阴所至为毛化。其应春、其虫毛、其畜犬。其应夏、其虫羽、其畜马。其应长夏、其虫倮。其应秋、其虫介、其畜鸡。其应冬、其虫鳞、其畜彘。其畜犬鸡、其虫毛介。其畜彘、其虫羽鳞。其畜牛犬、其虫倮毛。其畜鸡羊、其虫介羽。其畜彘牛、其虫鳞倮。其脏肝脾、其虫毛介。其脏心肺、其虫羽鳞。其脏脾肾、其虫倮毛。其脏肺肝、其虫介羽。其脏肾心、其虫鳞倮。地气制已胜。天气制胜已。天制色。地制形。色者。青黄赤白黑。形者。毛羽倮介鳞。其生也。胎卵湿化。其成也。跂行飞走。故五气五味根于中。五色五类行于外。而有一岁之中。互有胜复。故厥阴司天。毛虫静。羽虫育。介虫不成。居泉。毛虫育。倮虫耗。羽虫不育。少阴司天。羽虫静。介虫育。毛虫不成。居泉。羽虫育。介虫耗不育。太阴司天。倮虫静。鳞虫育。羽虫不成。居泉。倮虫育。鳞虫不成。少阳司天。羽虫静。毛虫育。倮虫不成。居泉。羽虫育。介虫耗。毛虫不育。阳明司天。毛虫静。羽虫育。介虫不成。居泉。介虫育。毛虫耗。羽虫不成。太阳司天。鳞虫静。倮虫育。居泉。鳞虫耗。倮虫不育。如风胜则倮虫不滋。此之类也。皆五行之相克也。惟湿复则鳞见于陆。为湿土相克。水长而反增。水鳞虽多。然见于陆反当死。故不同也。切巢氏言。脾胃虚而为水湿所乘者。非也。乃脾胃大甚热为水湿多也。以玄珠考之。虫得木之气乃生。得雨之气乃化。以知非厥阴风木之气不生。非太阴湿土之气不成。岂非风木主热。雨泽主湿所致耶。故五行之中皆有虫。惟金之中其虫寡。冰之中无虫。且诸木有蠹。诸果有螬。诸菜有虫。诸菽有蛄。五谷有螟螣、蝥蠈。麦朽蛾翻。粟破虫出。草腐而萤蚊。粪积而蛴螬。若此者。皆木之虫也。烈火之中有鼠。烂灰之中有蝇。若此者。皆火之虫也。土中盘蛇。坯中走蚓。穴蚁墙蝎。田蝼崖蜴。若此者。皆土之虫也。科斗孕于古池。蛭马跃于荒湫。鱼满江湖。蛟龙藏海。若此者。皆水中之虫也。昔有冶者。碎一破釜。将入火炉。其铁断处。窠臼中有一虫。如米中出。其色正赤。此釜烹饪不啻千万。不知何以生了。不可晓。亦金火之气也。惟冰之中。未尝见虫焉。北方虽有冰鼠。止是食冰。非生于冰也。乃知木火属春夏。湿土属季夏。水从土化。故多虫。金从秋气。水从冬气。故无虫焉。若以生物有被。麯有麯虫。酱有酱虫。醯有醯虫。饮食停久皆有虫。若以为动物不生虫。如户枢不蠹之类。然动劳之人亦有虫。岂有不动者耶。且文籍衣服。故不阅不衣而不蠹。然非经季夏阴注。或暴乾不待冷。纳于笥中。亦不生虫蠹也。或瓮傍地湿。鼠妇来朋。墙下壤乾。狗蚤居中。岂均生于湿耶。盖蚤虽不生于湿。亦有生于冬。热则虫生。寒则不生。理故然也。夫虫之所居。必于脾胃深处。药之所过。在于中流。虫闻药气而避之。群者安得取之。予之法。先令饥甚。次以槟榔、雷丸为引子。别下虫药。大下十数行。可以搐而空。滍上张子政用此法。下虫数百。相啣长丈余。若夫疮久而虫蛆者。以木香槟榔散傅之。神良。别有坠蛆之药。皆具方中。此不具陈也。

方

葛洪肘后备急方　芜荑散治脾胃有虫。食即痛。面黄五色。疼痛无时立效方。

右用石州芜荑仁二两。面炒令黄色。为末。非时米饮调服二钱。瘥。

孙思邈千金要方　治虫心痛。

右用鹤虱一味。为末。蜜和丸。如梧子大。每服四十丸。煎蜜汤下。日一服。可加五十丸。一方为末。温浆和。空腹时服。

王焘外台秘要方　集验贯众丸主疗九虫动作诸病方。

贯众熬　石蚕熬五分　狼牙四分　藜芦二分　蜀漆六分炙

僵蚕三分熬　雷丸六分　芜荑四分　厚朴三分　槟榔六分

右十味捣筛蜜丸。空心暖浆水服三十丸。日三。不知。稍稍加之。白虫用榧子汤服。备急、文仲、古今录验、范汪同。出第九卷中。

太平圣惠方　狼牙散方治九虫在肠胃。令人心烦吐逆下虫。

狼牙一两　鹤虱一两纸上微炒过　贯众一两　芜荑仁一两

右件药。捣细罗为散。每服以粥饮调下一钱。良久再服。以虫出为度。

槟榔散方治九虫在脏。日久相生转多。下虫。

槟榔一两　芜荑仁半两　狼牙二（一）分　白蔹一分　鹤虱一分纸上微炒过

右件药。捣细罗为散。每服药时。不得吃夜饭。候至四更以来。以暖水一小盏。调下三钱。其虫泻下。

芜荑散方。治九虫。

芜荑仁半两　狼牙半两　槟榔三分　石榴根皮三分

右件药。捣细罗为散。每日空心。以暖酒调下二钱。

贯众圆方治九虫动作诸病

贯众一两　石蚕一两　狼牙一两　藜芦三分　蜀漆三分　白僵蚕三分微炒　雷圆一两半　芜荑仁一两

右件药。捣罗为末。炼蜜和捣三二百杵。圆如梧桐子大。每于食前。以暖浆水下七圆。

狗脊散。治九蟲。

狗脊二（一）两　芎䓖一两　细辛一两　白芜荑一两

右件药。捣细罗为散。三更后。先吃牛肉淡干脯三二两。五更初。以粥饮调下三钱。良久。当有虫下为度。

麝香圆。治九虫

麝香半两细研　犀角屑一两　雄黄半两细研　甘遂一两煨令黄色　巴豆半两去皮心研压去油　朱砂半两细研

右件药。捣罗为末。入巴豆及研了药。研令匀。炼蜜和圆。如梧桐子大。每服空心。以温酒下五圆。

治诸虫在胃中。渐渐羸瘦方。

鸡子白二枚　蜡三分　蜜一合　干漆一两半捣研炒令烟出捣为末用

右件药。于铜器中。以慢火煎令可圆。即圆如梧桐子大。每服空腹。以粥饮下七圆。渐加至十圆。当下诸虫。变为黄水。

圣济总录　贯众丸。治九虫动作。变生诸病。

贯众　石蚕微炒各一两一分　狼牙剉　藜芦微炒　蜀漆　白僵蚕微炒　厚朴去粗皮姜汁炙剉各三分　雷丸炮一两半　白芜荑炒一两

右九味。捣罗为末。炼蜜和为剂。更于臼内。入酥少许。杵令匀熟，丸如梧桐子大。每服十丸。空心温浆水下。午时临卧再服。

鸡子丸。治九虫。

鸡子去壳两枚　好漆绵滤过四两　蜡三两　粳米粉半升

右四味。先取漆蜡。入铜铛中。用慢火煎。搅令得所。次入粳米粉。又搅令匀。煎令凝候可丸，即取铛置生黄土堆上。才候稍温。即下鸡子。又择令得所。再置火上煎令可丸。丸如小豆大。隔宿勿食。于空腹煎粟米饮。下二十九。小儿五丸。

麝香丸。治九虫。

黄连去须二两　白芜荑炒二两　干虾蟆一枚酥炙令黄焦　干漆炒令烟出一两　雷丸炮半两　定粉研一两半

右六味。捣研为末。入麝香少许。再研罗匀。用醋煮面糊和丸。梧桐子大。每服温水下十丸。空心食前服。

石榴枝汤。治九虫动作。腹中刺痛。口吐清水。面色黑黄。及虫心痛者。

东引石榴枝三两　木香　陈橘皮汤浸去白焙　吴茱萸汤洗焙炒各一两半　大黄煨　芍药各二两　薏苡根二两半

右七味。㕮咀如麻豆大。每服五钱匕。水一盏半。煎至八分。去滓温服空心。

漆香散。治大人小儿腹中虫动。痛发不止。

干漆炒令烟出二两　雄黄研五钱　麝香研一钱

右三味。先捣干漆为细末。次入雄黄麝香。再同研匀。以密器盛之。每服一钱匕。煎苦楝根汤调下。食前。小儿以意加减。

干漆散。治诸虫痛。

干漆炒令烟出半两　雄黄研一分　槟榔一枚剉　诃黎勒煨去核一分

右四味。捣研为散。每服半钱匕。入麝香少许。用葱汁生油调下。空心服。

青橘丸。治诸虫发动。上连心痛。

青橘皮汤浸去白焙　芜荑微炒　贯众　雷丸炮等分

右四味。捣罗为末。炼蜜和丸。如梧桐子大。每服二十九。食前橘皮汤下。加至三十丸。虫下为度。

南粉散。治腹中诸虫。令人腹痛。多食泥土及油者。

南粉二钱细研

右五更初。用生油调下。至食时虫出尽。

砒黄丸。治诸虫痛。

砒黄细研一两

右一味。用水浸炊饼心为丸。如小豆大。每服二丸。用煮肉汤下。空心食前。

芜荑丸。治诸虫发动。咬心痛。

白芜荑微炒一两

右一味为末。用砂糖和丸。如梧桐子大。每服十九。米饮下。不计时服。

许叔微普济本事方　制诸虫方。

白芜荑　槟榔各一两

右为细末。蒸饼圆如梧子大。每服十五圆至二十圆。温汤下。

制虫解劳。悦泽肌肤。去劳热方。

槟榔一两半　干漆烧令烟尽半两　龙胆二两

右为细末。炼蜜丸如梧子大。每服十圆至十五圆。熟水下。

杨仁斋直指方　芜荑散。取诸虫。

鸡心　槟榔三钱　芜荑二钱　木香一钱

右末，为一服，当晚先煎酸石榴根汤，至五更吃炙肉一片，嚼细。引虫上至喉。以石榴根汤暖温调药服，虫自软而下。

木香槟榔丸。杀下诸虫。

鸡心槟榔一两　木香　鹤虱　贯众　锡灰　干漆烧烟尽　使君子肉各半两　轻粉二钱　雷丸　巴豆肉各二钱半

右细末，飞白面糊，麻子大，每服二十粒，五更粥饮，或菖蒲、石榴根煎汤下。

虾蟆丸。杀虫。

大虾蟆干一个。炙令焦　木香　鸡心槟榔　贯众　桃仁水浸，去皮，晒　苦楝根　酸石榴根皮各三钱　芜荑　鹤虱各二钱　巴豆肉二钱半

右末，粳米粉糊研丸，麻子大，每服十丸，五更石菖蒲煎汤下。

雄砂丸。杀诸虫。

鹤虱　芜荑　干漆炒令烟尽　白僵蚕炒，各三钱　贯众　酸石榴根皮日干。各半两　朱砂　雄黄　雷丸　甘遂各一钱半

右细末，粳米粉糊丸，麻子大，每十丸，五更粥饮下。

化虫散。

雷丸二个　鸡心槟榔二个　鹤虱一钱　大使君子七个，去壳

右细末。入轻粉少许，分作两服，当晚用精猪肉一两，切成片，以皂角浆浸一宿，至五更，微火炙熟，又用些麻油拭肉，候温，取一服药末，掺于肉上，略烘过，空腹食之，至巳刻，虫自下，乃饮食。得效方同。

酒蜡膏。杀诸虫。

醇酒一盏　蜜一合　蜡三钱　蜀漆一两

右铜铫内慢火同熬，可丸即丸，弹子大，每服一丸，温酒化开，拂晓服之，虫自下。

本草　集效方治藏腑内一切虫痛。用狼毒杵末。每服一大钱。用锡（饧）一皂子大。砂糖少许。以水同化。临卧空腹服之。服时先服微紧食。药一服。来日早取下虫。效。

萨德弥实瑞竹堂经验方　木香三棱散。治腹中有虫。面色萎黄。一切积滞。

黑三棱半生半炒多用　大腹子多用槟榔　雷丸　锡灰醋炒　三棱煨　蓬术煨　木香　大黄以上各一两

右为细末。每服三钱。空心。用蜜水调下。或砂糖水亦可。须先将烧肉一片。口中嚼之。休咽下。吐出口中肉汁后服药。

济生拔粹方　苍术泽泻丸。三焦相火盛而制阳明燥金。故木相侮土。主生五虫。所以胃中有虫也。因多食热物。胃大热。若泻三焦火热退。则使金得气而制木。木既受制。五虫不生而自愈矣。

苍术去皮三两　泽泻　桔梗各二两　地榆一两　皂角子　秦艽二两

右为末。烧饭为丸。桐子大。食前温水下三十丸。或酒米饮下。一方无秦艽。

补金散。治诸般虫。

鹤虱　雷丸　定粉　锡灰以上各等分

右为末。每服三钱。空心。少油调下。又用猪肉一两。烧熟。掺药在上。细嚼亦得。用翎扫甘遂末一钱。与前药一处服之。其虫自下。

罗谦甫卫生宝鉴　雷金散。治诸虫。

雷丸末八分　郁金末七分　黑牵牛末一两半

右三件末。和匀。以生油调下三两匙。饭压之。

急救仙方　去虫积。槟榔一味。为末。蜜水调下。令患者先日少吃饭。临晚亦勿食。次早五更服之。

三虫

论

巢元方病源　三虫者。长虫赤虫蛲虫也。为三虫。犹是九虫之数也。长虫。蛔虫也。长一尺。动则吐清水。出则心痛。贯也则死。赤虫状如生肉。动则肠鸣。蛲虫至细微。形如菜虫也。居胴肠间。多则为痔。极则为癞。因人疮处。以生痈疽癣瘘瘑疥龋虫。无所不为。此既是九虫内之三者。而今别立名。当以其三种偏发动成病。故谓之三虫也。

王焘外台秘要方　三虫者。谓长虫赤虫蛲虫也。乃有九种。而蛲虫及寸白人多病之。寸白从食牛肉饮白酒所成。相连一尺则杀人。服药下之。须结裹溃然出尽乃佳。若断者相生未已，更宜速除之。蛲虫多是小儿患之。大人亦有。其病令人心痛。清朝口吐汁烦燥则是也。其余各种种不利人人胃中无不有者。宜服九虫丸以除之。

方

葛洪肘后备急方　疗三虫方。

取茱萸东行根指大者。长一尺。剥取白皮。瓜蒌四两。切一升。酒渍之一宿。旦还准前方啮脯。然后服之。小儿分为再三。亦疗寸白等虫。

三虫藜芦散

藜芦四两　干漆二两

为末。以脯依前法。粥服方寸匕。且秘之不传。

王焘外台秘要方　范汪疗三虫白蔹丸方。

白蔹　狼牙　藜芦　桃花　贯众各三分　橘皮二分　芜荑三分

右七味。捣筛蜜丸。如小豆大。宿勿食。旦以浆水服一剂。日中乃食。立下。男子病大腹。面黄。欲食肉。服此药下赤虫如笋茎者一尺所有头目百余枚。病愈。又九江谢丘病肋下有积。大如杯。小腹亦坚。伏痛上下移。呕逆喜唾。心下常痛。欲食肉。服此药下虫无头足赤身有口尾二百余枚。得愈。又九江陈昉。病大腹烦满。常饮食生菜。服此药。下白虫。大如臂小者百余枚。立差。妊身妇人不得服之。

疗三虫竹节丸方。

烧竹节　雷丸各三分　锡屑二分　橘皮一分半

右四味。捣筛。蜜丸如梧子大。一服八丸。日三服。

又疗三虫芎䓖散方。

芎䓖　雷丸　桔梗　白芷各四分

右四味。捣散。以蜜饮苦酒或米汁服方寸匕。日三服。又可用蜜丸如梧子。吞三十丸。当稍稍下。不尽。更服一剂。出第十九卷中

备急疗三虫方。

藜芦四两　干漆二两熬　吴茱萸四两

右三味为末。依前先嚼脯。以粥清服方寸匕。日一服。肘后范汪同

广济疗蛔虫寸白虫方。

槟榔十二分　当归　鹤虱　芜荑熬

橘皮各六分　贯众　雷丸各四分

右七味。捣散。空腹煮大枣汤服方寸匕。日二服。渐加至三匕。微利。无忌。出第四卷中

太平圣惠方　治三虫。

吴茱萸根东引者长一尺　大麻子一升

右件药。细剉吴茱萸服。捣麻子。以酒二升。和渍一宿。布绞去滓。空腹暖令温。顿服之。虫当自下。

又方。

右捣桃叶绞去汁。空心服一小盏。

又方。

朱砂末一分　乱发如鸡子大烧灰细研

右件药。都研令匀。以醋半盏调。平旦顿服之。

又方。

鹤虱一两纸上微炒

右捣细罗为散。每于食前。以猪羊肉臛汁。调下二钱。以虫下为度。

圣济总录　鳖甲丸。治三虫发痛。面目黄不下食。

鳖甲去裙襕醋炙黄二两　白术一两半　陈橘皮汤去白焙一两　木香　狗脊去毛各一两半　槟榔炮四两　吴茱萸水浸二宿每日三次换水洗去涎焙干微炒一两

右七味。捣罗为细末。炼蜜和为剂。置臼内入酥。杵令匀熟。丸如梧桐子大。每日空腹。煎青橘皮汤。下三十丸。晚食前再服。

芎䓖散。治三虫。

芎䓖　白芷　雷丸煨　桔梗炒各一两

右四味。同捣罗为细散。每服二钱匕。用蜜并醋各少许解匀。调服。或米泔汁调服亦可。每日空腹日午近晚各一。亦可蜜丸服之。

天门冬煎。治三虫。保定肺气。去寒热。养肌肤。益气力。利小便。及诸暴中偏风湿痹。强骨髓。

天门冬去心生用十斤　白蜜七两

右二味。先取天门冬。细切烂研如泥。用酒一斗。如绞取汁。并蜜搅令匀。铜器中重汤上煎。仍用竹篦搅候如饧。每服如弹丸大。空腹温汤服之。或用生地黄汁一盏同煎妙。

雷丸散。治三虫。

雷丸炮一两　芎䓖一两

右二味。捣罗为细散。每服一钱匕。空腹煎粟饮调下。日午近晚各一服。

鹤虱散。治三虫。

鹤虱微炒二两　藜芦微炒一两

右二味。捣罗为细散。每服一钱匕。用猪羊肉臛汁调服。空腹日午近夜各一服。

治藏腑内一切虫。令人偏好食生物。及面黄呕吐。或时心腹发痛。但是虫病悉治。

白金散。

狼毒不拘多少

右一味。捣罗为细散。每服一钱匕。用饧一皂子大。砂糖少许。以温水同化下。临卧后腹空时服之。服药时。先服微动气食药一服。来日早取下虫为效。

寸金散。治大人小儿诸虫为病。及骨蒸热劳羸瘦。飞尸遁尸鬼疰。室女经脉不行。五心烦热。怠惰少力。

干漆不拘多少炒令烟出

右一味。捣罗为细散。每服一钱匕。以生油温水。搅匀调服。若治小儿。每一斤再入白芜荑仁三两。捣罗取细末。更研雄黄半两。合研匀。量儿大小。亦用生油温水调服。清米次亦得。如是室女经脉不行。服之必行。其余蛔虫寸白虫。服无不效者。

藜芦散。治三虫。神效。

藜芦微炙二两

右一味。捣罗为细散。每服二钱匕。隔宿匀食。于清旦用羊肉腥汁调服之。虫自下。

槟榔汤。治三虫。

槟榔三枚灰火煨过

右一味。粗捣筛。用水三盏。煎至一盏半。去滓分三服。空腹日午前近夜各一服。其虫尽下。或和葱白盐豉同煮饮之。亦佳。

蛲虫

论

巢元方病源　蛲虫者。是九虫内之一虫也。长一尺。亦有长五六寸。或因腑脏虚弱而动。或因食甘肥而动。其发动则腹中痛。发作肿聚去来上下。痛有休息。亦攻心痛。口喜吐涎及吐清水。贯伤心者则死。诊其脉。腹中痛当沉弱而弦。今反脉洪而大。则是蛲虫也。

圣济总录　蛲即九虫叙所谓长虫者。今此析而治之。盖较之它虫害人为多。观其发作冷气。脐腹撮痛。变为呕逆。以至心中痛甚如锥刺。昔人谓蛲厥贯心能杀人。则所以治之。不可缓也。

脉

金匮要略方论　问曰。病腹痛有虫。其脉何以别之。师曰。腹中病。其脉当沉。若弦反洪大。故有蛲虫。

方

张仲景金匮方论　乌梅圆。蛲厥者。当吐蛲。令病者静而复时烦。此为藏寒。蛲上入膈。故烦。须臾复止。得食而呕。又烦者。蛲闻食臭出。其人当自吐蛲。

乌梅三百个　细辛六两　干姜十两　黄连一斤　当归四两　附子六两炮　川椒四两去汗　桂枝六两　人参　黄柏各六两

右十味。異捣筛。合治之。以苦酒渍乌梅一宿。去核。蒸之五升米下。饭熟捣成泥。和药令相得。内臼中。与蜜杵二千下。圆如梧子大。先食饮服十圆。日三服。稍加之二十圆。禁生冷滑臭等食。

甘草粉蜜汤。蛲虫之为病。令人吐涎。心痛发作有时。毒药不止。

甘草二两　粉一两重　蜜四两

右三味。以水三升。先煮甘草取二升。去滓。内粉蜜。搅令和。煎如薄粥。温服一升。差即止。

葛洪肘后备急方　葛氏疗蛲虫。或心如刺。口吐清水方。

捣生艾取汁。宿勿食。旦取肥香脯一寸片子。先吃。令虫闻香。然后即饮一升。当下蛲。

又方。取有子楝木根。锉之。以水煮。令浓赤黑色汁。合米煮作糜。宿勿食。清朝准前先吃香脯。令虫举头。稍从一匕为始。小息后一匕。食半糜。便下蛲虫。秘不传。

又方。藜芦一两。捣末。以羊肉作臛和之。宿不食。旦食尽愈。

又方。鸡子一枚。开头出黄。以好漆投与和合。仰头一吞之。蛲虫悉出。

长虫鸡子丸方。鸡子二枚。漆四两。腊腊三两。粳米一升。四物铜器中暖火煎令相得。内粉凝可丸。下器置地上凝温。乃内鸡子。搅令调和可丸。病莫食。依前啗脯法。服如小豆一百二十丸。小儿五十丸。粥清服之。集验同。

虫在胃中。渐渐羸瘦方。淳酒。白蜜。好漆各一合。合三物。煎令可丸。如核桃一枚。温酒下。宿勿食。依前啮脯法。旦服。不下。更服之。

孙思邈千金要方 蘼芜丸治少小有蚘虫。结在腹中。数发腹痛。微下白汁。吐闷寒热。饮食不生肌。皮肉痿黄。四肢不相胜举方。

蘼芜 贯众 雷丸 山茱萸 天门冬 狼牙各八分 藜芦 甘菊花各四分

右八味为末。蜜丸如大豆。三岁饮服五丸。五岁以上。以意加之。渐至十丸。加藜芦六分。治老小及妇人等万病。腹内冷热不通。急满痛。胸膈坚满。手足烦热。上气。不得饮食。身体气肿。腰脚不遂。腹内状如水鸡鸣。妇人月经不调。无所不治。

治蚘虫方。

藜芦末。以饮臛和服方寸匕。不觉加之。备急以治蛲虫。

治热患。有蚘虫懊憹方。

藜芦十分 干漆 萹竹各二分

右三味。治下筛。米饮和一合服之。日三。

又方。取楝实。淳苦酒中浸再宿。用绵裹内谷道中。入三寸。一日易之。集验方用治长虫。

治蚘虫攻心腹痛方。

铿薏苡仁二斤。以水七升。煮取三升。先食服之。虫即死出。范汪。集验同

又方。鹤虱。苦酒空腹服方寸匕。佳。

又方。七月七日采蒺藜子。阴干。烧灰。先食。服方寸匕。日三。即瘥。

王焘外台秘要方 广济疗蛔虫方。酸石榴根东引入土五寸者切二升 槟榔十枚碎

右二味以水七升煮取二升半。绞去滓。著少米煮稀粥。平旦空肚食之。少间虫便死快利效无忌。出第四卷中

肘后疗蛔虫或虫攻心痛如刺。口中吐清水方。取龙胆根多少任用。以水煮浓汁。去滓。宿不食。平旦服一二升。不过再服。下蛔虫也。

又方。以鸡子一枚。开头去黄。以好漆少许内中相和。仰头吞之。虫悉出矣。文仲。集验。备急。千金同出第二卷中。

崔氏疗蚘虫方。取缲蚕蛹汁空腹饮之。良。若非缲丝时。即须收蛹。暴干。患者捣筛。取意斟酌多少。和粥饮服之。

又方。鹤虱三两。右一味捣散。以肥猪羊肉。但得一色。以葱豉为臛汁。每旦空腹服以臛汁和一方寸匕顿服。稍多饮臛汁佳。若不能散服。即以蜜和为丸。如梧子。一服十丸。还以此臛汁下之。假令明旦服。今日暮即勿食。明旦服药讫还至巳时为佳。要服此丸散。使尽已后三十日勿杂食。永差。出第五卷中

必效疗蛔虫方。菉豆三升。煮取浓汁。麻子一大升。研取汁一升。更暖令温。温正发。即炙羊肉脯令熟。先含咽汁三五咽。即服之。须臾即吐出或利。其虫已消如绵练带三二百条，如未尽。更服。即永绝。郭参军云。频饮无不差者。一方服麻子汁效。出第六卷中。

太平圣惠方 贯众散。治蛔虫攻心。吐如醋水。痛不能止。

贯众一两 鹤虱一两纸上微炒 狼牙一两 麝香一钱细研 芜荑仁一两 龙胆一两去芦头

右件药。捣细罗为散。每于食前。以淡醋汤调下二钱。

狼牙散。治蛔虫。或攻心。吐清水。

狼牙一两 芜荑仁一两

右件药。捣细罗为散。每服药。空心先吃少淡羊肉干脯。即以温酒调散二钱服之。不过三四服永差。

又方。

绿豆一升水三开煮项汁一升　大麻子一升水研取汁半升

右以麻子豆汁各半盏。暖令温。虫正发时。先炙淡羊肉脯令熟。嚼含咽汁。三五咽即服之。须臾或吐或利。其虫当自出。如未尽。再服。

又方。

酸石榴根东引者剉三合　槟榔一两半

右件药细剉。分为二服。每服。以水二大盏。煎至一大盏二分。去滓。空腹分温二服。虫当自下。

渐渐羸瘦方。治蛔虫在胃中。

淳酒一中盏　白蜜一合　好漆一两

右件药相和。于铫子内。以慢火熬。令可圆即圆。如樱桃大。每服一圆。温酒中化破。夜勿食。旦服之。良久即虫下。未下即更服。

腹痛方。治蛔虫攻心。

薏苡仁根一（二）两剉

右以水二大盏。煎取一盏。去滓。于空腹时顿服之。

口中吐清水者方。治蛔虫。或攻心如刺。

龙胆一两去芦头剉

右以水二大盏。煮取一盏。去滓。隔宿不食。平旦顿服之。

又方。

石榴根半斤剉净洗

右以水三大盏。煎至一盏半。去滓空腹。分温三服。

宛转欲死方。治蛔虫咬心楚痛。

右浓捣地黄汁。和面煮作冷淘。不用著盐醋。尽意食之。如一顿虫不出。即再食。

治蛔虫日久咬人。腹内痛不可忍方。

苦楝树白皮二斤去粗者剉

右以水一㪷。煎至三升。去滓。于银器内。用慢火熬成膏。每日于五更初。以温酒调下半匙。以虫下为度。

和剂局方　集效丸。治因脏腑虚弱。或多食甘肥。致蛔虫动作。心腹搅痛。发作肿聚。往来上下。痛有休止。腹中烦热。口吐涎沫。即是蛔咬。宜服此药。若积年不瘥。服之亦愈。又疗下部有虫。生痔痒痛。

木香不见火　鹤虱炒　附子炮去皮脐　诃黎勒煨用皮肉　芜荑炒研　槟榔　干姜炮各七两半　大黄锉擘炒十五两

右为末。炼蜜为圆。如梧子大。每服三十圆。食前。橘皮汤下。妇人醋汤下。

圣济总录　贯众散。治蛔虫。

贯众去须一两　槟榔炮剉三两　当归切焙一两半　鹤虱去土微炒一两　白芜荑微炒　陈橘皮汤去白炒各一两半　雷丸炮一两

右七味。捣罗为散。每服一钱半。煎大枣汤。空心调服。以利为度。

当归汤。治蛔虫心痛。心中如椎刺。时吐白虫。

当归切焙一两　桔梗剉炒一两半　陈橘皮去白微炒　桂去粗皮　人参各半两　赤芍药三分　鹤虱去土微炒二分　槟榔炮剉一分　朴硝别研三分

右九味。除朴硝外。粗捣筛。入朴硝拌匀。每服三钱匕。水一盏。煎至七分。去滓空心服。后半时辰再服。

当归散。治蛔虫痛发作。冷气先从两肋。连胸背撮痛。欲变吐逆。

当归切焙　鹤虱去土微炒各二两　陈橘皮去白微炒　人参各一两半　槟榔炮到三两　枳壳去瓤炒黄色　芍药各一两半　桂去粗皮一两一分

右八味。捣罗为散。每服二钱匕。空心煎枣汤调下。至晚再服。

雷丸散。治九种心痛。虫痛为先。

雷丸炮一两　贯众去须一两半　狼牙去芦头并土剉一两一两　当归切焙一两半　槟榔炮剉一两　桂去粗皮一两半　鹤虱去土炒一两　陈橘皮去白炒一两

右八味。捣罗为散。每服二钱匕。空心煎粟米饮调下。晚食前再服。以大下蛔虫为度。

柴胡汤。治虫心痛。

柴胡去苗一两半　当归切焙　食茱萸去枝茎各一两　芍药一两半　厚朴去粗皮涂生姜汁炙熟剉一两　槟榔炮剉三枚　郁李仁汤浸去皮三分

右七味。粗捣筛。每服三钱匕。水一盏。煎至六分。去滓食前温服。日三。

桔梗散。治蛔虫攻心痛。

桔梗剉炒　当归切焙　芍药各三分　橘皮去白微炒半两　槟榔煨剉　鹤虱去土微炒　萆薢剉炒各一两

右七味。捣罗为散。每服二钱匕。空心煎生姜枣汤调下。至晚再服。

桑根白皮汤。治蛔虫心痛。

桑根白皮细剉三两　醋石榴皮干者一两　白芜荑微炒　槟榔炮剉　厚朴去干粗皮涂生姜汁炙熟各半两

右五味。粗捣筛。每服三钱匕。水一盏。入生姜一小块拍破。同煎至六分。去滓空心服。至晚再服。

石榴皮汤。治蛔虫心痛。腹中疠刺。痛不可忍。往往吐醋水。

酸石榴皮三分　槟榔炮剉一分　桃符一两半碎剉分为五度用　胡粉一分微炒别研

右四味。先粗捣筛前二味。后以胡粉拌匀。分为五服煎。每服水一盏。入桃符一分。酒半盏。同煎至七分。去滓空心温服。至晚再服。

萆薢散。治蛔虫发作。

萆薢剉炒　白芜荑微炒　狗脊去毛剉各一分

右三味。捣罗为散。每服二钱匕。温酒调下。欲服药。先隔宿吃牛肉干脯一片。次日空心服药。虫下即差。

鹤虱散。治痏蛔寸白蛔虫等发作。心腹疠痛。

鹤虱去土微炒三分　槟榔炮剉一两二分　楝根皮结子东南引者以石灰如拳大水两碗浸两宿暴干二两半　陈橘皮去白微炒半两　大麦蘖炒一两半　牵牛子一半生用一半炒熟三两　糯米一合

右七味。捣罗为散。每服二钱匕。空腹煎粟米饮调下。如未转泻。即更服。仍时时煎姜蜜汤热投之。

麝香散。治大人及小儿痟蛔。腹中虚胀。面目萎黄。

麝香别研一分　干蚯蚓慢火炙黄半两　干虾蟆一枚涂酥炙黄赤色净剔去骨并腹中恶物

右三味。先捣蚯蚓等。细罗为散。与麝香同研令匀细。每服一钱匕。空腹煎薏苡根汤调下。

阿胶汤。治虫蚀下部痒。谷道中生疮。

阿胶炙燥　当归切焙　青葙子炒各一两

右三味。粗捣筛。每服五钱匕。水一盏半。入艾叶十余片。同煎至一盏。去滓空腹服。午食前近晚各一。

高良姜汤。治蛔虫。

高良姜剉一分　苦楝根皮干者剉二两　胡椒三十粒

右三味。粗捣筛。每服三钱匕。水一盏。煎至六分。去滓空心服。服讫卧少时。未得吃食。或吐或泻即差。

槟榔煎。治蛔虫。

槟榔炮剉五枚　酸石榴根皮入土五寸东引者去土细剉一升

右二味。先将槟榔粗捣。与石榴根各均分作三度用。每度用水二升半。煎至一升半。绞去滓。入粟米一合。煮如粥。平旦空心顿吃。利下虫即效。

治蛔虫蚕蛹汁方

蚕蛹

右取缲丝蚕蛹两合烂研。生布绞取汁。空心顿饮之。非缲丝时。即须依时收取蚕蛹。暴干捣罗为末。用时以意斟酌多少。和粥饮服之。

桑根白皮汤。治大便忽见虫。是腹中虫已多。

桑根白皮细剉二两

右一味，粗捣筛。分三服。每服用水一盏半。煎至八分。去滓空腹顿服。

本草　蛔虫攻心痛。薏苡根二斤切。水七升。煮取三升。先食尽服之。虫死尽出。

图经曰。古今录验疗蚘咬心痛。取鹤虱十两。捣筛。蜜和丸。如梧子。以蜜汤空腹吞四十丸。日增至五十丸。慎酒肉。韦云患心痛十年不差。于杂方内见。合服便愈。

食疗云。蚘虫心痛。面青。口中沫出。临水取（萹蓄）叶十斤。细切。以水三石三斗。煮如饧。去滓。通寒温。空心服一升。虫即下。至重者再服。仍通宿勿食。来日平明服之。

缲丝汤。主蛔虫。热取一盏服之。此煮茧汁。为其杀虫故也。

永乐大典卷之五百十六　一东

虫诸虫证治二

寸白虫

论

巢元方病源　寸白者。九虫内之一虫也。长一寸而色白。形小褊。因腑脏虚弱而能发动。或因饮白酒。一云以桑枝贯牛肉炙食。并食生栗所成。又云食生鱼后。即饮乳酪。亦令生之。其发动则损人精气。腰脚疼弱。又云此虫生长一尺。则令人死。

圣济总录　寸白虫。乃九虫之一种。状似绢边葫芦子。因藏气虚。风寒湿冷。伏于肠胃。又好食生脍干肉等。所以变化滋多。难于蠲治。说者谓食牛肉。饮白酒所致。特一端尔。亦未必皆缘此。

方

葛洪肘后备急方　疗白虫方。淳漆三合。合和。微火煎。不著手药成。宿不食。旦还依前食脯法。吞如大豆百丸。日中悉出。亦疗痢。

又方。熟煮猪脂血。旦饱啖。虫当下。又浓汁煮槟榔三十枚。饮三升。虫即皆出。

验方白蔹散杀寸白虫。

白蔹　芜荑　狼牙各三分。末为散。以醋一合。或浆水和药服之。

白虫芜荑散。生狼牙三分。炙芜荑二分。二物为末。依前脯法。顿服令尽。立愈。

孙思邈千金要方　治寸白虫方。

吴茱萸细根一把熟捣　大麻子三升熬捣末

右二味。以水三升。和搦取汁。旦顿服之。至已时。与好食令饱。须臾虫出。不差。明旦更合服之。不差。三日服。肘后治三虫以酒渍取汁服。

又方。芜荑六分　狼牙四分　白蔹三分

右三味。治下筛。以苦酒二合。和一宿。空腹服之。

又方。胡麻一升　胡粉一两

右二味为末。明旦空腹。以猪肉臛汁啖尽之。即差。

又方。榧子四十九枚。去皮。以月上旬。平旦空腹服七枚。七日服尽。虫消成水。永差。

又方。取吴茱萸北阴根。干去土。切一升。以酒一升。浸一宿。平旦分二服。凡茱萸皆用细根。东引北阴者良。若如指以上大。不任用。

又方。用石榴根。如茱萸法。亦可水煮。

又方。研大麻。取汁五升。分五服。亦治小儿蚘虫。

又方。以好油麻二升。煎令熟。内葱白三寸。葱白黑便熟。冷顿服之。

又方。熬饧令十分燥。作末。以药方寸匕。内羊肉臛中服之。

又方。桑根白皮切三升。以水七升。煮取二升。宿勿食。空腹顿服之。肘后云。卒大行中见。是腹中已多虫是也。宜速理之。

又方。槟榔二七枚。治下筛。以水二升半。先煮其皮。取一升半。去滓。内末频服。暖卧。虫出。出不尽。更合服。取差止。宿勿食。旦服之。

王焘外台秘要方　石榴汤方。广济疗白虫如马蔺叶。大于下部。出不尽。以刀截断者令人渐渐羸瘦。

醋石榴根东引者一大握　牵牛子半两熬末　芜荑三两

右三味。以水六升。煮取二升。去滓。分三服。别和牵牛子末。每服如人行五里。更服尽。快利。虫亦尽死出。忌生冷猪鱼牛肉白酒蔡笋等。此方神验。

又方。

狼牙　白蔹各四分　芜荑六分

右三味捣散。空肚。以大醋和如膏。温顿服之。无所忌。千金同。并出第四卷中

肘后疗白虫方。

淳漆三合　猪血三合

右二味相和。微火上煎之。不著手成。宿勿食。旦先吃肥香脯一片。服如大豆许一百丸。日中虫悉出。亦主蚘虫。范汪同

又方。浓煮猪肉汁。煎槟榔三十枚。取三升服之。虫尽出。文仲备急同

又方。熟煮猪脂血。宿勿食。明旦饱食之。虫当下。文仲备急同出第二卷中

橘皮丸。范汪疗白虫。

橘皮四分　牙子　芜荑各六分

右三味。捣筛。蜜丸如梧子。以浆水下三十丸。先食。日再服。

又方。狼牙五两

右一味。捣筛。蜜丸如麻子大。宿不食。明旦空腹以浆水下一合。服尽差。

又方。楝实破其上。取皮中子。捣合蜜丸如梧子。宿不食。旦以醋浆水若米汁。下三百丸。虫并死。或以糜烂。皮亦可丸。服八十丸。忌如常法。出第十九卷中

芜荑散。备急疗白虫。

狼牙三分炙　芜荑二分

右二味捣为末。酒和服之。先食脯。后顿服尽。立差。张文仲同出第六卷中

救急疗白虫方。

石榴皮东引者一握去疮皮　槟榔七枚

右二味。以水二大升煮取强半。顿服。欲服时先嚼鹿脯。咽汁即进之。每月一二三日吃药。必差。以虫头向上。月三以后服药不效。为其虫头向下也。今日欲服。预前一日莫食。其虫吃药之后。或利出。或内消。皆差。忌食生绘白酒诸生肉冷物一月余。

又方。取榧子一百枚。去皮。火然啖之。能食尽佳。不能者但啖五十枚亦得。经宿。虫消自下。无忌。崔氏同出第八卷中

崔氏疗白虫诸方不差方。

取石榴东引根。令患人以手大指与第三指满一握。两头出者揔留之。又取干脯肥者如

手大一片。细剉。以水四升渍之一宿。明旦煮取一升。去滓分三服。如人行十里久。每欲服先嚼脯一片。然后饮药。并令人以手按所患人腹。令药宜宣。都服了。有顷当便虫出。服药以月一至五日以前。是虫头向上。服之得力。无问多少。皆得出尽。若疑虫未尽。更合一剂。永愈。

又方。东引茱萸根一大握切　麻子半大升

右二味。先捣麻子极碎。又盆中熟研。以水一大升更和研。绞取浓汁。以浸茱萸根一宿。明旦煮两三沸。顿服。如不顿服。分再服。至明旦欲服药。今日午后便不得食。仍须先嚼一片肥干脯。咽汁。然后服药一剂。去虫不尽。停一日。更作服一剂。永差。后一月日勿食脂腻鱼肉。必效。出第五卷中

太平圣惠方　白蔹散。治寸白虫为病。令人眼无光泽。脚膝少力。

白蔹一两　芜荑仁一两　狼牙一两

右件药。捣细罗为散。每于食前。以浆水调下二钱。

槟榔散。沿寸白虫。每以月一日二日三日服之。余日勿服

槟榔二两　桑根白皮三分剉　芜荑仁半两　陈橘皮三分汤浸去白瓤焙

右件药。捣细罗为散。又取酸石榴东引根二（一）握。剉碎。以浆水一中盏。煎至五分。去滓。令温调下二（三）钱。五更初服药。至明未有所下。即便再服。当日且宜吃粥。未服药前，宜先嚼淡肉干脯咽汁。汁引动虫后。即服药。甚效。

沿寸白虫。令化为水方。

萆薢一两剉　甘草三两炙微赤剉　狗脊三两

右件药。捣细罗为散。每于食前。以粥饮调下二钱。

又方

狗脊一两　贯众一两　白芜荑一两　酸石榴根一两剉

右件药。铸筛为散。每服半两。以浆水一大盏。煎至五分。去滓。四五更初细温水先于晚间不得吃夜食。

又方。

狼牙一两　白及一两　白蔹一两　白芜荑一两

右件药。捣细罗为散。每日空心。以温酒调下二钱。

又方。

槟榔三枚一半生一半煨　杏仁七两（枚）汤浸去皮尖双仁麸炒微黄色　酸石榴根一握剉

右件药细剉。以水二大盏。煎取一大盏。去滓空腹。分温二服。凡欲出虫时。先坐暖物兼食少淡羊肉干脯。微烧过。烂嚼咽汁。待引得虫聚。即服药。良久。又候腹内似不安。甚即转动。以快利为度。后服芜荑汤一小椀子补之。永差。

又方。

麝香一钱细研　芜荑仁三分　狗脊半两

右件药。捣细罗为散。入麝香研令匀。于月朔日。以淡浆水空心调下二钱。良久再服。从早至食时。可三数服。当以下虫为度。

又方。

狗脊一两　萆薢半两剉　贯众半两

右件药。捣细罗为散。每服空心。以芜荑汤调下两钱。以虫出尽即止。

又方。

桑根白皮一两剉　槟榔半两捣碎　桃根白皮一两剉

右件药。以水三中盏。煎取二盏。去滓。隔宿勿食。空心分温二服。虫立下。

又方。

槟榔半两

右以水一大盏。煎至七分。去滓空服。分温二服。

又方。

胡麻半两细研　胡粉一两细研

右件药。都研令匀。每于食前。以脂臛汁中调下二钱。

又方。

右捣生艾取汁。隔宿勿食。先取好淡羊肉干脯一二两。嚼咽汁。令虫闻香。然后饮艾汁一小盏。其虫当下。

又方。

楝根五两剉　粳米二合

右件药。以水二大盏。煎楝根取汁二盏。去滓。入米煮作粥。宿勿食。早朝先吃淡羊肉干脯。合虫举头。便食其粥。其虫尽下。

又方。

藜芦一两

右捣罗为末。以羊肉作臛和之。宿不食。明旦先吃香脯。令虫举头。便服其药。

又方。

右熟煮猪血。以芜荑盐醋。早晨饱噉。虫出尽即止。

又方。

右熬锡令燥。末之平旦于生肉内服二钱。臛汁中服之。亦得。虫出尽即止。

又方。

狗脊三两

右捣细罗为散。每于空心。芜荑汤调下二钱。

圣济总录　密陀僧丸。治寸白虫。

密陀僧煅一两　硫磺研　木香各半两　附子一枚生去皮脐别为末

右四味。先以酽醋一升。煎附子末为膏。次入三味药和丸。如绿豆大。每服二十丸。空心晚食前，冷茶下。不过数服。虫化为水。永除根本。

香附丸。治葫芦虫。

木香为末一分　附子生去皮脐为末　硫磺研各半两

右三味。先用密陀僧末半两。入醋熬成膏。然后入三味药末。一处和丸。如小豆大。每服十五丸。温酒下食前服。

槟榔散。治蛔虫寸白虫。

槟榔剉一两半　当归切焙　鹤虱各三分　贯众剉　雷丸炮各半两　芜荑仁微炒　陈橘皮汤浸去白焙各三分

右七味。捣罗为散。每服二钱匕。空心煎枣汤调下。至晚再服。渐加至三钱匕。

石榴根散。治寸白虫。

酸石榴根东行者去土五两碎剉水二碗煎至一小碗去滓　槟榔一颗生剉为末　腻粉研半钱匕　铅丹炒半钱匕

右四味。先取槟榔末等三味。细研令匀。再温石榴根汁调药末。五更顿服。凡欲服药。侵早先食肥猪肉。次便服药。

槟榔散。治寸白虫。

石榴根剉　陈橘皮汤浸去白焙　桑根白皮各一两

右三味细剉。分作三服。每服水一盏半。煎取一盏。去滓。五更初。调生槟榔末二钱匕。至天欲明不泻。至晓又一服。如虫母未下再服。或泻不止。吃冷粥止之。

石榴根汤。治寸白虫。令人羸瘦。

酸石榴根东行者一大握剉　芜荑微炒二两　牵牛子微炒别捣末半两

右三味。前二味粗捣筛。每服五钱匕。水一盏半。煎至一盏。上滓下牵牛子末半钱匕；煎沸空心温服。如人行十里再服。以快利虫下为度。

食榧实。治寸白虫。

生榧实四十九枚去皮

右一味。于清旦空腹食七枚。七日食尽。其虫即化成水。

橘皮丸。治寸白虫。

陈橘皮汤浸去白焙干二两　芜荑仁炒　狼牙去苗剉各一两半

右三味。捣罗为末。炼蜜和为剂。更杵令匀。丸如梧桐子大。每服三十丸。食前温浆水下。日三服。

槟榔散。治寸白虫。

槟榔剉二两　陈橘皮汤浸去白焙　桑根白皮剉各三分　芜荑炒一分

右四味。捣罗为散。每服一钱半。浓煎酸石榴根汤调。空腹服。欲服药。隔宿勿食。侵早先取干脯一片。细嚼咽汁。少顷即服药。至晚虫未下。煮桑白皮汁服之。

槟榔汤。治寸白虫。

槟榔剉一十四枚　薤白细切一盏许　盐豉一盏许

右三味。先将槟榔粗捣筛。与余物各分为三分、煎。每分以水三盏。煎至一盏半。去滓分三服。隔宿勿食。侵早空心一服。如人行六七里一服。虫未下再服。

干脯汤。治寸白虫。

干脯一片如手大　石榴根东行者一握

右二味并细剉。以水四升。浸一宿。明日平旦。煎至一升。去滓分三服。空腹先嚼干脯一片。即服药。如人行十里许。又一服。每服药后。以手按患人腹上。药力易行。其虫自下。凡服药取月一日至五日以前。虫头向上服良。

槟榔散。治寸白虫。

槟榔一枚剉　酸石榴皮一分剉焙

右二味。捣罗为散。分作三分。先用二分。以淡猪肉汁调下。五更初服。候半时辰再将一分服之。即时取下虫。永去根本。

黑铅散。治寸白虫累取不尽。久令人面黄。心中如饥。

黑铅沙子画家银涂是也

右一味研极细。每服二大钱匕。五更初肉汁调顿服。至平明取下虫立差。

雷丸散。治寸白虫。

雷丸不拘多少浸软去皮切焙

右一味。捣为散。每服五更初。先吃炙肉少许。次用药一钱匕。稀粥半盏调服之。

玉粉散。治寸白虫。

定粉一两

右一味研细。每服二钱匕。用生麻油调。于五更时顿服。至晚逐下虫。水差。

水银丸。治寸白虫。

水银　锡　白镴与上二味结沙子各一分

右三味熟研。以糯米粥丸如皂子大。每服温酒夜卧。嚼下一丸。次日食前。取下虫母差。

槟榔散。治寸白虫。

槟榔如鸡心者一枚为末

右一味。欲服药。隔宿不吃。晚食放饥睡。先用盐醋等炙杂肉脯一片香熟。次日五更。令病人空腹嚼脯咽津。却吐出肉。用温米次调槟榔末一钱匕。顿服即睡。至午前取下虫方可食。甚者不过再服。月一至初五以前服。尤佳。

石榴根汤。治寸白虫。

酸石榴根一握　楝皮一两　槟榔三枚锉捣为末

右三味。除槟榔末外。各细剉。以水三盏。煎至一盏半。去滓入槟榔末搅匀。分温二服、空心相继服尽。当有虫出。次煮薤粥补之。

虫类滋蔓者方。治寸白虫。年月深久。

锡沙作银涂者无即以黄丹代油和如梧桐子大　芜荑仁　槟榔二物等分为散

右煎石榴根浓汁半升。调散三钱匕。下五丸。中夜早晨皆可服。

石榴根汤。治寸白虫。

右以酸石榴根东引者一握。细剉。用水半碗。均作三分。煎取二分。更入冷水半盏。同煎去滓取汁。来日鸣鸣时。将槟榔一颗。用冷熟水磨一分。余二分为末。更入朴硝半钱。同入研槟榔汁内拌匀。即入前石榴汁内温过。先嚼干脯一片咽汁。少顷顿服此药。八分一盏。坐良久。待药行后方睡。睡觉腹痛。虫即出。

许叔微普济本事方　治寸白虫出。黑铅灰抄四钱一服。先吃猪肉脯少许。一时来。却用砂糖浓水半盏调灰。五更服。出尽下。白粥将息一日。良方疗寸白。用锡沙芜荑槟榔者。极佳。

予宣和中。每觉心中多嘈杂。意谓饮作。又疑是虫。漫依良方所说服。翌日下虫二条。一长二尺五寸。头扁阔尾尖锐。每寸作一节。斑斑如锦纹。一条皆寸断矣。千金谓劳则生热。热则生虫。心虫曰蛔。脾虫寸白。肾虫如寸截丝缕。肝虫如烂杏。肺虫如蚕。五虫皆能杀人。惟肺虫为急。肺虫居肺叶之内。蚀人肺系。故成瘵疾。疗寸白虫方

锡沙作银泥者。无即以黄丹代。油和如梧子大　芜荑仁　槟榔二物等分为末

右煎石榴根浓汁半升。下散三钱。圆五枚。中夜服。旦日取下。

取寸白虫。

锡灰一两　木鳖一两　芦荟二十文　黄丹十文　轻粉十文

右为末。猪膏油员如〇大。先斋一日晚莫吃饭。次早五更。温水吞下。分作二服。

又方。

锡灰十文

右为细末。用枣肉为员如梧桐子大。只作一服。先斋一日。次日五更先吃烧炙淡猪肉一片。次用温水送下。

又方。

右生艾叶细杵。井花水解取汁一盏。五更初先吃炙猪肉一片。次服艾汁。巳时下了。

治寸白虫。

右新韲子五更初吃半升许。其虫去根。

取寸白虫。

芜荑十文　鸡心槟榔二个　榔牙草半两　雷丸三文　轻粉少许

右为末。每服二大钱。四更时茶清调下。隔夜点取茶。四更时取清。

摧取寸白虫方。

巴豆七粒去壳出油　皂角去皮取末一钱

右用京墨磨醋糊为员。如此○大。只作二服。五更初橘皮汤下。

取寸白虫方。

苦绵瓜子不以多少

右研为末。每服二钱。好酒半盏。空心调服。

取寸白虫方。

画粉　密陀僧各等方

右为末。每服二钱。用麻油调服。空心下。顷刻成涎取下。

又方。

定粉

右细研。每服一钱。生麻油调。五更服。晚取下。

苏沈良方　疗寸白虫。

锡沙作银泥者。即以黄丹代。油和桐子大　芜荑　槟榔二物等分。为散。

右煎石榴根浓汁半升。下散三钱。丸五枚。中夜服。旦日下。予少时病白虫。始则逾粳米。数岁之后。遂长寸余。古说虫长盈尺。人即死。以药攻之。下虫数合。或如带。长尺余。蟠蜒如猪脏。熠熠而动。其末寸断。辄为一虫。虫去病少已。后数月复如初。如是者数回。后得此方服之。虫悉化为水。自此永断。

陈无择三因方　化虫丸。治寸白虫。兼治诸虫。

硫磺一两别研　木香半两　密陀僧三分别研　附子生用一个。去皮脐。为末

右先以附子末。用好醋一升。熬成膏。入三药和丸。如绿豆大。每服二十丸。食前。荆芥茶清放冷下。虫即化为清水。

王璆百一选方　治寸白虫。燕胥仲侍郎二十三四时患此。依方治一剂服之。良久据厕。下虫二时许不断。其长数丈。遂愈。更不复发。此病多因食生牛肉得之。尝药时所下皆其子。故多再发。若取其母则不发矣。又云。其虫母二条相合疑牝牡。酸石榴根南引者。掘取洗净。细剉半升。用水五斗。煎取半碗已下。去滓。五更腹空时。先炙猪肉。随意吃以引出。不可过饱。然后温服此药。只作一服。虫自取下。吃白粥一日补之。永绝根本。图经用东南引根。千金日华子用东引根。学生见服之。一啜即下而愈。

魏氏家藏方 治寸白虫。

酸石榴根向东行者取皮。楝树根皮各三钱。用水两碗煎八分。夜露一宿。次日候腹空待饥。以食时先炙猪肉数片。食讫即将前药服之。当有所下。服药后微似有头晕。勿怪。甚者只两服除根。

又方。

用鸡子一个入韶粉一钱。重打。和干饭甑上蒸熟。次日五更再于汤瓶上顿热。细嚼咽下。忌荤味五七日。候虫下尽方住服。

又方。

生榧子十数个。五更细嚼咽下。

本草 经验前方下寸白虫。雷丸一味。水浸软。去皮切。焙干为末。每有疾者。五更初。先食炙肉少许。便以一钱匕药。稀粥调半钱服之。服时须六衙及上半月日。虫乃下。

张文仲治寸白虫。熬胡粉。令速燥。平旦作肉臛。以药方寸匕内臛中服之。有大效。

刘孟容琐碎录 治寸白虫。好韶粉。用生麻油空心调服二钱。至午即下。

又方。用红藤根。浸水饮之。织草履用。治寸白虫。

李宪德生堂经验方 治寸白虫。锡沙 芜荑 槟榔各等分为末 右浓煎石榴根汁半升。下散三钱。一方用黄丹丸五枚。中夜服。旦日下见虫。

孙氏仁存方 治寸白虫。

右用新生韭子。五更初。吃半升许。其虫去根。

又方。右熬胡粉。令葱焦燥。平旦。先作肉。以药纳肉中吃之。即大效。或以生麻油。调一钱服。

罗谦甫卫生宝鉴 化虫散。取寸白虫。

黄丹半两炒 锡灰一两罗 定粉二两

右同研极细末。每服一钱。先烧猪肉五片。吃了后。以生油一口许调药服。至晚取下。妇人有胎不可服。李副统女子海花十三。一服取虫一抄。终身不发。

危亦林得效方 下寸白虫。东边石榴根煎汤。调槟榔末服之。即下。先将猪肉一块。含在口中。咽津下。勿食之。须臾去肉。却服。

蛲虫

论

巢元方病源 蛲虫。蛲是九虫之一虫也。形甚细小。如今之蜗虫状。亦因腑脏虚弱。而致发动。甚者则能成痔瘘疥癣癞痈疽瘑诸疮。蛲虫是人体虚极重者。故蛲虫因之动作。无所不为也。

圣济总录 蛲虫甚微细。若不足虑者。然其生化众多。攻心刺痛。时吐清水。在胃中侵蚀不已。日加羸瘦。甚则成痔瘘疥癣痈疽诸癞。害人若此。绝其本根。勿使能殖。则毒而治之。所不可忽。

方

孙思邈千金要方 治蛲虫方。

以好盐末二两。若酒半升。合铜器中。煮数沸。宿不食。空心顿服之。

又方。

真珠二两　乱发如鸡子大烧末

右二味。治下筛。以苦酒调。旦起顿服之。肘后方以治三虫。

王焘外台秘要方　范汪疗蛲虫芫花散方。

芫花　狼牙　雷丸　桃仁去皮尖

右四味捣散。宿勿食。平旦以饮服方寸匕。当下虫也。

又巴豆白膏疗蛲虫方。

巴豆一枚烧令烟断去皮心　桃仁四枚熬令黑去皮

右二味合捣作三丸。大人清旦未食以浆服尽。少小服一丸。若不下。明旦更復作服。并出第十九卷中。

备急葛氏疗蛲虫攻心如刺。吐清汁方。捣生艾叶。宿不食。平旦嚼脯一片。令虫闻香后。饮汁一升。当下蛲虫。备急文仲并同。肘后云疗蚘虫。

陶氏疗虫方。取七月七日蒺藜子。阴干。烧作灰。先食服方寸匕一服。三日止。危汪千金同。

又方。以好盐末二两。淳酒半升。于铜器中煮令数沸。宿勿食。清旦空肚顿服之。备急文仲千金范汪等同。并出第七卷中。

太平圣惠方　芫花散治蛲虫。

芫花三分醋拌炒令干　狼牙三分　雷圆三分　桃仁三分汤浸去皮尖双仁生用　白芜荑三分

右件药。捣细罗为散。隔宿勿食。平旦以粥饮调下一钱。

又方。

贯众一两　狗脊一两　白芜荑一两　桃花半两　麝香一分研入

右件药。捣细罗为散。每服空心。以温酒调下二钱。良久再服。

又方。

酸石榴根一两剉　干漆一两捣碎微炒　狼牙一两　鹤虱一两　槟榔一两

右件药。捣细罗为散。每服空心。以温酒调下二钱。良久更再服。虫当下。

又方。

巴豆一枚去皮膜研压出油　桃仁四枚汤浸去皮尖双仁生用

右件药。都研令烂。圆如绿豆大。大人平旦以温浆水下二圆。小儿服一圆。若不下。再服之。

治蛲虫在胃中。渐渐羸瘦方。

淳酒一升　白蜜半斤　好盐半斤末

右件药合和。于铜器中。微火煎至可圆。即圆如梧子大。空心。以温酒下二十圆。晚食前再服。

圣济总录　芫花散方。治蛲虫。

芫花择酒浸一宿炒令黄黑色　狼牙去苗土　雷丸煨　桃仁去皮尖双仁炒研各一两

右四味。捣罗为散。每服一钱匕。宿不食。平旦煎粟米饮调下。

桃皮汤。治蛲虫蛔虫。及痔虫蚀下部生疮。

桃木皮干者去粗皮剉　槐子微炒各一两半　艾叶半两

右三味。粗捣筛。每服三钱匕。水一盏。枣一枚劈破。煎至六分。去滓。空心食前夜卧各一服。

蜜香丸。治蛲虫。

密陀僧煅一两　麝香研半钱　硫磺研一分　定粉研半两

右四味。捣研为细末。醋煮面糊。丸如梧桐子大。每服十丸。空心芜荑汤下。

巴豆桃仁丸。治蛲虫。

巴豆五枚和皮烧令烟断去皮心　桃仁去皮尖双仁炒二十枚

右二味同研极细。丸如大麻子大。每旦空心服。温浆水下。大人两丸。小儿一丸，虫未下再服。

石榴散。治蛲虫。

酸石榴根剉　干漆碎炒烟出　狼牙去苗土　鹤虱　槟榔剉各一两

右五味。捣罗为细散。每服一钱匕。空心温酒调下。

艾汁方。治蛲虫攻心如刺。吐清水。

生艾叶并嫩心切二升

右一味。捣研绞取汁两盏许。宿不食。平旦先嚼干脯少许后。顿饮汁。不能尽。即两日服。

又方

藜芦一两微炒

右一味。捣罗为散。每服一钱匕。空心煮羊肉汁调下。

蒺藜散。治蛲虫。

蒺藜子并苗叶

右一味。七月七日采。阴干烧存性细研。每服二钱匕。食后煎芜荑酒调下。日三。

槐皮丸。治蛲虫在胃。渐加羸弱。

槐皮干者剉　桃仁去皮尖双仁生用　楝实去核生用各半两

右三味。捣罗为末。炼猪膏丸如人指大。以绵裹导下部中。

治蛲虫咬人下部痒方

水银一两

右一味。用蒸枣膏和丸。如人指大。绵裹临卧内下部中一宿。内药时。常留绵带子在外。

熬漆丸。治蛲虫在胃。令人渐羸。

好漆　醇酒　白蜜各半升

右三味。于铜器中和匀。微火熬令可丸。丸如鸣头大。每服一丸。宿勿食。空腹温酒下。虫未下再服。

贯众散。治肾热四肢肿急。腹中有蛲虫。

贯众三枚炒　干漆炒烟出二两　吴茱萸汤洗焙干炒一两半　芜荑炒　胡粉研　槐白皮各一两　杏仁四十枚去双仁皮尖炒

右七味。捣罗为散。每服三钱匕。空心井华水调下。日二服。

䘌虫

论

孙思邈千金要方　凡得伤寒及天行热病。腹中有热。又人食少。肠胃空虚。三虫行作求食。蚀人五脏及下部。若齿断无色。舌上尽白。甚者唇里有疮。四肢沉重。忽忽喜眠。当数看其上唇内有疮。唾血。唇内如粟疮者。心内懊侬痛闷，此虫在上。蚀其五脏。下唇内生疮者。其人喜眠。此虫在下。蚀其下部。人不能知。可服此蚀虫药。不尔。䘌虫杀人。又曰。凡患湿䘌者。多是热病后。或久下不止。或有客热。结在腹中。或易水土。温凉气著。多生此病。亦有干䘌。不甚泄痢。而下部疮痒。不问干湿。久则杀人。凡湿得冷而苦痢。单煮黄连及艾叶、苦参之属。皆可用之。若病人齿断五色。舌上白者。或喜眠烦愦。不知痛痒处。或下痢。急治下部。不晓此者。但攻其上。不以下部为意。下部生虫。虫蚀其肛。肛烂。见五脏便死。烧艾于竹筒熏之。

方

葛洪肘后备急方　谷道䘌。赤痛又痒方。

杏仁熬令黄。捣。以绵涂导之。

孙思邈千金要方　治伤寒䘌病方。

取生鸡子小头。叩出白。入漆一合。熟和搅令极稠。当沫出。更内著壳中。仰吞之。食顷。或半日。乃吐下虫。剧者再服。虫尽热除。病愈。

治湿䘌方：

黄连　生姜各十两　艾叶八两　苦参四两

右四味㕮咀。以水一斗。煮取三升。分三服。久者服三剂。

懊侬散。治湿䘌疮烂，杀虫除䘌。

萹竹半两　藜芦　雷丸　青葙　女青　桃仁各三两

右六味。治下筛。粥饮服方寸匕。日三。加至二匕。亦酒服。

青葙散。治热病有䘌，下部生疮。

青葙子一两　橘皮　萹竹各二两　藜芦四两　甘草一分　狼牙三分

右六味。治下筛。米饮和一合服之。日三。不知，稍加之。小品无甘草。

姜蜜汤。治湿䘌。

生姜汁五合　白蜜三合　黄连三两

右三味。以水二升。别煮黄连。取一升。去滓。内姜蜜。更煎取一升二合。五岁儿平旦空腹服四合。日二。

治䘌虫蚀下部。痒。谷道中生疮方。

阿胶　当归　青葙子各二两　艾叶一把

右四味㕮咀。以水八升。煮取二升半。去滓。分三服。

治䘌杏仁汤。

杏仁五十枚　苦酒二升　盐一合

右三味和煮取五合。顿服之。小儿以意量服。

桃皮汤　治蛲虫　蛔虫及痔　䘌虫食下部生疮。

桃皮　艾叶各一两　槐子三两　大枣三十枚

右四味㕮咀。以水三升。煮取半升。顿服之。良。

猪胆苦酒汤。治热病有䘌。上下攻移杀人方。

猪胆一具。苦酒半升和之。火上煎令沸。三上三下。药成放温。空腹饮三满口。虫死便愈。

治温病。下部有疮。虫蚀人五脏方。

雄黄　皂荚各一分　麝香　朱砂各二分

右四味为末。蜜和捣万杵。初得病。酒服如梧子大一丸。日二。若下部有疮。取如梧子大。末。内下部。日二。

治下部生疮方。

浓煮桃皮。煎如糖。以内下部。口中有疮。含之。

治湿䘌方

取生姜刮去皮。断理切之。极熟。研取汁一升半。又以水一升半。合和相得。旦空腹服之。仍削生姜二枚。如茧大。以楸叶桃叶数重裹之。于煻灰火中烧之令极热。内下部中食顷。若湿盛者。频三旦作之。无有不瘥。

治湿䘌方。

青黛二两　黄连　黄柏　丁香各一两　麝香二分

右五味。治下筛。以小枣大内下部中。日一度。重者枣大。和车脂二三合。灌下部中日二。

雄黄兑散。治时气病䘌下部生疮。

雄黄半两　桃仁　青葙子　黄连　苦参各三两

右五味末之。绵裹如枣核大。内下部。亦可枣汁服方寸匕。日三。

治病䘌虫方。

烧马蹄灰作末。以猪脂和。傅绵绳上。内下部中。日四五度。

治大孔虫痒方。

蒸大枣取膏。以水银和。捻长三寸。绵裹。宿内大孔中。明旦虫皆出。水银损肠。宜慎之。

治虫蚀下部方。

胡粉　雄黄

右二味各等分末。著谷道中。亦治小儿。

治伤寒热病多睡。变成湿䘌。四肢烦疼。不得食方。

羊桃十斤。切。捣令熟。暖汤三斗淹浸之。日正午时。入中坐一炊久。不过三度。瘥。

治热病蛄毒。令人喜寐。不知痛处。面赤如醉。下利脓血。当数视其人下部。大小之孔。稷稷然一云搜搜然。赤。则䘌疮者也。剧因杀人。见人肝肺。服药不差。可熏之之方。

以泥作小罂。令受一升。竹筒一枚如指大。以竹筒一头横穿入瓮腹中。一头内人谷道中。浅入。可取熟艾如鸡子大。著瓮中然之。于瓮口吹烟，令入人腹。艾尽乃止。大人可益艾。小儿减之。羸者不得多。多亦害人。日再熏。不过三作。虫则死下断。亦可末烧雄黄。如此熏之。

本草 梅师方治疳䘌无问去处。皆治之。以虾蟆烧灰。好醋和傅。日三五度。傅之。差。

张子和儒门事亲 木香槟榔散。

木香 槟榔 黄连 乳香 轻粉 密佗僧以上各等分

右为细末。干掺之。先以口噙浆水洗之。又方加黄柏、麝香。

五藏虫

论

圣济总录 论曰。五藏虫者。缘藏真衰弱。热气熏蒸而成之。传所谓肉腐出虫。鱼枯生蠹。理固如此。其名状之异。见于九虫叙。可辨而察也。

方

孙思邈千金要方 治肝劳生长虫。在肝为病。恐畏不安。眼中赤方。

鸡子五枚去黄 干漆四两 腊 吴茱萸 东行根皮各二两 粳米粉半斤

右五味。捣吴茱萸皮为末。和药铜器中煎。可丸如小豆大。宿勿食。旦饮服一百丸。小儿五十丸。虫当烂出。集验方无茱萸名鸡子丸

贯心为病方。治心劳热伤。心有长虫。名曰蛊。长一尺。

雷丸 橘皮 石蚕 桃仁各五分一作桃皮 狼牙六分 贯众二枚 僵蚕三七枚 吴茱萸根皮十分 芜荑 青葙 干漆各四分 乱发如鸡子大烧

右十二味末之。蜜丸。饮苦酒空腹服如梧子七丸。加至二七丸。日二服。一方无石蚕。

茱萸根下虫方。治脾劳热。有白虫在脾中为病。令人好呕。

东引吴茱萸根大者一尺 大麻子八升 橘皮二两

右三味㕮咀。以水煎服。临时量之。凡合禁声。勿语道作药。虫当闻便不下。切忌之。

在肺为病方。治肺劳热生虫。

狼牙三两 东行桑极白皮切一升 东行吴茱萸根白皮五合

右三味㕮咀。以酒七升煮取一升。平旦顿服之。

治肾劳热。四肢肿急。蛲虫如菜中虫。在肾中为病方。

贯众三枚 干漆二两 吴茱萸五十枚 杏仁四十枚 芜荑 胡粉 槐皮各一两

右七味治下筛。平旦井花水服方寸匕。加至一匕半。以差止。

王焘外台秘要方 删繁疗脾劳有白虫。长一寸。在脾为病。令人好呕而胸中骇骇一作玄玄。呕而不吐出前胡汤方。

前胡三两 白术三两 赤茯苓三两 枳实炙三两 细辛三两 旋覆花三两 常山三两 松萝三两 龙胆三两 竹叶切一升 杏仁三两去尖皮

右十一味切。以水一斗煮取三升。去滓。分三服。若腹中热满。下芒硝三两 黄芩三两 苦参二两。加水二升。依方煎。忌如常。

茱萸根下虫汤方。又疗脾劳热有白虫。在脾中为病。令人好呕。

茱萸东引根大者一尺切　大麻子八升　橘皮二两切

右三味。切。捣麻子烂。并和煎服。或下黄汁。凡合药禁声。勿语道作药。虫当闻便不下。切须忌之。甚验。以水煎服。临时量之效。

麦门冬五膈下气丸方。又疗肺劳热损生肺虫。形如蚕。在肺为病。令人欬逆气喘。或谓忧恚。气隔寒热。皆从劳之所生。名曰膏。针灸不著。

麦门冬十两去心　蜀椒四分汁　远志　附子炮各六分　干姜五分　甘草十分炙　人参七分　细辛六分　桂心五分　百部根　白术　黄芪各五分　杏仁四十枚　槟榔五分

右十四味捣筛。蜜丸如弹子许。含一丸稍稍咽汁。忌如常。

太平圣惠方　治肝劳生长虫为病。恐畏不安。眼中赤。宜服此方。

鸡子五枚去皮　东引吴茱萸根三两剉　蜡三两　粳米粉一两

右件药。捣罗茱萸根为末。都入于铜器内。以慢火熬。候可圆。即圆如小豆大。隔宿勿食。早晨以粥饮下四十圆。相次服至二服。虫即尽出。

雷圆。治心劳热渴。心有长虫。其虫长一尺。绕心为痛。

雷圆一两　陈橘皮一两汤浸去白瓤焙　狼牙一两半　贯众一两　桃仁一两汤浸去皮尖双仁麸炒微黄　芜荑仁一两　青葙子一两　乱发一两烧灰　干漆一两捣碎炒令烟出

右件药。捣罗为末。炼蜜和捣三二百杵。圆如梧桐子大。每于食前。以粥饮及温酒。下三十圆。

前胡散。治脾劳热。有白虫长一尺。在脾为病。令人时时呕吐不出。

前胡一两去芦头　白术一两　赤茯苓一两　枳壳一两麸炒微黄去瓤　细辛半两　旋覆花半两　龙膽半两去芦头　杏仁半两汤浸去皮尖双仁麸炒微黄

右件药。捣粗罗为散。每服三钱。以水一中盏。入生姜半分。煎至六分。去滓。每于食前温服。

吴茱萸酒。治白虫在脾中为病。令人好呕吐。

东引吴茱萸根粗大者长一尺剉　大麻子一升焙　陈橘皮三两汤浸去白瓤焙

右件药。都捣令烂。以酒五升。煎取三升。去滓。每于食前。暖一小盏服之。合药时。勿言作药。虫当闻。便不食。切须记之。甚验矣。

含化麦门冬圆。治肺劳热损肺生虫。在肺生虫在肺为病。令人咳逆气喘。或谓忧恚气隔塞热。皆从劳之所生。针灸不差。

麦门冬二两去心焙　川椒一两去目及闭口者微炒去汗　远志一两去心　附子一两炮裂去皮脐　干姜一两炮裂剉　甘草一两炙徽赤剉　人参一两去芦头　细辛一两　桂心一两　百部一两　黄耆一两剉　杏仁一两汤浸去皮尖双仁麸炒微黄

右件药。捣罗为末。炼蜜和圆。如弹子大。常含一圆。稍稍咽津。

治肺劳热生虫。在肺为病。宜服此方。

东引桑根白皮剉一升　东引吴茱萸根五合剉

右件药。相和令匀。分为五服。每服。以酒二大盏。煎至半盏。去滓。平旦顿服。

贯众散。治肾热。四肢肿急。有蛲虫如菜中虫。生于肾中为病。

贯众三分　干漆二两捣碎炒令烟出　吴茱萸一两汤浸七遍焙干微炒杏　仁二（一）两汤浸去皮尖双仁麸炒微黄　芜荑仁一两　胡粉一两炒微黄　槐白皮一两剉

右件药。捣细罗为散。平旦。以井华水调下一钱。增之至二钱。以差为度。

圣济总录　雷丸丸。治心藏劳热伤心。有长虫名曰蛊。长一尺。贯心为病。

雷丸灰火炮过　陈橘皮汤浸去白焙　桃仁去双仁皮尖麸炒各一两一分　狼牙去连苗处净刷去土剉一两半　贯众大者去须半两　白芜荑炒　青葙子炒　干漆炒令烟出各一两　乱发如鸡子大一团烧为灰

右九味。除乱发烧灰外。八味捣罗为末。然后与乱发灰同研令匀。炼蜜和。更于铁臼内。涂酥杵令匀熟。丸如梧桐子大。每服空心。温酒下十五丸。至晚再服。米饮亦得。

麦门冬丸。治肺劳热生虫。其形如蚕。令人咳逆气喘。或谓忧隔、气隔、恚隔、寒隔、热隔。皆从劳气所生。名曰膏肓病。针灸不至。

麦门冬去心焙十两　蜀椒去目及闭口者炒出汗一两　人参一两一分　远志去心　附子炮裂去皮脐　细辛去苗叶各一两半　甘草炙一两半　干姜炮一两　桂去粗皮　百部焙　白术　黄耆剉细各一两一分　杏仁去双仁皮尖焙干麸炒令黄半两

右一十三味。捣罗为末。炼蜜和。更于铁臼内。涂酥杵令匀熟。丸如酸枣子大。含化稍稍咽津。

桑根白皮酒。治肺劳热生虫。在肺为病。

桑根白皮东引者取一升　狼牙去连苗处净刷去土三两　吴茱萸根皮东引者净刷去土五两

右三味细剉。用酒七升。煮至二升。去滓分作三服。每日空腹一服。

茱萸根丸。治肝劳生长虫为病。恐畏不安。眼中赤。

东行吴茱萸根去土剉三两　蜡三两　鸡子五枚去壳取黄用　粳米一盏

右四味。除蜡并鸡子外。各捣罗为末。先以铜锅内煎蜡熔。即下茱萸根末、米粉。鸡子黄。煎令可丸。即丸如小豆大。早晨煎粟米饮。下五十丸。小儿服二十丸。虫出即差。

前胡汤。治脾劳。有白虫长一寸。在脾为病。令人好呕胸中咳。咳即呕而不出。

前胡去芦头　白术剉　赤茯苓去黑皮　枳壳去瓤麸炒　细辛去苗叶　旋覆花去枝叶炒　常山剉　松萝各一两半　龙胆去苗　杏仁去双仁皮尖麸炒各一两

右一十味。粗捣筛。每服五钱匕。水二盏。入竹叶十片。净洗细切。同煎至一盏。去滓空心服。吐之即差。若腹中热满。入芒硝半钱匕。栀子仁一两。黄芩一两半。苦参一两。

茱萸根浸酒。治脾劳热。有白虫在脾中为病。令人好呕。

吴茱萸根东引者一尺剉　麻子八升净拣　陈橘皮汤浸去白炒二两

右三味。先捣碎橘皮麻子如泥。然后拌茱萸根。用酒一斗浸一宿。慢火上微煎。绞去滓。分作五服。每服空心温服。虫即下。凡欲合药时。忌言合杀虫药。

贯众散。治肾劳热。四肢肿急。有蛲虫如菜中虫。生于肾中。

贯众大者三枚去须　干漆炒令烟绝二两　吴茱萸水洗七遍焙干炒一两半　白芜荑炒　槐白皮干者各一两剉　杏仁去双仁皮尖麸炒令黄色半两　胡粉炒令黄色研一两

右七味。除别研胡粉外。捣罗为散。更与胡粉同研令细。每服二钱匕。空腹用井华水调服。日晚再服。

应声虫

张杲医说　永州通判厅军员毛景得奇疾。每语喉中必有物作声相应。有道人教令学诵本草药名。至蓝而默然。遂取蓝捩汁而饮之。少顷吐出肉块长二寸余。人形悉具。刘襄子

思为永倅。景正被疾。逾年亲见其愈。泊宅编

陈正敏遯斋闲览载。杨勔中年得异疾。每发言应答。腹中有小声效之。数年间声寖大。有道士见而惊曰。此应声虫也。久不治延及妻子。宜读本草。遇虫不应者。当取服之。勔如言。读至雷丸。忽无声。乃顿服数粒遂愈。正敏其后至长沙。遇一丐者。亦有是疾。环而观之甚众。因教便服雷丸。丐者谢曰。某贫无他技所以求衣食于人者。唯藉此尔。以上皆陈所记。予读唐张鹭朝野佥载云。洛州有士人患应声，语即喉中应之。以问良医张文仲。张经夜思之。乃得一法。即取本草令读之皆应。至其所畏即不言。仲乃录取。合和为丸。服之应时而止。乃知古人是事。百衲居士铁围山丛话

永乐大典卷之五百三十九 一东

容

素问 示从容论篇

新校正云。按全元起本在第八卷。名从容别白黑。

黄帝燕坐。召雷公而问之曰。汝受术诵书者。若能览观杂学。及于比类。通合道理。为余言子所长。五藏六府。胆胃大小肠脾胞膀胱。脑髓涕唾。哭泣悲哀。水所从行。此皆人之所生。治之过失。五藏别论黄帝问曰。余闻方士或以髓脑为藏。或以肠胃为藏。或以为府。敢问更相反。皆自谓是。不知其道。愿闻其说。岐伯曰。脑髓骨脉胆女子胞。此六者地气所生也。皆藏于阴而象于地。故藏而不泻。名曰奇恒之府。夫胃大肠小肠三焦膀胱。此五者天气之所生也。其气象天。泻而不藏。此受五藏浊气。故名曰传化之府。是以古之治病者。以为过失也。子务明之。可以十全。即不能知。为世所怨。不能知之。动伤生者。故人闻议论。多有怨咎之心焉。雷公曰。臣请诵脉经上下篇甚众多矣。别异比类。犹未能以十全。又安足以明之。言臣所请诵脉经两篇众多。别异比类例。犹未能以义而会见十全。又何足以心明至理乎。安。犹何也。帝曰。子别试通五藏之过。六府之所不和。针石之败。毒药所宜。汤液滋味。具言其状。悉言以对。请问不知。过。谓过失。所谓不率常候而生病者也。毒药攻邪。滋味充养。试公之间。知与不知尔。新校正云按太素别试作诚别而已。雷公曰。肝虚肾虚脾虚。皆令人体重烦冤。当投毒药刺灸砭石汤液。或已或不已。愿闻其解。公以帝问。使言五藏之过。毒药汤液滋味。故问此病也。帝曰。公何年之长而问之少。余真问以自谬也。言问之不相应也。以问不相应。故言余真发问以自招谬误之对也。吾问子窈冥。子言上下篇以对。何也。窈冥。谓不可见者。则形气荣卫也，八正神明论。岐伯对黄帝曰。观其冥冥者。言形气荣卫之不形于外。而工独知之。以日之寒温。月之虚盛。四时气之浮沉。参伍相合而调之。工常先见之，然而不形于外。故曰观于冥冥焉。由此。帝故曰吾问子窈冥也。然肝虚肾虚脾虚。则上下篇之旨。帝故曰子言上下篇以对何也耳。夫脾虚浮似肺。肾小浮似脾。肝急沉散似肾。此皆工之所时乱也。然从容得之。脾虚脉浮候则似肺。肾小浮上候则似脾。肝急沉散候则似肾者。何以然。以三藏相近。故脉象参差而相类也。是以工惑乱之。为治之过失矣。虽尔乎。犹宜从容安缓。审比类之。而得三藏之形候矣。何以取之。然浮而缓曰脾。浮而短曰肺。小浮而滑曰心。急紧而散曰肝。搏沉而滑曰肾。不能比类。则疑乱弥甚。若夫三藏土木水参居。此童子之所知。问之何也。脾合土。肝合木。肾合水。三藏皆在鬲下。居止相近也。雷公曰。于此有人。头痛筋挛骨重。怯然少气。哕噫腹满。时惊不嗜卧。此何藏之发也。脉浮而弦。切之石坚。不知其解。复问所以三藏者。以知其比类也。脉有浮弦石坚。故云问所以三藏者。以知其比类也。帝曰。夫从容之谓也。言比类也。夫年长则求之于府。年少则求之于经。年壮则求之于藏。年之长者甚于味。年之少者劳于使。年之壮者过于内。过于内则耗伤精气。劳于使则经中风邪。甚于味则伤于府。故求之异也。今子所言皆失。八风菀熟。五藏消烁。传邪相受。夫浮而弦者。是肾不足也。脉浮为虚。弦为肝气。以肾气不足。故脉浮弦也。沉而石者。是肾气内著也。石之言坚也。著。谓肾气内薄。著而不行也。怯然少气者。是水道不行。形气消索也。肾气不足。故水道不行。肺藏被冲。故形气消散。索。尽也。咳嗽烦冤者。是肾气之逆也。肾气内著。上归于母也。一人之气。病在一藏也。若言三藏俱行。不在法也。经不然也。雷公曰。于此有人。四支解墯。喘咳血泄。而愚诊之。以为伤肺。切脉浮大而紧。愚不敢治。粗工下砭石。病愈多出血。血止身轻。此何物也。帝曰。子所能治。知亦众多。与此病失矣。以为伤肺而不敢治。是乃狂见。法所失也。譬以鸿飞。亦冲于天。鸿飞冲天。偶然而得。岂其羽翻之所能哉。粗工下砭石。亦犹是矣。夫圣人之治病。循法守度。援物比类。化之冥冥。循上及下。何必守经。经。谓经脉。非经法也。今夫脉浮大虚者。是脾气之外绝。去胃外归阳明也。足太阴络支别者。入络肠胃。是以脾气外绝。不至胃外归阳明也。夫二火不胜三水。是以脉乱而无常也。二火。谓二阳藏。三水。谓三阴藏。二阳藏者。心肺也。以在鬲上故。三阴藏者。肝脾肾也。以在鬲下故。然三阴之气。上胜二阳。阳不胜阴。故脉乱而无常也。四支解堕。此脾精之不行也。土主四支。故四支解堕。脾精不化。故使之然。喘咳者。是水气并阳明也。肾气逆入于胃。故水气并于阳明。血泄者。脉急血无所行也。泄。谓泄出也。然脉气数急。血溢于中。血不入经。故为血泄。以脉奔急而血溢。故曰血无所行也。若夫以为伤肺。由失以狂也。不引比类。是知不明也。言所识不明。不能比类。以为伤肺。犹失狂言耳。夫伤肺者。脾气不守。胃气不清。经气不为使。真藏坏决。经脉傍绝。五藏漏泄。不衄则呕。此二者不相类也。肺气伤则脾外救。故云脾气不守。肺藏损则气不行。本行则胃满。故云胃气不清。肺者主行荣卫阴阳。故肺伤则经脉不能为之行使也。真藏。谓肺藏也。若肺藏损坏。皮膜决破。经脉傍绝而不流行。五藏之气上溢而漏泄者。不衄血则呕血也。何者。肺主鼻。胃应口也。然口鼻者。气之门户也。今肺藏已损。胃气不清。不上衄则血下流于胃中。故不衄出则呕出也。然伤肺伤脾。衄血泄血。标出且异。本归亦殊。故此二者不相类也。譬如天之无形。地之无理。白与黑相去远矣。言伤肺伤脾。形证悬别。譬天地之相远。如黑白之异象也。是失吾过矣。以子知之。故不告子。是。犹此也。言雷公子之此见病踈者。是吾不告子比类之道。故自谓过也。明引比类从容，是以名曰诊轻。新校正云：按太素轻作经。是谓至道也。明引形证。比量类例。合从容之旨。则轻微之者亦不失矣。所以然者何哉。以道之至妙而能尔也。从容。上古经篇名也。何以明之。阴阳类论。雷公曰。臣悉尽意。受传经脉。颂得从容之道。以合从容。明古文有从容矣。

永乐大典卷之六百四十二　一东

胸诸胸证治

胸痹

论

张仲景金匮方论　师曰。夫脉当取太过不及。阳微阴弦。即胸痹而痛。所以然者。责其极虚也。今阳虚知在上焦。所以胸痹心痛者。以其阴弦故也。平人。无寒热。短气不足以息者。实也。

孙思邈千金要方　论曰。胸痹之病。令人胸中坚满痞急痛。肌中苦痹绞急如刺。不得俛仰。其胸前皮皆痛。手不得犯。胸中愊愊而满。短气咳唾引痛。咽塞不利。习习如痒。喉中干燥。时欲呕吐烦闷。白汗出或彻引背痛。不治之。数日杀人。

太平圣惠方　夫寒气客于五脏六腑。因虚而发。上冲于胸间。则为胸痹。胸痹之候者。胸中愊愊如满。噎塞不利。习习如痒。喉里涩。唾燥沫。甚者心强痞急痛。肌肉苦痹。绞急如刺。不得俛仰。胸前皮肉皆痛。手不能犯。胸满短气。咳唾引痛。烦闷。自汗出。或背膂微痛。其脉浮而微者是也。不治。数日则杀人尔。

圣济总录　论曰。胸痹之病。其脉阳微而阴弦。阳虚则知在上焦。阴弦故令胸痹心痛。古方用理中汤。取缓其中气则可也。然背者胸之府。或筑或悸或渴或腹痛或寒或腹满。其候不一。治当随宜加损也。

治验

朱彦修丹溪医按　有妇年近三十。因哭子至半年后胸痞。有块如杯。饮食大减。面黄淡渗黑色。若不胜衣。六脉弦细虚涩。至日晡后则发热。予察其事。势以急。补泻用以补中益气汤中随天气寒暄加减。与东垣痞气丸相间服。食前用汤。食后用丸。常令汤多于丸些子。如此近一月而寒热皆退。食亦稍进。又以丸与汤相等用之。至第二月以后。忽一夜寒热大发。天明热退。胸中之块如失。至晚。手足下半即皆肿。遂停药。三五日后。忽一夜手足之肿如失。至天明。胸中有块复作。比前差小一晕。遂以二陈汤加桔梗、白术、枳实。调理半月而安。次年后生一子。又云。冯氏女年三十岁。形肥色嫩。滋味素厚。幼年曾踏雪。尝以火烘足、鞋履。以致湿热上袭。至二十五岁时口常吐清水吞酸。医用丁香等热药。时止时发。仍用前药。至当心疼。胸痞有块。吃饭即吐。比尝出三之一。遂与左金丸二十四粒。姜汤下之。与三十余次。全不进食。余曰。结已开矣。且令止药。或口乾思饮。止与半盏热水。间以青皮丸与之。虽困卧着床。犹以不药为善。如此近四十日。诊其脉前后皆微弦。重取似涩。轻取似和。至此弦脉新添。遂令与人参酒、芍药汤。引金泻木。渐渐思食。而药于大便秘。病家必欲行大黄。予止之。遂以生芍药、陈皮、桃仁、人参为丸与之。用蜜煎导。大便行而食进。调理半月而安。

脉

圣济总录 胸痹之病。其脉阳微而阴弦。

方

张仲景金匮方论 栝楼薤白白酒汤。治胸痹之病。喘息咳唾。胸背痛。短气。寸口脉沉而迟。关上小紧数。

栝楼实一枚捣 薤白半斤 白酒七升

右三味。同煮取二升。分温再服。外台秘要云。深师、范汪同。出第十五卷中

葛洪肘后备急方 胸痹之病。令人心中坚痞忽痛。肌中苦痹。绞急如刺。不得俛仰。其胸前皮皆痛。不得手犯。胸满短气。咳嗽引痛。烦闷自汗出。或彻引背膂。不即治之。数日害人。治之方

用雄黄、巴豆。先捣雄黄。细筛。内巴豆。务熟捣相入。丸如小豆大。服一丸。不效。稍益之。外台秘要。忌野猪肉芦笋。

又方。取枳实。捣。宜服方寸匕。日三夜一服。

又方。捣栝楼实大者一枚。切薤白半升。以白酒七升。煮取二升。分再服。亦可加半夏四两。汤洗去滑。则用之。

又方。橘皮半斤。枳实四枚。生姜半斤。水四升。煮取二升。分再服。

又方。枳实、桂等分。捣末。橘皮汤下方寸匕。日三服。

仲景方神效

又方。桂、乌喙、干姜各一分。人参、细辛、茱萸各二分。贝母二分。合捣。蜜和丸。如小豆大。一服三丸。日三服之。

若已差复发者

下韭根五斤。捣绞取汁。饮之愈。

孙思邈千金要方 栝楼汤。治胸痹之病。喘息咳唾。胸背痛。短气。寸脉沉而迟。关上小紧数。

栝楼实一枚 薤白一斤 半夏半升 生姜四两 枳实二两

右五味㕮咀。以白截浆一斗。煮取四升。服一升。日三。仲景肘后不用生姜枳实半夏

王焘外台秘要方 理中汤。仲景伤寒论疗胸痹。

人参 甘草炙 白术 干姜各三两

右四味切。以水八升煮取三升。去滓温服一升。日三夜一。频服三剂愈。张仲景云胸痹心中痞坚留气结于胸胸满胁下逆气搶心理中汤又主之千金同出第十六卷中

麝香散。深师疗胸痹。

麝香四分 牛黄二分 生犀角一分屑末

右三味研。服七分匕。日三。忌生冷物葱蒜。出第十六卷中

小草丸。古今录验治胸痹心痛。逆气膈中。饮不下。

小草三分 桂心三分 蜀椒三分汗 干姜二分 细辛三分 附子二分炮

右六味。捣合下筛。和以蜜丸。如梧子大。先食米汁。服三丸。日三。不知稍增。以

知为度。忌猪肉冷水生葱生菜。范汪同出第八卷中

太平圣惠方　利膈散。治胸痹喘急不通。

人参一两去芦头　前胡一两去芦头　甘草半两炙　微赤剉　诃黎勒皮三分　陈橘皮三分汤浸去白瓤焙　桂心半两　白术三分　干姜半两炮裂剉　赤茯苓一两

右件药。捣筛为散。每服五钱。以水一大盏。入生姜半分。煎至五分。去滓。温温频服。

心膈不利方。治胸痹疼痛痰逆。

栝楼一枚　枳实一两麸炒微黄　半夏一两汤洗七遍去滑

右件药。捣筛为散。每服五钱。以水一大盏。入生姜半分。薤白五茎。煎至五分。去滓。温温频服。

又方。

枳实一两麸炒微黄　厚朴一两去粗皮涂生姜汁炙令香熟　桂心三分　栝楼一枚

右件药。捣筛为散。每服五钱。以水一大盏。入生姜半分。薤白五茎。煎至五分。去滓。温温频服。

麝香圆。治胸痹壅闷。

麝香一分细研　牛膝一两去苗　犀角屑半两

右件药。捣罗为末。炼蜜和圆。如梧桐子大。每服。以橘皮汤下二十圆。日三四服。

唾沫方。治胸痹。胸中愊愊如满。噎塞如痹。咽喉中涩。

陈橘皮二两汤浸去白瓤焙　枳壳二两麸炒微黄去瓤

右件药。捣筛为散。每服三钱。以水一中盏。入生姜半分。同煎至六分。去滓。温温频服。

治胸痹。强急疼痛方。

雄黄半两细研　巴豆一分去皮心研纸裹压去油

右件药。同研令细。用软饭和圆。如茶豆大。每服。以生姜橘皮汤下五圆。

治胸痹。气壅满闷。心膈不利方。

枳实二两麸炒微黄

右件药。捣细罗为散。不计时候。以清粥饮调下二钱。

治胸痹已差。复更发者。宜服此方。

薤根二斤净洗去土

右捣绞取汁。温服一小盏。立愈。

圣济总录　理中汤。治胸痹。

人参　甘草炙　白术　干姜炮各一两半

右四味。粗捣筛。每服五钱匕。水二盏。煎至一盏。去滓温服。空心日午临卧各一。若筑者。此为肾气动也。去术加桂二两。脐上筑吐多者。去术加生姜一两半。下多者。复用术。悸者。加茯苓一两。渴者。加术二两一分。腹中痛者。加人参二两一分。寒者。加干姜二两一分。腹满者去术加附子一枚。服汤后。食久以稀粥投之。衣复取微汗。

栝楼汤。治胸痹。

栝楼实一枚并瓤用　枳实去瓤麸炒五枚　半夏汤洗去滑四两

右三味。剉如麻豆。每服五钱匕。白截浆二盏。薤白一握切。生姜一分拍破。同煎至

一盏。去滓温服。空心日午临卧各一。

枳实汤。治胸痹。

枳实去瓤麸炒半两　栝楼实一枚并瓤用　厚朴去粗皮生姜汁炙三两

右三味。剉如麻豆。每服五钱匕。水二盏。煎至一盏。去滓温服。空心日晚各一。

枳实汤。治胸痹。

枳实去瓤麸炒四枚　厚朴去粗皮生姜汁炙三两

右二味。粗捣筛。每服五钱匕。水二盏。入薤白一握切。煎至一盏。去滓温服。空心日晚各一。

麝香散。治胸痹。

麝香研一两　牛黄研半两　犀角镑一分

右三味。捣研为散。每服二钱匕。温酒调下。空心日午临卧各一。

半夏汤。治胸痹。心下坚痞。急痛彻背。短气烦闷。白汗出。

半夏汤洗七遍切焙二两半　栝楼实一枚　薤白切二合

右三味。剉如麻豆。每服五钱匕。水二盏。入生姜一分切碎。煎至一盏。去滓温服日三。

又方

枳壳去瓤麸炒三十枚

右一味。捣罗为散。食前米饮调下。方寸匕。日三夜一。

又方加桂等分。

栀子汤。治胸痹切痛。

栀子仁二两　附子炮裂去皮脐一两

右二味。㕮咀。每服三钱匕。水一盏。薤白三寸。同煎至五分。去滓温服。

陈无择三因方　栝楼丸。治胸痞。胸中痛彻背。气寒喘息。咳喘。心腹痞闷。

栝楼去穰取子炒香熟留皮与穰别用　枳壳麸炒去穰各等分

右二位为细末。先以栝楼皮穰研末。水熬成膏。和二味末为丸。如梧子大。热熟水下二十五丸。日二。食后服。

栀子汤。治胸痞切痛方。此方与仓卒散煎制不同故别出之

栀子二两烧存性　附子炮二两

右为锉散。每服三钱。水一大盏。薤白三寸。同煎至五分。食前温服。

胸痹噎塞

论

太平圣惠方　夫脏腑不和。气血虚弱。风冷之气。伏留在内。因虚。上攻胸膈。则令胸中愊愊满塞。习习如痒。气道壅涩。咽喉不和。心下痞积。咳唾引痛。故令心中痹闷而噎塞也。

圣济总录　论曰。胸痹之病。以胸中痞结不通。故有噎塞之证。盖寒气客于五藏六府。因虚而发。上冲胸间。则气痹而不通。甚则为噎塞也。

方

孙思邈千金要方　通气汤。治胸满短气噎塞。

半夏八两　生姜六两　橘皮三两　吴茱萸四十枚

右四味㕮咀。以水八升。煮取三升。分三服。一方用桂二两无橘皮。

太平圣惠方　半夏散。治胸痹噎塞。心下烦满。

半夏一两汤洗七遍去滑　前胡一两去芦头　射干一两　白术一两　桂心一两　人参一两去芦头　枳壳一两麸炒微黄去瓤

右件药。捣筛为散。每服五钱。以水一大盏。入生姜半分。枣三枚。煎至五分。去滓。不计时候。稍热服。

吴茱萸散。治胸痹噎塞。不能下食。

吴茱萸一两汤浸七遍焙干微炒　半夏一两汤洗七遍去滑　白术一两　鳖甲一两涂醋炙令黄去裙襕　赤茯苓一两　前胡一两去芦头　青橘皮一两汤浸去白瓤焙　京三棱一两　桂心一两　厚朴一两去粗皮涂生姜汁炙令香熟　槟榔一两　枳壳半两麸炒微黄去瓤

右件药。捣筛为散。每服五钱。以水一大盏。入生姜半分。枣三枚。煎至五分。去滓。不计时候。稍热服。

疼闷方。治胸痹气噎塞。

半夏一两汤洗七遍去滑　青橘皮一两汤浸去白瓤焙　木通一两剉　桂心一两　吴茱萸一分汤浸七遍焙干微炒

右件药。捣筛为散。每服五钱。以水一大盏。入生姜半分。煎至五分。去滓。不计时候。稍热服。

木香散。治胸痹气膈。噎塞不通。脾虚胃冷。不能下食。

木香三分　桃仁半两汤浸去皮尖双仁麸炒微黄　诃黎勒皮三分　甘草一分炙微赤剉　枳实三分麸炒微黄　白术半两　昆布半两洗去咸味　干姜半两炮裂剉　陈橘皮三分汤浸去白瓤焙　鳖甲三分涂醋炙令黄去裙襕　桂心半两

右件药。捣筛为散。每服五钱。以水一大盏。入生姜半分。煎至五分。去滓。不计时候。稍热服。

射干散。治胸痹痰壅。噎塞不下食。

射干一两　半夏一两汤洗七遍去滑　赤茯苓一两　桔梗一两去芦头　青橘皮三分汤浸去白瓤焙　桂心三分　枳壳三分麸炒微黄去瓤　甘草三分炙微赤剉　大腹皮三分剉　前胡三分去芦头　桑根白皮三分剉

右件药。捣筛为散。每服五钱。以水一大盏。入生姜半分。煎至五分。去滓。不计时候。温服。

通气散。治胸痹气喘噎塞。

半夏二两汤洗七遍去滑　吴茱萸一分汤浸七遍焙干微炒　桂心一两

右件药。捣粗罗为散。每服三钱。以水一中盏。入生姜半分。煎至六分。去滓。稍热频服。

治胸痹连心气闷。喉中噎塞唾沫方。

细辛一两　陈橘皮三分汤浸去白瓤焙　赤茯苓一两　枳壳三分麸炒微黄去瓤　栝楼一枚　桂心

三分

右件药。捣筛为散。每服五钱。以水一大盏。入生姜半分。煎至五分。去滓。不计时候。稍热细细呷服。

昆布圆。治胸痹气闷。喉中噎塞。

昆布三分洗去咸味　赤茯苓三分　枳实半两麸炒微黄　甘草一分炙微赤剉　半夏半两汤洗七遍去滑　干姜一分炮裂剉　木香半两　诃黎勒皮一两　槟榔三分

右件药。捣罗为末。炼蜜和圆。如梧桐子大。不计时候。以温酒下二十圆。

圣济总录　昆布丸。治心胸气闷。喉中噎塞。

昆布洗去咸焙三分　赤茯苓去黑皮　枳实麸炒去瓤　木香半生半热　诃黎勒煨取皮各半两　甘草炙　干姜炮各一分　槟榔半生半熟半两

右八味。捣罗为末。炼蜜和丸。如梧桐子大。每服二十丸。温酒下。

赤茯苓汤。治胸痹连心气闷。喉中塞满。

赤茯苓去黑皮一两　细辛去苗叶一两　橘皮汤浸去白焙三分　枳壳去瓤麸炒一两　栝楼实去皮一枚　桂去粗皮三分

右六味。粗捣筛。每服三钱匕。水一盏半。生姜一分拍破。同煎至七分。去滓空心服。如人行五六里再服。

陈橘皮汤。治胸痹连心气闷。喉中塞不通。

陈橘皮汤浸去白焙一分　赤茯苓去黑皮　枳壳去瓤麸炒各半两　栝楼实一枚去皮瓤用子　桂去粗皮　甘草炙各一分

右六味。粗捣筛。每服五钱匕。水二盏。煎至一盏。去滓空心温服。日午临卧各一。

通气汤。治胸满气噎。

半夏汤洗去滑七遍焙四两　桂去粗皮一两半　吴茱萸汤洗去涎焙干炒半两

右三味。粗捣筛。每服五钱匕。水二盏。入生姜一分拍破。同煎至七分。去滓温服。空心临卧各一。

橘皮枳实汤。治胸中愊愊如满。噎塞唾沫。

陈橘皮汤浸去白焙半两　枳实麸炒一两半

右二味。粗捣筛。每服五钱匕。水二盏。入生姜一分拍破。同煎至一盏。去滓温服日三。空心日午临卧各一。

茯苓汤。治胸中气塞。

赤茯苓去黑皮三两　甘草炙剉一两　杏仁五十枚汤浸去皮尖双仁炒

右三味。粗捣筛。每服三钱匕。水一盏。煎至六分。去滓温服。空心日午临卧各一。

半夏丸。治心胸噎塞壅闷。食不下。

半夏汤洗七遍去滑　桔梗各二两　桂去粗皮一两半　木香　枳壳去瓤麸炒各一两

右五味。捣罗为末。生姜汁煮糊和丸。如梧桐子大。每服二十丸。木瓜汤下。

昆布汤。治心胸噎塞壅闷。食不下。

昆布汤洗去咸焙　桔梗剉　半夏汤洗七遍去滑　枇把叶炙去毛　枳壳去瓤麸炒　桂去粗皮　人参各三分　赤茯苓去黑皮　木香　射干各半两

右一十味。粗捣筛。每服三钱匕。水一盏。生姜五片。煎取七分。去滓温服。不拘时候。

陈无择三因方 **橘皮生姜汤**。治胸痞。胸中噎塞。愊愊如满。习习如痒。喉中涩。咳唾燥末。

橘皮一两　枳实麸炒去穰二钱　生姜半两

右为锉散。分二服。水二盏。煎七分为一服。去滓。食前。

胸痹短气

论

太平圣惠方　夫胸痹短气者。由脏腑虚弱。阴阳不和。风冷邪气。攻注胸中。其脉太过与不及。阳微阴强。即胸痹而痛。所以然者。谓极虚故也。今阳虚属上焦。所以胸痹。阴强则令心痛也。而又肺主于气。若肺虚不足。则令短气。又平人无寒热短气。若不足以息者。体实也。实则气盛。盛则气逆。逆则不通。故亦短气。凡脉沉迟小紧者。皆是胸痹短气候也。

圣济总录　论曰。其脉太过与不及。阳微阴弦。即胸痹而痛。所以然者。极虚故也。阳微主胸痹。阴弦主腹痛。又肺主于气。肺虚则人短气。

方

张仲景金匮方论　**茯苓杏仁甘草汤**。治胸痹。胸中气塞。短气。

茯苓三两　杏仁五十个　甘草一两

右三味。以水一斗。煮取五升。温服一升。日三服。

橘皮枳实生姜汤。治同前

橘皮一斤　枳实三两。千金要方四枚　生姜半斤

右三味。以水五升。煮取二升。分温再服。肘后千金云治胸痹胸中愊愊如满噎塞习习如痒喉中涩燥唾沫。外台秘要名橘皮枳实汤。云肘后、小品、文仲、深师、范汪、古今录验、经心录、千金同。出第十五卷中。

孙思邈千金要方　**细辛散**。治胸痹达背痛短气。

细辛　甘草各二两　枳实　生姜　白术　栝楼实　干地黄各三两　桂心　茯苓各二两

右九味。治下筛。酒服方寸匕。日三。深师干地黄二两。桂心、茯苓各五两

太平圣惠方　**细辛散**。治胸痹短气。喘息不利。心膈壅闷。

细辛一两　生干地黄一两　甘草半两炙微赤剉　桂心一两半　赤茯苓一两　枳实半两麸炒微黄　五味子一两　栝楼一枚　青橘皮半两汤浸去白瓤焙

右件药。捣筛为散。每服三钱。以水一中盏。煎至六分。去滓。不计时候。温服。

草豆蔻散。治胸痹短气。脏腑久寒。脐腹疼痛。两胁胀满。心膈不利。

草豆蔻一两去皮　当归一两剉微炒　白术一两　附子一两炮裂去皮脐　桂心一两半　高良姜一两剉　赤茯苓一两　吴茱萸半两汤浸七遍焙干微炒　桔梗一两去芦头　厚朴一两半去粗皮涂生姜汁炙令香熟　甘草半两炙微赤剉

右件药。捣筛为散。每服三钱。以水一中盏。入生姜半分。煎至六分。去滓。不计时候。温服。

治胸痹短气。心中烦闷。宜服此方。

杏仁一两汤浸去皮尖双仁麸炒微黄　赤茯苓一两　槟榔一两　青橘皮一两汤浸去白瓤焙　甘草半两炙微赤剉

右件药。捣筛为散。每服三钱。以水一中盏。入生姜半分。煎至六分。去滓。不计时候。温服。

治胸痹短气方。

栝楼一枚　陈橘皮一两汤浸去白瓤焙　半夏一两汤洗七遍去滑　枳实二两麸炒微黄

右件药。捣筛为散。每服五钱。以水一大盏。入生姜半分，薤白五茎。煎至五分。去滓。不计时候。稍热服。

闭塞短气方。治胸痹壅闷。

赤茯苓一两　甘草半两炙微赤剉　陈橘皮三分汤浸去白瓤焙　杏仁三分汤浸去皮尖双仁麸炒微黄

右件药。捣筛为散。每服五钱。以水一大盏。入生姜半分。煎至五分。去滓。不计时候。稍热服。

圣济总录　桑白皮散。治上气心胸满、不下食。

桑白皮根一两剉　大腹皮一两剉　陈皮一两汤浸去白瓤秤　甘草三分炙微赤剉　桂心五分　赤茯苓一两去粗皮　木通一两剉　紫苏子二两微炒

右八味。粗捣筛。每服五钱匕。水一盏。生姜一分拍破。同煎至一盏。去滓温服。空心日午临卧各一。

半夏汤。治胸痹短气。

半夏汤洗七遍焙半两　赤茯苓去黑皮　人参　前胡去苗各三两　甘草炙剉一分　桂去粗皮三分　柴胡去苗半两

右七味。粗捣筛。每服五钱匕。水二盏。生姜五片。枣三枚劈破。同煎至一盏。去滓温服。不拘时候。

前胡汤。治胸中气满塞短气。

前胡去苗一两半　赤茯苓去黑皮二两　甘草炙剉一两　杏仁二七枚汤浸去皮尖双仁炒

右四味。粗捣筛。每服三钱匕。水一盏。煎至六分。去滓空心温服。

细辛散。治胸痹连背痛。短气。

细辛去苗叶一两半　熟干地黄焙一两半　甘草炙剉一两半　桂去粗皮一两半　赤茯苓去黑皮二两半　枳实麸炒半两　白术剉一两半　干姜炮一两半　栝楼实去皮一两半

右九味。捣罗为散。每服二钱匕。温酒调下。空心日午临卧各一。

木香丸。治胸痹胸胁短气妨闷。不下食。

木香半两　芜荑三分　青橘皮汤浸去白焙半两　莱菔子微炒一分　诃黎勒微煨去核用皮一分　曲微炒半两　大麦糵炒半两

右七味。捣罗为末。炼蜜和丸。如梧桐子大。每服二十丸。生姜汤下。空心日晚各一。

橘皮汤。治胸痹短气。

陈橘皮汤浸去白焙三两　枳实炙二两半

右二味。剉如麻豆大。每服五钱匕。水一盏半。入生姜五片。煎至八分。去滓温服日再。

洪氏集验方　肉豆蔻汤。治胸膈痞塞不快。脾胃有伤。景庐传

肉豆蔻炮　草果子去皮　石菖蒲　干木瓜　良姜　干姜　厚朴姜炙　甘草炙各一两

右等分为细末。每服一钱。盐汤点服。

胸痹心下坚痞缓急

论

太平圣惠方　夫胸痹心下坚痞者。由脏腑不调。风冷之气。攻注于胸膈。经络壅涩。气不宣通。则令心中坚满。咽喉干燥。时欲呕吐。胸背缓急不可俛仰。呼吸短气。咳唾引痛。胸中痞急也。

圣济总录　论曰。体虚之人。寒气客之。气结在胸。郁而不散。故为胸痹。其证心下坚满痞急。甚者。疠痛抢心如刺。手不得犯。治之稍缓。便致危殆。不可忽也。

方

张仲景金匮方论　薏苡附子散。治胸痹缓急者。

薏苡仁十五两　大附子十枚炮

右二味。杵为散。服方寸匕。日三服。

枳实薤白桂枝汤。治胸痹。心中痞气。气结在胸。胸满。胁下逆抢心。

枳实四枚　厚朴四两　薤白半斤　桂枝一两　栝楼实一枚捣

右五味。以水五升。先煮枳实、厚朴。取三升。去滓。内诸药。煮数沸。分温三服。

人参汤。

人参　甘草　干姜　白术各三两

右四味。以水八升。煮取三升。温服一升。日三服。

王焘外台秘要方　枳实汤。范汪治胸痹。心口痞坚。留气结于胸中。胁下逆气抢心。

陈枳实四枚炙　厚朴四两炙　薤白八两　桂心一两　栝蒌实一钱

右五味。先以水五升煮枳实。厚朴。取二升半。去滓。内余药又煎三两沸。去滓。分温三服。除心气良。古今录验千金同此本仲景伤寒论方

古今录验疗胸中隐然而痛。脊膂肩痛方。

桂心一分　干姜一分　贝母三分　细辛三分　乌头一分炮　山茱萸三分　人参三分

右七叶捣下筛。和以蜜丸。如小豆大。酒若粥汁吞二丸。稍稍益以胸中痛止温温为度。忌生葱生菜猪肉冷水。

又。薏苡仁散方。治胸痹偏缓急。

薏苡仁五百枚　附子十枚大者炮　甘草三两炙

右三味捣下筛。服方寸匕。日三。忌海藻菘菜猪肉冷水。

又。薏苡散。治胸痹偏缓急。

附子十枚大者炮　薏苡仁一千五百枚

右二味捣下筛。服方寸匕。日三。不知稍增之。忌猪肉冷水。此方出僧深范汪同仲景方用薏苡仁十五两并出第八卷中

太平圣惠方。治胸痹。心下坚痞。胸背缓急。心腹不利。宜服此方。

枳实一两麸炒微黄　木香半两　前胡一两去芦头　陈橘皮一两汤浸去白瓤焙　赤茯苓一两

右件药。捣筛为散。每服五钱。以水一大盏。入生姜半分。煎至五分。去滓。温温频服之。

治胸痹。心下坚痞。胸背缓急疼痛。不能下食。宜服此方。

半夏一两汤浸七遍去滑　赤茯苓三分　白术三分　枳实三分麸炒微黄　木香三分　陈橘皮三分汤浸去白瓤焙　桂心一两　大腹皮三分剉　甘草一分炙微赤剉

右件药。捣筛为散。每服三钱。以水一中盏。入生姜半分。煎至六分。去滓。温温频服之。

薏苡仁散。治胸痹。心下坚痞缓急。

薏苡仁二两　附子二两炮裂去皮脐　甘草一两炙微赤剉

右件药。捣筛为散。每服三钱。以水一中盏。入生姜半分。煎至六分。去滓。稍热频服之。

治胸痹。心下坚痞缓急。气结不通方。

枳壳二两麸炒微黄去瓤　桂心一两　前胡一两去芦头　半夏一两汤浸七遍去滑　厚朴二两去粗皮涂生姜汁炙令香熟

右件药。捣筛为散。每服三钱。以水一中盏。入生姜半分。煎至六分。去滓。稍热频服之。

治胸痹。心膈痞满。肩背缓急痛方。

桂心半两　干姜半两炮裂剉　人参三分去芦头　细辛三分　吴茱萸三分汤浸七遍焙干微炒　贝母三分煨微黄　川乌头半两炮裂去皮脐

右件药。捣罗为末。炼蜜和捣三五百杵。圆如梧桐子大。每服。以温酒下十圆。日三四服。

右四味。粗捣筛。每服五钱匕。水一盏半。薤白五寸切。煎至八分。去滓温服。空心日午临卧各一。

圣济总录　枳实汤。治胸痹。心下坚痞。

枳实麸炒四枚　桂去粗皮一两　厚朴去粗皮生姜汁炙四两　栝楼实去皮焙一枚

陈橘汤。治心胸气急刺痛。不可俯仰。气促咳唾不下食。

陈橘皮汤浸去白焙　芍药　当归切焙各半两　木香一分　桔梗炒三分

右五味。粗捣筛。每服五钱匕。水一盏半。生姜五片。煎至八分。去滓温服。

枳实桔梗汤。治胸痹。心下气坚。疠刺不可俯仰。气促咳唾引痛不能食。

枳实麸炒七枚　陈橘皮汤浸去白炒　桔梗炒各半两　甘草炙一分

右四味。粗捣筛。每服五钱匕。水一盏半。生姜一枣大拍破。薤白五寸切。煎至八分。去滓温服。

薏苡散。治胸痹缓急。

薏苡仁七百五十粒　附子大者五枚炮裂去皮脐

右二味。捣罗为散。每服半钱匕。温酒调下。空心日午临卧各一服。未差稍增之。

桂姜丸。治胸中隐然而痛。

桂去粗皮　干姜炮　乌头炮裂去皮脐各一分　人参三两　细辛去苗叶　山茱萸　贝母去心炒各三分

右七味。捣罗为末。炼蜜丸如小豆大。每服二十丸。温酒下。稍加之。粥饮亦得。

四温散。治寒气客在胸中。郁而不散。坚满痞急。病名胸痹。

附子炮裂去皮脐　蓬莪茂煨剉各一两　胡椒　枳实麸炒各半两

右四味捣罗为散。每服三钱匕。热酒调下。

五味丸。治胸痹。心下坚痞。

桂去粗皮　诃黎勒皮　槟榔剉各一两　附子炮裂去皮脐　干姜炮各三分

右五味。捣罗为末。炼蜜丸如梧桐子大。每服二十丸。温酒或姜汤下。

豆蔻汤。治胸痹。心下坚痞。

白豆蔻去皮　桂去粗皮　木香　人参各半两　陈曲　京三棱煨剉各一两　陈橘皮汤浸去瓤焙　大麦蘖炒各三分　干姜炮　甘草炙剉各一分

右一十味。粗捣筛。每服三钱匕。水一盏。生姜三片。盐少许。煎至七分。去滓食前温服。

木香丸。治寒气结为胸痹。心下坚痞。

木香　青橘皮汤浸去白焙　陈橘皮汤浸去白焙　羌活去芦头　半夏汤洗七遍各半两　槟榔剉　桔梗去芦头　枳实麸炒黄色秤　厚朴去粗皮姜制秤　白术　甘草各半两炙黄剉

右一十一味。捣罗为细末。炼蜜为丸。如梧桐子大。每服生姜汤下三十丸。日三。

胸痹心背痛

论

太平圣惠方　夫胸痹心背痛者。由脏腑虚寒。风冷邪气积聚在内。上攻胸中。而乘于心。正气与邪气交争。阳气不足。阴气有余。阴阳不和。邪正相击。故令心背彻痛也。

方

张仲景金匮方论　栝楼薤白半夏汤。治胸痹。不得卧。心痛彻背。

栝楼实一枚捣　薤白三两　半夏半斤　白酒一斗

右四味。同煮取四升。温服一升。日三服。

孙思邈千金要方　蜀椒散。治胸痹达背。

蜀椒　食茱萸各一两　桂心　桔梗各三两　乌头半两　豉六铢

右六味治下筛。食后。酒服方寸匕。日三。

前胡汤。治胸中逆气。心痛彻背。少气不食。

前胡　甘草　半夏　芍药各二两　黄芩　当归　人参　桂心各一两　生姜三两　大枣三十枚　竹叶一升

右十一味㕮咀。以水九升。煮取三升。分四服。

又方。前胡　人参　生姜　麦门冬　饧　半夏　甘草　芍药　茯苓各三两　桂心　黄芩　当归各一两　大枣三十枚

右十三味㕮咀。以水一斗四升。煮取三升。去滓。分为三服。

熨背散方。治胸背疼痛而闷。

乌头　细辛　附子　羌活　蜀椒　桂心各五两　芎䓖一两六铢

右七味治下筛。帛裹微火炙令暖。以熨背上。取差乃止。慎生冷如常法。

下气汤。治胸腹背闭满。上气喘息。

大腹槟榔二七枚　杏仁四七枚

右二味㕮咀。以童子小便三升。煎取一升半。分再服。曾患气发。辄合服之。

槟榔汤。破胸背恶气。音声塞闭。

槟榔四枚极大者　槟榔八枚小者

右二味㕮咀。以小儿尿三升半。煮减一升去滓。分三服。频与五剂永定。

太平圣惠方　吴茱萸散。治胸痹。心痛背痛腹胀。气满不下食欲。

吴茱萸半两汤浸七遍焙干微炒　桂心半两　高良姜半两剉　赤茯苓一两　当归一两剉微炒　陈橘皮三分汤浸去白瓤焙　槟榔二两（分）

右件药。捣细罗为散。每服。以热酒调下二钱。日三四服。

治胸痹。不得卧。心痛彻背方。

栝楼一枚　桂心三分　半夏一两汤洗七遍去滑

右件药。捣筛为散。每服三钱。以浆水一中盏。入薤白七茎。生姜半分。煎至六分。去滓。稍熟频服。

治胸痹。心背痛。短气方。

细辛半两　甘草半两炙微赤剉　桂心一两　赤茯苓一两　熟干地黄三分　枳实三分麸炒微黄　干姜三分炮裂剉　白术三分　栝楼三分

右件药。捣细罗为散。每服。以热酒调下三（二）钱。日三四服。

治胸痹。心背痛。恶气所攻。音声闭塞方。

槟榔一两　桂心半两

右件药。捣细罗为散。不计时候。煎生姜童子小便。调下一钱。

又方。

川椒三分去目及闭口者微炒去汗　吴茱萸一两　桂心一两　桔梗三分去芦头　豉半两　川乌头半两炮裂去皮脐

右件药。捣细罗为散。不计时候。以温酒下一钱。

治胸痹。心背痛。气逆。胸膈不利。欲食难下。宜服此方。

甘草三分　桂心三分　川椒三分去目及闭口者微炒去汗　干姜三分炮裂剉　细辛三分　附子半两炮裂去皮脐

右件药。捣罗为末。炼蜜和捣三五百杵。圆如梧桐子大。每服。以粥饮下三十圆。日三四服。

治胸痹。心背疼痛。气闷熨背散方。

细辛二两　附子一两　羌活二两　川椒二两去目　桂心二两　川乌头二两　芎䓖二两

右件药。捣筛为散。入少醋。拌炒令极热。分二处。用熟帛裹熨背。冷即换之。

本草　杜壬治胸膈痛彻背。心腹痞满。气不得通。及治痰嗽。大栝楼去穰取子熟炒。别研和子皮。面糊为丸。如梧桐子大。米饮下十五丸。

胸痛

论

圣济总录 论曰。胸痛者。胸痹痛之类也。此由体虚挟风。又遇寒气加之。则胸膺两乳间刺痛。甚则引背胛。或彻背膂。咳唾引痛是也。

方

王焘外台秘要方 **枳实散**。范汪疗胸痛。

枳实八分炙 桂心五分

右二味捣下筛。酒服方寸匕。日三。忌生葱。深师同

枳实散。深师疗胸痛。

枳实四枚炙 神曲一两熬 白术一两

右三味捣筛。酒服方寸匕。日三。忌桃李雀肉等。出第十六卷中

圣济总录。治胸膺痛。桔梗黄耆汤方

桔梗炒二两 黄耆细剉 沉香剉 当归切焙各一两 芎䓖 人参 甘草炙 紫苏叶各半两

右八味。粗捣筛。每服三钱匕。水一盏。煎至七分。去滓温服。不计时。

紫菀丸。治两肋连心及肩痛。乍发乍止。

紫菀去土二两 桔梗炒一两半 木香二两 当归焙干一两 郁李仁汤浸去皮尖双仁炒 桂去粗皮各一两半 白术一两

右七味。捣罗为细末。炼蜜和丸。梧桐子大。每服空心。槟榔汤下二十丸。日晚再服。老幼临时加减。

枳实散。治胸痛。

枳实去瓤麸炒二两 桂去粗皮一两一分

右二味。捣罗为细散。每服二钱匕。温酒调下。空心日午临卧各一服。

白术枳实散。治胸痛。

枳实去瓤麸炒 陈曲微炒 白术各一两

右三味。捣罗为细散。每服二钱匕。温酒调下。空心日午临卧各一服。

柏实散。治胸痛。

柏实 桂去粗皮剉等分

右二味。捣罗为细散。每服二钱匕。米饮调下。日三服。

薏苡根饮方。治卒苦烦攻胸痛。

薏苡根

右一味。㕮咀如麻豆大。每服五钱匕。水一盏半。煎至一盏。去滓温服。